W0258956

DAS SPUTUM

VON

PROFESSOR DR. **HEINRICH** VON **HOESSLIN**
BERLIN

ZWEITE VERMEHRTE UND VERBESSERTE AUFLAGE

MIT 130 GRÖSSTENTEILS FARBIGEN ABBILDUNGEN

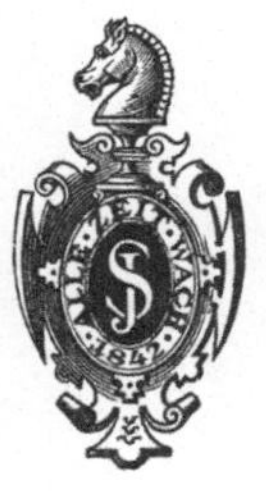

BERLIN
VERLAG VON JULIUS SPRINGER
1926

ISBN-13: 978-3-642-89860-0 e-ISBN-13: 978-3-642-91717-2
DOI: 10.1007/978-3-642-91717-2

Softcover reprint of the hardcover 2nd edition 1926

Vorwort zur ersten Auflage.

Seit BIERMERS „Lehre vom Auswurf" aus dem Jahre 1855 ist kein Werk erschienen, das ihm in seiner Eigenart und Vollständigkeit zur Seite gestellt werden könnte. Wohl sind später einzelne Abschnitte dieses Teiles der medizinischen Diagnostik zusammenfassend bearbeitet worden und größere Werke von dauerndem Werte entstanden — ich nenne hier nur die vorzüglichen Darstellungen von ALBERT FRÄNKEL und FRANCIS TROUP —, wohl sind neue Gebiete — die ganze Bakteriologie — hinzugetreten, das BIERMERsche Buch blieb in gewissem Sinne unerreicht.

Für den weiteren Ausbau der Lehre vom Auswurf haben dann besonders TRAUBE und seine Schule befruchtend gewirkt. Auch TRAUBES Schilderungen sind unübertroffen. Sein und BIERMERS Interesse hat sich auf C. GERHARDT und dessen Schüler, besonders FRIEDRICH MÜLLER und ADOLF SCHMIDT, meine beiden Lehrer, übertragen und so ist, zumal auf Anregung des letzteren, der Plan entstanden, den seit BIERMERS Zeit gewaltig vermehrten Stoff von neuem zu sammeln.

Das Buch lag im Sommer 1914 so gut wie vollendet vor. Krieg und andere Verhältnisse verzögerten die Herausgabe, und ich danke es dem Herrn Verleger besonders, daß er auch unter den jetzigen schwierigen Verhältnissen das Erscheinen in vorliegender Form ermöglicht hat. Soweit angängig, wurden aber auch die neuesten Forschungen berücksichtigt, alle im Laufe der Kriegsjahre entstandenen Arbeiten konnten indes keine Aufnahme mehr finden.

Die vorzüglich ausgeführten Originale der Abbildungen stammen von Fräulein ERLER-Breslau. Ich schulde ihr für ihre Mühe großen Dank. Verpflichtet bin ich auch Herrn Professor KATHE, Vorstand des Medizinaluntersuchungsamtes in Breslau, für mannigfache Hilfe.

Berlin, Weihnachten 1920.

H. v. HOESSLIN.

Vorwort zur zweiten Auflage.

Die Neuauflage machte verschiedene Ergänzungen und die Umarbeitung einzelner, besonders die Bakteriologie betreffenden Kapitel nötig. Dabei fand auch wieder die ausländische Literatur der Kriegs- und Nachkriegszeit Verwertung. Ferner kam eine größere Zahl neuer Abbildungen zur Aufnahme, die fast alle wieder von der Hand Frl. ERLERS-Halle stammen. Auch bei ihrer Auswahl wurde, wie früher schon im Text, da und dort über den Rahmen der eigentlichen Sputum-Untersuchung hinausgegangen. Das Buch sollte von Anfang an ja auch eine „Lehre vom Auswurf" darstellen, wie sie sich schon BIERMER gedacht hat.

Großen Dank schulde ich Herrn Professor L. LANGE-Dahlem für vielfache Anregung und Hilfe.

Berlin, Weihnachten 1925.

H. v. HOESSLIN.

Inhaltsverzeichnis.

Einleitung.

Unter Auswurf (Sputum) im engeren Sinne versteht man gewöhnlich ein durch krankhafte Vorgänge der Lungen und Luftwegen abgesondertes Produkt, das durch den Akt des Hustens und Räusperns in die Mundhöhle und aus dieser durch Spucken nach außen befördert wird. Zur näheren Bezeichnung der Herkunft bezeichnet man es dann noch Lungen-, Bronchial-, Rachen- usw. Sputum und macht weiterhin auch noch einen Unterschied nach der Art der Erkrankung, spricht also von Gangrän-, Tumor-, pneumonischem Sputum. Auch die Abscheidungen der Nase sind dem Auswurf zuzurechnen, sobald sie ihren Weg durch Rachen und Mund nehmen; für die Untersuchung darf man allerdings keinen Unterschied machen, ob sie durch Aushusten oder durch Schnauben und Schneuzen entleert werden. Ähnlich ist es mit dem Mund- und Rachensekret: auch das Resultat der Abstriche müssen wir bei den folgenden Besprechungen verwerten, obwohl es sich nicht eigentlich um „Auswurf" handelt. Schließlich ist es ein Zufall, ob eine diphtherische Membran ausgehustet oder verschluckt wird, und daß Diphtheriebacillen auch ohne sichtbaren Auswurf beim Husten in die Umgebung ausgestreut werden, wissen wir zur Genüge.

Streng genommen gehören Produkte, die nicht aus den Lungen und Luftwegen selbst stammen, nicht zum Auswurf; sie sind praktisch aber als Beimengungen nicht von ihm zu trennen, wie z. B. durchgesickerter Empyemeiter oder der Inhalt eines in die Lunge durchgebrochenen Leberabscesses oder eingewanderte cariöse Knochenstückchen oder auch aus einer Speiseröhrenfistel eingedrungenen Nahrungsbestandteile.

Ebensowenig kann man sich auf den Begriff des Aushustens versteifen; wir werden auch dann von Auswurf sprechen, wenn in den Lungen angesammelte Massen vielleicht durch eine Brechbewegung entleert werden oder wenn sich eine durchgebrochene Absceßhöhle plötzlich ohne jedes Zutun des Patienten Abfluß verschafft oder schließlich auch dann, wenn bei völliger Besinnungslosigkeit im Tode Ödemwasser aus Mund und Nase abfließt.

Der Auswurf ist stets das Erzeugnis eines krankhaften Vorganges. Auch die morgendliche Entleerung eines kleinen Schleimballens aus dem Rachen ist das Zeichen eines Reizzustandes. Die Sekretion der gesunden Schleimhaut ist derart gering, daß die Flüssigkeit von der durchstreifenden Luft ohne weiteres aufgenommen wird und die spärlich abgesonderten zelligen Bestandteile entweder schon an Ort und Stelle aufgelöst oder aufwärts bis in den Rachen befördert werden, wo sie dem gleichen Schicksal verfallen oder vielleicht auch verschluckt werden. Die früher öfters angewandte Ausdruckweise „gesundes Sputum" ist ein Widerspruch in sich selbst. Sie ist nur so zu verstehen, daß damit ein Sputum bezeichnet werden sollte, aus dem man auf einen normalen Verlauf der Erkrankung schließen konnte und das schon die Zeichen des beginnenden Heilungsvorganges in sich trug.

Mit dem Eintritt der bakteriologischen Ära hat die Untersuchung des Auswurfs außerordentlich an Bedeutung gewonnen. Wir sind durch den Nachweis eines bestimmten Lebewesens vielfach in der Lage, mit einem Schlage Entstehung und Wesen der Erkrankung zu erkennen. Von der epidemiologischen Bedeutung soll hier gar nicht die Rede sein. Auf der anderen Seite hat aber dieser Umschwung der Bewertung des Auswurfs zweifellos Abbruch getan, indem man aus der bakteriologischen Untersuchung allein vielfach schon genug zu erfahren glaubte. Der im Körperinneren sich abspielende Vorgang, für den wir im Auswurf vielfache, zuweilen aber auch das einzige Zeichen sehen, wird nicht mehr genügend beachtet. Dazu kommt, daß die Untersuchung allzu oft von dritter Seite vorgenommen wird, die mit dem Krankheitsverlaufe nicht vertraut ist und daher manche Befunde, die vielleicht nebensächlich erscheinen, gar nicht richtig einschätzen kann. Nur die Übung am Krankenbett ermöglicht es, auch mit einfachen Hilfsmitteln, aus Farbe, Konsistenz, Geruch, Menge usw. wichtige Schlüsse auf Art und Verlauf der Erkrankung zu ziehen. Damit soll die bakteriologische Untersuchung durch einfache Färbung und Kultur keineswegs herabgesetzt werden. Sie bildet einen und zwar einen unerläßlichen Teil der Untersuchung. Sie soll daher stets vom Arzte selbst vorgenommen oder zum mindesten von ihm kontrolliert werden. Eine zu weit geführte Arbeitsteilung kann der ärztlichen Kunst und Wissenschaft niemals dienlich sein.

I. Betrachtung nach allgemeinen physikalischen und chemischen Eigenschaften.

1. Menge.

Allgemeine Bemerkungen. Unter Menge des Sputums verstehen wir die in 24 Stunden ausgeworfene Masse, die selbstverständlich in einem trockenen und vor Verdunstung schützenden Gefäße gesammelt werden muß. Kleinere Zeitperioden der Berechnung zugrunde zu legen, ist unzulässig, da die Entleerung nicht immer gleichmäßig erfolgt. Häufig wird nur morgens durch Räuspern etwas Auswurf zutage gefördert, wie bei chronischen Pharyngitiden oder es füllen sich Hohlräume in der Lunge während des Schlafes und werden dann beim Erwachen innerhalb weniger Minuten entleert. In der Bezeichnung „maulvolles Sputum" haben wir schon eine gewisse Abschätzung der Menge sowie der Plötzlichkeit der Entleerung. Die den übrigen Teil des Tages ausgeworfene Menge kann dann verschwindend klein sein; es ist aber auch möglich, daß sich bei genügender Füllung des Hohlraumes der gleiche Vorgang mehrmals im Tage wiederholt.

Sehr häufig wird die Quantität des Sputums durch Beimengungen vergrößert, sei es infolge abnorm reichlichen Speichelflusses, sei es, daß durch Erbrechen Magensaft, Nahrungsbestandteile oder Blut in geringerer oder größerer Menge beigemengt sind. Auch aus der Nase stammendes und in den Rachen geflossenes Blut ist hierher zu rechnen.

Eine Vermehrung kann ferner durch reichliche Vermischung mit Luftblasen vorgetäuscht werden; durch Wägung oder Erwärmung wird dann leicht die wahre Menge des Sekrets erkannt.

Umgekehrt haben wir auch stets daran zu denken, daß der zutage geförderte Auswurf wohl niemals die ganze Menge des Sekrets darstellt. Ein Teil, der schon nach Art und Stadium der Erkrankung sehr verschieden groß ist, wird sicher in der Lunge selbst rückresorbiert. Die Auswurfmenge während der Lösung der croupösen Pneumonie steht in gar keinem Verhältnis zu der Masse des Exsudats; umgekehrt ist schwer vorstellbar, daß aus dickwandigen Kavernen und bronchiektatischen Säcken noch nennenswerte Mengen aufgesogen werden, solange die Abflußwege nicht versperrt sind. Die Resorptionsfähigkeit des gesunden Lungengewebes ist bekannt, die der Bronchien dürfte sehr viel geringer sein.

Bei Kindern erhalten wir allgemein wenig oder gar kein Sputum, da sie es nicht herauszubefördern vermögen, sondern verschlucken. Nichts wäre falscher, als aus diesem Grunde eine geringere Sekretion anzunehmen, wie beim Erwachsenen! In manchen Fällen geht auch Erwachsenen das Vermögen des Abhustens ab infolge mangelhaften Kehlkopfschlusses, vielleicht auch infolge falscher Gaumensegelstellung in dem richtigen Augenblick. Will man von Kindern Sekret zu Untersuchungszwecken erhalten, so tut man am besten, mit der Schlundsonde ein kleines Stück in den Rachen hinabzufahren; an der Sonde wird dann stets etwas Auswurf festhaften.

In weitem Maße abhängig ist die Menge des Sputums auch von dem Kräftezustand des Kranken; dem geschwächten kann die physische Kraft fehlen, die zur Erzeugung eines genügenden Luftdruckes nötigen Muskelbewegungen auszuführen, während ein kräftiger Mensch Sputum von derselben Konsistenz ohne viele Mühe entleert. Eine Ausnahme bilden zuweilen Fälle von terminalem Lungenödem: Ohne jeden Hustenstoß, bei oberflächlicher Atmung entströmt die schaumige hellrosa gefärbte Flüssigkeit dem geöffneten Munde des in den letzten Zügen liegenden Kranken in ununterbrochenem Strome. Eine andere Ursache einer zu geringen Expektoration ist die, daß Patienten infolge Benommenheit den durch das Sekret auf die Schleimhaut ausgeübten Reiz nicht mehr verspüren und so das Auswerfen unterlassen. Man denke nur daran, wie wenig Typhuskranke auch bei ausgebreiteter Bronchitis aushusten! Der beste Beweis dafür, daß es sich um ungenügende Anregung handelt, ist der, daß solche Kranke in einem kühlen Bade fast stets reichlicher Sputum entleeren. Vielfach treffen auch beide Momente zusammen. In solchen Fällen ist in dem Geringerwerden des Auswurfs bei unverändertem Fortbestehen der übrigen Krankheitserscheinungen daher ein Signum mali ominis zu erblicken.

Zweifellos gibt es auch wieder Fälle, in denen die Menge des Sputums durch vieles Husten und Räuspern im positiven Sinne beeinflußt wird. Durch den ständigen Abfluß von Sekret ist die Möglichkeit gegeben, daß der Zufluß oder die Sekretion reichlicher wird, wie bei Höhlenbildungen; zudem übt häufiges Ausspucken speziell auf die Schleimhaut des Rachens und Kehlkopfes, vielleicht auch der Trachea, einen ständigen Reiz aus, der mit lebhafterer Sekretion beantwortet wird.

Ein wichtiger Faktor für die Menge des entleerten Sputums ist die Körperlage des Kranken. Stets ist die aufrechte Lage zur Herausbeförderung bequemer wie die liegende wagerechte; ein hustender Patient setzt sich, wenn er bei Kräften ist, regelmäßig auf oder hebt allerwenigstens den Kopf. Von weit größerem Einfluß ist aber die Lage, wenn es sich um die Entleerung sekretgefüllter großer Hohlräume handelt, besonders der mittleren und unteren Lungenpartien. Die Lage des abführenden Bronchus zu dem Cavum ist hier maßgebend; fällt er in dem Schwerpunkt der darin befindlichen Masse, so vollzieht sich die Entleerung ohne weiteres. Liegt er jedoch oberhalb desselben, so muß naturgemäß zur Ermöglichung der Entleerung eine Umlagerung eintreten. Sekretansammlungen in der rechten Lunge werden sich leichter bei Linkslagerung, in der linken Lunge bei Rechtslagerung entleeren, eventuell bei gleichzeitiger Erhöhung der unteren Körperhälfte. Da die Patienten meist lieber auf der erkrankten Seite liegen, um mit der gesunden Lunge besser atmen zu können, so ist es nötig, sie dazu in die richtige Lage zu bringen. RAUTENBERG hat ferner auf die besonders günstige Wirkung der Bauchlage bei starker Sekretansammlung, wie bei Lungenödem, Pneumonien hingewiesen. Ein Patient entleerte so innerhalb zwei Stunden 500 ccm. Vielfach erfolgt die Entleerung ohne jeden Hustenstoß. — Auf die diagnostische Bedeutung eines Wechsels der Sputummenge bei Lageänderung braucht nicht ausführlicher hingewiesen zu werden; häufig ist hier nicht so sehr die absolute Menge, wie gerade der Wechsel derselben nach Lageveränderung maßgebend.

Die Lage des Patienten kann auch insofern einen Einfluß auf die Auswurfmenge haben, als sie einen Reiz auf die Pleura ausübt, der zur Expektoration Veranlassung gibt. Solche Patienten können mehr entleeren, wenn sie auf der erkrankten Seite liegen. Man hat auch Gelegenheit, öfters Patienten zu beobachten, die regelmäßig nach dem Zubettegehen einige Zeit husten und dabei kein oder wenig Sekret entleeren; hier handelt es sich nur um eine reflektorische Reizung von der Pleura aus. Andererseits ist es wieder möglich, daß Patienten lediglich aus Furcht vor Schmerzen nicht husten und so das Sekret in ihren Luftwegen behalten. Man findet dies am häufigsten bei Erkrankungen des Kehlkopfes, der Pleura — man denke an die zuweilen außerordentlichen Schmerzen im ersten Stadium der Lungenentzündung — aber auch bei Intercostalneuralgien, bei Entzündungen des Bauchfells, überhaupt in allen Erkrankungen, bei denen Husten Schmerzen auslöst.

Inwieweit die erhöhte Körpertemperatur von Einfluß auf die Sputummenge ist, läßt sich nicht bestimmt sagen, da keine größeren Zahlenreihen zur Verfügung stehen; soweit die Erfahrung lehrt, ist der Einfluß nicht groß. Eher macht er sich bei fieberhaften interkurrenten Erkrankungen oder Operationen im Sinne einer Verminderung bemerkbar. Ebensowenig sind Pulszahl und Atmung von Bedeutung, wie folgende Tabelle von H. BIERMER zeigt, in der Mittelwerte für einzelne Wochen bei einem Fall von putrider Bronchitis angegeben sind:

	Menge des Auswurfs	Körperwärme	Puls	Atmung
3. Woche	260	38,2	98	20
7.—8. „	355	37,0	90	21
6. „	516	38,2	98	20

Da Patienten mit kopiösem Auswurf (Sp. copiosum — Sp. parvum) stets an Durst leiden, könnte man meinen, daß reichliche Zufuhr von Flüssigkeit die Auswurfmenge vermehren würde, doch scheint dies nicht in erheblichem Maße der Fall zu sein, wie einige darauf hin angestellte Untersuchungen bei Bronchiektasien ergaben und folgendes Beispiel zeigt:

Datum	Menge ccm	NaCl g	P_2O_5 g	Bemerkungen
10. VI. 13.	182	0,724	0,364	Gewöhnliche Kost
11. „ „	215	0,882	0,280	
12. „ „	219	0,920	0,350	
13. „ „	239	1,090	0,456	
14. „ „	184	0,792	0,259	
15. „ „	241	0,973	—	+ 2000 Wasser
16. „ „	273	1,228	0,467	Gewöhnliche Kost
17. „ „	272	1,169	0,419	

Von anderer Seite wurde gelegentlich ein gewisser Einfluß beobachtet, der zu der Einschränkung der Flüssigkeitszufuhr besonders bei Bronchiektatikern führte.

Bei der Beurteilung der Sputummenge ist endlich noch stets an den Einfluß von Arzneimitteln zu denken, von fördernden wie hemmendem. Bei ersteren müssen wir unterscheiden, ob sie eine direkt sekretionsbefördernde Wirkung besitzen und gleichzeitig damit zur leichteren Lösung des Sekretes dienen; oder ob zweitens die Expektoration nur durch eine stärkere Aktion der glatten Muskelfasern in den Bronchien und Bronchiolen, vielleicht auch durch Anregung der Ciliarbewegung erleichtert, oder ob endlich ein die Entleerung hindernder Krampf der Muskeln behoben wird. Im ersteren Falle allein wird die Menge des Sekrets vermehrt, in den übrigen bezieht sich die Wirkung nur auf die Menge des ausgeworfenen Sputums. Zur ersten Gruppe müssen wir die Wirkung von Salzen, wie von Kochsalz, Alkalicarbonat, Ammoniumsalzen, Jodkali rechnen, dann die in niedrigen Dosen angewandten Emetica, Apomorphin, Ipecacuanha, Antimon, Pilocarpin, sowie Radix Senegae und

Cortex Quillajae. Die reizende wie einhüllende Wirkung der in den beiden letzten enthaltenen Saponine kommt nicht in Betracht, da ihre Ausscheidung auf der Bronchialschleimhaut nicht erwiesen ist (GAISBÖCK). Die Wirkung von einhüllenden schleimigen Mitteln, wie Radix Althaeae, Gummischleim und von heißer Milch dürfte ähnlich sein, bei letzterer auch die Wärme lösend wirken. In die zweite Gruppe fällt Strychnin, in die dritte Atropin und Lobelin; diese zwei wirken zugleich sekretionshemmend, das Lobelin aber durch zentrale Belebung der Atmung auch wieder die Entleerung fördernd. Gleichfalls sekretionshemmend ist das Morphin und die ihm verwandten Präparate. Die Wirkung der flüchtigen Öle (Terpentin-, Latschen-, Pfefferminzöl) auf die Sekretion der Bronchialschleimhaut scheint nach dem Experiment nicht ganz sichergestellt. ROSSBACH fand bei direktem Aufbringen von Terpentinöl in 1—2%iger Lösung starke Zunahme der Sekretion, bei Einatmen von terpentingeschwängerter Luft dagegen Abnahme. Die klinische Erfahrung lehrt, daß Einatmung dieser balsamischen Mittel anfangs eine reichlichere Expektoration hervorruft, im weiteren Verlaufe scheint sie eher abzunehmen. Kleine Dosen fördern, größere hemmen. BESANÇON und DE JONG geben an, bei einem Phthisiker mit reichlichem, wenig eiweißhaltigem Auswurf einen deutlichen fördernden Einfluß von Theobromin und Digitalis gesehen zu haben, und zwar soll ersteres mehr auf die Drüsen, letzteres auf den Gefäßapparat der Bronchien wirken. Man kann sich vorstellen, daß ganz allgemein die Besserung der Durchblutung auch sekretionsfördernd wirkt. Beim Stauungskatarrh wird stets nur wenig Auswurf abgesondert. — Wie groß indes der Einfluß aller dieser Mittel auf die Menge des Auswurfs in Wirklichkeit ist, läßt sich zahlenmäßig wohl schwer festlegen.

Kurz zu erwähnen ist hier noch der Einfluß von warmen, nicht zu heißen Wasserdämpfen oder auch nur von feuchter, zumal salzhaltiger Luft, die beide sekretionsfördernd und sekretionslösend wirken, also auch die Menge des Auswurfs vermehren, während Einatmung von trockener Luft den gegenteiligen Erfolg hat. Der Einfluß der Witterung ist den Patienten wohl bekannt.

Eine deutliche Vermehrung des Auswurfs sehen wir endlich zuweilen bei positiver Tuberkulinreaktion, aber auch bei unspezifischen Reizkörpern, wobei die lokale Wirkung auf den Krankheitsherd wie die allgemeine Leistungssteigerung in Betracht kommt.

Neben dieser Abhängigkeit von den verschiedenen Faktoren, die weniger in der Natur der Erkrankung liegen, als durch äußere Umstände bedingt sind, kommen noch in Betracht für die Menge des Auswurfs:

1. die Art des Sputums (Konsistenz, Zusammensetzung),
2. das Stadium und die Ausbreitung der Erkrankung,
3. die Art der Erkrankung.

Zu 1. Ganz allgemein kann man sagen, daß ein Auswurf von schleimiger oder schleimähnlicher (wie bei Pneumonie) Konsistenz stets spärlich ist. Zum Teil hat dies seine Ursache in der geringen Sekretion der Luftwege während des schleimabsondernden Stadiums der Erkrankung, zum Teil auch darin, daß er infolge seiner klebrigen Beschaffenheit sich schwierig von der Schleimhaut löst. Mit der Änderung des Schleimgehaltes oder der Verflüssigung des Schleimes, sowie mit dem Hinzutreten anderer Bestandteile wird die Menge größer. Eine Ausnahme bildet die starke Schleimabsonderung bei Bronchiektasien sowie beim sog. Asthma humidum (Bronchitis pituitosa), bei denen der Schleim mehr zähe als klebrig ist und sich demgemäß auch leichter löst. Sonst hängt die Menge des Auswurfs im wesentlichen mit seinem Wassergehalt zusammen; ein dünnflüssiges Sputum finden wir zumeist in reichlicherer Menge als ein eingedicktes, z. B. bei der Bronchoblennorrhöe, doch kommen auch hier zahlreiche Ausnahmen vor; es sei nur das seröse Sputum erwähnt, das trotz seines relativ geringen Wassergehaltes meist in größeren Massen ausgeworfen wird. Wir dürfen dabei aber nicht vergessen, daß es sich bei diesem nicht um ein Sekret der Schleimhaut, sondern um ein Transsudat aus dem Blute handelt.

Zu 2. Im Verlaufe mancher akuten Erkrankung treten typische Änderungen in der Menge des Auswurfs ein, die eng mit dem Charakter desselben zusammenhängen. Man kann daher aus der Quantität zuweilen Schlüsse auf das Stadium der Erkrankung ziehen. Nehmen wir z. B. an, es handele sich um eine einfache Bronchitis, um einen Asthmaanfall oder um eine Lungenentzündung, so wird zu Beginn der Erkrankung in der Regel nur wenig Auswurf von schleimiger Beschaffenheit entleert; einen normalen Verlauf vorausgesetzt, stellt sich mit der Fortdauer und noch mehr mit der Lösung des Prozesses eine Vermehrung des Auswurfs ein, verknüpft mit einer Abnahme und Verflüssigung des Schleims und Zunahme der körperlichen Elemente. Mit dem Fortschreiten der Heilung verschwindet der Auswurf nach und nach wieder. —

Bei Traube finden wir ein gutes Beispiel hierfür an einem Kranken mit Lungenabsceß:

Tag	Menge	Art des Auswurfs	Tag	Menge	Art des Auswurfs
1.	50	zäh, klebrig	16.	30	
2.	15		17.	115	
3.	55		18.	100	
4.	20		19.	30	sehr übelriechend, wieder zähflüssiger
5.	130	leichtflüssig bis dick			
6.	70		20.	60	
7.	230		21.	85	
8.	215		22.	24	dick, zähe
9.	260		23.	15	
10.	220	zweischichtig	24.	25	
11.	200		25.	35	
12.	150	wie dicker Bindegewebs-eiter	26.	30	dünnflüssig
			27.	20—40	
13.	40		28.	„	
14.	70		29.	„	
15.	30		30.	„	

Bei der Beurteilung des Verlaufes einer Tuberkulose ist die Ab- oder Zunahme des Auswurfs auch ohne wesentliche Änderung seines Charakters von Bedeutung.

Von erheblichem Einfluß ist fast immer die Kompression einer Lunge durch Anlage eines Pneumothorax oder durch extrapleurale Thorakoplastik. Ganz besonders bei letzterer ist die Abnahme nach der Operation oft ganz erstaunlich. Man darf sich aber dadurch nicht täuschen lassen und auf einen sofortigen Beginn der Ausheilung schließen, sondern hat die mangelhafte Expektoration infolge des Operationschoks, der Schmerzen, des meist begleitenden Fiebers zu berücksichtigen. Nach einer Reihe von Tagen wird denn auch meist der Auswurf wieder reichlicher, um bei Ausheilung nach und nach wieder zu verschwinden.

Dagegen zeigt sich bei chronischen Erkrankungen mit geringer Heilungstendenz häufig eine auffallende Gleichmäßigkeit der entleerten Sputummengen. Renk stellte bei einem alten Bronchitiker, der im Laufe von 3 Monaten 2mal zur Beobachtung kam, folgende Tageszahlen fest: 188,7, 131,8, 117,9, 99,0, 140,0, und 135,5, 146,1, 129,4, 131,0 g. Bei einem Phthisiker schwankten in einer 16tägigen Beobachtungsreihe die Werte zwischen 117,1 und 192,5, lagen dabei aber meist in der Mitte dieser Zahlen.

Plötzliche Vermehrung des Sputums im Laufe einer Erkrankung sowie periodisch wiederkehrende Entleerung weisen stets auch auf bestimmte Prozesse hin. Es wurde schon erwähnt, daß solches Auftreten von reichlichem Auswurf auf das Bestehen einer mit einem Bronchus kommunizierenden oder durch Ausbuchtung des Bronchus selbst entstandenen Höhle deutet. Wir finden sie daher bei Bronchiektasien, Abscessen, Kavernen tuberkulösen Ursprungs, dann aber auch bei dem plötzlichen Durchbruch eines Empyems, bei Hämoptoen, endlich bei Ruptur eines Aneurysmas und Entleerung in die Luftwege. Eine rasche Vermehrung tritt auch bei Nekrotisierung der hämorrhagischen Grippepneumonie auf, LIEBMANN sah hier Steigen von 20—30 ccm auf 300—600 ccm. Ebenso kann bei Abscedierung von Tumoren, sei es, daß diese das neugebildete Gewebe selbst betrifft, sei es, daß das umgebende Lungengewebe infolge Verlegung größerer Bronchien abgesperrt und infiziert wird, die Auswurfsmenge rasch ansteigen, bei gleichzeitiger Änderung der Beschaffenheit.

Schlüsse aus der Menge des Sputums auf die Ausbreitung eines bestimmten Prozesses sind nur mit Vorsicht zu ziehen. Es mag erlaubt sein, dies bei einer einfachen Bronchitis zu tun, man kann auch auf die Größe bronchiektatischer Höhlen bis zu einem gewissen Grade schließen, doch zu welchen absurden Vorstellungen es führen würde, z. B. aus der Sputummenge allein die Ausdehnung eines croupösen pneumonischen Entzündungsherdes oder bei einem Phthisiker den Grad der bereits erfolgten Zerstörung seiner Lunge zu beurteilen, leuchtet ohne weiteres ein. Bei letzterem kann man höchstens unter Berücksichtigung der oben erwähnten Umstände sich von dem Fortgang der Einschmelzung tuberkulöser Massen ein Bild machen. Man darf bis zu einem gewissen Grade vielleicht auch auf die Art des Prozesses schließen, ob mehr cirrhotisch, produktiv oder exsudativ. Daß auch ausgebreitete Prozesse, wie z. B. peribronchitische und perialveoläre Herde ohne Kommunikation, ohne oder mit nur geringer Expektoration verlaufen, erscheint nach dem anatomischen Vorgang selbstverständlich. Bei Kindern verlaufen ausgedehnte käsige Zerstörungen ohne entsprechende Verflüssigung und Absonderung. Auch bei Lungengangrän ist es nicht erlaubt, aus der Menge Schlüsse auf die Größe der Höhle zu ziehen. KISSLING fand bei 1 Liter täglichem Auswurf nur eine kleinapfelgroße Höhle. Ebensowenig darf man hier aus der Menge die Indikation zur Operation herleiten. — Daß kleine Abscesse (z. B. bei puerperaler Sepsis, Grippe) und auch kleinere pneumonische Herde oft überhaupt nicht zu Auswurf führen, ist bekannt.

Zweifellos ist, worauf besonders STICKER hinweist, der Grad der Resorptionsfähigkeit der Schleimhaut für die Auswurfmenge von Bedeutung. Das zeigt am besten das oft überraschend schnelle Verschwinden des pneumonischen Exsudats nach der Krise, wobei fast nichts ausgehustet wird. Innerhalb 24 Stunden kann so das Exsudat fast völlig aufgesaugt sein. Umgekehrt hat die „mangelhafte Lösung" zweifellos ihre Ursache mit in einer Störung der Resorption. STICKER fand in zwei solchen Fällen verkäste Bronchialdrüsen. Derartige tuberkulöse Veränderungen sind sicher noch viel häufiger die Ursache einer gestörten Resorption. Auch abnorm profuse Sekretion wie bei der Bronchitis pituitosa wird auf Störungen der Resorption zurückgeführt (s. auch S. 44).

Zu 3. Die Diagnose auf bestimmte Erkrankungen aus der Sputummenge allein zu ziehen, ist nur bedingt zulässig; indes werden uns für manche Prozesse doch wichtige Fingerzeige gegeben.

Wenig, oft auch keinen Auswurf finden wir in unkomplizierten Fällen von croupöser Pneumonie vor der Krise. LANZ fand für einige Fälle zwischen

60 und 135 g Tagesmenge, ähnlich Renk. Nach der Krise, ferner bei Fällen mit verzögerter Lösung, bei Pneumonien, die nicht durch den Fränkelschen Diplokokkus verursacht sind, sowie bei septischen Prozessen, ist die Menge zumeist größer. Ebenso ist bei einfacher Bronchitis, im Asthmaanfall zu Beginn der Erkrankung die Menge nur unbeträchtlich, nach Infarcierung meist dauernd, da die Hauptmenge hier resorbiert wird. Überall da wo der Husten nur durch einen indirekten Reiz und nicht durch primäre entzündliche Vorgänge in der Schleimhaut der Luftwege erzeugt wird, wird gleichfalls sehr wenig Auswurf produziert. So sehen wir bei Tumoren der Lunge unter ungeheuren Hustenanfällen oft nur ein Minimum sich entleeren. Keuchhustenkinder fördern, zumal im Beginn der Erkrankung, fast nichts zutage (Neumann).

Auch das morgens von Leuten mit chronischer Pharyngitis und Laryngitis herausbeförderte Sputum ist stets spärlich, wie überhaupt bei allen Erkrankungen der oberen Luftwege.

Mittlere Mengen treffen wir meistens bei einfachen Bronchitiden, bei Stauungsbronchitiden, etwas mehr bei Bronchopneumonien, ferner bei Tuberkulose. Renk fand bei einem Emphysematiker 135,5 g im Mittel, nach Lanz schwanken die Zahlen zwischen 50 und 120 g. Auch nach Abklingen asthmatischer Anfälle steigen die Mengen häufig etwas, aber nicht entsprechend der Schwere der vorangegangenen Erscheinungen. Für drei Phthisiker stellte Renk als Mittelzahlen 145,9, 144,2, 82,3 g fest, Lanz berechnete Zahlen zwischen 36 und 245 g.

Sehr reichliche Sputummengen treten bei der sog. Bronchitis pituitosa, Bronchoblennorrhöe, anscheinend auch bei der Castellanischen Bronchospirätose, bei Bronchiolitiden, häufig bei Lungenödem, bei der hämorrhagischen Entzündung (Grippe — bis $1^1/_2$ Liter im Tage, Pest), ferner bei der Entleerung von Kavernen, von bronchiektatischen und Absceßhöhlen, sowie bei Durchbruch von Empyemen, Abscessen der Umgebung der Lungen, von Echinokokkuscysten auf. So finden wir bei H. Biermer für putride Bronchitis Zahlen zwischen 180 und 750 g, bei Thissen für Tuberkulose zwischen 300 und 500 g, bei Lumniczer bis 1000 ccm; für Lungengangrän bei Orszag zwischen 40 und 644 g, bei Lanz zwischen 65 und 445 g; für Gangrän bei Kissling meist 150 bis 300 ccm, in einem Falle sogar 1 Liter täglich; für Aktinomykose bei Finckh bis 1500 ccm; letzteres dürften Ausnahmen sein. Nach Brauer und Geckler hustete ein tuberkulöser Patient täglich 300—500 ccm aus einer Kaverne aus, nach Laennec ein Bronchiektatiker tägliche Mengen bis zu 2000 g. Lenhartz maß bei einem Patienten mit diphtherischem Bronchialcroup, nachdem schon die Tage vorher massenhaft Sputum entleert worden war, vom Tage der Entfernung der Hauptgerinnsel an 420, 180, 40, 30, 10 und 5 ccm; in einigen Fällen von Bronchialasthma 500—750 ccm. Eine sehr reichliche Entleerung, 1050 ccm in 24 Stunden, konstatierte Fleischer bei einem Falle von Lungenödem. Bei Empyemdurchbruch erlebte Lenhartz 4—5 l!

Bei tuberkulösen Hämoptoen ist die Menge des Auswurfs außerordentlich wechselnd; sie braucht einige blutige Flocken nicht zu überschreiten, kann aber auch bis zu einem oder zwei Liter und mehr betragen, ebenso bei Tumoren und Gefäßzerreißungen bei fibrinöser Bronchitis, bei Aktinomykose. Mit die größten Mengen werden wir wohl bei der plötzlichen Entleerung eines Aneurysmas in die Luftwege finden. Auch einem geplatzten Varix können Patienten in kürzester Zeit erliegen.

2. Spezifisches Gewicht.

Das spezifische Gewicht des Sputums ist außerordentlich schwankend; es richtet sich hauptsächlich nach der Menge des im Auswurf enthaltenen Eiters und des aus dem Blute transsudierten Serums, weniger nach dem Schleimgehalt, also nicht, wie man glauben sollte, nach der Konsistenz des Auswurfs. KOSSEL, dem wir die ausführlichsten Untersuchungen darüber verdanken, fand für:

	Maximum	Minimum	Mittel
Reinschleimige und fast reinschleimige Sputa	1008,0	1004,3	1006,0
Schleimig-eitrige	1014,0	1008,0	1011,0
Eitrig-schleimige	1017,7	1013,0	1015,5
Fast rein eitrige	1026,0	1015,5	1019,8
Ein seröses Sputum			1037,5
Pneumonie-Sputum	1020,4	1010,4	1014,0

Es weist also das seröse Sputum das höchste spezifische Gewicht auf. Die Erklärung dafür ist, daß man es bei diesem nicht mit einem Sekret der Bronchialschleimhaut, sondern mit einem Transsudat aus dem Blut zu tun hat. Die Ursache des erhöhten spezifischen Gewichtes des pneumonischen Sputums ist gleichfalls in dem vermehrten Eiweißgehalt zu suchen.

Abgesehen vom serösen und pneumonischen Sputum lassen sich für die einzelnen Krankheiten keine typischen Zahlen aufstellen, da mit der Zunahme des Eitergehaltes das spezifische Gewicht steigt. Wir geben hier die nach Erkrankungen geordnete Tabelle KOSSELS wieder:

	Maximum	Minimum	Mittel
Bronchitis	1014,0	1004,3	1008,3
Emphysem	1013,0	1006,2	1010,6
Lungenabsceß	1018,0	1015,5	1016,7
Vitium cordis	1037,5	1006,0	1021,5
Phthisis pulmonum	1026,0	1008,0	1012,0
Pneumonie	1020,4	1010,4	1013,9
Bronchitis fibrinosa (LÉPINE)	—	—	1008,0

Die unter Herzfehler angeführte Maximalzahl stammt von dem obenerwähnten serösen Sputum, das sich nach einem Lungeninfarkt einstellte.

Auch im Laufe einer Erkrankung kann sich das spezifische Gewicht des Auswurfs ein und desselben Patienten in weitem Maße ändern, was nicht weiter auffällig ist, wenn wir uns an das verschiedene Aussehen des Auswurfs in verschiedenen Stadien der Krankheit erinnern. F. MÜLLER fand z. B. auf der Höhe der Pneumonie 1021,9, drei Tage nach der Krisis 1022,7, zwölf Tage nachher 1011,2, BEALE vom 5.—8. Tag 1014—1032,8.

Methode der Gewichtsbestimmung.

Prinzip: Das spezifische Gewicht wird nach KOSSEL mittels Pyknometer bestimmt, wohl die einzige einigermaßen genaue Methode, obwohl auch sie nicht ganz fehlerfrei ist. Um eine gleichmäßige Mischung zu erhalten, ist es notwendig, das Sputum auf 60° zu erwärmen, wodurch nach F. MÜLLER eine Verflüssigung durch Zerlegung des Mucins eintritt und gleichzeitig die Luftblasen entfernt werden.

Ausführung: Das Sputum wird unter Temperaturkontrolle in einem Wasserbad langsam erwärmt, unter Verhütung der Verdunstung durch einen Rückflußkühler. Zur genügenden Mischung muß öfters umgeschüttelt werden. Man steigert die Temperatur des Wasserbades bis auf etwa 60°, oder wenig höher, bis das Sputum konfluiert, läßt auf 15° abkühlen und wägt die gemischte Masse in einem kleinen Pyknometer mit nicht zu eng durchbohrtem Stopfen. Wie bekannt, zeigt der Quotient aus dem gefundenen Gewicht und dem Gewicht des mit destilliertem Wasser gefüllten Röhrchens das spezifische Gewicht der Substanz an.

3. Farbe und Transparenz.

Wiewohl die Farbe des Auswurfs von großer Wichtigkeit für die Beurteilung der in den Luftwegen sich abspielenden pathologischen Prozesse ist, sind wir über die chemischen Unterlagen der Farbstoffbildung, vielleicht abgesehen vom ursprünglichen Blutfarbstoff, und vom Gallenfarbstoff, nur äußerst mangelhaft unterrichtet; es wäre daher wünschenswert, hier genaueres zu wissen. Eine ganze Reihe von Momenten ist an der Farbbildung beteiligt; einzeln oder in Kombination können sie die verschiedensten Färbungen hervorrufen. Versucht man eine Einteilung nach der Herkunft der einzelnen die Farbe erzeugenden Substanzen, so wird sich die folgende vielleicht am ehesten rechtfertigen lassen:

Die Farbe des Auswurfs ist abhängig:

1. Von dem Vorhandensein einer homogenen Grundsubstanz, das ist vor allem von dem Vorherrschen des Schleimes oder dünner seröser Flüssigkeit.

2. Von der Menge der beigemischten zelligen Bestandteile:

a) der weißen Blutkörperchen (eitrige Beschaffenheit),

b) der Erythrocyten, d. h. von der Menge des in ihm enthaltenen frischen Blutes,

c) seltener und in geringerem Maße von der Menge abgestoßener Epithelien der Luftwege.

3. Von körpereigenen Beimengungen, die als abnorme Transsudations- oder Exsudationsprodukte zu betrachten sind; es kommt neben Blutserum hier wohl ausschließlich Fett in Frage.

4. Von Farbstoffen, die sich durch Umwandlung des Blutfarbstoffes nach Zerstörung der roten Blutkörperchen bilden und diffundieren, sei es, daß der Farbstoff noch im Lungengewebe selbst (Beispiel Herzfehlersputum) oder erst im Alveolar- und Bronchiallumen (Beispiel Pneumonisches Sputum) entsteht.

5. Von Farbstoffen, die aus anderen Organen stammen; es handelt sich hier fast ausnahmslos um Gallenfarbstoff; daneben können gelegentlich Farbstoffe in Betracht kommen, die ihre Entstehung Neubildungen verdanken (Chlorome, Melanosarkome).

6. Von Farbstoffen, die durch die Lebenstätigkeit von Bakterien gebildet werden, und zwar entweder zu einer Zeit, zu der sich das Sekret noch an Ort und Stelle befindet, oder durch nachträgliche Farbstoffbildung nach Entleerung des Sputums; im letzteren Falle wird es sich hauptsächlich um die Wirkung von Mikroorganismen handeln, die ursprünglich nicht im Sputum vorhanden waren, sondern erst nachträglich hineingelangt sind.

7. Von körperfesten fremden Substanzen, die vor der Erkrankung in größeren Mengen in die Lungen aufgenommen worden sind und dann bei Gelegenheit wieder aus ihnen hinausbefördert werden (sog. „falsches Lungenpigment“).

8. Von Substanzen, die als Nahrungsreste ohne weiteres zu erkennen sind, von Genuß- und Arzneimitteln.

9. Vom Luftgehalt.

Da die Ausführung dieser Einteilung indessen auf Schwierigkeiten stoßen und zu Wiederholungen führen würde, so erfolgt die Schilderung aus praktischen Gründen lediglich nach dem Farbeneindruck auf das Auge; wir müssen uns dabei nur klar sein, daß es uns vielfach unmöglich ist, bei der Beschreibung nicht homogener Substanzen die Charakterisierung nach einer einzigen Eigenschaft vorzunehmen. Wir werden also z. B. nicht die Farbe des Auswurfs allein für sich abschätzen, sondern gleichzeitig Transparenz, Luftgehalt, Konsistenz,

Beimengung zelliger Bestandteile und anderes mit zur Beurteilung heranziehen. Analogien folgend, sprechen wir daher sogar kurz von einem pneumonischen, einem Herzfehler-, einem Tumor-Sputum. Der Farbeeindruck überwiegt allerdings und ist häufig so charakteristisch, daß wir schon aus ihm eine bestimmte Diagnose stellen können.

Die gewöhnliche weißliche Farbe des Auswurfs ist hervorgerufen durch den die Grundsubstanz bildenden Schleim, der, an und für sich farblos, durchscheinend, oft von glasiger Beschaffenheit ist, infolge seiner Zusammensetzung aus verschiedenen dicken Schichten und seines Luftgehaltes das Licht aber unregelmäßig bricht und so eine weißliche Tönung erhält. So können stark lufthaltige Sputa, oft auch nur ihre oberen Schichten, unter Zurücktreten der Grundfarbe, einen überwiegend weißen Eindruck machen. Weiße Streifen sind gelegentlich auch auf stellenweise Gerinnung von Schleim oder in anderen

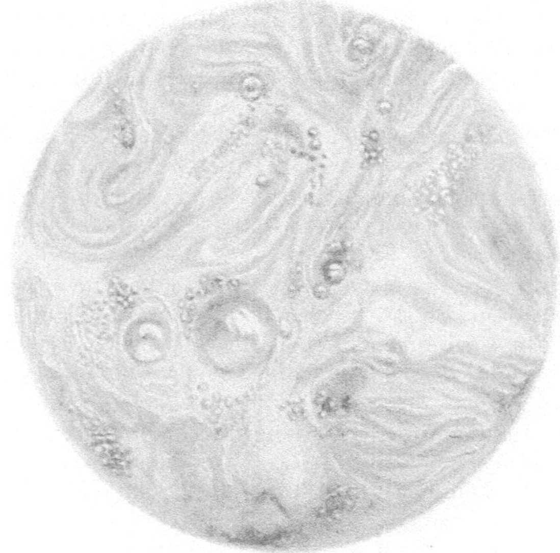

Abb. 1. Eitriger, schmutzig-gelbgrüner Auswurf bei Phthise.

Fällen von Fibrin zurückzuführen. Von der Bedeutung der Gerinnung für die Entstehung der weißen Farbe kann man sich durch Zusatz von etwas Essig- oder Carbolsäure leicht überzeugen.

Aus diesen Gründen sehen wir den schleimigen Auswurf bei Rachenkatarrh im Beginne der akuten, bei der chronischen Bronchitis, bei asthmatischem Anfall, bei Keuchhusten fast nie völlig farblos, sondern mehr weißlich durchscheinend und mit einzelnen weißen Streifen durchsetzt, ganz abgesehen davon, daß stets mehr oder weniger zellige Bestandteile beigemischt sind.

Völlig farblos ist am ehesten noch reiner Speichel, sowie ausgehusteter Inhalt von Echinokokkusblasen, falls er plötzlich und in großer Menge entleert wird. In seltenen Fällen mag infolge reichlicher Luftbeimengung auch der Auswurf bei der sog. „expectoration albumineuse" vollkommen farblos erscheinen, häufiger aber einen auf der Farbe des Serums beruhenden Stich ins Gelbliche oder einen leichten hellroten Schimmer infolge der Beimengung roter Blutkörperchen erkennen lassen.

Auswurf von ausgesprochen weißem Aussehen, erzeugt durch reichliche Beimengung eingeatmeten Mehles, schilderten C. Gerhardt und Lublinski bei Müllern. Fett kann einen ähnlichen Eindruck hervorrufen; so beobachtete OPPOLZER auf der Oberfläche eines bei fibrinöser Bronchitis entleerten Auswurfs eine milch- und rahmähnliche Schicht, die aus Fett und Fettsäuren bestand (der Auswurf enthielt 0,27 % Fett auf die Gesamtflüssigkeit berechnet). OPPOLZER nahm als Ursache in seinem Falle Durchbruch von gestauten Lymphgefäßen in die Lungen infolge Thrombose der Vena subclavia an. Besonders stark glänzender und das Licht zurückwerfender schleimig-eitriger Auswurf wird von BARD als „porzellanartig" bezeichnet; er soll hauptsächlich bei chronischen fibrösen Formen der Tuberkulose auftreten. Als „chylusähnlich" schildert MODEL das Sputum in einem ähnlichen Falle. Nach TRAUBE soll das Sputum von Lungentumoren, besonders Medullarcarcinomen infolge Beimengung von Fett häufig von auffallend weißlicher Farbe oder Streifung sein.

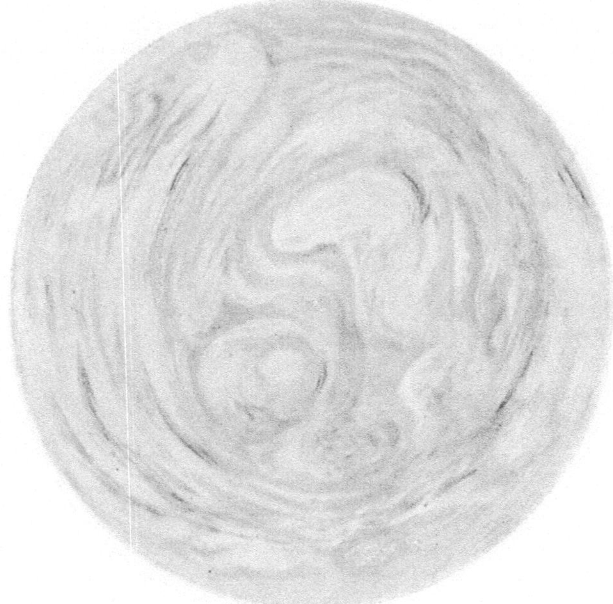

Abb. 2. Eitriger, schmutzig-grüner Auswurf bei katarrhalischer Grippepneumonie.

Durch die Beimengung von weißen Blutkörperchen und sonstigen zelligen Bestandteilen (Epithelien der verschiedensten Herkunft) wird die farblose schleimige Grundsubstanz mehr und mehr verdeckt; die Transparenz schwindet, das Aussehen wird mehr gelblich, häufig mit einem leichten Stich ins Grüne, der Auswurf nähert sich mit der Zunahme der zelligen Bestandteile und dem Zurücktreten des Schleims dem Aussehen von Eiter (Abb. 1 und 2). Die Farbtöne sind außerordentlich wechselnd, bald heller, bald dunkler, oft in das Grünliche oder Bräunliche, seltener ins Rötliche hinüberspielend. Wir sehen diese Farben, vor allem die gelbe, daher bei allen Erkrankungen, die mit eitriger Entzündung in den Luftwegen verlaufen. Die alleinige Anwesenheit der weißen Blutkörperchen ist sicher nicht die Ursache der Gelbfärbung, denn im Blut setzen sie sich als ausgesprochen weißliche Schicht ab, sondern sie muß in einer sehr geringen Beimengung umgewandelten Blutfarbstoffes liegen, dessen Aufbau uns noch unbekannt ist. Man kann im eitrigen Auswurf auch sehr viel häufiger auf chemischem Wege Blutfarbstoff nachweisen als gemeinhin angenommen wird. Zum geringeren

Teil beruht die Gelbfärbung auch in der Anwesenheit und Tätigkeit von Bakterien. PANSINI hat die Arten der letzteren zusammengestellt, die zur Bildung eines gelblichen oder gelbroten Farbstoffes befähigt sind. Wir finden von ihm den Bacillus aureus, den Bacillus squamosus, einen Bacillus Nr. 14 und 17, die Sarcina lutea, aurantiaca, variegata aufgezählt. Auffallenderweise führt PANSINI die verschiedenen Staphylokokkenarten nicht an, von denen man gleichfalls annehmen müßte, daß sie bei reichlichem Vorkommen dem Auswurf eine gelbliche Farbe in verschiedenen Abstufungen verleihen können. Die wechselnden Farbtöne kann man zum Teil wohl auch auf die Verschiedenartigkeit des Nährbodens, wie er im Sputum geboten wird, zurückführen.

Eine gelbe Farbe des Sputums braucht also nicht unbedingt nur mit dem Eitergehalt zusammenzuhängen; sie kann auch auf anderen Ursachen beruhen, doch ist dann die Transparenz in der Regel eine größere.

Einen eigentümlichen eigelben Schaum an der Oberfläche eines Sputums sahen LEYDEN und JAFFÉ; die Färbung war mit großer Wahrscheinlichkeit auf die Anwesenheit

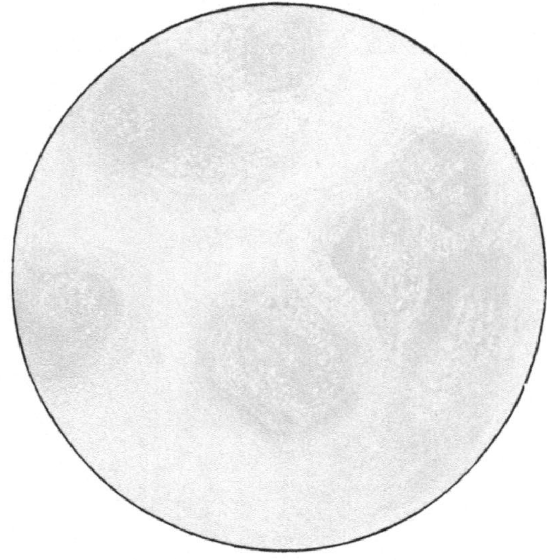

Abb. 3. Citronenfarbener Auswurf bei Pneumonie.

von Pilzen zurückzuführen. Einen ähnlichen sehr merkwürdigen Fall beschreibt LÖWER: das anscheinend von einem Tuberkulösen stammende schleimig-eitrige Sputum war mit einer starken eigelben Schaumschicht bedeckt; verschwand diese, so ging auch die gelbe Farbe verloren. Die Färbung trat meistens nur im Sommer auf, seltener an warmen Frühjahrstagen, und war an die Anwesenheit kleiner Körnerhaufen, welche Sporen von Leptothrix buccalis sehr ähnlich sahen, gebunden; es hat sich also wahrscheinlich um eine sehr rasche Entwicklung eines schon vorher im Sekret vorhandenen oder erst nachträglich hinzugekommenen Mikroorganismus gehandelt. Die Färbung war übrigens ohne diagnostische und prognostische Bedeutung.

Auch durch Gallenfarbstoff kann ein eidotterähnliches Aussehen hervorgerufen werden; SCHULZE sah solches bei Durchbruch eines perihepatischen Prozesses in die Lungen; mikroskopisch enthielt der Auswurf reichlich Hämatoidin- (Bilirubin-) Krystalle.

Nach STICKER sollen gelbe Sputa zuweilen nach Gebrauch von Antimonpräparaten entleert werden.

Eine ausgesprochen citronengelbe Farbe (Sputum croceum) bei starker Transparenz und schleimartiger Beschaffenheit des Auswurfs sieht man am häufigsten im Verlaufe von croupösen Pneumonien, meistens zu Beginn derselben (Abb. 3); einmal konnte Verfasser ein typisches citronengelbes Sputum bei einer eigentümlichen tuberkulösen Infiltration der Lunge beobachten. Auf die Entstehung und Bedeutung dieser Farbe wird bei der Besprechung der rostfarbenen Sputa und ihrer Variationen eingegangen werden. Auch das sogenannte Herzfehlersputum ist nicht selten gelb bis bräunlich gefärbt, wenn sich die Färbung auch nur auf einzelne Teile, nicht die Gesamtmasse bezieht.

In manchen Sputis fallen einzelne Teilchen durch ihre gelbe Farbe auf; am bekanntesten ist die eigentümliche gelbe Sprenkelung mancher CURSCHMANNscher Spiralen oder einzelner Körnchen, am ähnlichsten kleinen Stückchen von Weißbrotkruste, mit denen sie im ersten Augenblick auch leicht verwechselt werden; reichliche Anwesenheit weißer Blutkörperchen und CHARCOT-LEYDENscher Krystalle zeichnen die Spiralen dann regelmäßig aus. — Auch

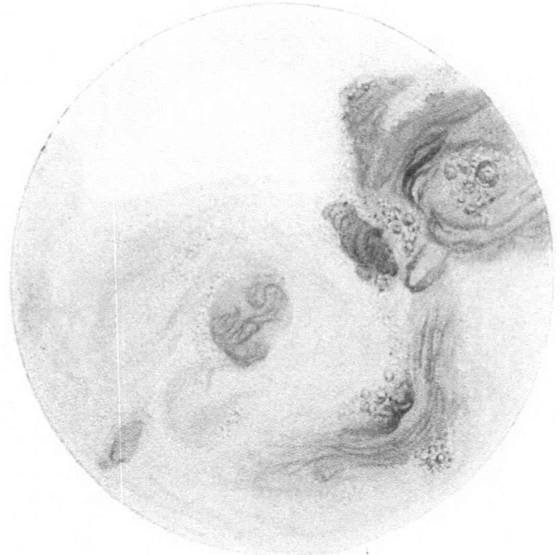

Abb. 4. Gelblich bis rostfarbener Auswurf bei croupöser Pneumonie.

die Aktinomycesdrusen enthaltenden Körnchen sind durch ihre intensive Gelbfärbung häufig aus dem Eiter rasch herauszufinden.

Von den gelben Sputis beobachtet man alle Übergänge zu roten sowie braunen Farben, so daß es hier kaum Farbtöne gibt, die man nicht gelegentlich findet. Für die weitere Beurteilung ist hier auch maßgebend, ob der Farbstoff in einer mehr schleimigen oder einer mehr eitrigen Grundmasse gelöst, ob das Sputum also mehr oder weniger transparent ist.

Eine gelb- oder orangerote Farbe ist den pneumonischen Sputis eigen, nicht selten auch mehr braunrote Töne. Die typische Rostfarbe (Sputum ferruginosum, rubiginosum) des Auswurfs ist in der Regel den unkomplizierten croupösen Pneumonien eigen, nicht immer gleich am ersten Tage der Erkrankung, sondern oft erst am zweiten oder dritten; mit der gelben Hepatisation und noch mehr mit der Lösung des Exsudats verschwindet sie wieder ziemlich rasch. Sie ist nicht immer ganz gleichmäßig im Sputum verbreitet, sondern es wechseln hellere und dunklere Partien, oft in streifenförmiger Anordnung ab. Dabei ist der Auswurf in der Mehrzahl der Fälle deutlich transparent, was in dem ungleichmäßigen Ablauf des Prozesses begründet ist (s. Abb. 4 und 5).

Rostbraune Farbe hat man auch bei anderen Erkrankungen der Lungen beobachtet, in seltenen Fällen bei Streptokokken-, Friedländer-, Influenza-, auch Meningokokken-, Staphylokokken-, Kolipneumonien mit lobärer Ausbreitung. BANTI sah sie bei einer Reihe von Fällen sog. infektiöser Pneumonie, deren Ätiologie nicht geklärt wurde, wo sie einer anfänglichen hellroten, blutigen Färbung Platz machten (Typhus? – Grippe? – Pneumonie?). Ferner berichtet SOKOLOWSKI von typischem rostbraunem Sputum bei akuter Tuberkulose, JÜRGENSEN bei Miliartuberkulose, FRÄNTZEL bei käsiger Pneumonie, ebenso BESANÇON und DE JONG, FINKLER bei Miliartuberkulose, EPSTEIN und BETSCHART bei Tumoren. Sogar nach Empyemdurchbruch kann das Sputum eine Farbe annehmen, die der rostbraunen pneumonischen ähnlich ist, nur ist infolge der Eiterbeimengung

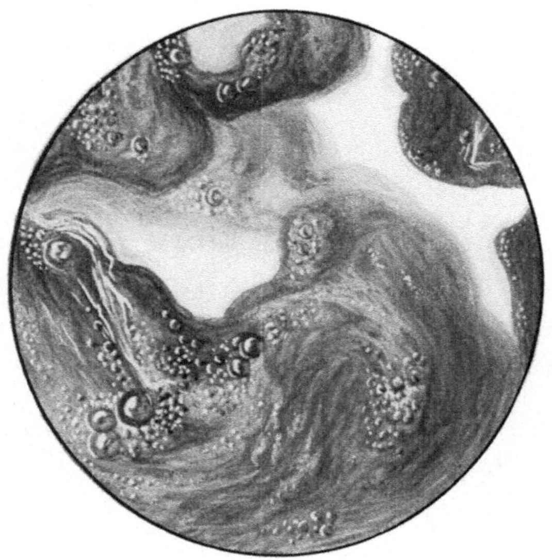

Abb. 5. Blutig-rostfarbenes Infarktsputum vom 3.–4. Tage (komplizierende Pneumonie?).

die Konsistenz hier weniger zäh und die Transparenz verschwunden. — Endlich hat man eine rötlich-braune Farbe bei Bronchiolitis obliterans (A. FRAENKEL) beobachtet. Bräunliche Sputen erhält man nicht so selten auch bei Herzfehlern (LENHARTZ); hier kann die Farbe gleichmäßig über das ganze Sputum verteilt sein, oder — was das häufigere ist — man findet einzelne rostbraune Stippchen und Pünktchen, ähnlich Schnupftabakkörnchen, auch einzelne Ballen von der gleichen Farbe (s. Abb. 6 und 7). In diesen Teilen entdeckt man dann reichliche blutpigmenthaltige runde Zellen. Erwähnt mag noch werden, daß aus der Nase entleertes oder dem Rachen entleertes Sputum nach vorausgegangenen kleinen Blutaustritten häufig von einer ähnlichen Farbe ist (s. Abb. 25, S. 55).

Was die Entstehung der zuletzt geschilderten Farben betrifft, so hat ANDRAL zuerst die Ansicht ausgesprochen, daß die verschiedenen Färbungen, ganz speziell des pneumonischen Sputums, durch verschieden starke Beimengungen von Blut zustande kommen sollten. Schon TRAUBE hat indes diese Ansicht als irrig zurückgewiesen. Brachte er Gummi- oder Eiweißlösung mit Blut in verschiedenem Mengenverhältnis zusammen, so wechselte nur die Intensität der ursprünglichen Blutfarbe, nie änderte sich die Farbe selbst. TRAUBE nahm daher an, daß die Farbe auf Umwandlungsprodukten des roten Blutfarbstoffs beruhe, und zwar sollte das die roten Blutkörperchen verlassende Hämatin nach seiner Lösung in der

Grundmasse des Sputums unter dem Einfluß des Sauerstoffs dasselbe Farbenspiel durchlaufen, welche in das Gewebe der Cutis ausgetretenes Blut nach und nach annähme. Es ist wohl richtig, daß Abbauprodukte des Blutfarbstoffes die verschiedenen Farbabstufungen dieser Sputa erzeugen, doch kannten wir bisher diese Produkte nicht genauer.

Es lag nahe, zunächst an eine spezifische Wirkung des FRAENKELschen Pneumoniediplokokkus zu denken, da wir weitaus am häufigsten die gelben bis rotbraunen Farben bei dieser Erkrankung vorfinden. FRÄNKEL sucht Untersuchungen von FAWITZKY auch in diesem Sinne zu deuten. FAWITZKY konnte nämlich beobachten, daß in Bouillon und nur in diese überimpfte Kulturen von Pneumokokken, die aus Kaninchen- oder Mäuseblut gezüchtet waren, eine rotbraune Färbung annahmen; im Verlauf einiger Tage senkte sich der Farbstoff als ziegelroter Niederschlag zu Boden; er schien den Bakterienleibern oder den umhüllenden Kapseln anzuhaften. Der Farbstoff löst sich nicht in Wasser, Alkohol, Äther, Chloroform, Benzol, dagegen in $30^0/_0$iger Kalilauge, sowie etwas in Eisessig und Carbolsäure. Seine Bildung schien Zufälligkeiten unterworfen zu sein, da geringe Wachstumsänderungen von Einfluß waren, nicht dagegen Sauerstoff und Kohlensäure. A. FRÄNKEL

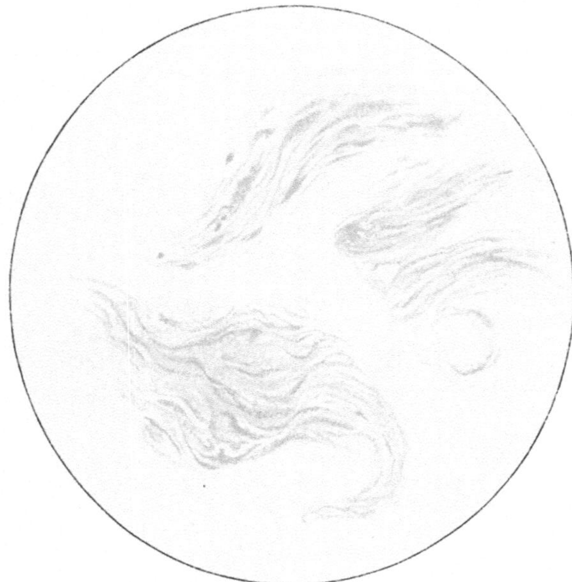

Abb. 6. Grünlich-gelbbrauner Auswurf mit dunkel pigmentierten Schollen bei Herzfehler. „Herzfehlersputum".

bemerkt dazu, daß es nicht unwahrscheinlich sei, daß die Hämoglobinumwandlung, welche der Rostfarbe der pneumonischen Sputa ebenso wie der eigentümlichen rotbraunen Färbung der hepatisierten Lunge zugrunde liegt, eine Folge der unmittelbaren Einwirkung der Pneumokokken auf die roten Blutkörperchen ist. Nun erfolgt durch eine große Zahl von Bakterien eine Veränderung des Blutfarbstoffes bei längerer Einwirkung, zum mindesten eine Auflösung der roten Blutkörperchen und Reduktion des Hämoglobins. Methämoglobinbildner sind nach den Untersuchungen von GRÜTER und von KÄMMERER nur wenige, aber gerade der Pneumokokkus und Streptokokkus. Es war also an die Möglichkeit zu denken, daß die Braunfärbung des rostfarbenen pneumonischen Auswurfes mit durch Methämoglobin verursacht sei und in der Tat konnte KÄMMERER es wiederholt spektroskopisch in ihm nachweisen (Verdünnung des Auswurfs mit Wasser, 3—4 cm Schichtdicke). Zur Vermeidung von Fehlern ist daran zu denken, daß Methämoglobin sich auch bei längerem Stehen von Blutbouillon bildet.

Eine mehr olivengrüne Färbung wird durch Hämatin in alkalischer Lösung hervorgerufen. Sie tritt nach KÄMMERER bei fast allen Bakterien ein, die ein einigermaßen kräftiges Trypsin bilden; von den im Sputum vorkommenden also bei Staphylokokken, auch Streptokokken, Fluorescens liquefaciens, Anthrax, Aktinomyces, Proteus, Prodigiosus, Pyocyaneus, Sarcinearten, dagegen nicht bei dem Pneumokokkus, der die Blutplatte auch nicht grün färbt. Für die Bildung der grünen Sputa kommt daher nur das tryptische Verdauungsvermögen des pneumonischen Exsudates in Betracht.

Der Blutfarbstoff wird durch bestimmte Bakterienarten bis zum Hämatin, aber nicht weiter abgebaut. Hämochromogen wird nicht gebildet, höchstens durch einige Saprophyten (KÄMMERER). Bilirubin bilden die Pneumokokken auf bluthaltigen Nährböden nicht (OBERMAYER und POPPER). Dagegen wies KÄMMERER neuerdings mit Sicherheit die Bildung von Hämatoporphyrin durch Gemische aerober und anaerober Arten nach, die er aus dem grünbraunen bis schokoladefarbenen, fauligen Sputum von Lungengangrän und putrider Bronchiektasie züchtete und auf Blutbouillon weiter überimpfte. Eine fermentative Entstehung wird damit überflüssig. Gezüchtet wurden Streptokokken, Proteus, eine Mesentericusart, zahlreiche Anaerobier (Tennisschlägerformen und wurzelförmig verästelte Kolonien). Damit ist auch die Beteiligung des Hämatoporphyrins an der Farbe mancher Sputa bewiesen.

Was die diagnostische Bedeutung der gelben, rotgelben bis rostbraunen durchscheinenden Sputa betrifft, so sieht man sie als pathognomonisch für die croupöse Pneumonie an; jedenfalls handelt es sich um blutig-seröse Exsudation in die Alveolen. Damit ist schon gesagt, daß sie nicht ausschließlich

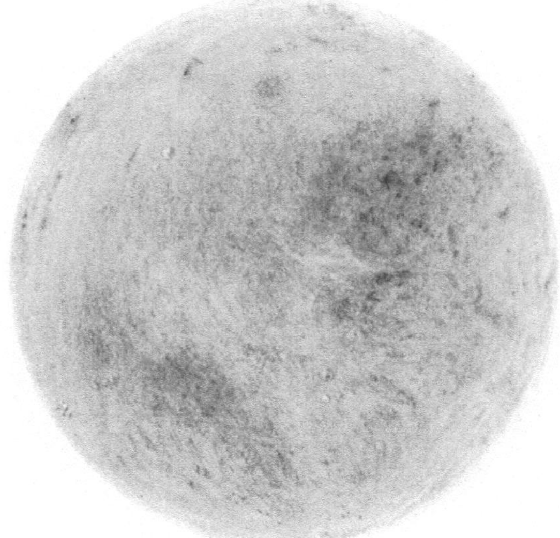

Abb. 7. Bräunlicher, stark pigmentierter Auswurf mit massenhaft blutpigmenthaltigen Zellen nach Lungenblutung.

bei der Pneumokokkenpneumonie auftreten, wenngleich diese auch die Hauptzahl liefert, sondern daß sie gelegentlich bei Influenza-, Meningokokken-, Staphylokokken-, Streptokokken- und anderen Infektionen, auch bei Tuberkulose, vorkommen können. SOKOLOWSKI will deshalb ihre ganze Bedeutung eingeschränkt wissen; das ist zweifellos nicht richtig, denn es spielt sich in den genannten Fällen, die ja Ausnahmen darstellen, gleichfalls ein croupöser Prozeß ab und für diesen besitzen wir — wie LEICHTENSTERN ausdrücklich betont — nur ein klinisches Zeichen, eben das typische Sputum croceum oder ferrugineum. Die Ausscheidung von Schleim in den Bronchien, der Übertritt von Blut in die Alveolen, die eigentümliche Umwandlung des Blutfarbstoffes und das Fehlen der eitrigen Infiltration sind zusammen mit der Ausscheidung des Fibrins das gemeinsame Merkzeichen. Stets ist auch daran zu denken, daß ein croupöser Prozeß sich neben der Grunderkrankung abspielen kann. Die Verschiedenartigkeit der Infektionserreger weist uns auch darauf hin, daß dem Pneumokokkus als solchem wohl kaum eine besondere Rolle bei der eigentümlichen Färbung des Auswurfs zukommt.

Die Herkunft des pneumonischen Auswurfes ist noch umstritten. Besançon und de Jong nehmen an, daß er aus dem ganzen infiltrierten Bezirk der Lunge stammt; durch den Husten werde er aus den Maschen des Fibrinnetzes ausgepreßt. Hanau und A. Fränkel glauben dagegen, daß es ausschließlich aus den noch im Stadium der blutigen Anschoppung befindlichen Teilen, besonders den Randpartien hervorgeht, da die soliden Pfröpfe auf der Höhe der Infiltration zu fest in den Alveolen säßen, als daß sie herausbefördert werden könnten, außerdem wiesen die expektorierten rostfarbenen Massen verhältnismäßig wenig Fibrin auf, was zweifellos zutrifft. Auch die Spärlichkeit des Auswurfs spricht in diesem Sinne. Die vorkommenden kleinen, mit dem bloßen Auge sichtbaren Fibringerinnsel werden in den kleineren und kleinsten Bronchien aus den die sie ausfüllenden Exsudatmassen abgeschieden. Der Schleim tritt selbstverständlich erst in den Bronchien hinzu, der Gehalt an ihm ist übrigens sehr gering. Wie die Abgüsse einzelner Teile (z. B. Trachea, Kehlkopf) aber zeigen, kann unter bestimmten Umständen aber auch ein seröses Exsudat (bzw. Plasma) auf die Bronchialschleimhaut abgeschieden werden.

Eine besonders wichtige diagnostische Rolle für die Diagnose spielt die Farbe natürlich bei zentral gelegenen Herden oder abortiv verlaufenden Erkrankungen. Ob die Farbe mehr ins Gelbe, Safran, Orange oder ins Blutrote überspielt, ist für Diagnose und Prognose gleichgültig, solange die Beschaffenheit des Auswurfs nicht eitrig wird. Wie sehr typischer „pneumonischer" bzw. rostfarbener Auswurf mit einem günstigen Verlaufe der Erkrankung verbunden wird, beweist die Bezeichnung „gesundes Sputum", die wir bei Korczynski finden.

Häufig trifft man — und zwar sind das fast ausschließlich undurchsichtige Sputa mit reichlichem Eitergehalt — Farben an, die aus dem Gelb mehr in das Ocker oder Braun überspielen; mit der Zunahme des veränderten Blutfarbstoffes werden sie intensiver braun. Die ockergelbe Farbe ist daher bei allen möglichen Erkrankungen beobachtet worden, bei Bronchiektasien, Absceß, Tuberkulose, Echinokokkus, Tumoren; auch das Sputum nicht ganz nach dem Schema verlaufender croupöser Pneumonien kann ein solches Aussehen haben.

Alle diese gelben bis braungelben undurchsichtigen Sputa sind also keiner bestimmten Erkrankung eigentümlich, sie finden sich da, wo Eiter und Blut dauernd vermischt werden, der Blutzufluß aber nur gering ist.

Die ockergelbe Farbe kann auch andere, äußere Ursachen haben; Merkel beobachtete ockergelbe Sputa bei tuberkulösen Leuten, die in Goldblattbüchleinfabriken längere Zeit vorher Eisenstaub (Fe_2O_3) eingeatmet hatten.

Sehr charakteristisch sind die sog. pflaumenbrühartigen (Sputum pruneum, Crachats jus des pruneaux von Andral), auch lakritzensaftähnlichen (Besançon) Sputa, die gleichfalls in den verschiedensten Variationen auftreten können. Einmal sieht man hier Sputa von braunroter Farbe, häufig mit einem leichten Stich ins Grünliche und Gelbliche und von teils schleimiger, teils eitriger Beschaffenheit, anderenmals überwiegt der grünliche Ton; die Färbung ist dabei keine gleichmäßige, sondern die Farbtöne wechseln in Streifen oder völligem Durcheinander ab. Ein solcher Übergang aus dem gewöhnlichen rostbraunen Sputum kommt nicht selten im Laufe einer pneumonischen Erkrankung vor, der Prozeß in den Lungen wird dann zu einem mehr eitrigen oder eitrig-jauchigen. Am häufigsten treffen wir ihn bei croupösen Pneumonien, die nicht nach dem Schema verlaufen, sondern sich langsam lösen oder in Abscedierung übergehen; der häufig gleichzeitig bestehenden Herzschwäche scheint hier nicht die früher dabei zugeschriebene Rolle zuzukommen.

Auch bei anderen abscedierenden Erkrankungen kann der Auswurf pflaumenbrühartige Beschaffenheit annehmen, vor allem bei Gangrän, bei Abscedierung von Echinokokkuscysten, zerfallenden Tumoren, hier aber stets mit stärkerer Eiterbeimengung als bei der croupösen Pneumonie.

Nach LENHARTZ sollen gelegentlich pflaumenbrühartige Sputa bei eintretendem Lungenödem Herzkranker vorkommen, die zelligen Bestandteile dürften dann aber zurücktreten. Auch hier wird reichlichere Anwesenheit von Blut und Schleim vorausgesetzt werden müssen. Zu erwähnen ist hier noch eine Bemerkung NOTHNAGELS, der zufolge bei Tollwut der abgesonderte Speichel von bräunlicher Farbe sein kann.

Zur diagnostischen Deutung der eben geschilderten Sputa ist nach dem Gesagten nichts mehr hinzuzufügen. Sie sind uns das hervorstechendste Merkmal des in den Lungen sich abspielenden Prozesses und machen uns zuerst auf den

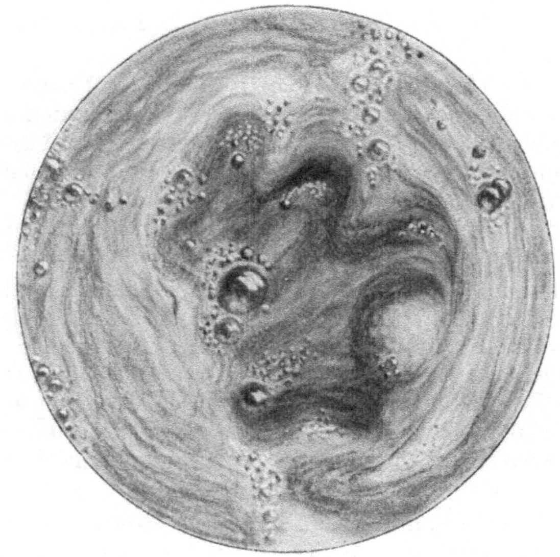

Abb. 8. Himbeereisfarbener Auswurf bei Lungencarcinom.

ungewöhnlichen und schweren Verlauf aufmerksam. Bei genauerem Zusehen wird man indes bemerken, daß die Infektion in der Regel von Anfang an schwer verläuft; die Kranken sind auffallend prosterniert, oft benommen, die Gesichtsfarbe ist livide und vor allem läßt die Beschaffenheit des Pulses zu wünschen übrig.

Auch in den rotgefärbten Sputis bestehen die mannigfachsten Abstufungen, vom eben rosa gefärbten Auswurf bis zu dunkel schwarz- und braunroten Tönen. Die Beimengung von Eiter ist hier ebenfalls von Bedeutung für die Art und Intensität der Farbe.

Eine von LENHARTZ gesehene, mehr bläulich-rote Farbe bei Friedländerpneumonien kann diagnostisch wertvoll sein.

Ein hellgraurosa gefärbtes Sputum mit gleichmäßiger Verteilung der Farbe in dem dünnen Schleim erfolgt häufig bei geringen Blutungen aus dem Zahnfleisch und reichlichem Speichelfluß; das sogenannte „hysterische Sputum“, welches WAGNER bei einer Patientin, die Lungenblutungen vortäuschte, beobachtete, gleicht diesem. — Sputa, die in einer mehr weißlichen oder schwach gelbweißlichen Grundmasse ein gleichmäßig verteiltes Hellrosa erkennen lassen, sind typisch für Lungenödem. Von dem vorgenannten unterscheiden sie sich durch ihre infolge des Eiweißgehaltes mehr klebrige Beschaffenheit und die zahllosen in ihnen enthaltenen kleinen Luftbläschen (Achtung bei künstlicher Schaumbildung durch Wasserstoffsuperoxyd!).

Die typische blutrote Farbe tritt in Sputis nur nach frischen Blutergüssen auf, bei schwachen Blutungen in einzelnen Streifen, bei stärkeren gleichmäßig verteilt oder sich überhaupt nicht mehr von der des reinen Blutes unterscheidend. Die Farbe allein ist nur bis zu einem gewissen Punkte ein Anhalt dafür aus welchem Teile der Luftwege das Blut stammt, es ist hier die Art der Vermischung mit den übrigen Sputumbestandteilen mit Luft maßgebend. Ebenso ist die Frage, ob das Blut aus dem Respirationstractus oder aus dem Verdauungskanal stammt, oft schwer zu lösen. Bei längerem Stehen an der Luft

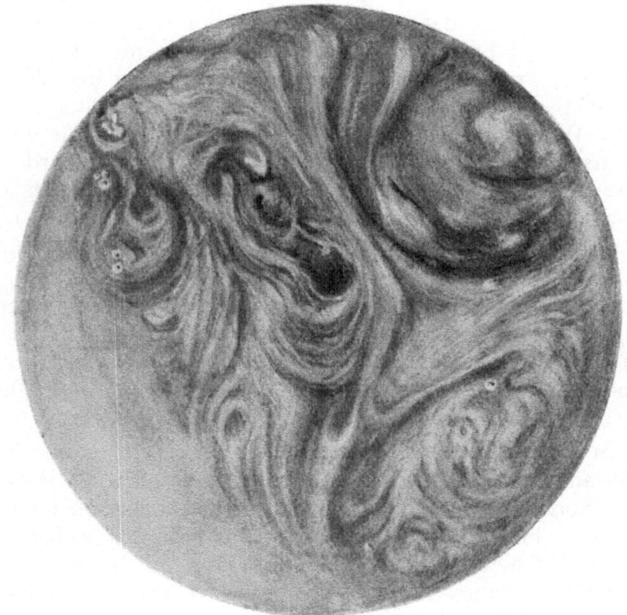

Abb. 9. Bräunlicher, blutig-eitriger Auswurf bei Lungenabsceß nach Lungenschuß.

bleiben die obersten Schichten oft heller als die tieferen, deren Saurestoff aufgezehrt und nicht mehr ersetzt wird.

Durch Umwandlung des Blutfarbstoffes können die verschiedensten Veränderungen der roten Farbe hervorgerufen werden. Am häufigsten sind dunkelrote, in das Schwarze oder auch Braune übergehende Farben. Für das Zustandekommen einzelner Abstufungen ist auch der Eitergehalt von Einfluß. Eine der bekanntesten Umwandlungen sehen wir bei Lungentumoren; außerordentlich häufig wird hier über das Erscheinen von himbeer- oder johannisbeergeleeähnlichen Sputis berichtet (s. Abb. 8). Mit dieser Bezeichnung ist gleichzeitig auch über die Konsistenz und Transparenz ausgesagt; es sind zähklebrige, mehr oder weniger durchscheinende, hellere oder dunkel- bis schwarzrote Sputa, ja sie werden sogar direkt als schwärzlich bezeichnet; dem Gelée aus schwarzen Johannisbeeren kommt tatsächlich auch eine fast schwarze Farbe zu (Mac Donell, black currant jelly colour). Diese letztere Farbe ist aber nicht nur

Tumoren eigen, sondern wir sehen sie und sogar ziemlich häufig bei ausgedehnten Infarkten (s. Abb. 29, S. 61); sie tritt hier nicht gleich zu Beginn der Gefäßverstopfung auf, sondern erst im Laufe einiger Tage und nach und nach immer intensiver werdend. Ähnlichen Auswurf hat KANNENBERG in einem Falle von Lungenquetschung beschrieben, doch war sie hier nicht so einheitlich, wie sie bei Embolien stets zu sein pflegt. Nach KANNENBERG handelte es sich um eine mehr grauschwarze gelatinöse Grundmasse mit eingestreuten schwarzen, teilweise konfluierenden Flecken von Stecknadelkopfgröße. Auch bei Bronchitis fibrinosa obliterans (LANGE) und in seltenen Fällen von Phthisen (DAROLLES) sind solche Farben beobachtet worden.

Wesentlich häufiger, besonders bei der letzteren Erkrankung und bei Tumoren, sind Farben, die durch die gleichzeitige Anwesenheit von Eiter und die damit wohl andere Wege gehende Zersetzung des Blutes erzeugt werden. Der Auswurf ist dann nicht durchsichtig, also auch nicht einer Geleemasse vergleichbar, sondern ähnelt mehr der Beschaffenheit von Himbeermus oder Erdbeereis; bei Vorhandensein brauner Töne kann er auch einer Anchovissauce (POWELL und HARTLEY) verglichen werden. Nach Erfahrung des Verfassers trifft man ein so gefärbtes, durch die innige Vermengung von Blut und Eiter in der geschilderten Weise verfärbtes Sputum besonders bei Tumoren sogar sehr viel öfter an als das leukocytenarme geleeartige. Einmal wurde ein seltener Fall schwerster eitrig-hämorrhagischer Bronchitis, die sich über den größten Teil beider Lungen erstreckte, mit ähnlichem Auswurf gesehen. Auch bei Vereiterung von Echinokokkuscysten wurde ähnlicher Auswurf beobachtet (SENDLER).

Die letztbeschriebenen Farben kommen also den Lungentumoren nicht allein zu, wir finden sie aber bei anderen Erkrankungen so selten, daß wir sie immerhin als höchst verdächtig für das Vorhandensein einer Neubildung ansehen, und nicht wie GEORGI ihnen jede Bedeutung in dieser Hinsicht absprechen dürfen.

Mehr in das Dunkelbraune gehende Farben sind sehr häufig; wir treffen sie im Verlaufe vieler Blutungen an; auch hier müssen wir zwischen den mehr gedeckten und den durchscheinenden Farben unterscheiden. Am häufigsten sehen wir rot- bis dunkelbraune Ballen im Morgenauswurf von Personen mit chronischem Rachenkatarrh bei leicht blutender Schleimhaut; es kann sich aber auch der anfangs rein blutige Auswurf nach Embolien, bei Tumoren, auch bei phthisischen Blutungen in dieser Weise verändern.

Nicht ganz selten stoßen wir auf eine grüne Farbe; sie wechselt von hellgrünen Tönen mit gelblicher Beifärbung bis zum Dunkel- oder Lauchgrün, seltener auch Olivengrün. Der Gehalt an Eiterkörperchen ist auch hier für die Farbe mitbestimmend. So hat TRAUBE als erster eine grüngelbe oder grüne Farbe bei putrider Bronchitis und Gangrän beschrieben, MUCK eine hell-olivengrüne bei Lungenabsceß; auch bei atypisch verlaufenden croupösen Pneumonien wie bei subakuten käsigen Lungenentzündungen kommen sie gelegentlich vor. Nach TRAUBE soll die grüne Farbe den rost- oder citronenfarbenen „pneumonischen" meist vorausgehen, seltener nachfolgen. Verfasser hat einige Male bei glatt verlaufenden Pneumonien ohne Ikterus schleimiges grasgrünes Sputum gesehen; in einem Falle verschwand es und an seine Stelle trat schwachbraunes; man konnte sich nicht des Eindruckes erwehren, als sei dieses nun von einer ganz anderen Stelle gekommen. Ein anderes Mal (in dem schon oben erwähnten Falle tuberkulöser Infiltration) stellte sich nachträgliche rasche Grünfärbung des gelblichen Sputums bei Stehen an der Luft ein. Auch nach HUXHAM kann die grüne Farbe im Laufe der Erkrankung in eine mehr gelbliche übergehen;

gelegentlich dauert sie auch bis zu Ende an. Das Auftreten von grünem Auswurf bei ikterischen Pneumonikern ist bekannt; der Ikterus ist Vorbedingung dafür (TRAUBE, F. MÜLLER).

Dunkel- und braungrüne Sputa bei verminderter Transparenz fanden SENDLER und MUCK nach Durchbruch von Leberabsceß und vereiterten Echinokokkuscysten in die Lungen. Bei Aktinomykose kann die Farbe weißlich-grün, auch ausgesprochen grün oder lauchgrün sein (EPSTEIN); von ISRAEL wurde letztere sogar als charakteristisch angesehen. Eine eigentümliche Sprenkelung beschreibt bei der gleichen Erkrankung CANALI. Bei Tumoren, nicht nur Chloromen, Carcinomen wie Sarkomen werden zuweilen ähnliche Sputa entleert (EPSTEIN); entweder waren sie diffus grün oder es befanden sich in einer mehr schleimigen grauweißen Grundsubstanz grüne, eitrig-schleimige Ballen. Auch sonst kann man beobachten, daß schleimige Sputa mehr diffus gefärbt sind, in eitrigen die Farbe mehr an die Eiterballen gebunden ist.

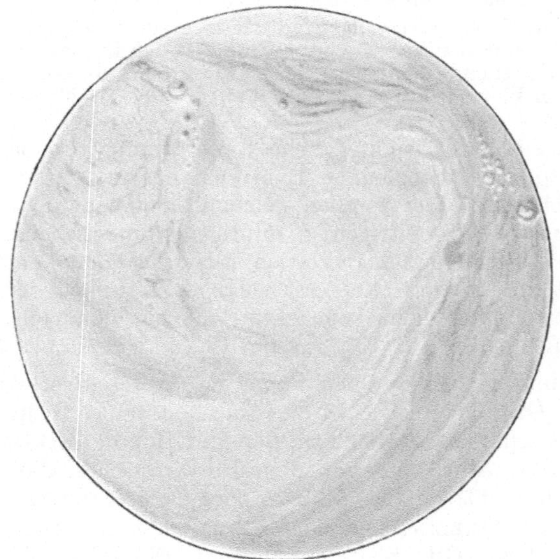

Abb. 10. Auswurf bei Lungencarcinom. Die grünen Teile sind mehr schleimig, die braunen (blutpigmenthaltigen) mehr eitrig.

Hell- bis dunkelgrüne Färbung asthmatischer Sputa findet man nach längerem Stehen derselben an der Luft, ja es scheint sogar, als ob bei ihnen die grüne Farbe besonders leicht auftritt. Diese nachträgliche Verfärbung soll nach CURSCHMANN bei anderen Sputis nie vorkommen; sie kann es aber gelegentlich auch bei organischen Stenosen der Luftwege. ESCHERICH erwähnt sie bei fibrinöser Bronchitis; nach Zusatz von Salpetersäure trat sie sofort auf.

An eine Grünfärbung des Speichels durch gefärbte Leckereien hat man auch gelegentlich zu denken.

Die Ursache der Grünfärbung kann verschiedener Natur sein. Tritt die Färbung nachträglich — und das ist am häufigsten der Fall — auf, so liegt die Annahme eines Einflusses von Lebewesen am nächsten. ROSENBACH konnte in der Tat nachweisen, daß in asthmatischen Sputis, die längere Zeit der Luft ausgesetzt wurden, der Farbstoff in leicht grüngefärbten, freiliegenden Sporen (?), seltener von weißen Blutkörperchen und Epithelzellen aufgenommen war. Die Grünfärbung beschränkte sich in seinen Fällen nur auf die Flüssigkeit, während die eitrigen Ballen nur unbedeutenden grünen Schimmer zeigten und die Schaumschicht fast weiß war. Auch die CHARCOT-LEYDENschen Krystalle hatten die Farbe angenommen. Daß die Färbung auf diese Weise erzeugt war, bewies ROSENBACH durch Überimpfung grünen Sputums auf schleimig-eitrige tuberkulöse Sputa, die gleichfalls eine leichte grüne Färbung annahmen und die grünen Körnchen enthielten. In Milch überimpft entwickelten sich nach 12 Stunden Borken, die auf Zusatz von Kalilauge grasgrüne Färbung annahmen, welche auch wieder auf der Anwesenheit von Sporen beruhte. In frischen Sputis bewirkte Kalilauge eine Zunahme der Färbung. Galle oder umgewandelter roter Blutfarbstoff waren in diesen Sputis niemals zu finden.

FRICK konnte in Sputis, die nach einigen Tagen Grünfärbung angenommen hatten, einen Bacillus nachweisen, der wahrscheinlich identisch ist mit den von ROSENBACH gefundenen „Vibrionen". FRICK fand aber nicht Sporenhaufen als Träger des Farbstoffes, sondern die Sputa zeigten eine diffuse grüne Farbe. Den Farbstoffbildner nannte FRICK Bacillus virescens; er fand ihn bei verschiedenen Erkrankungen im Sputum von Asthma, Bronchiektasen, Pneumonien, Empyem, Tuberkulose, dagegen gibt FRICK im Gegensatz zu TRAUBE an, daß die rostfarbenen Sputa der croupösen Pneumonie beim Stehen niemals Grünfärbung annehmen.

PANSINI hat die Bakterien zusammengestellt, die eine nachträgliche Grünfärbung hervorrufen können, den Bacillus pyocyaneus α, Fluorescens non liquefaciens, Fluorescens (putrefaciens), Liquefaciens, Viridis pallescens, einen Bacillus Nr. 11 und 12, einen Kokkus Nr. 6; dazu kommt nach FRICK noch der Bacillus virescens.

Über die Natur dieses Farbstoffes sind wir nicht unterrichtet; er geht in absolutem Alkohol sowie Chloroform über, wird nach Zusatz von Kalilauge, in anderen Fällen von Salpetersäure (ESCHERICH) deutlicher; ROSENBACH fand Säuren wirkungslos. An das Vorhandensein von Blut scheint er nicht geknüpft zu sein, es müßten denn schon minimale Mengen genügen.

Wie man sieht, kann nachträgliche Grünfärbung also bei einer Reihe von Erkrankungen durch verschiedene Bakterien hervorgerufen werden. Die Art des Sputums scheint hierbei ziemlich gleichgültig zu sein, doch neigen schleimige Sputa mehr dazu wie die eitrigen; in blutigen Sputis scheint eine Ansiedelung von solchen farbstoffbildenden Bakterien mit tryptischem Verdauungsvermögen entweder nicht zu erfolgen oder erst solange Zeit nach der Entleerung, daß man sie für gewöhnlich nicht beobachtet. Es hat demnach die nachträgliche Grünfärbung nichts für eine Erkrankung Charakteristisches an sich.

Gallenfarbstoff. In seltenen Fällen ist Anwesenheit von Gallenfarbstoff die Ursache der Grünfärbung; es ist dies aber kein reines Grün, sondern ein mehr ockerbraun- bis schmutziggrüner Ton, der im Laufe der Erkrankung sich häufig ändert. Die Farbe rührt hier von dem Biliverdin her, das durch Oxydation des Bilirubins entsteht, mittels Alkohol oder Chloroform ausgezogen wird und sich mit Hilfe der GMELINschen oder besser noch der Diazo-Reaktion nachweisen läßt (S. 243). Oft geben nur einzelne Flöckchen eine mikrochemische Reaktion. In besonders stark gefärbten Partien oder in rotbraunen eingestreuten Stippchen treffen wir auch rostbraune Bilirubinkrystalle an.

Handelt es sich um Erkrankungen, in deren Entwicklung ein Durchbruch von der Leber in die Lunge erfolgt ist, so liegt die Sache klar. Der Nachweis von Gallenfarbstoff im Auswurf kann dann diagnostisch äußerst wichtig sein. Auch bei Ikterus, wenn farbstoffhaltiges Serum in den Auswurf übergeht, erklärt sich die Färbung desselben (BETTELHEIM, F. MÜLLER). Bei Pneumonien ohne Ikterus sollen nie grüne Sputa vorkommen, was TRAUBE damit erklärt, daß in solchen Fällen hämatinhaltiges Sputum expektoriert wird, bevor es die letzte Pigmentmetamorphose durchgemacht habe. Nun trifft dies doch nicht so ganz zu. Es kommen einmal grüne Sputa bei pneumonischen Patienten ohne Ikterus nicht ganz selten vor, wenn auch nur für kürzere Zeit, und dann wurde mit Hilfe der neueren, feineren Untersuchungsmethoden Gallenfarbstoff im Auswurf sehr viel häufiger vorgefunden (OBERMAYER und POPPER, HERZFELD und STEIGER), im typischen Sputum croceum sogar regelmäßig (POLLAK). Dies entspricht auch dem häufigen Gallenfarbstoffbefund im Serum von Pneumonikern, die noch nicht an ausgesprochenem Hautikterus leiden. Ferner erhielt Verfasser in dem schon oben erwähnten gelbbraunen Auswurf einer tuberkulösen Infiltration ohne Ikterus eine unzweifelhafte positive mikrochemische Reaktion auf Gallenfarbstoff.

Häufiger glauben wir aber auch aus der ockergelben oder grünbraunen Farbe des Auswurfes auf die Anwesenheit von unverändertem Gallenfarbstoff schließen zu dürfen, sind aber nicht in der Lage, diesen nachzuweisen. Noch NEISSER macht darauf aufmerksam. Auch dies findet statt bei unzweifelhafter Kommunikation zwischen Leber und Lunge, wie eine ausführliche Mitteilung von MALIWA über durchgebrochenen Leberechinokokkus beweist. Er fand jedoch weder Biliverdin noch Bilirubin (nur gegen das Ende zu in kleinen Flöckchen), dafür Abkömmlinge desselben, ein Gemisch von Choleprasin und Bilifuscin (s. S. 243). Zur Begründung nimmt MALIWA eine fermentative Umwandlung des ursprünglichen Farbstoffes in der Absceßhöhle an, da auch im Reagensglase in einem Gemisch von Galle und eitrigem Sputum der anfangs deutlich positive Nachweis von Gallenfarbstoff nach und nach nicht mehr gelang. Ähnlich mag es bei dem Patienten mit Leberabsceß von SENDLER gewesen sein; in dem braungelben Auswurf war anfangs kein Gallenfarbstoff nachzuweisen, sondern erst nachdem der Durchbruch in einen Bronchus erfolgt war, also mit dem reichlicheren Übertritt von Galle; auch hier war eine Umwandlung der kleinen anfangs durchgesickerten Mengen, wohl möglich; zur verdachterregenden Färbung des Auswurfes hatten sie genügt.

Ganz ist die Frage der Entstehung der Farbe solchen Auswurfs damit aber noch nicht erledigt, denn die Färbung kann unmöglich allein von dem meist nur in Spuren nachgewiesenen Bilirubin herrühren; auch geben gerade grüne Sputa von Pneumonikern die Reaktion nicht (POLLAK). Es müssen also noch andere Stoffe daran beteiligt sein, und zwar sind es noch andere Abkömmlinge des Blutfarbstoffes, das Methämoglobin und überall da, wo tryptische Verdauung stattfindet, das Hämatin, in manchen Fällen auch Hämatoporphyrin (bisher nur bei Fäulnis gefunden), ferner das Hämatoidin, dessen Identität mit Bilirubin neuerdings von HANS FISCHER festgestellt worden ist. Damit ist auch die Bildung von Gallenfarbstoff an Ort und Stelle aus dem Blutfarbstoff erwiesen, so daß nicht unbedingt Galle aus dem Blut in das Sputum übergetreten sein muß, was indes das häufigere ist. Mit Hilfe feinerer Untersuchungsmethoden hat man auch im Serum viel häufiger Gallenfarbstoff nachgewiesen als früher, doch wurde er einige Male auch da im Auswurf gefunden, wo er im Serum nicht war und ebenso in infiltrierten Lungenteilen in größerer Menge als in gesunden (HERZFELD und STEIGER).

Die Untersuchungen von MALIWA lassen ferner daran denken, daß Gallenfarbstoff sogleich weiter zu dem von ihm gefundenen Choleprasin und Bilifuscint umgewandelt wird.

Die FAWITZKYsche Anschauung der direkten Farbstoffbildung durch Pneumokokken läßt sich nicht halten; der durch Pneumokokken auf bluthaltigen Nährböden gebildete Farbstoff hat mit dem Gallenfarbstoff nichts zu tun, es handelt sich um Methämoglobin (s. S. 17).

4. Pigmentierung.

Unter pigmentierten Sputis versteht man solche, in denen färbende Substanzen nicht aufgelöst und gleichmäßig verteilt, sondern in kleinen Anhäufungen enthalten sind, die sofort durch ihre Farbe auffallen und je nach ihrer Menge ein charakteristisches Aussehen erzeugen können. Ist das Pigment außerordentlich feinkörnig und reichlich, so ist nebenbei stets noch eine leichte diffuse Tönung wahrnehmbar.

Man unterscheidet zwischen echtem, aus dem Körper stammenden, und falschem, von außen her in diesen gelangtem Pigment. Als ersteres kommen nur das Blutpigment und seine Derivate in Betracht. Wiederholt ist schon auf das Auftreten von Hämatoidinschollen hingewiesen worden, die sich bei einer Reihe von Erkrankungen nach Blutungen in das interstitielle Lungengewebe oder in die Alveolarlumina selbst sowohl innerhalb wie außerhalb von Zellen zeigen; Anhäufungen der sie tragenden Zellen, der sog. Herzfehlerzellen, fallen durch das Auftreten rötlicher oder braunrötlicher Pünktchen und Stippchen auf. Sind sie in großen Mengen vorhanden, so erscheint der Auswurf wie mit feinstem Tabak gesprenkelt (s. Abb. 7, S. 18). Seltener fällt in ähnlicher Weise krystallinisches Pigment aus alten Blutungen und Absceßherden auf. Wie schon erwähnt, ist die Identität des Hämatoidins mit dem Bilirubin durch H. FISCHER festgestellt worden. Über die Bedeutung der Krystalle wird später die Rede sein (s. S. 202 u. f.).

Wesentlich häufiger trifft man die zweite Art der Pigmentierung an, die von dem Eindringen gefärbter Substanzen in die Luftwege herrührt. Man muß sich von vornherein klar sein, daß diese farbigen Substanzen nur einen Teil aller in die Lungen aufgenommenen kleinsten Partikelchen darstellen, daß daneben unter Umständen viel größere Mengen nichtgefärbter Elemente aspiriert werden. Da sie trotz ihrer oft sehr reichlichen Anwesenheit — wie man besonders bei Autopsien konstatieren kann — im Auswurf nicht besonders auffallen, so hat man auch nicht weiter auf sie geachtet. HIRT erwähnt, daß bei Pneumonien, die durch Staub verschiedener Herkunft hervorgerufen waren, niemals Partikelchen davon aufgefunden worden seien. So haben alle die nicht oder nur ganz schwach gefärbten Steinpigmente keine Berücksichtigung gefunden, wiewohl sie theoretisch unter den gleichen Umständen im Auswurf zu finden sein müßten, wie z. B. die gefärbten Kohleteilchen; höchstens besteht die Möglichkeit, daß sie wesentlich rascher infolge ihrer oft scharfen Beschaffenheit in das Lungengewebe eindringen und dort fest eingeschlossen bleiben, andere wieder aufgelöst werden.

Daß recht große Mengen körperfremden Pigmentes in den Lungen aufgespeichert werden können, beweisen außer der einfachen Betrachtung und der Vermehrung des Gewichtes chemische Untersuchungen (ZENKER, MERKEL, LANGGUTH), bei denen z. B. nach Einatmung von Eisenstaub 3,9 bis 7,9% Fe_2O_3 und 12,0% Kieselsäure der Trockensubstanz gefunden wurden. MERKEL gewann aus frischer Steinhauerlunge 0,74% Tonerde, 0,74% Kieselerde, 0,15% Eisenoxyd, 0,15% Sand. THOREL fand in einer Lunge 3,25% Gesamtasche, davon 2,43 Speckstein (Vivianit, Magnesiumsilicat nebst etwas Al und Fe), MEINEL in der Asche einer Glasschleiferlunge 30,7%, einer Steinhauerlunge 22,7% Sand. HAMM stellte bis 10 g Kohle fest. Nur von dem eingeatmeten Kalkstaub wird nach v. INS der größte Teil aufgelöst und verschwindet so. Nicht verwechselt dürfen damit die an Ort und Stelle gebildeten Kalkeinlagerungen werden, die in kleineren oder größeren Stücken gelegentlich ausgehustet werden (s. S. 124 u. f.).

Kohle- und Rußpigment. Tagtäglich sieht man bei Erkrankungen der Luftwege wie von Gesunden, die in verrußten Städten leben, morgens etwas schleimigen Auswurf mit leicht grauer, diffus erscheinender Tönung und schwarzen Pünktchen und Streifen entleeren. Diese können in manchen Fällen so dichtgedrängt sein, daß der Auswurf völlig schwarz wird. Ohne weiteres erkennt man, daß es sich hier um massenhafte kleine Kohlenteilchen handelt, die — wie die mikroskopische Besichtigung lehrt — teils innerhalb von Zellen, teils frei in der Sputummasse liegen. Je nach der Art der Kohle wechselt auch die Farbe; Steinkohle erzeugt intensiv schwarze Färbung, Braunkohle eine mehr braunschwarze. Auch aus der Verteilung des Pigmentes lassen sich Schlüsse ziehen; sind die Sputa wie mit einem Hauch überzogen, oder die Pünktchen nur ganz minimal, so handelt es sich höchstwahrscheinlich um feinverteilten Ruß oder

Staub; etwas gröbere Partikelchen rühren zumeist von aufgenommenem Kohlenstaub her, ganz grobe Stückchen entstammen der Holzkohle, die heutzutage allerdings mehr und mehr verschwindet.

Die Vermengung des Pigmentes mit dem Auswurf und die sich daraus ergebende Farbe hängt natürlich auch mit der Art der Grundsubstanz des Sputums zusammen. Wir finden das Pigment sowohl in rein schleimige Sputa eingelagert, die ihrem Aussehen nach dem Rachen entstammen; in anderen Fällen dunkle Partikelchen einem schleimig-eitrigen oder auch rein eitrigen Auswurf beigemengt, hier in Stippchen oder Streifen angeordnet oder in ganzen zusammenhängenden Ballen, seltener mit ausgehusteten Teilen des Lungenparenchyms noch fest verbunden.

Sehr ähnlich dem eben besprochenen Kohlensputum kann dasjenige von Graphitarbeitern sein; es fällt klinisch dadurch auf, daß es im Munde ein

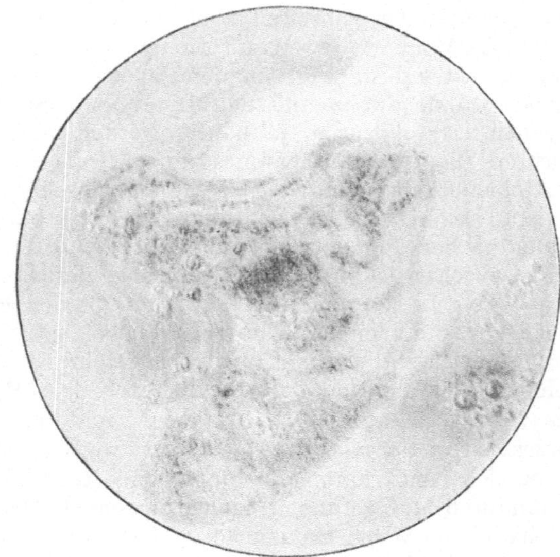

Abb. 11. Schleimig-eitriger Auswurf bei Bronchitis. Die aus dem Rachen stammenden schleimigen Teile enthalten reichlich Kohlepigment.

fettiges Gefühl erzeugt (ROSENTHAL). Man denke aber auch daran, daß Bleistiftteilchen durch die Unsitte des Anfeuchtens in den Mund gelangen können.

Gleichfalls eine schwarze Pigmentierung kann nach MERKEL bei Einatmung von Eisenblechstaub (FeO) entstehen.

In seltenen Fällen wird eine durch Steinstaub verursachte, mehr schiefergraue oder blaugraue, auch schwarzbraune Färbung angetroffen.

Eine rötliche bis rotbraune Pigmentation oder auch mehr diffuse Färbung wurde mehrfach bei Arbeitern konstatiert, die Roteisensteinstaub (Fe_2O_3 enthaltend) eingeatmet hatten oder in sog. Goldblattfabriken, in denen Eisenoxydstaub Verwendung findet, beschäftigt waren (MERKEL, ZENKER).

Auch durch roten Sandstein kann gelegentlich eine Sprenkelung erzeugt werden (PANIZZA), doch ist oben schon bemerkt worden, wie selten Steinstaub gefunden wird.

Blaue Pigmentierung oder Ganzfärbung ist bei Ultramarinarbeitern von MERKEL beobachtet worden. Als Kuriosum berichtet DICKSON Violettfärbung durch einen in ein Gebiß eingeklemmten Anilinstift (Tintenstifte).

Nicht unerwähnt soll die Pigmentierung durch Schnupf- oder Kautabak bleiben. Über das Schicksal tiefer eingedrungener Partikelchen ist nur bekannt, daß sie in den Lungen abgelagert werden können (Zenker).

Um Ursache und Bedeutung pigmenthaltiger Sputa richtig einzuschätzen, muß man auf ihre Entstehung zurückgehen, d. h. auf das Verhalten eingeatmeten Pigmentes in Luftwegen und Lungengewebe. Ist jemand der Einatmung von Pigment ausgesetzt, so bleibt zunächst ein Teil desselben auf der Schleimhaut der Nase, des Rachens, der Trachea und der Bronchien sitzen, ohne in die Schleimhaut selbst einzudringen; einen anderen Teil findet man, wie zahlreiche klinische Beobachtungen und experimentelle Untersuchungen gezeigt haben, in den Alveolen wieder; in der eingeatmeten Luft schwebend sind sicher nur die allerfeinsten Teilchen dorthin gelangt, die größeren bleiben an der Schleimhaut der kleineren Bronchien haften und gelangen so entweder bis in Alveolen hinein (vermutlich mit dem einziehenden Luftstrom, entgegen der Flimmerbewegung) oder zum Teil auch rasch wieder heraus in Trachea und Rachen. Welche Momente jeweils für die eine oder andere Richtung Anlaß geben, ist uns zunächst unbekannt. Aus den Alveolen gelangen sie in das peri- und interalveoläre Bindegewebe und den Lymphbahnen entlang bis zu den zunächst gelegenen Lymphdrüsen, ja häufig werden sie noch viel weiter in entferntere Drüsen des Bronchialbaumes aufgespeichert; die Einlagerungen in Drüsen des Abdomens stammen nach neueren Untersuchungen von Lubarsch dagegen aus dem Darmtractus. Die schwarze Verfärbung solcher Lungen, die Ansammlung ganzer Pigmentlager in den Interstitien und Drüsen, die Vermehrung des Gewichtes ist ein bekanntes Beispiel dafür. Bis zu 50 g Kohlenstaub wurden in 1000 g Lunge gefunden. Was nun von dem eingeatmeten Staub auf der Oberfläche der Schleimhaut liegen geblieben ist, übt einen Reiz auf diese aus, der zu einer wenn auch nicht starken Mehrproduktion von Schleim führt; auch ohne eine solche kann durch die nach dem Munde zu gerichtete Bewegung des Flimmerbesatzes der Bronchial- und Trachealepithelien das Pigment in kurzer Zeit wieder nach außen befördert werden. Dies geht verhältnismäßig rasch vor sich; man kann annehmen, daß, falls die Einatmung nicht zu lange Zeit hindurch stattgefunden hat, höchstens 14 Tage (für Ultramarin nach Merkel) bis einige Wochen dazu nötig sind. Dem entsprechen auch die experimentellen Untersuchungen. Nun hat man aber weiter beobachtet, daß Personen, die sich längere Zeit hindurch, wochen- und monatelang nach der Entfernung aus staubiger oder rußiger Luft in einer reinen Atmosphäre aufgehalten hatten, trotzdem andauernd Pigment in geringen Mengen entleeren, in der Regel in dem schon öfter erwähnten schleimigen Morgensputum. Man hat deshalb einen retrograden Transport des Pigments aus dem Bindegewebe heraus in das Lumen der Alveolen angenommen; zwischen den Zellen der Bronchial- und Trachealschleimhaut sind nur ganz vereinzelt Pigmentkörnchen gefunden worden, von denen man vermuten konnte, daß sie sich auf dem Rücktransport befanden, meistens wird ihr Vorkommen dort ganz in Abrede gestellt. Finden nun stärkere Entzündungsprozesse der Schleimhaut aus anderen Ursachen statt, so erscheint gleichzeitig mit dem Auftreten eines reichlicheren eiterhaltigen Sputums auch mehr Pigment, infolge einer Beschleunigung des Lymphstromes in dieser Richtung. Es liegt dann zum größeren Teile frei, ist zum Teil aber auch in große runde Zellen oder in polymorphkernige weiße Blutkörperchen aufgenommen. Die vermehrte Ausscheidung ist in solchen Fällen also als eine Folge der Entzündung anzusehen; die Voraussetzung einer Zerstörung von Lungengewebe ist nicht nötig. Nicht jeder Reiz braucht aber zur Ausscheidung von aufgespeichertem Pigment zu führen. Den im Asthmaanfall produzierten Auswurf finden wir regelmäßig frei von Pigment, es sei denn, daß der Patient unmittelbar zuvor solches eingeatmet hatte. Diese Tatsache ist ein weiterer Beleg dafür, daß sich das Pigment niemals in den Bronchialepithelien aufhält, es müßte sonst mit dem von ihnen abgesonderten, äußerst zellreichen Schleim zutage kommen. Auch der pneumonische Auswurf ist frei davon, zumal in den Anfangsstadien.

Bei manchen sehr akut verlaufenden Krankheiten können nun dauernd oder während ihres Verlaufes ganz plötzlich größere Mengen von Pigment auftreten, entweder in dichteren Streifen oder in ganzen Haufen zusammengebacken; sehen wir näher zu, so finden wir sie zuweilen in Verbindung mit Lungenteilchen, mit verkästen Drüsen, elastischen Fasern und Blut. Erst dann zeigt uns ein solcher Pigmentreichtum Zerstörung von Lungensubstanz an. Die große Menge des Pigments allein genügt noch nicht zu einer solchen Annahme. G. Rosenfeld macht mit Recht darauf aufmerksam, daß bei Einschmelzung tuberkulöser Lungen niemals Kohlepigment entleert werde, bei Absceß und Gangrän dagegen stets reichlich. Die Ursache ist nicht ganz klar, es scheint, daß es von den tuberkulösen Herden abwandert. Verkäste Drüsen enthalten dagegen Pigment.

Die pathognomonische Bedeutung pigmenthaltiger Sputa ist nach dem Gesagten also eine außerordentlich verschiedene. In dem einen Fall ist darin das Bestreben des Organismus zu erblicken, sich frisch eingedrungener fremder Körper sofort wieder zu entledigen, im anderen erkennen wir einen stärkeren Entzündungs- und damit reichlicheren Sekretionsprozeß, im letzten endlich sehen wir die Zerstörung von spezifischen Bestandteilen der Lunge.

Von diagnostischem Wert ist, wie schon vor Jahren Soltmann erkannt hat, das Auswerfen pigmenthaltiger Sputa also nur dann, wenn der betreffenden Person schon längere Zeit keine Gelegenheit zur Aufnahme von Pigment gegeben war, da dann sicher ist, daß sich keines mehr auf der Schleimhaut der Luftwege befindet, sondern es bereits überall in das interstitielle Gewebe oder in die Drüsen aufgenommen wurde. Auch nach sehr langen Pausen — Soltmann erwähnt 15jährige Intervalle — kann es durch einfache entzündliche Prozesse auf die oben geschilderte Weise wieder nach außen gelangen.

Ein Punkt bedarf noch besonderer Erwähnung, nämlich die Bedeutung des Einatmens von kleinen Fremdkörperteilchen für das Zustandekommen von Veränderungen des Lungengewebes. Es ist schon oben erwähnt worden, daß durch dauerndes Einatmen größerer Mengen ein leichter Reizungszustand der Schleimhaut sich einstellt. Die Wirkung des in die Interstitien eingedrungenen und dort in größerer Masse abgelagerten Pigments kann jedoch auch eine wesentlich tiefere und nachhaltigere sein. Es setzt ein reaktiver Entzündungsprozeß ein, der — wir denken zunächst an das am häufigsten vorkommende Kohlepigment — zu einer Vermehrung des interalveolaren und peribronchialen Bindegewebes mit strang- und knotenförmigen Verdickungen führt, in denen das Pigment sich eingelagert findet, also zu dem als Anthrakosis bezeichneten Zustande. Die weitere Folge ist Schwinden des Lungenparenchyms durch Verödung der Alveolen und späterhin in den verödeten Teilen Erweiterung der Bronchien, in den noch gesunden Erweiterung der Alveolen. In ähnlicher Weise vollzieht sich der Prozeß bei Einatmung von Gesteinsstaub. Holzkohle ruft nach Traube-Munk keine derartigen Veränderungen hervor.

Noch wichtiger ist die Frage, ob und inwieweit diese Fremdkörpermassen auf die Entstehung von Lungenerkrankungen durch bestimmte Mikroorganismen Einfluß haben, sei es direkt oder infolge der eben gestreiften Prozesse, oder schon bestehende Erkrankungen ungünstig beeinflussen.

Daß Einatmung von stark reizenden Staubarten Infektionen begünstigen, beweisen die Versuche von Duerck. Es gelang ihm, durch Einblasen verschiedener Staubarten (Straßenstaub, Thomasphosphat, Schmirgel) katarrhalische Pneumonien hervorzurufen, mit und ohne vorangegangene Einverleibung von Bakterien; letztere allein blieben wirkungslos.

Beim Menschen kann die Einatmung verschiedener Staubarten momentan schwere croupöse Lungenentzündungen auslösen; bekannt ist diese Wirkung besonders vom Thomasphosphat (mit Eisen verunreinigtes Calciumphosphat) (Enderlen, Ehrhardt). Auch dem jetzt viel als Dünger verwendeten Kalkstickstoff scheint nicht selten eine ähnliche

Wirkung zuzukommen. Die Einwirkung „staubiger Orte“ auf die Bronchien ist ja längst gefürchtet.

Ob das Festsetzen von Tuberkelbacillen in gleicher Weise erfolgt, scheint nicht sicher, ist auch wohl schwer zu beweisen; in der Regel nimmt man an, daß dies in solchen Fällen erst später in dem schon veränderten Lungengewebe geschieht. Die disponierende Wirkung der verschiedenen Gesteinsarten ist hier sehr ungleichartig. So war man früher allgemein der Ansicht, daß sich Anthrakosis und Tuberkulose bis zu einem gewissen Grade ausschließen, da in manchen Gebieten auffallend wenig Kohlenbergarbeiter der Schwindsucht zum Opfer fielen. Neuere Erfahrungen haben indes gelehrt, daß dieser Satz in solchem Umfange nicht richtig ist. SCHMAUS fand bei 13% von ihnen tuberkulöse Veränderungen. Man kann aber wenigstens so viel sagen, daß Einatmung von Kohlenstaub die Entstehung einer Tuberkulose nicht sichtlich begünstigt (A. FRÄNKEL); auch ein Einfluß auf eine schon bestehende Erkrankung läßt sich nach PAPASOTIRIU nicht erkennen.

Andere Gesteinsarten gelten als direkt ungünstig, aber auch sie sind nach Struktur, Härte, chemischer Zusammensetzung von verschiedener Wirkung; als besonders gefährlich wird Glas-, Porzellan-, Quarzsand angesehen, ebenso metallhaltiger Staub. Im Tierexperiment macht sich nach LUBENAU ein einwöchentliches Einatmen solcher Staubarten schon ungünstig bemerkbar. Verhältnismäßig günstig wird Kalkstaub ($CaCO_3$) beurteilt, ja es wird ihm sogar eine heilende Wirkung auf bestehende Tuberkulose zugeschrieben. Vielleicht läßt sich diese eigenartige Stellung damit erklären, daß er nach v. INS in den Lungen aufgelöst und abtransportiert wird. Gips und Ätzkalk sollen gleichfalls unschädlich sein.

Die folgende Zusammenstellung von PETERSEN mag eine genügende Übersicht über die verschiedene prädisponierende Wirkung verschiedener Staubarten geben. Es starben an Tuberkulose von

Kohlenarbeitern	1%
Müllern	10%
Steinmetzen	40%
Mühlenstein-, Siebmachern, Glasschneidern, Lithographen, Bürstenbindern	40–50%.
Feilenhauern	62%
Nadelschleifern	70%
Glasarbeitern	80%

Diese Zahlen dürften indes mit der fortgeschrittenen Hygiene in Gewerbebetrieben eine Verringerung erfahren haben. Mehr noch als der Einfluß der verschiedenen Staubsorten sind die äußeren Lebensverhältnisse — gleiche Disposition vorausgesetzt — für den Gesundheitszustand maßgebend.

Kurz sei hier bemerkt, daß der ungünstige Einfluß organischen Staubes auf die Entstehung von Tuberkulose bekannt ist (von Wolle, Bürstenhaare, Baumwolle, besonders auch von Kunstwollstaub), ganz abgesehen davon, daß mit dem Staub auch andere Infektionserreger, z. B. Milzbrandbacillen, eingeatmet werden können. Auffallenderweise ist nirgends in der Literatur das Vorkommen solcher Fasern, abgesehen von zufälligen Beimengungen, erwähnt.

5. Konsistenz.

Die Konsistenz des Auswurfs hängt ab von der Art seiner Grundsubstanz; durch Beimengungen verschiedener Natur kann sie erheblich beeinflußt werden. In dem anatomischen Prozeß der einzelnen Krankheiten liegt es begründet, daß sie in der Mehrzahl der Fälle sich umgekehrt verhält wie die Menge des Auswurfs; ein zäher Auswurf wird meist nur spärlich sein, ein dünnflüssiger reichlich.

Die Konsistenz des Auswurfs ist vor allem bedingt durch seinen Gehalt an Schleim. Wir unterscheiden zwischen zähem dickem, und mehr dünnem, leichter flüssigen Schleim mit allen Zwischenstufen. Sucht man Teilchen zwecks Untersuchung mittelst Nadel oder Pinzette auf einen Objektträger zu bringen, so entgleiten sie oder ziehen sich in lange Fäden aus, die nur mühsam zu trennen sind. In extremen Fällen ist die Konsistenz so zäh, die Oberflächenspannung so groß, daß die Massen sich bei dem Versuch, sie auseinanderzureißen, sofort wieder zusammenziehen, und am bequemsten mit einer Schere durchschnitten werden. Dies wird bei dickerem wie dünnerem flüssigen Auswurf angetroffen.

Der dünnere fließt dabei stets zu einer mehr gleichförmigen Masse zusammen (Sputum confluens). Die große Zähigkeit eines solchen Auswurfs läßt sich leicht auch an den eingeschlossenen Luftblasen erkennen, die nicht wieder freigegeben werden, und nicht platzen, auch wenn sie nur noch von einer ganz dünnen Hülle umgeben sind. — Indes sind nicht alle Sputa, die man als schleimig bezeichnet, von so zäher Konsistenz; der schleimige Charakter wird sich jedoch nie verleugnen. Ist man beim ersten Anblick des Sputums im Zweifel, ganz besonders wenn es sich um reichlichen Auswurf handelt, ob es mehr schleimiger oder mehr seröser Natur ist, so kann man sich rasch durch Übergießen aus einer Spuckschale in die andere von seiner Beschaffenheit überzeugen; im gemischten Auswurf erkennt man die schleimigen Teile leicht durch Ausgießen auf einen schwarzen Teller.

Wie Friedrich Müller nachgewiesen hat, handelt es sich bei diesen schleimigen Sputis um echtes Mucin, das aus den Schleimdrüsen des Rachens, des Kehlkopfes, der Trachea und der Bronchien (herunter bis zu 1 mm Durchmesser) abgeschieden wird. Der Schleimgehalt des Sputums weist also auf eine Beteiligung dieser Organe an der Erkrankung hin.

Sehr zähschleimiges Sputum finden wir im Anfangsstadium der akuten Bronchitis, häufig auch bei der chronischen Bronchitis. Auch im asthmatischen Anfall ist der Auswurf außerordentlich zäh, besonders einzelne Teile. Handelt es sich um ein reichliches, dünnschleimiges Sputum, so spricht man von pituitösem Sputum, das bei dem gleichbenannten Katarrh der Bronchien entleert wird.

Schon Traube hat eine gewisse Klebrigkeit des Sputums von der zähen Beschaffenheit unterschieden; sie ist daran zu erkennen, daß das Sputum außerordentlich fest an der Wand des Spuckgefäßes haftet (Sputum tenax). Im Gegensatz zu den vorhergenannten Sputis kann man die Ballen unschwer mit zwei Nadeln trennen. So ist der aus dem Rachen stammende Auswurf auffallend klebrig. Vielleicht ist das in ihm enthaltene Myelin mit die Schuld. Diese charakteristische Eigenschaft ist indes nicht immer vom Schleimgehalt abhängig, sondern es kommen hier noch zwei andere Substanzen in Betracht, nämlich Nuclein und Eiweiß. Kossel hat gefunden, daß bestimmte sehr klebrige Sputa sich weniger durch ihren Gehalt an Mucin auszeichnen als durch den an Nuclein. Diese Substanzen nehmen auf Zusatz von Alkali — und das Sputum reagiert meistenteils alkalisch — eine zäh klebrige, viscide Beschaffenheit an. Dies gilt vor allem für das Sputum der croupösen Pneumonie (Crachats glutineum). Daneben kommt sicher der Eiweißgehalt dafür in Frage. Dies trifft besonders auch für den hämorrhagischen Infarkt der Lungen zu, denn auch dieses Sputum zeichnet sich durch seine Klebrigkeit aus. Nach einigen Tagen ist ihm aber regelmäßig auch Schleim beigemengt. Ebenso ist das Sputum bei der Lungenpest, bei Lepra und Sklerom der oberen Luftwege von zähklebriger Beschaffenheit. Möglicherweise kommt auch noch Lecithin- oder Cholesteringehalt in Betracht, vielleicht handelt es sich aber auch nur um eine besondere physikalische Eigentümlichkeit des Schleims oder seine Verbindung mit Eiweiß.

Gallertähnliche Konsistenz wird gelegentlich bei ausgehustetem Echinokokkenblasen-Inhalt gefunden (Behrenroth), auch wenn keine essigsäurefällbaren Stoffe darin enthalten sind, oder nur Spuren. Bei einem Kranken mit einem metastatischen gallertigen Carcinom der Lungen wurde ein eigentümlicher gallertig-eitriger Auswurf vom Verfasser beobachtet.

Einen anderen Charakter zeigt der Auswurf, wenn er Schleim nicht oder nur in sehr geringer Menge, dagegen Eiweiß sehr reichlich enthält und in profusen Massen ausgeschieden wird. Das gilt vor allem für das Sputum bei Lungenödem und, was diesem gleichzusetzen ist, für die sogenannte Expectoration albumineuse, die nach Entleerung großer pleuritischer Ergüsse früher häufiger beobachtet wurde. Wir finden hier ein dünnflüssiges, aber noch immer etwas klebriges Produkt.

Beimengung von Eiter beeinflußt die Konsistenz in den meisten Fällen nur insofern, als infolge Abnehmens des katarrhalischen Schleim produzierenden Prozesses der Gehalt an Schleim geringer wird, wie z. B. beim Übergang aus den ersten Stadien der akuten Bronchitis in das der eitrigen Entzündung. Bei manchen Sputis, besonders wenn sie sehr zum Zerfall neigen und längere Zeit in Bronchien oder Lungengewebe stagnieren, mag die Abnahme des Schleimgehaltes durch eine Verdauung des Schleimes zu erklären sein, wie z. B. beim gangränösen. Während im ersteren Falle in der Verflüssigung des Auswurfs (Sputum colliquativum) also ein Heilungsvorgang oder zum mindesten normaler Ablauf eines Prozesses zu sehen ist, ist eine Verflüssigung (Colliquation) des Auswurfs da, wo man Resorption erwarten sollte, unter Beimengung von Eiter und Blut von schlechter Vorbedeutung, da sie uns rasche Gewebseinschmelzung anzeigt. Man denke z. B. an den Übergang eines typisch zähen pneumonischen Sputum in das dünne zwetschgenbrühartige. Eine ganz abnorme Zerfließlichkeit wurde vom Verfasser einmal bei einer eitrigen Pneumonie beobachtet (Sputum diffluens). In Wasser entleert, verschwand der Auswurf in mehreren Sekunden vollständig und hinterließ nur eine gleichmäßige milchige Trübung. Eine festere Konsistenz zeigt ausgehusteter eingedickter Empyemeiter. Zuweilen findet man auch Teile eines rein eitrigen Sputums von mehr bröckeliger Beschaffenheit bei verkäsenden Prozessen der Tuberkulose. Solche Teile lassen sich unter dem Deckglas ohne weiteres zerdrücken, während beim gewöhnlichen eitrigen Sputum einer Bronchitis oder einer Bronchiektasie der Zusammenhang der einzelnen Teilchen stets gewahrt wird.

Gleichbedeutend mit der Zähigkeit eines Sputums ist die sog. Viscosität desselben. Es ist auffallend, daß so selten Versuche gemacht worden sind, sie zu messen, da dies die einzige Möglichkeit ist, die Konsistenz bzw. die Zähigkeit eines solchen objektiv zu beurteilen.

Nur von Neumann stammen für das Sputum von Keuchhusten hierüber genauere Angaben. Neumann ging dabei von der Frage aus, ob die Heftigkeit der Anfälle mit der Zähigkeit des Sputums irgend etwas zu tun habe. Zur Untersuchung bediente er sich hierbei einer Modifikation des Apparates von Bottacci.

Eine kugelförmige Flasche von 40 ccm Inhalt läuft in ein Capillarrohr von $2^1/_4$ mm lichter Weite aus, das unmittelbar unterhalb der Ansatzstelle rechtwinkelig abgebogen ist. Die Kugelflasche ist mittelst durchbohrten Stopfens und Glasrohres in Verbindung mit einem Manometer gebracht, welches zur Herstellung des erforderlichen Druckes dient. Zur Vermeidung von größeren Druckschwankungen wird zwischen Manometer und Kugelflasche eine mehrere Liter fassende starkwandige Flasche mit dreifach durchbohrtem Gummipfropfen, durch welchen drei Glasrohre führen, eingeschaltet, welche die Verbindung mit der Kugelflasche und mit dem Manometer herstellen. Von dem dritten, durch einen Hahn abgeschlossenen Rohr aus wird vermittelst einer Handluftpumpe der Druck im Manometer hergestellt. Zwei luftdicht schließende Quetschhähne, welche eine momentane Öffnung und Schließung der Leitung gestatten, werden dicht vor der Kugelflasche und am Ende der Capillare angebracht.

Zur Ausführung des Versuchs wird die Sputummenge in einem Maßzylinder gemessen und dann in die Kugelflasche gegossen. Hierauf wird durch Aufsetzen des Gummipfropfens die Leitung mit dem Manometer hergestellt und die horizontale Stellung des Capillarrohres mittelst einer Wasserwage kontrolliert. Nun wird in dem Manometer ein positiver Druck von 20 mm Quecksilber, der sich in allen Fällen ausreichend erwies, hergestellt und zunächst der Quetschhahn unmittelbar vor der Kugelflasche geöffnet. Dann wird der zweite Quetschhahn am freien Ende des Capillarrohres geöffnet und die Zeit bestimmt, welche die gesamte Sputummenge zum Passieren einer Marke in der Mitte der Capillarröhre braucht. Die Division der erhaltenen Zahl von Sekunden durch die Menge des untersuchten Sputums in Kubikzentimetern ergibt die mittlere Gschwindigkeit für 1 ccm Sekret. Diese wird, in Sekunden ausgedrückt, als Viscositätsgrad des Sputums bezeichnet. Eine Temperaturschwankung von 1—2 Grad ist nicht von Bedeutung, so daß man sich einer konstanten Zimmertemperatur bedienen und auf ein Wasserbad verzichten kann. Von Neumann angestellte Kontrollversuche ergaben genügend genaue Resultate.

Die Resultate sind sehr bemerkenswert. Zunächst konnte Neumann eine ganz außerordentliche Verschiedenheit der Viscosität des Auswurfes bei ein und demselben Kinde konstatieren. Der gemessene Viscositätsgrad schwankte in einem extremen Falle zwischen 2 und 24000, aber auch bei anderen Untersuchungen wurden ganz außerordentliche Differenzen beobachtet. In der Mehrzahl der Fälle gingen sie jedoch nur bis zu einigen hundert, was aber immer noch Werte von enormer Verschiedenheit bedeutet. Der Viscositätsgrad steht ferner weder in konstanter Beziehung zur Menge des Auswurfs noch zur Schwere der Anfälle. Die Abnahme der Heftigkeit der Hustenparoxysmen ist also nicht bedingt durch eine Verflüssigung des Sputums. Nur bei einem von sieben Fällen wurde eine geringe Abnahme der vorher sehr hochgradigen Viscosität im Stadium decrementi festgestellt, bei zwei anderen dagegen erhebliche Zunahme; bei wieder anderen Sputis blieben sich die Zahlen gleich. In einigen Fällen nahm kurz vor dem plötzlichen Aufhören der Sekretion die Viscosität ab, sie fiel aber ebenfalls nicht mit dem Leichterwerden der Anfälle zusammen. Bei zwei innerhalb weniger Stunden expektorierten Sputis des gleichen Falles ergab das des leichteren Anfalles einen höheren, das des schwereren einen geringeren Viscositätsgrad; zwei als gleichwertig bezeichnete Anfälle desselben Kindes lieferten häufig Sputa ganz verschiedener Viscosität.

Diese Ergebnisse sind immerhin sehr auffallend und stehen, wie gesagt, im Widerspruch zu einer vielfach geäußerten Annahme. Sie sind aber auch für die Therapie insofern von Bedeutung, als man sich fragen muß, ob durch Darreichung von Mitteln, die eine Verflüssigung des Bronchialsekrets erstreben, auch der erwünschte Erfolg, nämlich eine Abschwächung der Anfälle erzeugt werden kann. Dies erscheint nach Neumanns Untersuchungen wenig aussichtsreich und auch die Erfahrung hat längst in diesem Sinne entschieden.

6. Luftgehalt.

Die Sputa zeigen einen sehr wechselnden Gehalt an Luft, der sich durch Blasenbildung auf der Oberfläche, etwas spärlicher auch im Inneren der ausgehusteten Massen dokumentiert. Je nach der Konsistenz sieht man große oder kleine Blasen, große stets im schleimigen Sputum vorherrschend, da hier die große Oberflächenspannung ein Platzen verhindert, kleine im mehr dünnflüssig-wässerigen oder serösen, auch noch eitrig-schleimigen Auswurf. An ausgezogenen dickeren Schleimzügen kann man deutlich die eingebetteten Luftblasen erkennen. — Der Luftgehalt ist von Einfluß auf das Aussehen; wenn auch der jedem Sputum eigene Grundton in der Farbe vorherrscht, so verleiht ihm doch die untermischte Luft je nach ihrer Menge infolge der vielfachen Lichtbrechung einen weißlichen glänzenden Schimmer. In anderen Fällen, besonders beim dreischichtigen Sputum, breitet sich auf der Oberfläche eine Schicht größerer und kleinerer Blasen aus, die infolge ihrer Undurchsichtigkeit die darunterliegenden Massen dem Anblick entzieht; sind alle Teile des Auswurfs gleichmäßig mit Luftblasen durchmengt, z. B. beim Lungenödem, so kann das Sputum ein Aussehen erlangen, welches, wenn man von der leicht gelblichen oder rötlichen Farbe absieht, geschlagenem Eierschnee ähnelt. Sehr feinverteilter weißlicher Schaum läßt auch an die Entstehung der Blasen durch Wasserstoffsuperoxyd denken!

Mehr noch wie die Konsistenz, aber vielfach mit dem Charakter des Sputums Hand in Hand gehend, ist der Ort der Luftbeimengung für Zahl und Größe der Luftblasen bestimmend. Wie SAHLI sagt, ist „unter sonst gleichen Verhältnissen der Luftgehalt der Sputa um so beträchtlicher, aus je feineren Bronchien dieselben kommen, weil bei der aus kleineren zu größeren Bronchien stattfindenden Vereinigung kleinerer Sputumpartikelchen zu größeren Klümpchen am leichtesten Luft eingeschlossen wird". Die Luftbeimengung erfolgt aber sicher nicht allein auf diesem Wege durch Einschließung von Luft in konfluierende Sputumteilchen, sondern und vielleicht sogar hauptsächlich dadurch, daß bei der Ein- und Ausatmung Luft durch die das Lumen der Luftröhren verschließende Flüssigkeit hindurchgepreßt wird, wobei Blasen entstehen, die je nach der Zähigkeit des Sekrets und der Weite des Lumens, in dem sie sich ausspannen, von verschiedener Größe sind und mehr oder weniger zäh von der Flüssigkeit festgehalten werden. Diese Art der Entstehung wird sehr gut veranschaulicht durch eine Abbildung von FRIEDRICH MÜLLER (Erkrankungen der Bronchien, S. 272), auf welcher man in einem längsgetroffenen sich verjüngenden Bronchus hintereinanderliegende Luftblasen verschiedener

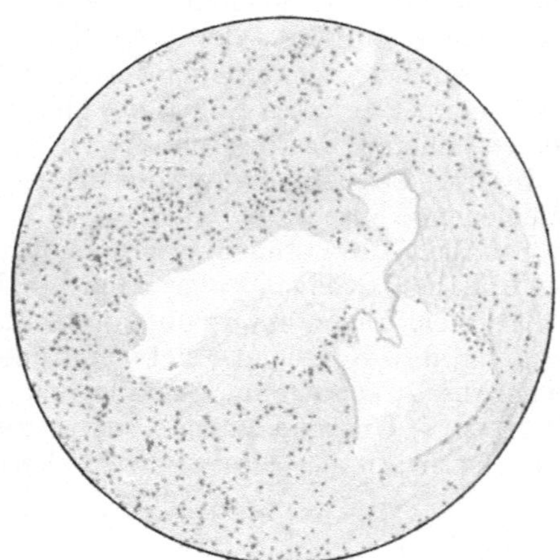

Abb. 12. Sputumschnitt. Schleimiger Auswurf bei Bronchitis. Schleimige Grundsubstanz mit eingestreuten Leukocyten. Große Luftblase. Zeiß Obj. AA. Ok. 3.

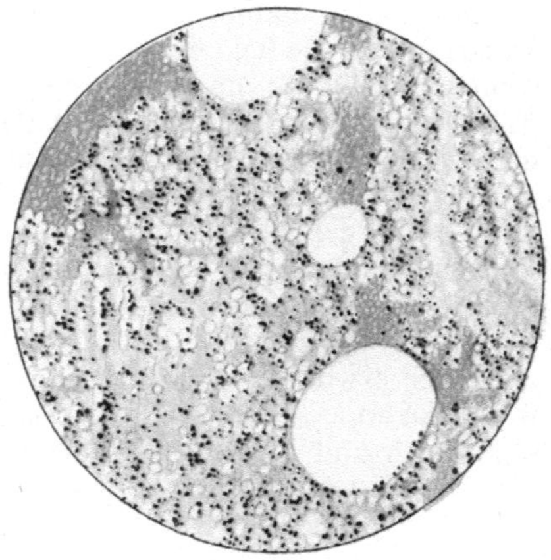

Abb. 13. Sputumschnitt. Blutiger rostfarbener Auswurf bei croupöser Pneumonie, von massenhaft kleinsten Luftblasen durchsetzt. Zeiß Obj. AA. Ok. 1.

Größe, die durch das anscheinend zähe Sekret dort festgehalten werden, ohne weiteres erkennt. So ist auch die innige Vermengung der Luft mit dem Sputum zu verstehen, so erklärt sich auch, daß abgesehen von der Konsistenz des Sekrets, bei Vermischung von Flüssigkeit und Luft in den Lungenalveolen das von dort stammende Sputum stets ein feinschaumiges ist, wie wir es in typischer Weise beim Lungenödem und auch bei der croupösen Lungenentzündung antreffen, und daß es bei Erkrankungen der Bronchien neben kleineren stets auch größere Luftblasen, nur nicht so reichlicher Zahl wie das Alveolarsputum, enthält (Abb. 12 und 13). Die Verteilung zwischen flüssiger Masse und Luftbläschen zeigt sich recht gut auch in Sputumschnitten. Sehr geringe Zähigkeit besitzender und leicht konfluierender Auswurf endlich weist verhältnismäßig wenig Lufteinschlüsse auf, wie zum Beispiel die unterste Schicht des bronchiektatischen Auswurfs, auch in großen Mengen entleerter hämoptoischer, zuweilen auch rein eitriger, aus Kavernen stammender oder nach Durchbruch eines Empyems entleerter Auswurf. Es ist hier nicht allein die geringere Konsistenz für den Gehalt an Luft maßgebend, sondern auch die Massenhaftigkeit der Entleerung, wodurch der raschen Weiterbeförderung nach außen ein schwächerer Widerstand entgegengesetzt und die Möglichkeit der Vermischung mit Luft verringert wird.

Der beste Gradmesser für die Beurteilung des Luftgehaltes eines Sputums ist sein Gewicht; läßt man den Auswurf in einen mit Wasser gefüllten Spucknapf entleeren, so ist die Schwere der entleerten Ballen sofort zu erkennen; die lufthaltigen schwimmen obenauf, die luftleeren sinken unter (Sputa fundum petentia). Erstere sind fast regelmäßig die mehr schleimigen, geballten, letztere die eitrigen mit Neigung zum Auseinanderfließen.

Aus dem Luftgehalt diagnostische Schlüsse zu ziehen, ist natürlich nur mit Berücksichtigung der übrigen Eigenschaften erlaubt. So hat man dem rein eitrigen, münzenförmigen, zu Boden sinkenden Sputum eine besondere Bedeutung als Kavernensymptom beigelegt und es läßt sich auch verstehen, daß in Kavernen abgesetztes Sekret wenig lufthaltig ist, da die Sekretion dort oft eine massige ist und die Entleerung infolge des geringen Schleimgehaltes ohne Mühe erfolgt; man kann bis zu einem gewissen Grade also tatsächlich hier den Luftgehalt diagnostisch verwerten. SAHLI weist aber darauf hin, daß auch rein katarrhalisches Sekret die gleiche Eigenschaft zeigen kann; doch ist dies verhältnismäßig selten der Fall, und zwar bei der akuten eitrigen Bronchitiolitis (bzw. Bronchopneumonie), wie das während der Grippeepidemien häufig beobachtet werden konnte; aber auch solcher Auswurf führt immer noch Luftblasen. Eher sind gelegentlich Sputa bei putrider Bronchitis oder Lungenabsceß frei von Luft.

Von wesentlicher Bedeutung ist die Luftbeimengung für die Beurteilung, ob durch den Mund entleertes Blut aus Lunge, Magen und Oesophagus oder aus einem geplatzten Aneurysma stammt, da bei ganz frischen Blutungen die Diagnose aus der Farbe nicht immer gleich gestellt werden kann. „Bei denjenigen, welche schaumiges Blut speien, erfolgt der Erguß aus der Lunge" lesen wir bei HIPPOKRATES (Aphorismen V. 13). Kleinere, aus arrodierten Gefäßen der Lunge stammende Blutungen sind stets mehr oder weniger mit Luftblasen durchsetzt, also schaumig, bei heftigeren Hämoptoen ist der Luftgehalt dagegen wesentlich geringer oder kann bis auf vereinzelte Luftblasen ganz fehlen. Solches Blut braucht sich in seinem Luftgehalt überhaupt nicht von Blut unterscheiden, welches aus der Nase, dem Verdauungstractus oder einem durchgebrochenen Aneurysma entstammt; denn auch in solchen Fällen gelangt außerordentlich leicht etwas Blut bis zum Kehlkopf, oder sogar in die Trachea hinein und wird von dort wieder durch Hustenstöße entleert, wobei Vermengung mit Luft erfolgt. Es ist also hier die Diagnose aus dem Luftgehalt allein, wie so häufig angegeben wird, nicht immer mit Sicherheit zu stellen.

Frisch in den Mund ergossener, sofort entleerter Speichel ist, abgesehen von einigen Bläschen, luftleer, kann aber durch längeres Verweilen im Mund und geeignete Bewegungen leicht mit Luft vermischt werden. Mit der Zähigkeit, die zuweilen hohe Grade erreichen kann, nimmt der Gehalt an kleinen Luftblasen zu. So kann man ein fast schaumiges Aussehen des zähen, klebrigen Sputums in den seltenen Fällen von mangelhafter Funktion der Speicheldrüsen, sog. Aptyalismus, beobachten.

Ob Gasbildung innerhalb des Sputums noch in den Lungen oder erst bei längerem Stehen an der Luft vermehrten Schaum bedingt, ist nicht bekannt. Theoretisch läßt es sich jedenfalls nicht ausschließen, daß bei Fäulnis, also ganz besonders bei Lungengangrän und Bronchitis foetida, eine reichliche Bildung von Kohlensäure, Schwefelwasserstoff und Ammoniak eine leichte Schaumbildung hervorruft; Kohlensäurebildung durch Gärung ist bei dem geringen Kohlehydratgehalt ziemlich ausgeschlossen. Ebenso ist nicht bekannt, ob durch Übergang der alkalischen in eine saure Reaktion Abscheidung von

Kohlensäure durch niedere Fettsäuren erfolgt. Im allgemeinen nimmt aber beim Stehen des Auswurfs der Luftgehalt mit der Verflüssigung zusehends ab.

7. Schichtung.

Bei manchen in großen Massen entleerten Sputis fällt auf, daß sie sich im Spuckglase ziemlich rasch in drei Schichten absetzen, in eine oberste undurchsichtige, mehr weißliche oder grüngelbliche, die durch die Vermengung mit großen und kleinen Luftblasen schaumiges Aussehen erhält (Sputum natans); bei genauerem Zusehen erkennt man, daß sie von lockeren, eitrigen, stets mit mehr oder weniger Schleim und Luft vermischten Ballen gebildet wird, aus denen einzelne Fetzen in die zweite Schicht herunterhängen. Diese besteht aus einer reichlichen, etwas trüben, gelbgrünen Flüssigkeit von mäßiger Durchsichtigkeit und dünnflüssiger Konsistenz; größere Formbestandteile enthält sie nicht, höchstens einige wenige lufthaltige und mit Eiter vermischte Schleimflocken suspendiert. Die dritte unterste Schicht bildet eine gelbliche, bei Vorhandensein von Blut mehr pflaumenmusartig aussehende zusammenfließende Masse, die sich ziemlich scharf von der überstehenden Flüssigkeit trennt; sie ist zusammengesetzt aus Eiterkörperchen und Detritus, zwischen die neben Speiseresten zuweilen größere Bröckel von abgestoßener Lungensubstanz oder die bekannten DITTRICHschen Pfröpfe eingebettet sind.

Abb. 14. Serös-blutig-eitriger Auswurf mit reichlichem Blutpigment bei Aktinomykose, in zwei Schichten gesondert.

Nach EICHHORST sollen diese Sputa eigentlich aus vier Schichten bestehen; er trennt die von TRAUBE so zutreffend geschilderte oberste Schicht in zwei, in eine Schaumschicht und die der herunterhängenden Ballen. Diese Trennung ist überflüssig, die Dreiteilung erscheint dem Auge natürlicher, wenn sich auch der Schaum oft schärfer absetzt.

TRAUBE selbst schildert sie in einem Falle von Gangrän folgendermaßen:

„Die Sputa, reichlich, bestehend aus drei Schichten: 1. die oberste, von einer starken Schaumschicht bedeckt, besteht a) aus schmutziggrauen, krümeligen, zusammenfließenden Ballen; b) aus größeren homogenen, grünen, schleimig-eitrigen Ballen; c) aus weißlichgrauen, durchscheinenden, schleimigen Massen. Die ersten sind am zahlreichsten vorhanden. 2. Die zweite Schicht wird von einer farblosen Flüssigkeit gebildet. Auf dem Boden ruht 3. ein gelblich-weißes, feines Sediment. Stellenweise ist das Sputum rötlich gefärbt. Beim Ausgießen überzeugt man sich, daß das Sputum aus einer speichelähnlichen durchsichtigen Grundsubstanz besteht, in welcher die beschriebenen Ballen eingebettet liegen. Man findet 4. grieß- bis hanfkorngroße, braune oder grüngelbe, breiig weiche Pfröpfe, 5. ein paar Parenchymfetzen von graugelben Massen umgeben, mit zottigen Rändern, von schmutzigem Aussehen."

Das Verhältnis der einzelnen Schichten zueinander kann wechseln. Bei sehr reichlichem dünnflüssigen Auswurf ist meistens die mittlere die größte; die Dicke der oberen Schicht richtet sich vor allem nach dem Schleim- und Luftgehalt, die der unteren nach dem Eitergehalt. Obere und untere Schicht können sich gelegentlich beinahe berühren. Bei geringerem Luft- und Schleimgehalt sowie sehr dünnflüssiger Konsistenz des Schleims kann auch Sonderung in zwei Schichten erfolgen, eine obere schleimig-seröse und eine untere eitrige, wie es von LENHARTZ besonders für Bronchiektasien geschildert worden ist.

Bei längerem Stehen solcher Sputa verkleinert sich regelmäßig die oberste Schicht durch das Zergehen der Luftblasen, wodurch anfangs schwimmend gehaltene Teile nach unten sinken und den Bodensatz vergrößern. Zum Teil werden sich mit der Zeit die Bestandteile der obersten Schicht auch mehr verflüssigen und mit der mittleren vereinen.

Dieser Schichtung begegnen wir bei einer kleinen Zahl von Erkrankungen, für die sie ziemlich typisch ist, obwohl auch Ausnahmen existieren. TRAUBE hat in Fällen von Lungengangrän und putrider Bronchitis auf ihre Bedeutung hingewiesen; ebenso ist sie bei Bronchiektasien, sobald der Auswurf reichlicher geworden ist, regelmäßig zu finden, zuweilen bei Tuberkulose mit starker Beteiligung der Bronchien, seltener bei Lungenabsceß; MUNK erwähnt sie in einem solchen Falle und gibt auch zugleich an, daß hier die unterste Schicht die mächtigste sei, dicker als die beiden anderen zusammen. Auch bei entleerten vereiterten Echinokokkuscysten kann Schichtung erfolgen. Bei den übrigen Erkrankungen der Lungen scheint eine Schichtung nur ganz ausnahmsweise vorzukommen, was in der Konsistenz und Zusammensetzung des Sputums begründet ist. Nur PEL beschreibt Schichtung eines asthmatischen Sputums, welches sich in eine oberste Schicht aus rosa gefärbtem Schaum, eine mittlere aus blutig gefärbten Sputumballen schleimig-eitriger Natur und eine unterste schied, die aus einer wenig gefärbten Flüssigkeit bestand, in der zahlreiche kleine Klümpchen und Fäden suspendiert waren, die teilweise bis auf den Boden hingen, ihn zum Teil auch bedeckten.

Eine eigentümliche Schichtung von Sputumbestandteilen entsteht gelegentlich dadurch, daß ausgeschiedenes Fett bei längerem Stehen einen rahmartigen Überzug bildet. OPPOLZER berichtet von einem solchen „milchähnlichen" Auswurf bei Bronchitis fibrinosa.

Ferner kann nach längerem Aufbewahren eine Schichtbildung auch noch durch Ansiedelung eines dicken zusammenhängenden Pilzrasen, meist aus Schimmelpilzen, auf der Oberfläche eintreten.

Diagnostische Bedeutung der Schichtung. Ganz allgemein zeigt uns die Schichtung stets einen Prozeß an, der mit reichlicher Sekretion einer nicht zu dicken eiter- und schleimhaltigen Flüssigkeit verknüpft ist. Diese Bestandteile zusammen können nur von den Bronchien geliefert werden; reines Alveolarsekret oder Transsudat, reiner Höhleneiter wird nie eine Schichtung aufweisen, da für die oberste Schicht der Schleimgehalt, in welchem sich die Luftblasen befinden, eine Notwendigkeit ist. Fehlt der Eiter, so kann höchstens eine Zweischichtung erfolgen. Insofern ist die Schichtung zweifellos von diagnostischer Bedeutung. Die spezielle Diagnose, ob einfache Bronchiektasie, putride Bronchitis, Abscedierung, Gangrän oder ein tuberkulöser Prozeß vorliegen, kann im einzelnen Fall nur aus den übrigen typischen Merkmalen solcher Sputa, wie Farbe, Geruch, Beimengung von Lungenbestandteilen, DITTRICHschen Pfröpfen, elastischen Fasern, Tuberkelbacillen gestellt werden.

8. Geruch und Geschmack.

a) Geruch.

So außerordentlich verschieden und oft typisch der Geruch des Auswurfs bei den verschiedenen Erkrankungen der Luftwege ist, so wenig sind wir über die Natur der den Geruch erzeugenden Substanzen unterrichtet. Nur in einzelnen Fällen sind solche Stoffe nachgewiesen worden; es sind dies vor allem die bei der Fäulnis auftretenden Substanzen, auch Riechstoffe bildende Bakterienarten hat man züchten können. Es handelt sich somit um Substanzen, die schon innerhalb der Lunge entstehen und es ist ohne weiteres klar, daß Stagnation des Auswurfs in Erweiterungen der Bronchien und Höhlenbildungen des Lungenparenchyms besonders günstige Gelegenheit dazu bietet. Vielfach stellt sich ein stärkerer Geruch erst in entleerten und längere Zeit der Außenluft ausgesetzten Sputis durch weitere Zersetzung ein. Umgekehrt ist es nach SAHLI sehr wohl möglich, daß der Auswurf durch Abdunsten der oberflächlichen Schichten beim Stehen rasch den Geruch verlieren kann, wenn er nicht umgerührt wird. HIPPOKRATES schüttete zur besseren Wahrnehmung den Auswurf über Kohlen aus. Endlich ist auch noch stets daran zu denken, daß der Geruch seine Ursache in Arzneimitteln haben kann, die gelegentlich in das Sekret mit übergehen, oder in der Mundhöhle der Patienten beigemischt werden, letzteres hauptsächlich bei Mitteln zur Mund- und Zahnpflege. Auch durch die Beimengung von Mageninhalt kann der Geruch des Auswurfs wesentlich beeinflußt werden. SAHLI weist ferner darauf hin, daß der Geruchträger sehr häufig nicht der Auswurf selbst, sondern die Atemluft, die sich infolge ihrer höheren Temperatur leichter mit Riechstoffen belädt als die kalte Außenluft über dem Spuckglase, oder die Haut oder die Umgebung des Patienten sei; der Geruch hafte dann dem Auswurf höchstens nur oberflächlich an oder verschwinde bei dem Entfernen des Spuckgefäßes aus der Nähe des Patienten.

Aus dem Rachen stammende oder bei chronischer, vor allem pituitöser Bronchitis entleerte schleimige Sputa sind für gewöhnlich geruchlos; stehen sie längere Zeit an der Luft, so entwickelt sich oft ein recht intensiver, unangenehm leimartiger Geruch, der bei eitrigen Sputis stets fehlt. Zuweilen riechen solche, besonders im asthmatischen Anfall entleerte Sputa dann nach Sperma. Nach LEWY ist dieser Geruch nicht an das Vorhandensein der CHARCOT-LEYDENschen Krystalle gebunden, sondern es handele sich vielleicht um die freie Basis der in den Krystallen an das phosphorsaure Salz gebundenen SCHREINERschen Substanz (C_2H_4N) — eine Annahme, die sicher nicht richtig ist, da nach neueren Untersuchungen die CHARCOT-LEYDENschen Krystalle nichts mit den Spermakrystallen zu tun haben. Nach dem ähnlich riechenden Piperidin ist noch nicht gesucht worden.

Sowie Eiter dem Sputum beigemengt ist, tritt mehr ein anderer Geruch von unangenehmem süßlichen Charakter hervor, weniger bei akuten Erkrankungen als bei chronischen; ganz besonders ist dies bei eitrigen tuberkulösen Sputis der Fall, wo er oft außerordentlich frühzeitig und sehr intensiv vorhanden ist; allerdings ist gerade hier daran zu denken, daß die Patienten selbst sehr bald, oft bevor deutliche Krankheitssymptome sich nachweisen lassen, einen eigentümlichen Geruch an sich tragen, der jedem Untersucher sofort auffällt. Die Ursache dieses Geruches ist nicht festgestellt; es läßt sich auch nicht sagen, wieweit er von der Zerstörung des Lungengewebes und Stagnation des Sekrets abhängig ist. In vorgeschrittenen Fällen ist er manchmal geringer als in ganz beginnenden. Von etwas anderem süßlichen Geruch sind häufig die Sputa bei chronischer, mehr eitriger Bronchitis, zumal wenn Bildung von Bronchiektasien anzunehmen ist, anders wieder nach Pneumonien mit schlechter Lösung und Übergang in Eiterung.

Von einem hefeartigen Geruch berichtet FRÜHWALD in einem Falle eines eiternden carcinomatösen laryngealen Geschwüres, HERTEL bei einem Druckgeschwür der Trachea. Bei einiger Aufmerksamkeit kann man öfter diese Wahrnehmung machen. — Nach frischem Gips soll nach BESANÇON und DE JONG zuweilen bronchiektatischer Auswurf riechen; lauchartig das dunkelbraune, ocker- oder trüffelfarbige Infarktsputum späterer Tage.

Bluthaltiges Sputum läßt häufig einen eigentümlichen süßlichen Geruch erkennen, wohl zu unterscheiden von dem Geruch des tuberkulösen eitrigen Sputums. Er ist am ehesten dem Geruch des normalen Lochialblutes zu vergleichen. — Dagegen tragen die schleimigen Sputa, in denen eine Umwandlung geringer Mengen von Blutfarbstoff erfolgt ist, meistens einen nur schwachen Geruch an sich. Auch die bronchoblennorrhoischen Sputa sind fast geruchlos, solange keine Mischinfektion mit Fäulniserregern erfolgt.

Wesentlich intensiver sind die Geruchserscheinungen bei Sputis, die aus großen Höhlen stammen, ganz besonders, wenn Fäulnisprozesse eingesetzt haben. Der Eiter allein braucht noch nicht die Ursache zu sein, denn wir finden an Sputis, die aus durchgebrochenen Empyemen oder nicht mit Fäulniserregern infizierten Absceßmassen stammen, häufig nur einen geringen Geruch, jedenfalls sind sie nicht von Anfang an übelriechend, worauf schon A. FRÄNKEL aufmerksam machte. In anderen Fällen, ganz besonders bei der Bronchitis foetida und der Lungengangrän, kann aber der Geruch so aashaft und ekelerregend werden, daß man nur mit Überwindung sich in die Nähe von Patienten begibt, die solchen Auswurf entleeren, ja daß man schon vor der Türe des Krankenzimmers darauf aufmerksam wird. Die Ursache des Geruchs ist verschiedener Natur. In dem einen Falle ist es infolge Überwiegens von niederen Fettsäuren, besonders Buttersäure, ein mehr säuerlich-ranziger Geruch, in anderen ist er wieder mehr laugenhaft, nach PETTERS herrührend von Ammoniumcarbonat, wieder in anderen kann der Geruch von Schwefelwasserstoff überwiegen. Auch aromatische Ester werden unter Umständen von Bakterien gebildet. Sehr häufig ist Indol an der Geruchsbildung beteiligt und der Vergleich mit dem Geruch von Jasminblüten, den FRIEDRICH MÜLLER anführt, ist wohl gerechtfertigt. Auch diese riechen, sowie man ihren Duft intensiv einzieht, ausgesprochen nach Indol und es hat sich sowohl in ihnen, wie in zersetzten Sputis Indol nachweisen lassen. Bezeichnend ist eine Schilderung der verschiedenen Komponenten, aus denen sich ein solcher Geruch zusammensetzt, durch LAYCOCK; der Auswurf eines an putrider Bronchitis leidenden Patienten roch, wie er angibt, nach „Maiblumen“ oder „Apfelblüte“, war aber mit einem Beigeruch versehen, „der an Faeces erinnerte“. Dieser konnte sich nur auf die Anwesenheit von Indol beziehen. Von NOICA wurde die Ursache des indolartigen Geruches auf die Anwesenheit von Kolibacillen zurückgeführt, die bekanntermaßen Indol bilden. Er ist nicht einer bestimmten Erkrankung eigentümlich, sondern kommt verschiedenen Affektionen zu, Bronchiektasien, Gangrän, auch Bronchopneumonien und Tuberkulose; NOICA fand, solange der Geruch andauerte, regelmäßig Kolibacillen im Auswurf, mit der Abnahme des Geruchs verschwanden auch sie wieder. Es ist aber sicher, daß das Bacterium coli nicht der einzige Indolbildner ist, sondern daß das Indol sich auch aus den zerfallenden Massen infolge Einwirkung von verschiedenartigen Fäulnisbakterien bildet (Bacillus liquefaciens-Arten, Bacillus putrificus, Proteus, Pyocyaneus, Koli, Schimmelpilze; auch der Tuberkelbacillus bildet Indol). LUMNICZER konnte aus solchen Sputis ein kleines Stäbchen isolieren, dessen Kulturen am 6. und 7. Tag einen fötiden, dem des Sputums analogen Geruch entwickelten.

Nach Wanzen soll zuweilen der Auswurf bei Ozaena riechen.

Einen eigentümlichen aromatischen, fruchtähnlichen, am meisten an Pflaumenmus erinnernden Geruch, der dem Durchbruch eines Echinokokkus in die Luftwege und dem Auftreten von Membranen vorausging, beschreibt EICHHORST. Verfasser beobachtete einen ähnlichen Geruch bei einem Patienten, der des öfteren verkalkte Echinokokkusmembranen aushustete. Daß bei schwer kranken, an interkurrenten Lungenerkrankungen leidenden Diabetikern sich häufig ein Obstgeruch dem Sputum beimengt, wird durch das Vorhandensein von Aceton in der Atmungsluft leicht erklärt.

In ähnlicher Weise nimmt der Auswurf zuweilen den Geruch von eingeatmeten Stoffen wie Terpentinöl, Eucalyptusöl, Myrthol, Äther, Paraldehyd, (Jod, Brom?), alkoholischen Getränken an (SAHLI). Es ist hier zu unterscheiden zwischen Substanzen, die wirklich in den Lungen ausgeschieden werden, wie die erstgenannten, und solchen, die nur der Atmungsluft ihren Geruch mitteilen; so wird der Alkohol nicht in merklichen Mengen auf den Lungen abgeschieden — 3% werden „ausgeatmet“ —, sondern im Munde zurückgebliebene Reste, besonders seine geruchtragenden Substanzen, die Ester, verleihen der Exspirationsluft und eventuell auch dem Auswurf den spezifischen Geruch.

b) Geschmack.

Über den Geschmack des Sputums hört man wenig, wohl deshalb, weil es den meisten Patienten widerwärtig ist, darüber zu reden. Oft scheinen sie sich auch gar keiner Geschmacksempfindung bewußt zu werden, falls sie nicht eigens darauf achten, sondern eine Empfindung wird erst nach Entleerung des Auswurfs durch seinen Geruch ausgelöst. Es finden sich daher auch nur selten positive Angaben.

In früheren Zeiten wurde dem Geschmack allerdings sehr viel größerer Wert für Diagnose und Prognose beigelegt. Bei HIPPOKRATES finden wir im Kapitel Lungenentzündung folgendes darüber: . . . „geschieht das nicht (daß der Auswurf nach dem vierzehnten Tag ein Ende genommen hat), so frage man den Kranken, ob der Auswurf süßer ist, und wenn er die Frage bejaht, so wisse, daß bei ihm die Lunge vereitert ist und die Krankheit sich in einem Jahre legt, er müßte denn schnell innerhalb von vierzig Tagen den Eiter auswerfen; wenn er hingegen aussagt, daß der Eiter einen widrigen Geschmack hat, so ist der Krankheitszustand ein tödlicher."

CANSTATT gibt aus eigener Erfahrung an, daß die bronchiektatische Sputa bald süß, bald salzig schmecken; zuweilen schmeckten sie auch, wie wenn man Kork kaue, dann auch wieder so, wie wenn Blut kommen sollte, ohne daß wirklich eine Blutung stattfand. Nach PANCRITIUS soll das Sputum bei Lungensyphilis zuweilen „fettig, fischtranartig, oder wie fauler Käse" schmecken, doch dürfte dies kaum eine spezifische Bedeutung haben. Einer meiner Patienten mit langsam durchsickerndem Empyem gab an, der Auswurf schmecke ähnlich wie Sauerkohl, ein anderer, an Gangrän leidender klagte über fauligen Geschmack.

Blut verleiht dem Auswurf einen süßlichen Geschmack, der von den Patienten verhältnismäßig rasch neben dem Gefühl der Wärme bemerkt wird. Auch nach Durchbruch von Leberabscessen soll süßlicher Geschmack auftreten, der auf Anwesenheit von Zucker (Glykogen?) beruht (CONTEAND).

Das schleimige Sputum fällt vielen als salzig schmeckend auf.

Von einem galligen bitteren Geschmack berichten SENDLER und SCHLESINGER sowie VISSERING bei Anwesenheit von Galle im Auswurf (Fälle von Leberabsceß). Es soll sogar ein eigentümliches Brennen im Munde bei solchen Sputis empfunden werden (ZERVOS); auch das pneumonische Sputum soll bitter schmecken.

Bei Bestehen einer Magen-Lungenfistel kann ausgesprochener saurer Geschmack vorhanden sein; ein Patient LOEBS gab sogar an, daß der Geschmack je nach der Höhe der Verdauung verschieden sei.

Auch von anderen Empfindungen, die der Auswurf im Munde auslöst, wird nur gelegentlich berichtet. Aktinomycesdrusen sollen das Gefühl von Sandkörnern im Munde bewirken (RÜTIMEYER), der Leberegel das Gefühl, als ob man ein Stück Leber im Munde hätte. Lungensteine fallen sofort durch ihre Härte auf, werden also nicht „geschmeckt", sondern gefühlt.

II. Betrachtung nach der Zusammensetzung.

1. Der schleimige Auswurf.

Die im vorangegangenen wiedergegebene Betrachtungsweise des Auswurfes nach bestimmten allgemeinen Eigenschaften wird ergänzt durch die seit langem gebräuchliche Einteilung, die sich lediglich auf die makroskopisch sichtbare Zusammensetzung aus den Hauptbestandteilen Schleim, Eiter, Blut und Serum (dies eigentlich nur auf chemischem Wege nachweisbar) gründet. Diese alte BIERMERsche Einteilung wird auch den jetzigen klinischen Anforderungen völlig gerecht und soll daher beibehalten werden.

Der schleimige Auswurf (Sputum mucosum) ist die Folge einer vermehrten Sekretion der Schleimdrüsen der Atmungswege, also von Nase und Mund abwärts bis zu den kleinen Bronchien von 1 mm Durchmesser. Die Mehrproduktion wird ausgelöst durch einen Reiz auf die Schleimhaut selbst, den die Infektion erzeugt, und das ist die Regel, ferner durch Kälteeinflüsse, chemische Agenzien, mechanische Insulte; sehr viel seltener durch eine direkte Beeinflussung der die Sekretion fördernden Nerven. In letzterem Falle ist der Sympathicus beteiligt; ob auch der Vagus, ist noch ungewiß. Da letzterer die Schleimhaut mit sensiblen Fasern versorgt, so wirkt er vielleicht auf indirektem Wege; einige unten ausführlicher mitgeteilte klinische Beobachtungen lassen keine sicheren Schlüsse zu.

Daß Kältereiz allein zu vermehrter Schleimabsonderung führen kann, zeigen Versuche von F. MÜLLER im Verein mit NEBELTHAU und ZILLESEN. Kaninchen wurden nach Durchnässung starkem kühlen Luftzuge ausgesetzt. „Tötete man die Tiere bald nach der Abkühlung, so ließ sich nachweisen, daß in den Bronchien eine sehr vermehrte Sekretion von Schleim stattgefunden hatte, der den Becherzellen in zierlichen Tröpfchenreihen aufsaß und die feineren Luftröhrenäste zum Teil vollständig verstopfte. Eine eigentliche Entzündung der Bronchialschleimhaut war dagegen nicht nachweisbar, d. h. es fehlte die Leukocyteninfiltration." Die Alveolen waren mit Ödem erfüllt, die Alveolarepithelien zum Teil abgestoßen, auch fand sich hin und wieder Fibrin, auch Blut. Bakterien fanden sich entweder nicht oder nur vereinzelt. „Es handelte sich also um einen nicht durch Bakterien bedingten, rasch wieder vorübergehenden Krankheitszustand der Respirationsorgane."

Die Schleimsekretion ist geknüpft an eine vermehrte Produktion der Schleim- oder Becherzellen. Ist der ganze Zylinderepithelbelag und mit ihm die genannten Zellen, zerstört oder durch plattes Epithel ersetzt, so hört auch jede Schleimabsonderung auf. So erleben wir Abnahme des schleimigen Bestandteiles des Auswurfes bis zum fast völligen Verschwinden bei lange dauernden Bronchiektasien oder bei fötider Bronchitis.

Das rein schleimige Sputum ist glasig, farblos; alle Tönungen rühren von Beimengungen her; fein verteilte Luftbläschen verleihen ihm ein weißliches Aussehen. Seine Konsistenz kann bei den einzelnen Erkrankungen außerordentlich verschieden sein; ob dafür verschiedene Innervation wie etwa bei der Submaxillardrüse verantwortlich zu machen ist, kann nicht gesagt werden, manches spricht dafür. Wir bezeichnen die Konsistenz als dick- oder dünnflüssig und kennen als weitere Eigenschaften die Klebrigkeit und Elastizität. Diese beiden dürfen wir nicht miteinander vermengen. Ein schleimiges Sputum kann sehr wohl elastisch sein, es zieht beim Versuche, ein Teilchen mittels Pinzette zu entfernen, lange Fäden, bei dem Versuche des Übergießens in ein anderes Gefäß wird die ganze schlüpfrige Masse nachgezogen wie z. B. die mittlere Schicht des Bronchiektatiker-Auswurfes, dagegen klebt dieses Sputum nicht wie das aus dem chronisch entzündeten Rachen eines Rauchers oder Trinkers, das seinerseits wieder kaum Fäden zieht und sich leicht zerteilen läßt. Kurz sei hier auch nochmals bemerkt, daß die schleimartige klebrige Beschaffenheit mancher Sputa zum wenigsten auf die Anwesenheit echten Mucins zurückzuführen ist, sondern auf Nucleinsubstanzen oder auf beigemengtes Eiweiß wie beim Auswurf der croupösen Lungenentzündung, des Infarktes, auch des Lungenödems. Dünnflüssiges, schleimiges Sputum dürfen wir nicht mit dem serösen verwechseln.

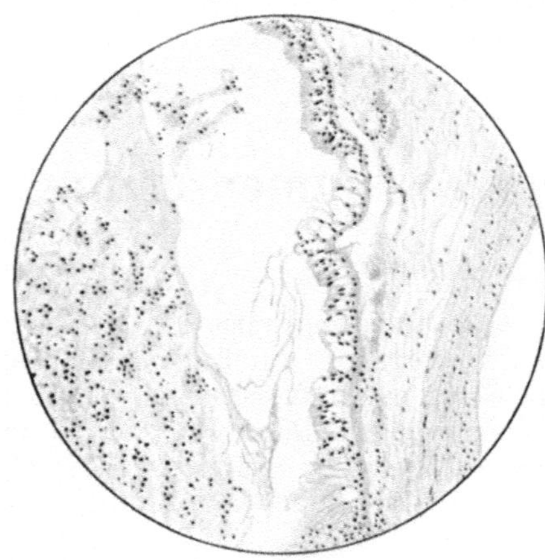

Abb. 15. Bronchitis. Bildung von zahlreichen Becherzellen mit schleimiger Umwandlung und Absonderung des Inhalts. Im Lumen des Bronchus schleimig-eitriges Sekret. Zeiß Obj. A. Ok. 4.

Man faßt also unter der Bezeichnung des „schleimigen Auswurfes“ eine Reihe von Sputis zusammen, die das gemeinsam haben, daß sie durchsichtig oder besser gesagt durchscheinend sind und eine mehr oder weniger schleimige oder auch nur schleimähnliche Konsistenz besitzen, ohne sich zu-

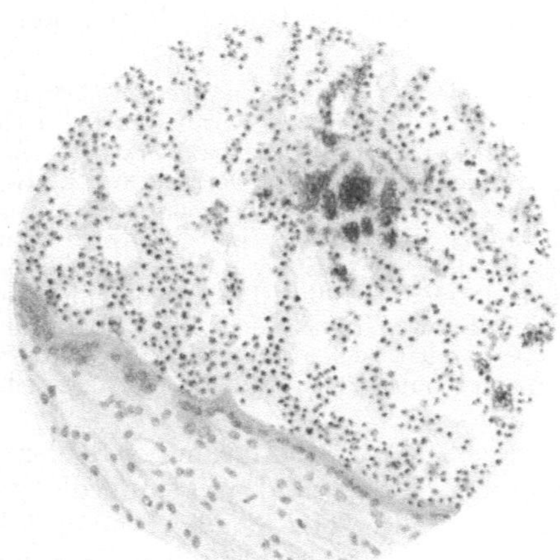

Abb. 16. Eiterige Bronchitis. Abgeplattetes Zylinderepithel ohne Flimmerbesatz. Im Lumen Kokkenhaufen und Eiterkörperchen, wenig Schleim. Zeiß Obj. C. Ok. 1.

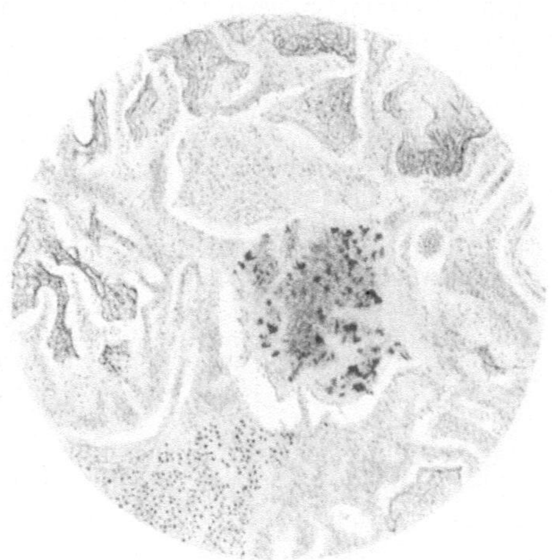

Abb. 17. Nekrotisierende Bronchitis. Bronchialwand völlig zerfallen, im Lumen Kokkenhaufen und zerfallene Eiterkörperchen. In der Umgebung leukocytäre Infiltration des Zwischengewebes, sowie Alveolen mit eiterig-fibrinösem Exsudat erfüllt. Zeiß Obj. A. Ok. 2.

nächst darüber klar zu werden, wodurch diese Konsistenz bedingt ist und wodurch sich die Sputa im einzelnen unterscheiden. Nach dem Vergleich mit dem ungekochten Eiereiweiß sprechen wir von einem S p u t u m c r u d u m, „unreifem“ Sputum, im Gegensatz zu dem undurchsichtigen geballten, wenig Schleim und viele Eiterkörperchen enthaltenden Sputum coctum[1]). Bei gleichmäßigem Aussehen bezeichnet man es auch von einem Sputum sincerum im Gegensatz zu dem mit Eiter vermischten Sputum mixtum.

Die schleimige Grundsubstanz stellt sich bei stärkerer Vergrößerung entweder als gleichmäßige Masse ohne deutliche Struktur dar, von BESANÇON und DE JONG als „hyaliner" Schleim bezeichnet und färbt sich nach den Genannten mit dem UNNAschen polychromen Methylenblau blaßrosa, an den dichteren Stellen intensiv rot, mit Eosinmethylenblau in blauem Ton. Oder man sieht den Schleim im Mikroskop in Form eines Netzwerkes, das sich etwas weniger intensiv und anders färbt als der hyaline Schleim. Bald seien es lange, parallel oder netzförmig verlaufende Fasern, in denen wechselnde Mengen von polynucleären Leukocyten eingeschlossen sind; bald machten sie den Eindruck einer sehr feinen ausgebreiteten Pseudomembran mit sehr feinen, parallel und gewellt verlaufenden Fasern sowie Maschen. Endlich sehe man scharf umgrenzte Netzwerke, die noch Form und Größe der ursprünglichen Bronchial- oder Alveolarzellen erkennen ließen. Die Umwandlung aus dem Zellkern dieser Epithelien könne man genau verfolgen; die Zelltrümmer bücken mit dem umgebenden Schleim zusammen und bildeten so ein Netzwerk (netzförmige Degeneration), das, wie ausdrücklich angegeben wird, nicht durch die Chromfixation entstanden sei, was man bei Betrachtung der Bilder allerdings glauben möchte. Von den Fibrinfasern unterschieden sich die Schleimfasern durch die wellenförmige und anastomosierende Anordnung und die Färbung nach UNNA oder WEIGERT. Die Maschenbildung nehme mit der Vermehrung der polynucleären Zellen zu; bei der Lösung von Bronchitiden, Pneumonien sei sie besonders ausgeprägt, auch die Weite des Netzes wechsele bei verschiedenen Krankheiten. Man kann sich des Eindruckes nicht erwehren, daß gerade bei der angewandten Methodik die Gefahr einer Täuschung durch Kunstprodukte beim Fixieren recht groß ist.

Die Verschiedenheit des schleimigen Auswurfes ist hervorgerufen durch die zugrunde liegenden Erkrankungen; ebenso und vielfach in typischer Weise ändert sich die Beschaffenheit während des Krankheitsverlaufes.

Jedermann bekannt ist der dicke, zähe, fest klebende Auswurf, der aus dem chronisch entzündeten Rachen des Trinkers, Dauerredners, Rauchers mühsam entleert wird, der sich in geringerer Menge aber auch bei jedem Städtebewohner oder jedem auf die Dauer beruflichen Schädlichkeiten ausgesetzten Arbeiter einstellt. Sein meist trockenes, körniges Aussehen, als ob es von massenhaft Kügelchen zusammengesetzt wäre, hat zu dem passenden Vergleich mit Froschlaich geführt, nur daß dieser bei weitem nicht so klebrig, sondern schlüpfrig ist [Sputum margaritaceum, Crachats perlés (LAËNNEC), perlenähnlicher Auswurf]. Jedermann weiß auch, daß dieser Auswurf, der sich in der Regel durch Pigmentierungen verschiedener Art und Stärke auszeichnet, nichts Ernsteres zu bedeuten hat.

Ein Auswurf von zähschleimiger Konsistenz wird während der Acme des akuten Asthmaanfalles entleert, sofern es überhaupt dazu kommt; fast regelmäßig wird man indes schon bei genauerem Zusehen eingesprengte gelbliche oder graugelbe Partien mit reichlichem Gehalt an Zellen und Krystallen und weiße oder grauweiße Fäden, die CURSCHMANNschen Spiralen oder nahestehende Gebilde, erkennen. Im weiteren Verlaufe des Anfalles wird er reichlicher und weniger zäh, einzelne Partien gehen gleichzeitig in mehr schleimig-eitrige Beschaffenheit über.

Interessant war bei einer an der lobulär exsudativen Form der Tuberkulose erkrankten Patientin mit schleimig-eitrigem, zahlreiche Stäbchen enthaltenden Auswurf das Auftreten eines leichten Asthmaanfalles mit eintägigem, mäßig reichlichem Auswurf von rein

[1]) STICKER gebraucht beide Bezeichnungen in etwas anderem Sinne: „Das schleimig-eiterige Sputum erscheint in akuten Prozessen grob gemischt, wird verhältnismäßig spärlich abgesondert und mühsam entleert und ist, solange die Entzündung fortschreitet, zellenreich (Sputum crudum); es wird um so inniger gemischt, zellenärmer, geballter und um so leichter entleert, je mehr der Entzündungsprozeß seine Begrenzung erfährt und in das Stadium der Heilung übergeht (Sputum coctum seu subactum). In chronischen Prozessen ist das Übergehen des grobgemischten in das homogene Sputum seltener der Ausdruck beginnender Heilung als des völligen Unterganges der schleimabsondernden Elemente . . . .".

schleimiger Beschaffenheit. Er enthielt Bronchialepithelien, einzelne CHARCOT-LEYDENsche Krystalle, eosinophile Zellen, aber keine Tuberkelbacillen. Tags darauf wurde der Auswurf wieder in früherer Beschaffenheit entleert. Der schleimige Auswurf wurde eben nur von den Bronchien abgesondert, der tuberkulöse eitrige aus tieferen Teilen.

Kleine schleimige Kügelchen werden ferner bei Keuchhusten mühsam ausgehustet, während des Anfalles oder bald nachher. Mit der Zeit kann der Auswurf dann etwas dünnflüssiger werden. Der Auswurf (in engerem Sinne) darf nicht mit hier fast stets beigemengtem Speichel oder erbrochenem Schleim verwechselt werden.

Die akute Tracheobronchitis liefert wohl nur zu Beginn rein schleimigen Auswurf; die Sekretion ist so gering, daß es im ersten Stadium kaum zum Auswurf kommt. Anders bei der chronischen Bronchitis alter Leute. Hier kann wochen- und monatelang, besonders in den Morgenstunden, zähschleimiger Auswurf mit nur spärlichen Eiterkörperchen zutage gefördert werden. Stärkere Rezidive verwandeln den anfänglichen schleimigen Auswurf bald in einen mehr schleimig-eitrigen, der beim Abklingen wieder zellärmer und damit mehr reinschleimig wird. Mit größeren individuellen Verschiedenheiten der Menge und Konsistenz muß man natürlich rechnen. So findet sich bei dem von LAËNNEC so benannten Catarrhe sèc (nach STICKER eigentlich eine Contradictio in adjecto), eine spärliche, äußerst zähflüssige, stark fadenziehende Masse in der Spuckschale vor. FRIEDRICH MÜLLER macht darauf aufmerksam, daß dieses Sputum nicht eigentlich durchsichtig ist, sondern infolge reichlicher Anwesenheit von weißen Blutkörperchen mehr opak, ohne daß es den Charakter eines schleimig-eitrigen oder eitrigen Sputums annimmt. Recht häufig wird ferner in dem lange dauernden Schrumpfungsstadium, das der komplizierten Influenzapneumonie folgt, ein fast rein schleimiger Auswurf, gelegentlich noch mit eitrigen Beimengungen vermischt, angetroffen. Auch bei Tumoren wird oft lange Zeit hindurch, manchmal in schwersten Hustenanfällen, fast rein schleimiger Auswurf entleert.

Auch das bei der Bronchitis pseudofibrinosa oder mucosa entleerte Sputum muß als rein schleimig bezeichnet werden, nachdem erwiesen ist, daß bei dieser Variante der fibrinösen Bronchitis die Gerinnsel lediglich aus Schleim, mit mäßigen Zellmengen durchsetzt, bestehen.

Wird die Konsistenz des schleimigen Auswurfes immer dünnflüssiger und zugleich weniger adhäsiv, wie es gelegentlich im Verlaufe der letztgenannten Krankheiten vorkommt, aber keinesfalls die Regel ist, so kann man allmählich von einem wässerig-schleimigen Sputum sprechen. (Meistens ist das „wässerig-schleimige" Sputum aber erst im Spucknapf entstanden, weniger durch Zersetzen des Schleimes infolge langen Stehenlassens, als durch konsequentes, allen Anordnungen trotzendes Zugießen von Wasser oder Desinfektionsflüssigkeiten durch das Wartepersonal oder von Mundspülwasser durch den Patienten selbst. Andererseits ist es für die Erkennung der Form der einzelnen Sputumballen oft auch wieder notwendig, sie in ein wassergefülltes Gefäß husten zu lassen.) Für gewöhnlich ist diese Bezeichnung ganz bestimmten Zuständen vorbehalten, während welcher dauernd ein reichlicher, ganz dünnflüssiger, gelegentlich schaumiger, wasserähnlicher Auswurf entleert wird. In erster Linie ist hier die Bronchitis pituitosa (LAËNNEC) zu nennen, deren Sekret F. MÜLLER mit verdünnter Gummilösung vergleicht; bei vorsichtigem Ausgießen aus der Speiseschale fließt es „in einem ununterbrochenen, gleichmäßigen bleistiftdicken Strang" ab und zeigt damit die Eigenschaft einer dünnen kolloidalen Lösung. GEIGEL wirft die Frage auf, ob das Sekret nicht ganz zu Beginn der Erkrankung für kurze Zeit sehr zähe gewesen und erst im weiteren Verlaufe verflüssigt worden sei; die anfängliche Atemnot deute darauf hin. Merkwürdigerweise nimmt es, wie auch manche andere schleimige Sputa, z. B. des Asthma bronchiale, auch beim Stehen den Geruch dünnen Leimes oder Gummis an. F. MÜLLER weist ganz besonders darauf hin, daß es sich hier um das Produkt einer abundanten Sekretion handelt, nicht aber um das einer serösen Transsudation oder einer entzündlichen Exsudation. Gegen letztere spricht auch schon der geringe Zellgehalt, besonders an Leukocyten. Nach STICKER soll es sich allerdings aus Bronchialschleim und Ödemserum zusammensetzen und am häufigsten bei Jodkatarrh, seltener nach Apomorphin- oder Brechweinsteingebrauch auftreten. STICKER nimmt eine gleichzeitige Störung in der Resorption an. BESANÇON und DE JONG bezeichnen diese Form des pituitösen Auswurfes bei herzkranken chronischen Emphysematikern als „Expectoration mixte à prédominance hydromuqueuse“. Der Eiweißgehalt ist sehr gering, 0,1—0,3% und kann zeitweise ganz fehlen. In anderen Fällen sollen einige eitrige Ballen beigemischt sein, während das ganz rein dünnschleimige Sputum am seltensten, bei alten Asthmatikern mit Emphysem, anzutreffen sei. — In ähnlicher Weise werden bei dem wohl nahe verwandten sog. Asthma humidum während der Anfälle von Atemnot reichlich Mengen eines dünnen Sputums entleert, auf dessen Oberfläche eine mit Luft durchmischte Schicht sitzt; mit Ablauf des Anfalles wird die Beschaffenheit wieder dickschleimiger. Auch hier ist die Ursache wohl weniger in einer bakteriellen Entzündung der Bronchialschleimhaut zu suchen als in einem abnormen Reizzustand nervöser Natur, ähnlich wie bei dem typischen Bronchialasthma.

Vielleicht ist eine ähnliche Ursache für die reichliche bis zu einem Liter und mehr täglich betragende Schleimproduktion anzunehmen, die F. MÜLLER bei zwei Patienten mit Myasthenia gravis antraf und in ähnlicher Weise bei einem Falle von akuter schwerer Polyneuritis unbekannter Ursache; hier wurde die „Mitbeteiligung des Vagus durch die hohe Pulsbeschleunigung wahrscheinlich gemacht“ (Vaguslähmung). Ähnliches sah v. STRÜMPELL bei einer tuberkulösen retrobronchialen Lymphdrüsenerkrankung, wo der eine Vagus in ein Drüsenpaket eingebettet lag; auch er sieht Vagusreizung als mögliche Ursache der massenhaften Absonderung an. Umgekehrt führt HOGYES das Auftreten einer reichlichen bräunlichen, fadenziehenden und schäumenden Flüssigkeit bei Lyssa auf Erregung des Halssympathicus zurück. — Auch wo nicht Reizung oder Lähmung eines dieser Nerven nachgewiesen werden kann, wird man nicht selten reflektorische Vermehrung der Schleimproduktion annehmen müssen, so bei allen Reizzuständen von Trachea und Bronchien durch Fremdkörper, Druck bei Lungentumoren, Echinokokkus, Aneurysmen, Strumen, solange keine Sekundärinfektion der Luftwege erfolgt ist. — Erwähnung soll hier der überreichliche Speichelfluß finden, der bei Quecksilbervergiftung sowie bei direkter Reizung der Mundhöhlenschleimhaut, insbesondere durch schmerzhafte Eingriffe an den Zähnen ausgelöst wird; ferner der dünne, bei Reizung der Chorda produzierte Speichel (im Gegensatz zu dem dickflüssigen Sympathicusspeichel); die zuweilen bei Schwangerschaft vermehrte Absonderung; endlich der eine Zeitlang im Anfangsstadium der Atrophie der Speicheldrüsen vermehrte Abfluß.

Man bedenke auch, daß reichliche Schleimabsonderung bei Reizzuständen des Ösophagus und des Magens sich einstellt, am stärksten bei Verengerungen bösartiger Natur.

Gänzlich ungeklärt ist das Auftreten ähnlichen Sputums bei der Bronchitis der Nephritiker. Um Lungenödem, das natürlich auch vorkommen kann, handelt es sich hier nicht, denn der Auswurf müßte dann eiweißhaltig sein. Vorläufig behilft man sich hier mit der Annahme einer toxischen Ursache.

Zu erwähnen sind hier auch die Fälle von nasaler Hydrorrhöe auf nervöser Grundlage, wobei recht große Mengen einer ganz dünnen wässerigen Flüssigkeit abgesondert werden.

Den älteren Berichten über Abfluß von Cerebrospinalflüssigkeit durch Nase und Rachen muß man wohl äußerst skeptisch gegenüberstehen. FREUDENTHAL gibt für seinen Fall, den er für sicher hält, folgende Werte an: Spezifisches Gewicht 1007,2, feste Bestandteile 1,3%, Minimalbestandteile 0,31%, Zucker 0,06%, Mucin 0, Phosphorsäure 0.

2. Der eitrige Auswurf.

Mit dem Übergang der einfachen katarrhalischen Entzündung der Schleimhaut in das Stadium der eitrigen treten auch die ausgewanderten weißen Blutkörperchen vermehrt im Auswurf auf und verleihen ihm die bekannte gelbliche Farbe: der Auswurf wird eitrig (Sputum purulentum). Diese Veränderung ist ein Zeichen dafür, daß die Entzündung nicht mehr auf die Schleimhaut allein beschränkt ist, sondern auf die Submucosa und oft auch auf die tieferen

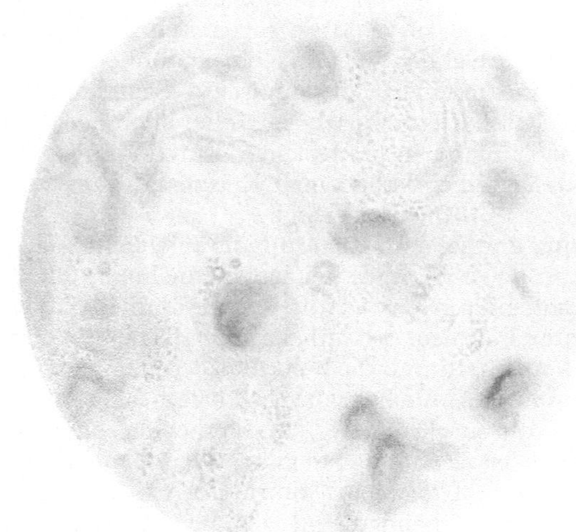

Abb. 18. Schleimig-eitriger Auswurf aus den obersten Luftwegen. Der blutige Ballen stammt aus dem Rachen.

Schichten übergegriffen hat. Je nach dem Grade der Beimengung von Eiterkörperchen spricht man von schleimig-eitrigem (Sputum muco-purulentum), eitrig-schleimigem, rein eitrigem Auswurf und unterscheidet die einzelnen Abstufungen lediglich nach dem Augenmaß. Von einem rein eitrigen Sputum kann man überhaupt nur in den allerseltensten Fällen sprechen, denn während des Verweilens in den Luftwegen mischt sich fast stets mehr oder weniger Schleim bei. Die chemische Untersuchung hat auch ergeben, daß selbst in den rein eitrig erscheinenden Sputis sich, abgesehen von Ausnahmen, immer noch Schleim in nicht unbeträchtlicher Menge vorfindet; schon das Ausgießen des Auswurfs in dünner Schicht auf einen schwarzen Teller macht uns darauf aufmerksam.

Kurz erwähnt sei hier die früher von BEHREND empfohlene Prüfung des Auswurfs zwischen zwei Glasplatten bei durchfallendem Licht, wobei sich die durch Interferenz entstehenden Farbenringe in verschiedener Stärke zeigen.

Dabei fällt uns sofort ein weiterer Unterschied der verschiedenen von uns als schleimig-eitrig oder sogar rein eitrig angesehenen Sputa auf, nämlich die Art der Verteilung der beiden Elemente. Das eine Mal finden wir in der schleimigen Grundmasse deutlich abgrenzbare, nicht zerfließende gelbliche Streifen in wechselnder Menge und von verschiedener Form eingelagert und es gelingt uns nicht, daraus eine homogene Masse herzustellen; das andere Mal sind gelbe rundliche Ballen alle einzeln von einer Schleimhülle umgeben und so am Ineinanderfließen verhindert; ein drittes Mal ist die Bindung der einzelnen Ballen geringer und sie fließen ineinander über, entweder unter Erhaltung der ursprünglichen Grenzen oder unter völliger Vermischung; ein viertes Mal scheiden sich, zumal bei großen Auswurfsmengen, bei längerem Stehen die Eiterkörperchen vom Schleim in deutlich abgrenzbarer Schicht ab; ein fünftes Mal sind beide so innig und fein miteinander vermengt, daß eine Trennung überhaupt nicht möglich ist, die Vermischung beider erst auf dem schwarzen Teller erkannt wird.

Diese Unterschiede sind zunächst durch die Verschiedenheiten in der Konsistenz des Schleimes hervorgerufen, ob er zäh- oder dünnflüssig ist, ob er frisch

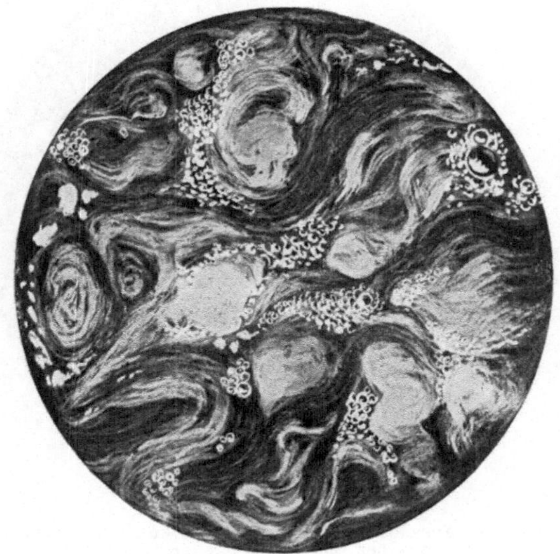

Abb. 19. Eitrig-schleimiger, geballter Auswurf bei akuter Bronchitis (Sputum coctum); links Brotkrümel.

abgesondert wurde oder schon einige Zeit etwa in einem Hohlraum der Zersetzung durch Bakterien ausgesetzt und damit feinflockig, grieselig geworden war. Vor allem aber ist von Bedeutung, ob Schleim und Eiter an gleicher Stelle abgeschieden werden oder der Schleim erst nachträglich hinzutritt und so eine umschließende Hülle bildet. Der Schleim kann in den Luftwegen von oben bis zu den Bronchien von etwa einem Millimeter Durchmesser herab abgesondert werden, wie wir schon gehört haben; überall da kann es aber auch zu eitriger Entzündung kommen. Das von Schleimdrüsen freie Lungenparenchym sensu strictiori kann dagegen nur abgestoßene Epithelien und aus dem Blut übergetretene Zellen liefern und aller Schleim, der bei einer Erkrankung des Parenchyms gefunden wird, muß aus höher gelegenen Teilen stammen, hat sich also erst nachträglich zugesellt. F. Müller weist besonders darauf hin, daß bei der akuten Bronchitis das Sekret der größeren Bronchien mehr schleimigen, der feineren mehr eitrigen Charakter zeigt und daraus die geballte schleimig-eitrige Beschaffenheit resultiert. In der Tat finden wir in dem Auswurf der ausgesprochensten Parenchymerkrankung, der croupösen Pneumonie, den geringsten Gehalt an Schleim (der Eindruck des schleimigen Sputums wird hier durch Eiweiß und Nucleinkörper hervorgerufen, wie uns die chemische Untersuchung lehrt). In je kleinerem Raume die Vermengung beider stattfindet, je längere Zeit Gelegenheit zu diesen gegeben ist, desto inniger vereint treffen wir sie an. Der Einfluß der Stagnation wurde schon besprochen; mit ihr verringert sich die Konsistenz des schleimigen Anteiles und wird die Vermischung erleichtert. Ist die Bronchialschleimhaut verödet oder geschwürig zerfallen, so produziert sie keinen Schleim mehr, sondern läßt nur mehr Eiterkörperchen durchtreten. Die Beziehungen zwischen Schleim und Eiter sind also, wie zur Genüge hervorgeht, von großer Wichtigkeit für die Beurteilung des Sitzes der Erkrankung; in vielen Fällen sind sie sogar so charakteristisch, daß mit einiger Sicherheit auf die Art der Erkrankung selbst ein Schluß gezogen werden

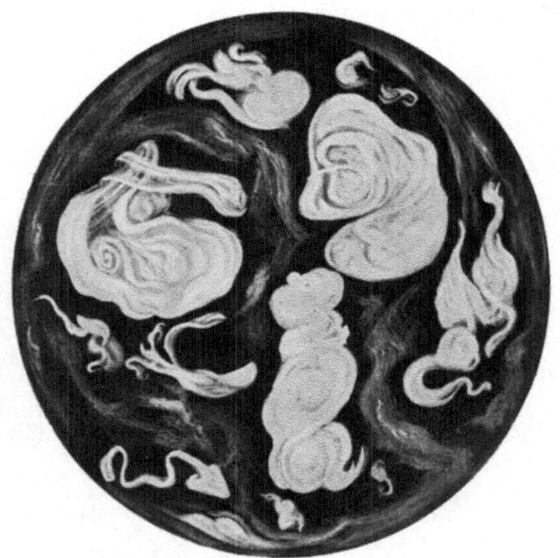

Abb. 20. Eitrig-schleimiger Auswurf. Die fest geballten und oft spiralig gedrehten Eitermassen sind von einer rein schleimigen Hülle umgeben.

kann. Im folgenden sollen noch einzelne Formen des schleimig-eitrigen und rein eitrigen Auswurfes näher besprochen werden.

Eine mehr oder weniger deutliche Scheidung beider Bestandteile erkennen wir bei den Erkrankungen der oberen Luftwege, insbesondere der akuten Tracheobronchitis nach Überwindung des ersten Stadiums, ferner bei nicht zu weit vorgeschrittener Tuberkulose, im abklingenden Asthmaanfall. Die dem Schleime eingelagerten eitrigen Teile erscheinen stets in Form kürzerer oder längerer Streifen oder auch als Ballen; letztere entwickeln sich häufig während des Aushustens zu längeren spiraligen Streifen, die durch Quirlung im Bronchialrohr entstehen und ganz besonders gut zu erkennen sind, wenn man den Auswurf in verdünnte Carbolsäure entleeren läßt. Je zäher der Schleim, desto schärfer die Abgrenzung — oft läßt sich nicht einmal im Mikroskop ein Konfluieren der Eiterkörperchen beobachten.

Eine ganz besondere Form nehmen nach der Beschreibung TRAUBES Sputa bei Empyemdurchbruch an, und zwar wenn der Durchbruch nicht in einen größeren Bronchus, sondern an circumscripter Stelle der Pleura pulmonalis erfolgt. „Der Eiter wird durch den Husten in Gestalt dünner Fädchen in den kleinen Bronchus hinübergepreßt, diese werden dort von einer Schleimhülle umgeben, die das Konfluieren verhindert, und dann ausgeworfen." Der Auswurf erhält so ein eigentümliches kleinflockiges, grieseliges Aussehen und gilt nach

Traube als charakteristisch für die beschriebene Art des Durchbruchs. Hier ist also jedes einzelne eitrige Partikelchen von einer schleimigen Hülle umgeben, die das Zusammenfließen verhindert, und aus der Anordnung läßt sich schließen, daß Eiter und Schleim nicht an der gleichen Stelle abgesondert wurden.

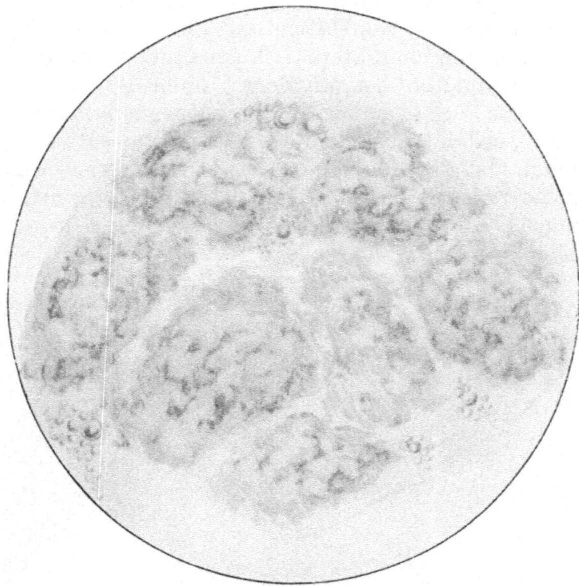

Abb. 21. Eitriger, zersackter, grünlich-weißer Auswurf bei kavernöser Phthise.

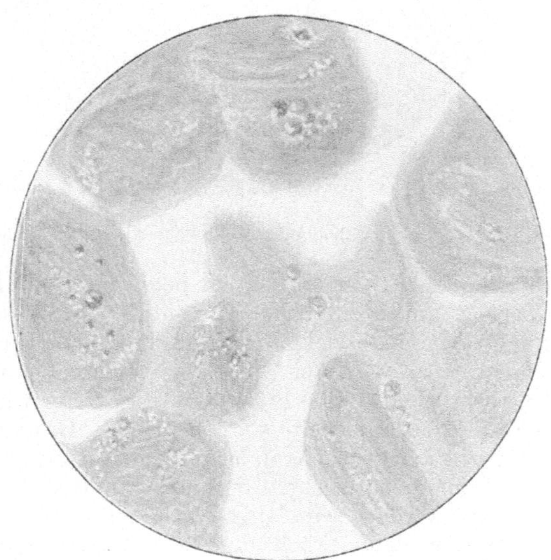

Abb. 22. Fast rein eitriger, durch Blutbeimengung bräunlich gefärbter, münzenförmiger Auswurf bei Tuberkulose.

Anders die Sputa bei weniger zähem und spärlicherem Schleimgehalt, wie bei tiefsitzenden Bronchiolitiden, Bronchopneumonien, manchen Tuberkulosen (lobulär exsudative Formen?), Bronchiektasien und auch Bronchoblennorrhöen.

Die Eiterballen sind dann weniger kohärent und weniger scharf abgegrenzt, sondern mehr aufgelockert, ohne aber den Zusammenhalt zu verlieren. Ganz besonders gilt dies für die beiden erstgenannten Erkrankungen, so daß das etwas lockere, nicht stark schleimhaltige und sich aus der Lunge leicht lösende Sputum für diese beinahe charakteristisch genannt werden kann. — Die runden Formen hat man von alters her mit dem Namen des Sputum globosum et fundum petens (das aber nicht für Phthise pathognomonisch ist, wie ursprünglich angenommen worden war); mehr ist fast ihre eigentümlich graugrünweiße Farbe bezeichnend. Ist das Gefüge noch etwas lockerer, so sondern sich an der Peripherie einzelne Fetzen ab, ohne daß aber ein Zusammenfließen erfolgt. — Noch mehr aufgelockert und mit Luft durchmengt ist die obere Schicht des typischen bronchiektatischen Auswurfs.

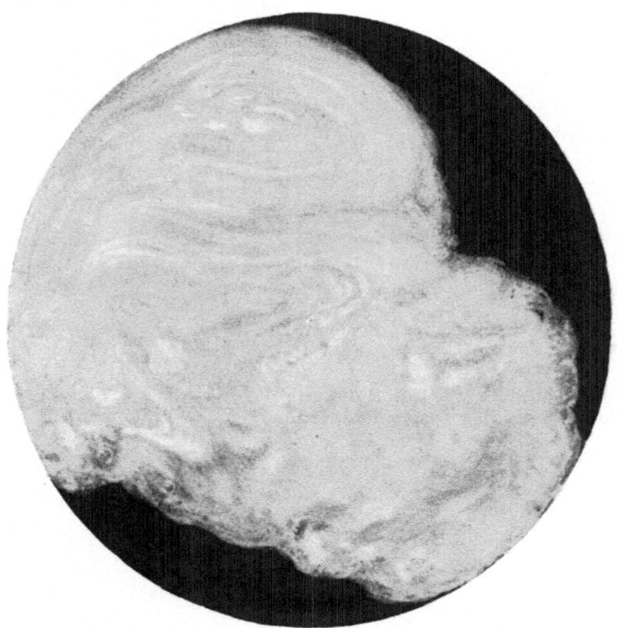

Abb. 23. Rein eitriger, zerfließender weißlicher Auswurf bei eitriger Pneumonie.

Weniger zusammenhängend, aber auch noch innig mit feinem Schleim vermischt, sind die sog. „münzenförmigen“ Sputa (Sputa rotunda oder nummulosa). Diese treffende Bezeichnung rührt davon her, daß die ausgeworfenen Ballen sich ziemlich rasch auf ihrer Unterlage gleichmäßig ausbreiten und dabei abplatten. Die Form ist also eine kreisrunde und wenn wir häufig auch ovales „münzenförmiges“ Sputum sehen, so rührt diese Gestaltung nur von dem schrägen und mit beträchtlicher Kraft erfolgtem Auftreffen auf den Boden des Spuckglases her, wobei die Ausbreitung mehr in der Spuckrichtung erfolgt. So geformte Sputa werden seit langem als eindeutiges Kavernensymptom angesehen und führen daher auch die Bezeichnung Sputa cavernosa. Die Bronchialschleimhaut sezerniert in die Hohlräume noch etwas Schleim, der sich dort fein verteilt und angedaut wird; beim Durchgange durch die Bronchien bildet sich dazu noch eine leichte schleimige Umhüllung. Am häufigsten entsteht diese Form also in phthisischen und bronchiektatischen Höhlen, bei Absceß, Gangrän, der nekrotisierenden Influenzapneumonie, soferne eben nur richtige Konsistenz und Mischung vorhanden ist.

Auffallend große glatte Ballen von dickem zusammenhängenden Eiter und besonders zu Beginn des Prozesses in ziemlich zähem Schleim eingebettet, sehen wir manchmal bei Abscedierung; mit der Zeit wird der Schleimgehalt geringer und der Eiter mehr verflüssigt, auch wenn keine Fäulniserreger dazukommen. — Noch einen Grad der Verflüssigung weiter und das ganze Sputum konfluiert zu einer einheitlichen Masse (Sputum confluens, im Gegensatz zu dem rein eitrigen, auf dem Boden des Spuckglases auseinanderfließenden Sputum diffluens, z. B. bei Entleerung von Kavernen); auch dafür liefern die eben genannten Erkrankungen Beispiele, am besten der bronchiektatische Auswurf in seiner untersten Schicht, in der sich in einer dünnen schleimigen Flüssigkeit alle von den einzelnen Ballen losgelösten Eiterkörperchen zu einer völlig homogenen Masse von „rein eitrigem" Aussehen vereinen. Ähnlich ist es mit dem meist geruchlosen bronchoblennorrhoischen Auswurf, der gleichfalls von dünnflüssiger konfluierender Beschaffenheit ist und trotz seiner Herkunft aus den Bronchien nur wenig Schleim enthält, eine Folge der Atrophie der Schleimdrüsen, die auch bei jahrelangem Bestehen von Bronchiektasien eintritt. — Es ist also die innige Vermengung von Schleim und Eiter ein Beweis dafür, daß der Eiter von denselben Stellen stammt wie die geringen schleimigen Beimengungen und daß weite Gebiete der Bronchien, auch der größeren, von der gleichen Krankheit befallen sind (F. MÜLLER). Tritt der Schleim erst später zu Eiter, so legt er sich bei nicht zu dünner Konsistenz stets wie eine Hülle um diesen herum, es fehlt also die „innige Vermischung".

Wie schon betont, ist auch das dem Auge „rein eitrig" erscheinende Sputum für gewöhnlich noch mit Schleim innig vermischt. Nur da, wo Eitermassen ohne gleichzeitige oder später erfolgende Zumischung von Schleim entleert werden, wäre diese Bezeichnung gerechtfertigt, so bei Durchbruch eines Empyems in einen größeren Bronchus, wo auch die chemische Untersuchung des dicken, rahmartigen Eiters nur geringe Unterschiede im Vergleich zu Eiter anderer Herkunft ergibt. Noch kompakteres Sekret oder ganze Bröckelchen reinen Eiters liefern durchgebrochene Bronchialdrüsen, und schließlich kann auch bei rasch fortschreitender Zerstörung des Lungengewebes, bei Absceß, Gangrän, einschmelzenden Neubildungen, aus tuberkulösen Kavernen rein eitriges Sekret ausgehustet werden.

3. Der seröse Auswurf.

Das „seröse Sputum" bildet eine Ausnahme insofern, als seine Benennung nicht von dem Aussehen, wie bei allen übrigen Sputis, hergeleitet ist, sondern von seiner hervorstechendsten chemischen Eigenschaft, dem reichlichen Eiweißgehalt; damit ist auch seine Abkunft gekennzeichnet. In Wirklichkeit ist sein Aussehen verschieden, bald mehr gelblich-weiß, bald mehr diffus rötlich tingiert, je nach der Beimengung von roten Blutkörperchen; stets aber ist die ziemlich dünnflüssige Masse reichlich mit feinsten Luftbläschen durchsetzt, also ausgesprochen schaumig, dabei klebrig, aber infolge Mangel an Mucin nicht oder nur wenig fadenziehend.

Bei der Färbung mit polychromem Methylenblau sieht man nach BESANÇON und DE JONG runde, tropfenförmige, geballte Schollen von blauvioletter Farbe auf dem rötlich gefärbten Grunde des „hyalinen" Schleimes. Diese Tropfen bilden beim Lungenödem den ganzen Auswurf; im pneumonischen Auswurf, während der Hepatisation, sind sie mit Schleim vermischt oder bilden einen blauvioletten Überzug; mit Beginn der Lösung verschwinden sie wieder. Auch bei Patienten mit chronischer Lungenstauung finden sie sich vor. Ein besonderer Wert kommt dieser Untersuchungsmethode wohl nicht zu.

Seiner Herkunft nach ist das seröse Sputum als Transsudat zu bezeichnen, wenn auch nicht ganz von der Hand gewiesen werden kann, daß in manchen

Fällen entzündliche Prozesse an seiner Entstehung mit Schuld tragen. Es bildet sich, wenn Lungencapillaren und Alveolarepithelien für Blutserum durchlässig geworden sind. Hat das Epithel nach Kompression durch große Exsudate längere Zeit nicht funktioniert und entfalten sich die Lungen bei rascher Entleerung des Brustraumes wieder, so kann die Scheidewand inzwischen durchlässig geworden sein, es kommt zur Transsudation und „Expectoration albumineuse". Daß die Durchblutung während des Kollapses erheblich gestört war, ist nach neueren Untersuchungen beim Pneumothorax nicht anzunehmen. Französische Autoren rechnen auch mit einer „Lungenkongestion" als Ursache. (SCRIBA, KOVACS, LEICHTENSTERN, LABOULBAINE, DRIVON, DUJARDIN-BEAUMETZ, TERILLON u. a.).

Auffallend ist, daß dieser früher oft beobachtete unangenhme Zwischenfall jetzt viel seltener geworden zu sein scheint; vielleicht ist dies ein Erfolg des immer wieder empfohlenen langsameren Ablassens und der neuerdings durch Einblasen von Luft verhinderten raschen Wiederausdehnung der Lungen. Es mag aber auch von Bedeutung sein, daß man sich heutzutage früher zu einer Entleerung entschließt, bevor das Epithel zu sehr durch die Kompression gelitten hat und bevor der Patient allzusehr heruntergekommen ist. Inwieweit gleichzeitig vorhandene Herzschwäche den Übertritt von Blutserum fördert, scheint für diese Fälle nicht genügend geklärt; nötig scheint sie dazu nicht zu sein. Ob früher häufiger eine Verletzung der Lunge beim Einstich vorkam, läßt sich nachträglich nicht beurteilen, auffallend ist nur, daß die Autoren sie damals sehr viel mehr mit in Berechnung zogen.

Erwähnt sei hier, daß RIBBERT einmal nach Fettembolie seröses Sputum sah.

Die zweite Vorbedingung ist eine Stauung des Lungenkreislaufes. Aber auch diese allein genügt nicht; bei akuter Herzschwäche infolge Überanstrengung entsteht kein Lungenödem, nicht einmal bei lange dauernden schweren Kompensationsstörungen kommt es häufiger dazu, sondern höchstens zu einem einfachen Stauungskatarrh. Es müssen also beide Faktoren zusammenwirken, Schädigung der Scheidewand und Kreislaufstörung. Die Bedingungen zur Transsudation sind daher gegeben bei plötzlich eintretender Herzschwäche im Verlaufe von Lungenerkrankungen, wie bei Pneumonien, schweren Asthmaanfällen, bei Einwirkung reizender Gase (im Kriege besonders bei Kampfgasvergiftungen), ferner bei plötzlicher Herzinsuffizienz Nierenkranker, bei denen auch Veränderungen der Lungengefäße gefunden werden. Eine Schwäche wird besonders für den linken Ventrikel angenommen, während der noch gut arbeitende rechte dauernd Blut in die Lungengefäße pumpt, und so in diesen hochgradige Stauung erzeugt.

Ein einleuchtendes Beispiel für die Notwendigkeit des Zusammentreffens dieser beiden Faktoren liefert folgende eigene Beobachtung: Sie betraf ein Mädchen, das seit Jahren von Asthmaanfällen heimgesucht wurde und bei dem auch in den anfallsfreien Zeiten ein Katarrh der kleinen Bronchien zurück blieb. Im Verlaufe eines erneuten besonders heftigen Anfalles entleerte die Patientin an Stelle des vorher rein schleimigen, eosinophile Zellen und CHARCOT-LEYDENsche Krystalle reichlich enthaltenden Auswurfes plötzlich einen sanguinolenten schaumigen, in welchem Eiweiß in großer Menge nachgewiesen wurde. Gleichzeitig wurde leichte Verbreiterung der Herzdämpfung und Nachlassen der Herzkraft festgestellt. Also erst die Kombination Herzschwäche-Lungenerkrankung führte zur Entstehung des Ödems. Auch an Stelle eines Asthmaanfalles kann gelegentlich ein solcher von Lungenödem auftreten (REVILLONT).

Andere Autoren, wie RIEKHOFF, sehen in dem Zustandekommen einer serösen Expektoration nur einen schweren Grad der Entzündung, betrachten das Sputum also nicht als Transsudat, und legen weniger Gewicht auf das gleichzeitige Bestehen einer Herzinsuffizienz. Demzufolge müßte schließlich auch das Sputum des Pneumonikers als seröses bezeichnet werden, was trotz seines Eiweißgehaltes nicht geschieht. Es kann aber wohl das pneumonische Sputum bei Sinken der Herzkraft in ein „seröses" übergehen, wenn es zum Lungenödem kommt. Mit Behebung der Herzschwäche wird wieder pneumonisches Sputum entleert.

Endlich ist noch anzuführen, daß ORTNER nach klinischen Beobachtungen und JORES auf Grund von Experimenten eine Lähmung von Lungengefäßnerven als Ursache der serösen Expektoration ansehen, also eine Art angioneurotisches Ödem, das bei Hysterischen, bei Erkrankungen der Aorta und anderen Zuständen vorkommen soll. Tatsache ist, daß bei schweren Fällen von QUINCKEschem Hautödem auch ein solches der Lungen sich einstellen kann, und daß man ferner unter Patienten mit plötzlichem Lungenödem, ohne vorausgegangene schwerere Krankheitserscheinungen, häufig hysterisch veranlagte antrifft. — R. GEIGEL macht darauf aufmerksam, daß es auch eine Form von Lungenödem, „wenn man sie noch so heißen darf", gebe, bei der die Ausschwitzung einer reichlichen, dünnen, blutig gefärbten Flüssigkeit nicht in die Alveolen, sondern nur in den Bronchialbaum erfolgt. Das Sputum ist anfangs zäher und wird erst dann flüssig, auch das klinische Bild zeigt manche dem Bronchialasthma verwandte Züge. Vasomotorische Störungen scheinen der Anlaß zu solchen Anfällen zu sein. Es ist ferner bei dem Ödem der Urämiker an einen ähnlichen Ursprung zu denken, wenn hier auch eine Alteration der Capillaren wohl die wichtigere Rolle spielt. Schon SEITZ hatte das Lungenödem als paralytische Transsudation aufgefaßt und es mit einer beginnenden Lähmung der Gefäßnerven in Zusammenhang gebracht. Einatmung reizender Stoffe, Einfluß von Kälte, sowie eine weitgehende Beteiligung des Nervensystems ist für manche Fälle nicht von der Hand zu weisen. Das gelegentliche Vorkommen bei Hysterischen spricht in gleichem Sinne. In ähnlicher Weise kann auch die Entstehung des Zustandes auf manche Reizmittel hin gedeutet werden, die in schwächerer Konzentration für gewöhnlich vielleicht einen Katarrh, aber keine Transsudation hervorrufen, wie die Einatmung von Chlor, Salpetersäure, Sauerstoff, Äther, dann plötzliche Abkühlungen, wie in einem von HERTZ beschriebenen Falle. Es ist hier auch eine gewisse Überempfindlichkeit der Befallenen für die genannten Stoffe anzunehmen, wie sie für die Entstehung des typischen Asthmaanfalles oder einer fibrinösen Bronchitis sicher vorhanden ist. Eine genauere Untersuchung der Konstitution des Patienten in dieser Richtung würde vielleicht noch manchen Zusammenhang aufdecken.

Ob Verdünnung des Blutes die Existenz einer sog. „hydropischen Blutkrase" (NIEMEYER-SEITZ) das Entstehen des „Stickflusses" begünstigt, ist unsicher; neuere Beobachtungen sind dafür nicht vorhanden.

Die Wichtigkeit der Erkennung des serösen Auswurfs ergibt sich zur Genüge aus dem Gesagten, ebenso seine prognostische Bedeutung.

4. Der blutige Auswurf.

Bei Besprechung der Farbe des Auswurfes wurde darauf hingewiesen, welch wichtiger Faktor für die Beurteilung das Blut ist, in welcher Form es auch beigemengt sei. Die dabei wahrzunehmenden Erscheinungsformen sind erzeugt durch Menge, Alter, Sauerstoffgehalt des Blutes, durch seine Abbauprodukte, namentlich aber auch durch die Art und Weise der Beimengung, ob es in zusammenhängenden Partien, in einzelnen Teilen oder ob in diffuser Vermischung vorhanden, endlich, ob es einem schleimigen, serösen oder eitrigen Auswurf beigemengt ist. Es ist daher unmöglich, die Farbe eines bluthaltigen Auswurfs zu schildern, ohne auf seine übrige Zusammensetzung genauer einzugehen.

Schon BIERMER hat zwischen dem rein blutigen, hämoptoischen, dem blutig tingierten, dem innig mit Blut gemengten Auswurf unterschieden und bei letzterem eine Trennung in den schleimig-blutigen, den serös blutigen und den eitrig-blutigen vollzogen. Auch hier folgen wir ihm bis auf unwesentliche Abänderungen.

a) Der rein blutige Auswurf.

Wird frisches Blut in größeren Massen ausgehustet, so daß andere Bestandteile gänzlich fehlen oder wenigstens dem Auge nicht mehr als wesentlich auffallen, so spricht man von Hämoptoe; für weniger umfangreiche Blutungen wird vielfach der Ausdruck „Hämoptyse" angewendet, bei schweren gelegentlich auch der Ausdruck „Hämorrhagie", besonders nach Verletzungen[1]).

Die wichtigste Frage ist die nach dem Ursprungsort des Blutes: stammt es aus den Lungen selbst, aus den zuführenden Luftwegen, ist es etwa von anderer Stelle in diese eingebrochen, oder handelt es sich um Blut aus dem Magendarmkanal. Das ist nicht immer auf den ersten Blick zu entscheiden. Es werden zwar einige Merkmale angegeben, welche die Unterscheidung von Blut aus Luftwegen, Lungen oder aus Oesophagus, Magen und Darm erleichtern oder sogar ermöglichen sollen, aber sie lassen doch gelegentlich auch im Stich. Gemeinhin

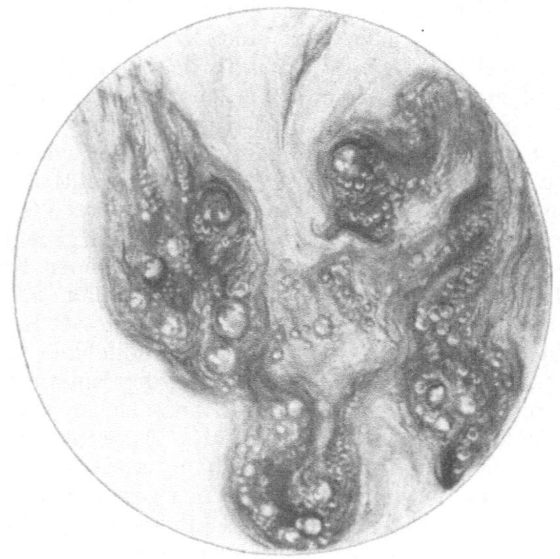

Abb. 24. Frischer hämoptoischer Auswurf bei Tuberkulose.

sagt man, aus den Lungen kommendes Blut werde ausgehustet, sei mit Luftblasen durchsetzt und falle durch sein hellrotes Aussehen auf, während das in den Magen entleerte und erbrochene ohne Luftbeimengung, von dunkler Farbe, bei einigem Verweilen im Magen von kaffeesatzartiger Beschaffenheit sei. Stimmen die übrigen klinischen Symptome, so kann man seiner Diagnose sicher sein. Das ist aber häufig nicht der Fall. Frisch aus dem Magen oder Oesophagus stammendes Blut ist zuweilen von ziemlich heller Farbe; es kann ja auch hier von einer eröffneten Arterie herrühren, häufiger im Magen, sehr viel seltener im Oesophagus. Es können Teile davon, ebenso wie aus der Nase durch den Rachen in die Luftröhre zurückfließen und von dort mit Luftblasen durchsetzt ausgehustet werden; die Durchmischung in den Lungen selbst ist allerdings in der Regel eine feinere. Ist die Lungenblutung profus, so tritt auch hier die Schaumbildung zurück, noch mehr bei Trachealblutungen. Das Blut kann

[1]) Man wird aber zugeben müssen, daß das Wort „Hämoptoe" häufig auch bei kleineren Blutungen gebraucht wird, bei denen meist nicht einmal der einzelne Sputumballen rein blutig ist; ferner verstehen manche Ärzte darunter ausschließlich die phthisische Hämoptoe.

auch in Höhlungen längere Zeit stagnieren, bevor es ausgehustet wird und ist dann mehr oder weniger zersetzt und dunkel, allerdings kaum je von typisch-kaffeesatzartiger Beschaffenheit. Menge, Aussehen, Luftgehalt entscheiden also nicht immer sofort, ob eine Hämoptoe oder Hämatemesis vorgelegen hat.

Weiter ist für das hämoptoische Blut, besonders der Phthisiker, die auffallend geringe Neigung zu Gerinnung kennzeichnend; meist bleibt es flüssig im Spucknapf und nur bei großen Ergüssen kommt es zur Bildung von Koagulis, aber nie zur Gerinnung der ganzen Masse. Gelegentlich können Koagula die Form von Bronchialverzweigungen annehmen (PORT), die Gerinnung ist in solchen Fällen also fast an Ort und Stelle erfolgt, nicht erst nach der Entleerung. Das sind aber Ausnahmen. Röntgenologische Untersuchungen (v. HOESSLIN) erwiesen gleichfalls die mangelhafte Gerinnung in Kavernen. Im Experiment fanden PERL und LIPPMANN nach 12 Stunden Trachea und Bronchien frei von Gerinnseln (ohne daß eine Entleerung nach außen stattgefunden hätte), obwohl

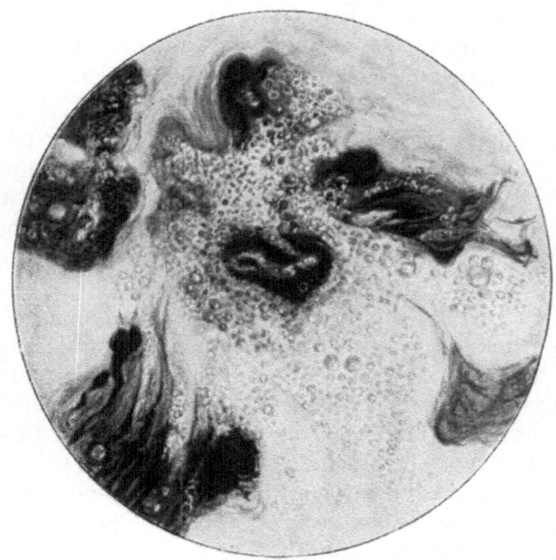

Abb. 25. Blutiger Auswurf aus Nase und Rachen nach stärkerer Hämorrhagie.

noch die ganze Lunge mit Blutkörperchen vollgestopft war. Ähnliches geht aus den Versuchen von GLUZINSKI hervor.

Was ist die Ursache davon? Daß weder die Vorstufe des Fibrins, das Fibrinogen, noch das die Gerinnung hervorrufende Ferment fehlen kann, beweisen die wiederholt gefundenen Fibringerinnsel und Fibrinausgüsse ganzer Bronchien, nicht nur bei der typischen fibrinösen Bronchitis und Lungenentzündung. Nach TRAUBE erfolgt Gerinnselbildung nur, wenn der Tod durch Suffokation während der Blutung eintritt. Es muß also die länger dauernde Berührung mit besonderen Stoffen sein, die die Gerinnung hintanhält, der vermehrte Kohlensäuregehalt des Blutes ist belanglos.

Auch die diesbezüglichen Untersuchungen von MAGNUS-ALSLEBEN klären die Nichtgerinnung des hämoptoischen Blutes nicht völlig auf. Frisch aus der Armvene entnommenes Blut hämoptoischer phthisischer Patienten gerann in normaler Weise; das expektorierte konnte dagegen durch keinerlei Mittel (Kalksalze, Serum, Gewebsextrakte) zur Gerinnung gebracht werden. Erst bei Zusatz größerer Mengen normalen Blutes trat verlangsamte Koagulation ein. — Speichel der Patienten beförderte die Gerinnung von Venenblut, wie er es normalerweise tut.

Preßsäfte tuberkulöser Lungen verzögerten die Gerinnung oft erheblich im Gegensatz zu der stark gerinnungsfördernden Wirkung normalen Lungenpreßsaftes (v. FISCHL), aufgehoben wurde die Gerinnung jedoch nicht; ebenso verlangsamten die autolytischen Säfte der verschiedensten Organe. Man konnte also an die Bildung gerinnungshemmender

Substanzen durch den tuberkulösen Prozeß denken, entsprechend der Wirkung autolytischer Veränderungen. Es handelt sich hier aber stets nur um Verzögerung, nicht um völliges Ausbleiben der Gerinnung. Daher besteht auch die Möglichkeit, und MAGNUS-ALSLEBEN neigt dieser Ansicht zu, daß die Berührung des Blutes mit Epithelgewebe die Gerinnung verhindert, analog der Beobachtung von MORAWITZ, daß Blut, welches in der Pleurahöhle verweilt hat oder auch nur langsam über die Oberfläche einer Lunge gelaufen ist, nicht gerinnt. Weitere Untersuchungen (ZAHN und WALKER) zeigten, daß dem Pleurablute weder die zur Gerinnung notwendigen Fermente fehlen, noch stark wirksame Antifermente darin enthalten sind.

Kein Auswurf wechselt so rasch Farbe und übrige Beschaffenheit wie der rein blutige; es ist daher unbedingt die regelmäßige tägliche Betrachtung geboten.

Haben wir uns also zunächst überzeugt, daß das vorliegende Blut nicht aus Mund, Nase oder Rachen, nicht aus einer arteriellen Blutung eines Magengeschwüres, einer Neubildung, nicht aus varikös erweiterten Venen des Magens (aus der Vena gastrica sup. und coronaria ventriculi) oder der Speiseröhre (aus den zum Plexus oesophageus zusammentretenden Venae oesophageae, diaphragmaticae sup. et inf.) bei Stauungen im Pfortaderkreislauf, sondern aus den Atmungsorganen vom Kehlkopf abwärts stammt, so liegt uns das weitere Suchen nach der Quelle und Entstehungsweise ob.

Als weitaus häufigste Ursache einer „Lungenblutung“ ist die tuberkulöse Erkrankung der Lungen bekannt. Aber auch hier können Blutungen auf verschiedene Weise entstehen; wir unterscheiden klinisch zwischen Früh- und Spätblutungen, einmaligen und wiederholten, pathologisch-anatomisch zwischen arteriellen, venösen, capillären sowie den nicht aus dem kleinen Kreislauf stammenden aus Bronchialarterien oder -venen.

Die „initialen“ Hämoptoen. Blutungen, die bei noch verhältnismäßig geringer anatomischer Destruktion und vielleicht wenig ausgeprägten klinischen Erscheinungen auftreten, aber durch das Röntgenbild in der Regel ihre Erklärung finden, entstammen in der Mehrzahl der Fälle venösen Gefäßen, die von tuberkulösen Geschwüren angefressen werden und infolge ihrer dünneren Wandung geringeren Widerstand leisten als Arterien (CORNET). Nach BIRCH-HIRSCHFELD sollen sie bisweilen auch infolge Arrosion von Venen in der Wand initialer tuberkulöser Bronchiektasien zustande kommen. Doch können auch kleinste Äste der Pulmonalarterie, die in unmittelbarer Nähe von erkrankten Bronchien liegen oder Verzweigungen der Bronchialgefäße davon betroffen werden. RINDFLEISCH verlegt die initialen Blutungen in die capillaren Verzweigungen der Lungenarterie. Derartige „parenchymatöse“ Blutungen nimmt auch ZEHNER an. Auffallend ist, falls sie nicht zu profus sind, die häufige rasche Beimengung von Schleim, so daß eine mehr gelatinöse Konsistenz entsteht, während eine eitrige Vermischung in diesem Stadium nicht besteht. — Capillare Blutungen erfolgen frühzeitig, oft auch bei akuten exsudativen Prozessen, zumal bei rascher Verkäsung; rein blutiges Sputum ist hier nichts Seltenes (FRAENTZEL) infolge Brüchigwerdens der Gefäßwände; der Prozeß ist also hier ein anderer; es handelt sich nicht um eine lokale Zerstörung durch ein tuberkulöses Geschwür, sondern um Einbeziehung des Capillarnetzes in die Nekrose. Auch im weiteren Verlaufe bleiben kleinere capillare Blutungen, die sich nur durch Verfärbung des Auswurfes zu dunkleren, mehr bräunlichen Tönen zu erkennen geben, wohl nur selten aus. Eitrige Beimengung stellt sich dann rasch, je nach dem Grade der Einschmelzung und des Umfanges der Blutung, ein.

Bei weiter vorgeschrittenen Erkrankungen finden nach A. FRAENKEL ausnahmslos Blutungen aus Arterien statt, und zwar aus mittleren und kleineren Ästen (von 1—3 mm Durchmesser), die nicht vollkommen frei das Lumen von Kavernen durchziehen, sondern nur mit einem Teil ihrer Circumferenz in diese hineinragen und dort aneurysmatische Erweiterungen bilden. Zuweilen liegen sie auch ulcerierten Bronchien an (A. FRAENKEL). Hyalin entartet oder der eitrigen Einschmelzung verfallen, widerstehen diese Stellen einem erhöhten Blutdruck bei Hustenanfällen, Pressen, körperlichen Anstrengungen und psychischen Aufregungen nicht mehr und platzen. Kleinere und größere Äste der Bronchialarterien können dem gleichen Schicksal verfallen sein (KRISTENSEN). Frei durch Kavernen ziehende Gefäße dagegen, Arterien wie Venen, veröden infolge der entzündlichen Veränderungen, zunächst unter Thrombosierung und Verdickung der Intima, später unter völliger bindegewebiger Konsolidierung und bluten daher kaum je. — Besonders lange, zuweilen Jahre hindurch dauernde Blutungen stammen nach SOKOLOWSKI aus erweiterten, ihrer Elastizität beraubten und durchlässig gewordenen Gefäßen bei der indurierenden Form, der Phthisis fibrosa. Man hat wiederholte Blutungen aus narbigen Herden, besonders der oberen Lungenpartien, auf den geringen Widerstand gegen mechanische Einflüsse (Traumen von außen, körperliche Anstrengung, Husten) zurückgeführt, da die Gefäße nicht mehr in weichem, nachgiebigen Lungengewebe eingebettet sind. — Übrigens können auch „initiale“ Blutungen, wie neben Autopsien Röntgenuntersuchungen zeigen, aus großen Kavernen stammen und profus sein. Es handelt sich eben dann, wie BÄUMLER, FRÄNKEL u. a. betonen, um keine „initiale“ Hämoptoe, sondern nur um Blutungen, die von länger bestehenden, aber latent gebliebenen Veränderungen ausgingen und als erstes Symptom der Erkrankung in Erscheinung traten.

Bei Kindern erfolgen Blutungen seltener und anscheinend nur bei hochgradigen Destruktionen, aber dann profus (KASTEN, LEES). HENOCH fand zweimal als Ursache ein geborstenes Aneurysma eines Lungenarterienastes. Auch schon bei Säuglingen bis zu 12 Wochen herunter sind sie beobachtet worden. Die bekannten Fälle sind von HINZ zusammengestellt worden. — AUFRECHT weist darauf hin, daß auch bei alten Leuten Blutungen recht seltene Ereignisse sind.

Die Menge des hämoptoischen Sputums bei Phthise kann recht verschieden sein, von einigen wenigen Kubikzentimetern im Tage. bis zu 1 oder 2 Litern Ist der Andrang nicht zu groß, so werden mit jedem Hustenstoß einige Kubikzentimeter eines hellroten — arterielle und venöse Blutungen lassen sich klinisch hier nicht entscheiden, was auch ganz gleichgültig ist — mit kleinen Luftblasen durchmengten, mäßig zähflüssigen, schaumigen Blutes entleert. Etwas Schleim wird regelmäßig beigemischt sein. Bleibt es bei einmaliger Blutung, so ist am folgenden Tage das Blut schon dunkler und mit mehr Schleim vermischt, am dritten oder vierten Tage überwiegen die braunen Töne, dann verblassen auch diese und schließlich nimmt der Auswurf wieder die Beschaffenheit der von der Hämoptoe entleerten an oder hört gänzlich auf. Oder es erscheinen am nächsten oder übernächsten Tage Sputa mehr zähschleimigen Charakters, die nur noch einige hellere und dunklere Streifen oder Flocken enthalten. Hatte schon vor der Blutung eitriger Auswurf bestanden, so kann dieser zunächst ganz zurücktreten; dann erfolgt die Entleerung innig mit Blut vermischten oder blutig tingierten Eiters, bis auch daraus das Blut unter Farbveränderungen wieder verschwindet.

Dauernd sehr geringe Blutverluste müssen überhaupt zu keiner regelrechten Hämoptyse führen, sondern von Anfang an wird mit Blut innig vermengtes, hell-schmutzig-braunes, eitriges, seltener schleimiges Sputum entleert.

Setzt eine Hämoptoe plötzlich und mit großer Gewalt ein, so erscheint die Farbe des Blutes zuweilen etwas dunkler, die Luftdurchmischung ist ungleichmäßiger, an einzelnen Stellen gering, an anderen wieder in Form großer, wohl erst in Bronchien und Trachea entstandener Blasen. Erholt sich der Patient, so sind im Sputum die gleichen regressiven Veränderungen des Blutes wie vorhin geschildert, zu beobachten, nur in größeren Zeitabständen. Gelegentlich können die blutigen Sputa auch plötzlich aufhören, wohl durch Verstopfung des blutzuführenden Abschnittes. In Kavernen kann mit Hilfe der Röntgendurchleuchtung zuweilen noch lange nach Aufhören der blutigen Sputa flüssiges Blut nachgewiesen werden (v. HOESSLIN). — Besonders zu achten ist auf das Auftreten frischer, hellroter Sputa neben altem dunklem Blut, das Zeichen einer Wiederholung der eben glücklich überstandenen Gefahr.

In sehr seltenen Fällen führt Syphilis der Lungen zu Blutungen (HARRIS, LANGERHANS, SCHNITZLER), häufiger Aktinomykose (FINCKH), gelegentlich eine Streptothrixerkrankung (FREYMUTH). Echinokokkuserkrankung soll

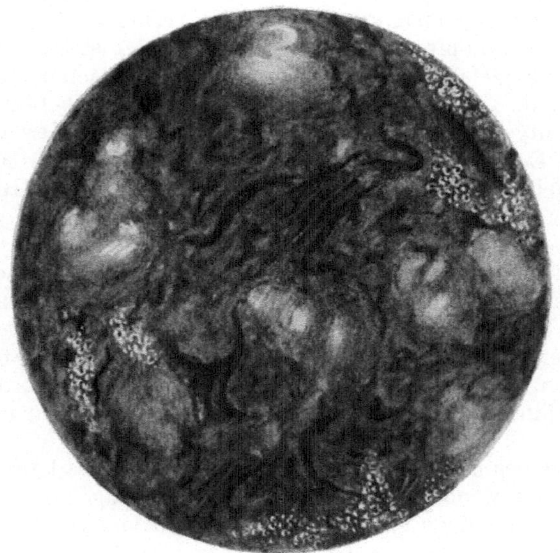

Abb. 26. Fast rein blutiger (nachgedunkelter) Auswurf mit Bronchialausgüssen aus geronnenem Blut bei primärem Bronchialcarcinom.

nach DIEULAFOY oft zu frühzeitiger, spärlicher, diagnostisch besonders wertvoller Hämoptyse Anlaß geben, vermutlich als Folge der Kompression und Blutstauung in umgebenden Lungenteilen. Nekrose kann auch hier zu stärkeren Blutungen führen, ebenso wie bei Distomiasis (BAELZ, INOUYE). Bei letzterer Erkrankung sollen auch capilläre Blutungen durch Steckenbleiben des Embryo oder der Cercarie in feineren Ästen der Arteria pulmonalis (ABEND) einen beträchtlichen Grad (bis zu 1 Liter) erreichen können.

Bei Absceß und Gangrän ereignen sich frische Blutungen nicht ganz selten, immerhin weniger häufig und vor allem nicht so heftiger Art als man bei dem raschen Fortschreiten der Zerstörung, zumal unter Hilfe der Fäulniserreger, erwarten sollte. Chemisch ist Blut allerdings wohl immer nachweisbar. Die Vermengung des Blutes mit dem flüssigen Eiter und Zerstörung des Blutfarbstoffes erfolgt hier auch außerordentlich rasch, weshalb kleinere frische Blutungen seltener bemerkt werden. Schwere Blutungen sind aber auch hier nicht ausgeschlossen. Das Blut kann aus kleinen angefressenen Gefäßen wie aus Capillaren stammen, häufiger aus letzteren. In gleicher Weise führen Tumoren zu Blutungen (KANNENBERG u. a.); STÄHELIN errechnet aus den

Statistiken BERGMACKS und SACHS 30%. Carcinome sollen eher bluten wie Sarkome; ein Unterschied zwischen Lungen- und Bronchialcarcinomen besteht nicht, nur führen Geschwulstmetastasen in den Lungen entschieden seltener zu Blutungen wie zu Auswurf überhaupt. Das liegt wohl in der Art ihres Wachstums begründet. Nach JAKOBSEN kann hier die Blutung mitunter auch das erste Anzeichen der Erkrankung sein.

Daß einer solchen Blutung nicht immer eine ausgedehnte Zerstörung von Lungengewebe vorausgehen muß, zeigt eine Beobachtung des Verfassers. Hier erfolgte nach kleineren prämonitorischen Blutungen, die zunächst als Infarktblutungen aufgefaßt wurden, sich dann aber durch ihre graurötliche Farbe verdächtig machten, eine profuse Hämoptoe, der der Patient rasch erlag. Die Autopsie ergab ein vom Hilus ausgehendes, keine Neigung zur Erweichung zeigendes Carcinom, das mit einem seiner Ausläufer in eine erbsengroße aneurysmatische Erweiterung eines kleinen Bronchialarterienastes durchgewachsen und nur hier eingeschmolzen war.

In einem Viertel aller Fälle von Bronchiektasien zählte THISSEN Blutungen; sie erfolgen entweder aus der angeschwollenen gefäßreichen Bronchialschleimhaut, also aus dem großen Kreislauf, und sind dann meistens geringfügig, oder aus spindel- und knopfförmigen kleinen Erweiterungen von Gefäßästchen, in fortgeschritteneren Fällen auch aus größeren Ästen der Pulmonalarterie; diese werden durch die fortschreitende Atrophie der Bronchialwand freigelegt, geben dem Innendruck nach und brechen durch, oder sie werden durch Geschwüre angefressen, bevor zur Konsolidierung ihres Lumens Zeit war. Der Blutverlust kann hier natürlich viel größer sein als aus den kleinen Gefäßen der Bronchialschleimhaut. Ein Patient BAUERS hustete aus einem aneurysmatisch erweiterten Gefäß 1 Liter aus; bis dahin war der Auswurf rein eitrig und von grüngelber Farbe gewesen. Das anfangs vielleicht rein blutige Sputum vermischt sich, falls der Patient durchhält oder die Blutung bald zum Stehen kommt, rasch mit Eiter und nimmt schmutzig dunkelbraune Farbe an.

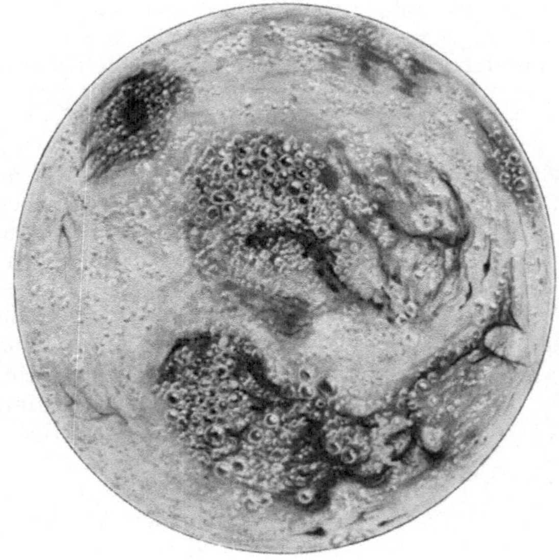

Abb. 27. Rein blutiger Auswurf bei croupöser Pneumonie.

Auch vor oder bei der Herausbeförderung von Lungen- und Bronchialsteinen sind schon starke Hämoptoen beobachtet worden; wahrscheinlich handelt es sich auch hier um Ergüsse aus arrodierten Gefäßen, die durch die Gewalt des Losreißens vollends eröffnet werden. An Läsion vorher unverletzter

Schleimhaut durch die Steine ist weniger zu denken, sie führt höchstens zu Blutfasern im Auswurf; auch frisch aspirierte Fremdkörper, Knochenstückchen verursachen fast stets nur kleine Hämorrhagien, wenn es überhaupt zu solchen kommt.

Im Verlauf des Asthma bronchiale treten nur selten größere Blutungen (POWELL und HARLTEY), durch Sprengung eines Gefäßes bei der forcierten Atmung auf; kleinere aus der Schleimhaut stammende Blutstreifen durchziehen häufiger den Auswurf.

Recht heftige Blutungen können vor oder während der äußerst mühsamen Entleerung von Bronchialgerinnseln bei der Bronchitis fibrinosa erfolgen; nicht zu verwechseln sind diese die fibrinösen Gerinnsel oft ganz umhüllenden Blutungen mit posthämorrhagischer Gerinnselbildung. Auch diese werden vielfach durch Platzen eines Blutgefäßes bei der Lösung des Gerinnsels von seinem Mutterboden erklärt, obwohl die anatomischen Untersuchungen bisher keine Unterlage dafür gaben, daß es sich tatsächlich um Bronchialblutungen handelt. Gleichzeitig vorhandene tuberkulöse Veränderungen lassen daher auch an das Bersten schon vorher erkrankter Gefäße unter dem starken Überdruck denken, A. FRÄNKEL läßt dies sogar als alleinige Ursache gelten.

MATTHES erwähnt noch Blutungen bei der Bronchiolitis pseudomembranacea acuta.

Während es sich bei den genannten Krankheiten stets nur um Blutungen aus einzelnen Gefäßen handelt, tritt in anderen das Blut in größerer Fläche aus den Capillaren über. Ursache ist hier eine Entzündung mit besonders starker Beteiligung und Zerreißlichkeit der Capillarwandungen und kleinster Gefäße. Dazu kommt, wohl infolge toxischer Einflüsse, vielfach eine enorme Erweiterung der kleinsten Arterien und Capillaren. Die Blutungen gewinnen dann eine derartige Ausdehnung, daß sie sich im Erfolg nicht von starken arteriellen oder venösen Blutungen unterscheiden. Das haben die Erfahrungen bei der letzten großen Influenzaepidemie zur Genüge gezeigt. Pathologisch-anatomisch bietet sich hier das Bild ödematös-hämorrhagischer Infiltrate. Da man derartige initiale Blutungen bisher fast nur von den Pestpneumonien kannte, verleiteten sie weniger erfahrene Beobachter vereinzelt zur Annahme einer solchen. Auch die Typhuspneumonie führt gelegentlich zu schwersten Blutungen. Zweifellos ist hier, ebenso wie bei der Grippe die Art des Erregers die Ursache der abnorm schweren Gefäßschädigung, denn die im weiteren Verlaufe einer Pest-, Grippe- oder Typhuserkrankung durch Mischinfektion hervorgerufenen katarrhalischen oder auch mehr fibrinösen Entzündungen führen niemals zu derartigen Blutungen. Ganz charakteristisch ist auch, daß die Blutungen sehr frühzeitig und außerordentlich plötzlich eintreten. — Auch das Fleckfieber kann Ursache hämorrhagischer Entzündungen sein.

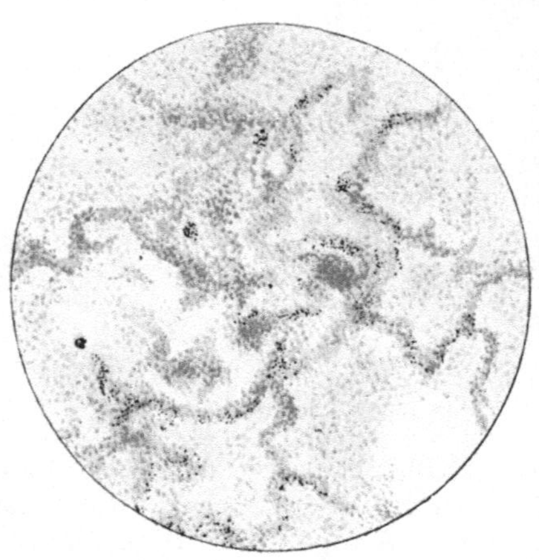

Abb. 28. Akute hämorrhagische Grippe-Pneumonie. Die Capillaren sind mit Blut überfüllt, das zusammen mit Eiterkörperchen und abgestoßenen Alveolarepithelien auch den Inhalt der Alveolen bildet. Zeiß-Obj. A. Ok. K 8.

Nicht ganz selten wird auch in den ersten Tagen — zur Zeit der blutigen Anschoppung — seltener während des ganzen Verlaufes der FRÄNKEL-WEICHSELBAUMschen Pneumonie ein rein blutiger Auswurf in mäßiger Menge zutage gefördert. Die Schleimbeimengung macht sich dann erst im weiteren Verlaufe bemerkbar. Zuweilen wird angegeben, daß Kreislaufstörungen einen besonderen Anlaß dazu böten, Vorbedingung dazu sind sie aber nicht. Ebensowenig besteht Grund zur Abtrennung einer besonderen Form. SCHÜTZENBERGER und SOKOLOWSKI haben derartige Fälle genauer beschrieben.

Rein blutiger Auswurf wird ziemlich häufig bei fibrinösen Pneumonien Recurrenskranker entleert.

Bei der „Lungenkongestion", die als selbständiges Krankheitsbild besonders von französischen Autoren aufrecht erhalten, aber sonst kaum anerkannt wird, entleeren die Kranken gleichfalls blutigen Auswurf, der in seinem Aussehen dem pneumonischen entspricht.

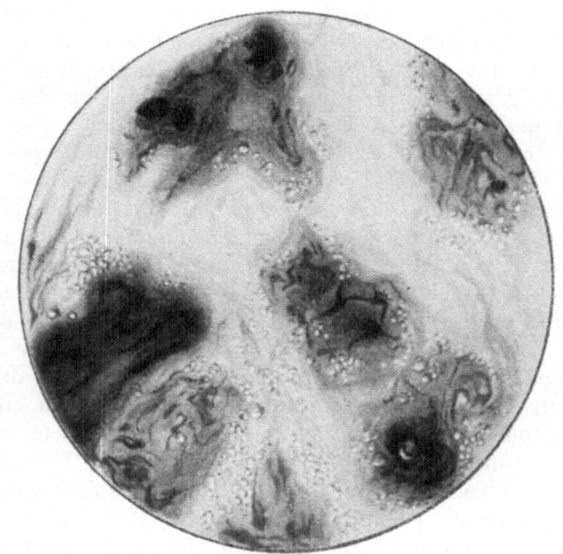

Abb. 29. Blutig-schleimiger Auswurf bei Infarkt, 3.—4. Tag.

BESANÇON und DE JONG stellen verschiedene Gruppen dieses Krankheitsbildes auf: 1. Die Lungenkongestion, die in engerem Sinne bei Vergiftungen (Alkohol, Absynth, Blausäure, Schlangengift) und verwandten Zuständen (Diabetes, Eklampsie), ferner bei Hitzschlag und Erfrierung auftritt. 2. Die akute Bronchoalveolarentzündung bei Infektionskrankheiten, besonders Grippe, sowie bei Lungentuberkulose mit lufthaltigem schleimig-eitrigem Auswurf und vorübergehenden Rasselgeräuschen. 3. Rasch vorübergehende Anschoppung im Bereich der Lungenrinde mit Dämpfung, Bronchialatmen und reichlichem Rasseln; der spärliche Auswurf ist wie bei 1. blutig und enthält Tuberkelbacillen.

Rein blutiges Sputum ist ferner ein regelmäßiges Vorkommnis beim Lungeninfarkt, falls er nicht so geringfügig ist, daß es überhaupt zu keiner Expektoration kommt. Die Ursache der Infarcierung ist dabei gleichgültig; in der Regel sind es aus dem rechten Herzen oder aus den Körpervenen in die Lungenarterie verschleppte Blutemboli, sehr viel seltener Fettemboli (v. BERGMANN), während bakterielle zu klein sind. Pathologisch-anatomischen Untersuchungen zufolge kommen ungefähr ebensoviele Embolien ohne als mit Infarkten vor (HEDINGER). Es kann aber auch an Ort und Stelle Thrombenbildung erfolgen, namentlich bei degenerativen Prozessen in der Gefäßwand als Folge von lang andauernden Kreislaufstörungen. Durch kollaterale Fluxion und Drucksteigerung in den gestauten Capillaren oder bei Stauungszuständen auch durch rückläufige Füllung aus den Lungenvenen wird der blutleer gewordene Bezirk wieder gefüllt, doch sind seine Capillaren nunmehr für das Blut durchlässig geworden, das nun durch ihre Wand in die Alveolen übertritt und ausgehustet wird (KAUFMANN). Vielfach werden auch beide Momente, kollaterales Einströmen und Stauung, vereinigt sein.

Die Menge des so entleerten Blutes kann recht beträchtlich sein, wie schon von LAËNNEC hervorgehoben wurde. A. FRÄNKEL beobachtete bei einer Patientin eine Tagesmenge von 300—500 ccm reinen tiefroten Blutes, ein fast ebenso großer Verfasser. Meist ist es aber viel weniger, zuweilen sind es nur einige wenige blutige Expektorationen. Charakteristisch ist in vielen Fällen die Häufung solcher Blutungen. Kaum hat der Auswurf wieder die alte Farbe angenommen oder ist verschwunden, oft auch noch vorher, ereignet sich schon wieder ein solcher Zwischenfall, und dies kann monatelang so fortgehen.

Die Veränderung des Auswurfes im Laufe einer einmaligen Infarcierung ist typisch und nur in den Zeitverhältnissen wechselnd, je nach der Menge des ergossenen Blutes. Das blutige Sputum tritt in der Regel nicht sofort, sondern erst nach einigen Stunden auf, ist von ziemlich dunkler Farbe und mäßigem, bei längerem Flüssigbleiben auch stärkerem Luftgehalt. Geringe Blutmengen vermischen sich rasch mit zähem Schleim. Nach 2—3 Tagen ist das Sputum ausgesprochen schleimig-blutig, von tief- oder schwarzroter Farbe, die nur langsam wieder etwas heller und mehr bräunlich wird. Noch später sind einzelne dunkle Streifen oder diffuse hellbraune Färbung des nunmehr der Hauptsache nach aus Schleim bestehenden Auswurfes für eine Reihe von Tagen der letzte Zeuge des ablaufenden Prozesses. Wiederholungen sind ohne weiteres kenntlich. — Übergang in eitrigen Auswurf läßt den Verdacht auf Abscedierung aufkommen.

Hier schließen sich die Blutungen nach Verletzungen der Lunge an, die je nach Größe und Sitz des Insultes akut zum Tode führen, in anderen wieder ganz ohne Symptome verlaufen können. Erfolgt keine Mischinfektion, so ändert sich das Sputum in der eben beschriebenen Weise. Erwähnenswert sind noch die zum Glück seltenen Blutungen, die nach Punktion ins Lungengewebe aus einem angestochenen Gefäß auftreten können. Auch aus der Intercostalarterie stammen sie gelegentlich. Bei der geringen Neigung zur Gerinnung innerhalb der Lunge haben sie schon wiederholt zum Tode geführt. Wie die vielfachen Erfahrungen aus dem Kriege zeigen, kommt es gar nicht immer auf die Größe der Verletzung an. — LITTEN macht auf das Auftreten rostfarbenen pneumonischen Auswurfs neben dem hämoptoischen aufmerksam, als Zeichen einer komplizierenden Lungenentzündung.

Auf wesentlich anderer Grundlage entstehen Blutungen bei hämorrhagischen Diathesen, also bei schweren anämischen Zuständen, perniziöser Anämie, Leukämien, besonders bei rasch verlaufender leukämischer klein- wie großzelliger Lymphadenose und bei Sarkomatosen, ferner bei luetischer Anämie, in manchen Fällen von Sepsis und Meningitis, bei Malariaanämie; ferner bei skorbutischer Diathese. Bei der Vielheit der Blutungen während dieser Erkrankungen ist in erster Linie darauf zu achten, ob es sich nicht um Blutungen aus Mundschleimhaut, Nase, Rachen, auch aus dem Magen handelt. Und erst wenn auch Kehlkopf und Trachea bei der Untersuchung nichts Verdächtiges ergeben haben, darf man an die Möglichkeit einer Blutung aus tieferen Teilen denken. Wieweit mit diesen Blutungen die „Verdünnung" oder „Verschlechterung" des Blutes direkt zu tun hat, läßt sich nicht sagen; die geänderte Zusammensetzung des Blutes allein genügt jedenfalls noch nicht zur Durchwanderung durch die Capillarwandungen. Durch die veränderte Beschaffenheit werden Ernährungsstörungen und degenerative Prozesse der Wandung von Capillaren und kleinen Gefäßen hervorgerufen, die den Durchtritt von Blut erleichtern, in schwereren Fällen in Trachea und Bronchien auch zu Geschwürsbildung Anlaß geben können.

Degenerative Prozesse spielen ferner bei „arteriosklerotischen" Blutungen eine Rolle, die nach HAMPELN sehr selten, nach RICKER häufiger vorkommen. Es kann sich um Sklerose von Ästen der Arterien pulmonalis wie der Arteriae bronchialis handeln. Immerhin wird hier zu überlegen sein, ob die Arteriosklerose nicht nur als förderndes Hilfsmoment anzusehen ist.

HAMPELN berichtet von einer sich über 20 Jahre erstreckenden, in Zeitabständen von Monaten auftretenden starken Blutung bei einem Manne ohne nachweisbare Organerkrankung außer geringfügiger Blutdrucksteigerung. Der Bruder litt an der gleichen Erscheinung, nur in schwächerem Maße. HAMPELN denkt an Arteriosklerose oder „rein funktionelle" Blutung.

Andere Blutungen werden mangels jeder weiteren Erklärung auf eine Hyperämie der Lungen zurückgeführt. Entweder muß hier die Annahme einer abnormen Durchlässigkeit der Gefäßwandungen gemacht werden oder eine tiefergreifende Zerstörung schon vorhanden sein, so daß bereits ein leichter Blutandrang zu einer Blutung Anlaß gibt. So erwähnt STICKER eine intermittierende Hämoptoe von quotidianem und quartanem Typus bei großer Milz, die nach Chininzufuhr sistierte, ohne nachweisliche Lungenveränderungen.

CORNET und LOEWENTHAL beobachteten dagegen Hämoptoen bei Phthisikern im Malariaanfall.

Häufiger spricht man von vikariierenden Blutungen zur Zeit, da sich die Menstrualblutung einstellen soll. Hier mögen ähnliche Ursachen wie die soeben erwähnten zugrunde liegen. Ein Blutandrang zu den Lungen ist an Stelle ausgebliebener Menstruation jedenfalls erklärlich. Meistens erfolgen sie auf dem Boden einer tuberkulösen Erkrankung, in seltenen Fällen war aber weder klinisch noch anatomisch eine Ursache nachweisbar. In einem Falle von RIEBOLD ging die Patientin an Lungenödem zugrunde. — GERHARDT führte nächtliche Blutungen Tuberkulöser auf Erhöhung des Blutdruckes im Fieberabfall zurück.

Lungenblutungen sollen auch bei Hysterischen vorkommen (SOKOLOWSKI); sie sind vielleicht auch auf Kongestionen zurückzuführen — WAGNER dachte schon an vasomotorische Einflüsse —, doch wird man gut tun, gegenüber allen diesen Angaben, zumal solcher Patienten, skeptisch zu sein. Meist wird das schwere Leiden sich bei genauerer Beobachtung als harmlose, künstlich erzeugte Zahnfleischblutung entpuppen; es wird hier ein ganz dünner hellroter Auswurf produziert.

Über reine Stauungsblutung berichtet HAMPELN in einem Falle von Mitralstenose mit fast völligem Klappenverschluß. Sklerose lag nicht vor, auch keine Infarcierung.

HEDINGER und NAUWERCK machen auf Blutungen aus einem Lungenvarix aufmerksam.

Ersterer berichtet von einer Frau, bei der im Verlaufe von drei Schwangerschaften bei sonstigem Wohlbefinden sich stärkere Blutungen einstellten. NAUWERCK fand in einem nach wiederholten Blutungen tödlich endenden Falle eine etwa walnußgroße Höhle mit zarter, glatter, papierdünner Wand, die ziemlich rasch in einen nicht erweiterten, nicht verdickten Ast der Lungenvene überging. Die Höhle stand außerdem in freier Verbindung mit einem Bronchialast erster Ordnung. Es handelt sich nach seiner Ansicht um eine auf Unterbildung der Venenwand zurückzuführende Anlage.

Nicht unwichtig sind Blutungen aus der Trachea, wie sie gelegentlich beschrieben werden, so von GERHARDT eine zum Tode führende aus einer carcinomatösen Oesophagus-Trachealfistel. Im Falle von GIDIONSEN fanden sich varikös erweiterte Venen neben einem vermutlich tuberkulösen Geschwür dicht oberhalb der Bifurkation; in dem von Avellis Erweiterungen der obersten Ringvenen der Trachea, die zur Expektoration von ungefähr von $1^1/_2$ Eßlöffeln hellroten Blutes führten. Periodische Blutungen erwähnt Ephraim. — Luetische und tuberkulöse Geschwüre des Kehlkopfes geben nur selten zu stärkeren Hämoptoen Anlaß, kleinere Beimengungen sind häufiger.

Bei Influenza finden wir häufiger eine hämorrhagische Laryngitis (Sticker), die sogar zu stärkeren Blutungen führen kann (Leyden).

Schließlich kann auch Blut entleert werden, das weder aus dem kleinen Kreislauf noch aus dem Versorgungsgebiet der Atmungswege stammt, sondern nur seinen Weg durch diese nimmt. Es handelt sich hierbei in erster Linie um den Druchbruch von Aneurysmen der Aorta in die Trachea oder einen, gewöhnlich den linken, Hauptbronchus oder dessen nächste Verästelungen (D. Gerhardt, Hertel, Selter, Zahn). In allen solchen Fällen verblutet sich der Patient natürlich in kürzester Zeit. Seltener dauert die Blutung bei kleinen Eröffnungen tage-, ja wochenlang an, bis ein großer Erguß dem Leben ein Ende bereitet, worauf besonders Hampeln unter Hinweis auf ältere Kliniker, wie Lebert, Niemeyer, aufmerksam macht und dann von „prämonitorischen Blutungen" spricht. D. Gerhardt u. a. (Pennel, Wintermantel) veröffentlichten entsprechende Beobachtungen — Solche Perforationsstellen können durch verdickte Bronchialschleimhaut zugedeckt werden, so daß sie dem Nachweis bei der Autopsie völlig entgehen. In der Umgebung entstehende Aspirationspneumonien und Infarcierungen mit folgender Hepatisierung und verstärkenden Widerstand der umgebenden Lungenteile, können aber auch ihrerseits wieder die Ursache eines blutigen Auswurfes werden. Das ausgehustete Blut ähnelt dann häufig mehr dem des Infarktes.

In vielen Fällen handelt es sich nach Hampeln um sog. „wandlose" Aneurysmen; das heißt, es erfolgt zunächst kein Durchbruch in Trachea oder Bronchien, sondern das Aneurysma kommuniziert mit dem Lungengewebe selbst, das sich wie ein Schwamm vor die durchlässig gewordene Gefäßwand legt. Weiter hindern die Folgen einer reaktiven Entzündung den raschen Durchbruch, so daß das Blut nur allmählich, aber ständig durchsickert. Auch diese Blutungen sollen häufig prodromalen Charakter tragen.

Daß der Durchbruch aneurysmatischer Erweiterungen leichter an Stellen erfolgt, die aus anderer Ursache, nicht erst durch den dauernden Druck allein, infolge allmählicher Usurierung ihre Widerstandskraft verloren hatten, liegt auf der Hand.

So berichtet Frühwald von einem Durchbruch an der Stelle einer tuberkulös erweichten Lymphdrüse, ferner von einer letalen Blutung durch Berstung eines Aneurysma spurium der abnorm gelegenen Arteria anonyma infolge Druckgeschwürs nach einem Canulement bei einem Kinde. Daß durch gleichzeitig ablaufende Erkrankungen, Tuberkulose, Gangrän, Pneumonien, der Auswurf eine wesentlich andere Beschaffenheit annehmen kann und so die wirkliche Ursache der Blutung ganz verdeckt, sehen wir bei dem an Aneurysma leidenden Patienten Selters, der ein übelriechendes Sputum aus einer großen bronchiektatischen tuberkulösen Kaverne entleerte. Hampeln weist auf eine andere Möglichkeit hin, daß nämlich Blutungen auftreten könnten, die mit dem Aneurysma selber gar nichts zu tun hätten (z. B. dunkelroter bronchiektatischer Auswurf bei einem an Aneurysma leidenden Patienten, von Harmsen beschrieben).

Schmidtmann berichtet von dem Durchbruch eines verjauchten Plattenepithelcarcinoms des linken Hauptbronchus in das linke Herzrohr mit tödlicher Blutung.

Die diagnostische Bedeutung des rein blutigen Sputums geht aus dem Gesagten zur Genüge hervor. Es gibt nur wenige Erkrankungen der Atmungswege, die niemals zu einer Hämoptoe führen, eigentlich nur die einfache Bronchitis, die Bronchoblennorrhöe, die Bronchitis pituitosa, die unkomplizierte

Bronchopneumonie; aus der Blutung allein kann also eine Diagnose noch nicht gestellt werden; die übrigen Krankheitserscheinungen, Aussehen, Menge, Dauer, während der Erkrankung beobachtete Veränderungen des Auswurfs bringen uns schon näher, vielfach zum Ziele.

Bis zur Anwendung der Röntgenstrahlen kam eine besondere Bedeutung den Blutungen zu, die als scheinbar erstes Krankheitszeichen sich bemerkbar machten. Erfahrungsgemäß kommen sie als Frühsymptome am häufigsten bei Tuberkulose vor, nach KRAUS in rund 33%, nach REICHE in 9,2% aller Fälle, nach MÜLLER bei Männern in 23,3%, bei Frauen in 13,8%; doch haben wir gesehen, daß ihnen auch bei Tumoren, Echinokokkus, Distomiasis eine ähnliche Bedeutung zugesprochen wird. Sie können erstes und einziges Symptom bei Infarkten bilden, sie vermögen, uns vielleicht zuerst auf Erkrankungen des Gefäßsystems, Aneurysmen, Stauungen in bestimmten Gefäßbezirken hinzuweisen. Die diagnostische Bedeutung der „initialen" Blutung ist zwar mit der Möglichkeit, auch kleinere, der Perkussion und Auscultation entgehende anatomische Veränderungen auf die Platte zu bringen, erheblich eingeschränkt, aber nicht aufgehoben, zum mindesten nicht für die allgemeine Praxis. Mitunter läßt aber bei einwandfreier Blutung aus den Lungen auch das Röntgenbild im Stich.

Daß „initiale" Blutungen nicht den Beginn einer Erkrankung darstellen, zeigen pathologisch-anatomische Untersuchungen und am Lebenden neben einer genauen Vorgeschichte der Röntgenbefund. Über den Umfang des Krankheitsherdes kann man nach der einen oder anderen Richtung erstaunt sein. Nicht einmal bei Verletzungen, bei Infarkten läßt sich aus der ausgehusteten Blutmenge ein sicherer Schluß auf die Ausdehnung der Läsion ziehen. Was speziell die Blutungen auf tuberkulöser Basis betrifft, so können Erkrankungen bis zum Tode verlaufen, ohne daß es zu Hämoptoen kommt. Sie wurden von AUFRECHT nur in 26,4% aller Fälle gezählt (allerdings in 40% für die Altersklasse von 20—25 Jahren). Das hängt von dem mehr oder weniger destruierenden Charakter der Erkrankung ab, ob Gefäße mit einbezogen werden, ob noch rechtzeitig ihre Verödung erfolgt. Bei kindlichen Tuberkulosen sind Hämoptoen, da hier die Infiltrate wenig Neigung zum Zerfall zeigen, eine Seltenheit, fehlen aber nicht ganz. Bei der Miliartuberkulose tritt der Tod ein, bevor es zum Zerfall größerer Partien gekommen ist. Blutungen können aber auch bei schwerster Destruktion des Lungengewebes bis zum Ende fehlen, wenn die Gefäße sich rechtzeitig in bindegewebige Stränge umwandeln. Im anderen Falle kann aus einer einzigen kleinen Kaverne der Patient sich tödlich verbluten; will es der Zufall, so kann eine verkäste und erweichte Drüse in Gefäß und Bronchus perforieren (A. FRAENKEL). Auch indurierende Formen mit relativ gutartigem Verlauf neigen oft zu Blutungen.

Die prognostische Bedeutung des hämoptoischen Auswurfes richtet sich in erster Linie nach der zugrunde liegenden Erkrankung. Am meisten interessieren natürlich die Blutungen tuberkulösen Ursprunges. Es knüpfen sich verschiedene Fragen daran.

Auszugehen ist zunächst von der Frage, wie verhält sich körpereigenes in die Lungen ergossenes Blut überhaupt und wie wirkt es auf das umgebende Lungengewebe ein. Letzterer Punkt wird nicht ganz gleichmäßig von den Untersuchern beantwortet. Nach GLUZINSKI verschwindet eingegossenes Blut rasch aus Trachea und Bronchien der Versuchstiere, ohne Veränderungen in der Schleimhaut zu hinterlassen, in den Alveolen dagegen bleibt es längere Zeit liegen, Reste können sich dort wochenlang halten. GLUZINSKI fand dort die folgenden Veränderungen: Eine Stunde nach der Blutinfusion konnte nichts Besonderes bemerkt werden, die Interstitien waren frei von roten Blutkörperchen. Nach 48 Stunden sah er neben den zerfallenden Erythrocyten Zellen („weiße Blutkörperchen"), deren Aussehen an Alveolarepithelien erinnerte, nach 96 Stunden außer diesen nur mehr feinkörnigen Farbstoff. Es hatte also eine Reaktion in Form einer Aufquellung und Ablösung des Epithels und Ansammlung weißer Blutkörperchen eingesetzt, die so heftig war, daß die Bronchiolen durch abgestorbene Epithelien oft gänzlich verstopft waren. Von Schleimabsonderung in größeren Bronchien wird auffallenderweise nichts erwähnt. Diese Reaktion war je nach Menge des Blutes und Individualität des Tieres vom 2.—4. Tage am deutlichsten und nahm um den 6. Tage herum ab; nach dieser Zeit bildeten sich unregelmäßige lufthaltige Hohlräume, die durch verdicktes, kleinzellig infiltriertes Interstitialgewebe getrennt waren und längere Zeit unverändert blieben. GLUZINSKI nimmt an, daß der ganze Prozeß in nicht normalen Lungen länger dauert. Bei phthisischen Hämoptoen träten ähnliche Veränderungen auf. Auch nach SOMMERBRODT bleibt Blut nicht indifferent auf Lungengewebe; er konnte Abschilferung, Aufquellung, Trübung der Alveolarepithelien sowie reichliche Proliferation konstatieren.

NOTHNAGEL sowie PERL und LIPPMANN vermißten dagegen trotz des langsamen Verschwindens des Blutes und seiner Reste aus den Lungen jegliche bleibende Veränderung; kleinere braune Herde wurden restlos aufgesaugt. Neuere Untersuchungen von COOPER, KRETSCHMER und LURIE bestätigten wieder die alten Resultate. Blutpigment verschwindet längstens in vier Wochen, eine Verdichtung des Gewebes infolge proliferativer Entzündung bleibt zurück.

Eine Reaktion des Lungengewebes auf die Anfüllung mit Blut findet also statt, wenn auch in wechselnder Stärke. Wie steht es nun mit der gefürchteten Ausbreitung der Schwindsucht nach Blutungen? Wie ist diese zu erklären? Wie weit werden Tuberkelbacillen durch sie verschleppt? Die Beantwortung dieser Fragen ist nicht ganz einfach. Wir wissen zunächst einmal nicht, ob und wie viele Bacillen dadurch in andere Lungenbezirke geraten. Experimentelle Untersuchungen hierüber sind uns nicht bekannt. Nach dem fast stets negativen Befunde im blutigen Auswurf könnte man meinen, eine Ausstreuung finde überhaupt nicht statt oder wenigstens nur in ganz beschränktem Umfange. Eine Verschleppung wird aber allgemein angenommen und ist von A. FRÄNKEL auch autoptisch nachgewiesen. Die schlimme Wirkung der Spätblutung neben den Folgen des arteriellen Blutverlustes an sich sieht FRÄNKEL hauptsächlich in dem Umstand, daß durch die stärkere Sekretanhäufung in den Lungen mehr Ansteckungsmaterial verbreitet wird; bei den meisten venösen Frühblutungen kommen beide Faktoren nicht so in Betracht. Tatsache ist auch die weniger ominöse Bedeutung frühzeitiger Blutungen. Ob wir ferner mit der zerstörenden Wirkung des Blutes auf die Bacillen zu rechnen haben, ist sehr fraglich; wie groß diese ist, entzieht sich jedenfalls unserer Kenntnis. Eine Herabsetzung des opsonischen Index allein würde hier zur Beurteilung nicht genügen. Andererseits müssen wir damit rechnen, daß die einsetzende reaktive Entzündung das Festsetzen und die Vermehrung der Bacillen fördert. Dabei läßt sich auch folgender Weg denken, auf welchem die Ausbreitung der Bacillen stattfindet. Als Folge der Infiltration von Alveolen und Interstitien ist eine Stauung des Lymphstromes wohl möglich und jede Stauung erleichtert in den Lungen die Festsetzung von Keimen. Auch auf retrogradem Wege könnten so Bacillen in andere Gebiete gelangen. AUFRECHT lehnt die Möglichkeit einer Ausbreitung durch das ergossene Blut rundweg ab und führt diese auf entzündliche Veränderungen in der Umgebung des tuberkulösen Herdes zurück. Fest steht also nur die Tatsache einer oft rapiden Verschlimmerung der Krankheit nach Blutungen, sei es infolge lokaler Ausbreitung um den ursprünglichen Herd, sei es in Form der käsigen Pneumonie oder auch einer akuten knötchenförmigen Ausstreuung über größere Gebiete auf dem Bronchialwege.

Für die relative Gutartigkeit frühzeitiger Blutungen ist möglicherweise auch der bessere Ernährungszustand und die größere Widerstandsfähigkeit des Patienten verantwortlich zu machen. Sehr auffallend ist, daß bei nicht zu großen Blutungen in Kavernen der blutige Auswurf bald aufhört und der ganze Rest nach und nach verschwindet, vermutlich durch allmähliche Resorption an Ort und Stelle, trotz der Gewebsdestruktion. Im Röntgenbild läßt sich hier nach einer Reihe von Beobachtungen keine zunehmende Infiltration der Umgebung erkennen (v. HOESSLIN). Man könnte also in dem Bestehen der Kaverne sogar einen gewissen Schutz erblicken, da sie einen Teil des Blutes aufnimmt und so dessen Verbreitung auf dem Bronchialwege verhindert. — Daß Blutungen die Ausdehnung eines Herdes nicht immer zu fördern brauchen, läßt sich auch aus Beobachtungen SOKOLOWSKIS entnehmen, der auf den häufig geringen Einfluß auch lange dauernder Blutungen bei der fibrösen Form der Phthise hinweist. Bei dieser spielt sich der Prozeß mehr im interstitiellen Gewebe ab und offene Kavernen bilden sich nur langsam aus. — Durchbruch eines tuberkulösen Herdes in ein Gefäß muß natürlich nicht zu einer Blutung führen, dazu ist gleichzeitige Kommunikation mit dem Bronchiallumen und Offenbleiben der Durchbruchsstelle nötig. Daher erfolgt auch der Vorgang der Aussaat in Venen oder in Arteriengebiete häufig, ja meistens gänzlich unbemerkt. — Bleibt es bei einer einmaligen Blutung, und das ist das häufigere — nach FR. MÜLLER kommen Wiederholungen in nicht mehr als 17,6% vor —, so wird einige Tage lang Blut ausgehustet, wenn wir von den schweren, rasch zum Tode führenden Ergüssen absehen. Bei Spätblutungen kommt es aber doch häufig zu Wiederholungen in wechselnder Stärke. Die mangelhafte Gerinnung mag mit eine Ursache dafür sein. Die Prognose wird auf alle Fälle durch jeden Blutsturz verschlechtert, sowohl in Hinsicht auf die akute Gefahr wie auf den weiteren Krankheitsverlauf; in welchem Maße, muß die Folgezeit lehren. Jede Wiederholung gestaltet die Aussichten um vieles ungünstiger: nur manche Fälle leichter chronischer oder periodisch wiederkehrender Blutungen scheinen Ausnahmen zu bilden, besonders bei vorhandener Neigung zur Schrumpfung.

Für Blutungen nicht tuberkulösen Ursprunges liegen die Aussichten im allgemeinen etwas günstiger, jedenfalls was die Gefahr einer Weiterausbreitung der Erkrankung durch sie betrifft. Sekundärinfektionen scheinen sich selten anzuschließen. Andererseits kommen bei den verschiedensten Erkrankungen auch besonders heftige Blutungen vor, bei Arrosion einzelner Gefäße (z. B. bei Neubildungen) wie bei parenchymatösen Ergüssen (z. B. bei den schweren Grippeformen). — Ganz schlecht sind natürlich die Aussichten jeder aneurysmatischen Blutung. Schwache prodromale Blutungen bedeuten lediglich eine geringe Verzögerung des Endes.

Eine besondere Stellung nehmen die traumatischen Blutungen ein, die im Kriege viele Opfer gefordert haben. Sehen wir von den häufigen Infektionen — fast stets bei Verletzungen durch Sprengstücke — ab, so ist auf Grund der Größe der Blutung eine Vorhersage auch nur mit größter Vorsicht zu machen. Wie viele anscheinend ganz harmlose Blutungen haben nicht doch plötzlich noch zum Tode geführt!

Besonders sei hier noch darauf hingewiesen, daß traumatische Blutungen nicht auf alle Fälle eine direkte Verletzung beziehungsweise Perforation von Lungenteilen bedeuten. Häufig handelt es sich nur um eine starke Kompression und Drucksteigerung durch Fernwirkung. Hier sind die Aussichten selbstverständlich erheblich günstiger; große Gefäße werden nur ausnahmsweise mitbetroffen.

Kurz ist auch noch der Blutungen zu gedenken, die angeblich durch „Überanstrengung" erfolgen. Bei gesunden Gefäßen kommen sie praktisch überhaupt nicht vor, vielmehr liegt bei genauerem Zusehen wohl stets eine Krankheit zugrunde, die zu einer verminderten Widerstandskraft der Gefäße geführt hat, in der Regel also tuberkulöse Veränderungen. Die „Überanstrengung" ist nur Gelegenheitsursache gewesen.

b) Der blutig tingierte Auswurf.

Man versteht darunter Auswurf, aus dessen mehr oder minder homogener Grundsubstanz kleine Beimengungen von Blut sich in Form von Pünktchen, Stippchen und Streifen deutlich herausheben. Wir finden sie, wie schon Biermer beschreibt, im zähschleimigen, im schleimig-eitrigen und im rein eitrigen Auswurf, häufig an oder nahe der Oberfläche, nicht selten auch von der Grundmasse ganz eingehüllt, von dieser aber stets scharf abzutrennen. Dem frischen Ursprung des Blutes entsprechend ist im Auswurf seine Farbe zunächst hellrot, dunkelt bei längerem Stehen nach und geht in die bräunlicheren Töne des Methämoglobins über. Gleichzeitig dringt in beiden Fällen durch Zerfall der roten Blutkörperchen der Farbstoff in die Umgebung, und wir haben es dann mit einem blutig untermengten Auswurf zu tun. Sind nur widerstandsfähigere körnige oder krystallische Abbauprodukte anwesend, vor allem Hämosiderin, so sprechen

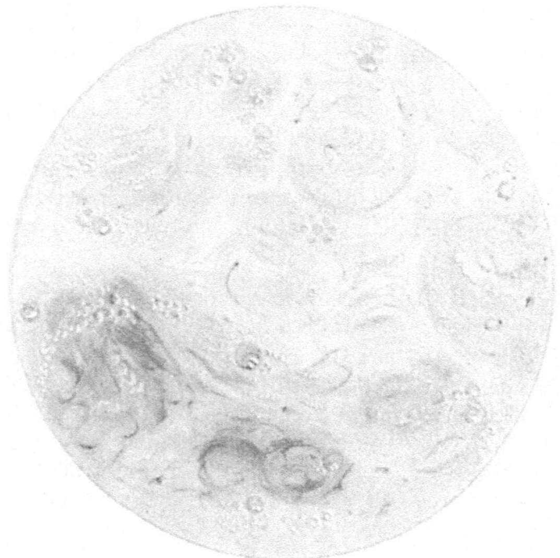

Abb. 30. Fast rein schleimiger, mit Blutfasern durchzogener Auswurf aus dem Rachen.

wir nicht mehr von einem blutig tingierten, sondern pigmentierten Auswurf (s. d.). Ein typisches Beispiel bildet das „Herzfehlersputum“.

Wie der Name besagt, ist die Menge des Blutes in dem genannten Auswurf stets verhältnismäßig gering; es kann sich also stets nur um kleinere Blutungen handeln, sei es, daß Blutkörperchen per diapedesin in die Alveolen oder auf die Schleimhautoberfläche der Luftröhren durchtreten, sei es, daß es sich um Berstung von Capillaren und kleinsten, nahe der Oberfläche liegenden Gefäßen handelt. Das Blut kann also aus allen Teilen der Atmungsorgane stammen; wir werden vor allem zu entscheiden haben, ob es mehr als zufälliger Bestandteil sich dem übrigen Auswurf zugesellt hat oder ob für alle Teile desselben der gleiche Entstehungsort anzunehmen ist. Davon hängt auch die prognostische Bedeutung ab.

Blutig tingierten Auswurf treffen wir daher gelegentlich bei allen Krankheiten der Atmungswege an, angefangen vom Katarrh des Nasenrachenraumes (auch bei Influenza), des Kehlkopfes, der Trachea, oft weniger als direkte Folge der Entzündung als der ständigen mechanischen Reizung durch Räuspern oder Hustenanfälle. Ähnliches sehen wir gelegentlich im Verlaufe schwerer Keuchhusten- oder Asthmaanfälle, bei Erstickungszuständen durch Tumoren (aber auch bei beginnender Neubildung ohne jede Atemnot), bei vergeblichen Anstrengungen, eingedrungene Fremdkörper wieder auszuhusten. Infolge tiefergreifender Zerstörung von Gewebe können ferner eine ulceröse Angina, ein sich entleerender Mandelabsceß, aktinomykotische Eiterungen der Mundhöhle, tuberkulöse und syphilitische Geschwüre des Kehlkopfes und der Trachea zur Entleerung eines blutig tingierten Sputums führen; weiter abwärts Bronchiektasien, Gangrän und Absceß, wiewohl hier sehr viel leichter innige Vermengung stattfindet. Auch bei der Miliartuberkulose ist zuweilen der spärliche schleimige oder schleimig-eitrige Auswurf mit etwas Blut versetzt.

Ausgesprochen blutige Tinktion finden wir ferner zuweilen bei den ersten Entleerungen einer croupösen Lungenentzündung, wie bei Nachschüben; die Grundsubstanz ist dann von helleren oder dunkleren Streifen durchzogen, eine Folge der plötzlichen Anschoppung, die zu reichlicher Diapedese oder capillaren Blutungen Anlaß gibt. Ähnlich können die ersten Entleerungen nach Infarzierung eines kleinen Lungenabschnittes aussehen, gelegentlich auch bei Stauung im Lungenkreislauf. Neben pigmentierten (bei Anwesenheit reichlicher Hämosiderinschollen) Sputis treffen wir blutig tingierte, seltener fast rein blutige an. Der Auswurf bronchitischer Nephritiker kann aus ähnlichen Gründen Blutbeimengungen aufweisen.

Bei der CASTELLANIschen Bronchospirochätose soll der schaumige Auswurf oft blutig tingiert sein (HUIZENGA), ebenso bei der Infektion mit Monilia (JOEKES und SIMPSON).

Hier sind kurz zu erwähnen die in seltenen Fällen an fibrinösen Bronchialgerinnseln haftenden Blutpünktchen und Stippchen. Durch die gewaltsame Loslösung von der ihrer obersten Schichten beraubten Schleimhaut werden die dort befindlichen Capillaren zerrissen und geben zu kleinen Blutungen Anlaß (vgl. hierzu die Ausführungen S. 74 ff.); auch bei Diphtherie kann das gleichzeitig entleerte schleimige oder schleimig-eitrige Sputum aus dem nämlichen Grunde von Blutstreifen durchsetzt sein.

BIERMER schreibt dem blutig tingierten Auswurf nur geringe diagnostische Bedeutung zu mit Ausnahme des bei Tuberkulose entleerten, der oft Vorbote größerer Blutungen sei; er geht hierin aber doch zu weit, denn wie das häufige Vorkommen des blutig tingierten Auswurfes lehrt, kann dieser recht verschiedenen Krankheitsbildern angehören. Es ist nur besonders darauf zu achten, ob die Blutspuren oder etwas reichlicheren Beimengungen oberflächlich liegen oder inmitten der Sputummasse, und von welcher Beschaffenheit diese selbst ist. Der frische klebrige blutig tingierte Auswurf des Pneumonikers ist nicht mit dem blutig tingierten eitrigen des Phthisikers oder dem durch Berstung einer oberflächlichen Capillare blutig tingierten schleimigen des Säufers oder dem mit blutigen Stippchen besetzten des Herzkranken zu verwechseln. Blutspuren allein entscheiden also noch nicht.

Aus den gleichen Gründen ist daher auch die pathognomonische Bedeutung sehr verschieden. Bei einfachen Katarrhen der oberen Luftwege haben Blutstreifen nichts zu sagen, obwohl sie den Laien gewöhnlich in große Angst versetzen und er daher gleich den ganzen Auswurf blutig zu sehen glaubt. Man frage daher stets genauestens nach Menge und Art der Blutbeimengung. — Treten im Auswurf eines Bronchitikers wiederholt Blutspuren auf, so achte man genau auf den Zustand des Herzens, auf die Gefäße, auf die Nieren.

c) Der innig mit Blut vermengte Auswurf.

Eine innige Vermengung von Blut mit der Grundsubstanz des Sputums erfolgt dann, wenn beide am gleichen Orte oder in nächster Nähe ausgeschieden werden, die Grundsubstanz die Vorbedingungen für eine gehörige Durchmischung bietet und genügend Zeit für diese gegeben ist. Das Mengenverhältnis zwischen beiden spielt insofern eine Rolle, als eine sehr reichliche Beimischung von Blut die Grundsubstanz gänzlich verdeckt und wir dann den Eindruck eines rein blutigen Sputums gewinnen; die Blutmenge muß also stets begrenzt sein.

Schleim, Eiter und Serum vermischen sich nicht gleichmäßig gut mit Blut. Schon BIERMER gibt an, daß Schleim längere Zeit brauche, sich mit Blut zu vermischen, während eine Untermengung mit leichter flüssigem Eiter oder Serum sehr rasch vor sich gehe. Damit trotzdem eine solche stattfinden kann, muß nach BIERMER die Vermischung „in einem kleinen Raume" vor sich gehen, „da wo während des Aktes der Hyperämie mit der Capillarruptur auch gleichzeitige veränderte Exsudation auftritt und das ausgetretene Blut sich notwendig mit der exsudierten Masse vereinigt". Es „muß notwendigerweise eine Stelle im Lungenparenchym vorhanden sein, wo durch Entzündung die Bedingungen zur innigen Mischung des Blutes mit schleimig-albuminösem Sekret gegeben sind". Die günstigsten bestehen zweifellos beim Lungenödem; hier transsudieren Serum und rote Blutzellen gleichzeitig in die Alveolarräume hinein, eine Vermischung ist gar nicht mehr nötig. In ähnlicher Weise erfolgt die Vereinigung bei der croupösen Pneumonie; auch hier werden Serum und Blutkörperchen am gleichen Orte ausgeschieden und für die verhältnismäßig geringe Schleimbeimengung ist genügend langer Aufenthalt in den Bronchien. In anderen Fällen ist besonders zu Beginn der Erkrankung die Vermischung allerdings keine so intensive; wir finden sich scharf abzeichnende Blutstreifen in der noch wenig gefärbten klebrigen Grundsubstanz.

Nicht so klar ist der Vorgang bei der Infarzierung: Die roten Blutkörperchen und mit ihnen Serum, treten zweifellos in das Alveolarlumen über; das schleimige Sekret stammt aber nicht von dieser Stelle, sondern kann erst von den kleineren Bronchien ab dazutreten; die Vermischung erfolgt also dort oder man müßte ein Rückfließen des Schleimes in die Alveolen annehmen, was wenig wahrscheinlich ist. Es ist also trotz der Absonderung an verschiedenem Orte und trotz der ungünstigen Beschaffenheit des Schleimes noch eine ausgiebige Vermengung erfolgt. In allen diesen Fällen fast, das sei ausdrücklich bemerkt, wird der Eindruck der innigen Vermengung noch vermehrt durch den diffundierten roten Blutfarbstoff; auch in frischen Sputis wird man indes nur selten bei genauerem Zusehen jedwede Differenzierung vermissen.

Eine innige Vereinigung sehen wir in einer großen Zahl eitriger Sputa, besonders wenn die Masse zu Zerfall neigt und der enthaltene Schleim mit zerstört wird, wie bei gangränösen Prozessen. Überhaupt sind alle größeren Hohlräume, in denen sich das Sekret staut, naturgemäß günstig für jede Vermischung, auch wenn die Bestandteile nicht gleichzeitig oder von dem gleichen Ursprungsorte dort hineingelangen. Daß unter solchen Umständen auch die Farbe der blutig tingierten Sputa wechselt, liegt auf der Hand.

Wir folgen also der BIERMERschen Einteilung:

α) Der schleimig-blutige Auswurf. Das regelmäßigste Vorkommen des schleimig-blutigen Sputums sehen wir beim Lungeninfarkt, nachdem das anfänglich blutig tingierte oder rein blutige Sputum sich mehr und mehr mit Schleim vermengt hat. Daß hier ohne den Einfluß einer Infektion Schleim abgesondert wird, ist auf Reizung der Bronchialschleimhaut durch die Blutung zurückzuführen. Die 2—3 Tage nach erfolgter Infarzierung meist fast schwarzrote Farbe wird allmählich heller, der Charakter des innig mit Blut gemischten Sputums wird beibehalten, wenn auch die Durchmischung nicht immer ganz homogen ist. Ein Übergang in anders geartetes Sputum tritt nur bei Komplikationen ein. Ähnliches sehen wir bei traumatischen Blutungen.

Gleichfalls den Eindruck eines innig mit Blut gemischten schleimigen Auswurfs erweckt der des Pneumonikers, wiewohl hier der Schleim, wie schon wiederholt betont wurde, neben dem Eiweiß- und Nucleingehalt nur einen verhältnismäßig kleinen Anteil ausmacht. Seine Farbe kann sehr verschieden sein, dunkelrotbraun bis citronengelb, je nach Gehalt an Blutfarbstoff und seinen Abkömmlingen. Gegen die Krise zu oder noch mehr nach ihrer Überstehung tritt neben allmählichem Abblassen eine mäßige Verflüssigung ein, die dem Patienten die Qual des Aushustens sehr erleichtert, häufiger eine stärkere Beimengung von Leukocyten, die von Anfang an nie gänzlich fehlen und alle Übergänge zu einem eitrig schleimig-blutigen Auswurf bilden können. Das können wir noch beim schulgemäßen Verlauf sehen, alle plötzlichen oder auffälligen Veränderungen, starke Verflüssigung, reichlicher Eitergehalt, Farbumschläge ins schmutzige Braunrote müssen dagegen unbedingt den Verdacht auf abnormen Verlauf erwecken. Auf das seltene Vorkommen der Aufpfropfung einer croupösen Entzündung auf eine katarrhalische lobulär-pneumonische sei hier hingewiesen; das Auftreten eines blutig-schleimigen Auswurfs kann das einzige Dokument dieser Veränderung sein. — Einmal beobachtete Verfasser ein rötliches bis citronengelbes (tuberkelbacillenfreies) Sputum bei einem kaum zu Zerfall neigenden tuberkulösen Infiltrat; Lungentumoren, Echinokokken führen auch gelegentlich zu solchen Expektoraten. Bei Grippe sind blutig-schleimige Sputa nicht selten.

Auch aus den obersten Luftwegen stammen schleimig-blutige Sputa, und zwar in der Regel aus dem Nasenrachenraum, sei es, daß Nasenbluten vorausgegangen war und die im Rachen befindlichen Blutreste sich mit dem dort abgesonderten Schleim vereinen, sei es, daß das Blut aus kleinen Schleimhauthämorrhagien bei chronischen Entzündungsprozessen herrührt. Es bilden sich große, dunkelbraunrote Ballen, die meist des Morgens entleert werden. Neurastheniker glauben das Blut direkt aus den Lungen gekommen. Bei genauerem Zusehen erkennt man, daß der Schleim erst nachträglich hinzugetreten sein muß, da die inneren Partien stets dunkler, die äußeren oft rein schleimig oder nur wenig von diffundiertem Blutfarbstoff durchtränkt sind. Die reichliche Beimengung von platten großen Epithelzellen kann in zweifelhaften Fällen zur Sicherung der Diagnose beitragen.

Zu den schleimig-blutigen Sputis gehört unzweifelhaft das für Hysterische als charakteristisch beschriebene, dünne, hellrosa gefärbte sehr reichliche Sputum, das aus dem Zahnfleische stammt. Man hüte sich aber vor Verwechslungen mit dem Auswurf des Lungenödems, denn es sind Gründe vorhanden, für manche Fälle des letzteren rein vasomotorische Entstehung anzunehmen. Wir finden dann bei solchen Patienten gelegentlich auch hysterische Stigmata.

β) Der serös-blutige Auswurf. Diese Bezeichnung kommt rechtmäßig allein denjenigen Sputis zu, die sich neben ihrem Gehalt an Blut durch den von Eiweiß auszeichnen, und zwar einen größeren, als dem Eiweißanteil des beigemengten Blutes entspricht. Die Wahl der Bezeichnung nach dem Aussehen allein hat zu Irrtümern geführt, da auf der einen Seite Sputa dazu gerechnet wurden, in denen Eiweiß überhaupt nicht oder nur in Spuren vorhanden war (wie im Auswurf der Hysterischen), andererseits der Eiweißgehalt früher ganz verkannt wurde wie im pneumonischen. Bei letzterem hat man allerdings infolge seiner klebrigen Beschaffenheit die alte Bezeichnung beibehalten.

Hierher gehören auch manche Sputa bei Stauungspneumonie. Die Farbe wird hier als ziegelrot bezeichnet. Meistens wird es sich in solchen Fällen um Lungenödem gehandelt haben, das zu der ursprünglichen Erkrankung hinzugetreten war. Die innige Vermischung der einzelnen Bestandteile ist Beweis dafür, daß alle dem gleichen Lungenteil entstammen, daß die Transsudation durch die von der Entzündung befallenen Teile vor sich geht. Bei gleichzeitigem Lungenödem im Verlaufe einer Lungenentzündung lassen sich dann verschieden gefärbte, teils luftärmere, teils luftreichere, feinschaumige Partien unterscheiden.

Auch das pflaumenbrühartige Sputum, das bei mangelhafter Lösung und schlechtem Herzen ausgeworfen wird, gehört hierzu, wiewohl der Eiweißgehalt schon ganz erheblich vermindert und der Schleimgehalt vermehrt ist. Bei vermehrter Beimischung von Eiter findet schließlich ein Übergang zum blutig-eitrigen Auswurf statt.

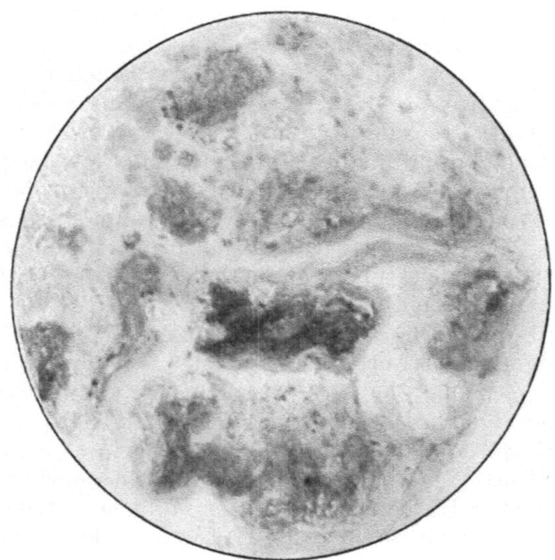

Abb. 31. Blutig-eitriger zersetzter Auswurf bei fötider Bronchitis.

Die große diagnostische Bedeutung der blutig-serösen Sputa ist jedem bekannt; ihre Erkennung allein sichert in den meisten Fällen die Diagnose. Die Prognose richtet sich nach der Möglichkeit, Herzkraft und Infektion zu beeinflussen.

γ) Der eitrig-blutige Auswurf (Sputum cruentum). Der Übergang der schleimig- zu den eitrig-blutigen Sputis ist häufig nicht scharf gezeichnet, da die Unterscheidung nur durch die Menge der Eiterkörperchen bedingt wird und diese auch schon in den für das Auge noch rein schleimig-blutigen Sputis reichlich enthalten sind. Immerhin hat das eitrig-blutige Sputum das Klebrige, Glasige, Gelatinöse der vorgenannten verloren und ist vor allem nicht mehr durchscheinend. Auch in der Farbe verhält es sich insofern verschieden, als nach kurzer Zeit der schmutzig rote oder braunrote Ton vorherrschend ist. Infolge des raschen Zersetzungsprozesses ist die Durchmischung eine gleichmäßigere; die roten Blutkörperchen haben ihren Farbstoff abgegeben. Seltener sieht man, wie BIERMER angibt, eine unreine rote Färbung im Zentrum und eine deutliche rot gefärbte „Peripherie". Diese Sputa sollten Kavernen entstammen in denen es „noch nicht zu ausgedehnter Stagnation des Sekrets oder zu jauchiger Zerstörung der Wandungen gekommen ist". Die Beschreibung paßt auf Sputa nach nicht mehr ganz frischen spärlichen Blutungen; vielleicht war auch schon Farbstoff diffundiert.

Bei der gewöhnlichen Bronchitis fehlt Blut, nicht selten ist seine Beimengung dagegen bei schwereren Graden des Stauungskatarrhs. Sie erstreckt sich dann nicht mehr auf die Anwesenheit reichlicher Hämatoidinschollen, sondern der schon veränderte Farbstoff ist diffus verbreitet und verleiht dem Auswurf oft ein leicht bräunliches Aussehen. Der bronchiektatische Auswurf ist wohl in der Mehrzahl der Fälle mit etwas Blut vermischt, das aus kleinen Gefäßen der dilatierten und atrophischen, in schwereren Fällen auch der eitrig nekrotisierten Bronchialwand stammt. Die ursprüngliche Farbe ist hier durch die Fäulnis rasch verloren gegangen und in eine mehr grünliche umgeschlagen; nur stärkere Blutungen erzeugen eine mehr bräunliche oder ockerähnliche Färbung des Eiters, die am deutlichsten in der untersten Schicht zu erkennen ist. Regelmäßig ist der Auswurf bei fötider Bronchitis, Absceß und Gangrän der Lunge innig mit Blut vermischt, bei letzterer infolge des rascheren Fortschreitens der Destruktion, die keine Zeit zur Thrombosierung von Gefäßen läßt, reichlicher. Die Farbe ist hier in der Regel eine schmutzig braunrote. Auch bei der seltenen fötiden Bronchitis besteht eitrig-blutiger, bräunlich dunkelroter mehr oder weniger übelriechender Auswurf.

Bei den übrigen zu eitriger Einschmelzung von Lungengewebe führenden Erkrankungen, Tumoren, Echinokokken, Aktinomykose, Distomiasis (INOUYE) können ähnliche Sputa entleert werden; es wechseln nur die Farbtöne.

Sehr zu beachten ist der Übergang eines bisher schleimig-blutigen Auswurfes in eitrig-blutigen bei der durch den FRÄNKEL-WEICHSELBAUMschen Diplokokkus hervorgerufenen Lungenentzündung (siehe oben). Ob dabei regelmäßig die bekannten Eitererreger mit im Spiele sind, erscheint noch nicht genügend sichergestellt, im Sputum zu finden sind sie oft genug. Der Übergang eines rein blutigen Auswurfs der akuten hämorrhagischen Grippepneumonie in einen blutig-eitrigen und schließlich mehr oder weniger rein eitrigen, oft grünlichen und reichlichen kann uns eine beginnende Nekrotisierung des erkrankten Lungengewebes anzeigen. — Ein dünneres mit Blut vermischtes eitriges Sputum trifft man zuweilen bei reinen Streptokokken- oder Friedländerpneumonien an.

Etwas Gewöhnliches sind eitrig-blutige Sputa bei der käsigen Pneumonie (FRÄNTZEL), auch hier von den verschiedensten Farben, wie bei allen fortschreitenden tuberkulösen Prozessen; vielfach sehen wir in ihnen nur die Reste einer stärkeren Hämoptoe.

III. Besondere makroskopisch erkennbare Bestandteile.

1. Fibringerinnsel.

Fibrin- oder Faserstoffgerinnsel hat man schon seit langer Zeit im Auswurf mancher Kranken beobachtet. Die ersten Angaben hierüber stammen wohl von GALEN, der sie ebenso wie die späteren Untersucher für Blutgefäße hielt, wozu ihn die rötliche Farbe, die eigentümliche Bauart und verzweigte Form der Gebilde einigermaßen berechtigte. Auch als Polypen, Ausgüsse der Bronchialdrüsen oder geronnene Lymphe sind sie später vielfach angesehen worden. In Deutschland wurde erst durch REMAK im Jahre 1845 die Aufmerksamkeit wieder auf sie gelenkt, nachdem er sie in größerer Anzahl bei Pneumonieerkrankungen entdeckt hatte; kurze Zeit vorher waren sie von HEINRICH, der anscheinend einen Fall von Bronchitis fibrinosa vor sich hatte, einer genaueren mikroskopischen Untersuchung unterworfen worden. BIERMER und LEBERT führen alle älteren Beobachtungen auf.

a) Makroskopisches Aussehen.

Bei der Beschreibung können wir uns im allgemeinen an die Schilderungen von BIERMER und RIEGEL halten, die an Vollständigkeit nichts zu wünschen übrig lassen. Die frisch ausgeworfenen Fibringerinnsel bilden meistens eine unregelmäßig geformte, knäuelförmige Masse von weißgelblicher oder schwach rötlicher Fleischfarbe. Nimmt man sie aus ihrer mehr oder weniger blutigen oder auch schleimigen Umhüllung heraus und spült sie in Wasser ab, so zeigen viele unter ihnen, besonders die festeren, eine baumförmige Gestalt, die der Verzweigung von Teilen des Bronchialbaumes entspricht. Sie stellen förmliche Ausgüsse dar, die man an manchen Exemplaren bis an die äußersten Enden, die feinsten Bronchiolen und Infundibula, verfolgen kann; sogar die Alveolen selbst sollen ab und zu an den leichten kolbigen oder knopfartigen Auftreibungen der Enden zu erkennen sein. Nur ausnahmsweise sind die kleinsten Verzweigungen durch schwimmhautartig zwischen ihnen ausgespannte Segel verbunden. An den Verästelungsstellen bemerkt man nicht selten eine geringe Verdickung entsprechend dem hier etwas erweiterten Bronchiallumen; der Hauptast ist häufig etwas weniger stark wie seine nächsten Verzweigungen. In seltenen Fällen kann man auch leichte Einschnürungen, bedingt durch die Knorpelplatten der mittleren und kleineren Bronchien, wahrnehmen, an anderen wieder leichte spiralige Drehung (RIEGEL); manchen Exemplaren verleihen größere oder kleinere kolbenförmige Auftreibungen eine rosenkranzähnliche Gestalt; die Auftreibungen selbst werden durch eingeschlossene Luft hervorgerufen.

Die Farbe der mit Wasser abgewaschenen Gerinnsel ist in der Regel milchweiß oder weißlich-gelb, zuweilen auch rosarot oder perlmuttergrau. Sind sie mit Blut vermischt, so zeigen sie entweder eine ziemlich gleichmäßige blutige

Färbung, häufig auch nur einzelne blutige Streifen. BETTELHEIM erwähnt gelbliche Färbung in einem Falle von Pneumonie mit Ikterus.

Länge und Dicke sind sehr verschieden; sie hängen bis zu einem gewissen Grade von der Art der Erkrankung ab, die zu ihrer Entstehung führt. So findet man bei der croupösen Pneumonie meist nur kleine und unverzweigte, einige Millimeter lange Gerinnsel, dafür aber in großer Anzahl — es sind ihrer in 24 Stunden schon 30—50 gezählt worden; dagegen werden bei der typischen Bronchitis fibrinosa häufig sehr große Exemplare, sogar Abgüsse des ganzen Bronchialbaumes ausgehustet; eine Länge von 10—12 cm ist nichts Seltenes, ja bis 18 cm sind gemessen worden. Dafür werden hier täglich nur ein, höchstens zwei Gerinnsel entleert, selten mehr; nur STREETS gibt an, täglich 6—7 röhrenförmige Ausgüsse gezählt zu haben und GOTTSTEIN in einem Falle von Tuberkulose

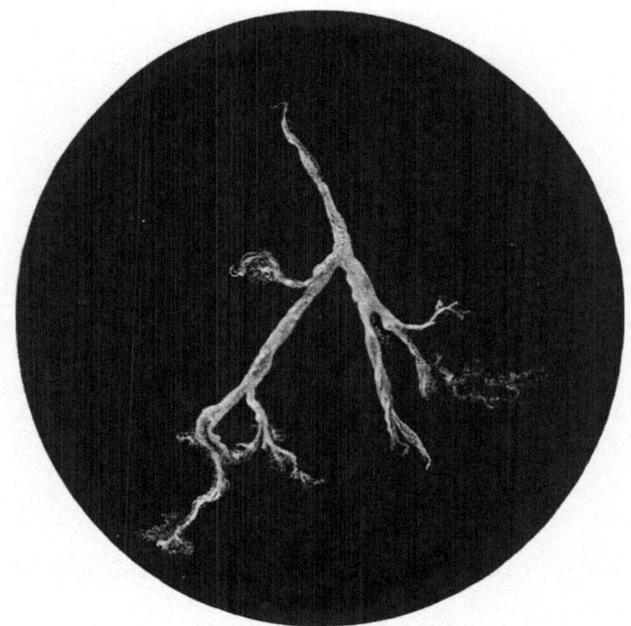

Abb. 32. Blutig verfärbtes Fibringerinnsel bei Bronchitis fibrinosa.

bis 20, deren Zahl im Verlaufe der Erkrankung langsam abnahm. Der Hauptast solcher Gerinnsel erreicht die Dicke eines Gänsekieles oder Bleistiftes, bei einem Patienten von RIEGEL die eines kleinen Fingers, KRETSCHY maß in einem Falle regelmäßig einen Durchmesser von $1^1/_2$—2 cm (!), also den Durchmesser einer Trachea.

Auf dem Querschnitt stellen sie runde oder etwas abgeplattete Gebilde mit glatter Oberfläche dar; ihr Inneres ist von lamellösen Bau, dessen Schichten oft nicht dicht aneinander liegen, sondern zwischen sich mit Luft oder Schleim oder auch mit Blut erfüllte Hohlräume ausgespart lassen. Die Achse fällt dann durch ihr dunkelrotes Aussehen auf, bei anderen Exemplaren ist der Farbton durch eingeschlossene schwarze Pigmentzellen mehr grauschwarz (BIERMER). Die dickeren Stämme sind zumeist mehr solide, die dünneren viel häufiger hohl, die dünnsten dagegen wieder feine feste Fäden. Die Menge der eingeschlossenen Luft ist sehr verschieden, in manchen Gebilden kann man perlartig aneinandergereihte Luftblasen erkennen, die bei größerer Ausdehnung die Ursache der erwähnten kolbenförmigen Auftreibungen sind; andere Gerinnsel sind wieder durchweg solid gebaut. Auch die Zahl der Lamellen wechselt; RIEGEL gibt an, daß er in einem Falle 6—8, in anderen noch mehr verschieden dicke habe abheben können. In größeren Stücken steht zuweilen eine zentral gelagerte, vielfach gefaltete Membran durch zarte, senkrecht zur Längsachse stehende Querfältchen mit der lamellösen Wand in Verbindung. — Auf Längsschnitten kann man ferner bei vielen Exemplaren schon makroskopisch eine deutliche Längsfaserung erkennen.

Die Konsistenz der meisten Gerinnsel ist derb, sehr elastisch, in seltenen Fällen mehr weich und gallertartig; die feineren Zweige auch der derberen Exemplare sind häufig etwas weicher als die Hauptäste, können sogar direkt schleimartige Beschaffenheit annehmen. Die Gerinnsel, die das Kind MÜLLERS

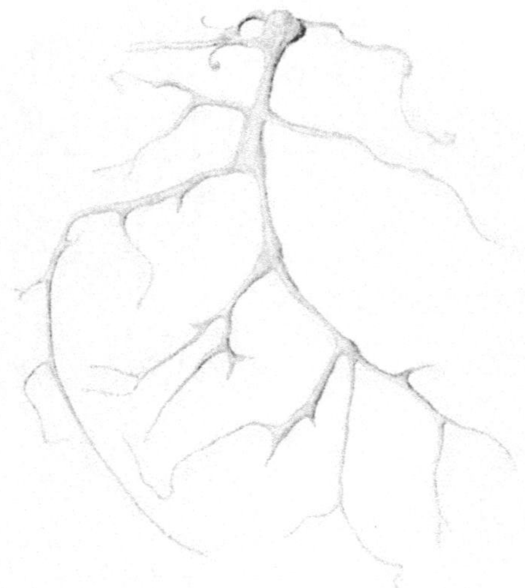

Abb. 33. Fibringerinnsel bei Bronchitis fibrinosa. Natürliche Größe.

aushustete, zeigten in der Mitte des Baumes fettige Entartung. Zuweilen werden sie im Laufe der Erkrankung schleimiger und schmieriger (BESCHORNER), besonders nach Gebrauch von Jod und Inhalation von Kalkwasser (RIEGEL, SKLAREK). Von den reinen Schleimgerinnseln wird später noch ausführlich die Rede sein.

Außer diesen typischen, voll ausgebildeten, baumähnlichen Produkten stößt man auch auf kleinere Stücke verschiedener Form, kurze dicke Abgüsse von Bronchialstücken, der Trachea oder auch des Kehlkopfes, oft röhrenförmige Gebilde, die ihren Ursprungsort genau erkennen lassen (GIBB). So beschreibt MADER einen Fall, in welchem ein vollkommener Abguß des Kehldeckels geliefert wurde, und SCHECH erzählt von einem Patienten, der ein über den anderen Tag einen Ausguß des linken Ventriculus Morgagni mit Abklatsch des linken Taschenbandes aushustete; einer ähnlichen Auflagerung auf den wahren und falschen Stimmbändern, die allerdings nicht ausgehustet wurde, von mehr papillärem Bau, begegnete D. GERHARDT bei einem Falle von Masernpneumonie. Platte Gerinnsel stammen oft aus der Trachea, den letzten Gliedern eines Bandwurms nicht unähnlich (OTT); auch im Pharynx können sich ähnliche bilden (ONODI). — In anderen Fällen entdeckt man wieder solide

Fibrinpfropfen verschiedener Größe, oft von auffallend derber, ja knorpelharter Beschaffenheit.

Bei genauerem Durchmustern der Sputa findet man ferner häufig einzelne feine Fibrinfäden, wie bei der croupösen Pneumonie, bei der capillaren Bronchitis und im Asthmaanfall; zuweilen stellen sie sich beim ersten Anblick als ein Gewirr von Fäden dar, das sich erst bei Ausspülen mit Wasser in einzelne netzförmige Fasern auflöst. Über die diphtherischen Membranen siehe weiter unten.

b) Eigenschaften und Zusammensetzung.

Die Fibringerinnsel schwimmen häufig auf dem Wasser, eine Folge der in ihnen eingeschlossenen Luft. Sie sind in Wasser und Kochsalzlösung unlöslich, ebenso in verschiedenen organischen Säuren, Äther, Alkohol, auch bei höherer Temperatur. In Essigsäure quellen sie, in 1% Ammoniak und 1% Kalilauge

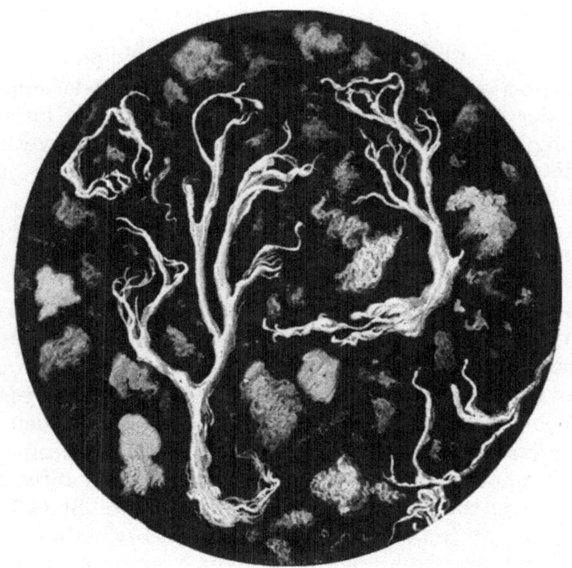

Abb. 34. Fibringerinnsel in fast rein schleimigem Auswurf. Natürliche Größe.

lösen sie sich unter Flöckchenbildung auf, leicht löslich sind sie in Chloroform, Natriumsulfat und besonders in Kalkwasser. Zur Unterscheidung von schleimigen Gerinnseln wurden diese letztgenannten Eigenschaften, besonders Quellung in Essigsäure, herangezogen, doch ist diese Differenzierung zweifellos mangelhaft, da sich auch die Schleimgerinnsel vielfach ähnlich verhalten. Das gleiche gilt vom Verdauungsversuch mit Pepsinsalzsäure, da nach F. Müller reines Mucin von kräftigem Pepsinsalzsäuregemisch gleichfalls verdaut wird; richtig ist nur, daß die mehr schleimigen Bronchialabgüsse im Gegensatz zu den diphtherischen und den bei Pneumonien gefundenen Gerinnseln langsamer und unvollkommener gelöst werden, aber sie lösen sich auch in verdünnten Alkalien meist nur schwer und unvollständig. Man wird sie daher nicht mit Sicherheit als unveränderte Mucinmassen ansehen dürfen, um so weniger, als sie bei Färbung mit Thionin und anderen Farbstoffen die für Mucin charakteristische metachromatische Färbung nicht immer zeigen.

Die Gerinnsel weisen als Hauptbestandteil also Fibrin auf, in geringeren Mengen Mucin, Fett (0,27% in einem Falle von Model; in einem anderen wies Waldenburg Fett, in freie Fettsäuren und Glyceride zerlegbar, nach), Nucleine (Posselt); sie geben auch eine mäßig starke Reaktion auf Phosphorsäure; nach Kochen mit Salzsäure wurde keine reduzierende Substanz gefunden (Gottstein). Schneider stellte in den Bronchialausgüssen eines vierjährigen Knaben 53,14% C, 6,53 H, 13,47 N, 0,83 S fest; Glucosamin war nicht nachweisbar. C- und H-Gehalt stimmen mit dem des Fibrins ziemlich überein, der niedrigere N- und S-Wert ist vermutlich auf die Schleimbeimengung zurückzuführen. Mit Millon färben sie sich lebhaft rot, in heißer Salpetersäure gelb, wobei man auf Querschnitten bemerken kann, daß sich die einzelnen Lamellen stärker gelb färben wie die dazwischenliegende Substanz.

Nach Schittenhelm wird Wasserstoffsuperoxyd von ihnen vollständig zersetzt, reiner Schleim bewirkt diese Spaltung dagegen nicht. Übrigens zersetzt nach Beobachtungen des Verfassers auch rein schleimig erscheinendes (d. h. natürlich noch immer Leukocyten enthaltendes) Sputum Wasserstoffsuperoxyd in mäßigem Grade.

c) Mikroskopische Untersuchung.

Die mikroskopische Untersuchung zeigt entweder eine ziemlich strukturlose Masse oder eine in der Längsrichtung verlaufende faserige oder wellenförmige Streifung, zuweilen auch ein Netzwerk miteinander verbundener Fasern. Mitunter scheinen diese — wie mehrfach angegeben wird — nicht in gleicher Dichte zu verlaufen, so daß eine Schichtung erkennbar wird. Von den Fasern werden zellige Elemente in größerer oder geringerer Zahl und auch Schleimflöckchen eingeschlossen, zumal da, wo die Fasern ein weitmaschiges Netzwerk bilden. An den dichtesten Stellen der Fibrinausscheidung finden sich diese am spärlichsten, besonders starke Anhäufungen dagegen im Zentrum; sie können aber auch dort völlig fehlen (Fraentzel). Was die Art der zelligen Elemente betrifft, so sind es zunächst weiße Blutkörperchen, und zwar der Mehrzahl nach Lymphocyten, wie in den Fällen von Chvostek, Posselt (80—90%); andere Untersucher wie Herzog, Strauss, Gottstein fanden überhaupt ausschließlich Lymphocyten; in selteneren Fällen herrschen eosinophile Zellen vor (Ortner, Walker), können aber auch ganz fehlen. Einen auffallenden Reichtum an polynucleären neutrophilen Zellen sah Ott. — Rote Blutkörperchen werden oft in größerer Menge im Zentrum der Gerinnsel vorgefunden, deren schon makroskopisch sichtbare Höhlung dann ganz von ihnen angefüllt sein kann (Chvostek, Richards); andere Ausgüsse sind frei von ihnen.

Von Epithelien fallen zunächst runde, zuweilen pigmentierte und mehr oder weniger mit feinen Fetttröpfchen erfüllte Zellen mit ziemlich großem Kerne auf, die sich von den im übrigen Auswurf gefundenen in nichts unterscheiden. Manchmal (Chvostek) hängen sie nur den feinsten Verzweigungen an. Außerdem sieht man gelegentlich in reicher Menge Bronchialepithelien, die noch ihre ursprüngliche Lagerung in der Bronchialschleimhaut erkennen lassen. Man muß annehmen, daß an solchen Stellen das Gerinnsel der Bronchialschleimhaut fest aufsaß und das Epithel bei der Ablösung mit losriß, während es sich sonst ohne Substanzverlust von der Schleimhaut zurückzog. Vereinzelt oder in Konglomeraten trifft man sowohl runde wie Zylinderepithelien auch im Inneren der Gerinnsel eingeschlossen. Jedenfalls herrscht in der Ein- bzw. Auflagerung der Epithelien keine Regelmäßigkeit, bald liegen sie in größerer Anzahl mehr im Innern, bald in den äußeren Schichten des Gerinnsels. Bei der Färbung beobachtete Escherich, daß sich die an der Peripherie liegenden Zellen gut, die inneren Schichten dagegen nicht tingierten, was er als Zeichen des Absterbens auffaßte. Auch verhornte Gebilde kommen vor (Beyer). — Bindegewebselemente und Capillaren, wie man früher aus der roten Streifung der Gerinnsel schloß, sind niemals vorhanden, ebensowenig elastische Fasern. Häufig entdeckt man CHARCOT-LEYDENsche Krystalle in wechselnder Anzahl; VIERORDT sah sie mehr an der Oberfläche, ESCHERICH gegen das Innere zu an Menge wie an Größe zunehmend, SAENGER vermißte sie völlig. Auch andere Gebilde fallen dem Untersucher gelegentlich auf. So sah SOKOLOWSKI zwei knotenförmige Punkte, die dem Aussehen nach an große homogen glänzende Körper ohne deutlichen Kern erinnerten; er hielt sie für Zellen in Koagulationsnekrose; öfter hatten auch die Zellkerne allein ein homogen glänzendes Aussehen angenommen. Fett findet man zuweilen in feinen Tropfen oder in konfluierenden Gebilden mit unregelmäßigen Konturen, vielfach auch in zugrunde gehenden Zellen angehäuft. Die in dem WALDENBURGschen Falle geschilderten glänzenden Tropfen haben vielleicht aus Myelin bestanden. Vielleicht hat es sich auch um die dem asthmatischen Auswurf eigentümlichen glänzenden, aus Epithelzellen hervorgegangenen Schollen gehandelt.

KANNENBERG fand in einem Fibrinpfropf neben den gewöhnlichen Einschlüssen Bilirubin, FLINT einmal Hämatoidinkrystalle, also das gleiche.

Häufig sind auch Bakterien verschiedenster Natur von den geronnenen Fibrinmassen eingeschlossen, einzeln oder in ganzen Haufen, ganz abgesehen davon, daß man aus dem übrigen Sputum eine Reihe von Arten isoliert hat. So fanden REGARD, RIFFON, POSSELT, KLEIN, KOCH den Pneumoniediplokokkus, MAGNIAUX züchtete aus einem frischen Gerinnsel den FRIEDLÄNDERschen Diplobacillus, OTT typische Kapseldiplokokken, gleichzeitig den Staphylococcus aureus, HOCHHAUS Streptokokken, BEYER Pyocyaneus, Proteus, koliähnliche Stäbchen, Milchsäurebacillen; einmal auch avirulente Diphtheriebacillen. SCHITTENHELM fand an der Oberfläche sowie in den äußeren Schichten eines Gerinnsels Streptokokken, CLAISSE in den oberflächlichen Schichten Streptokokken, Staphylokokken und verschiedene Stäbchen, im Innern nur Streptokokken, letztere auch vereinzelt in Schnitten, ebenso WALKER verschiedene Streptokokkenarten. SOKOLOWSKI stieß auf tetragenusähnliche Kokken. Tuberkelbacillen sind außerordentlich selten. HIRSCHKOWITZ wies sie in geringer Anzahl in einem im Verlauf einer Tuberkulose ausgehusteten Gerinnsel nach; in sehr großer Anzahl fand sie GOTTSTEIN im Innern seiner Gerinnsel, während in den äußeren Schichten sich nur Diplokokken und Staphylokokken angehäuft hatten. Eingebettete Aktinomycesdrusen erwähnt FINCKH. Diphtheriebacillen sind in typischen Gerinnseln sowohl in Schnittpräparaten gesehen, wie in Reinkultur gezüchtet worden von EDGREN und in zwei Fällen von LENHARTZ. Etwas zweifelhafter Herkunft scheinen die von PICCHINI beschriebenen Mikroben zu sein, die aus den Sputis dreier plötzlich an schwerer fieberhafter fibrinöser Bronchitis erkrankter Arbeiter gezüchtet worden waren. Die betreffenden Mikroorganismen sollen auf der Trachea von Tieren Koagulation von Eiweiß bewirkt haben.

Bemerkenswert für die Deutung des Hineingelangens der Bakterien in die Gerinnsel ist eine Angabe von R. KOCH, daß er Pneumokokken nicht im fibrinösen Exsudat, sondern in von diesem eingeschlossenen Schleimflocken angetroffen habe, sowie die mehrfach erwähnte Tatsache (z. B. FINCKH), daß Bakterien sich besonders in den Randpartien finden. Die Bakterien sind demnach nicht mit dem Fibrin ausgeschieden worden, saßen also auch nicht in der Wand der Bronchien, sondern befanden sich im Lumen derselben oder im Schleimüberzug des Epithels. Wie gleich vorweg genommen werden soll, kann man daraus schließen, daß die meisten von ihnen bei der Entstehung der Gerinnsel keine direkte Rolle spielen.

d) Färbung.

Die Fibringerinnsel lassen sich mit Weigert zum Unterschied von den schleimigen Gerinnseln und CURSCHMANNschen Spiralen, die sich mehr violett tingieren, schön blau färben. Da sie sich im Anilinölxylol verschieden stark entfärben, so ist bei der Entfärbung besondere Vorsicht geboten. Aus dem BIONDI-HEIDENHAINschen Farbengemisch nehmen sie die Fuchsinfarbe an, während die schleimigen Teile sich grünlich oder blaugrün färben. Mit Triacid erzielt man einen rotvioletten Farbton, der erst nach $^1/_2$—$^3/_4$stündigem Auswässern in einen bläulichen übergeht (STRAUSS). Die Angaben über die Färbung mit Thionin lauten verschieden, was an der verschiedenartigen Zusammensetzung der Gerinnsel gelegen haben mag; sie färben sich entweder nicht oder nehmen eine blauviolette Farbe an, tönen sich dagegen nicht rot, wie bei der Färbung eines künstlichen Fibringerinnsels (HIRSCHKOWITZ). LIEBERMEISTER empfiehlt die Thioninfärbung dagegen sehr (Vorschrift s. S. 104). Nach HERZOG nehmen sie VAN GIESON, ALTMANNS Säurefuchsin, DELAFIELDS Hämatoxylin an, doch nicht in allen Schichten gleichmäßig; VAN GIESON erzeugt eine violette bis gelbbraune, nirgends aber eine rote Färbung. Bismarckbraun wird nur von den Zellen angenommen.

Der Gang der WEIGERTschen Fibrinfärbung ist folgender:

1. Vorfärben der Schnitte oder Abstriche mit Lithion- oder Alauncarmin. Abspülen in Wasser.
2. Färben mit Anilinwasser-Methylviolett 5—10 Minuten (5—10 ccm Anilinöl mit 100 ccm Wasser schütteln bis zur Sättigung, durch mit Wasser befeuchtetes Fließpapier filtrieren; zu 90 ccm des Filtrats 11 ccm konzentrierte alkoholische Methylviolettlösung zusetzen, vor dem Gebrauch zu filtrieren: die Lösung ist nicht haltbar).
3. Abspülen in Wasser. Abtrocknen mit Fließpapier.
4. Jodieren mit Jodjodkaliumlösung (1 : 2 : 300). Abtrocknen.
5. Differenzieren in Anilinxylol 2 : 1. Wiederholte Kontrolle unter dem Mikroskop.
6. Auswaschen in Xylol; Einschluß in Xylolbalsam.

e) Vorkommen.

Am längsten sind die Gerinnsel bei der akuten wie chronischen fibrinösen Bronchitis bekannt, hier werden auch die größtverzweigten Gebilde entleert. Sie erscheinen meist erst einige Tage nach Krankheitsbeginn, manchmal auch wesentlich später, noch nach Wochen, sehr selten sofort. Mit ihrer Herausbeförderung, die den Höhepunkt des Anfalles darstellt, lassen die Beschwerden nach. Daß sie mit dem Alter etwas erweichen, ihre Form wohl auch etwas weniger charakteristisch wird, wurde bereits erwähnt. Meistens werden nur ein oder zwei Stück im Tag ausgehustet, in seltenen Fällen mehr, bis 6—8 Stück, angeblich sogar bis zu einem Spucknapf voll. Sie können durch Wochen und Monate hindurch Tag für Tag erscheinen und dabei jedesmal völlig gleiche Struktur, gleiche Größe, sowie gleichmäßige Verästelung erkennen lassen, so daß sie wohl stets an der gleichen Stelle entstanden sein müssen. Ja, KISCH berichtet sogar von einem Falle, in welchem 25 Jahre lang Gerinnsel ausgehustet wurden, ebenso DEGEN.

Bei der einfachen katarrhalischen Bronchitis werden Fibringerinnsel dagegen niemals entleert, A. SCHMIDT fand sie zweimal in Fällen capillärer Bronchitis, das eine Mal zusammen mit CURSCHMANNschen Spiralen. Im Asthmaanfall sind kleine Fibrinfäden von A. SCHMIDT verhältnismäßig oft gesehen worden, mehr oder minder zahlreich, zuweilen sogar massenhaft. Obwohl sie hier häufig deutlich spiralige Drehung zeigten, konnte man sie stets scharf von den CURSCHMANNschen Spiralen trennen, häufig allerdings nur mit Hilfe der Schnittfärbung. Wirkliche Übergänge von Spiralen in Fibringerinnsel wurden nie festgestellt;

die Fälle, in denen anfangs Fibringerinnsel, später typische CURSCHMANNsche Spiralen entleert wurden, finden bei Besprechung der letzteren Erwähnung.

Bei der gewöhnlichen croupösen Pneumonie erscheinen mit großer Regelmäßigkeit (nach SAENGER in 94% aller Fälle) feine Fibrinfäden, die sehr leicht mit Schleimfäden verwechselt und daher übersehen werden. Stets findet man sie, auch wenn sie makroskopisch nicht hervortreten, nach A. SCHMIDT bei der Anfertigung von Sputumschnitten und Färbung nach WEIGERT. Ihre Zahl ist oft außerordentlich groß, bis zu 30 und 50 im Auswurf eines Tages. Im allgemeinen herrschen — wie schon gesagt — hier die feineren Fibrinfäden und kleinere verzweigte Gebilde vor, doch hat man auch große verästelte Bronchialbäume gefunden, die sich von den bei fibrinöser Bronchitis entstandenen in nichts unterschieden (WIEDEMANN, LEBERT, LENHARTZ). Schon REMAK fielen wiederholt auch weiche zylindrische, die Form der Bronchien nachahmende

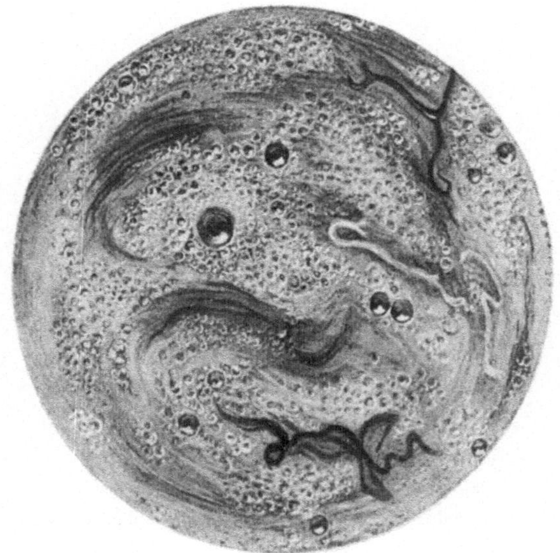

Abb. 35. Rostfarbenes Pneumonie-Sputum mit Fibrin- und Blutgerinnseln.

Gerinnsel auf, die er für Erweichungsstufen der gewöhnlichen Gerinnsel hielt. Nach der Schilderung hat es den Anschein, als ob es sich hier nicht um rein fibrinöse gehandelt hat, sondern um Kombinationen fibrinöser und schleimiger Ausgüsse. — Auch bei Kinderpneumonien findet man sie gelegentlich (MÖLLER).

BESANÇON und DE JONG glauben allerdings auf Grund ihrer Färbungen (mit UNNAschem Methylenblau oder WEIGERT) nachzuweisen, daß es sich in der Regel um Schleimfäden, dagegen um Fibrin nur in Spuren handeln; sie stehen mit dieser Ansicht wohl vereinzelt da. Die kleinen Gerinnsel kann man bei sorgfältiger Behandlung nach WEIGERT einwandfrei nachweisen.

Von NONAT werden typische Gerinnsel bei katarrhalischer Pneumonie erwähnt (autoptische Befunde), ebenso bei Grippeepidemien. Bei einem Patienten CURSCHMANNS stellten sie sich nach einer Influenza ein (zit. LIEBERMEISTER). Ferner beschrieb MEYER pseudomembranöse Beläge an Tonsillen und Gaumen von Kindern, die an epidemischer Grippe erkrankt waren; der Auswurf sei auffallend fibrinreich gewesen. Auch von anderen wurde früher schon eine fibrinöse Pharyngitis hierbei beschrieben (RÜTHE, HAJEK, TERRY); bei der letzten Epidemie sind sie außerordentlich häufig und in großer

Ausdehnung in Autopsien gefunden worden. Sie sind sehr viel zell- und bakterienreicher als die typischen Gerinnsel der croupösen Lungenentzündung und neigen mehr zum Zerfall, haften fester an Unterlage und werden daher wohl nur selten ausgehustet. Bei der Pestpneumonie sollen sie fehlen (MÜLLER-POECH).

Nicht selten sind größere Gerinnsel im Verlaufe von Tuberkulose beobachtet worden. Zum Teil handelt es sich um Fälle, bei denen kurz vorher oder gleichzeitig größere Mengen von Blut ausgehustet wurden (BIERMER, FRÄNTZEL, HIRSCHKOWITZ, MODEL, PORT u. a.). Die Gerinnsel wiesen die typische Form auf, Tuberkelbacillen wurden in ihnen nur in dem genannten Falle von HIRSCHKOWITZ nachgewiesen. Nicht zu verwechseln mit diesen typischen Bronchialausgüssen sind die Fibringerinnsel, die sich bei der Gerinnung jeder Blutmasse bilden; bei der mangelhaften Gerinnbarkeit des ausgehusteten Blutes sind sie indes selten.

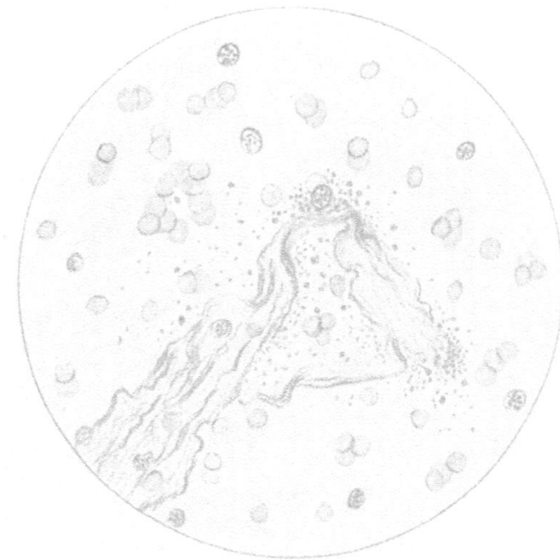

Abb. 36. Lockeres Fibringerinnsel bei croupöser Pneumonie. Zeiß-Obj. 6. Ok. 3.

Jedoch auch ohne Blutungen hat man mehrmals typische Gerinnsel beobachtet, so AD. SCHMIDT in fünf Fällen von phthisischem Kavernensputum, ROLLET in einem Falle von Miliartuberkulose, bei welchem die Bronchien mit Tuberkelknötchen besetzt waren, KLEIN gleichfalls, und zwar täglich in einem anderen Falle frischer Miliartuberkulose mit gleichzeitigen lobulären pneumonischen Herden.

Bei Lungenaktinomykose sah sie außer BOSTRÖM und RÜTIMEYER FINCKH nach einer Blutung 12mal im Auswurf seines Patienten, sie hatten eine Länge von $2^1/_2$—12 cm und Dicke bis 0,5 cm; die dickeren Äste bestanden aus Fibrin, die dünneren waren mehr schleimiger Natur. Außerdem fielen sie dadurch auf, daß die in Schleimfäden endenden, aufgelockerten Äste mit den charakteristischen Aktinomyceskörnchen besetzt waren, deren er an einem Bronchialbaum gegen 200 Stück zählte und daß auch die Teilungsstellen der größeren Äste Knötchen aufwiesen. FINCKH vergleicht das Gerinnsel mit einem dicht mit Früchten behangenen Aste. Manche der Ausgüsse waren zentral mit Blut gefüllt; um die Röhre herum hatte sich ein schleimiger Mantel gelegt, an dem die zäh klebenden gelben Drusen hafteten. In mikroskopischen Schnitten ließen sich die Drusen sowohl am Rande wie gegen das Zentrum der Gerinnsel zu sehr schön nachweisen.

Bei Lungenabsceß wird das Auftreten von Gerinnseln von MUNK erwähnt, bei hämorrhagischem Infarkt von STARCK. — Im Verlaufe der Resorption eines Empyems fand sie ganz unvermutet HIRSCH.

Gerinnsel hat man auch bei Diphtherie gefunden, und zwar nicht nur wie üblich in Form ausgehusteter Rachenmembranen, auf die später noch besonders zurückgekommen werden soll, sondern auch als Ausgüsse des Kehlkopfes, der Trachea und der Bronchien (u. a. auch von POWELL und HARTLEY). Besonders LENHARTZ ist daher geneigt, manche unklare Fälle von Bronchialcroup als an ungewöhnlicher Stelle lokalisierte Diphtheriefälle anzusehen und führt zum Beweis zwei Kranke an, aus deren typisch verzweigten Gerinnseln Diphtheriebacillen isoliert werden konnten. Gelegentliches Vorkommen (avirulenter) Diphtheriebacillen braucht indes noch nicht für die diphtherische Herkunft von Gerinnseln zu sprechen; dies trifft z. B. in dem BEYERschen Falle zu.

Bei Herzfehlern wurden verschiedene Male Gerinnsel beobachtet (BERNOULLI, CURSCHMANN, DEGEN, STARCK u. a.), ohne daß ihre Entstehung immer auf ein Nachlassen der Herzkraft und Transsudation von Flüssigkeit in das Lungengewebe zurückzuführen gewesen wäre, ferner bei Lungenödem (besonders nach erfolgter Thorakocentese, GONNERMANN, KREDEL, MAGENAU, ORTNER, SCRIBA u. a.), nach einem Aderlaß bei einem Herzleidenden (ESCHERICH); bei einem komplizierten Vitium (A. FRAENKEL) erschienen sie hier wochenlang täglich im Sputum; andere Fälle sind wieder angegeben, in denen im Verlaufe einer Bronchitis Herzkranker sich plötzlich Gerinnsel ohne ersichtlichen Grund einstellten. JANSSEN konstatierte sie in dem grünen Auswurf eines Sarkoms.

Endlich wurden sie auch im Verlaufe anderer Erkrankungen gefunden, ohne daß sie in direkten Zusammenhang mit der Grunderkrankung gebracht werden konnten, so bei Typhus (EISENLOHR, MÖLLER, STRÜMPELL), bei Scharlach, Masern (v. GERHARDT), endlich bei Lues (SAX).

Inwieweit sie mit Hautausschlägen in Zusammenhang zu bringen sind, ist noch unklar; sie wurden jedenfalls verschiedene Male im Verlaufe solcher beobachtet, so bei Herpes zoster (ESCHERICH, STREETS), Ekzem, Impetigo (WALDENBURG); der Boden, auf dem diese entstehen, scheint auch der Gerinnselbildung förderlich zu sein; es ist der der exsudativen Diathese nervös veranlagter Individuen. Der Patient von BEYER reagierte auf eine Seruminjektion mit Exanthem.

Einen sehr interessanten Fall bei Pemphigus teilt MADER mit. Er sah hier nicht nur Gerinnsel mit baumförmiger Verzweigung, sondern auch einen deutlichen Abguß des Kehldeckels, dessen Oberfläche nach Loslösung des Gerinnsels mit blutigen Stippchen besetzt war. Die Pemphigusblasen traten erst einige Zeit später auf und sollen dadurch bemerkenswert gewesen sein, daß sich in manchen von ihnen eine dichte feste Fibrinmembran entwickelte. Gleichzeitig litt der Patient an einer Lungentuberkulose (die als sekundär aufgefaßt wurde). Die Natur dieser MADERschen Gerinnsel ist viel umstritten worden; es ist jedenfalls nicht klar, ob es sich um Abscheidungen gehandelt hat, die in eine Parallele mit dem Sekret der Pemphigusblasen zu setzen waren, oder ob sie ihre Entstehung einem nebenher laufenden Prozesse (Diphtherie, Tuberkulose?) verdankten. Das erstere dürfte wahrscheinlicher sein.

Ein ähnlicher Prozeß scheint dem Falle von chronischem Pemphigus der äußeren Haut und der Schleimhäute zugrunde zu liegen, über den MERTENS berichtet. Hier wurden plötzlich unter starkem Ödem und unter kurz dauernder Blasenbildung wiederholt weiße bis graurote Membranen abgeschieden und aus Rachen und Nase entleert. Die mikroskopische Untersuchung ergab zahlreiche Leukocyten zwischen Fibrin und nekrotischen Massen, in der Tiefe Gefäße und glänzende Bindegewebsfasern; Epithel war nicht (?) zu sehen. Bei den Gerinnseln aus der Nase waren noch mehr schleimige Massen vorhanden.

Zu erwähnen ist endlich noch, daß HEYN croupöse Massen in den Bronchien eines bald nach der Geburt gestorbenen Kindes gefunden hat, deren Ätiologie sich nicht erklären ließ. — Wiewohl man Fibrinausscheidung in der Regel nur bei Erwachsenen unter den genannten Krankheitszuständen findet, so ist sie verschiedentlich auch bei etwas älteren Kindern beobachtet worden (ADSERSON, LAWRENCE).

Außer den genannten Erkrankungen bewirken auch akute Reizzustände der Lungen, meist nach Einatmung von Gasen, Fibrinausscheidung auf den Bronchien. So sahen LENHARTZ und MEYERSOHN nach Einatmung von Ammoniak, PRAMBERGER von heißem Rauch plötzlich große Gerinnsel aushusten. Verfasser beobachtete sie nach einer Bronchoskopie. BESCHORNER macht ferner intensiven Kältereiz auf die Lungen für die Entstehung der Gerinnsel verantwortlich; er erwähnt Personen, die aus der warmen Luft sich in Kühlräume begeben hatten und kurze Zeit nachher von heftigen Atembeschwerden befallen waren und Gerinnsel aushusteten. LIEBERMEISTER nimmt Beschäftigung mit Blei als mögliche Mitursache an.

Ob Arzneimittel direkt Bildung von Gerinnseln veranlassen können, erscheint nicht völlig sichergestellt. FRITZSCHE ist geneigt, ihr Auftreten bei einem Patienten auf Einnahme von Jodkali zurückzuführen; andere Autoren haben eine derartige Wirkung des Jodkali nicht beobachtet.

f) Entstehung.

α) Ort der Entstehung. Nach KLEBS sollen sich die Gerinnsel in den kleineren Bronchien bilden und durch Anlagerung neuer Massen unter ständigem Vorschieben im Bronchialraum vergrößern. Er schloß dies daraus, daß er das Innere kleiner Fibrinfäden von Alveolarepithelien erfüllt sah und die Gerinnsel nirgends in fester Verbindung mit der Bronchialwand, deren Epithel vollkommen erhalten war, standen. Ebenso legt HOCHHAUS den Ort der Entstehung für die mehr schleimigen Gerinnsel in die Anfänge der feinsten Bronchien, auf Grund einer Beobachtung, in der er das Parenchym der Lunge vollkommen durch Bindegewebe ersetzt, die Alveolen verödet fand. Es konnte demnach die Bildung der Gerinnsel also nicht wohl in den Alveolen stattgefunden haben. HOCHHAUS wie GRANDY zeigten ferner, daß die Schleimgerinnsel durch Schleimfäden mit dem Epithelbelag bzw. den vergrößerten und erweiterten Schleimdrüsen, in denen Vermehrung der Schleimzellen erkennbar war, in Zusammenhang standen. Ob der ausgeschiedene Schleim bei längerem Liegen noch stark eingedickt wird, wie von manchen Untersuchern angegeben wird, ist ungewiß, zum mindesten nur bei sehr langem Verweilen in den Bronchien anzunehmen. Schleim kann fast in jeder Konsistenz abgesondert werden.

R. GEIGEL betrachtet den Vorgang der Gerinnselbildung ganz allgemein vom kolloidchemischen Standpunkte aus: Das Bronchialsekret ist eine kolloide Lösung in Wasser. Bei seiner Bildung und Ausscheidung des gewöhnlichen Bronchialschleimes kommt es zur Peptonisation des Zellinhaltes, der Dispersionsgrad wird erhöht — der Inhalt verliert die Körnung, wird dünnflüssiger und kann so ausgeschieden werden. Bei dem im Asthmaanfall ergossenen Sekret tritt sogleich eine Vermehrung der Zähigkeit ein, wobei sich eine Reihe von physikalischen Eigenschaften ändern, z. B. die Lichtbrechung, die zweifellos in den beim Asthmaanfall im Auswurf entleerten Epithelien vermehrt ist, wenn auch bis auf das gelegentliche Erscheinen doppelbrechender kleiner Körner (Lipoide?) eine Doppelbrechung weder der Spiralen noch der CHARCOT-LEYDENschen Krystalle eintritt. Vor allem ändert sich die Zähigkeit, die nach GEIGEL als

Maß für den Dispersionsgrad angesehen werden kann, und damit der Reibungskoeffizient. Bei Verminderung des Dispersionsgrades kommt es je nach der Größe der Änderung zur Koagulation und zur Ausflockung. So scheiden sich geformte Teile aus, die CURSCHMANNschen Spiralen (hier stimmen sicher nicht alle Autoren mit GEIGEL überein, dessen Ansicht wohl mehr für die Ausscheidung der Fibringerinnsel zutrifft) und die CHARCOT-LEYDENschen Krystalle. Diese gleichen mehr Zwischenformen zwischen Krystall und Amorphem, ihr Aussehen mit den stumpfen Ecken und die weiche Konsistenz sprechen dafür. Sie sind nichts anderes als die fest gewordene disperse Phase eines kolloiden Systems. — Mit dem Aufhören des Anfalles tritt wieder eine Erhöhung des Dispersionsgrades ein, das Sekret wird dünnflüssiger, das Auswerfen geht leichter von statten, der Katarrh „löst sich“.

Es erscheint jedoch nicht ausgemacht, daß die Gerinnselbildung für alle Fälle auf die kleineren Bronchien beschränkt sein sollte. Einmal sprechen dagegen die vollständigen, gleichgearteten Verzweigungen bis in die größten Bronchialäste hinein, die von manchen Patienten regelmäßig ausgehustet werden und die man bei Autopsien mehrfach in situ gefunden hat. Ferner wurde der Umstand, daß der Hauptast des Gerinnsels an seinem Ende meistens nicht gerade, sondern schräg abgeschnitten erscheint, von einzelnen Autoren zur Begründung der Ansicht herangezogen, die flüssigen Massen würden auch in die großen Bronchien sezerniert und kämen dort außerordentlich rasch zur Erstarrung. Würden sie weiter oben sezerniert und dann allmählich vorgeschoben, so wäre dieses schräge Abschneiden nicht zu verstehen. Die Geschwindigkeit, mit der die Gerinnsel sich bilden — es genügen oft wenige Stunden — spricht ebenfalls mehr dafür, daß die ganze Masse gleichzeitig in einem größeren Bronchialabschnitt ausgeschieden wird. Endlich hat man auch zahlreiche Gerinnsel gefunden, deren Inneres vollkommen frei von jeder Beimengung von Bronchialelementen war; andere schlossen in ihrem Inneren nur Blut ein, und zwar in Hohlräumen, deren Durchmesser das Lumen kleiner und kleinster Bronchien wesentlich überschritt.

Auch die Frage, ob die Alveolen an der Entstehung der Gerinnsel beteiligt sind, ist nicht vollkommen geklärt. Es wird allerdings angenommen, daß die zuweilen gefundenen kolbigen Verdickungen der Endverästelungen Ausgüsse der Alveolen darstellen; es ist aber nicht ausgeschlossen, daß es sich in manchen Fällen nur um eine Auflockerung der mehr schleimigen Enden in den feineren Bronchiolen gehandelt hat, wie sie in dem Bilde von FINCKH so vorzüglich dargestellt sind. Auch LEBERT gibt an, daß die von ihm bei Pneumonien gefundenen feineren Gerinnsel nicht in feinen Capillaren endigten und daß er sie auch nicht in den Alveolen selbst vorfand. Einer Beobachtung von BOEHME zufolge scheint ihre Entstehung vorzugsweise in die grau hepatisierten Lungenteile verlegt werden zu müssen, da er sie dort reichlich fand, nicht aber in den rot hepatisierten. FRAENTZEL legte dagegen (bei fibrinöser Bronchitis) die Abscheidung in die Alveolen selbst, da in seinem Falle das Bronchialepithel — wie übrigens auch in einer Reihe von anderen beschriebenen Fällen — intakt war; die zuerst sezernierte Flüssigkeit soll sich an die Bronchialwand angelegt und dann das Blut sich in den Lungenraum ergossen haben.

Man darf übrigens nicht annehmen, daß die Gerinnsel stets einen genauen Ausguß des betreffenden Bronchialbaumteiles, in dem sie gebildet wurden, darstellen, wenigstens nicht, was die Weite des Lumens betrifft. Die Massen müssen sich bei der Gerinnung stets zusammenziehen, so daß ihr Durchmesser kleiner wird als der des Bronchus oder Bronchiolus, in dem sie gebildet wurden. Dadurch, daß sie sich von der Bronchialwand zurückziehen und Luft in den Zwischenraum eindringt, wird es ja überhaupt nur möglich, daß sie ausgehustet werden können. Gerade die verschiedene Dicke und Größe der Gerinnsel sowie die verschiedene Form sprechen unbedingt für eine Abscheidung im ganzen Bereich der Luftwege; in anderen Fällen sind es nur einzelne Teile.

β) Art und Weise der Entstehung. Die Frage, wie die Entstehung der Gerinnsel selber zu denken sei, ist Gegenstand vielfacher Erörterungen gewesen, namentlich ob es sich um aus dem Blute transsudiertes Plasma oder um ein Zellprodukt handelt. Nach MODEL liegen in manchen Fällen vielleicht Lymphorrhagien vor. Zu diesem Schlusse fühlte er sich berechtigt durch die Beobachtung eines Falles, der sich durch großen Fettreichtum des teils milchweißen, teils rötlich gelatinös aussehenden Gerinnsels auszeichnete (nach der chemischen Untersuchung enthielt es 0,27 % Fett, was dem Fettgehalt pathologischer Lymphergüsse entspricht); das Fett war zwischen die Fibrinfäden oder in die Spalten des Gerinnsels eingelagert, zum Teil als feinkörniger Detritus, zum Teil in dicht beisammenliegenden Zellen eingeschlossen, zum Teil auch in Form freiliegender Tröpfchen. Die Lymphe soll infolge erhöhten Druckes ausgepreßt werden und durch Stauung sowie infolge Verfettung der zelligen Elemente eine mehr chylusartige Beschaffenheit annehmen.

Auch REMAK hat übrigens schon die Annahme, daß die Gerinnsel aus exsudiertem Blute entstehen sollten, zurückgewiesen, da er nie rote Blutkörperchen fand, hielt es aber für möglich, daß sie Lymphextravasate seien.

BESCHORNER läßt die Frage unentschieden, ob es sich um Fribrinbildung aus transsudiertem Blutserum und Exsudation von zelligen Elementen handelt, oder um eine „eigentümliche Metamorphose des Epithels der Bronchialschleimhaut, bei welcher das Epithel durch endogene Zellneubildung die zelligen Elemente bildet und die übrigbleibende Zellsubstanz zum fibrinogenen Gerüst wird".

KRETSCHY führt die sehr rasche Entstehung und Erstarrung auf aus dem Blute stammendes Fibrin (bzw. Fibrinogen) zurück; die zelligen Elemente der Bronchialschleimhaut allein, die sich in den Gebilden befinden, reichen zur Bildung der Ausgüsse nicht aus, auch wenn man sie sich fibrinogen entartet denkt; es erfolgt die Bildung außerdem viel zu rasch. Doch werden bei der Bildung zuweilen junge, zellige Elemente abgestoßen.

Neueren Anschauungen zufolge beruhte die Gerinnselbildung auf einer Ausscheidung von Massen, die wohl die Vorstufe des Fibrins, das Fibrinogen, enthält und die in den Bronchien, vielleicht auch in den Alveolen, gerinnt, wobei intakte Bronchialwand und abgestoßene bzw. ausgewanderte Zellen das die Gerinnung auslösende Ferment, die Thrombokinase, bilden. Das Epithel der Bronchien wird durch diesen Vorgang, soweit die bisherigen Untersuchungen zeigen, nicht weiter berührt. KLEBS, GRANDY, FRÄNKEL, SCHITTENHELM fanden es auf weite Strecken hin vollkommen intakt und nur an wenigen Stellen die oberflächlichen Schichten abgestoßen, KRETSCHY die Stellen, an denen das Gerinnsel aufgesessen hatte, von Epithel entblößt, im übrigen aber auch intakt, HART überhaupt völlig unverletzt. Selten scheint es zur Abstoßung von ganzen zylindrischen Schläuchen zu kommen (wie beim Asthma bronchiale); VIERORDT, der davon berichtet, spricht sich aber über die Herkunft der Schläuche ungewiß aus und hält es nicht für unmöglich, daß sie Drüsenausführgänge darstellen. Allgemein findet man auch die Angabe, daß das Gerinnsel dem Epithel nicht fest aufsitzt, sondern sich, vielleicht einzelne Stellen ausgenommen, überall von diesem zurückgezogen hat. Darin liegt ein nicht zu unterschätzender Unterschied in der Entstehung der bronchialen Fibringerinnsel und der Diphtheriemembranen, da die letzteren, besonders im Rachen, fester anhaften. Die tiefsitzenden diphtherischen Gerinnsel lösen sich allerdings zuweilen auch nicht übermäßig schwer los; der Grund zu dieser Verschiedenheit mag zum

Teil darin liegen, daß im einen Falle das Gerinnsel einem zylindrischen, im anderen einem Plattenepithel, mit welchem es fester verbäckt, aufsitzt. Vor allem haben wir es bei der diphtherischen Erkrankung der Schleimhäute mit einem ausgesprochenen, bis zur Nekrose gehenden Entzündungsvorgang zu tun, während bei der fibrinösen Bronchitis die Zeichen der Entzündung in der Regel fehlen, ja sogar die Läsion der Epitheldecke demnach keine Vorbedingung für die Fibrinausscheidung zu sein scheint, wenigstens soweit mit unseren Methoden feststellbar ist.

Fränkel ist allerdings der Ansicht, daß eine Mucosa, die ihrer epithelialen Schutzdecke nicht an irgend einer Stelle verlustig gegangen ist, schlechterdings kein gerinnbares Serum absondern könne und legt sich den Vorgang für manche Fälle so zurecht, daß gar nicht eine der Größe der Gerinnsel entsprechende Schleimhautläsion nötig sei, sondern daß vielleicht schon unscheinbare, aber einigermaßen andauernde Epithelverluste das Aussickern reichlicher Lymphmengen zur Folge habe. Das Beispiel einer ausgedehnten Gerinnselbildung nach Durchbruch einer Bronchialdrüse in das Lumen bei sonst intaktem Epithelbelag dient ihm als Beleg hierfür.

Der Einschluß von Luft in den Gerinnseln wird dadurch erklärt, daß durch die Atmung Luft zwischen die rasch entstehenden Lamellen hineingesaugt und gepreßt wird und bei der schnellen Gerinnung nicht mehr entweichen kann. Die soliden Anschwellungen führt Biermer auf die ungleichmäßige Ausscheidung gerinnungsfähigen Materials zurück. Es ist aber doch auffällig, daß die Luft sich meistens nur in den Bronchialabgüssen mittlerer Größe eingeschlossen findet, während die Hauptstämme und die feineren Verästelungen luftleer gefunden werden, ein Punkt, der auch gegen alleinige Entstehung in den kleineren Bronchien und das allmähliche Vorschieben unter Anlagerung neuerer Massen spricht. Man wird dies Verhalten am besten so erklären, daß in den größeren Bronchien infolge der raschen Zusammenziehung der Fibrinmassen genügend Raum für das Durchziehen von Luft vorhanden bleibt, die kleinen Bronchien dagegen zunächst völlig ausgefüllt werden, während bei den Bronchien mittleren Durchmessers infolge der angestrengten Atmung eine Vermengung von Luft und gerinnenden Massen im Zentrum des Gerinnsels stattfinden kann.

Soweit die bisherigen Untersuchungen erkennen lassen, fehlen die üblichen Kennzeichen der Entzündung oder sind nur sehr geringfügig; bei der Entstehung der typischen Bronchialgerinnsel also lediglich in der Umgebung der Gefäße wurden wiederholt stärkere Leukocytenansammlungen vorgefunden. Nur bei Magniaux ist in einem Falle von einer „Entzündung" der Bronchialschleimhaut die Rede. Es wäre sonst auch gar nicht zu erklären, daß manche Gerinnsel mehr oder weniger frei von jeder leukocytären Beimengung gefunden worden sind. Bei der Entstehung der pneumonischen Gerinnsel in den Alveolen und kleinen Bronchien und der Diphtheriemembranen findet dagegen, wie gesagt, ein recht heftiger Entzündungsvorgang statt; auch bei der Bildung der mehr schleimigen Gerinnsel scheint er zuweilen, aber nicht regelmäßig und auch nicht als Vorbedingung, mehr in den Vordergrund zu treten.

Wir sind überhaupt besser über die geringen anatomischen Veränderungen der Luftwege, die zur Absonderung der schleimigen Gerinnsel führen, unterrichtet, als über die der Fibringerinnsel. Hochhaus und Grandy haben in ihren Fällen die Schleimdrüsen der Bronchien außerordentlich erweitert, ferner eine vermehrte Umwandlung von Drüsen in Schleimzellen gefunden; der ausgeschiedene Schleim stand in unmittelbarem Zusammenhang mit dem Gerinnsel, das selbst aber auch nur an wenigen Stellen in Verbindung mit der Bronchialwand geblieben war. Das Bronchialepithel war überall gut erhalten, der Flimmerbesatz noch sichtbar, ebenso die Alveolarepithelien in einigen Acinis; in anderen waren sie zu Verlust gegangen. Die Bronchialwand selbst war mehr oder weniger stark infiltriert, die Entzündung aber nicht gleichmäßig auf die Bronchien verschiedenen Kalibers verteilt.

HART schildert den Lungenbefund eines Phthisikers mit rein schleimigen Gerinnseln: Die Schleimdrüsen waren nirgends erweitert oder im Stadium einer auffallenden Schleimproduktion, nur an den größeren Bronchien sah man aus den vielleicht etwas gedehnten Ausführungsgängen Schleim hervorquellen. Das Bronchialepithel war überall sehr gut erhalten und zeigte einen schönen Flimmersaum. Auffallend war dagegen die Bildung so zahlreicher Becherzellen, daß manchmal Schleimzelle an Schleimzelle lag, bei erhaltenem Flimmersaum. Die zu runden Gebilden aufgequollenen Zylinderepithelien lagen z. T. im Lumen. Die Alveolen und Alveolargänge waren dagegen leer. Nur spärliche polynucleäre Leukocyten.

Die Gerinnsel lagen niemals in den tuberkulös veränderten Partien, sondern an der Grenze in manchmal erweiterten Bronchien, zeigten teilweise sehr ausgedehnte spiralige Drehung und ließen sich leicht herausnehmen.

In den schleimigen Gerinnseln selbst finden wir stets wesentlich mehr Leukocyten und abgestoßene Epithelzellen; sie können nach HOCHHAUS in den mittleren und größeren Bronchien sogar das Bild beherrschen und den eigentlichen Schleim zurücktreten lassen. Doch läßt auch hier ihre Verteilung nicht auf einen regelmäßig sich an ein und derselben Stelle wiederholenden Entzündungsvorgang schließen, da sie bald mehr an den feinsten Verästelungen und den Alveolarabgüssen, bald mehr an den stärkeren Zweigen angehäuft sind. Auch hier ist aber der Epithelverlust nach HOCHHAUS gering; es dürfte also die sekretorische Störung den entzündlichen Vorgang immer noch überwiegen.

Ob die Entstehung der kleineren Gerinnsel bei der croupösen Pneumonie auf dem gleichen Vorgang beruht wie die Abscheidung der großen Bronchialausgüsse, ist demnach auch fraglich; der Entzündungsprozeß ist sehr viel lebhafter, die starke zellige Beimengung fördert sicher die Gerinnung (EPPINGER). Die Nekrose der Alveolarepithelien soll zur Umwandlung des Exsudats in Fibrin notwendig sein, besonders der kernlosen hyalinen Platten des Alveolarepithels. Nach HAUSER soll sich der Faserstoff in diesen Platten ausscheiden und so den Anfang der Pseudomembran bilden, dann auch ihr Protoplasma fibrinöse Umwandlung erfahren. Die Hauptmasse entsteht aus dem sich in die Alveolen ergießenden Plasma. Auch nach REMAK sollen sich die großen Bronchialgerinnsel unabhängig von den kleinen in den Alveolen gebildeten entwickeln; er schloß dies daraus, daß er sie schon am zweiten Krankheitstage fand, also zu einer Zeit, zu der aller Wahrscheinlichkeit nach die Pfröpfe in den Lungenbläschen sich noch nicht gebildet hatten.

Für die tuberkulösen Gerinnsel nimmt HART einmal eine kontinuierliche Ausbreitung der fibrinösen Ausschwitzung von den Alveolen auf die kleinen Bronchien an und zweitens Bildung einer fibrinösen Pseudomembran auf der durch den Tuberkelbacillus gereizten Bronchialschleimhaut (tuberkulöse Bronchitis fibrinosa).

Über die Bildung der diphtherischen Gerinnsel siehe S. 95.

Die Ansichten über die Beziehungen größerer Blutungen zu der Bildung der Gerinnsel sind verschieden. Für manche Fälle trifft es wohl zu, daß durch das Aushusten der Gerinnsel, das häufig nur unter großer Anstrengung erfolgt, Blutungen entstehen, zumal bei nebenherlaufenden schwereren Veränderungen. Die rote Farbe der Gerinnsel, die Einlagerung von blutigen Streifen und Auflagerungen von Blut an der Oberfläche sind beweisend genug; es fällt allerdings auch hier wieder auf, daß sich der anatomische Befund an der Bronchialschleimhaut nicht damit deckt. Vermutlich wird das Blut nur an einzelnen Stellen infolge Berstens kleiner Gefäße beigemischt. FRÄNTZEL nahm in einem solchen Falle an, daß das Blut in die Alveolen, das Fibrin in die Bronchien ausgeschieden worden sei. Das Auftreten größerer Blutungen muß schließlich ebenso erklärt werden, wenn auch der anatomische Nachweis noch aussteht.

Anders liegt die Sache, wenn eine stärkere Blutung der Gerinnselbildung einige Zeit vorangeht. PORT begründet ausführlich, daß hier die Gerinnselbildung nicht das Produkt einer Entzündung sein kann, sondern ihre Entstehung ausschließlich der Gerinnung des Blutes in den Bronchien verdankt. Das häufige Vorkommen wohlerhaltener roter und weißer Blutkörperchen im Innern solcher Gerinnsel, die sich oft ganz in Blut eingebacken finden, sieht PORT für eine Stütze dieser Ansicht an. Es handelt sich hier hauptsächlich um Gerinnselbildungen im Verlaufe tuberkulöser Erkrankungen (s. S. 94).

Angeführt sei hier noch die Ansicht WALDVOGELS für die Entstehung eines großen Bronchialgerinnsels bei expéctoration albumineuse nach Thorakocentese in einem Falle von SCRIBA. Er führt aus, daß es sich hier nicht um „Lungenödem", sondern um durchgesickertes Exsudat gehandelt und aus diesem sich das Fibringerinnsel abgeschieden habe — mindestens ein ungewöhnlicher Vorgang; man wundert sich, ihn nicht öfters anzutreffen.

γ) Ursache der Entstehung. Mit diesen Erörterungen wird zugleich auch die Frage, was die eigentliche Ursache der Ausscheidung von Fibrin in die Bronchien ist, angeschnitten. Sieht man von den Fällen ab, in denen eine Blutung in die Lungen als das Primäre angenommen werden kann, so ergeben sich immer noch verschiedene Möglichkeiten.

Zunächst muß man an einen spezifischen Reiz denken, auf den in dieser besonderen Weise manche Patienten reagieren. Als ein solcher Reiz chemischer Natur ist Ammoniak, Jodkali, dann auch heißer Rauch anzusehen, die in vereinzelten Fällen Gerinnselbildung ausgelöst haben; als thermischer Reiz die Einatmung kalter Luft. Eine Verbindung von chemischem und mechanischem kann man in dem Fall von A. FRAENKEL annehmen — Durchbruch einer verkästen Drüse in einen Bronchus. Nach OTT sollen auch mechanische Reize allein zuweilen das auslösende Moment bilden, so bei Polierern und Metallschleifern; bei einem vom Verfasser beobachteten Falle gab sicher die Bronchoskopie den Reiz für die Bildung an umschriebener Stelle ab.

Wichtiger noch ist die Frage, inwieweit bakterielle Reize für die Entstehung von Gerinnseln verantwortlich zu machen sind, d. h. inwieweit Bakterien eine zur Fibrinausscheidung führende Entzündung der Schleimhäute hervorrufen können. Bekannt ist dies von dem Diphtheriebacillus und dem FRAENKEL-WEICHSELBAUMschen Pneumokokkus. Das durch den Pneumokokkus hervorgerufene Exsudat wird jedoch nur in die Alveolen und die feineren Luftröhrenäste abgesetzt, obwohl er sich sicher auch auf der Schleimhaut der größeren Bronchien findet; zur Ausschwitzung großer Gerinnsel bedarf es scheinbar also noch eines besonderen Reizes und es ist von manchen Autoren (REMAK) auch angenommen worden, daß die Fibrinausscheidung in den Alveolen unabhängig von der in den größeren Bronchien vor sich gehe. Auf die Verschiedenheit beider Prozesse wurde oben hingewiesen.

Eine Reihe von anderen Bakterien ist dagegen nur in Ausnahmefällen imstande, eine fibrinöse Ausschwitzung auf der Schleimhaut zu veranlassen (z. B. Meningokokken, Staphylokokken u. a.), dem Rest wird von den Untersuchern selbst, denen das Vorhandensein mannigfacher Bakterien in den Gerinnseln aufgefallen war, nur eine untergeordnete Bedeutung zugeschrieben; auch den von PICCHINI gezüchteten Mikroben gegenüber muß man in diesem Punkte sehr zurückhaltend sein. Man fand stets nur Bakterien auf der Bronchialschleimhaut oder innerhalb des Bronchiallumens von den erstarrenden Fibrinmassen eingeschlossen. Abgesehen von den erstgenannten zwei Arten, beansprucht nur der Tuberkelbacillus ein besonderes Interesse, da man die fibrinöse Bronchitis besonders häufig im Verlaufe einer Lungentuberkulose hat auftreten sehen, geradeso wie die Beziehungen des Asthma bronchiale zur Tuberkulose recht auffallend sind. Es fehlt allerdings auch hier an Beweisen für die Fähigkeit des Tuberkelbacillus, eine fibrinöse Entzündung auszulösen. Einzig SCHITTENHELM gibt an, daß er um tuberkulöse Herde herum im Lungengewebe zopfartig angeordnete Fibrinnetze gefunden habe. Es kann sich hier nur um frische Herde handeln, da sie mit zunehmendem Alter mitsamt den Fibrinmassen der Verkäsung anheimfallen. HIRSCHKOWITZ nimmt an, daß die Tuberkelbacillen oder ihre Toxine die Bildung von Fibrin verursachen, eine Tuberkulose daher unter Umständen auch die direkte Ursache einer Bronchitis fibrinosa sein könne. Ob die in seltenen Fällen gefundene Knötcheneruption auf der Schleimhaut als solche reizend wirken kann, ist gleichfalls fraglich; man könnte höchstens vielleicht eine Kombination eines mechanischen und eines spezifischen chemischen Reizes annehmen. — Nur der Vollständigkeit halber sei hier eine Ansicht von HABEL wiedergegeben, nach der in den ausgeschiedenen flüssigen Massen die Bakterien eine saure Reaktion erzeugten und dadurch Ausfällung des Fibrins bewirkten. Daß diese Ansicht nicht richtig sein kann, beweist schon die Angabe von STRAUSS, daß das Sputum nie sauer, sondern stets alkalisch reagiere; allerdings wurde mit alter Methodik gearbeitet.

Wie man sieht, ist es also bisher nicht möglich gewesen, ein bestimmtes Moment für die Entstehung der Gerinnsel verantwortlich zu machen. Weder die anatomische noch die bakteriologische Untersuchung haben über diesen Punkt genügenden Aufschluß gegeben. Man wird zur Erklärung ihrer Entstehung immer noch auf einen Reiz zurückkommen müssen, auf den ähnlich wie bei Asthma bronchiale gewisse überempfindliche Personen mit einer besonderen Heftigkeit und in besonderer Weise reagieren. Die klinische Erfahrung bildet eine wesentliche Stütze für diese Ansicht, die wohl zuerst von HAVILLAND HALL ausgesprochen und besonders von SCHITTENHELM vertreten wird. Stets sind es nervöse und reizbare Personen, die an den typischen Anfällen einer fibrinösen Bronchitis erkranken. Dafür sprechen auch mannigfache Kombinationen dieses Zustands mit anderen Vorgängen, z. B. Hautauschlägen, typischen Asthmaanfällen, Enteritis membranacea, Eosinophilie, also Erscheinungen, die wir als Manifestation teils der neuropathischen Anlage, teils der exsudativen Diathese anzusehen gelernt haben. Wieweit hierher auch die Fälle, in denen die fibrinöse Bronchitis mit Tuberkulose verquickt ist, gehören, bedarf noch genauerer Untersuchung.

g) Verhältnis zu den CURSCHMANNschen Spiralen.

Bei den vielfachen Berührungspunkten der Bronchitis fibrinosa mit asthmatischen Zuständen, die zur Produktion von typischen CURSCHMANNschen Spiralen führen, möge diese Frage hier noch etwas ausführlicher erörtert werden. Es lag natürlich nahe, die Gerinnsel daraufhin zu untersuchen, ob nicht Übergänge der reinen fibrinösen Produkte zu den Spiralen stattfänden; dies würde die gemeinsame oder wenigstens ähnliche Natur der beiden Prozesse beweisen. Tatsächlich sind auch manche diesbezügliche Beobachtungen veröffentlicht worden. Zunächst muß man an Beziehungen zwischen den CURSCHMANNschen Spiralen und denjenigen Bronchialgerinnseln denken, deren nähere Untersuchung ihre Zusammensetzung aus Schleim erkennen läßt. Die häufige reichliche Beimengung von eosinophilen Zellen sowie von CHARCOT-LEYDENschen Krystallen, also von Elementen, die wir auf das innigste mit dem Auftreten der CURSCHMANNschen Spiralen verknüpft finden, sprechen dafür; ferner wurden, allerdings nicht häufig, Bronchialgerinnsel gefunden, deren mehr schleimige feine Verästelungen spiralig gedreht waren (BIERMER) oder sogar einen Zentralfaden (VIERORDT, THENEN) erkennen ließen. LIEBERMEISTER gibt an, daß die stark lichtbrechenden Fibrillen an den Enden vielfach wirbelartig umeinander herumgeschlungen gewesen und teilweise in CURSCHMANNsche

Spiralen ausgelaufen seien. Es hat sich aber in seinem Falle nicht um ein reines Fibringerinnsel gehandelt, wenn auch Fibrin darin nachgewiesen wurde. Zweifelsfreie Übergänge der einen in die anderen Gebilde sind bisher nicht beobachtet worden. Dann sind auch Fälle beschrieben worden (VIERORDT, ESCHERICH, THENEN), in deren Verlauf unter ähnlichen Krankheitserscheinungen zuweilen typische Fibringerinnsel, zu anderen Zeiten regelrechte CURSCHMANNsche Spiralen ausgehustet wurden oder sogar beide Gebilde nebeneinander. Ihre Trennung ist aber, wie besonders A. SCHMIDT betont, bei genauer Untersuchung stets möglich. Damit ist jedoch nicht gesagt, daß in den Sputis mit rein schleimigen Gerinnseln stets CURSCHMANNsche Spiralen vorkommen (GRANDY); sie können ebenso wie die CHARCOT-LEYDENschen Krystalle und die eosinophilen Zellen vollständig fehlen, wie in den von LIEBERMEISTER beschriebenen Fällen. Ferner spricht für eine Ähnlichkeit beider Prozesse, daß die bei ihnen gefundenen anatomischen Veränderungen der Lungen recht gering sind. Manche Autoren sind daher auch der Ansicht, daß es sich nur um verschiedene Grade ein und desselben Prozesses, von „Krankheiten mit labilem Dispersionsgrad der Säfte" (GEIGEL) handelt, z. B. GRANDY, A. FRAENKEL, A. SCHMIDT; der Prozeß, der zur Ausscheidung von fibrinösen Gerinnseln Anlaß gibt, stellt nach ihnen nur eine hochgradige Steigerung eines Vorganges dar, der in seiner milden Form zur Bildung von Spiralen, in seiner stärksten nach FRAENKEL zur Bronchiolitis obliterans führt. Dem ersteren Teil dieser Annahme schließt sich Verfasser an; zum mindesten gehören die Erkrankungen einer gleichen Gruppe an; gegen eine einfache Steigerung spricht indes der sehr seltene Übergang aus dem einen in den anderen. Dabei müssen wir von der Gerinnselbildung bei croupöser Pneumonie ganz absehen; diese ist ein rein entzündlicher Vorgang und führt für sich allein nur selten zur Bildung der verzweigten großen Gerinnsel. Die Richtigkeit des zweiten kann aus klinischen Gründen bezweifelt werden.

h) Pathognomonische und diagnostische Bedeutung.

Die Bedeutung der Fibrinausgüsse ist, darüber spricht sich schon REMAK aus, darin zu suchen, daß die ausgedehnte Verlegung der Bronchien durch sie zu äußerst heftiger Atemnot, ja zu tödlichem Ausgang führen kann, falls es nicht gelingt, das einmal von der Unterlage losgelöste Gerinnsel herauszubefördern. Solange die Gerinnsel an Ort und Stelle sitzen und sich nicht über zu große Bezirke der Lunge ausdehnen, ist die mechanische Behinderung der Atmung nicht allzu groß, wie manche Krankengeschichten zeigen, nach denen Bildung und sogar Entfernung ohne Beschwerden vor sich ging. Zweifellos übt das Gerinnsel als Fremdkörper auch einen nervösen Reiz auf die Bronchialmuskeln und damit auf die Atemtätigkeit aus, der nicht eher nachläßt, als bis es aus den Luftwegen entfernt ist.

Aus der Form der Gerinnsel können wir zunächst in günstigen Fällen einen Schluß auf den Ort ihrer Entstehung ziehen, da sie einen mehr oder weniger genauen Abklatsch des Bronchialbaumes oder auch anderer Teile der Atmungswege, in dem sie gerade entstanden sind, liefern. In einer Reihe von Fällen sind Tag für Tag die gleichen Gerinnsel ausgehustet worden, sie mußten also auch von dem gleichen Lungenabschnitt stammen. Im allgemeinen bilden die Gebilde aus den oberen Lungenpartien mehr kurze, sich rasch verzweigende Äste, die aus den unteren verjüngen sich infolge der Besonderheiten der Verästelungen des Bronchialbaumes viel langsamer; der Bronchialbaum der rechten Lunge liefert kürzere und dickere Äste, der linke längere und dünnere. Auf diese Weise kann die physikalische Untersuchung wertvoll ergänzt werden. Der Ursprungsort der aus dem Kehlkopf und der Trachea stammenden Gerinnsel ist meist leicht zu schließen, erstere bilden mehr flächenförmige Abdrücke, so daß man z. B. den Kehldeckel oder auch die Sinus Morgagni mit den Stimmbändern unschwer wieder erkennt; die Gebilde aus der Trachea sind oft röhrenförmig mit zuweilen deutlich ausgeprägten Furchen von Knorpelringen.

Die Beziehungen der Gerinnsel zu einzelnen Erkrankungen sind in dem Vorhergesagten zur Genüge gewürdigt worden. Wenn sie in der Mehrzahl der Fälle auch zu dem Krankheitsbilde der „Bronchitis fibrinosa", ihre kleineren Exemplare zu dem der croupösen Pneumonie gehören, so kann man sie doch nicht als pathognomonisch für diese Erkrankungen ansehen; sie deuten uns nur einen bestimmten Prozeß an, nämlich den der Fibrinausscheidung; die diesem zugrunde liegende Ursache kann jedoch sehr verschiedenartiger Natur sein. Entzündliche Erscheinungen treten nach den anatomischen Untersuchungen meist stark zurück oder fehlen vollständig; am geringsten sind sie in den Fällen der typischen fibrinösen Bronchitis, merkwürdigerweise also gerade da, wo die massigste Exsudation stattfindet. Wenn man will, kann man mit A. SCHMIDT ganz allgemein, wie aus dem Vorhandensein von CURSCHMANNschen Spiralen auf eine Bronchitis exsudativa, hier auf eine Bronchiolitis fibrinosa schließen. Ob eine sog. „essentielle" Bronchitis crouposa (Bronchitis plastica) zugrunde liegt oder Diphtheriebacillen oder Pneumokokken die Ursache sind, läßt sich aus der Natur der Gerinnsel nicht entscheiden; die gefundenen Mikroorganismen sind bei ersterer lediglich als akzidentelle Gebilde zu betrachten und auch im anderen Falle haben sie mit der Gerinnselbildung als solcher nichts direkt zu tun, sondern weisen uns nur auf den der Gerinnselbildung zugrunde liegenden krankhaften Prozeß hin. — Zweifellos ist aber eine Bedeutung der Gerinnsel darin zu suchen, daß ihre Anwesenheit die Aufmerksamkeit auf bestimmte Krankheiten wie auf bestimmte Disposition lenkt, als deren Begleiterscheinung der geschilderte Vorgang in den Bronchien sich abspielt.

2. Schleimgerinnsel.

Wiewohl bei der Besprechung der fibrinösen Gerinnsel schon mehrfach auf die Schleimgerinnsel hingewiesen worden ist, so sollen hier die Besonderheiten ihrer anatomischen Struktur und chemischen Zusammensetzung noch eigens Erwähnung finden. Zwar bestehen auch die sog. reinen Fibringerinnsel bei näherer Untersuchung vielfach nicht nur aus Fibrin, sondern es wechseln Lagen von Schleim und Fibrin ab (z. B. Fall von SCHWARTZKOPF), doch werden ziemlich häufig auch Gebilde von überwiegend oder völlig schleimiger Beschaffenheit angetroffen.

a) Makroskopisches Aussehen.

Ebenso wie die fibrinösen Gerinnsel können sie bis in die feinsten Äste verzweigte Abgüsse des Bronchialbaumes darstellen, von einer Länge bis zu 20 cm (KLEIN) und einer Dicke von 1—2 cm. Der ganze Bronchialbaum einer Lunge kann von ihnen ausgefüllt werden; es kommen aber auch kleinere und unscheinbarere vor, die in den meisten Fällen wohl überhaupt übersehen werden (RÜTIMEYER). Die Farbe ist ähnlich derjenigen der fibrinösen, weshalb sie anfangs auch stets für solche gehalten wurden, bis BESCHORNER auf den Unterschied aufmerksam machte; zuweilen sind sie auch mehr glänzend und von grauer Farbe. Ihre Konsistenz ist weniger zäh und elastisch.

b) Zusammensetzung und Eigenschaften.

FREUND untersuchte ein Gerinnsel des Falles von KLEIN und fand folgende Zusammensetzung:

Trockensubstanz	0,550 g
Gesamteiweiß	0,198 g
Globulin	0,079 g
Albumin	0,121 g
Mucin	0,325 g

NENBAUER stellte durch Spaltung und titrimetrische Bestimmung des gelösten Zuckers 24,6% Glucosamin in einem Gerinnsel fest; reines Mucin der Luftwege liefert nach FR. MÜLLER 36% Glucosamin. Aus beiden Analysen geht also hervor, daß auch die „rein schleimigen“ Gerinnsel nur zu ungefähr zwei Dritteln aus reinem Mucin bestehen, daneben in beträchtlicher Menge noch Eiweiß enthalten; Fibrin wurde, wie bereits erwähnt, in anderen Fällen durch den Nachweis einzelner Fäden mit der WEIGERTschen Färbung festgestellt. Manche enthalten indes auch gar keines (Färbung, chemische Untersuchung, HABEL). — Die Mucingerinnsel lösen sich in Chloroformwasser auf, aus dem sie durch verdünnte Essigsäure wieder ausgefällt werden können. Über die Bewertung der chemischen Differenzierungsmethoden siehe unter Fibringerinnsel.

c) Färbung.

Die Gerinnsel färben sich nicht nach WEIGERT oder lassen nur einzelne blaue Streifen erkennen, mit Thionin werden sie rosarot, mit van Gieson hellblau, nach anderer Angabe braunrot, mit Bismarckbraun dunkelbraun; bei der verschiedenen Zusammensetzung dürfen Verschiedenheiten in der Färbung nicht wundernehmen.

d) Mikroskopisches Aussehen.

Hier findet sich ein bald größeres, bald feineres Maschenwerk nicht immer parallel verlaufender durchscheinender Fasern, zwischen denen in der Mehrzahl der Fälle zahlreiche Leukocyten und Epithelien eingebettet sind. Mit Hilfe der WEIGERTschen Färbung kann man erkennen, daß nur einzelne feine Fibrinfäden dieses Maschenwerk durchziehen, manchmal auch ganz fehlen. Das Verhältnis des Schleims zu den zelligen Elementen ist nicht durch den ganzen Verlauf des Gerinnsels das gleiche; es wechseln zellreiche Partien mit zellarmen ab und besonders an den feinsten Ausläufern der Gerinnsel, den kolbigen Endausbuchtungen, hat man in einzelnen Fällen große Mengen eingeschlossener Zellen vorgefunden. Die Epithelien sind oft in gequollenem Zustande, in Zerfall begriffen; im Innern der Gerinnsel sieht man an manchen Stellen nur mehr feinkörnigen Detritus. Die Leukocyten sind verschiedener Natur, bald überwiegen Lymphocyten, bald eosinophile Zellen. Im übrigen Sputum ist ihr Vorkommen gleichfalls inkonstant. — Von Bakterienbefunden werden Diplokokken von KLEIN, vereinzelte Streptokokken von HOCHHAUS eigens erwähnt, doch handelt es sich nur um zufällige Einschlüsse.

e) Vorkommen.

Die Gerinnsel, die ebenso wie die rein fibrinösen als Produkt eines Krankheiten verschiedener Art begleitenden Prozesses anzusehen sind, wurden in eitrig-schleimigem rubiginösem, reichlich Tuberkelbacillen enthaltendem Sputum bei Miliartuberkulose von KLEIN, ebenso von HART bei Tuberkulose gefunden, dann bei Sarkomatose der Lymphdrüsen, unter gleichzeitiger Ausbildung cirrhotischer und fibrinöser Veränderungen in den Lungen, bei Aktinomykose von ISRAEL. In den übrigen Fällen konnte eine bestimmte Grundkrankheit nicht nachgewiesen werden.

Das Wichtigste über die Entstehung und Bedeutung der schleimigen Gerinnsel wurde bereits bei Besprechung der fibrinösen Gerinnsel gesagt.

3. Seltenere Formen von Gerinnseln.

a) Zellige Gerinnsel. In vereinzelten Fällen hat man Gerinnsel beobachtet, die fast ausschließlich aus Zellen zusammengesetzt waren. So erwähnt SCHITTENHELM, daß er einmal ein nur aus Epithelien zusammengebackenes Gebilde gefunden habe; SOKOLOWSKI entdeckte inmitten von typischen Bronchialabgüssen Gerinnsel aus eosinophilen Leukocyten, die durch eine geringe Menge einer schleimig-fibrinösen Masse miteinander verklebt waren; sie enthielten außerdem spärliche rote Blutkörperchen, etwas größere abgerundete, stark granulierte, sowie Myelin enthaltende Epithelien, zerstreute Zylinder und Plattenepithelien und stellenweise zahlreiche CHARCOT-LEYDENsche Krystalle; Tuberkelbacillen fehlten. In manchen Partien des Auswurfs wurden daneben noch typische große CURSCHMANNsche Spiralen vorgefunden. Es scheint sich also um Gebilde gehandelt zu haben, die den CURSCHMANNschen Spiralen näher standen wie den eigentlichen Fibringerinnseln.

Kleine, strang- oder schlauchähnliche, aus Leukocyten zusammengebackene Gerinnsel sind nicht ganz selten; oft erkennt man sie schon mit dem bloßen Auge als solche. Sie werden meistens vom Patienten mit Atembeschwerden (Tuberkulose, Bronchitiden) entleert, ohne daß gerade typische asthmatische Anfälle bestehen. Die mehr aus Bronchialepithelien bestehenden Gebilde leiten zu den typischen Spiralen über, geradeso wie die klinischen Erscheinungen, bei denen wir sie antreffen.

b) Mit kleineren Fibringerinnseln leicht verwechselt werden können feine Schleimgerinnsel oder schlauchähnliche Gebilde, ohne und mit spiraliger Drehung; mikroskopisch bestehen sie aus Schleimfäden, mit eingelagerten Zellen in verschiedener Menge. Besonders im Asthmasputum sind sie zu finden. Von Fibringerinnseln lassen sie sich oft nur durch die WEIGERTsche Färbung unterscheiden.

c) Fibrinpfröpfe. KANNENBERG erwähnt in einem Falle von Bronchiektasie weiche weißliche gequollene Pfröpfe von etwa Hanfkorngröße und etwas darüber, die das Aussehen weicher Eiterpfröpfe boten. Mikroskopisch bestanden sie in der Mitte aus einem mehr oder minder derben Faserstoffgeflecht, zum Teil sogar von auffallend fester Beschaffenheit; in dieses waren Haufen von Fetttröpfchen, an einzelnen Stellen auch Eiterkörperchen und Lungenepithelien, sowie Detritusmassen eingelagert, ferner zahlreiche äußerst kleine Bilirubinkrystalle. An ihrer Peripherie waren die Pfröpfe in Eitermassen eingebettet. Elastische Fasern fehlten. Es hat sich hier wohl um den DITTRICHschen Pfröpfen nahestehende Gebilde gehandelt, nur mit dem Unterschied, daß sie infolge des reichlich in ihnen ausgeschiedenen Fibrins eine derbe Konsistenz erlangten, falls es sich hier wirklich um Fibrin handelte.

d) Blutgerinnsel. Eine besondere Art von Gerinnseln ist ausführlich von FABIAN beschrieben worden, nämlich Blutausgüsse der Bronchien nach starken Blutungen eines Kranken, der an tuberkulösen Lymphdrüsen an der Porta hepatis mit anschließender Allgemeininfektion zugrunde ging. Die Form dieser Gerinnsel war zylindrisch, wenig scharf; man erkannte aber auch ohne Härtung die Verzweigungen des Bronchialbaumes, ein anderes Mal den Abguß der Trachea und der großen Bronchien, des Kehlkopfes. Die Farbe war tiefrot, nach Härtung schokoladebraun. Schichtung oder lamellöser Bau war nirgends zu erkennen. An den kleinen Bronchien hafteten oft kleine perlschnurartig aneinandergereihte Luftbläschen.

Mikroskopisch bestand die Hauptmasse aus strukturlos durcheinanderliegenden Erythrocyten, wenigen Leukocyten und mäßig vielen ein unregelmäßiges Netz bildenden Fibrinfäden. Es handelt sich hier also um reine Blutkoagula, die von älteren Autoren wiederholt beobachtet, aber nicht genügend von den rein fibrinösen Gerinnseln getrennt worden waren. Ähnliche Produkte bei verschiedenen Erkrankungen haben PEACOCK, WEST, CYBULSKI, CANALI (bis zur Länge von 20 cm) und PORT gesehen. Gelegentlich sieht man sie bei croupösen Pneumonien.

Ihre Entstehung verdanken sie lediglich profusen Blutungen in die Lunge mit rascher Gerinnung; es ist dies immerhin auffallend, da für gewöhnlich die Gerinnung des hämoptoischen phthisischen Blutes ausbleibt. Aus der Art ihrer Entstehung geht hervor, daß sie nur mehr zufällige Gebilde sind, denen eine weitere Bedeutung nicht zukommt.

4. Diphtherische Membranen und Gerinnsel.

a) Aussehen. Abgesehen von den seltenen Fällen, in denen nach Verätzungen des Rachens und tiefer gelegener Teile der Luftwege Membranen entleert werden, sind es die Produkte der diphtherischen Entzündung, die zuweilen im Auswurf Interesse erregen. Man findet sie dort jedoch seltener, als man bei der Häufigkeit der Erkrankung annehmen könnte. Dies hat seinen Grund darin, daß die Membranen sich nicht so sehr in ganzen Stücken ablösen, als mehr an Ort und Stelle einer Verflüssigung anheimfallen; oft werden auch Stücke verschluckt und kleine Fetzchen, die zum Auswurf kommen, übersehen. Die typischen, aus dem Rachen, der Luftröhre oder auch der Nase stammenden Membranen werden in kleineren oder größeren weißlichen oder grauweißlichen, schmierigen, oft mit Blut untermischten Fetzen entleert. Ihre Konsistenz ist wechselnd je nach dem Grade des Zerfalles; sie fühlen sich meist weich an, besitzen aber manchmal auch noch einen gewissen Grad von Elastizität. Irgendwelche Struktur ist nicht an ihnen zu erkennen; selten haben sie noch die Form der Unterlage, der sie aufgesessen haben, beibehalten, am ehesten noch vom weichen Gaumen und der Uvula und Nase (Gerber, Podak). Zuweilen fallen an ihrer Rückseite, mit der sie der Schleimhaut aufgesessen waren, kleine punktförmige Blutungen auf, die den bei der Losreißung eröffneten Capillarstomatis entsprechen.

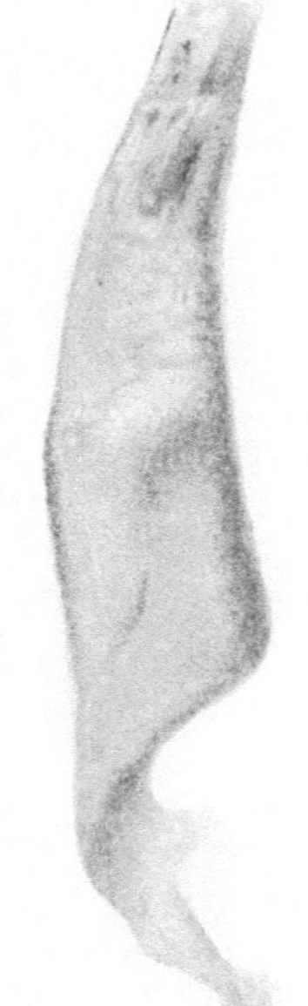
Abb. 37. Diphtherische Membran.

Die mikroskopische Untersuchung der aus dem Rachen stammenden Gebilde läßt ein dichtes Netzwerk von Fasern erkennen, die sich bei Anwendung der Weigertschen Fibrinfärbung mehr oder weniger deutlich in einzelne dichtere und losere Lagen trennen. Vielfach, und zwar besonders in den obersten Schichten sind die Membranen eine hyaline Umwandlung eingegangen. Sie bilden dann schollige oder zusammenhängende Massen mit feinkörnigem Detritus, in denen sich alle Übergänge zum feinfaserigen Fibrin nachweisen lassen. In den feinmaschigen Partien, aber auch durch die ganze Membran verstreut, sind weiße, im Absterben begriffene Blutkörperchen verteilt, seltener an manchen Stellen haufenweise Erythrocyten, Plattenepithelien aus der Mundhöhle; bei Membranen, die ihre Entstehung einem tiefer greifenden Prozeß verdanken, mögen dann und wann auch noch ganze Capillaren und Ausführgänge von Schleimdrüsen, auch einzelne Schleimpfropfen in den untersten Lagen zu erkennen sein. In der Mehrzahl der Fälle werden sich aber bei der vorgeschrittenen Verflüssigung einzelne Teile überhaupt nicht mehr gut differenzieren lassen. Stets sind zahlreiche Bakterien der verschiedensten Arten, meist Kokken, eingeschlossen, vorzugsweise in den oberflächlichsten Schichten, ein Beweis, daß es sich nur um nachträglich festgesetzte Keime aus der Mundhöhle handelt; Die Diphtheriebacillen liegen meist in den tieferen Schichten, wo sie, wenn auch oft nur spärlich, wie in Reinkultur angetroffen werden können.

Von diesen Membranen unterscheiden sich die Gerinnsel aus den tieferliegenden Abschnitten des Respirationstractus in verschiedenen Punkten wesentlich. Einmal fällt schon auf, daß sie häufiger in besser erhaltenen Formen, oft als direkte Abgüsse der sie tragenden Unterlage, ausgeschieden werden. So wird nicht selten über platte Abgüsse des Kehldeckels, des Kehlkopfes, ringförmige Ausgüsse der Trachea (Salomon u. a.) berichtet, sogar über das Vorkommen ganzer Bronchialbäume, also über Gerinnsel, die sich in nichts von den bei Bronchitis fibrinosa ausgehusteten unterscheiden lassen.

Lenhartz berichtet von einem Fall, in dem neben massenhaften Membranstücken geschichtete und verästelte Bronchialausgüsse entleert wurden und von einem anderen, in welchem die Sektion die Auskleidung der Trachea und des ganzen Bronchialbaumes mit hohlen zylindrischen und soliden fibrinösen Massen ergab, ohne jede Beteiligung des Rachens; beide Male wurden Diphtheriebacillen aus dem Gerinnsel gezüchtet. — In einem Falle von Beyer wurde eine ungefähr 5 cm im Durchmesser messende flache, sich wie Knorpel anfühlende fibrinöse Masse ausgehustet, die aus zwei zusammenhängenden Schichten bestand, einer lamellösen, an einigen Stellen rötlichen, sonst weißlichen, und einer mehr grauen schleimigen; in der ersteren fanden sich avirulente Diphtheriebacillen, in der lockeren Streptokokken und der Diplococcus lanceolatus. Die Zellen, die innig mit Schleim vermischt waren, waren zum großen Teil hornähnlich verändert. Ein anderes Mal hustete der gleiche Patient einen ringförmigen Ausguß der Trachea aus. Bei Autopsien trifft man häufiger weitverzweigte Ausgüsse an; sehr ausführlich hat über einen derartigen Fall Marchand berichtet; die Bronchien waren mit fibrinös-schleimiger Masse ausgefüllt, ihre Wand zeigte stark entzündliche nekrotische Veränderung.

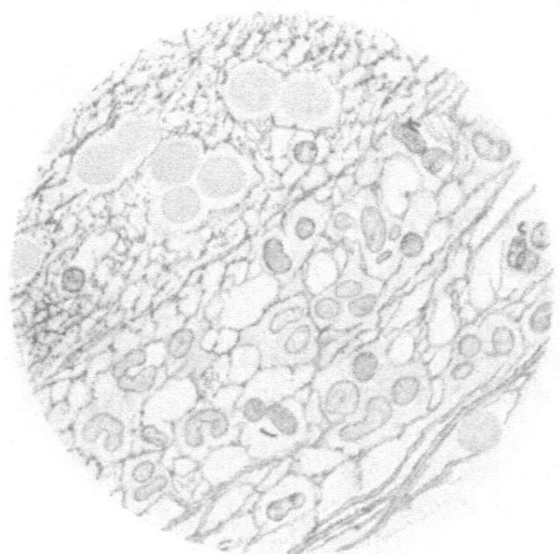

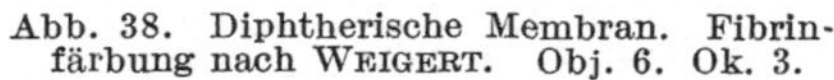

Abb. 38. Diphtherische Membran. Fibrinfärbung nach Weigert. Obj. 6. Ok. 3.

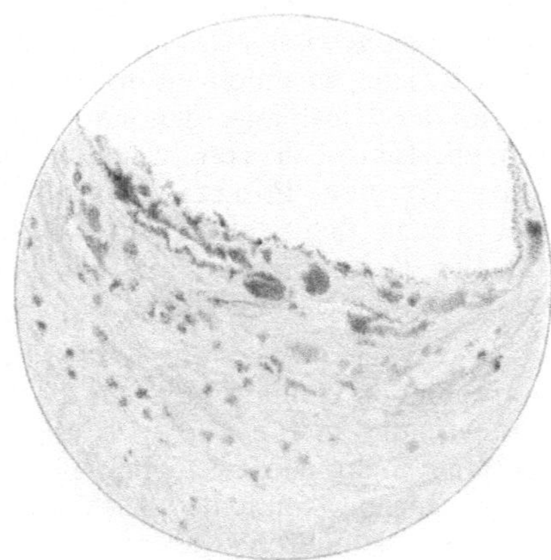

Abb. 39. Diphtherische Membran mit Kokkenhaufen in den oberflächlichen Schichten. Obj. 3. Ok. 3.

Interessant ist ein von David berichteter Fall. Ein neunjähriges Kind erkrankte an einer croupösen Pneumonie, an die sich eine diphtherische aufsteigende Tracheobronchitis mit Abscheidung typischer Gerinnsel anschloß. Die Autopsie bestätigte den klinischen Befund und durch die bakteriologische Untersuchung wurde der Nachweis erbracht, daß die croupöse Entzündung der Lunge nur auf die (sehr virulenten) Diphtheriebacillen zurückzuführen war.

Zuweilen sind also diese Differenzen zwischen den in den oberen und in den tieferen Teilen des Respirationstractus ausgeschiedenen Membranen auffallend und können nur dadurch ihre Erklärung finden, daß der Entzündungsvorgang hier in anderer Weise abläuft oder nicht so tief greift wie dort. Wie schon an anderer Stelle hervorgehoben, sind die Gerinnsel aus Trachea und Bronchien weniger zellreich, es überwiegen in ihnen die rein fibrinösen Massen, ihre Farbe ist mehr weiß, sie lösen sich endlich auch wesentlich leichter von der darunterliegenden Schleimhaut ab. Für letzteres scheint auch von Bedeutung zu sein, ob die Gerinnsel auf einer aus Platten- oder mit Cylinderepithel bekleideten Schleimhaut abgeschieden werden. An der ersteren haften die Membranen fester an, da die Epithelien hier nicht einer Basalmembran aufsitzen, der Zerstörungsprozeß auch leicht tiefer greift, so daß die fibrinösen Massen in unmittelbarem Kontakt mit der Mucosa stehen; dagegen können sie sich von den Cylinderepithel führenden Teilen leichter loslösen, ja es scheint, soweit man nach den vorliegenden anatomischen Untersuchungen urteilen darf, die Zerstörung des Epithels verhältnismäßig gering zu sein, wie bei dem Falle von DAVID. Andere Male geht der Prozeß auch hier tiefer und führt wie im Rachen zu nekrotischen Veränderungen; das zeigt die Beobachtung MARCHANDS.

b) Was die Entstehung der im Rachen ausgeschiedenen Diphtheriemembranen betrifft, so werden sie nach der älteren von VIRCHOW vertretenen Ansicht nicht aus transsudiertem Blutfaserstoff gebildet, sondern aus an Ort und Stelle zugrunde gehenden Gewebselementen, die eine eigentümliche Metamorphose eingehen sollten. STEUDENER bekämpfte später diese Ansicht, da die Entstehung neuer Membranen an Stelle der abgestoßenen alten nur durch eine gleichzeitige Exsudation zu verstehen sei, nachdem hier nicht mehr genügend Zellmaterial zur Umwandlung in ein fibrinöses Gerüst übriggeblieben sei. Heute wird allgemein angenommen, daß die Zellen jedenfalls an dem Aufbau der Membranen neben dem aus dem Blute ausgeschiedenen Fibrin beteiligt sind. So wird auch die verschiedene Konsistenz der einzelnen Fibrinlagen erklärt; die derben knorrigen Massen sollen da zustande kommen, wo die Leukocyten in der Überzahl sind, aus deren Zerfallsprodukten zusammen mit dem exsudierten Fibrinogen sie entstehen; wo Leukocyten spärlich vorhanden sind, sollen sie sich im Exsudat auflösen und zu feinfädigem Fibrin werden, so daß hier also das aus dem Blute ausgeschiedene Fibrin vorherrscht (s. KAUFMANN).

c) Der Nachweis einzelner Membranfetzen als diphtherischer Produkte dürfte im allgemeinen nicht schwer fallen; schwieriger ist die Frage zu entscheiden, inwieweit die Ausgüsse der Trachea und Bronchien ihnen zuzuzählen sind, falls andere Anhaltspunkte für das Vorhandensein eines diphtherischen Prozesses nicht bestehen. Auf alle Fälle muß der Nachweis der Diphtheriebacillen entweder im Gerinnsel selbst oder auf der Schleimhaut des Rachens gefordert werden; dieser ist aber — wie gesagt — nur in vereinzelten Fällen gelungen, obwohl eine Reihe von Untersuchern (D. GERHARDT, SCHWARTZKOPF, SCHECH u. a.) angeben, besonders darauf geachtet zu haben. Solange als Diphtheriebacillen nicht öfters nachgewiesen werden, kann auch die Annahme von LENHARTZ, daß eine Reihe von den sog. idiopathischen Fällen von Bronchitis crouposa, wie sie von EDGREN, MADER, ESCHERICH beschrieben worden sind, diphtherischen Ursprungs seien, nur eine Annahme bleiben.

Daß übrigens Diphtheriebacillen nicht immer zur Ausscheidung von Fibrin auf der Bronchialschleimhaut führen müssen, sondern die Erkrankung unter dem Bilde einer einfachen katarrhalischen Entzündung verlaufen kann, ähnlich wie häufig auch im Rachen, beweisen von A. SCHMIDT, DAVID, PORT u. a. beschriebene Fälle chronischer Bronchitis, in welchen in dem eitrig-schleimigem Sputum dauernd Diphtheriebacillen nachgewiesen wurden, ohne daß es je zur Ausscheidung fibrinöser Massen gekommen wäre. Auch sonst fehlen oft genug die typischen Beläge in Rachen und Nase. Nach den Befunden bei der kindlichen Nasendiphtherie zu urteilen, scheint die Schleimhaut der Nase überhaupt wenig zur Absonderung gerinnbarer Massen zu neigen. Dazu kommt noch die starke bakterielle Mischinfektion, die rasch die sich bildenden Membranen zersetzt.

Nicht unmöglich ist, daß bei den schweren pseudomembranösen Grippeerkrankungen der Trachea und Bronchien gelegentlich größere Membranfetzen ausgehustet, aber wenig beachtet werden. Sie sitzen allerdings fest auf. Daß man sie post mortem oft leicht abziehen kann, ist noch kein Beweis für den Grad der Haftbarkeit auch beim Lebenden.

Diese Membranen unterscheiden sich mikroskopisch insofern wesentlich von den diphtherischen, als das Fibrin sehr zurücktritt und die ganze Masse aus zusammengebackenen Epithelzellen und Eiterkörperchen besteht, die mehr oder weniger in Zerfall begriffen sind. Das Flimmerepithel geht bei der grippalen Entzündung an vielen Stellen rasch zugrunde und wird durch mehrere Lagen von Pflasterepithel mit einer unteren Schicht von kubischen Zellen ersetzt. In den untersten Schichten finden sich Mitosen (Wätjen). In einzelnen Fällen kommen nach Askanazy bei der Influenzapneumonie ausgesprochene croupöse Entzündungen „teils als typisch gestaltetes Exsudat an einer Stelle der Schleimhautoberfläche, teils als Ausguß des gesamten Rohrs an kleinen Bronchien“ vor. In den Alveolen sieht man recht oft ein feineres oder stärkeres Netzwerk von Fibrinfasern.

Influenzabacillen sind im einfachen Klatschpräparat der Bronchien in frischen Fällen massenhaft zu finden. Auch im Alveolarexsudat sind sie vorhanden, intra- und extracellulär.

5. Curschmannsche Spiralen.

Als erster hat wohl Leyden die Curschmannschen Spiralen im Auswurf eines Asthmatikers gesehen und auch näher beschrieben, ist jedoch nicht weiter auf ihre Bedeutung eingegangen. Erst wesentlich später, im Jahre 1882, haben Curschmann und Ungar ihre Beobachtungen veröffentlicht, nachdem sie auf das regelmäßige Auftreten der Spiralen bei gewissen Krankheitszuständen aufmerksam geworden waren.

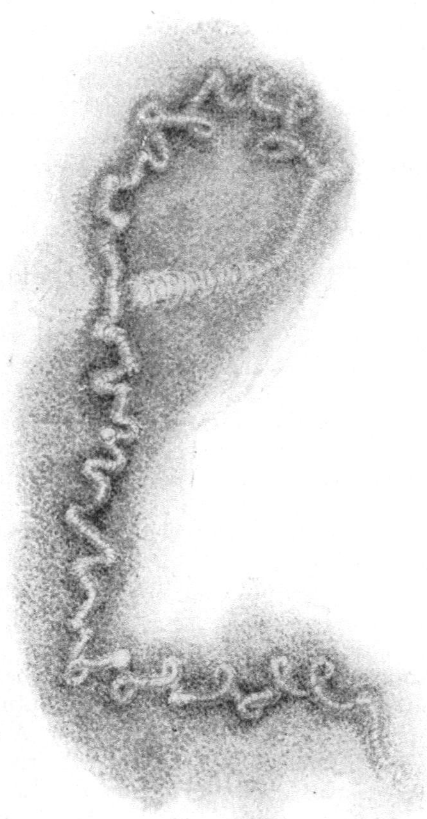

Abb. 40. Ausgebildete Curschmannsche Spirale. Obj. 3, Ok. 1.

a) Makroskopisches Aussehen.

Die Spiralen stellen sich, wenn wir der Beschreibung Curschmanns folgen, in den schleimigen Teilen des auf einen schwarzen Teller ausgebreiteten Asthmatikersputums, als sagoartig durchscheinende, bald weniger durchsichtige, grauweißliche oder gelblich gefleckte oder ganz gelbe feine Fädchen von verschiedenem Durchmesser und verschiedener Länge dar. Mit bloßem Auge lassen sich schon häufig stärkere oder geringere Quirlung des ganzen Fadens, oder Ausziehung in pfropfenzieherartige Windungen oder Querstreifung erkennen, wodurch die Gebilde häufig ein wurst- oder schlauchähnliches Aussehen erhalten. Bei genauer Betrachtung der voll ausgebildeten Exemplare entdeckt man ferner einen die Spirale ihrer ganzen Länge nach durchziehenden weißlichen homogenen Streifen, der von Curschmann als Zentralfaden bezeichnet worden ist. Selten sind die Spiralen so fein oder so zusammengeknäuelt und mit Schleim umgeben, daß man sie übersieht, doch ist einige Übung im Erkennen nötig. Man hat sie, wie nochmals hervorgehoben sein mag und von Lewy ausführlich geschildert worden ist, in den zähen gallertigen, froschlaichartigen grauen Flocken des Sputums zu suchen und nicht in den eitrigen oder gelben bröckeligen oder zerrissenen Partien, die die Charcot-Leydenschen Krystalle beherbergen.

Die Größe der Spiralen ist sehr wechselnd. Man findet mit bloßem Auge eben noch sichtbare Exemplare bis zu solchen von 10—14 cm Länge (CURSCHMANN, RIEHL) alle Übergänge, doch sind die ganz großen Exemplare selten. Der Durchmesser beträgt bis zu einem Millimeter. RIEHL hat für solche Exemplare die Bezeichnung „makroskopisch sichtbare Spiralen" gebraucht, es sind aber sämtliche gut ausgebildeten Spiralen mit bloßem Auge sichtbar.

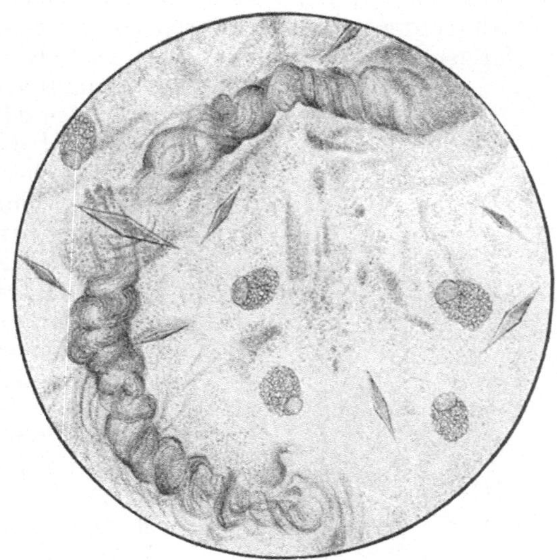

Abb. 41. CURSCHMANNsche Spirale mit eosinophilen Zellen und CHARCOT-LEYDENschen Krystallen; schwache Vergrößerung. (Nach LENHARTZ-MEYER.)

b) Mikroskopische Untersuchung.

Zunächst seien auch hier die voll ausgebildeten Exemplare geschildert. Sie erscheinen schon bei schwacher Vergrößerung vielfach gewunden und geschlängelt, bald wie aus groben, gewundenen Bändern und Fäden bestehend, bald aus feineren und feinsten Schleimfäden zusammengesetzt, die in äußerst zierlichen spiraligen Zügen langsam ansteigen; auch Knoten und Schleifen werden dabei gebildet. An den Enden oder in der Mitte erfolgt häufig Lockerung oder gänzliche Auflösung der Windungen in gerade oder wellig nebeneinander verlaufende oder büschelförmig sich ausbreitende Schleimzüge und sie bilden auf eine mehr oder weniger lange Strecke hin steiler oder loser gewundene oder ganz parallel verlaufende Fäden (CURSCHMANN). In der Mehrzahl der Exemplare fällt ein feiner glänzender Streifen auf, der sich durch die Mitte der Spiralen, von ihnen aber scharf unterschieden, ihrer Länge nach schlängelt. An manchen Stellen ist dieser „Zentralfaden" von größeren Knoten unterbrochen; richtiger gesagt sind es ganz kurze Schlingen wie bei einem um seine Längsachse gedrehten Seil, die infolge der Überdeckung beider Schlingenenden den Eindruck eines Knotens erwecken. Diese Knotenpunkte fallen durch ihre noch stärkere Lichtbrechung auf. Zuweilen ist der Zentralfaden auch von einer doppelten Schicht von spiraligen Windungen umgeben, die man deutlich in einen aus gröberen Spiralen bestehenden Teil, die „Mantelspirale", und in einen inneren feingewundenen Teil unterscheiden kann. Der Zentralfaden ist von zäherer Konsistenz als die übrige Substanz. Seine Breite beträgt nach A. SCHMIDT in frischen Exemplaren je nach der Größe der ganzen Spirale 0,001—0,025 mm (nach Härtung 0,0005—0,017 mm). Bei stärkerer Vergrößerung erscheint auch er häufig aus feinsten spiralig gedrehten Fäden zusammengesetzt, die sich zuweilen noch innerhalb der Hauptspirale büschelförmig auflösen. Von manchen Zentralfäden gehen senkrecht zur Achse feine Fortsätze in den Mantel über; andere Zentralfäden scheinen ganz aus solchen Gebilden zu bestehen; zuweilen soll sich auf Querschnitten auch eine Schichtung erkennen lassen (Ruge). In der Mehrzahl der Fälle ist der Faden jedoch homogen glänzend, fällt dem Auge nach Troup sogar durch einen phosphoreszierenden Glanz auf. Nach manchen Untersuchern, besonders auch nach Curschmann, befindet sich inmitten des Fadens zuweilen ein Lumen oder eine lichte Stelle, doch wird dies von anderen für die typischen Fäden geleugnet. Was die spiralig gedrehten Zentralfäden betrifft, so gibt Pel an, daß man ganz besonders gut nach Pikrocarminfärbung sähe, wie die feinsten Fasern am stärksten gewunden seien und sogleich ihr eigentümliches Gepräge verlören, sowie die Fädchen infolge Eintritts von Luft oder Blut auseinanderwichen. Sie seien einem Seil zu vergleichen, das an einzelnen Stellen stärker gedreht sei als an anderen, und hier und da an der Peripherie seine Windungen verloren habe. —

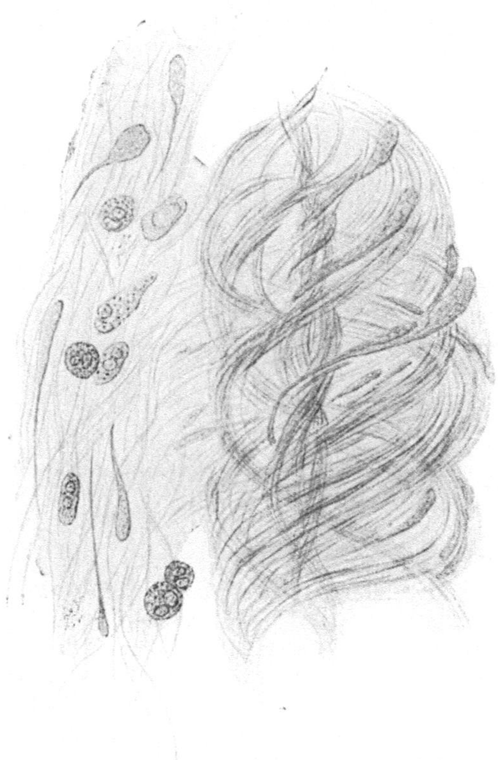

Abb. 42. Curschmannsche Spirale aus Schleimfäden und in die Länge gezogenen Bronchialepithelien. Obj. 6, Ok. 3.

Bei stärkerer Vergrößerung erkennt man, daß die Substanz der Spiralen fast immer mehr oder weniger stark mit spindelförmigen und Rundzellen, deren Granula sich bei der Färbung als eosinophile erweisen, auch mit Alveolar- und stellenweise mit Flimmerepithelien und Pigmentzellen durchsetzt ist, die namentlich in der einhüllenden Schleimschicht enthalten und nach Curschmann hier vielfach so gedrängt sind, daß sie die Spirale vollständig verdecken. Besonders an den Enden fällt oft die große Zahl spindelförmiger Zellen mit langem Faden auf, die alle in gleichmäßiger Richtung gestellt sind und ein dichtes gedrehtes Geflecht bilden, in welches von außen her immer neue Fäden eingeflochten sind; auf solche Weise werden auch ganze Spiralen von solchen Zellen gebildet. Zuweilen sind die Zellen in Zerfall begriffen und man sieht dann auch Myelintropfen zwischen ihnen.

v. Noorden sah einmal blutpigmenthaltige Zellen an dem Aufbau der Spiralen beteiligt und gibt die Abbildung mit Berlinerblaufärbung wieder. Es sind die gleichen Zellen wie die in unserer Abb. 41 wiedergegebenen, die nach allem als Bronchialepithelien angesprochen werden müssen. Das Auffallende dabei ist die Aufnahme von Blutpigment, denn Bronchialepithelien werden sonst niemals Pigmentzellen; andererseits ist von einer Beteiligung der runden (sehr wandlungsfähigen) Zellen, die ihrer Mehrzahl nach losgelöste

Alveolarepithelien sind, am Aufbau der Spiralen sonst nichts bekannt. Eingelagert in Spiralen hat man sie allerdings öfter angegeben; nach den Abbildungen zu urteilen, handelt es sich hier aber nicht um eingelagerte, sondern aufgelagerte Zellen.

Zwischen diesen Zellen finden sich häufig CHARCOT-LEYDENsche Krystalle, entweder über die ganze Länge der Spirale gleichmäßig verteilt oder nur an

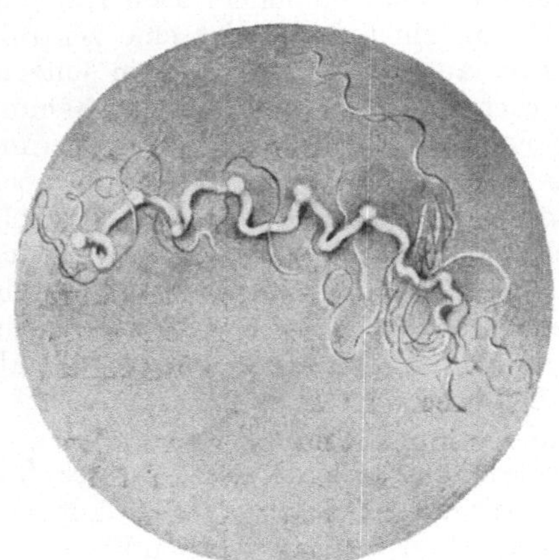

Abb. 43. Stark lichtbrechender Zentralfaden mit Schleifenbildung, aus der Umgebung ziehen feine Schleimfäden zu ihm.

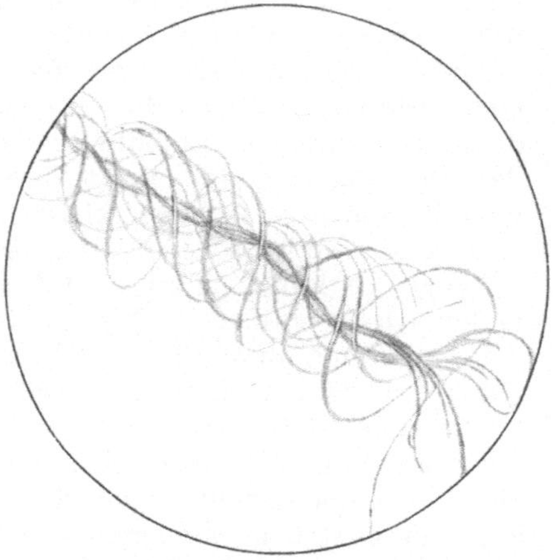

Abb. 44. Feine Spirale, nur aus gedrehten Schleimfäden bestehend, mit Zentralfaden. Obj. 3, Ok. 6.

einzelnen Stellen angehäuft. Nach CURSCHMANN nimmt die Zahl der Krystalle gegen die Oberfläche zu ab, nach UNGAR ist genau das Gegenteil der Fall. LENHARTZ sah die Krystalle gleichmäßig in den Spiralen verteilt und LEWY gibt an, daß sie überhaupt nur auf der Oberfläche der Spiralen zu finden seien, was bestätigt werden kann. Das Vorhandensein der CHARCOT-LEYDENschen Krystalle ist übrigens schon makroskopisch zu erkennen; die Spiralen fallen dann durch ihre gelblich-weiße bis gelblich-grüne Farbe und ihre weniger zähe, leichter bröckelnde Beschaffenheit auf. Sind die Krystalle in Haufen beisammen, so kann die Spirale auch ein gelblich geflecktes Aussehen erhalten.

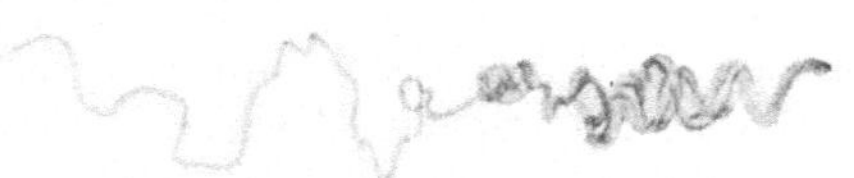

Abb. 45. Einige lang ausgezogene ineinander gequirlte Zellen mit langem Fortsatz.

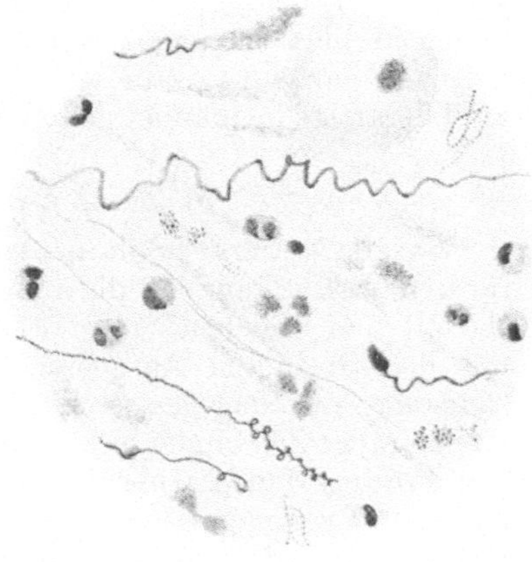

Abb. 46. Ausgezogene Cylinderepithelien (Zentralfäden). MAY-GRÜNWALD. Ok. 3, Obj. 6.

Die gewaschenen Spiralen sind nach RIEKHOFF bakterienfrei; gelegentlicher Bakterienbefund hat nichts zu sagen.

Außer diesen typischen CURSCHMANNschen Spiralen finden sich aber auch andere Formen, die nur einen Teil der geschilderten Merkmale aufweisen: spiralige Gebilde, in ihrem äußeren Teil ähnlich wie die voll ausgebildeten Spiralen, aber ohne Zentralfaden; Schleimgebilde, die nur in einem Teil ihrer Länge eine spiralige Drehung aufweisen, während ihre Enden oder dazwischen liegenden Teile in gerade Fäden aufgelöst sind, so daß eine rosenkranzähnliche Form entsteht. Die bauchig aufgetriebenen Teile sind oft lufthaltig. Ferner rudimentäre Gebilde, glatte, leicht längsgestrichelte Fäden und Schläuche, die oft jede Andeutung einer spiraligen Zeichnung vermissen lassen; zuweilen sind sie prall mit Luft gefüllt oder sie enthalten, wie man besonders nach Härtung mit stark verdünnter Kohlensäure sehen kann, ein Lumen oder eine zentrale Lichtung. Zuweilen sieht man ferner, wie die äußersten Fäden sich in spitzem oder rechtem Winkel in die Umgebung verlieren. An ihnen ist die Entstehung durch Quirlung des ursprünglich homogenen Schleimes, die unter Änderung des Dispersionsgrades erfolgt, besonders gut zu erkennen. Weiterhin noch unvollkommenere Gebilde, kleine kugelige oder länglich runde, mit Buckeln und Anhängen versehene, zähe, durchscheinende Klümpchen mit Andeutung spiraliger Drehung, spiraligen Anhängen, gelegentlich auch unregelmäßig durchlaufendem Zentralfaden. Endlich fallen Exemplare auf, die sich von den gewöhnlichen Formen durch ihren Glanz unterscheiden; besonders die umhüllende Masse soll dann stärker wie gewöhnlich Licht brechen (LEWY).

In einer dritten Art von Gebilden — und das in nicht zu seltenen Fällen — tritt der Zentralfaden allein, als selbständiges Gebilde, auf; im frischen Deckglaspräparat fällt er sofort durch seinen starken Glanz auf; er läßt sich auch gut darstellen, wenn man eine der von AD. SCHMIDT angegebenen Färbungsmethoden verwendet. Der Zentralfaden ist dann häufig vollkommen nackt, ohne umhüllende Spirale, in amorphe zarte Schleimklümpchen eingebettet, in anderen Fällen wieder von einem oder ganz wenig äußerst feinen Schleimfädchen umsponnen (s. Abb. 43 und 44, S. 101).

Endlich kann man noch in die Länge gezogene Zellen mit einem langen Schleimfortsatz, der mehr oder weniger gedreht sein kann, finden, zuweilen auch Haufen von ihnen zu einem spiraligen Flechtwerk gedreht. In diesem Fortsatz erstreckt sich weit hinein, ihn wohl auch ganz bildend, die lange, äußerst fein ausgezogene Kernsubstanz. MÖNCKEBERG ist sogar der Ansicht, daß der ganze Fortsatz von Kernsubstanz gebildet wird. In Abb. 45 sind zwei derartige ineinander gedrehte, aus der Zelle ausgezogene Fäden abgebildet.

c) Zusammensetzung und Eigenschaften.

Was die Natur der Spiralen anlangt, so nimmt man im allgemeinen wenigstens für den Mantel an, daß die äußeren Windungen schleimiger Natur sind, da man sie mit den üblichen Schleimfärbemitteln leicht färben kann. Daß sie nichts mit den fibrinösen Ausgüssen der Bronchien zu tun haben, erwähnt schon CURSCHMANN; dagegen spricht ihre zähschleimige elastische Beschaffenheit, ihre spiralige Zeichnung, ihr optisches und ihr färberisches Verhalten. Auch fehlt den Fibringerinnseln im Prinzip jede spiralige Drehung, wenn eine solche in geringem Grade auch manchmal beobachtet wird. Speziell PEL vertrat die Auffassung von der fibrinähnlichen Beschaffenheit mit der Begründung, die Spiralen fänden sich auch bei Erkrankungen mit Fibrinausscheidung, wie bei der croupösen Pneumonie.

Die Natur der Zentralfäden war dagegen lange Zeit strittig. CURSCHMANN hielt die sie aufbauende Substanz für Schleim, UNGAR und LEUBE nahmen auf Grund der stark glänzenden Beschaffenheit an, daß sie aus Fibrin bestände, BERKART entschied sich für eine mehr hyaline Beschaffenheit. Nach PEL sollen sie aus einer hyalinen Substanz, zum Teil auch aus Schleimstoff aufgebaut sein, wobei möglicherweise das tierische Gummi von LANDWEHR eine Rolle spiele.

Die einfache mikroskopische Betrachtung spricht unbedingt für die gleiche Grundsubstanz von Zentralfaden und Mantel, nur mit dem Unterschied, daß der Schleim im Zentralfaden kompakter ist, einen geringeren Dispersionsgrad besitzt, wie GEIGEL sich ausdrückt. Er ist auch gegen alle äußeren Einflüsse widerstandsfähiger als der Mantel.

Außerdem liefern die Untersuchungen von A. SCHMIDT den Beweis, daß auch die Zentralfäden aus Schleim bestehen; sie färben sich deutlich mit den schleimfärbenden Mitteln, dagegen nicht nach WEIGERT.

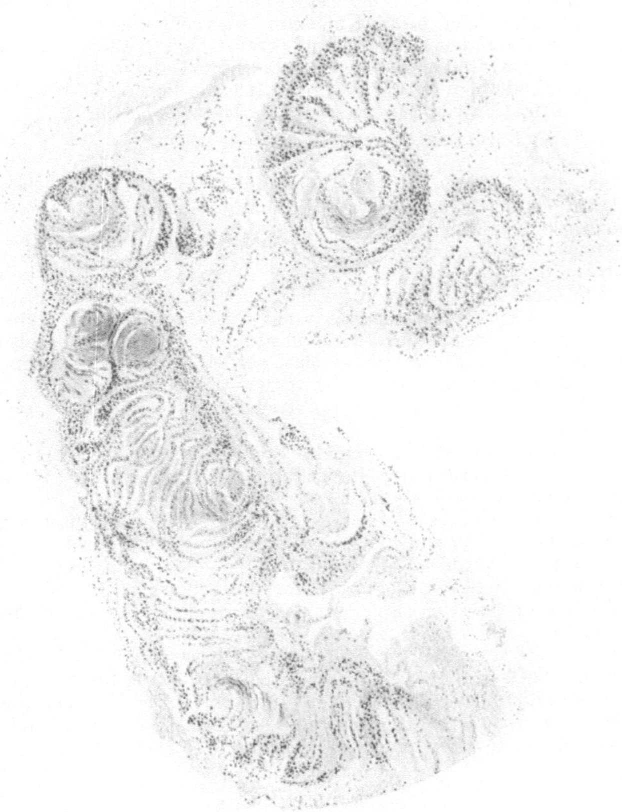

Abb. 47. CURSCHMANNsche Spirale. Färbung nach WEIGERT. Die zentralen Partien entfärben sich schwerer. Obj. 6, Ok. 3.

MARCHAND stellte bei einem 0,25 mm langen und 4 μ dicken langgestreckten, dabei feingeschlängelten Zentralfaden in einem Bronchiolus in parallelstreifiger Umgebung, den er als Vorstadium der Spiralwirbel ansieht, fest, daß er an den Enden ohne scharfe Grenze in die Schleimfäden überging, ganz wie man öfter auch im Auswurf sieht. Die Zentralfäden verhalten sich indes anders wie die gewöhnlichen, oft auch in Bündeln zusammenliegenden Schleimfäden, sie sind gleichmäßig dick, drehrund und von einem Lichtbrechungsvermögen, das dem der elastischen Fasern gleicht.

Färbung der Spiralen. Sehr günstige Ergebnisse liefert nach A. SCHMIDT hier die Färbung mit dem von BABES modifizierten EHRLICHschen Triacidgemisch. Hierbei färbt sich das Fibrin rot, das Mucin grün, die Zentralfäden nehmen grüne oder blaugrüne Farbe an, die Zellkerne werden blaugrün.

Auch die Färbung nach GRAM in der GÜNTHERschen Modifikation (Entfärbung durch 1% salzsauren Alkohol) soll nach RUGE sehr gute Bilder geben. Die Zentralfäden allein behalten eine bis tief schwarzblaue Farbe.

Bei der Anwendung der WEIGERTschen Fibrinfärbung konnte A. SCHMIDT zeigen, daß die Zentralfäden bei der Entfärbung nicht den blauen Ton des Fibrins, sondern einen violetten Ton behalten, ferner daß die Fäden auch in den dünnsten Schnitten keine Faserung zeigen, sondern ihre vollkommen homogene Natur wahrten. Die Färbung muß nur sofort unterbrochen werden, wenn das Präparat einen hellblauen Schimmer zeigt. Mucinarme Sputa entfärben sich dabei rasch, mucinreiche langsam, zum Schluß behalten nur die kompakten Schleimmassen, also besonders die Zentralfäden, die Farbe.

Auch bei Benutzung spezifischer schleimfärbender Mittel erhielt A. SCHMIDT das gleiche Resultat. So nehmen mit Thionin die Zentralfäden den gewünschten rotvioletten Ton an, wobei die Färbung allmählich in die Umgebung übergeht und nicht, wie bei der WEIGERTschen Färbung, streng auf den Zentralfaden begrenzt bleibt. Es zeigt sich hier also besonders deutlich, daß die Zentralfäden keine selbständigen Gebilde sind. Das Zellprotoplasma wird mit dieser Methode blau gefärbt. Vorschrift nach der von P. MAYER und ZIMMERMANN angegebenen Modifikation der HOYERschen Methode:

Härten in Formol-MÜLLER oder ZENKERscher Lösung.

Einbetten.

Färben der Schnitte in verdünnter Thioninlösung (2 Tropfen einer heiß gesättigten wässerigen Lösung auf 5 ccm Wasser) 1—15 Minuten.

Abspülen in 90% Alkohol.

Kurzes Entwässern in absolutem Alkohol.

Einbetten.

Der Schleim färbt sich hierbei rotviolett, das übrige mehr oder minder blau.

Es wurden auch noch verschiedene andere Methoden zur besseren Darstellung der Spiralen versucht. PEL wandte Pikrocarmin an; nach BERKART färben sie sich mit Eosin und Saffranin leicht rot, mit Gentianaviolett rötlich, mit Hämatoxylin schmutzig violett, mit Lugol schwach gelblich. Die Zentralfäden nehmen die Farben besonders gut an. MARCHAND färbte mit Muc-hämatein und Giemsa.

Eigenschaften.

Durch Erwärmung auf 80° werden die Spiralen nicht verändert, ebenso nicht durch absoluten Alkohol. In verdünnter Essigsäure und Ameisensäure quellen sie etwas auf; gegen stärkere Salzsäure sind sie noch ziemlich resistent.

Durch Zusatz von etwas Soda oder Pottasche zum Sputum kann man sie gut sichtbar machen. Das anscheinend verschiedene Verhalten gegenüber dem Schleim, der sich in diesen beiden Mitteln auflöst, beruht wohl darauf, daß sie eine erhöhte Konsistenz besitzen, nicht aber wie früher angenommen wurde, infolge ihrer hyalinen Beschaffenheit. Kaliumhydroxyd und Bariumhydroxyd lösen sie auf, mit Essigsäure wird ihre Substanz aus der Lösung wieder ausgefällt.

v. JACKSCH stellte fest, daß die Spiralen eine Kupferhydroxyd reduzierende Substanz beim Kochen mit Salzsäure abspalten. Die Reaktion wurde nur mit großen Spiralen ausgeführt, die Spiralfäden erwiesen sich dazu zu klein. — Der Versuch, die Spiralen von den Fibringerinnseln vermittels der Eigenschaft des Fibrins, Wasserstoffsuperoxyd zu spalten, scharf zu trennen, hatte kein günstiges Resultat.

d) Entstehung.

α) Ort der Entstehung. CURSCHMANN faßte die Spiralen als Ausgüsse der feinsten Bronchiolen auf; die feinsten spiraligen Fäden könnten ihrem Volumen nach nur aus den letzten Verzweigungen der Bronchiolen stammen, vielleicht sogar aus den Alveolen. Die sich dort bildenden Zentralfäden würden nach den gröberen Bronchiolen allmählich vorgeschoben und von den hier entstehenden Spiralen umhüllt.

LEWY pflichtet dieser Ansicht nur bedingt bei und wendet ein, die Tatsache, daß die Spiralen mit wenigen Ausnahmen von Anfang bis zu Ende eine stets gleiche Breite zeigten und nie verzweigt seien, spräche dagegen, sie einfach als Ausgüsse der Bronchiolen ansehen zu dürfen. Das Vorkommen von Alveolarepithelien um sie herum und an ihnen selbst weise allerdings darauf hin, daß die Lungenalveolen den Stoff zu ihrer Bildung lieferten; dort werde eine zähflüssige Masse abgesondert, die bei dem Durchtritt durch das enge Lumen eines Bronchiolus in die langgestreckte Form einer Spirale hineingedrängt werde. Daher erkläre es sich auch, daß die Spiralen aus einzelnen Fäden beständen, indem jede sich in den Bronchiolus öffnende Alveole einen besonderen Faden aussende. Der Durchmesser eines Zentralfadens sei ferner viel zu gering, als daß man sich ihn als Abguß eines Bronchiolus vorstellen könne; wenn man nach so feinen Öffnungen im Bronchialgebiet suche, müsse man auf die Mündungen der Schleimdrüsen rekurrieren. LEWY glaubt daher, daß ein Teil der Zentralfäden auch als eigentümliche zähe Absonderungsprodukte der Schleimdrüsen in der Bronchialwand aufzufassen seien. Das häufige Vorkommen von zu Klumpen zusammengebackenen epithelialen Zellen, mitunter auch formloser Schläuche aus Zylinderepithelzellen, sollte diese Auffassung unterstützen. Nicht ganz in Einklang steht damit die Angabe, daß stets ein epithelialer desquamativer Katarrh der Alveolen und Bronchioli respiratorii zur Bildung der Spiralen führe. Auch das reichliche Vorkommen von Alveolarepithelien innerhalb der Spiralfasern braucht nicht unbedingt für das Zustandekommen der Spiralen in den Alveolen zu sprechen, denn sie können erst später von den schleimigen Massen eingeschlossen worden sein. Sie sind übrigens gar nicht immer so reichlich vorhanden.

Eine ganz andere Ansicht von der Entstehung des Zentralfadens und dem Aufbau der Spiralen äußert TROUP. Ein beträchtlicher Teil des Fadens sei aus zylindrischen Säulen und Flimmerepithelien zusammengesetzt und durch Fibrin und albuminoides Material verkittet. Manche dieser Zellen seien von ihren eigenen gekrümmten oder gebogenen Enden umwickelt. Nachdem der Kern einmal so gebildet sei, wachse er durch Anlagerung neuen Materials, würde gesponnen und zu einem Faden gequirlt und verwickelt, der sich im weiteren Verlaufe dann verdoppelt und in der Richtung des geringsten Widerstandes dreht. Der Ursprung wird also, ohne daß es TROUP direkt ausspricht, in die feineren und feinsten Bronchien verlegt. Auch PREDTETSCHENSKY nimmt an, daß der Zentralfaden ein Bündel feinster, stark gewundener Mucinfäden repräsentiere; der Schleim bilde die Zwischensubstanz, welche die zelligen Elemente der spiraligen Fäden miteinander verkitte. Die Hauptmasse der Spiralen bestehe aus eosinophilen Leukocyten.

Die Ansicht der beiden letzten Autoren hat zu Unrecht bisher wenig Anklang gefunden, obwohl man zuweilen reichlich Epithelzellen mit sehr lang ausgezogenen Fortsätzen an dem Aufbau mehr oder weniger ausgebildeter Spiralen beteiligt findet, wie oben geschildert und in Abb. 42 (S. 100) dargestellt ist.

Entscheidend für den Ort der Entstehung können nur anatomische Untersuchungen sein. Solche liegen von A. SCHMIDT und A. FRÄNKEL vor, aus neuester Zeit eine ausführliche Schilderung von MARCHAND. A. SCHMIDT fand in den von einer homogenen Schleimmasse ausgefüllten Bronchien eines im Asthmaanfall gestorbenen Patienten zahlreiche typische Durchschnitte der Spiralen, und zwar fast regelmäßig mehrere nebeneinander; jeder einzelne Durchschnitt machte nur einen kleinen Bruchteil des Lumens aus. In den etwas kleineren Bronchien fehlte die scharfe Trennung zwischen Zentralfaden und Mantel, beide gingen ineinander über; je weiter peripher man kam, um so mehr verwischt zeigten sich die Spiralendurchschnitte und in den kleinsten Bronchiolen, die sich durch die verschiedene Beschaffenheit ihres Epithels stellenweise mit Sicherheit als Bronchioli respiratorii erkennen ließen und welche die ersten Anfänge der Spiralenbildung enthielten, konnte man nur sehen, daß der Inhalt an einzelnen Stellen gedreht war, aber ohne irgendwelche charakteristische Form, ebensowenig wie im Inhalt der Alveolen selbst. — Was die Schleimdrüsen der Bronchialwand betraf, so zeigte nirgends der Inhalt der Ausführungsgänge eine besondere Konsistenz der Wandung. Das Vorhandensein typischer Zentralfäden schon in kleineren drüsenlosen Bronchiolen widerlegt die Annahme

LEWYS von der Bildung der Zentralfäden in den Schleimdrsüen. Es sind daher weder die Einmündungsstellen der Drüsen, noch die Wandbeschaffenheit der Bronchiolen für die Bildung der Spiralen verantwortlich zu machen.

FRÄNKEL konnte die Entstehung der Spiralen an der Lunge eines Patienten, der 36 Stunden nach dem Anfall gestorben war, verfolgen. Sie erfolgte in den Bronchien von einem Durchmesser zwischen 0,15 und 0,03 mm (?, wohl 1,5 und 0,3 mm). Aus dem Leib der sehr vergrößerten Zylinderzellen drang überall Schleim hervor, welcher in Form büschelförmiger, aber den Zellen immer noch anhaftender Massen in das Lumen des Bronchiolus hineinragte, bzw. unmittelbar in Spiralfiguren überging. Außerdem hatten sich viele dieser vergrößerten zelligen Elemente von der Unterlage gelockert und lagen völlig frei bis zu dreien oder vieren hintereinander. Sie waren stark verschmächtigt, zum Teil in lange spindelförmige Gebilde ausgezogen, und zeigten an ihrem peripheren gegen die Bronchialwand gerichteten Ende einen pfriemen- oder peitschenförmigen dünnen Fortsatz. Eine Abbildung nach einem Präparat A. FRÄNKELS sei hier wiedergegeben.

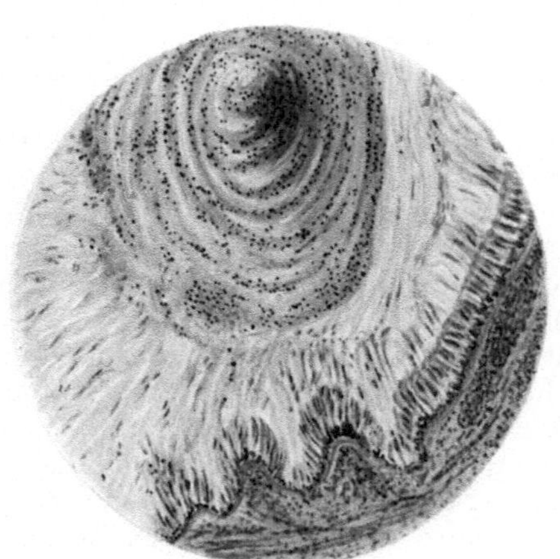

Abb. 48. Bildung einer CURSCHMANNschen Spirale im Bronchus. Zeiß, Obj. A, Ok. 1. (Nach einem Präparat von HART.)

Nach diesen Untersuchungen steht also fest, daß der Beginn der Spiralen in die feinsten Bronchien, auch schon in die Bronchioli respiratorii, zu verlegen ist, und zwar scheinen sie dort sowohl als homogene Gebilde aus dem Schleim entstehen zu können (A. SCHMIDT), wie aus den in die Länge gezogenen Cylinderepithelien, deren fadenförmige Fortsätze sich durchflechten und so den Zentralfaden bilden (A. FRÄNKEL, TROUP). Diese zweite Entstehungsart kann man noch sehr schön an ausgeworfenen, ganz aus Gewinden solcher ausgezogener Zellen mit ihren langen Fadenfortsätzen bestehenden Zentralfäden erkennen. Ein prinzipieller Unterschied besteht zwischen beiden nicht, sowohl was die Grundsubstanz als was die Entstehungsweise betrifft. Ebensowenig kann man aus dem Gehalt an Zellen (Leukocyten, abgestoßene Epithelien) besondere Schlüsse ziehen.

Zu einer etwas anderen Ansicht über die Entstehung bzw. Struktur der Zentralfäden ist MÖNCKEBERG auf Grund eines Sektionsbefundes gelangt. Er fand die Bronchien bis 0,2 mm Durchmesser entweder leer mit intaktem hohem einschichtigen Flimmerepithel oder angefüllt mit verbundenen abgelösten Epithelien, vereinzelten Herzfehlerzellen und Spuren von Schleim, ohne entzündliche Veränderungen der Bronchialschleimhaut, die in den etwas größeren Bronchien in geringem Grade bemerkbar waren. In den Bronchien von 0,5—1 mm Durchmesser lagen meist reichlich abgestoßene, lang ausgezogene Flimmerepithelien, Rundzellen, Eosinophile, CHARCOT-LEYDENsche Krystalle, Schleim, oft auch spiralig gedrehte Fäden, „die sicher aus Kernen hervorgegangen sind“, da sie sich mit kernfärbenden Stoffen färbten.

Der Hauptsitz der Erkrankung waren also die größeren und mittleren bis kleinen Bronchien, die kleinsten und die Hauptbronchien waren intakt. Erstere zeichneten sich durch herniöskryptenartige Ausstülpungen der Schleimhaut durch die Muscularis hindurch aus und nahmen in den größeren Bronchien die Ausführungsgänge der Schleimdrüsen auf. „Typisch für sie ist das Fehlen der Bronchialmuskulatur ihrer Wand und die Enge ihrer „Pforte“, die durch die Kontraktion der hier unterbrochenen Muskulatur verursacht ist.“ Infolge der Stauung verändert der Schleim vielleicht seine Konsistenz und verklebt mit den Flimmersäumen der Epithelien. Diese werden dadurch bei der Austreibung des Schleimes mehr oder minder in die Länge gezogen, was auch den Kern betrifft, auch später losgerissen und im Bronchiallumen umhergewirbelt. Das Protoplasma scheint dabei in den umgebenden Schleim überzutreten; die resistenteren Zellkerne dagegen dehnen sich lang aus, um schließlich in die Spiralfäden überzugehen.... „Das Resultat ist schließlich die Bildung von CURSCHMANNschen Spiralen mit nucleogenen Zentralfäden und lang ausgezogenen Flimmerepithelien im Bronchialinhalt."

Die Flimmerepithelien haben zunächst also, und darin ist MÖNCKEBERG sicher zuzustimmen, nichts mit der Bildung des Schleimes zu tun; dieser entstammt den Becherzellen und den Schleimdrüsen. Die Quirlung erfolgt erst im Bronchiallumen, nicht schon während des Austrittes aus den verengerten Ausführungsgängen. Doch geht MÖNCKEBERG wohl zu weit, wenn er sagt „alle mit Sekretstauung in den wahrscheinlich präformierten Ausstülpungen einhergehenden Prozesse sind geeignet, zur Spiralbildung zu führen". Diese Ausstülpungen fehlen in den anderen bisher bekannten Fällen. Vorbedingung ist vor allem die eigentümliche zähe Konsistenz des Schleimes, der alle in seinem Bereich befindlichen Zellen verbäckt. Zweifellos ist aber auch eine Änderung des Dispersionsgrades der Cylinderepithelzellen, die das lange Ausziehen zu fädigen Gebilden ermöglicht. Andere Zellen werden niemals derartig deformiert.

Nach den neuesten Untersuchungen von MARCHAND ist die Entstehung der Zentralfäden noch nicht in allen Punkten geklärt. Eine Formung der verhältnismäßig dünnen, deutlich röhrenförmigen und anfangs glatten Fäden durch die verhältnismäßig weiten Drüsenmündungen lehnt er glatt ab; er fand sie auch nicht in den Ausführungsgängen der Drüsen. Dagegen sah er sie in den kleinsten Bronchiolen, nur von einer dünnen, homogenen Schleimhülse umgeben. „Die Möglichkeit, daß ganz feine Sekretfäden auch aus Zylinderzellen des Oberflächenepithels der noch nicht schleimhaltigen Bronchiolen hervorgehen, ist nicht ausgeschlossen, aber ebenfalls nicht bewiesen und für die größeren Fäden auszuschließen. Solange eine befriedigende Bildungsweise der Zentralfäden durch direkte Beobachtung nicht gegeben werden kann, können wir sie also eigentlich nur als Sekretfäden von größerer Dichte und Zähigkeit bezeichnen. Gewisse Bilder deuten darauf hin, daß sie aus dem von den Schleimzellen abgesonderten zähen Schleim in fädiger Form hervorgehen, oder „ausgesponnen" werden, ähnlich wie die erstarrenden Sekretfäden, die bei niederen Tieren so verbreitet vorkommen. Es ist selbstverständlich, daß die Zentralfäden einer gewissen Dehnung durch den begleitenden Flüssigkeitsstrom unterworfen sind und dann beim Zerreißen zusammenschnurren und spiralig werden." Die Zentralfäden bilden sich nicht erst in den dickeren Schleimpfröpfen, sondern werden erst nachträglich in den Bronchien von Schleimmassen eingehüllt, die teils aus dem Epithel, teils aus den Ausführungsgängen der Drüsen stammen. Durch Quellung gehen sie vielfach in die umgebenden Wirbel über, nicht umgekehrt. — Nur im letzten Punkte ist Verfasser der Ansicht, daß die Wirbel in die Zentralfäden übergehen und daß eine Spaltung nicht stattfindet. Die Zentralfäden halten sich auch im Auswurf sehr lange völlig unverändert.

Es soll hier nochmals betont werden, daß es sich bei den zur Bildung von Spiralen führenden asthmatischen Zuständen stets um eine eigentümliche Konsistenzänderung des Schleimes bzw. des Zellinhaltes handelt, der zu diesen Formveränderungen befähigt und den anderen Reiz- und Entzündungszuständen der Bronchialschleimhaut nicht zukommt. Auch MARCHAND spricht sich in diesem Sinne aus.

β) Mechanismus der Entstehung. Bei der verschiedenartigen Beschaffenheit der Spiralen läßt sich, wie A. SCHMIDT betont, aus ihrem Aussehen die Bildungsweise im Bronchialbaum nicht rekonstruieren. CURSCHMANN selbst sagte nur so viel, daß die Entstehung vielleicht zu der Art der Insertion der feineren Bronchiolen in den Bronchien in Beziehung stehe. Diese soll nämlich nach F. S. SCHULZE in spiraliger Anordnung stattfinden. Beim Übergang von den kleineren in die größeren Bronchien würden die Spiralen gleichermaßen gepreßt, wobei sie ihre Drehung erhalten. PEL wendet dagegen ein, daß die

Untersuchungen SCHULZES weiterer Bestätigung bedürften und bisher nur longitudinale Falten an der Schleimhaut der feinsten Bronchialzweige nachgewiesen seien. Ihm selbst schien der Hauptfaktor „die Fortbewegung einer zähen elastischen Masse durch einen sehr engen Kanal, das feine Lumen der Bronchioli unter dem Einfluß der Flimmerzellen, der ungleichzeitigen Kontraktion der Bronchialmuskeln und schließlich des Zwerchfells“ zu sein, wobei er das erste Moment am stärksten betont. „Der Inhalt bestrebe sich, die Stellen des geringsten Widerstandes zu passieren und scheine deshalb spiralförmige Drehungen zu machen.“

SAENGER erklärt das Zustandekommen der Spiralen durch einfache Drehung: er drehte den von einem Patienten mit Bronchiolitis ausgeworfenen Schleim mit einer Pinzette 20—40mal um sich selbst, wodurch der amorphe Schleimfaden genau die Form, Zeichnung und Elastizität einer Spirale gewann. Nach 20—25 Drehungen kam auch der Zentralfaden zum Vorschein, den SAENGER folgerichtig nur als optisch gesondertes Gebilde betrachtet; für alle Zentralfäden nimmt aber er selbst diese Entstehung nicht an. In ähnlichem Sinne äußert sich LEWY.

A. SCHMIDT ist auf Grund der bereits erwähnten anatomischen Untersuchungen zu der Ansicht gekommen, daß man nur „ganz im allgemeinen sagen könne, daß die Zentralfäden sich als Ausdruck einer besonders starken Drehung einzelner Schleimzüge darstellen, daß die Kraft, welche jede Drehung hervorbringt, ihren Angriffspunkt im Lumen selbst haben wird und entsprechend der allmählichen Bildung der Spiralen (man sieht nie an einer Stelle den ganzen Inhalt eines Lumens als einzige gedrehte Masse, sondern die gedrehten Teile machen immer nur einen kleinen Teil des Lumens aus) nicht auf eine bestimmte Stelle beschränkt sein können, sondern während der ganzen Passage des Inhalts bis zu den größeren Bronchien fortwirken muß“.

SCHMIDT sagt weiter: Es wäre kein Grund vorhanden, an der älteren Auffassung festzuhalten, daß ein längerer Schleimstrang nach Art eines Fadens in toto um seine Längsachse gedreht werde, weil man sich die Zentralfadenbildung in diesem Falle sehr viel schwerer vorstellen könne, als wenn man sich die Kraft an der Achse selbst oder nur an einem Ende angreifend denkt. Auch bei der einfachen Drehung von Schleimsträngen trete Zentralfadenbildung auf, wovon man sich leicht überzeugen könne, wenn man zähes schleimiges Sputum in einem trockenen Glase eine Zeitlang liegen lasse, bis die unteren Teile ziemlich fest am Boden haften und es dann mit 1%iger Kalilauge übergieße und nach einigen Stunden, wenn die Auflösung an den oberen Partien begonnen hat, die frei flottierenden Teile mit einem Glasstabe in Rotation versetze, während die unteren Teile noch am Boden haften. Die eigentümliche Konsistenz des Schleimes begünstige die Zentralfadenbildung bei der Drillung, wofür auch das Vorkommen ähnlicher Gebilde an anderen Stellen des Organismus spreche, nämlich bei gewissen Formen von Hornhautkeratitis (CZERMAK). Die Kraft, welche die Drehung der Schleimmassen in den Bronchien bewirke, seien die Wirbelbewegungen in der Luft, welche sich mit Gewalt einen Weg in die zähen Schleimmassen bahnten.

Die Tatsache, daß die gedrehten Teile stets nur einen Bruchteil des Lumens ausmachen, entzieht auch der Ansicht CURSCHMANNS den Boden, daß die Einmündungsstellen der kleinsten Bronchiolen oder die Kontraktion der Bronchialmuskeln ein maßgebender Faktor seien.

GERLACH hat die Bildung der Spiralfäden auf ähnliche Weise wie A. SCHMIDT zu erklären versucht. Er befestigte zwei verschiedenfarbige Fäden in einem Glasrohr und atmete durch dieses aus und ein; durch das Flottieren der Fäden im Luftstrom quirlten beide Fäden sich zu Spiralen zusammen; besonders gut gelang es, nachdem die Wände des Glasrohres sich mit Feuchtigkeit beschlagen hatten. Er stellt den Vorgang in den Lungen sich so vor, daß hier die Schleimmassen auch nicht hin und her flottieren, sondern an den Bronchialwandungen gedreht und gerollt werden und so die typische Spiralform annehmen. Der Zentralfaden entsteht durch eine hochgradige Verbackung der einzelnen Fasern infolge Achsendrehung; dabei schrumpfen die Spiralen auf ein wesentlich kleineres Volumen zusammen, als die sie bildende Schleimmasse ursprünglich einnahm, so daß die Bildung nicht in die Bronchiolen, sondern in die mittleren und größeren Bronchien verlegt werden muß. Gegen die Bildung in den feineren Bronchialverzweigungen spricht nach GERLACH auch die Forderung, daß die Spiralen zu ihrem Zustandekommen einen freien Spielraum haben müssen.

Vielfach ist die Frage erörtert worden, ob der Zentralfaden, der sich bei vielen Spiralen auf den ersten Blick so scharf von der umgebenden Mitte abtrennt, auch als selbständiges Gebilde aufzufassen sei. CURSCHMANN selbst hat diese Auffassung vertreten und die scharfen Konturen sowie das isolierte Vorkommen der Zentralfäden im Auswurf als Beweis hierfür angeführt, ebenso ihre starke Färbbarkeit. Auch andere Autoren haben sich dieser Ansicht angeschlossen, wenigstens für einen Teil der in Frage stehenden Gebilde, wie PEL und LEWY, ebenso TROUP, der nebenbei eine andere Genese des Zentralfadens durch Verbackung von Zylinder- und Flimmerepithelien annimmt. Für viele Fälle sieht LEWY den Zentralfaden nur als optische Erscheinung an, die durch größere Lichtbrechung der zentralen Partien zustande komme. Auch nach A. SCHMIDT ist der Brechungsindex des Zentralfadens infolge seiner größeren Konsistenz verändert, Doppelbrechung kommt ihm dagegen nicht zu. A. SCHMIDT führt noch andere Gründe für die Unselbständigkeit des Zentralfadens in vielen Fällen an. Nach seinen Untersuchungen stehen auch die isolierten Zentralfäden stets in irgend einer Beziehung zu ihrer Umgebung, sei es durch Auffaserung an den Enden oder durch seitliche Fortsätze. In der Tat zeigen die Grenzen zwischen Zentralfaden und seiner Umhüllung nur eine relative Schärfe, wie man bei verschieden hoher Einstellung und stärkerer Vergrößerung erkennen kann. Die Zerstörung der Fäden durch Kalilauge geht gleichmäßig vor sich und läßt in keinem Moment den Unterschied zwischen Zentralfaden und Hülle stärker hervortreten. Endlich kann man bei geeigneter Färbung sehen, daß die Grenzen jedesmal verwaschen sind und daß das scheinbar isolierte Färbevermögen der Zentralfäden nur an der Methodik liegt. Trotzdem gibt auch A. SCHMIDT die Möglichkeit zu, daß Zentralfäden an einem besonderen Ort und unter besonderen Bedingungen gebildet werden können. Die Ansicht MARCHANDS über die Entstehung der Zentralfäden wurde bereits wiedergegeben. Die Bildung der Spiralwirbel führt MARCHEND auf eine Quellung zurück, wobei sich Schlieren und Streifen senkrecht zur Längsachse bilden, die allmählich in die Umgebung übergehen und am gehärteten und gefärbten Präparat wie radiäre Fäden aussehen. Ob durch den Quellungsvorgang als solchen schon eine Drehung zustande kommen kann, läßt er unentschieden. Bei der Betrachtung der frischen Spiralen hat Verfasser ganz entschieden den Eindruck, daß die Schlieren nur durch Drehung zustande gekommen sind. — Nach VINZENZO soll endlich der Zentralfaden die Folge einer schleimigen Degeneration der zentralen Partien der Spiralen, also auch kein selbständiges Gebilde sein, eine Ansicht, die sicher nicht zutrifft.

e) Vorkommen.

Die typischen CURSCHMANNschen Spiralen finden sich — wie eingangs erwähnt — in den zäh-schleimigen Partien des Sputums, häufig zusammengerollt, so daß man sie erst entfalten muß, häufig auch ausgestreckt. Sie sind stets isoliert, nie in direktem Zusammenhang mit anderen Gebilden, besonders auch nie mit Fibringerinnseln, wie mehrfach behauptet wird. Nur VIERORDT gibt an, er habe in einem Falle von croupöser Pneumonie einen von einem Fibringerinnsel ausgehenden Ast, der einen homogenen Zentralfaden enthielt, gefunden; hierher gehört wohl auch der von LIEBERMEISTER geschilderte Fall. Nach BERKART und POPOFF sollen die Spiralen zuweilen in fibrinöse oder hyaline Massen eingebettet sein, die ihrerseits auch zu Bündeln mit ausstrahlenden Zügen vereinigt sein können.

SAENGER betont dagegen nachdrücklich, er habe an den Ästen der Fibringerinnsel niemals typische Spiralen finden können; gedrehte Windungen sieht man allerdings gelegentlich.

Es können aber, und schon CURSCHMANN erwähnt dies, typische Spiralen und Fibringerinnsel nebeneinander im Sputum vorkommen; sie lassen sich aber stets deutlich voneinander trennen. ESCHERICH beschreibt einen Fall von fibrinöser Bronchitis, in welchem während der ersten Wochen der Erkrankung stets dicke, nicht oder nur wenig verzweigte fibrinöse Gerinnsel ausgehustet wurden, dann unter den gleichen Beschwerden plötzlich CURSCHMANNsche Spiralen, allerdings ohne Zentralfaden und ohne CHARCOT-LEYDENsche Krystalle, während die Fibringerinnsel mit Ausnahme eines einmal konstatierten Fibrinpfropfes vollkommen verschwunden waren.

Die Menge der Spiralen kann außerordentlich wechselnd sein; manchmal finden sie sich in großer Anzahl, andere Male nur ganz vereinzelt, und dies zuweilen bei nicht minder schweren Fällen.

Als typisch gilt das Vorkommen im akuten Anfall von Bronchialasthma, gleichgültig, welches der Anlaß zu diesem sein mag, in größerer oder kleinerer Zahl. Genauer gesagt, erscheinen sie meist nicht auf der Höhe des Anfalls, sondern erst mit beginnendem Abklingen oder nach dem Aufhören desselben und verschwinden dann allmählich wieder. Warum sie in einzelnen Fällen vollkommen ausbleiben, ist nicht klargestellt. Zuweilen werden sie auch ohne typischen Anfall und ohne irgend nennenswerte Atembeschwerden ausgehustet, besonders von Personen mit gewisser Anlage zu solchen Zuständen, bei denen diese sich aber nicht voll entwickeln. Mehr chronische Zustände, die auf gleicher Grundlage beruhen, können zu dauernder Entleerung einzelner Exemplare führen; an sie schließen sich die Fälle „eosinophiler Bronchitis" an, bei denen TEICHMÜLLER rudimentäre Gebilde antraf, sowie Fälle akuter und chronischer capillärer Bronchitis, mit und ohne Atemnot, mit und ohne CHARCOT-LEYDENsche Krystalle. Die Regelmäßigkeit des Auftretens fehlt hier aber.

LEWY sah sie ferner (ohne Krystalle) bei einem Patienten mit kardialen Atembeschwerden, der dauernd an Atemnot und Hustenreiz litt, dagegen nie einen wirklichen dyspnoischen Anfall durchmachte, sehr häufig, bei einem zweiten nur ein einziges Mal. Beide Patienten hatten aber früher schon richtige asthmatische Anfälle gehabt, so daß sie wohl nicht als reine Fälle von kardialem Asthma zu bezeichnen sind.

Bei Bronchitis fibrinosa treten sie zuweilen auf, entweder zusammen mit Fibrinausgüssen oder mit diesen vikariierend. Auch Schläuche von Cylinderepithelien wurden hier neben ihnen gefunden (VIRCHOW, ESCHERICH).

Nicht ganz selten scheinen sie bei der croupösen Pneumonie zu sein. VIRCHOW beschreibt einen Fall, in welchem er vom 4.—18. Tag typisch ausgebildete Spiralen fand, die vom 7. Tage ab mehr oder weniger blutig gefärbt waren, wie isolierte Zentralfäden, in Schleim und Eiterkörperchen eingebettet; CHARCOT-LEYDENsche Krystalle fehlten. POPOFF fand sie während der Dauer des Fiebers in Fibringerinnsel eingebettet. Auch v. JAKSCH gibt ihr Vorkommen bei croupöser Lungenentzündung an. Ausführlicher werden Fälle von Pneumonie von PEL mitgeteilt; in dem einen lagen sie im untersten Teil des dreischichtigen Sputums und verschwanden mit den pneumonischen Erscheinungen, während CHARCOT-LEYDENsche Krystalle noch weiter zu finden waren. Bei der Autopsie des einen Patienten wurde noch eine Spirale in der pneumonisch-infiltrierten Lunge in situ angetroffen.

Bei Gangrän konnten ferner POPOFF wie CHELKOWSKI Spiralen feststellen, KOVACS bei Lungenödem nach Thorakocentese.

Bei Tuberkulose sind von TEICHMÜLLER gelegentlich spiralige Gebilde ohne Zentralfaden beobachtet worden, ebenso bei Bronchiektasien.

Man hat also, in einzelnen Fällen wenigstens, so ziemlich bei allen Erkrankungen Spiralen vorgefunden; bei näherem Zusehen erkennt man, daß es sich dann in der Regel um Kombinationen der betreffenden Krankheiten mit mehr oder weniger stark ausgeprägten asthmatischen Erscheinungen handelt oder daß Asthmaanfälle oder ähnliche, nur larvierte Symptome schon früher bei solchen Patienten beobachtet waren.

In Kürze sei an dieser Stelle darauf hingewiesen, daß gelegentlich auch Patienten, deren Erkrankung mit Asthma überhaupt nichts zu tun hat, sondern die höchstens an stärkeren Hustenanfällen leiden, eitrig-schleimige Massen in spiraliger Drehung aushusten; besonders wenn man den Auswurf in verdünnte Carbolsäure oder Sublimatlösung entleeren läßt, wird dies deutlich. Die einzelnen Sputumballen ähneln sich dann alle mehr oder weniger. Auf bestimmte Arten von Erkrankungen beschränkt sich dieser Auswurf nicht; wir haben ihn verhältnismäßig häufig bei Tuberkulose und Bronchitis gesehen. Nach INOUYE soll solches gedrehtes, braunrotes Sputum besonders häufig bei der Lungen-Distomeenerkrankung auftreten. Bei der mikroskopischen Untersuchung handelt es sich lediglich um aus Eiterkörperchen bestehende Gebilde, die durch nicht zu dünnen Schleim zu einem festeren Gefüge verbunden sind und nichts von charakteristischen Bestandteilen aufweisen. Die Bildung dürfte wohl, der Größe der Ballen nach zu urteilen, in den Bronchien mittleren und stärkeren Kalibers erfolgen.

f) Pathognomonische und diagnostische Bedeutung.

Die Frage, ob die Spiralen in direkter Beziehung zum Auftreten der asthmatischen Anfälle stehen, bejaht CURSCHMANN und führt dafür ihre Konstanz und ihr massenhaftes Vorkommen an.

CURSCHMANN führt weiter aus: ... Dies ist ohne Zweifel zu bejahen. Es spricht dafür ihre Konstanz und Massenhaftigkeit, die zweifellos zu konstatierende direkte Beziehung ihrer Menge zur Häufigkeit und Intensität der Anfälle, ihre besonders reichliche Expektoration nach Aufhören derselben, sowie die Verlegung der Bronchien durch sie. Sicher besteht durch ihre Anwesenheit allein eine Behinderung des Ein- und Austritts der Luft, doch genügt sie nicht, die Ausbildung des Anfalles in so großer Intensität und Plötzlichkeit zu erklären. Dazu ist die infolge Verlegung der Bronchiolen und der Alveolarblähung übertriebene in- und exspiratorische Anstrengung, sympathisch eine Kontraktion der Ringmuskulatur der feineren Bronchien nötig. Wo die Spiralen auftreten, da besteht eine Bronchiolitis exsudativa und wo diese vorhanden, die Chance zur Entwicklung asthmatischer Anfälle, zu denen es nur ganz ausnahmsweise nicht kommt, dies bei besonders geringer Ausdehnung des Prozesses und geringer Reizbarkeit des betroffenen Individuums. Umgekehrt stellen sich da, wo beide Verhältnisse am ausgebildetsten sind, auch am sichersten und intensivsten die asthmatischen Zustände ein.

UNGAR hob auf Grund des gleichartigen anatomischen Baues der Spiralen und der fibrinösen Bronchialausgüsse dagegen die engen Beziehungen zur Bronchitis fibrinosa hervor, fand aber damit wenig Anklang, da von den meisten Untersuchern gerade die prinzipielle Verschiedenheit beider Gebilde betont wird.

Nach PEL ist der Zusammenhang zwischen Spiralen und Asthmaanfällen nur indirekt, da bei typischen Anfällen Spiralen fehlen, sie andererseits im Sputum gehäuft vorkommen können, ohne daß ein Anfall ausgelöst wird; gleichzeitig gibt PEL die Möglichkeit zu, daß die Spiralen bzw. der Entzündungsprozeß an der Schleimhaut einen Spasmus der Bronchiolenmuskulatur hervorzurufen kaum imstande seien, die Spiralen also mehr eine passive Rolle spielen. Nach GERLACH zeigen die Spiralen dreierlei an: nämlich die Sekretion eines spärlichen, aber nicht spezifischen Bronchialsekretes, sehr starke Atembewegungen, unbehinderte Wirksamkeit aller Atmungsorgane. Alle drei Faktoren seien in hervorragendem Maße beim Asthma ausgeprägt und insofern stünden die Spiralen in direkter Beziehung zum Auftreten der Anfälle.

Lewy schließt sich im allgemeinen der Ansicht Curschmanns an, doch läßt sich nach ihm aus der Menge der im Sputum erscheinenden Spiralen nicht auf die Menge der in den Luftwegen wirklich vorhandenen ein Schluß ziehen, da sicher ein großer Teil der Resorption anheimfalle. Für die Erklärung der auscultatorisch erkennbaren Stenosen seien die Gerinnsel außerordentlich bequem zu verwenden; indes seien diese nicht als vollkommene Ausgüsse der Bronchien anzusehen.

Nach A. Schmidt liegt die Bedeutung der Spiralen darin, daß man aus ihrem Vorkommen auf das Bestehen einer exsudativen Bronchiolitis schließen kann, nur wird man diesen Zustand nicht mehr als eine selbständige Krankheitsform, sondern als Begleiterscheinung verschiedener entzündlicher Prozesse ansehen müssen. In gewissem Sinne entgegengesetzt deutet Marchand seine Befunde: es geht aus ihnen hervor, „daß die Spiralfäden beim Asthma, wenn sie auch einer eigentümlichen Sekretbildung ihre Entstehung verdanken, nicht von einer „exsudativen Bronchiolitis" herrühren, die somit auch keine „spezifische Bedeutung" für das Asthma in dem ursprünglichen Sinne haben kann". „Jedenfalls besitzen also die Spiralen keine Bedeutung als Merkmal einer besonderen Krankheit, sondern nur einer eigentümlichen Sekretbildung." Dieser letzteren Auffassung wird man sich nur anschließen können. Diese „eigentümliche Sekretbildung" findet aber nur bei besonders dazu veranlagten Menschen statt, wie sich bei genauerem Eingehen auf Konstitution und Krankheitsgeschichte solcher Patienten in allen Fällen ergibt. Bei den Erkrankungen, die nicht unmittelbar zur Bildung Curschmannscher Spiralen führen, z. B. Tuberkulose, Gangrän, Pneumonien, wird man im Falle des Vorkommens stets die asthmatische Veranlagung vorfinden.

Geigel faßt, wie bereits gesagt, die ganze Krankheitsgruppe, zu der auch das Asthma gehört, unter der Bezeichnung „Krankheiten mit labilem Dispersionsgrad der Säfte" zusammen (s. S. 84).

Curschmann enthielt sich ebenso wie seine Vorgänger, die das Auftreten der Spiralen in einzelnen Fällen beobachtet hatten, jeder bestimmteren Äußerung über ihre diagnostische Bedeutung. Wie sehr er mit dieser Vorsicht recht hatte, bewies, daß bald die Spiralen nicht nur in typischen Asthmaanfällen, sondern auch in einer Reihe anderer Krankheitszustände, wenn auch nur vereinzelt, aufgefunden wurden, was ihm selbst übrigens nicht entgangen war. Er hatte auch selbst schon bemerkt, daß bei allen diesen Prozessen mehr oder weniger ausgebildet eine Beteiligung der Bronchien bestand, die durch das Hinzutreten anderer Erkrankungen kompliziert, verstärkt oder auch überdeckt wurde. Die Spiralen gehören also diesen Erkrankungen nicht als notwendiges Symptom zu; ihr Auftreten ist nur als mehr oder minder zufällige Begleiterscheinung anzusehen. Gemeinsam ist diesen nur, daß sie die kleineren und kleinsten Bronchien befallen, zur Produktion eines eigentümlichen zäh-schleimigen Sekrets führen und klinisch in der Regel, aber nicht immer, mit beträchtlicher Atemnot verlaufen.

Ihre Bedeutung ist also darin zu suchen, daß sie uns auf eine gemeinsame Grundlage des ihre Entstehung begünstigenden Prozesses hinweisen und daß wir die Eigentümlichkeiten desselben nur bei Menschen antreffen, die mit einer gewissen Überempfindlichkeit und auf besondere Weise auf bestimmte Reize antworten. Allen diesen Menschen wird man bei näherer Beobachtung eine gewisse nervöse Veranlagung nicht absprechen können, auch da, wo die Störungen sich erst im Laufe der Zeit und auf bestimmte äußere Reize hin sich eingestellt haben. Die in keiner Weise Disponierten bleiben auch unter starker Einwirkung des Reizes unter allen Umständen frei. Daß durch lange dauernde schädliche Einflüsse wie durch manche akute Erkrankungen eine Umstimmung des Organismus in dieser Richtung hervorgerufen werden kann, ist allerdings nach manchen Erfahrungen nicht ausgeschlossen; vielfach wird es sich aber auch hier nur um das Manifestwerden einer schon vorhandenen Bereitschaft auf nervöser Grundlage handeln. Insofern sind die Spiralen vielleicht in eine Parallele mit den fibrinösen Gerinnseln der engeren „Bronchitis fibrinosa" zu stellen.

Die Ansicht von Besançon und de Jong, daß die Spiralen vom symptomatologischen Standpunkt aus nicht das geringste Interesse beanspruchten, dagegen die fibrilläre Struktur des sie bildenden Schleimes um so größeres, ist wohl übertrieben, auch wenn man die Spiralen nur als letztes und auffallendstes Produkt einer mechanischen Einwirkung auf einen eigentümlich gearteten Schleim auffaßt.

Besondere Aufmerksamkeit ist vielleicht nur noch den Beziehungen der Tuberkulose zum Bronchialasthma zu schenken. Nach Kretz sind $75^0/_0$ der Asthmatiker latent tuberkulös; eine Ausbreitung des Asthmas ging der Tuberkulose in einer Reihe von Fällen voran. Man trifft auch nicht ganz selten Tuberkulöse mit Atembeschwerden asthmatischen Charakters, ohne daß das Asthma früher manifest geworden war. Ganz geklärt sind die Beziehungen noch nicht; nur eines kann man wohl mit Sicherheit sagen, daß das Asthma bzw. die Konstitution der Asthmatiker nicht zu Tuberkulose disponiert.

6. Verschiedenartige Pfröpfe und ähnliche Gebilde.

Bei genauer Betrachtung des auf einem schwarzen Teller ausgebreiteten Auswurfes wird man in nicht zu seltenen Fällen innerhalb der schleimigen oder eitrigen Grundmasse mehr oder minder gut gegeneinander abgegrenzte Kügelchen, Pfröpfe, Klumpen und ähnliches entdecken, das sich bei näherer Untersuchung als ganz verschiedenartiger Natur und Herkunft erweist.

a) Die nach ihrem Entdecker benannten Dittrichschen Pfröpfe (1850) sind sich deutlich von der Umgebung abhebende, scharfrandige, weiße bis gelbliche, seltener schwarzgraue Bröckelchen von Hirse- bis Senfkorn-, sogar Bohnengröße, undurchscheinend und, was fast ihr Hauptmerkmal ist, von glatter Oberfläche. Infolge ihrer Schwere sinken sie in nicht zu dickem Auswurf auf den Boden; fischt man sie heraus, so machen sie sich sofort durch ihren äußerst stinkenden Geruch bemerkbar. Von der umgebenden Masse unterscheiden sie sich ferner durch ihre käsige Konsistenz, die sie zwischen Objektträger und Deckglas leicht zerdrücken läßt.

Nach Extraktion mit Wasser bleibt noch eine flockige weiße Substanz zurück (Jaffé, Leyden), mit Jodtinktur färben sie sich blau, und zwar wechseln hellere mit dunkleren Streifen ab; am tiefsten ist die Farbe an der Peripherie. Essigsäure läßt sie unverändert; auf Zusatz konzentrierter Schwefelsäure erblassen sie, ohne sich zu entfärben; Salpetersäure und Kalilauge macht sie dichter und undurchsichtiger (Traube).

Bei der mikroskopischen Untersuchung fallen zunächst in einer krümeligen, zum großen Teil aus Bakterien und Zelltrümmern bestehenden Zerfallsmasse regelmäßig feine Fettsäurenadeln von verschiedener Länge auf, einzeln oder zu Büscheln angeordnet, oft mit spindelartigen Ausbuchtungen oder auch in blattartiger Form ausgeschieden, dazwischen kleinere und größere Fett-, nach Fraenkel auch Myelintropfen; drusig angeordnete Krystalle von fettsaurem Kalk sind seltener. Ferner können schwarze körnige Kohlepartikelchen, bräunliches und gelbliches aus dem Blute stammendes Pigment in ihnen enthalten sein. Leyden und Jaffé erwähnen das Vorkommen von elastischen Fasern. Was besonders ins Auge fällt, sind die regelmäßig aufzufindenden, fadenförmigen Pilze, meist Leptothrixformen, die sich mit Jod intensiv violett färben, sowie breitere, 3—4fach gegliederte Mycelfäden und gleichfalls mit Jod färbbare Sporen, so daß, wie auch Fraenkel angibt, zuweilen zoogloeaartige Anhäufungen entstehen. Auch Spirochäten mit 3—6 Windungen in wellenförmiger und flimmernder Bewegung werden schon von JAFFÉ und LEYDEN erwähnt, seltener Infusorien verschiedener Art, ganz abgesehen von den zahllosen Kokken und stäbchenförmigen Fäulniserregern.

Die DITTRICHschen Pfröpfe kommen fast ausschließlich im Bodensatz des dreischichtigen Sputums bei Bronchiektasien und putrider Bronchitis vor, auch bei Gangrän, seltener bei chronischem Lungenabsceß und im phthisischen Auswurf (LENHARTZ). SCHIRWINDT fand sie in letzterem sogar nur ausnahmsweise.

Je nach ihrem Alter nehmen die Pfröpfe wechselnde Beschaffenheit an, die TRAUBE (nach FISCHER) folgendermaßen schildert: Zu Beginn sind sie weiß, bestehen auch größtenteils aus Eiterzellen in einem feinkörnigen Stroma, Fettkrystalle haben sich noch nicht gebildet. Weiter vorgerückt zeigen sie eine schmutzig graugelbe Farbe, mikroskopisch in einer purulenten Masse zahlreiche Partikel eines von Fetttröpfchen durchsetzten Detritus, in welchem im dritten Stadium noch zerstreut kurze feine Nadeln erkennbar sind, während sich im letzten, vierten, große Fetttropfen und zahlreiche lange, zu Bündeln vereinigte, bei Druck auf das Glas varikös werdende Nadeln erkennen lassen.

Die Pfröpfe entstehen hauptsächlich in den kleineren und mittleren Bronchien, deren Lumen zu verlegen sie imstande sind, vermutlich aus Massen, die in irgend einer Ausbuchtung der Bronchialwand längere Zeit liegen geblieben, in Fäulnis übergegangen und gleichzeitig etwas eingedickt sind und dann bei Gelegenheit ausgehustet werden. Das wenn auch seltene Vorkommen von elastischen Fasern in ihnen, die hier gerne mit Fettsäurenadeln oder fadenförmigen Pilzen verwechselt werden, bezeugt, daß sie sich auch direkt aus verkästem Lungengewebe bilden können, doch ist auch dann ihre Herkunft aus der nekrotischen Bronchialwand nicht auszuschließen. Ob in ihnen die elastischen Fasern besonders leicht einer Verdauung anheimfallen, ist nicht bekannt.

Schon durch ihre weichere Konsistenz von den typischen DITTRICHschen Pfröpfen zu unterscheiden sind Klümpchen, die fast ganz aus einem dichten Gewirr von langen feinen Stäbchen mit dazwischenliegender krümeliger Substanz bestehen. Auf Jodzusatz nehmen diese gewöhnlich als Leptothrixpfröpfe bezeichneten Gebilde eine violette bis braune Farbe an.

SCHIRWINDT beschreibt solche in ungefähr 40% aller tuberkulösen Sputa, zuweilen auch bei chronischer Bronchitis vorkommenden Pfröpfe, deren Hauptmasse zopfförmig angeordnete, unverzweigte, äußerst dünne, entweder nur leicht gebogene oder auch stark gekrümmt und wellenförmig verlaufende Fäden ausmachen. Bei starker Vergrößerung erscheinen diese aus 8—12 kurzen, an beiden Enden abgerundeten Stäbchen zusammengesetzt, welche durch kleine, ungefärbte Zwischenräume voneinander getrennt sind. Die Zahl der Fäden wechselt von einigen wenigen bis zu solchen Mengen, daß die Pfröpfe fast ganz aus ihnen bestehen. Letztere scheinen dann „aus einer Anzahl von ungefähr rosettenförmig angeordneter, scharf begrenzter rundlicher oder ovaler kleiner Klümpchen zu bestehen, die in der Regel dadurch leichter zu erkennen sind, daß die Peripherie heller erscheint als das Zentrum und daß die Peripherie eine ausgesprochene radienförmige Anordnung der Pilzfäden aufweist“. Sporen fehlten konstant. Fettsäurenadeln wurden nicht in ihnen beobachtet, dagegen im Innern der Klümpchen „stark lichtbrechende, eigentümlich zackig begrenzte Gebilde, die vermutlich auch als Fett anzusprechen sind“ oder „unregelmäßig gestaltete, wellig begrenzte Gebilde von fettähnlichem Glanz“, also wohl Rosetten aus fettsauren Kalk.

Auf Gelatine bildeten die Pfröpfe zahlreiche weißliche rundliche Kolonien, die sich rasch vergrößerten. Die meisten der Pilzfäden waren grampositiv und färbten sich nach 1—2 Minuten mit Lugol stark violett. Tuberkelbacillen kamen in wechselnder Menge vor, elastische Fasern niemals. Die „Linsen“ beherbergten keine Fadenpilze.

Die Stellung dieser Pilze ist nach SCHIRWINDT unklar, für ihre Auffassung als Streptothrix spricht das wellige Wachstum, dagegen die fehlende Verzweigung und der Mangel der Sporen; für ihre Auffassung als Leptothrix die spezifische Reaktion und die fehlende Verzweigung, dagegen aber das wellige Wachstum.

Kleinere ähnliche Gebilde, die im Wasser zu Boden sinken, hat BÜHLE im eitrigen oder eitrig-schleimigen Sputum Tuberkulöser beschrieben, ungefähr $^1/_2$—1 mm große fettglänzende, gelbweiße, ovale Partikelchen von glatter Oberfläche, die man zunächst am ehesten als Fetttröpfchen aus der Nahrung ansieht, zumal sie sich stets in oberflächlichen

Schichten des Auswurfs halten. Ihre Konsistenz ist geringer als die der eigentlichen Linsen. Mikroskopisch bestehen sie hauptsächlich aus strukturlosen Detritusmassen mit Bakterien der verschiedensten Art. Sie stehen den von SCHIRWINDT beschriebenen Klümpchen zweifellos nahe, enthalten aber keine jodfärbbaren Stäbchen.

Ob die von INOUYE bei Distomiasis der Lunge gesehenen weißen, spröden, reiskorngroßen Körper als verkalkte DITTRICHsche Pfröpfe oder als spezifische Gebilde zu betrachten sind, steht nicht fest.

Bei all diesen Gebilden muß man sich vor Verwechslung mit Stärkekörnern, die früher von GRUBY als „eigentümliche Tuberkelsphären" beschrieben worden waren, und mit Schleim überzogenen Semmelkrümchen (LENHARTZ) hüten. Die mikroskopische Untersuchung, gegebenenfalls Jodzusatz, werden sofort den Irrtum aufklären.

b) Mandelpfröpfe. Nicht zu verwechseln mit den DITTRICHschen Pfröpfen sind die sog. Mandelpfröpfe, kleine, selten über hanfkorngroße, rundliche oder abgeplattete Bröckel von sehr üblem Geruch, die meist ohne eigentlichem Auswurf durch Hustenstöße entleert werden. Unter dem Deckglas lassen sie sich leicht zerdrücken, wobei ihre käsige Konsistenz besonders deutlich wird. Mikroskopisch bestehen sie aus zusammengebackenen und eingetrockneten Massen von Zelltrümmern, Fettsäurenadeln und -kugeln, reichlichen Bakterien der verschiedensten Art, Kokken, Stäbchen, Spirillen, auch Leptothrixfäden. Ältere Exemplare enthalten zuweilen sogar kalkige Kongremente.

Wie ihr Name sagt, entstehen diese Pfröpfe in den Lakunen der Tonsillen, meist bei rezidivierenden und chronischen Entzündungen, aus abgeschiedenen Epithelien, ausgewanderten Leukocyten und der Mundhöhle entstammenden Bakterien, die sich nach und nach zu einem festen Konglomerat vereinigen, allmählich verkäsen und bei Gelegenheit ausgestoßen werden. Liegen sie lange an Ort und Stelle, was besonders bei Höhlungen mit engem Ausgang der Fall ist, so können sie sich allmählich inkrustieren und mit der Zeit völlig zu Mandelsteinen umbilden.

Ihre pathologische Bedeutung ist im allgemeinen gering, gelegentlich mögen sie aber wohl zu neuen Entzündungsprozessen Anlaß geben. Diagnostisch lassen sie höchstens Schlüsse auf abgelaufene Entzündungsvorgänge in dem zerklüfteten Tonsillargewebe zu.

Solche oder ähnliche Gebilde mögen Grund zu der alten Schilderung des „Spinnehustens" von STICH gegeben haben; man verglich sie den Eiern von Spinnen.

c) Linsen. Unter den sog. Linsen oder Corpora oryzoidea der Alten versteht man kleine, ovale, stecknadelkopf- bis linsengroße, gelblichweiße, undurchsichtige Gebilde, die bald mehr abgeplattet, bald bikonvex und von der Form einer Linse erscheinen. Ihre Oberfläche ist vollkommen glatt, häufig wie abgeschliffen, ihre Konsistenz etwas fester als die des umgebenden eitrigen Sputums.

Die mikroskopische Untersuchung läßt reichlichen Detritus erkennen, aus dem sich zuweilen noch einzelne Zellen sowie rosettenförmige Krystalldrüsen aus fettsaurem Kalk deutlicher abheben. Vor allem sind elastische Fasern und meist massenhaft Tuberkelbacillen vorhanden, die bei Färbung mehr oder minder den ganzen Inhalt der Linse auszumachen scheinen.

Ihr Vorkommen wird nur bei tuberkulösen Prozessen, und zwar bei starker Einschmelzung des Lungengewebes beobachtet, allerdings nicht so häufig (vgl. auch die Arbeit von SCHIRWINDT). Die elastischen Fasern, die oft ihre alveoläre Anordnung noch erkennen lassen, beweisen, daß es sich um vollkommen nekrotisierte Stücke des Lungengewebes, nicht um nachträglich zusammengebackene Massen handelt. Insofern sind sie in diagnostischer und prognostischer Hinsicht von hohem Werte.

d) Bakterienpfröpfe. Weiße oder gelbliche Körner von Hirse- bis Reiskorngröße und -form in eitriger oder blutig-eitriger oder blutig-gelatinöser Grundmasse entpuppen sich in seltenen Fällen als Aktinomycesdrusen. Von der Umgebung unterscheiden sie sich schon durch ihre Farbe, vor allem aber durch ihre harte, glasartige Konsistenz. Mikroskopisch findet man in ihnen die bekannten Pilzlager (s. S. 375). Sie werden zuweilen in großen Mengen ausgehustet (ASCHOFF).

Auch andere Streptothrixarten bilden zuweilen harte, meist graue Körnchen und Knollen oder auch Platten von derber Konsistenz. Sie entstammen meist dem Rachen, gelegentlich aber auch tieferen Teilen der Atmungswege, worüber später berichtet wird. Ähnliche Gebilde setzen sich aus Rasen verschiedener Schimmelpilzarten zusammen; größere Konglomerate scheint gelegentlich auch der Soorpilz zu bilden (s. S. 387).

e) In seltenen Fällen findet man im Auswurf von Asthmatikern kleine, nicht einmal Hirsekorngröße erreichende, weißliche, wenig scharf begrenzte Ballen. Bei der mikroskopischen Untersuchung erweisen sie sich als höchst eigenartige Gebilde aus runden Nestern von Epithelzellen, deren ursprüngliche Form nicht mehr genau zu erkennen ist. Im Innern der Gebilde sind es mehr runde und längliche Zellen mit noch gut erhaltenem Kern, die sich fest aneinander geschlossen haben, von eigenartigem Glanz. Die äußeren Schichten, welche die inneren konzentrisch umlagern, sind mehr und mehr abgeplattet, so daß die an der Peripherie liegenden Zellen flache, lange und geschweifte Gebilde mit gleichfalls in die Länge gezogenem Kern darstellen. Die Kügelchen liegen entweder frei oder sind in Konglomeraten von weißen Blutkörperchen und zylindrischen Epithelien eingebettet.

Die Entstehung dieser Zellnester, die zuerst von VIERORDT beschrieben und auch vom Verfasser in einem nicht ganz reinen Falle von Bronchialasthma in reichlicher Menge vorgefunden wurden, ist unklar. Am ehesten hat es den Anschein, daß sie sich durch Quirlung zusammengehäufter Cylinderepithelien bilden, also analog den Spiralen, da man zuweilen die umliegenden Zellen in angedeuteter schraubenförmiger Lagerung oder in anderen Teilen des Auswurfs Wirbelbildung findet.

Zuweilen bilden auch runde Zellen oder Plattenepithelien aus Mund und Rachen gelbe oder gelbgrüne Flocken von verschiedener Größe und geringer Konsistenz (LEWY); auch zu weißlichen Körnchen können sie sich zusammenballen.

f) Gelblich-bräunliche Pfröpfe und Krümel verschiedener Größe, zerrissener Oberfläche, derber oft bröckliger Konsistenz, bei starkem Aufdrücken des Deckglases zuweilen knirschend, sind die bereits geschilderten Bestandteile des asthmatischen Sputums, in dem neben zahlreichen zylindrischen Epithelien, Rundzellen und eosinophilen Leukocyten die CHARCOT-LEYDENschen Krystalle angehäuft sind.

g) Sehr häufig stellen sich die CURSCHMANNschen Spiralen als graue, stecknadelkopfgroße und größere zusammengeballte Pfröpfe dar, die erst bei Entwirrung ihre Natur erkennen lassen.

Kleinere und größere Pfröpfe und Ballen, deren Durchmesser 1 cm und darüber betragen kann, von weißlicher, grauer oder fleischroter Farbe, oft in geronnenes Blut oder in zähe schleimige oder schleimig-eitrige Massen eingebettet, fallen bei bestimmten Erkrankungen sofort durch ihre zähe, stark elastische Konsistenz auf. Es sind dies zusammengerollte Fibringerinnsel, die sich bei Schwenken in Wasser in die bekannte baumförmige Verzweigung auflösen. Auch einzelne runde oder abgeplattete Fibrinpfröpfe sind dann nicht selten, stets durch ihre zähe elastische Konsistenz sich von ähnlich aussehenden Gebilden unterscheidend.

h) An dieser Stelle sollen nochmals die glasigen durchscheinenden, häufig auch Kohlepigment führenden Ballen von froschlaichartigem Aussehen und ähnlicher Konsistenz angeführt werden, die in der Regel als Morgensputum von Leuten mit chronischen Reizzuständen des Rachens, seltener bei chronischer Bronchitis entleert werden. Mikroskopisch enthalten sie zwischen sehr feinem, fast strukturlosem Schleim vor allem reichlich runde Epithelien (gewöhnlich als Alveolarepithelien bezeichnet), von denen ein großer Teil Myelinkugeln, Fettkörnchen oder auch Kohle- und Rußpigment enthält, außerdem reichliche freie Myelinkörnchen. Diese runden Zellen wandern ständig, auch ohne besonderen Krankheitserscheinungen aus dem Lungengewebe aufwärts, wohl in erster Linie als Vehikel für abzustoßende Fremdkörperchen, wie eben Kohlepigment. Die Rachenepithelien treten diesen Bestandteilen gegenüber zurück, können an manchen Stellen aber auch in ganzen Haufen gelagert sein. Flimmernde Cylinderepithelien aus den Bronchien dürften in ihnen zu den Ausnahmen gehören. In diagnostischer Hinsicht haben diese Schleimkügelchen nur so viel zu sagen, daß ein Reizzustand der obersten Atmungswege mit Schleimproduktion besteht, zu denen manche Menschen besonders neigen. Bei asthmatisch veranlagten entdeckt man gelegentlich isolierte Zentralfäden im Morgensputum, ein Zeichen, daß Teile von ihm aus tieferen Lagen kommen.

i) Bei akuten Katarrhen mit geringer Sekretion wie auch bei chronischen Entzündungszuständen des Nasenrachenraumes, auch bei Hypertrophie des lymphadenoiden Gewebes werden häufig große, zähe, fade riechende Ballen bis zu Kirschgröße entleert, die aus Schleim, Eiter und Blut in wechselnder Menge zusammengesetzt sind und ängstlichen Patienten heftigen Schreck einjagen, aber nichts zu bedeuten haben. Mikroskopisch bestehen sie größtenteils aus zusammengebackenen Haufen von Plattenepithelien, weißen und roten Blutkörperchen, dagegen sind runde und noch mehr zylindrische Epithelien nur spärlich vertreten, Myelin ist in der Regel nicht zu finden. Bei längerer Lagerung im Rachen oder im Spuckgefäße nehmen sie durch den ausgetretenen und veränderten Blutfarbstoff eine mehr braunrote Farbe an.

k) Bei typischer Ozaena können grünliche, schmierige, aus Eiter und Blutmassen bestehende Borken aus Nase oder Nasenrachenraum entleert werden; mehr eingetrocknet sind sie von harter Konsistenz. Ihr unangenehm süßlicher Gestank macht sie sofort bemerkbar. Unter dem Mikroskop findet man in ihnen sehr reichlich verklebte und verhornte Plattenepithelien, weiße Blutkörperchen und Detritus; die zylindrischen Gebilde sind seltener, sie scheinen bereits mehr oder weniger zerstört zu sein. Aus den Borken lassen sich die verschiedenartigsten Bakterien, häufig auch der ABELsche und der PEREZsche Ozaenabacillus züchten.

7. Größere zusammenhängende Bestandteile der Lungen, Luftwege und ihrer Umgebung.

a) Lungengewebe.

Bereits VIRCHOW hat auf Bröckel von nekrotischem Lungengewebe aufmerksam gemacht und in der Folgezeit ist dieser Befund bei verschiedenen Erkrankungen erhoben worden. Es handelt sich um kleinere und größere Stücke, Fetzen mit gezackten Rändern und von schwärzlichem Aussehen, sehr weicher teigiger Beschaffenheit. Bei genauerem Zusehen kann man erkennen, daß die schwarze Farbe die Fetzen in Streifen durchzieht; häufig sieht man diese Züge in den zentralen Partien der Fetzen deutlicher hervortreten, die äußeren Teile dagegen von mehr diffuser graugelber Farbe. Dem Zerreißen setzen die Stückchen einen mehr oder minder großen Widerstand entgegen; die Randpartien sind in der Regel weicher und entleeren auf Druck Eiter.

Durch Zerzupfen lassen sich aus manchen Stücken festere, mehr zusammenhängende Gewebsmassen, aus anderen verzweigte gelblichweiße Gebilde isolieren, zuweilen in dendritischer Verästelung, die sich bei schwacher Vergrößerung als feinverzweigte Gefäße mit längs- und quergestreiften Wänden zu erkennen geben. Gelegentlich findet man auch einzelne isolierte Blutgefäße, die der Zerstörung längere Zeit widerstanden haben als das übrige Lungengewebe; ferner kommen große geronnene Fettbröckelchen vor.

Die Größe dieser ausgehusteten Lungenstücke schwankt außerordentlich. Man sieht von einzelnen Bindegewebsfasern, hirsekorngroßen Pfröpfen an alle

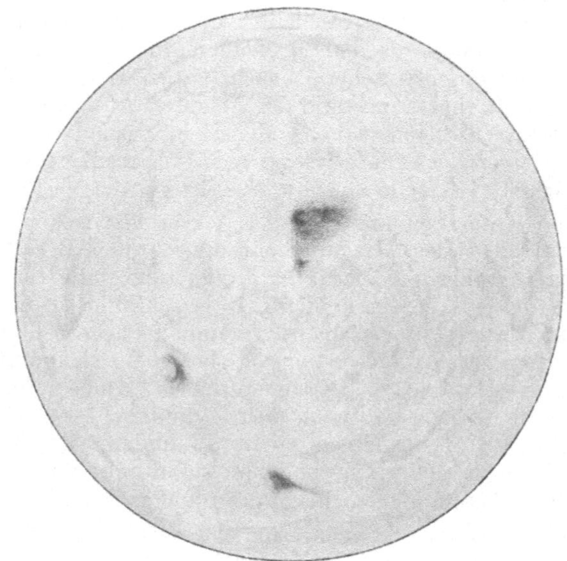

Abb. 49. Eitriger Auswurf mit kohlepigmenthaltigen Lungenfetzen bei Lungenabsceß.

Größen bis zu Walnußgröße (Eisenhardt); häufiger überwiegt die längliche Form; Lenhartz berichtet von Stücken bis zu 10 cm Länge. — In der Größe dieser Lungenfetzen scheinen gewisse konstante Unterschiede zu bestehen; so wird mehrfach angegeben, daß bei Absceßbildung zahlreiche kleine Fetzchen gefunden werden und daß ebenso bei der käsigen Pneumonie größere makroskopische Stücke außerordentlich selten seien (A. Fraenkel). Bei Gangrän dagegen wird meistens von wenigen, aber großen Stücken berichtet.

Die Sicherung des Befundes, daß es sich um aus der Lunge stammende Gewebsteile handelt, geschieht durch den mikroskopischen Nachweis ihrer alveolären Struktur. Bei vorgeschrittener Zersetzung ist diese nicht in allen Teilen gleich gut erkennbar, besonders in den Randpartien kann sie fehlen. Im Inneren sieht man reichliche elastische Fasern in netzförmiger Anordnung; nach der alten Angabe von Traube soll infolge der Selbstverdauung das elastische Gewebe bei Gangrän nicht mehr vorhanden sein, wohl aber noch bei Lungenabsceß; neuere Untersuchungen haben jedoch ergeben, daß dies zum mindesten nicht die Regel ist, sich auch in größeren gangränösen Fetzen elastische Fasern nachweisen lassen. Ferner entdeckt man regelmäßig Züge von Bindegewebe, deren Menge und Konsistenz nach der Herkunft des Stückes wechselt; bei frischen Prozessen ist es nicht vermehrt, bei älteren mit Neubildung von Bindegewebe nimmt auch dessen Menge zu, so daß es zuweilen den Anschein hat, als habe man es nur mit ausgehusteten Bindegewebsstücken zu tun. Aus der Wand von abgekapselten Kavernen, die von neuem der Zerstörung anheimfallen, können z. B. solche Stückchen abgelöst werden. Weiter erkennt man häufig Blutgefäße mit längs- und quergestreiften Wänden, in deren Umgebung zuweilen zahlreiche intensiv rostfarbene runde Körner mit strahliger Peripherie, aus rosettenartig gruppierten Krystallnadeln bestehend, zu sehen sind (MUNK). Es handelt sich hier um zusammengesetzte Hämatoidinkrystalle neben rotbraunen Pigmentschollen der gleichen Herkunft. Sehr auffallend ist das häufig in Streifen oder in punktförmiger Anordnung befindliche Kohlepigment, dessen Menge je nach Beschäftigung und Aufenthalt des Patienten wechselt. Von Krystallen findet man ferner zuweilen Cholesterintäfelchen, lange Fettsäurenadeln, auch Rosetten von zusammengebackenen kürzeren Nadeln (gleichfalls Fettsäure); JAFFÉ und LEYDEN zählten bei einem Patienten mit Gangrän täglich 6—10 und mehr Stücke bis zu $1^1/_2$ Zoll Länge; in seltenen Fällen Krystalle von Tyrosin. Das ganze Gewebe ist endlich von Massen teils noch erhaltener, größtenteils aber in Zerfall begriffener weißer wie roter Blutkörperchen durchsetzt; vor allem findet sich reichlich Detritus aus Zellresten, Fettkügelchen, Kokkenhaufen und Bacillen, sowie auch leptothrixartigen Fäden.

Der Befund von Lungenstückchen beschränkt sich nicht auf Lungenabsceß und Gangrän, wenn sie hier auch am häufigsten vorkommen. Seltener sind sie bei rasch fortschreitenden Tuberkulosen und Tumoren.

ROSENTHAL hat darauf hingewiesen und ist von MÜLLER bestätigt worden, daß sich in den verkästen Partien der Lungen weder mit Sudan noch mit Osmium Fett erkennen ließe. Stearin, Palmitin und ihre Säuren geben diese Reaktionen nicht, wohl aber Olein, Ölsäure und Lecithin, die reinen Substanzen aber auch nicht so schön wie im Gewebe.

HOFFMANN erwähnt ihr Vorkommen bei Bronchitis putrida; der Prozeß hat dann auf das Lungengewebe übergegriffen und es zum Zerfall gebracht. SCHUH sah bei syphilitischem Zerfall Gewebsstückchen und führt auch aus der Literatur Beispiele an (v. CUBE, PANCRITIUS). Bei den von LUTZ in einem Falle von Lungensyphilis ausgehusteten fleischähnlichen, festen Stückchen handelte es sich möglicherweise um Granulationsgewebe, ebenso bei C. GERHARDT.

Die Bedeutung solcher ausgehusteter Lungenstückchen erhellt ohne weiteres aus dem Gesagten.

b) Verkäste Bronchialdrüsen.

In einer Reihe von Fällen hat man im Auswurf kleinere oder größere weiche, zuweilen bröckelige, käsige, gelbe, in eitrige Massen eingebettete Stückchen gefunden, die sich bei näherer Untersuchung als Drüsenteile erwiesen. Ganz besonders bei Kindern scheint Durchbruch verkäster Drüsen in Bronchien oder Trachea ein nicht allzu seltenes Vorkommnis zu sein. In manchen Fällen kommt es allerdings nicht zum Aushusten, sondern sie führen durch Verlegung großer Bronchialäste oder selbst der Trachea einen raschen Tod herbei (Fälle von FRONZ, LOEB, FRÜHWALD u. a.; siehe auch PETERSEN, MARK PAUNZ, MINNIGERODE und GOTTSTEIN).

Aber auch bei älteren Leuten tritt das Ereignis nicht ganz so selten ein, wie besonders die Untersuchungen von RIEBOLD und von A. SCHMIDT sowie SCHMORL gezeigt haben. Hier sind es stets stark mit Kohle pigmentierte Bröckel und Krümel, die sofort die Aufmerksamkeit auf sich ziehen. Der übrige Auswurf braucht nicht die Merkmale einer destruierenden Erkrankung aufzuweisen. Die krümelige und bröckelige Beschaffenheit unterscheidet sie auch gut von Lungengewebe, abgesehen von dem Fehlen der elastischen Fasern.

Die mikroskopische Untersuchung der Stücke läßt zuweilen das lymphoide Gewebe noch erkennen, durchsetzt mit reichlichen Mengen von zerfallenden gelapptkernigen weißen Blutkörperchen, ferner reichlichen Detritus, Fetttröpfchen, Cholesterin- und Kalkkrystalle; dagegen fehlen elastische Fasern. Das bei Erwachsenen wohl nur selten fehlende Kohlepigment liegt zum Teil in Rundepithelien, zum Teil frei und dann sind es zuweilen auffallend große Stückchen der verschiedensten Form, je nach der Natur des eingeatmeten Kohlenstaubes. Zuweilen sind die Massen auch völlig schwarz-grau. — FRONZ berichtet über das Vorkommen massenhafter Tuberkelbacillen in einem Drüsenstück.

Die pathognomonische Bedeutung solchen Drüsenbefundes ist klar. Bei Kindern handelt es sich regelmäßig um tuberkulöse Prozesse der Bronchialdrüsen, die infolge Einschmelzung der benachbarten Bronchialwand in deren Lumen durchbrechen. Bei ihnen erfolgt nicht selten Einschmelzung von Drüsen, ohne daß zunächst Lungengewebe in größerer Ausdehnung beteiligt und somit genügend Zeit für die Sequestrierung von Drüsenstücken gegeben ist. Auch bei Erwachsenen ist Tuberkulose zuweilen die Ursache.

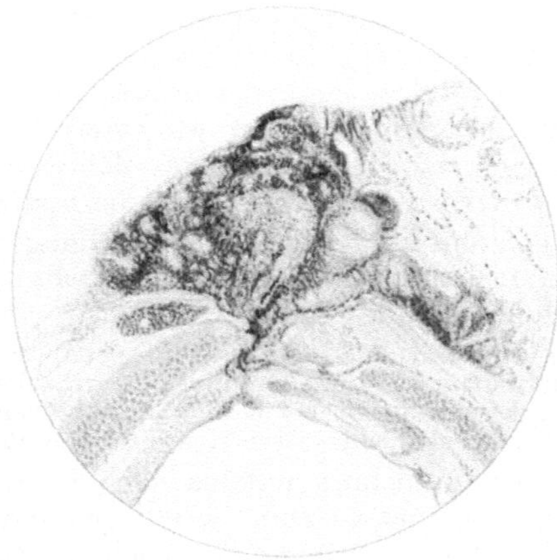

Abb. 50. Pigmentdurchbruch in einen Bronchus. (Präparat der HARTschen Sammlung.) Dreimal vergrößert.

SCHMORL weist neuerdings auf die nicht ganz seltene Erweichung anthrakochalikotischer Lymphknoten mit folgendem Durchbruch hin. Die Erweichung wird nach ihm stets durch eitererregende Bakterien, meist Staphylo- und Streptokokken, seltener auch Pneumokokken hervorgerufen. Der Durchbruch erfolgt an der Stelle, an der die Lymphknoten mit der Bronchialwand verwachsen sind, an der also auch schon Veränderungen der Bronchialwand, Entzündung, Narbenbildung mit Einziehung, Atrophie der Schleimhaut stattgefunden haben. Endlich kommt es gelegentlich auch bei Neubildungen zur Loslösung vereiterter Drüsen. Interessant ist in diesem Zusammenhang, daß SCHMORL wiederholt beginnende Bronchialkrebse gefunden hat, deren Entwicklung höchstwahrscheinlich von Pigmentdurchbrüchen ihren Ausgang genommen hatte.

Die Diagnose gründet sich hauptsächlich auf das plötzliche Aushusten der Bröckel, sowie den Nachweis von lymphoidem Gewebe. Das Fehlen von elastischen Fasern, die Anhäufung von massenhaften intra- und besonders extracellulärem Kohlepigment bei Erwachsenen ist kennzeichnend.

Drüsenteile im Auswurf müssen aus verschiedenen Gründen zur Vorsicht in der Stellung der Prognose raten. Handelt es sich um tuberkulöse Prozesse, so ist anzunehmen, daß auch die benachbarten Drüsen der Einschmelzung verfallen sind oder noch werden. Wie der weitere Verlauf der Erkrankung sich dann gestaltet, hängt von der Beteiligung des Lungengewebes, dem Alter und dem Kräftezustand des Patienten ab. Auch die Gefahr einer Aspirationstuberkulose liegt vor. Bei Kindern ist die Prognose im ganzen günstiger.

Daß bei gleichzeitigem Durchbruch in Bronchien und Oesophagus die Neigung zur Verjauchung der Zerfallshöhle mit anschließender Lungengangrän groß ist, ist klar. — Bei Durchbruch in ein Gefäß kann es zur Ausstreuung von Eitererregern oder Tuberkelbacillen kommen, oder — das häufigere — zu mehr oder minder profusen Blutungen.

Zuweilen erfolgt nach Entleerung der Drüsenmassen auch Ausheilung. SCHMORL macht darauf aufmerksam, daß Kalkstückchen, die durch den dauernden mechanischen Reiz die Eiterung unterhalten, in den Erweichungsherden sie verzögern können.

c) Knorpelstückchen.

In seltenen Fällen (GERHARDT) werden kleine Knorpelstückchen, durch ulcerative Prozesse aus Kehlkopf, Trachea und größeren Bronchien losgelöst und gelangen so zum Auswurf. Zuweilen kann man aus der Form der Stückchen den Ort ihrer Herkunft erkennen. So bildet HUNTER MACKENZIE einen Knorpel des Processus arytaenoideus ab, der sich durch tuberkulösen Zerfall der Umgebung losgelöst hatte. In anderen Fällen hat man, wie BIERMER erwähnt, ringförmige, aus der Trachea und den größeren Bronchien stammende glatte Knorpelstückchen gefunden (Sputum annulorum, GALEN). Aus der Größe dieser Stückchen läßt sich bestimmen, aus welcher Höhe des Luftröhrenbaumes sie stammen; in den Bronchien sind nicht mehr Knorpel*ringe* vorhanden wie in der Trachea, (die bekanntlich auch nicht vollkommen geschlossen, sondern an der Hinterseite durch Bindegewebe ersetzt sind), das Knorpelgerüst besteht vielmehr aus unregelmäßigen hyalinen Plättchen, die in den Bronchialverzweigungen von weniger als 0,85 mm Durchmesser sowie in den Bronchiolen völlig fehlen. Gelegentlich kann man auch bei kleineren Stücken, die ihre ursprüngliche Form verloren haben, aus der Beschaffenheit des Knorpels auf die Herkunft schließen. Die Epiglottis, die Santorinischen und Wrisbergschen Knorpel, die Processus vocales, der Gießbeckenknorpel, sowie die Stelle des Thyreoidknorpels, an der sich die Stimmbänder ansetzen, sind elastische Netzknorpel, der übrige Hauptteil des Kehlkopfknorpels sowie die Tracheal- und Bronchialringe und Plättchen dagegen hyaliner Natur. — Die Möglichkeit, daß gelegentlich aus versprengtem Embryonalgewebe hervorgegangenem Knorpelstückchen expektoriert werden können, hat wohl nur theoretisches Interesse.

Die zur Loslösung von Knorpelteilchen führenden Erkrankungen sind in der Regel syphilitischer Natur, seltener tuberkulöser. Vereinzelt mögen auch gangränöse, besonders von Bronchiektasien ausgehende Zerstörungen vorliegen.

Der *diagnostische* Wert ergibt sich aus dem Gesagten. Soweit die befallenen Teile nicht der direkten Besichtigung zugänglich sind, kann aus der Beschaffenheit der Stückchen auf den Ort der Herkunft geschlossen werden; über die Natur der Krankheit sagen auch sie nichts aus. — Selbstverständlich muß man sich vor Verwechslung von mit der Nahrung eingeführten Knorpelstückchen hüten.

d) Knochenstückchen.

Knochenstückchen sind ohne weiteres durch ihre rauhe Oberfläche und ihren lamellösen Bau als solche zu erkennen; höchstens könnten sie im einen oder anderen Falle mit Lungensteinen verwechselt werden. Meistens sind sie, frisch ausgehustet, in eitrig-blutige Massen eingehüllt, ebenso wie ihr Inneres zahlreiche Eiterkörperchen beherbergt.

In der Mehrzahl der Fälle handelt es sich um verschluckte Knochenteilchen (GADE), es ist indes nicht immer zu entscheiden, woher sie stammen. Nur sehr selten sind es Teile des menschlichen Skelettes, vor allem kleine Sequester der Wirbelsäule, die in das Lumen von Bronchien durchbrechen. So berichtet FRIEDREICH, daß bei Kyphoskoliotischen und Tuberkulösen mit Kavernen nicht selten bis erbsengroße, spongiöse, cariöse Knochenbröckel ausgehustet werden. Die Stückchen können beträchtliche Größe erreichen; MERSCHEIM sah ein solches von 2 cm Länge und 1 cm Breite, das zusammen mit Blut und Eiter ausgehustet wurde. Einen ähnlichen Fall beobachtete Verfasser: eine Frau, bei der eine auch röntgenologisch nachgewiesene Caries eines Brustwirbels eine Lungeneiterung auslöste, hustete eines Tages ein kleines zackiges Knochenstückchen aus, worauf rasch Heilung einsetzte. Ossificationen, spontan verknöcherte Gewebsteile, werden wohl nur auf dem Sektionstisch gefunden, da der neugebildete Knochen hier nicht als Fremdkörper wirkt; es müßte denn sein, daß er durch eine interkurrierende, abscedierende Erkrankung an den Tag gefördert wird. Nach POULAILON kann es sich hierbei um Ossification der Bronchialknorpel, der Tracheo-bronchial-Schleimhaut sowie des Lungengewebes handeln. Daß Knochen sich in den Lungen, seien es auch nur kleinste Herde, sehr viel öfter bilden, meist bei alten Leuten und auf dem Boden alter tuberkulöser Herde, als man gemeinhin annimmt, zeigt eine Arbeit von POLLACK (in $16\,^0/_0$ aller Sektionen). Dieser Knochen, der auch Markräume enthalten kann, entsteht durch Metaplasie aus neugebildetem, narbigen Bindegewebe, meist um verkalkte nekrotische Herde herum. Pigment findet sich häufig in ihnen. Auch syphilitische Prozesse, namentlich bei Kindern (s. Abbild. 51) regen zu ihrer Bildung an. Endlich ist ihre Entstehung auf Keimreste zurückzuführen, es finden sich dann auch Haare, Nagelstücke (SCHLAGENHAUFER). Die Knochen können innerhalb der Lungen auch wieder regressive Veränderungen eingehen (Nekrose). Auch verdickte Partien der Pleura können endlich ossifizieren.

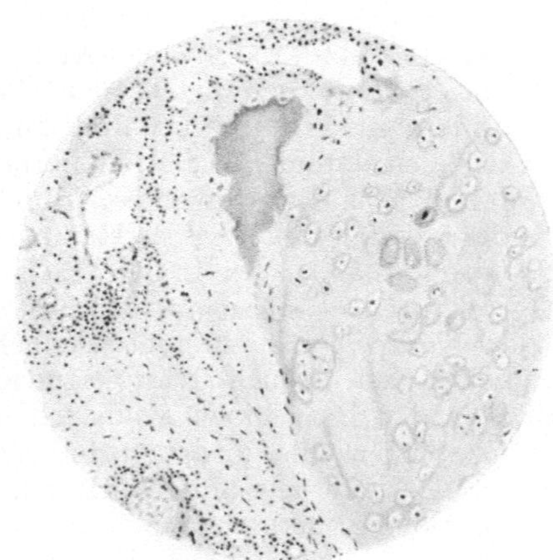

Abb. 51. Knochenbildung bei Syphilis der Lunge. (Präparat der HARTschen Sammlung.) Obj. 6, Ok. 1.

Die diagnostische Bedeutung solcher Knochenstückchen ist — gleichviel ob sie durch Verschlucken ihren Weg in die Lunge fanden, ob es sich um innerhalb der Lungen neugebildete Knochen, oder um abgesprengte cariöse Teile handelt — jedenfalls hoch einzuschätzen. Im ersteren Falle lassen sie uns die Ursache der sich an ihr Eindringen wohl stets anschließenden Eiterung sofort erkennen; im letzteren sind sie ein Hinweis — es kommen nur Wirbelsäule und Rippen ernstlich in Betracht —, daß ein nekrotischer Knochenherd mit der Lunge durch Verwachsung und Einschmelzung des Gewebes in direktem Zusammenhang steht. Woher ausgehustete Stückchen im einzelnen Falle stammen, läßt sich, abgesehen von klinischen Erscheinungen bzw. dem Röntgenbefunde, wohl schwer feststellen.

Sehr wesentlich ist ihre prognostische Bedeutung im Auswurf, denn die Erfahrung hat gelehrt, daß nach Aushusten des Fremdkörpers — und als solcher ist auch der durch cariöse Prozesse losgelöste und in die Lunge eingedrungene Knochen zu betrachten — außerordentlich rasch Heilung eintritt, sofern nicht noch mehr Knochenstückchen vorhanden sind oder die demarkierende Eiterung durch Mischinfektion ernstere Form angenommen hat.

e) Tumorstückchen.

In seltenen Fällen gelingt es, kleine mehr oder weniger regelmäßige, meistens in blutige Massen eingehüllte Geschwulstteilchen aus dem Sputum zu isolieren. Daß es sich um solche handelt, wird in der Regel beim ersten Anblick nur vermutet werden können; sicheren Aufschluß gibt erst die mikroskopische Untersuchung, eventuell unter Anfertigung von gefärbten Schnittpräparaten. Wie gesagt, wird man aber viele Kranke sehen, bis man einmal Geschwulstteilchen findet, da die Kranken meistens schon vor dem Zerfall zugrunde gehen. Wolf meint allerdings, daß das neugebildete Gewebe auch sehr rasch einschmelze, weshalb es nicht mehr abgelöst und ausgeworfen werden könne.

Solche Stückchen können aus dem Kehlkopf stammen, und zwar sind es entweder Schleimhautpolypen, papilläre Fibroepitheliome, oder ausulcerierte kleine Carcinomstückchen (Mackenzie). Die Ablösung scheint indes ein sehr seltenes Vorkommen zu sein.

Ebenso liegen nur ganz vereinzelte Mitteilungen über die Loslösung von Tumorteilchen aus Bronchien oder Lungenparenchym vor.

So berichtet Hampeln von einem Patienten, der im Verlaufe einiger Wochen vier bis weinbeerengroße Stückchen von graurötlicher Farbe und von markiger Konsistenz aushustete; die mikroskopische Untersuchung ergab ein (metastatisches) Rundzellensarkom. Dann beschreibt Huber einen Fall von Lungensarkom, während dessen Verlauf öfters dunkelrotbraune bis daumengroße Klümpchen in einer reichlichen Menge Blut ausgehustet wurden; die Klümpchen schienen von einer Fibrinhülle umgeben zu sein. Die nähere Untersuchung stellte ein großzelliges Sarkom dar. Ein Carcinomatöser Ehrichs hustete rötliche Klumpen vom Aussehen eines ausgewaschenen Fibringerinnsels aus; es handelte sich hier um verschiedene Formen, zum Teil um Stückchen, welche auf einer Seite eine mehr weißliche weichere Masse darstellten, die ohne scharfe Grenze in den übrigen konsistenteren Teil überging, ferner um mehr flockige, schmutzigweiße Gebilde, ebenfalls vom Aussehen fibrinöser Gerinnsel, stellenweise mit dichteren, mehr schleimigen Teilen vermischt; endlich um Klümpchen durchscheinenden Schleims mit weißlichen Punkten durchsetzt, die sich bei der mikroskopischen Untersuchung sämtlich als Carcinomteilchen identifizieren ließen. Feldt entdeckte in einem Falle bis 20 mm lange und 3 mm dicke, fransenförmige Fetzen, die dadurch auffielen, daß ihre eine, meist die Längsseite, glatte Konturen aufwies, während die übrigen Ränder zerfetzt waren; er nahm an, daß es sich um Endstücke von Carcinomzapfen handelte, die mit der Breitseite auf ihrer Unterlage aufgesessen waren, hier also noch ein verhältnismäßig solides Gewebe bildeten, während das freie Ende dem Zerfall ausgesetzt war. A. Fränkel sah in einem Falle von Plattenepithelkrebs ein haselnußgroßes Stück von ziemlich harter Konsistenz und bohnenförmiger Konfiguration aushusten, dessen glatte Oberfläche an einer Stelle einen dicken stielartigen Anhang zeigte, so daß das Ganze den Eindruck eines polypösen Gebildes machte. Auf dem Durchschnitt erwies sich das Zentrum des Tumorstückchens hellgrau gefärbt, während das Randgebiet infolge von Blutungen eine mehr bräunliche Farbe angenommen hatte.

Ein Patient von Nussbaum hustete mehrmals in blutige Massen gehüllte bohnen- bis haselnußgroße z. T. gabelförmige Pfröpfe aus, die einem Carcinom entstammten, das in die Bronchien des Oberlappens zweiter bis dritter Ordnung eingewachsen und ausulceriert waren.

Eine Unterscheidung, um welche Art von Tumor es sich bei den ausgeworfenen Stückchen handelt, ist durch die makroskopische Untersuchung allein meistens nicht zu treffen. Glatte glänzende Stückchen dürften im allgemeinen von Kehlkopfpolypen stammen, unregelmäßige und ulcerierte von bösartigen, in geschwürigem Zerfall begriffenen Neubildungen. Betschart macht darauf aufmerksam, daß er wenigstens in seinen Fällen eine Unterscheidung aus der Größe der Stückchen treffen konnte: in den Fällen von Sarkom wurden größere bis mehrere Zentimeter lange makroskopisch leicht sichtbare Geschwulstpartikel expektoriert, in den Fällen von Carcinom dagegen nur kleine millimetergroße Klümpchen. Er erklärt diesen Unterschied mit der Struktur der beiden Gewebsarten; das Carcinom neige mehr zu feineren Abbröckelungen, bei Sarkom kämen diese infolge der größeren Kohärenz des neugebildeten Gewebes weniger vor, sondern größere, durch ulcerative Prozesse von ihrer Unterlage losgelöste Stückchen. Diese Trennung trifft jedoch nicht immer zu.

Bei Lymphogranulomatosen der Lungen wie der Trachea ist nichts über den Auswurf bekannt.

Vor Verwechslungen mit einfachem Lungengewebe schützt dessen weichere Konsistenz, sowie die häufige Imbibition mit schwarzem Pigment, während die Tumorstückchen sich in der Regel als mehr solidere, weißliche oder wenig gefärbte Klümpchen darstellen.

[Über die mikroskopische Untersuchung der Tumorstücke s. S. 182.]

f) Konkremente.

Gelegentlich werden mit dem Auswurf Konkremente ausgehustet. Sie fallen den Patienten selbst durch ihre härtere Konsistenz im Munde auf oder machen sich durch das Aufschlagen im Spucknapf bemerkbar; daher der Name „Erbsenkrankheit" der böhmischen Porzellanarbeiter. Da sie häufig in eitrige oder eitrig-blutige Massen eingebettet sind, so entdeckt man sie oft erst bei genauerem Durchmustern. Nach Befreiung von der umgebenden Hülle lassen sie sich meist sofort von Knochenstückchen oder Fremdkörpern unterscheiden.

α) Größe, Aussehen sowie Zahl der Konkremente können außerordentlich wechseln. Es sind Steine bis zu Haselnußgröße beobachtet worden (Leuw, 15 : 11 : 4 mm), in anderen Fällen werden viele, grobem Sande ähnliche Körnchen entleert. Bickel und Grunmach zählten in einem Falle über drei Dutzend, Arnold täglich ein halbes! Die größeren sind gelegentlich rund oder abgeschliffen, in der Regel aber völlig zerklüftet, mit scharfen Zacken, Ausbuchtungen und Höhlen, sogar Durchlochungen versehen. Besonders die Bronchialsteine zeigen eine derartige Zerklüftung und Mannigfaltigkeit ihrer Form; sie können sich auch ihrer Umgebung völlig anpassen und auf diese Weise Ausgüsse derselben bilden. Poulailon erwähnt solche korallenartig verzweigte Gebilde, Guibout einen Bronchialstein, von dessen Zentrum 10 bis 12 Ausläufer ausgingen. Da solche Steine sich oft nur schwer von ihrer Unterlage loslösen, findet man sie häufiger bei Autopsien wie im Auswurf.

Je nach dem Material, aus welchem sie aufgebaut sind und nach der Fügung desselben ist ihre Konsistenz verschieden. Manche Konkremente sind „steinhart", von spröder Beschaffenheit, andere sind weicher, kreidig oder bröckelig. Bickel und Grumnach sahen an der Peripherie stellenweise noch einen Saum von Bronchialepithel. Silicatsteine unterscheiden sich von den anderen sofort durch ihre große Härte.

Die Farbe der von ihrer eitrigen oder blutigen Umhüllung befreiten Steine ist meist grauweiß in verschiedenen Tönen; reichliche Anwesenheit von Blutpigment kann sie oder einzelne Schichten derselben mehr braunrot erscheinen lassen, Kohlepigment mehr schwärzlich.

Auf dem Durchschnitt sehen wir wechselnde Bilder. Entweder ist die Substanz gleichmäßig kompakt und läßt höchstens im Zentrum einen weichen organischen Kern aus Detritusmassen, auch Bindegewebe erkennen, oder es besteht deutliche Schichtenbildung, je nach der Anlagerung mehr organischen oder anorganischen Materials. In anderen Fällen fehlt der weiche Kern völlig oder die Steine zeigen ein poröses, schwammartiges Aussehen, das Poulailon als „criblé" bezeichnet. Bei der mikroskopischen Untersuchung der einzelnen Schichten sieht man von dem anorganischen Gerüst größtenteils aus altem eingedickten Eiter bestehende Zerfallsmassen eingeschlossen; Pigment aus Kohleteilchen, Blut, zuweilen Cholesterintäfelchen finden sich in ihnen. Für gewöhnlich werden die Steine als bakterienfrei angegeben; die ursprünglich vorhandenen Keime werden wohl rasch zerfallen; zuweilen können sie sich auch halten, wie der Fund von Tuberkelbacillen (HIEROCLÈS u. a.) beweist.

β) Zusammensetzung der Steine. Aus den vielfachen Angaben über die Zusammensetzung der Steine seien nur einige Beispiele angeführt. Den Hauptanteil macht in der Regel tertiäres Calciumphosphat aus, dazu kommt etwas Magnesiumphosphat; Carbonat- und Silicatsteine sind verhältnismäßig selten. A. FRÄNKEL erwähnt das Vorkommen von Cystinsteinen, zur Entleerung gelangten sie aber nicht. Organische Bestandteile sind stets in geringer Menge vorhanden.

Hier folgen zwei Analysen von Lungensteinen und die eines Mandelsteines:

	SCHERER	BALZ und VEC	Mandelstein (LANGIER)
Calciumphosphat	69,92	72,78	50,0
Magnesiumphosphat		0,94	
Natriumphosphat		0,54	
Calciumcarbonat	0,99	5,36	12,5
Natriumsulfat, Dinatriumphosphat, Chlornatrium	0,89	in Spuren	
Fett und Cholesterin	20,10	7,18	
Ätherunlösliche Substanzen		9,82	12,5 („Schleim“)
Wasser		2,84	25,0

Andere ähnliche Analysen finden sich bei GORUP-BESANEZ und BIERMER.

Eine wesentlich andere Zusammensetzung zeigten einige von ZICKGRAF beschriebene Steine, mit einem Gewicht von 0,1 bis 0,49 g.

	I	II	III	IV
Siliciumdioxyd %	12,45	5,70	5,02	4,71
Calciumoxyd %	10,54	10,40	5,98	41,28

Zum Vergleich sei hier angeführt, daß KUSSMAUL in der Asche normaler Lungen 4,22 bis 17,2% Kieselerde fand, MEINEL bei einem Schleifarbeiter 30,71% Sand + Kieselerde, in einer Bronchialdrüse desselben Mannes 40,08%. In einer verkalkten Lymphdrüse der Lunge erhielt ROBIEN 40—44% phosphor- und 20% schwefelsauren Kalk.

Die Mandelsteine sind von ziemlich gleichmäßiger Zusammensetzung; von den Lungensteinen unterscheiden sie sich schon äußerlich durch ihre meist sehr bröckelige Beschaffenheit, in ihrer Zusammensetzung durch das reichlichere Vorkommen von organischen Substanzen und Wasser. Sie können beträchtliche Größe erreichen; so berichtet LANGE von einem 24 g schweren Stein.

γ) Herkunft und Entstehung der Steine. Abgesehen von Mandelsteinen, die gelegentlich bei Eiterungsprozessen der Tonsillen sich loslösen und durch Räuspern oder Hustenstöße nach außen befördert werden, stammen die Konkremente in der Regel entweder aus den Bronchien oder aus dem Lungengewebe selbst. Der Ort ihres Sitzes ist höchstens bei baumartig verzweigten Konkrementen zu erkennen. Wie oben erwähnt, sollen die aus dem Lungengewebe selbst stammenden Gebilde oft auch eine glattere Oberfläche aufweisen („Imprägnations- oder Inkrustationskonkremente“).

Was zunächst die Bronchialsteine betrifft, so können sie in selteneren Fällen durch Verkalkung der Bronchialwand entstehen, deren verkalkte Partien schließlich abgestoßen werden; es wäre also ein Prozeß, der zunächst zur Kalkeinlagerung in die Schleimhaut führt und der von manchen als Alters- oder Abnutzungserscheinung oder auch als Ausdruck einer örtlich „verminderten

Vitalität" angesehen wird (KOCKEL). Wesentlich häufiger entstehen die Steine durch Stauung und Eintrocknung von Sekret in Bronchialausbuchtungen; um einen organischen Kern lagert sich dann nach und nach das anorganische Gerüst an. Diese Inkrustierung erfolgt selten spontan, so bei manchen chronischen Erkrankungen, besonders Tuberkulose, sehr viel häufiger durch lange Zeit eingeatmeten Staub. Auch dieser mag seinerseits wieder zur Ablagerung von Kalk anreizen, wodurch es dann zur Bildung von festen Steinchen kommt. Den ersten Fall zeigt sehr schön der in Abb. 52 wiedergegebene Lungenschnitt: Das vorhandene Kohlepigment hatte mit der Steinbildung hier kaum etwas zu tun.

Ähnlich verhält es sich mit den eigentlichen Lungensteinen. Besonders ARNOLD und GILBERT haben darauf hingewiesen, daß ein Unterschied in der Entstehung zu machen sei, je nachdem der Stein in Kavernen gebildet wird, oder es sich um Inkrustierung von Gewebe handelt, das durch nachträgliche Nekrose der Umgebung frei wird.

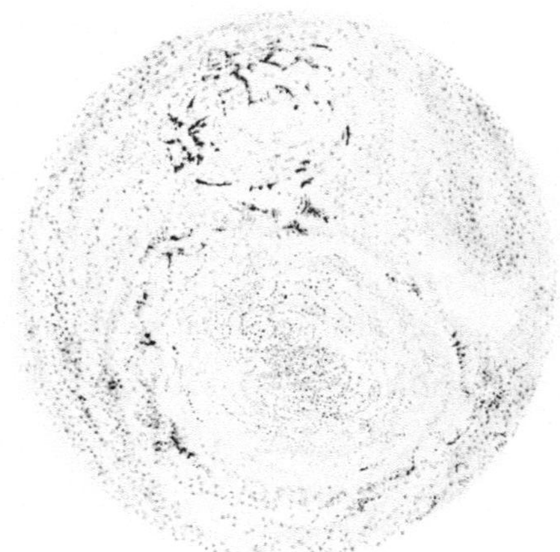

Abb. 52. Chalikosis pulmonum. Bildung von derben Knötchen, zum Teil mit Kohlepigmenteinlagerung, mit allmählicher Verkalkung von der Mitte aus. Zeiß, Obj. A, Ok. 2.

ARNOLD beschreibt ausführlich einen derartigen Fall von „lentikulärer Nekrose" einer Steinhauerlunge; der Patient hustete täglich 6—7 kleine harte fleckige, selten ganz gleichmäßig grau gefärbte Steinchen aus; auf dem Durchschnitt wechselten meist helle oder farblose Stellen mit dunklen ab. Diese bestanden aus derben, selten faserigen, meist hyalinen Massen, die mehr oder weniger konzentrisch angeordnet waren und reichlich Pigment einschlossen. Stellenweise schienen noch Kernreste vorhanden zu sein.

Bei der Autopsie fanden sich in einer Kaverne 70 solche Steinchen; einer davon war in die Kavernenwand und einen Ast der Art. pulmonalis eingekeilt.

HIRT erwähnt steinige schwarze, bis bohnengroße Konkremente aus Schleifstaub, die ein Gemisch von Eisen und Sandsteinpartikelchen darstellen; GILBERT macht auf das Vorkommen von Bronchial- und Lungensteinen in Steinhauerlungen aus eingeatmetem Sand aufmerksam.

In anderen Fällen sind es verkäste Tuberkel, die der Verkalkung anheimfallen, seltener verkalkte Bronchialdrüsen, die in einen Bronchus durchbrechen, dort liegen bleiben, zumal in Taschen, und dann zu „Bronchialsteinen" werden (NAUWERCK). ZICKGRAF legt Nachdruck darauf, daß die Ablagerung von Calcium- und Siliciumsalzen besonders in Narbengewebe erfolgt und meint, daß durch Aufnahme besonders von Silicium die Abscheidung befördert werden könne.

Endlich besteht die Möglichkeit, daß Stücke von verkalkten Gefäßen, verkalkten Echinokokkusblasen oder kreidige Lymphdrüsen im Sputum vorkommen; auch kompakte Steine sollen sich in den Bronchialdrüsen abscheiden und können zum Durchbruch gelangen (A. ELLIOT). Ja sogar Konkremente, die sich in der Pleurahöhle gebildet haben und sich meist durch ihre flache Form auszeichnen, sind nach Durchbruch in die Lungen mit dem Auswurf nach außen befördert worden (SANDER).

δ) Pathognomonische und diagnostische Bedeutung. Konkrementbildung kommt keiner Krankheit allein zu; allerdings disponieren manche

Erkrankungen zu ihr, besonders die mit Höhlenbildung verlaufenden, weil eben hier Gelegenheit zur Stauung und Eindickung von Sekret gegeben ist, wie bei Tuberkulose, Aktinomykose, Bronchiektasien, auch Abscessen.

Die tieferen Ursachen der Steinbildung in den Lungen selbst — wenn wir von der Einatmung reichlichen Steinstaubes absehen — sind uns unbekannt; es kann aber kein Zweifel bestehen, daß bei manchen Personen eine ausgesprochene Disposition dazu vorhanden ist; LOBSTEIN spricht direkt von einer „speziellen Diathese". Nach POULAILON liegt die Ursache möglicherweise in einer Überproduktion an phosphorsaurem und kohlensaurem Kalk oder auch an einer mangelhaften Ausscheidung desselben. Neuere Untersuchungen des Ca- und P-Stoffwechsels geben aber keine Anhaltspunkte hierfür. ZICKGRAF meint, daß vielleicht durch Aufnahme von Calcium und Silicium (z. B. im Tee) die Ablagerung von Salzen befördert werden könne, da der Organismus Kalk und besonders Kieselsäure zur Bildung eines festeren Narbengewebes benötige. Auch KOCKEL ist der Ansicht, daß ein abnorm reicher Calciumgehalt des Blutes fördernd sein könne, wenn er ihn auch nicht für absolut nötig dazu hält. Alle diese Vermutungen haben sich bisher aber nicht beweisen lassen; man kann sich eben nur mit der Annahme einer erhöhten Disposition helfen, wobei nach KOCKEL Stauung, Infektion, lokale Ernährungsstörungen, Embolien, Thrombosen eine Rolle spielen („Herabsetzung der Vitalität"). Ein erhöhter Verkalkungsprozeß in den Lungen braucht nicht mit vermehrter Ablagerung von Salzen in anderen Organen Hand in Hand zu gehen; in den mitgeteilten Krankengeschichten wird z. B. nicht auf das Bestehen einer hochgradigen Arterienverkalkung hingewiesen.

Auf den Krankheitsverlauf selbst hat, wenn wir von den diffusen Inkrustierungen mit verschiedenen Staubarten (Porzellan, Sandstein, Kohle) in gewerblichen Betrieben absehen, deren Träger bekanntlich zu tuberkulöser Erkrankung disponiert sind, die Bildung einzelner Konkremente keinen besonderen Einfluß, solange diese fest von Bindegwebe eingeschlossen sind. Ist aber Lockerung erfolgt, so geben sie einen erheblichen Reiz zu Abscedierung oder Gangräneszierung ab. Durch Verlegung größerer Bronchien (sowie den dadurch bedingten Krampf der gesamten Bronchialmuskulatur) können akute Atembeschwerden auftreten; rückwärts von dem eingeklemmten Stein kann es zur Bildung von Bronchiektasien mit oder ohne Gangrän des entsprechenden Lungenteiles kommen. Blutungen entstehen entweder bei der Loslösung festverwachsener Steine von ihrer Unterlage, also gleichzeitig mit der Entleerung oder sekundär aus gangränösen Bronchien und Lungengewebe. Verletzungen der Schleimhaut sind durch die scharfen Kanten und Zacken nicht ausgeschlossen, treten aber infolge der schützenden Umhüllung durch Blut und Eiter wohl selten auf. Auf alle Fälle ist die Prognose ernst, sei es, daß es sich um eine Chalicosis der Lungen im engeren Sinne oder um Bronchialsteine handelt.

8. Echinokokkusblasen.

Nicht ganz selten sind bei Durchbruch vereiterter Echinokokkusgeschwülste der Leber in die Lunge in dem eigentümlich aromatisch (nach Pflaumenmus) oder fötid riechenden, eitrigen, gelb bis braun, himbeerfarbenen oder auch rein blutig gefärbten Auswurf ganze Blasen, Membranfetzen und Häkchen gefunden worden. Auch in dem dünnen, wasserklaren, in großen Mengen ausgehusteten Inhalt frisch geplatzter Cysten der Lunge kommen die erbsen- bis apfelgroßen Tochterblasen zuweilen in größerer Menge vor (EVERSON). Die Blasen sind je nach dem Zustande der Lungen von grauweißer oder gelber Farbe, auch blutig imbibiert oder mehr oder weniger verkalkt.

Die mikroskopische Untersuchung der Membranen zeigt die bekannte Streifung; sie sind durchsetzt mit weißen Blutkörperchen, Resten von roten; zuweilen sind ihnen auch Hämatoidin- (Bilirubin-) oder Cholesterinkrystalle angelagert (EICHHORST, AUERBACH).

Bei längerem Suchen wird man häufig, aber nicht immer, auch die Scolices auffinden (AUERBACH).

Die diagnostische Bedeutung der Gebilde ist ohne weiteres klar. Ob sie aus der Leber oder den Lungen stammen, zeigt die Anwesenheit von Gallenfarbstoff, zuweilen auch von Leberzellen an. Elastische Fasern aus der Lunge können in jedem Falle beigemengt sein.

9. Fremdkörper.

Fremdkörper sind häufig im Auswurf gefunden worden, auch ohne daß der Patient sich erinnerte, solche verschluckt zu haben. Viele interessante Beobachtungen darüber findet man von SANDER zusammengestellt, darunter auch seine eigene, höchst lehrreiche Krankengeschichte.

Gefunden worden sind: Schuhnägel, Nadeln, Schieferstifte, Elfenbeinspielwaren, Glaskugeln, Münzen, Schrotkörner, Steine, echte und künstliche Zähne, Pinsel, Schwammstückchen, Zigarrenspitzen, Bohnen, Erbsen, Obstkerne, Kornähren, Getreidekörner, Strohhalme, Knochenstückchen, Mandel- und Nußschalen, verschiedene Speisereste, kurz alles, was entweder beim Essen oder versehentlich in den Mund gelangt.

Die Folgen des Eindringens von Fremdkörpern in die Luftwege sind bekannt. Schon nach kurzer Zeit, ja sogar nach einer halben Stunde, können Dämpfungen infolge Atelektase von abgesperrten Lungenteilen nachgewiesen werden; außerordentlich rasch stellen sich Reizerscheinungen mit Exsudation von Flüssigkeit ein, wodurch der Abschluß nur um so vollkommener wird. Gleichzeitig wird zuweilen blutig-schleimig-schaumiger, aus der ödematös durchtränkten Umgebung stammender Auswurf entleert. Im weiteren Verlaufe kommt es fast regelmäßig zur Absceßbildung, falls nicht der Tod bald eintritt, oder der Fremdkörper entleert wird. Hämoptoen sind nicht selten.

Das Auffinden eines Fremdkörpers, natürlich vorausgesetzt, daß er sicher aus den Luftwegen stammt, ist für die Prognose ebenso wichtig wie für die Diagnose. Nach Entfernung des fremden Teiles erfolgt in der Regel Spontanheilung, oft überraschend schnell. Nur selten ist die Entwicklung einer Tuberkulose im Anschluß beobachtet worden, in solchen Fällen werden aber tuberkulöse Herde in der Regel schon früher bestanden haben.

10. Speisereste.

Abgesehen davon, daß Speisereste dem Auswurf infolge mangelhafter Reinigung des Mundes oder durch gleichzeitiges Erbrechen häufig beigemengt werden, kommt ihnen zuweilen doch eine tiefere Bedeutung zu. Das ist dann der Fall, wenn eine Verbindung zwischen dem mittleren Oesophagus und Trachea bzw. Bronchien (vor allem dem Hauptbronchus) oder — was allerdings außerordentlich selten ist — zwischen den unteren Teilen des Oesophagus oder des Magens (LOEB) und einer Lunge bestehen. Ein direkter Übergang von Nahrungsresten aus dem Magen in die linke Lunge dürfte kaum beobachtet worden sein. Die nächstgelegenen Lungenteile werden nach Herstellung der Verbindung rasch gangränös und führen den Tod herbei. Übertritt von Speiseteilen aus der Speiseröhre in einen Bronchus erfolgt dagegen häufiger bei durchgebrochenen Drüsen, bei Tumoren, Lues, Aktinomykose, Bronchiektasien, Gangrän, aber auch bei primärer Erkrankung der Speiseröhre, Tumoren, Divertikeln, Fremdkörperverletzungen. Die Speisereste werden nicht erbrochen, sondern mit Hustenstößen nach außen entleert, gleichviel, ob sie rückwärts aus dem Magen oder infolge von Verengung des Oesophagus direkt in die Bronchien übergetreten waren. In der Regel unterscheiden sich Reste, die bereits im Magen der Verdauung unterlegen waren, von direkt aus dem Oesophagus in die Luftwege gelangten Speiseteilen durch ihre saure Reaktion, das Vorhandensein von angedauten Muskelresten und Stärkekörnern, in anderen Fällen durch das Vorkommen von Milchsäure, langen Stäbchen, größeren Sarcinehaufen. Es muß auch immer damit gerechnet werden, daß bereits im Oesophagus die Speisen längere Zeit stagnierten und sich dabei zersetzten. Direkt von dort in die Trachea übergetretene Teilchen werden sofort oder bald nach dem Schluckakt in unverändertem Zustande wieder ausgehustet.

Durch Einnahme von Methylenblau, Carmin, Lycopodium und anderen Stoffen und dem Übergang in den Auswurf läßt sich eine derartige Kommunikation rasch und sicher nachweisen.

IV. Mikroskopische Untersuchung.

Methodik.

Zur Untersuchung auf zellige Bestandteile bringt man ein Klümpchen des Auswurfs auf einen Objektträger und drückt das Deckglas vorsichtig auf, so daß man eine dünne Schicht erhält; dabei ist jedoch allzuheftiger Druck und Reiben mit dem Deckglas zu vermeiden, da die Zellformen darunter leiden. Man kann auf diese Weise die einzelnen Formen nicht nur der epithelialen Bestandteile, sondern auch der weißen Blutkörperchen ohne Schwierigkeit unterscheiden, falls diese Elemente noch ihre ursprünglichen Konturen beibehalten haben und nicht in Zerfall begriffen sind.

Dauerpräparate stellt man sich auf folgende Weise her: Man streicht eine möglichst dünne Schicht Sputum zwischen zwei Objektträgern oder Deckgläsern aus und läßt an der Luft trocknen; zum Schluß, nachdem die Schicht schon vollkommen trocken erscheint, kann man noch sehr vorsichtig hoch über der Flamme erwärmen. Die Färbung geschieht am besten entweder nach MAY-GRÜNWALD mit einer methyl-alkoholischen Eosin-Methylenblau-Lösung oder nach vorangegangener Fixation (etwa $^1/_4$ Stunde in Methylalkohol oder 1 Stunde in absolutem Alkohol) mit ROMANOWSKY-Lösung (enthaltend Eosin, Methylenblau und Methylenazur) nach GIEMSA, oder man wendet die kombinierte MAY-GIEMSA-Färbung an, wie sie für das Blut vielfach gebraucht wird. Auch die EHRLICHsche Triacidfärbung wird noch zuweilen angewendet, ebenso die Färbung nach LEISHMANN.

1. Färbung nach MAY-GRÜNWALD.

a) Aufbringen der Farblösung[1]) auf Objektträger oder Deckglas bis zur völligen Bedeckung. Vorangehende Fixation ist unnötig. Färbung 1—3 Minuten. Vorsicht vor Eintrocknung der Farblösung.

b) Differenzierung durch Zusatz einiger Tropfen destillierten Wassers ungefähr 1 Minute.

c) Abgießen der Farblösung, vorsichtiges Abschwemmen der überschüssigen Farbe in einem mit destilliertem Wasser gefüllten Petrischälchen.

d) Absaugen des Wassers mit Fließpapier, Lufttrocknen. Festes Aufdrücken von Fließpapier ist zu vermeiden.

e) Entweder direkte Beobachtung in Cedernöl mit der Immersionslinse oder Aufbringen eines Tropfens Canadabalsams, Bedecken mit einem Deckglas (bzw. die Deckglaspräparate auf einen Objektträger bringen), Betrachten mit mittelstarker Vergrößerung. Die Färbung nach LEISHMANN geschieht in gleicher Weise.

2. Färbung nach GIEMSA.

a) Fixation in Methylalkohol oder Alkohol (s. o.).

b) Färbung 10—15 Minuten. Die Farblösung muß jedesmal frisch hergestellt werden. Zu diesem Zwecke verdünnt man die käufliche konzentrierte GIEMSA-Lösung in der Weise, daß man je 10 ccm destillierten völlig säurefreien Wassers je 15 Tropfen der Farblösung hinzufügt und gehörig vermischt. Deckgläser läßt man mit der Schichtseite nach unten

---

[1]) Zu beziehen durch GRÜBLER-Leipzig. — Auf tadellose Beschaffenheit der Lösung ist zu achten. Niederschläge dürfen nicht in ihr enthalten sein.

auf der Farblösung schwimmen, Objektträger stellt man am besten mit dem einen Ende auf den Rand des mit der Farblösung wohlgefüllten Petrischälchens auf, gleichfalls mit der Schichtseite nach unten. Dadurch vermeidet man das Absetzen von Niederschlägen, die sich in dieser Farblösung sehr rasch bilden.

c) Gründliches Abwaschen in destilliertem Wasser.

d) Trocknen und Weiterbehandlung wie unter 1., nicht über der Flamme trocknen, da hierdurch die Azurrotfärbung leidet.

3. Kombinierte MAY-GIEMSA-Färbung.

a) Fixation des Trockenpräparates mit der alkoholischen MAY-GRÜNWALD-Lösung 3 Minuten.

b) Färben in dieser Lösung durch Zusatz einer gleichen Menge Aqua destillata 1 Minute.

c) Abgießen ohne abzuwaschen und Nachbehandeln bzw. Umfärben und Nachfärben. mit der frisch zubereiteten wässerigen GIEMSA-Lösung 15 Minuten.

d) Gründliches Abwaschen.

e) Lufttrocknen.

f) Einlegen in neutralen Canadabalsam oder Dammarlack.

Diese kombinierte Färbung vereinigt die Vorteile beider Einzelfärbungen in sich. Man darf aber nicht erwarten, daß man im Sputum regelmäßig die Zellformen und Färbungen findet wie in Blutpräparaten, da sich noch andere Einflüsse (z. B. der Schleimgehalt) störend bemerkbar machen und man vor allem häufig nicht mehr die schönen wohlerhaltenen Gebilde des Blutes vor sich hat. Auf Einzelheiten dieser Abweichungen wird weiter unten eingegangen werden.

4. EHRLICHS Triacidfärbung.

Die käuflich erhältliche Lösung enthält Methylgrün, dessen drei basische Gruppen mit den beiden sauren Farbstoffen Orange G und Säurefuchsin gesättigt sind.

a) Fixierung eine Stunde lang in absolutem Alkohol oder 5—10 Sekunden nach völliger Lufttrocknung auf der heißen Platte bei 120° (an der Stelle, wo eben das LEIDENFROSTsche Phänomen auftritt).

b) Färbung 5 Minuten durch Aufbringung der Farblösung. Diese nicht schütteln!

c) Abspülen mit Wasser, bis keine Farbflüssigkeit mehr abgeht.

d) Trocknen zwischen Fließpapier, nachher vorsichtiges Erwärmen.

Die Kerne färben sich grünlich-bläulich; einzelne dunkle Stippchen sind auf nicht mehr einwandfreie Farblösung zurückzuführen. Die neutrophilen Granula färben sich violettrot, die eosinophilen leuchtend rot (s. a. bei GRÜNWALD), die basophilen nicht. Erythrocyten orange. Für die besondere Darstellung der eosinophilen Granula sind noch mehrere Methoden angegeben worden, die indes ebenso wie die EHRLICHsche Triacidfärbung mehr oder weniger durch die unter 1.—3. angegebenen Verfahren verdrängt worden sind.

HEIN empfahl Färbung mit CHENZINSKIscher (s. S. 155) bzw. etwas abgeänderter Lösung und folgendes Abspülen in 10%iger Kalilauge zur Entfernung des Eosins. Nur die eosinophilen Granula bleiben intensiv rot, der Leib der übrigen Zellen wird hellblau, der Kern dunkelblau.

FINK färbte mit EHRLICHS Hämatoxylin in folgender Weise:

Hämatoxylin,
Acidum aceticum glaciale āā 10,0,
Alkohol absol.,
Glycerin,
Aqua dest. āā 100,0,
Alaun im Überschuß.

20 Minuten färben, mit destilliertem Wasser abspülen und weitere 20 Minuten mit destilliertem Wasser entfärben.

Die eosinophilen Granula werden hierbei dunkelrot, rote Blutkörperchen und Protoplasma der übrigen Zellen, soweit es nicht granuliert ist, rosa gefärbt.

Neuerdings empfiehlt LIEBMANN feuchte Fixation mit wasserfreiem Methylalkohol 3—5 Minuten unmittelbar nach dem Ausstreichen oder gleich mit folgender Farblösung:

a) 1 Teil 1%ige methylalkoholische Lösung von Magdalarot und 20 Teilen 1%iger Lösung von Thionin oder Toluidinblau, gleichfalls in absolutem Methylalkohol. Die Lösungen werden erst vor dem Gebrauch gemischt, die Präparate werden 2—3 Minuten in ihr belassen, am besten in Objektträgerschälchen mit Glasleisten, Schichtseite nach unten.

b) Färben durch Hinzufügen einer dem Farbgemisch gleichen Menge destillierten Wassers 30 Sekunden.

c) Kurzes Wässern.

Entfernen des Wassers mittels Fließpapier, dann sofort, bevor Eintrocknung erfolgt,

d) Auftropfen von absolutem Alkohol oder Einlegen in Standgefäß, 3 Minuten. Alkohol mehrfach erneuern.

e) Xylol, bis das Präparat durchsichtig erscheint.

f) Entfernen des Xylols mittels Fließpapier und Einschließen in Cedernöl. Deckglas.

Die Kernfärbung erfolgt in vorzüglicher Weise durch Thionin oder Toluidinblau; die übrigen basophilen Substanzen werden in bläulichem Ton wiedergegeben, besonders schön die Mastzellengranula. Das Magdalarot färbt die acidophilen Substanzen in schönem roten Farbton, ebenso die CHARCOT-LEYDENschen Krystalle. Die neutrophilen Granula werden meist violett wiedergegeben.

Für manche Zwecke, z. B. Darstellung größerer Zellkomplexe, auch von CURSCHMANNschen Spiralen, wird die Härtung einzelner Sputumballen angewendet und neuerdings wieder von WARNECKE empfohlen. Man kann sie dann mit dem Gefriermikrotom schneiden — wobei sie allerdings wieder leicht zerfallen — oder in Paraffin oder Celloidin einbetten. Die Struktur des Sputumballens wird dadurch besonders gut veranschaulicht.

Zur Härtung dient folgende Flüssigkeit (DRÜNER):

Sublimat	60,0
Kochsalz	30,0
Konz. Essigsäure	50,0
Aqua dest. ad	1000.

Zur Entfernung des Sublimats müssen die Stücke nachher wieder gewässert und dann in Alkohol von steigendem Prozentgehalt gebracht werden. UCKE empfiehlt Härtung in 4%iger Formalinlösung mit nachfolgender Alkoholbehandlung; Alkohol allein bringt den Auswurf zu sehr zum Schrumpfen. GABRITSCHEWSKY verwendete auch FLEMMINGsche Flüssigkeit.

RÜGE gibt an, das Sputum in einem Gazebeutel aufzufangen, der in einem Glas mit gesättigter Sublimatlösung hängt. Man kann aber auch die Ballen direkt in die Flüssigkeit entleeren lassen, die Form wird so am besten gewahrt.

Als Fixierflüssigkeit dient ferner 90%iger Alkohol, Sublimatalkohol (2 Teile konz. wässerige Sublimatlösung, ein Teil absoluter Alkohol) nach SCHAUDINN, oder HERMANNsche Flüssigkeit (15 ccm 1%iges Platinchlorid, 4 ccm 2%ige Osmiumsäure, 1 ccm Eisessig). Fixieren einige Sekunden bis Stunden. Bei Verwendung von Sublimat Auswaschen in Jodalkohol (70%iger Alkohol, dem Jodtinktur bis zur Braunfärbung zugesetzt ist) $^1/_2$—24 Stunden, eventuell unter Nachgießen von Jodtinktur.

70%iger, 96%iger, 99%iger Alkohol (eingedicktes Cedernholzöl), Xylol, Paraffin, je ca. 24 Stunden. Schneiden, Färben.

A. Zellige Elemente.

1. Rote Blutkörperchen.

Da man gewohnt ist, dem Blutgehalt des Sputums erst dann Bedeutung beizumessen, wenn er dem unbewaffneten Auge ohne weiteres auffällt, so werden im allgemeinen einzelne vorhandene rote Blutkörperchen kaum berücksichtigt. Ihre Bedeutung ist denn auch in den meisten Fällen nicht sehr groß, da man ohnehin den Ort ihrer Herkunft häufig nicht genau bestimmen kann. So werden sie zum Beispiel durch heftiges Räuspern und Husten dem Sputum aus den oberen Teilen der Luftwege, Kehlkopf und vor allem Rachen außerordentlich leicht beigemengt. Bei einer Reihe von Erkrankungen kann man jedoch annehmen, daß sie aus tieferen Teilen der Lunge stammen, auch wenn sie nur in einzelnen Exemplaren vorkommen. Wir finden sie regelmäßig in dem rostfarbenen Sputum der Pneumoniker, bei tuberkulöser Pneumonie, bei Absceß, Gangrän, im asthmatischen Anfall, auch im Auswurf Herzkranker, ganz abgesehen von den Fällen, wo Blut makroskopisch nachgewiesen werden kann. Ihre Abwesenheit in vielen Erkrankungen, in denen man sie vermutet, läßt sich häufig durch die zerstörende bzw. verdauende Wirkung des Auswurfs erklären. So entdeckt man z. B. im gangränösen Sputum, in das, wie schon aus der Farbe zu ersehen ist, zweifellos Blut eingeflossen sein muß, bei der mikroskopischen Untersuchung häufig keine Blutkörperchen mehr oder nur mehr Trümmer.

Betrachtet man die roten Blutkörperchen des Auswurfs näher, so werden einzelne Besonderheiten auffallen. Ihre Form ist meist gut erhalten, sofern es sich um frische Beimengungen handelt; besonders im schleimigen Sputum halten sie sich längere Zeit intakt. Man findet sie entweder in einzelnen Exemplaren oder — was besonders für Blutbeimengungen aus den oberen Luftwegen spricht — in ganzen Reihen und Zügen. Auch bei stärkeren, schon makroskopisch sichtbaren Blutbeimengungen liegen sie nie in Geldrollenform aneinander, sondern berühren sich regelmäßig mit den Kanten oder liegen alle einzeln. Die Frage, warum die Anordnung hier eine andere ist, wie im Blut, ist mehrfach erörtert worden. Höfler erklärt die Erscheinung durch einen verminderten Salzgehalt des Sputums, da er auch durch Zugießen einer verdünnten Salzlösung zum Blut die Verklebung aufheben konnte. Biermer meinte, „daß sie durch den mechanischen Akt der Expektoration voneinander losgerissen, an ihren Flächen mit schleimigen oder anderen Auswurfstoffen sozusagen verunreinigt und zur Wiederverklebung weniger geeignet gemacht wären".

Diese Annahme erscheint plausibel; es ist wohl möglich, daß durch Schleimbeimengung die Verklebung verhindert wird; ein weiterer Grund ist vermutlich in der mangelhaften Gerinnungsfähigkeit des entleerten Blutes zu suchen (s. S. 55).

Sehr viel seltener, als man erwarten sollte, trifft man die roten Blutkörperchen von anderen Zellen aufgenommen. Krönig gibt an, sie einigemal in Herzfehlerzellen gefunden zu haben; sie sind dann oft nur schwer von den Hämosiderinschollen zu unterscheiden, die ähnliche Form und Größe besitzen können. Ihr Nachweis läßt sich aber mit Leichtigkeit dadurch erbringen, daß sie keine Berlinerblaureaktion wie das Hämosiderin geben. Es stellt sich dann heraus, daß es sich fast regelmäßig um letzteres handelt. Auch Guttmann und Smith haben blutkörperchenhaltige „Alveolarepithelien" im Morgensputum eines Mannes gefunden, der längere Zeit im Wasser gelegen hatte und bei dem ein Emphysem konstatiert wurde. In ganz vereinzelten Fällen werden sie auch, wie Verfasser beobachtet hat, von Infusorien aufgenommen. Phagocytierte Erythrocyten sind im Auswurf aber im ganzen recht selten.

Auf die Möglichkeit einer Verwechslung ausgelaugter roter Blutkörperchen mit Hefezellen sei hingewiesen.

2. Weiße Blutkörperchen.

Allgemeines. In jedem Auswurf finden sich Rundzellen, die man ihrer Größe, ihrer Struktur und ihrem färberischen Verhalten nach mit Sicherheit als weiße Blutkörperchen bezeichnen kann. Ihre Anhäufung bestimmt den eitrigen Charakter eines Sputums, doch kommen sie in beträchtlicher Menge auch im rein schleimig erscheinenden Auswurf vor.

Gegenüber den weißen Zellen des Blutes fällt an ihnen eine Reihe von Verschiedenheiten auf, die durch den Aufenthalt in dem ihnen fremden Medium bedingt sind. Vielfach hat ihre Größe infolge von Quellung zugenommen; ihre runde Gestalt ist dabei meistens erhalten geblieben, zuweilen haben sie aber auch mehr Spindelform angenommen, besonders die eosinophilen Zellen. In der Mehrzahl der Fälle wird diese letztere Veränderung durch den Druck und Zug des aufgelegten Deckglases hervorgerufen sein; man beobachtet aber auch Spindelformen bei mit aller

Sorgfalt angefertigten Abstrichen oder sogar Schnittpräparaten (A. SCHMIDT). Umgekehrt können sie auch geschrumpft sein, der Kern ist dann kompakter geworden, die Lappung der polymorphen Formen tritt zurück, so daß sie mit kleinen rundkernigen verwechselt werden können. Die Färbung ist intensiver, mit zunehmendem Zerfall wird sie wieder schlechter. In den frischeren Exemplaren tritt der runde oder gelappte Kern deutlich hervor, ist scharf konturiert, vielfach sogar schärfer, als man an Blutpräparaten zu sehen gewohnt ist. Die Granulationen des Protoplasma sind außerordentlich verschieden, was Größe und Färbbarkeit betrifft. Wir finden hier alle Übergänge von eben noch sichtbaren staubförmigen Granulis und den unregelmäßigen etwas derberen, die wir bei den neutrophilen Blutzellen zu sehen gewohnt sind, bis zu den großen runden der eosinophilen. Wo man etwa bei der Färbung im Zweifel sein kann, ob man eosinophile oder neutrophile Granula vor sich hat, wird der Glanz und die kreisrunde Form der ersteren die Sicherheit geben. Durch besonders reichliche und deutliche Granula zeichnen sich die nicht mehr intakten Zellen aus; ist der Verfall weiter vorgeschritten, so werden die Granula wieder feiner.

Ebenso ist das färberische Verhalten außerordentlich wechselnd, speziell was die neutrophilen und eosinophilen Zellen betrifft, so daß es häufig nicht leicht ist zu entscheiden, welcher Gruppe eine Zelle angehört. Zweifellos beruhen manche unrichtige Angaben über das Verhältnis der einzelnen Arten von weißen Blutkörperchen zueinander auf mangelhafter Berücksichtigung dieser außerordentlichen Variabilität.

Sehr eingehend hat sich GRÜNWALD in einer viel zu wenig beachteten Arbeit über das färberische Verhalten der Leukocytengranula im Sputum, besonders der genannten neutrophilen und eosinophilen, befaßt.

GRÜNWALD, der mit einer Reihe älterer Farbgemische, besonders auch der Triacidfärbung arbeitete, unterschied folgende Arten:

a) Eosinophile grobkörnige, säurewiderstandsfähige Granula mit in Triacid deutlich gelbroter Farbreaktion und Nichtfärbbarkeit mit EHRLICHS Alphafärbung und Neutralfarbenmischung.

b) Ebensolche Granula, aber in Neutralfarbe rot tingierbar.

c) Ebensolche Granula, aber in Säuren auflösbar.

d) Eosinophile feinkörnige Granula.

e) Hypeosinophile feinkörnige Granula, gekennzeichnet durch Entfärbung des Eosins nur durch Säure.

f) Ebensolche Granula, auch durch Alkalien entfärbbar.

g) Ebensolche Granula durch Neutralfarbe rot darstellbar.

h) Ebensolche Granula in Triacid und Eosin nur schwach rot färbbar.

i) Ebensolche, mit Triacidfärbung, welche an Neutrophilie erinnert, nebenbei deutliche Eosinfärbbarkeit.

k) Ebensolche mit deutlich neutrophiler Färbung neben deutlicher Färbung in Eosin.

l) Ebensolche mit ausgesprochener Färbbarkeit sowohl in Eosin als in Methylenblau.

GRÜNWALD kam also zu dem Resultat, daß man vornehmlich zwei Arten von Granula vorfindet. Erstens eine Form grober und bei wechselnder Einstellung bald ringförmiger, bald kompakter Körnchen, welche den Zelleib so dicht erfüllen, daß von dem Plasma nichts zu sehen ist. Diese Zellen färben sich mit Eosin intensiv carminrot, mit Triacid erscheinen sie gelbrot, bei Nachfärben mit alkalischem Hämatoxylin bleiben sie unverändert. Zweitens etwas feinere Granula, mitunter dünner gesät und einen Teil des Plasmas durchscheinen lassend, auch wohl ganz verstreut, häufig aber den Kern überlagernd. Auch diese Körnchen färben sich mit Eosin schön carminrot; färbt man mit Alaunhämatoxylin nach, so erhält sich die Färbung nicht immer, besser bei vorsichtiger Nachfärbung mit Methylenblau, indes tritt bei zu langer Einwirkung des letzteren Überfärbung mit blauem Ton ein. Mit Triacid färben sie sich carminrot, bei Nachfärben mit saurem Hämatoxylin verschwinden sie sofort. Diese zweite Körnung wird von GRÜNWALD als pseudoeosinophile bezeichnet; im ungefärbten Zustande ähneln diese Granula den gewöhnlichen neutrophilen Granulis; sie finden sich in ein- und in mehrkernigen Zellen.

Übrigens weist auch A. HOFFMANN auf das eigentümliche färberische Verhalten und die verschiedenen Formen der Granula hin. HOFFMANN hält alle diese Zellen für veränderte polynucleäre Leukocyten.

Ob das Alter für die Verschiedenheiten der Färbbarkeit maßgebend ist, wagt GRÜNWALD nicht zu entscheiden. Nach äußerer Form wie Größe ist ein Unterschied zwischen eosinophilen und hypeosinophilen Zellen fast nie anzutreffen, ebensowenig läßt sich auf die Herkunft der letzteren aus dem färberischen Befunde etwas schließen, ob sie aus Gewebszellen entstammen oder aus dem Blute ausgewandert sind. Die gleichen Zellen traf GRÜNWALD auch bei anderen entzündlichen Vorgängen der Blasen- und Harnröhrenschleimhaut, der Conjunctiva, Nasen- und Kieferhöhle sowie im Blute des Meerschweinchens an.

In jedem Sputum, besonders in dem zerfallenden, trifft man bald spärlicher, bald häufiger freie Granula mit denselben Eigenschaften an; ganz besonders deutlich markieren sich hier die großen runden, eosinophilen Körnchen. GRÜNWALD ist der Ansicht, daß all diese Granula im Zellkörper entstanden sind, aus dem sie aber nicht infolge Zerfalls der Zelle frei, sondern durch eine Art Absonderung nach Analogie eines Excretionsvorganges ausgeschieden wurden; die geringe Anzahl sich auflösender Zellen, um die herum sie sehr vermehrt gefunden wurden, stehe in Kontrast zu der großen Menge der Körperchen. Sehr viel wahrscheinlicher erscheint jedoch die Annahme eines Zerfalls von

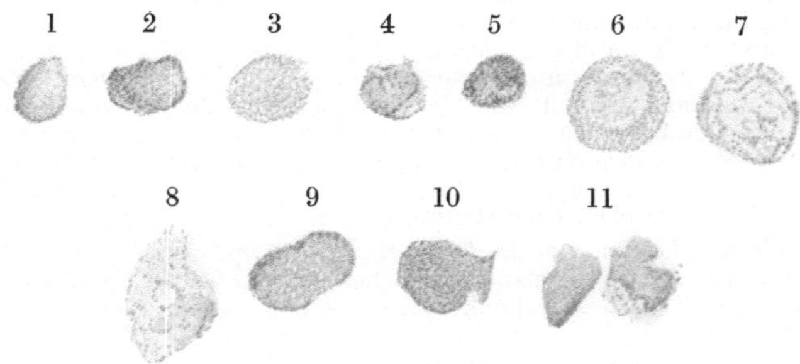

Abb. 53. Speichelkörperchen. 1, 2 kleine Körperchen mit rundem Kern; 3—5 mit gelapptem Kern; 6, 7 gequollene Körperchen; 8 Epithelzellen; 9—11 gequollene Kerne. Leitz, $^1/_{12}$ Öl.-Imm. Ok. 3.

Zellen und Freiwerden der widerstandsfähigen Granula, die sich auch nach völligem Schwunde der Mutterzellen noch im Sputum vorfinden können.

Abstammung der Leukocyten. Dei Leukocyten des Sputums werden ihrer Mehrzahl nach als aus dem Blute ausgewanderte Zellen aufzufassen sein. Man hat sie regelmäßig, wenn auch in spärlicher Anzahl, durch die intakte Schleimhaut des Bronchialtractus hindurchwandernd gefunden; wesentlich reicher ist ihre Ausscheidung bei Entzündungsvorgängen, hier wie in den Alveolen. Ihre Entstehung aus Bindegewebszellen ist bisher nicht nachgewiesen worden. Der Beweis dürfte auch infolge der Veränderlichkeit ihrer Struktur nach der Auswanderung ins Bronchiallumen auf Schwierigkeiten stoßen; jedenfalls hat man in der Gestalt ihres Kernes und in ihrem färberischen Verhalten keine sicheren Erkennungsmerkmale für eine solche Abkunft aufgefunden (GRÜNWALD).

Ein kleiner Teil der im Sputum vorhandenen Leukocyten stammt aus dem wohl stets beigemengten Speichel; man bezeichnet sie dann als sogenannte Speichelkörperchen.

Über die Stellung und Herkunft der Speichelkörperchen ist noch keine völlige Einigung erzielt worden. Nach Untersuchungen von STÖHR und GULLAND entstammen sie aus dem adenoiden Gewebe der Tonsillen und Zungenbalgdrüsen, aus denen sie als kleine einkernige Lymphocyten aktiv auswandern und durch das Epithel der Mundhöhle hindurch in den Speichel gelangen. Sobald sie mit diesem in Berührung kommen, sollen sie eine Verwandlung durch langsames Aufquellen ihres Protoplasmas und Anfüllen derselben mit kleinen Körnern eingehen, die denen der neutrophilen Leukocyten zu entsprechen scheinen; der bis dahin einfache Kern soll in zwei oder mehr kugelförmige Kerne zerfallen, so daß schließlich eine Zellform resultiert, welche einem gewöhnlichen polynucleären Leukocyten sehr ähnlich ist. Auch an Tonsillarschnitten soll sich nach STÖHR schon der Einfluß des Speichels bemerkbar machen; im Innern der Tonsillen findet man ungranulierte Lymphocyten, an der Peripherie dagegen granulierte polynucleäre Elemente. Es schließt dies nicht aus, daß daneben auch echte polynucleäre neutrophile Leukocyten in den Speichel übergehen. Die Speichelkörperchen werden also als absterbende Zellen betrachtet. Es ist aber auch möglich, daß mehrlappige Kerne zu einkernigen degenerieren und ihre Granula verlieren, eine Ansicht, die auch MARCHAND vertritt.

Im Speichel selbst kann man zwei Zelltypen unterscheiden, zwischen denen sich alle Übergänge finden: ziemlich große runde, protoplasmareiche Zellen mit zumeist zwei, aber auch mehreren dicht beisammenliegenden Kernen und kleinere Zellen von wechselnder Form mit wenig Protoplasma und häufig nur einem Kern. Der Kern der kleinen Zellen wird durch frisch hinzugesetztes Methylenblau tiefblau gefärbt, ohne daß eine Struktur des Chromatins zu erkennen ist, die großen Formen bleiben dagegen vollkommen farblos oder nehmen bloß einen ganz leicht bläulichen Schimmer an (GOETT). Mit May-Grünwald färben sich die Granula des Protoplasmas beider Formen leicht rosa bis schmutzigrot. — Nach GOETT sind die größeren Formen von den polynucleären Leukocyten nicht zu unterscheiden, nach WEIDENREICH bestehen jedoch Differenzen gegenüber den Blutleukocyten, die sich in Kerngröße und -Struktur, größerer Homogenität des Protoplasmas, Molekularbewegung der Granula, sowie fehlender amöboider Beweglichkeit äußern, alles Unterschiede, die der Quellung im hypisotonischen Speichel zugeschrieben werden. WEIDENREICH nimmt demnach eine direkte Umwandlung von einkernigen lymphocytären Zellen in mehrkernige neutrophile Leukocyten sowie myelocytenähnliche Gebilde an. Damit stellt er sich in Gegensatz zu EHRLICHS Ansicht von der Umwandlung der polynucleären Leukocyten des Speichels in einkernige granulierte Formen, die durch die Untersuchungen KÄMMERERS und E. MEYERS eine Bestätigung erhält; bei geeigneter Konservierung sieht man alle Übergangsstufen bis zu einkernigen myelocytenähnlichen Gebilden sowie bis zu kugelrunden Kernformen (in hypotonischer Kochsalzlösung oder in Speichel selbst).

Wie die Stellungnahme zu der Abstammung dieser Speichelkörperchen auch sein mag, es geht jedenfalls aus diesen Untersuchungen hervor, daß sie im eigentlichen Sputum sich in praxi nicht von den übrigen Leukocyten trennen lassen, ihnen daher auch keine Bedeutung zukommt.

Von den einkernigen Leukocyten sind vielfach auch die kleinen runden, einkernigen Wanderzellen (Mikrophagen) nicht immer zu unterscheiden, wenn auch von manchen Autoren, z. B. FINK, das Fehlen der Granula in den Epithelzellen als Erkennungszeichen angegeben wird.

Vorkommen und Bedeutung der einzelnen Leukocytenformen.

a) Polymorphkernige neutrophile Leukocyten.

Wie schon erwähnt, finden sich diese Zellen in jedem Sputum vor, je nach der Art desselben in verschieden guter Erhaltung. Daß sich aus der verschiedenen Größe, Zahl und Färbbarkeit ihrer Granula keine Schlüsse ziehen lassen, geht aus der Arbeit GRÜNWALDS zur Genüge hervor. Manche Formen (hypeosinophile) sollen nach A. HOFFMANN in einem gewissen Anschlußverhältnis zu den eosinophilen Leukocyten stehen; er hat die ersteren wiederholt bei Kindern, die an Keuchhusten litten, aber auch bei anderen Erkrankungen in größerer Menge beobachtet.

Immerhin ist zu beachten, daß die gut erhaltenen neutrophilen Zellen, die im Auswurf oft nur spärlich enthalten sind und nach BESANÇON und DE JONG in größerer Menge hauptsächlich bei abklingenden akuten Erkrankungen (Bronchitiden, Pneumonien, Stauungskatarrhen) sowie gegen das Ende von Blutungen vorkommen, das Eosin verhältnismäßig gut annehmen und daher mit eosinophilen verwechselt werden können. Auch die Form der einzelnen Granula ist dann nicht immer leicht festzustellen. BESANÇON und DE JONG empfehlen daher die Färbung mit Hämatëin-Eosin, die am besten die Unterscheidung ermögliche, doch leistet die bei uns gebräuchliche MAY-GRÜNWALDsche Färbung zum mindesten das gleiche.

Von Einzelheiten ist nur noch zu erwähnen, daß die neutrophilen Formen zuweilen im asthmatischen Sputum in auffallend geringer Anzahl vorkommen, wie auch manche CURSCHMANNschen Spiralen vollkommen frei von ihnen sind. Ferner sind sie spärlich im pneumonischen Auswurf der ersten Tage; eine stärkere Vermehrung erfolgt erst mit der Lösung; zerfallende Exemplare sind dann die Regel. Im Verhältnis zu den Lymphocyten in geringer Menge treten sie auch in manchen Sputis Tuberkulöser auf, solange diese noch keinen rein eitrigen Charakter angenommen haben. Der Gedanke liegt nahe, ihr gehäuftes Auftreten bei dieser Erkrankung einer Mischinfektion zuzuschreiben; es sind jedoch keine genügenden Beweise hierfür erbracht. (Siehe auch unter Lymphocyten.) Auch bei Tumoren, solange sie nicht eitrig zerfallen sind, sind sie oft spärlich.

Die Auszählung nach ARNETH ist den Untersuchungen LÖWENSTEINS zufolge ohne besonderen Wert, wenn auch BESANÇON und DE JONG gewisse Schlüsse auf das Stadium der Erkrankung ziehen wollen. Auch LIEBMANN hält unsere heutigen Kenntnisse darüber für diesen Zweck noch nicht genügend.

Nachdem sich Jugendformen bis zu Myelocyten und Myeloblasten im Eiter myeloischer Leukämiker vorfanden, ist auch anzunehmen, daß sie bei vorhandenem Auswurf in diesen übertreten. Im Bronchialabstrich sind sie zu finden. Im Speichel wurden sie dagegen bisher vermißt.

b) Eosinophile Zellen.

α) Morphologisches. Man trifft die eosinophilen Zellen (α-Zellen) meist in kleinen oder größeren, oft dicht gedrängten Gruppen im Auswurf an, und zwar so gut wie ausschließlich in dessen schleimigen Teilen, während die mehr eitrigen meist frei von ihnen sind. Es sind große und kleine Exemplare, wohlerhaltene und zertrümmerte mit ringsum verstreuten Granulis. Der Kern ist polymorph gestaltet wie bei den Eosinophilen des Blutes, bei zerfallenden Zellen stärker färbbar als sonst. Dann kommen zuweilen auch große einkernige Exemplare in gehäufter Zahl vor, wie im Asthmaanfall, ohne daß besondere Schlüsse daraus zu ziehen sind. Nach SCHWARZ sollen sich die Granula gerade hier besonders gut färben. BESANÇON und DE JONG unterscheiden noch einkernige Eosinophile vom Typ der Bindegewebszellen, von rauten- und spindelförmiger Gestalt, ferner von lymphocytärem und Makrophagen- sowie Myelocytentypus. Die beiden Autoren überschätzen in ihrer Kritik aber den Wert ihrer eigenen Färbemethode gegenüber den anderen. Meistens stehen die Granula so dicht, daß der Kern mehr oder weniger überdeckt wird und er eben noch durchschimmert.

Ein Kernkörperchen ist nach BIRNSTIEL regelmäßig vorhanden, im Zentrum oder am Rande; die mehrkernigen Formen führten meist deren mehrere, in jedem Bläschen einen. Bei den mehrkernigen Formen dürfte es sich in der Regel nur um stärkere Lappung handeln, wie bei den Blutleukocyten. Die in gefärbtem Präparat dort stets sichtbaren Verbindungsbrücken sind hier wohl nur häufiger zerstört. Weiteres über die Form s. S. 139, 141.

Pigmentaufnahme findet nach v. NOORDEN nur gelegentlich statt; Verfasser hat sie nie beobachtet, insbesondere auch nie Blutpigment in ihnen nachgewiesen.

BIRNSTIEL erwähnt das Vorkommen von eosinophilen „Schollen“ fast ausschließlich in der Umgebung von CHARCOT-LEYDEN-Krystallen. Nach LIEBMANN ist ihre Entstehung aus den α-Zellen zweifellos, doch sind sichere Übergänge anscheinend nicht gesehen worden. Eine besondere Bedeutung kommt ihnen nicht zu.

R. GEIGEL sieht die (auch ohne Färbung) auffallende Körnung der Eosinophilen als einen Vorgang der Koagulation, also Verminderung des Dispersionsgrades an. Eine Lösung findet nicht mehr statt, jedenfalls ist innerhalb der

Zelle nichts Ähnliches beobachtet worden und auch außerhalb halten sich die Körner sehr lange. Sie brechen das Licht etwas stärker als der übrige Zellinhalt, aber niemals doppelt. Der GEIGELschen Anschauung widerspricht nur, daß es bisher nicht gelungen ist, die Entstehung der Granula mit dem Mikroskop zu verfolgen, denn es müßte doch eine Bildung der eosinophilen Granula an Ort und Stelle stattfinden.

Art und Bedeutung der eosinophilen Granula ist noch ziemlich unklar. A. NEUMANN ist auf Grund chemischer Reaktionen und des niedrigen Stickstoffgehaltes der Ansicht, daß sie nicht zu den E-Körpern im engeren Sinne gehören, sondern vielleicht nur eine Gerüstsubstanz darstellen, die sich nach Bedarf mit Eiweiß und anderen Stoffen belädt und sie eine Rolle wie die Makro- und Mikrophagen spielen. — Die Granulasubstanz gibt die Peroxydasereaktion. Nach KLEWITZ und KRIEGER geben die Granula die Ninhydrinreaktion (Blaufärbung beim Kochen von α-Aminosäuren mit Triketohydrindenhydrat) nicht; es ist daher nicht anzunehmen, daß sie aus einer eiweißartigen Substanz bestehen bzw. Abbauprodukte des Eiweiß in sich bergen. Erst nach Zusatz von Serum zum Auswurf wird die Reaktion positiv (Blaufärbung).

LIEBREICH faßt die Granula als Krystalloide auf (er erinnert an die Stäbchengranula), da sie im Blut unter den gleichen Bedingungen aufträten wie die CHARCOT-LEYDENschen Krystalle; ihre Substanz nehme aktiven Anteil an der Fibrinbildung bei der Blutgerinnung. Dagegen wird von A. NEUMANN mit Recht eingewendet, daß dabei keine Vermehrung, sondern nur eine Anhäufung schon vorhandener eosinophiler Zellen in einer bestimmten Schicht stattfindet.

β) Vorkommen. Zweifellos haben die eosinophilen Zellen des Sputums infolge ihres gehäuften Auftretens bei bestimmten Erkrankungen ein wesentlich größeres Interesse erregt als die übrigen Formen. Schon im Nasensekret, besonders im akuten Schnupfen und im Rachenschleim, sind sie mehr oder weniger reichlich von HILDEBRAND und TEICHMÜLLER nachgewiesen worden. FUCHS erwähnt ihr Vorkommen auch im Speichel, GOLLASCH und Verfasser haben sie dagegen dort nie angetroffen, doch mag dies an der Art der Fälle gelegen haben.

Vereinzelte eosinophile Zellen sind in jedem Sputum, das eine größere Anzahl von weißen Blutkörperchen enthält. Auf ihr vermehrtes Vorkommen in dem Auswurf typischer Asthmaanfälle haben zuerst GOLLASCH und FINK hingewiesen. Nach ersterem waren an drei verschiedenen Tagen eines Anfalls 31,6, 27,3, 40,5$^0/_0$ aller Sputumzellen eosinophil; in anderen Fällen wurden sogar 80—90$^0/_0$ dieser Art gezählt (GABRITSCHEWSKY, LEYDEN, MARFAN, OTT, SPINAK). Am dichtesten sind sie in den gelben Partikelchen angehäuft, die auch die CHARCOT-LEYDENschen Krystalle beherbergen; manche dieser Klümpchen bestehen fast ganz aus ihnen. Nach HILDEBRAND sollen sich die eosinophilen Granula hier besonders schön färben — ein Zeichen, daß dies wirklich eosinophile Zellen sind und keine hypeosinophilen, die von manchen Untersuchern zweifellos auch als eosinophile angesprochen worden sind. Man sieht sie oft in großen Zügen dicht beisammen liegend, zuweilen Schleimfäden entlang ziehend, während andere Teile des Sputums mehr oder weniger frei von ihnen sind. Ferner liegen sie häufig dichtgedrängt in den CURSCHMANNschen Spiralen, die dann gar keine anderen Zellen zu enthalten scheinen oder sind ihnen angelagert; andere Male sind sie in feinen Fibrinnetzen eingeschlossen. Ihre vermuteten Beziehungen zu den CHARCOT-LEYDENschen Krystallen sind an anderer Stelle erwähnt (s. S. 198).

Auf der Höhe des Anfalls sind sie nach HEIN, wie jeder Untersucher für die meisten Fälle bestätigen kann, besonders zahlreich; mit dem Abklingen der Erscheinungen verschwinden sie allmählich wieder. Auch im

Auswurf außerhalb des eigentlichen Anfalles sind sie vorhanden. MANDYBUR gibt an, daß auf der Höhe des Anfalls zahlreiche mononucleäre eosinophile Zellen auftreten, mit dem Abklingen sollen sie spärlicher werden und polynucleäre Beschaffenheit annehmen. Dieses Verhalten scheint jedoch keineswegs gesetzmäßig zu sein. Nach G. BIRNSTIEL überwiegen auch bei ein und demselben Patienten zuweilen bald die ungelappten, bald die polymorphkernigen Formen; andererseits herrschen bestimmte Formen wieder dauernd vor. Auch eosinophile Myelocyten sollen gelegentlich vorkommen. Die wiedergegebenen Abbildungen sprechen nicht unbedingt dafür; auch wäre ihr Auftreten schwer erklärbar. Ferner seien auf der Höhe des Anfalles vorwiegend nicht degenerierte Kerne vorhanden.

TEICHMÜLLER hat dann darauf hingewiesen, daß in manchen Fällen chronischer rezidivierender Bronchitis sich in dem spärlichen glasigen Auswurf häufig

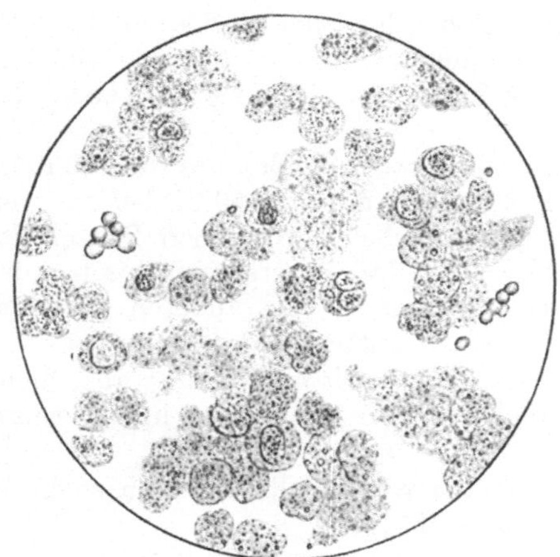

Abb. 54. Weiße Blutkörperchen im Auswurf (Polynucleäre, Neutrophile), z. T. in Zerfall. Öl-Imm. Ok. 1.

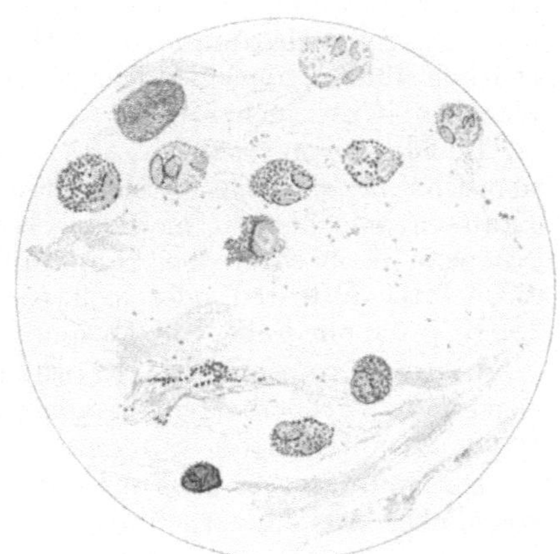

Abb. 55. Auswurf bei „eosinophilem Katarrh" mit eosinophilen und neutrophilen weißen Blutkörperchen. Öl-Imm. Ok. 1.

zahlreiche eosinophile Zellen fänden, und zwar ohne gleichzeitiges Vorkommen CHARCOT-LEYDENscher Krystalle und spiraliger Gebilde, während sie in den Fällen, die Übergänge zu dem regelrechten Bronchialasthma bildeten, zugleich mit den Krystallen auftraten; TEICHMÜLLER hat daher das von ihm ausführlich geschilderte Krankheitsbild als sogenannten eosinophilen Katarrh von dem typischen Asthma wie von der chronischen Bronchitis abgetrennt. Zweifellos steht er aber ersterem sehr viel näher; das zeigen die Eigentümlichkeiten des Krankheitsverlaufes wie die Konstitution der Befallenen. Nach R. GEIGEL gehört auch der eosinophile Katarrh zu den Krankheiten mit labilem Dispersionsgrad der Säfte.

BESANÇON und DE JONG beschreiben eine spastische Tracheobronchitis mit Hustenanfällen wie bei Asthma, aber ohne Dyspnoe, meist bei Nasenerkrankungen, auch Schnupfen auftretend, mit eosinophilen Zellen im Auswurf.

PLANTA konnte ferner im Auswurf von Kindern, die an bronchitischen Zuständen von asthmatischem Charakter, aber nicht an ausgeprägten asthmatischen Anfällen litten, und bei denen noch andere Symptome für das Vorhandensein einer exsudativen Diathese sprachen, auffallend viele eosinophile Zellen nachweisen. Bei solchen Kindern stellten sich, wenn sie an andere Orte verpflanzt wurden oder auch erst in späteren Jahren, typische Asthmaanfälle ein.

In den Anfangsstadien der akuten Bronchitis werden in den bekannten sagoähnlichen Körnchen häufig eosinophile Zellen beobachtet; im späteren Verlaufe der Erkrankung nehmen sie mit der Umwandlung des Sputums in ein mehr schleimig-eitriges ab (FINK, GOLLASCH, MANDYBUR, SPINAK). Über die Häufigkeit ihres Vorkommens bei chronischer Bronchitis lauten die Angaben verschieden: FUCHS sah sie hier häufiger wie in akuten Zuständen. HILDEBRAND gibt an, in manchen Fällen akuter sowie chronischer Bronchitis fast nur eosinophile Zellen gefunden zu haben, SPINAK dagegen nur sehr vereinzelt und nicht regelmäßig. Ihre Zahl im Verhältnis zu allen polymorphkernigen Zellen wurde bei chronischer Bronchitis von FINK zu 17,5, von MEYER zu 11,5% angegeben. WEISS bemerkt, daß in Fällen mit erschwerter Expektoration stets wesentlich mehr eosinophile Zellen auftreten als in dem sich leicht lösenden Auswurf; NEUSSER hat ähnliche Beobachtungen gemacht. Abgesehen von asthmatischen Zuständen wird dies wohl mit der Beschaffenheit des Sputums zusammengehangen haben, das eosinophile Zellen enthaltende schleimige Sputum wird mühevoll entleert, das mehr eitrige, in dem sie sich nur spärlich finden, dagegen leicht. Daher auch die verschiedenen Angaben der einzelnen Untersucher.

In Fällen von Stauungskatarrh mit asthmatischen Beschwerden sind sie in wechselnder Menge gezählt worden. FUCHS fand dort bis 50%, bei anderen Kranken jedoch nicht mehr wie bei der gewöhnlichen chronischen Bronchitis; NEUSSER beobachtete bei Herzkranken zuweilen, daß sie erst bei einsetzender Bronchitis auftraten oder sich wesentlich vermehrten; bei anderen Kranken (z. B. in einem Falle von Dyspnoe infolge Aortenaneurysma) fehlten sie.

In den Gerinnseln der fibrinösen Bronchitis trifft man häufig, aber nicht regelmäßig, größere Mengen von eosinophilen Zellen an, ebenso in diphtherischen Membranen (A. SCHMIDT).

Im Sputum von Keuchhusten wurden sie wiederholt, zuweilen sogar in reichlicher Anzahl vorgefunden (TEICHMÜLLER, MEYER).

Bei Influenza ist ihr Auftreten wechselnd; einer Angabe MANDYBURS zufolge sollen sie hier manchmal nur zeitweilig auftreten.

Bei Bronchopneumonien wurden von TEICHMÜLLER nur vereinzelte Exemplare konstatiert; GROUVEN fand auch in der Schleimhaut nur wenige, etwas mehr im Lungengewebe.

Bei Bronchiektasien scheinen sie zumeist nur spärlich vorzukommen (FINK, NEUSSER, TEICHMÜLLER); bei Bronchitis foetida fehlen sie nach GOLLASCH und HEIN gänzlich, spärlich traf sie GRÜNWALD an, reichlich FUCHS.

Ebenso verschieden lauten die Angaben über ihr Auftreten bei der croupösen Pneumonie: LEYDEN sah sie manchmal in größerer Anzahl im rostbraunen Sputum, HILDEBRAND dagegen nur spärlich, HEIN, MANDYBUR, GRÜNWALD vermißten sie gänzlich. Zuweilen scheinen sie sich erst nach Ablauf des Fiebers einzustellen, wie FUCHS und HILDEBRANDT angeben. Einer Angabe von MANDYBUR zufolge lassen sie sich im hepatisierten Lungengewebe und in den Bronchien nur vereinzelt anchweisen.

Bei Tuberkulose wurden sie von den älteren Untersuchern im eitrigen oder eitrig-schleimigen Sputum entweder gar nicht oder nur vereinzelt gefunden (GOLLASCH, A. SCHMIDT, LEYDEN). HEIN erwähnt ausdrücklich ihr Auftreten nur bei Komplikationen mit anderen Erkrankungen, vor allem mit Bronchitis und Emphysem. Spätere Untersucher wiesen jedoch auf ihr häufigeres Vorkommen auch bei unkomplizierten Fällen hin. TEICHMÜLLER konnte sie in 111 von 153 Patienten „leicht und sicher“ auffinden, und zwar nicht nur in vorgeschrittenen, sondern auch in den frühesten Stadien; nach Hämoptoen verschwanden sie. Entgegen der

Angabe von TEICHMÜLLER sind sie bei Blutungen von STADELMANN und BETTMANN oft in gewaltigen Mengen konstatiert worden. Ihre Zahl nahm bei Besserung des lokalen wie allgemeinen Zustandes zu, auch wenn diese nur von kurzer Dauer war, doch wurden sie auch bei rapide verlaufenden Fällen neben Tuberkelbacillen angetroffen. Hereditäre Belastung, hohe Temperaturen, Komplikationen, niedriges Körpergewicht, sollen ihre Zahl ungünstig beeinflussen. FUCHS zählte in manchen Fällen bis 66%, in anderen nur wenige. Bei beginnender Tuberkulose traf er sie ähnlich wie bei jeder Bronchitis. Nach OTT sollen für gewöhnlich 10% nicht überschritten werden; HILDEBRAND macht wieder die Angabe, daß er bis zu 80% gezählt habe; vereinzelte Exemplare erwähnt GRÜNWALD. LIEBMANN fand sie in einem Viertel seiner Fälle; auch bei gehäuftem Auftreten waren die Patienten frei von asthmatischen Erscheinungen. — Die Behandlung der Tuberkulose mit Zimtsäure soll auf ihr Auftreten, wie LANDERER und BETTMANN angeben, günstig einwirken, besonders nach den ersten Injektionen ihre Zahl steigen, im weiteren Verlauf allerdings wieder abnehmen; durch erneute Injektionen seien sie nicht mehr zu beeinflussen.

Wie man sieht, schwanken die Angaben ganz außerordentlich, so daß es schwer ist, sich hier ein richtiges Bild von ihrem Auftreten zu machen. Zweifellos hängt dies wieder damit zusammen, daß einmal verschieden geartetes Sputum untersucht wurde und Zellen als eosinophile angegeben worden sind, die vielleicht nur „hypeosinophile" waren. Weitergehende Schlüsse ergaben sich aus ihrem Auftreten bisher nicht. Immerhin ist es nicht ausgeschlossen, daß sich bei genauer Berücksichtigung der Konstitution und der Beteiligung der Bronchialschleimhaut an der Erkrankung sich vielleicht diese oder jene Beziehungen herausstellen werden.

In einem Falle von hämorrhagischem Infarkt sah sie NOORDEN neben spärlichen CHARCOT-LEYDENschen Krystallen so massenhaft, wie sie ihm in typischen Asthmaanfällen kaum aufgefallen waren; auch FUCHS und HILDEBRAND erwähnen ihr reichliches Vorkommen; spärlich waren sie in einem Falle von TEICHMÜLLER vertreten. — Bei einer Lungenblutung eines skorbutischen Patienten wurden sie von MANDYBUR gefunden.

In reichlicher Anzahl traf sie FUCHS in einem Fall von Carcinommetastasen in den Lungen an, in sehr wechselnder Anzahl MEYER bei einem durchgebrochenen Mediastinaltumor, ein einziges Mal, und zwar nur einzelne Exemplare, TEICHMÜLLER bei Sarkommetastasen. FELDBAUSCH gibt an, daß er sie bei „Epitheliomen" konstant im Gewebe gefunden habe, nicht so bei Carcinomen. Je weniger zerfallen ein Carcinom sei, desto eher fände man eosinophile Zellen.

γ) Abstammung der eosinophilen Zellen des Sputums. GOLLASCH wies als erster ihre Identität mit den im Blute vorkommenden eosinophilen Zellen durch vergleichende Färbung nach; MANDYBUR meinte dagegen, daß sie von jenen verschieden seien, ihre Granula seien oft strichförmig, dann wieder plump nach Art eines Knäuels angeordnet, sowie von verschiedener Größe. Auch A. SCHMIDT sowie GRÜNWALD und BETTMANN konstatierten Differenzen gegenüber den im Blut zirkulierenden Exemplaren, insofern als sie im Sputum die Zellen in der Mehrzahl der Fälle einkernig, seltener zweikernig vorfanden. Andere Untersucher, wie FINK, sahen wieder fast nur mehrkernige Formen. Ob man aus der Art des Kernes bindende Schlüsse auf die Auswanderung der eosinophilen Zellen aus dem Blute oder ihre lokale Entstehung ziehen darf, ist aber doch sehr fraglich, zumal es gerade bei dieser Art von Zellen, wie jeder Untersucher weiß, oft sehr schwer fällt, die Form des Kernes genauer zu bestimmen (s. S. 137). Nach NAEGELI sind die mononucleären Eosinophilen des Sputums Degenerationsformen, keine Jugendstadien, wie schon der verklumpte, kein deutliches Chromatingerüst aufweisende Kern zeigt. MARCHAND ist der gleichen Ansicht. Nach G. BIRNSTIEL entsteht die Verschmelzung meist schon vor der Pyknose und besonders im hypertonischen Medium. Es können also auch Zellen mit verhältnismäßig großem Kern und nicht zu festem Chromatingerüst aus polymorphkernigen entstanden sein. Von den eosinophilen Myelocyten unterscheiden sie sich immer noch genügend, schon durch ihre Größe; im Auswurf ist zudem die Unterscheidung praktisch belanglos. PAPPENHEIM nimmt eine Einwanderung von Zellen aus dem Blute ausdrücklich für beide Formen, ein- wie mehrkernige, an.

Eine Reihe von Untersuchern kam aus verschiedenen Gründen zu dem Schlusse, daß zum mindesten neben der Auswanderung aus dem Blute noch mit einer lokalen Bildung zu rechnen sei. So führt WEISS zur Stützung dieser Annahme an, daß die eosinophilen Zellen bei verschiedenen Erkrankungen (Asthma bronchiale, Bronchitis) zur Zeit des Auftretens im Auswurf im Blute nicht vermehrt seien; MANDYBUR schließt sich ihm aus dem gleichen Grunde an, hält außerdem noch die erwähnten morphologischen Differenzen für einen Beweis ihrer verschiedenen Abstammung. Das häufig zu beobachtende Vorkommen der Zellen in kleineren Haufen wird von HEYN im gleichen Sinne verwertet; er geht sogar noch weiter in der Erwägung der Möglichkeit, daß die Zellen nicht allein in der Bronchialschleimhaut, sondern vorzugsweise in den benachbarten Lymphdrüsen ihre Bildungsstätte fänden. Endlich spricht sich noch FUCHS für eine lokale Entstehung neben der Auswanderung aus dem Blute auf Grund eines Befundes, den allerdings er allein erheben konnte; er gab nämlich an, im Zentrum der eosinophilen Zellen zuweilen homogene Massen gesehen zu haben, die aufgenommenen roten Blutkörperchen entsprechen sollten. Der nächste Schritt war der, daß er überhaupt die Entstehung der eosinophilen Granula mit zugrunde gegangenen roten Blutkörperchen in Zusammenhang brachte, wofür er noch eine Reihe anderer Gründe anführte; diese Deutung ist aber von allen übrigen Autoren abgelehnt worden. Nie hat man Reste von roten Blutkörperchen in ihnen entdeckt; sieht man von dem oben erwähnten reichlichen Vorkommen bei Hämoptoen ab (wo sie meist auch in keinem Verhältnis zur Größe derselben stehen), so treten eosinophile Zellen unabhängig von jeder Blutung auf. SCHLECHT fand sogar bei Meerschweinchen, die im anaphylaktischen Chok zugrunde gegangen waren, gerade in den blutreichsten Lungenpartien nicht die hochgradigste Eosinophilie. Wo in den Lungen eine Anhäufung stattfand, war sie vornehmlich in der Umgebung der kleineren und größeren Bronchien sowie Bronchiolen, sehr viel weniger in der Bronchialschleimhaut und im Alveolargewebe selbst, sowie in den bronchialen Lymphdrüsen; außerdem waren es fast ausschließlich mehrkernige Zellen, wie sie im Blute zirkulierten. Erwähnt sei noch, daß es auch nie gelungen ist, durch Zusammenbringen von isolierten weißen Blutkörperchen mit Blut (z. B. in der Leibeshöhle von Meerschweinchen) die Entstehung von eosinophilen Zellen herbeizuführen; ebensowenig spielen sie eine Rolle bei der Resorption von Hämoglobin im cutanen Gewebe (WIDAL, BETTMANN).

BARBANO läßt die Eosinophilen aus einer Umwandlung der Lymphzellen hervorgehen und nimmt den Grundsatz von der Autochthonie der lokalen Eosinophilie an.

Neuerdings hat sich MARCHAND sehr eingehend mit der Entstehung der eosinophilen Zellen beschäftigt. Er gibt an, daß es ihm nicht gelungen sei, beweisende Bilder für die lokale Entstehung der eosinophilen Zellen aus den ungranulierten Elementen, kleinen Lymphocyten und größeren basophilen Zellen zu finden; die sehr zahlreichen scheinbaren Übergangsbilder könne er bei objektiver Kritik noch nicht als solche erklären. Er weist auch auf die eigentümliche Verteilung in einem seiner Fälle hin, „wo man mit Sicherheit annehmen kann, daß die dichtgedrängten polynucleären Zellen im Lumen einem anderen Vorgang oder einer anderen Phase des Prozesses ihre Herkunft verdanken, als die fast unvermischt oder fast nur mit einkernigen lymphoiden Elementen durchsetzten, die äußeren Schichten der Wand und das zunächst angrenzende Bindegewebe einnehmenden großen eosinophilen Zellen, während die hier vorhandenen, stark mit Blut gefüllten Gefäße ganz frei von solchen sind“.

Zusammenfassend hält es MARCHAND „für mindestens wahrscheinlich, daß auch in dem Fall, daß die α-Zellen ursprünglich aus den Gefäßen ausgewandert sind, sie sich an Ort und Stelle durch direkte Teilung (Fragmentierung) vermehren, wie es auch für die gewöhnlichen Exsudatzellen nachzuweisen ist“.

HEINEKE legt im Gegensatz hierzu sehr anschaulich an der Hand einer Berechnung dar, daß die im Sputum erscheinenden eosinophilen Zellen, deren

Zahl man allerdings kaum abschätzen kann, sehr wohl durch eine Auswanderung aus dem Blute geliefert werden können, und zwar auf Grund der Tatsache, daß im asthmatischen Anfall, bei dem das Auftreten der eosinophilen Zellen im Sputum am ausgeprägtesten ist, die Zahl der im Blute befindlichen eosinophilen Zellen abnimmt (in einem Falle von 21,0 auf 0,4%), wie auch vom Verfasser bestätigt werden kann [1]). Auf das gesamte Blut bezogen macht dies eine Abwanderung von einigen hundert Millionen solcher Zellen aus; es besteht somit keine Ursache, eine Auswanderung von eosinophilen Zellen in das Bronchialgewebe und das Lumen der Bronchien nicht anzunehmen.

δ) Ursache und pathognomonische Bedeutung der Ansammlung von eosinophilen Zellen im Bronchialtractus und ihrer Auswanderung in das Sputum. Solange die Kenntnis des Vorkommens eosinophiler Zellen auf die asthmatischen Anfälle beschränkt war, wurde ihr Auftreten einem spezifischen Reiz zugeschrieben, und zwar sollte sich diese Reizwirkung nicht nur auf die lokale Ansammlung in den Bronchien beschränken, sondern es sollten auf dem Wege des Sympathicus ihre Bildungsstätten im Knochenmark beeinflußt werden. Nachdem aber bei einer Reihe von Krankheiten, die mit dem Bronchialasthma zunächst nichts gemeinsam hatten, ihr häufiges, oft massenhaftes Auftreten konstatiert worden war, hält man an der Einwirkung eines spezifischen Reizes nicht mehr ohne weiteres fest. Jedoch scheint, soweit sich aus den beobachteten Fällen schließen läßt, außerordentlich häufig oder sogar vielleicht regelmäßig ein gewisser Grad oder auch eine gewisse Form von Atemnot einen Reiz abzugeben; es ist wenigstens oft genug bemerkt worden, daß gerade bei vielen Patienten mit krampfartig erschwerter Atmung, gleichviel welche Krankheit zugrunde lag, eosinophile Zellen im Sputum neu auftraten oder ihre Zahl wesentlich zunahm, z. B. bei Bronchitis, Tuberkulose, Tumoren, dekompensierten Herzfehlern. Die gewöhnliche Dyspnoe des Pneumonikers, Phthisikers, Herzkranken genügt dazu nicht. BESANÇON und DE JONG halten dagegen das Vorkommen der wahren eosinophilen Zellen fast ausschließlich auf Kranke mit asthmatischen Anfällen beschränkt, sonst handle es sich stets um eine Verwechslung mit intakten neutrophilen Elementen. Nach ihrer Ansicht werden toxische Substanzen durch die Bronchien aus dem Körper ausgeschieden und darauf reagiere die Bronchialschleimhaut mit der Bildung eosinophiler Zellen, ähnlich wie es z. B. bei der Blasenbildung auf der Haut sei.

Ferner scheinen vielfach, wenn auch nicht regelmäßig, Blutungen verschiedener Herkunft (Tuberkulose, Skorbut, Infarcierung) einen ganz besonderen Reiz auszuüben.

Bei dem regelmäßigen massenhaften Vorkommen der eosinophilen Zellen im Auswurf typischer Asthmaanfälle und der Plötzlichkeit ihres Auftretens muß man aber immerhin annehmen, daß es bei dieser Erkrankung wie auch bei dem nahe verwandten eosinophilen Katarrh Reize besonderer Art sein müssen, die einen derartigen Effekt hervorzurufen vermögen. Allerdings welcher Art sie sind, dafür hat man bis jetzt noch wenig Hinweise. Die Vermutungen, daß es sich um autonomo- oder sympathicotrope Reize handeln könne, sind durch die Versuche von SCHLECHT und SCHWENKER widerlegt; weder Adrenalin noch Pilocarpin und Physostigmin erzeugten lokale Eosinophilie in den Lungen. Dagegen findet im anaphylaktischen Chok eine

[1]) Die eosinophilen Zellen im Blute nehmen im Beginn des Anfalls ab oder verschwinden fast ganz, steigen aber kurz nachher an. Auf der Höhe des Anfalles sind sie vermehrt.

lokale Anhäufung in der Umgebung der Bronchien und Auswanderung von eosinophilen Zellen in die Bronchialschleimhaut bei gleichzeitiger Bluteosinophilie statt[1]). SCHLECHT und SCHWENKER sprechen sich über die Bedeutung dieser Erscheinung noch sehr vorsichtig aus; sie halten es zwar für möglich, daß der bei der Auflösung der zahlreichen in das Gewebe übergetretenen roten Blutkörperchen stattgehabte Eiweißzerfall als Ursache der Eosinophilie aufzufassen sei, ohne daß dabei eine Aufnahme von Hämoglobin oder Erythrocytentrümmern in andere Zellen stattfindet, glauben aber mehr an eine Einwanderung der eosinophilen Zellen aus dem Blut, aus welchem sie durch ein lokal angreifendes chemotaktisches Toxin herbeigelockt würden. Auch weisen sie auf die vielfachen Ähnlichkeiten zwischen anaphylaktischem Shock und dem Asthmaanfall hin. Auch STRÖBEL hält ihre Beziehung zum Asthmaanfall für unzweifelhaft und denkt dabei an eine proteinogene Infektion. HILDEBRANDT hat sich schon früher dahin ausgesprochen, daß bei der croupösen Pneumonie, in deren Sputum er eosinophile Zellen antraf, entweder „keine Lähmung des Lungensympathicus" bestehe, oder der Sympathicus überhaupt nichts mit dem Auftreten dieser Zellen zu tun habe.

Die klinischen Erfahrungen sprechen, ähnlich wie beim Auftreten der CHARCOT-LEYDENschen Krystalle, dafür, daß es besonders nervöse, diathetische Menschen, bei Kindern solche mit ausgesprochener exsudativer Diathese sind, die auf solche uns noch zum Teil unbekannte Reize mit einer Ansammlung von eosinophilen Zellen am Orte der Reizwirkung reagieren; es muß also eine gewisse Prädisposition bestehen, die das Angreifen und die starke Wirkung solcher für den Normalen unschädlicher Reize ermöglicht. Daß die eosinophilen Zellen dann bei interkurrierenden Erkrankungen vermehrt auftreten, kann nicht mehr wundernehmen. Die Annahme einer „eosinophilen Diathese" STÄUBLIS geht entschieden zu weit; es handelt sich hier nur um eine Teilerscheinung.

Mehr läßt sich über die Bedeutung der eosinophilen Zellen im Sputum vorläufig nicht aussagen. Die von TEICHMÜLLER geäußerte Vermutung, daß sie speziell bei Lungentuberkulose ein Gradmesser für den Erfolg der Abwehrbestrebungen des Organismus gegenüber der Infektion darstellten, hat wenig Anklang gefunden, ist auch durch die späteren Untersuchungen nicht bestätigt worden. Ebensowenig hat die Ansicht MANDYBURS Geltung gefunden, nach der die Eosinophilie das eine Mal als pathologisches, das andere Mal als ein physiologisches Symptom aufzufassen sei, das uns die Wiederkehr der normalen Sympathicusfunktion verkünden soll, nachdem sie vorher infolge eines abnormen Sympathicusreizes (Adrenalin) verschwunden war.

ε) Die prognostische Bedeutung ist unter diesen Umständen natürlich nicht sehr hoch einzuschätzen; die meisten Autoren lehnen eine solche überhaupt ab, besonders für Tuberkulose (BETTMANN, TURBAN, STADELMANN u. a.). In dem einen Falle sind trotz Verschlechterung des Befindens, ja bis zum Tode, eosinophile Zellen zu finden, in anderen leichteren Fällen treten sie nur selten auf; ebensowenig geht ihr Erscheinen parallel dem der Tuberkelbacillen (OTT). Auch bei „Reinkulturen" derselben im Sputum sah FUCHS reichliche eosinophile Zellen, andere Male war es gerade umgekehrt. Eine bakteriolytische Eigenschaft gegenüber den Tuberkelbacillen ist nicht zu konstatieren. — Sogar in akuten und chronischen Fällen von Bronchialasthma ist ihr prognostischer Wert nicht hoch einzuschätzen. Da sie häufig mit dem Beginn des Anfalls verschwinden, so könnte man ja darin ein gewisses Zeichen

---

[1]) Bei sensibilisierten Tieren fanden übrigens FRIEDBERGER wie STRÖBEL typische pneumonische Herde nach Einführen von Serum in die Lungen, wie nebenbei erwähnt werden soll.

erblicken, doch sieht man sie auch in anfallsfreien Intervallen oft in reichlicher Menge. Mit der Schwere der Anfälle stehen sie in keinem Zusammenhang.

ζ) Die den eosinophilen Zellen anfangs zugeschriebene diagnostische Bedeutung (NEUSSER) hat gleichfalls für bestimmte Krankheiten an Wert verloren, nachdem man sie, wie ausgeführt, auch bei anderen Erkrankungen, die mit dem typischen Asthma nichts zu tun haben, entdeckt hat (FUCHS, HILDEBRAND, A. SCHMIDT); BESANÇON und DE JONG halten allerdings an fast ausschließlichen Vorkommen bei Kranken mit asthmatischen Krisen fest. Sie sind bei dyspnoischen Zuständen verschiedenen Ursprungs wiederholt gefunden worden, wie bei cardialen Beklemmungszuständen oder durch Tumoren ausgelöster reflektorischer Dyspnoe (SPINAK). Zwischen einfacher Bronchitis und beginnender Tuberkulose gestatten sie gleichfalls keine Unterscheidung; nur der sogenannte eosinophile Katarrh hebt sich durch die Menge der in seinem Sputum vorkommenden eosinophilen Zellen wie durch manche klinische Symptome deutlicher von diesen Erkrankungen ab. Es wäre indes unrecht, wenn man dem Vorkommen der eosinophilen Zellen jede Bedeutung absprechen wollte, zumal wenn man sie in größeren Massen auftreten sieht (vorausgesetzt, daß es sich wirklich um eosinophile Granulationen in den Zellen handelt). Sieht man vom „essentiellen" Asthma bronchiale ab, so ist die Eosinophilie weniger zur Diagnose bestimmter Erkrankungen verwertbar, als zur Erkennung besonderer Konstitutionseigentümlichkeiten, die in sehr wechselnder Stärke vorhanden sein und durch Gelegenheitsursachen (konditionelle Bedingungen), also hier durch die verschiedensten Erkrankungen der Luftwege, verstärkt zum Ausdruck gebracht werden können. Die Eosinophilie des Sputums kann demnach als ein Symptom für eine ganze Klasse erkrankter Individuen aufgefaßt werden. Es sind immer nur vereinzelte Fälle, bei denen man trotz reichlichen Vorkommens keine Anhaltspunkte für derartige konstitutionelle Eigentümlichkeiten auffinden dürfte.

c) Mastzellen.

Die Mastzellen, also Zellen mit mehr oder weniger deutlich gelapptem Kern und ausgesprochen basophilen, sich mit May-Grünwald blauviolett, zuweilen mit einem mehr rötlichen Unterton färbende Granulis finden sich im Sputum in der Regel nur in einzelnen Exemplaren, so daß man oft mehrere Präparate durchsuchen muß, bis man eine einzige zu Gesicht bekommt; meistens werden sie überhaupt nicht weiter beachtet. A. SCHMIDT sah sie in der Mehrzahl seiner untersuchten Asthmafälle, ferner bei Bronchitis fibrinosa und der gewöhnlichen katarrhalischen Bronchitis, einmal bei Pneumonie. LENHARTZ und MANDYBUR trafen sie gleichfalls im asthmatischen Sputum zusammen mit eosinophilen Zellen an, HILDEBRANDT in geringer Anzahl auch bei Lungentuberkulose, sowie im Sputum des hämorrhagischen Infarktes. LIEBMANN machte ähnliche Beobachtungen. — Eine besondere pathognomonische oder diagnostische Bedeutung kommt ihnen nicht zu.

d) Große mononucleäre Zellen und Übergangsformen

mit ihrem großen runden oder ausgebuchteten, schwach färbbarem Kern mit breitem, nicht granuliertem, mit May-Grünwald sich schwach blau oder mit leicht rötlichem Ton färbenden Protoplasma werden bei Sputumuntersuchungen nicht eigens angeführt, da sie sich nicht genügend von den anderen einkernigen Zellen, die im Auswurf häufig ja auch ihre ursprüngliche Form verändern, differenzieren lassen. Ältere Lymphocyten sollen zuweilen ähnliche Formen annehmen. Besonders schwer ist die Unterscheidung von den sogenannten Alveolarepithelien; allenfalls könnte man die Myelindegeneration und das häufige Vorhandensein von Pigment in den letzteren als Unterscheidungsmerkmal anführen, doch sind gerade auch die in Rede stehenden Formen befähigt, Fremdkörper aufzunehmen. Sie werden aus diesem Grunde von vielen den Makrophagen zugezählt (s. S. 157), zumal sie auch ein Kernkörperchen aufweisen können. Von den Epithelien des Mundes und Rachens unterscheiden sie sich durch die Größe und häufige Lappung sowie schwache Färbbarkeit ihres Kernes.

e) Lymphocyten.

Zweifellos fallen manche Sputa schon bei oberflächlicher Betrachtung durch ihren Reichtum an kleinen Zellen mit rundem, stark färbbarem Kern und schmalem Protoplasmasaum auf; in zersetzten Sputis sieht man auch freie Kerne, die nur durch ihre geringe Größe und ihre starke Färbbarkeit, sowie das wenig deutlich ausgeprägte Chromatingerüst sich von Kernen unterscheiden, die aus den Mundepithelien frei geworden sind. Auf die Möglichkeit der Verwechslung mit Degenerationsformen der neutrophilen Zellen wurde bereits hingewiesen. — Pigment nehmen sie niemals auf.

Am häufigsten werden lymphocytenreiche Sputa bei beginnender Tuberkulose beobachtet, und zwar solange der Auswurf noch nicht rein eitrigen Charakter angenommen hat. Ob sie zu der sogenannten Mischinfektion in ausschließendem Verhältnis stehen, kann nicht mit Bestimmtheit gesagt werden. Wolff-Eisner fand in solchen Fällen 50—80% Lymphocyten; auch dem Verfasser ist in den mehr schleimigen Teilen des tuberkulösen Sputums vielfach das Vorherrschen von Lymphocyten aufgefallen, indes nicht allzu häufig, was auch Liebmann betont. In dem fast rein eitrigen Sputum zweier weiter vorgeschrittener Tuberkulosekranker hatte Fink zwischen 2,0 und 13,75% gezählt, im schleimig-eitrigen Sputum einer Bronchiektasie 5—10%, bei chronisch im schleimigen Sputum der chronischen Bronchitis 6—30%, bei Asthma an verschiedenen Tagen 6,75—7,33%. Von einer Reihe von Untersuchern wird ferner das häufige ausschließliche Vorhandensein von Lymphocyten in den Curschmannschen Spiralen berichtet, ebenso wie in den Fibringerinnseln der fibrinösen Bronchitis. Es sind dabei aber alle einkernigen Zellen miteingerechnet worden.

Bei einem an leukämischer Lymphadenose leidenden Patienten mit schwerer Bronchitis fand Verfasser fast ausschließlich Lymphocyten. Die Herkunft war hier also sichergestellt; es konnten nur durchgewanderte Zellen aus dem Blute sein.

Die Angaben über ihr Vorkommen bei Keuchhusten wechseln; Eisen und Hatzfeld fanden fast rein neutrophile Leukocytensputa bei rein schleimigem Charakter. Nach Arnheim soll nach anfänglicher Leukocytose ein lymphocytenreiches Sputum auftreten.

Die Frage, ob Lymphocyten analog ihrem Auftreten in Exsudaten, mehr bei chronischen wie bei akuten Prozessen vorkommen, wird von Fink dahin beantwortet, daß der Befund von mononucleären Zellen keinen Schluß auf den chronischen oder akuten Charakter einer Erkrankung zuläßt. Wolff-Eisner schätzt in dieser Hinsicht ihre Bedeutung etwas höher ein; sie seien manchmal ein Hinweis auf das Vorhandensein von Tuberkelbacillen oder auch auf eine später auftretende Tuberkulose; ihr Auftreten erklärt er durch chemotaktische Reize. Bei dem Reichtum der Tuberkelknötchen an Lymphocyten wäre es ja wohl möglich, daß hier lymphocytenreiche Sputa auftreten. Sie können dann in solchen Fällen von einiger diagnostischer und prognostischer Bedeutung sein.

3. Epithelien.

Der Auswurf kann sämtliche Epithelien der Atmungsorgane einschließlich Mund, Nase und Rachenhöhle enthalten. Ein Teil derselben läßt seinen Ursprungsort mit Sicherheit erkennen, bei anderen ist dies unmöglich; bei den sogenannten Alveolarepithelien bestehen sogar Zweifel, ob es sich ausschließlich um Gebilde handelt, die dem Epithelüberzug entstammen, oder ob es nicht zum Teil zugewanderte Zellen sind, die durch äußere Einflüsse ihre ursprüngliche Form aufgegeben haben.

Der Epithelbelag des Respirationstractus ist je nach der Funktion und der ursprünglichen Keimblattanlage außerordentlich verschieden. Im Mund finden wir typisches Plattenepithel, große Zellen mit 4—7 Ecken und Kanten von ungleicher Seitenlänge, sowie ziemlich kleinem runden, in der Mitte liegendem Kern; ebenso im Rachen, nur in der Nähe der Choanen besteht mehrteiliges flimmerndes Cylinderepithel, das bei Neugeborenen das ganze Cavum pharyngo-nasale überzieht. Der vordere Teil der Nase ist mit geschichtetem Pflasterepithel überkleidet, die Pars respiratoria mit flimmerndem Cylinderepithel. — Die Drüsen der Mundhöhle zeigen in ihren einzelnen Abschnitten verschiedenartigen Epithelbelag, die Hauptausführgänge hohes Cylinderepithel, die in sie mündenden Speichelröhren gleichfalls sehr hohes basal gestricheltes Epithel, das Schaltstück niederes Epithel, das Hauptstück der Drüse kubische bis zylindrische Zellen mit verhältnismäßig großem Kern. In den Schleim produzierenden Drüsen finden wir außerdem sogenannte Schleimzellen. Im ganzen wird es sehr selten vorkommen, daß man solche aus Drüsen stammende Zellen der Mundhöhle vorfindet, am ehesten noch im reinen Speichel. — Die Schleimhaut des Kehlkopfes trägt flimmerndes Cylinderepithel, die hintere Fläche der Epiglottis, sowie ihr Rand, die wahren Stimmbänder, die Vorderfläche der Gießbeckenknorpel sind dagegen mit geschichtetem Pflasterepithel bedeckt, das etwas kleiner wie das des Mundes sein soll, doch sind diese Differenzen in praxi belanglos. Trachea, Bronchien, Bronchiolen sind von flimmerndem Cylinderepithel überzogen, dessen Schichtendicke peripherwärts abnimmt; das Epithel der noch kleineren Bronchioli respiratorii ist abwechselnd flimmernd und flimmerlos und geht schließlich in ganz flimmerloses Epithel über, das sich mehr und mehr dem Alveolarepithel nähert, indem es kubische Form annimmt. Das Alveolarepithel selbst besteht aus polygonalen Platten; bei Neugeborenen ist es noch kubisch und wird erst bei der Ausdehnung der Alveolen durch die Atmung nach und nach abgeplattet. Der Kern ist klein und häufig wenig sichtbar. Bei Funktionsstörungen mit Aufhören des Luftdruckes können diese abgeplatteten Epithelien nach und nach wieder zu ihrer kubischen Gestalt zurückkehren. — Die Schleimdrüsen reichen bis zu den Bronchialverzweigungen von 1 mm Durchmesser herunter, also ungefähr ebenso weit wie die Knorpeleinlagerungen, die in diesen feinen Verzweigungen nur mehr in Form von Ringen und Stützen besonders an den Teilungsstellen der Bronchien zu treffen sind. Nach Fischer und Biermer sind in den erweiterten Acinis der Schleimdrüsen der Trachea Epithelien anzutreffen, die sich in Form, Größe und sonstiger Beschaffenheit vom Alveolarepithel nicht unterscheiden, während in den normalen Drüsen das Epithel mehr zylindrisch bis kubisch ist; auch die jüngeren Epithelschichten des Pharynx, der Vorderfläche der Epiglottis, der Stimmbänder, der Gießbeckenknorpel, sowie das seiner Flimmern beraubte Trachealepithel sind gleichfalls häufig nicht von den aus den Alveolen stammenden Zellen zu differenzieren. Man kann schon hieraus erkennen, wie schwierig, ja unmöglich es oft ist, die Herkunft solcher Epithelien zu bestimmen, die von ihrer Basis losgelöst und dem Zerfalle zugehend, ihre ursprüngliche Form wesentlich verändert haben.

a) Plattenepithelien.

Die im Sekret des Mundes enthaltenen und fast regelmäßig dem Sputum in geringerer oder größerer Menge beigemischten Plattenepithelien stellen große, die weißen Blutkörperchen um das 10—15fache an Durchmesser übertreffende, runde oder mehr polygonale flache Zellen mit verhältnismäßig kleinem Kern dar, der sich mäßig intensiv färbt, ein deutliches Chromatingerüst aufweist und nur verhältnismäßig selten etwas aufgequollen ist. Ihr Protoplasma ist wenig und fein granuliert, Fetttröpfchen sieht man nur selten in ihm, Myelintropfen niemals. Häufig sind die Ränder umgeschlagen, wodurch ihre Form mannigfach variieren kann und sie als längliche, an beiden Enden zugespitzte, häufig gefältelte Zellen imponieren. Man trifft sie entweder einzeln oder fast noch häufiger in ganzen Verbänden an; ältere Exemplare zeigen einen mehr glasigen hornartigen Charakter, verlieren ihre Kerne und schrumpfen; es kann vorkommen, daß man sie bei oberflächlicher Betrachtung dann mit Bündeln von elastischen Fasern verwechselt, da in diesem Zustande ihre Randkonturen besonders deutlich hervortreten.

In dem nach May-Grünwald gefärbten Präparat erkennt man zumeist ihre ziemlich deutliche Kernstruktur; ein Kernkörperchen fehlt; der Farbton des Protoplasmas ist ziemlich gleichmäßig hellblau, zuweilen mit leicht rötlichem Schimmer. Sehr häufig sind sie mit Mikroorganismen besetzt; es handelt sich hier indessen nicht um phagocytierte, sondern nur um aufgelagerte Gebilde. Pigment nehmen sie nicht in sich auf. In zersetzten Sputis trifft man auch Kerne an, um die herum nur noch ein Rest des Protoplasmas zu entdecken ist oder freie Kerne; eine besondere Bedeutung kommt ihnen nicht zu.

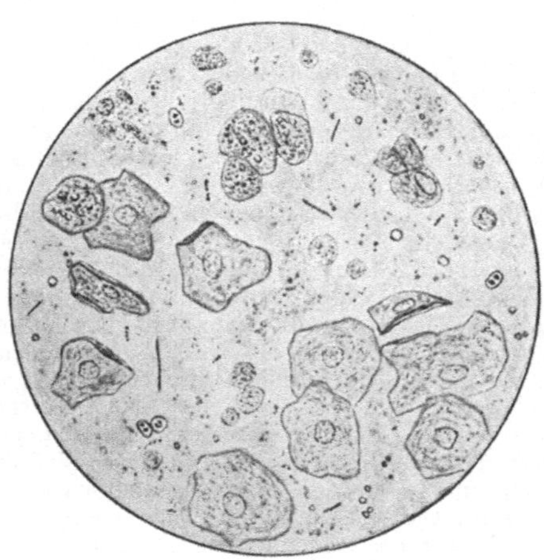

Abb. 56. Plattenepithelien aus der Mundhöhle, einzelne körnige Rundzellen. Obj. 6. Ok. 1.

Plattenepithelien finden wir regelmäßig im Speichel, besonders wenn durch mechanische Manipulationen, z. B. mit der Zunge, reichlicher Speichelfluß erzeugt und gleichzeitig die Mundschleimhaut lädiert wird. So erwähnt Lenhartz einen Fall von „hysterischem Sputum“, in welchem wochenlang reichliche Mengen von Pflasterepithelien neben roten und weißen Blutkörperchen und Mikroorganismen ausgespuckt wurden. Eine Abkunft der Plattenepithelien aus den von ihnen besetzten Teilen des Kehlkopfes kann man nur bei isolierter Erkrankung des Kehlkopfes annehmen, wenn durch sorgfältiges Ausspülen des Mundes Vermischung mit Mundepithelien verhütet wird. Stets finden wir sie nur in den mehr schleimigen Teilen des Sputums, selten oder gar nicht im rein eitrigen Auswurf, wo sie dann wohl stets als nebensächliche Beimengung aufzufassen sind. Ihr reichliches Vorhandensein weist nur auf eine reichliche Abschilferung des Epithelbelages des Mundes und der oberen Luftwege hin, am häufigsten bei Mundkrankheiten im Beginne akuter Rachen- und Kehlkopfkatarrhe; auch einzelne Ballen des asthmatischen Auswurfes bestehen zuweilen ganz aus ihnen. Im Auswurf des chronischen Rachenkatarrhs treffen wir sie dagegen spärlicher, aber auch regelmäßig an; gelegentlich bestehen aber auch hier Pfröpfe nur aus ihnen und dem zusammenkittenden Schleim.

In großen Mengen werden sie bei mangelhaftem Speichelfluß, bei Aplasie der Speicheldrüsen wie einfacher Austrocknung des Mundes abgestoßen. Verhornte längliche Zungenepithelien mögen sich ihnen dann beimischen.

Nach dem Gesagten ist klar, daß ihnen eine besondere diagnostische Bedeutung nur in den seltensten Fällen zukommt.

b) Cylinderepithelien.

α) Morphologie. Das Cylinderepithel der Bronchialschleimhaut kommt in verschiedenster Form und Größe vor, doch wird der zylindrische Charakter stets mehr oder weniger beibehalten; kubische Formen sind selten. In den typischen Exemplaren besteht es aus länglichen Zellen mit ausgezogenem oder geschwänztem Ende, die großen um das Doppelte und mehr länger als die kleinsten. Häufig ist das basale Ende in einen langen dünnen geschlängelten Faden ausgezogen, dessen Entstehung sich BERKART so denkt, daß der schwerere, von der Unterlage bereits losgelöste Teil des Zellkörpers an dem noch inserierten Ende zieht und dieses so in die Länge streckt. Bei den größeren noch gut erhaltenen Zellen ist der breite, dem Bronchus zu gelegene Teil durch eine deutliche Membran mit Flimmerbesatz abgegrenzt. Frische Zellen lassen in der Wärmekammer die Flimmerbewegungen noch gut erkennen, häufig erst nach einiger Zeit des Anwärmens und der Beobachtung (LENHARTZ). Hat der Auswurf schon längere Zeit im Spuckgefäß gestanden, oder ist er ein Produkt länger bestehender katarrhalischer Entzündungen, so fehlt der Flimmerbesatz. — Das Protoplasma der Zellen ist feinkörnig, der granulierte Kern rund oder

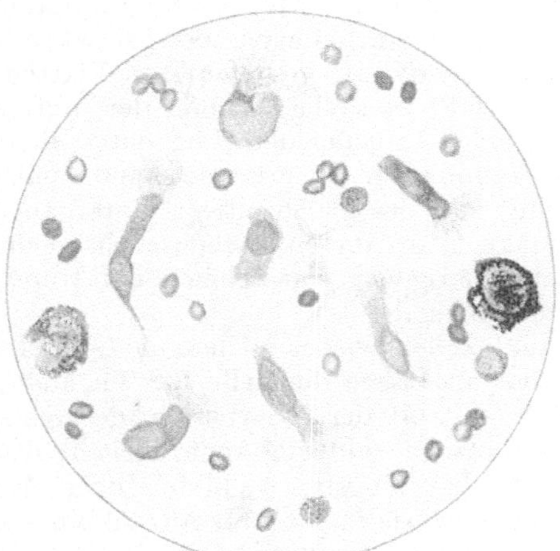

Abb. 57. Abstrich aus einem mittleren Bronchus bei Pneumonie mit flimmernden Cylinderepithelien, einem neutrophilen Leukocyten, einer Mastzelle; roten Blutkörperchen. Öl-Imm. Ok. 1.

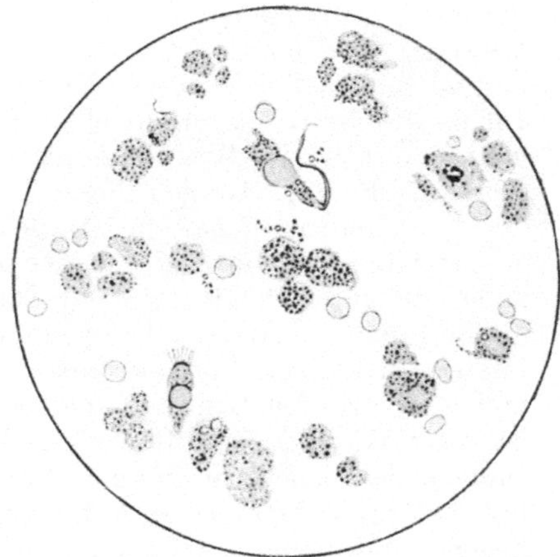

Abb. 58. Auswurf bei croupöser Lungenentzündung. Flimmerepithelien, weiße Blutkörperchen, „Körnchenzellen", rote Blutkörperchen, Diplokokken in Ketten. Öl-Imm. Ok. 1.

leicht oval, zuweilen in Teilung begriffen; er liegt gegen das basale Ende der Zelle zu und läßt sich oft nur schwer von dem umgebenden Protoplasma abtrennen. Seine Größe kennzeichnet sich durch eine Ausbuchtung des Zellleibes um ihn herum, in deren Bereich nur ein schmaler, oft kaum mehr in Erscheinung tretender Protoplasmasaum übrig bleibt. Pigment findet sich niemals in Bronchialepithelien abgelagert, zum Unterschied von pigmentführenden Rundzellen und weißen Blutkörperchen. In den wenigen Fällen, in denen von Pigmentaufnahme durch festsitzende oder losgelöste Bronchialepithelien gesprochen wird, sind es nur vereinzelte Körnchen und unter ungewöhnlichen Bedingungen gewesen, zum Teil wohl auch nur Auflagerungen.

Die kubischen Epithelien sollen nach BESANÇON und DE JONG sich vermehren und den Charakter von Schleimzellen annehmen können, weshalb sie auch als Ersatzzellen (cellules de remplacement) bezeichnet werden; für gewöhnlich werden sie aber nicht aus diesem Grunde als „Ersatzzellen" angesehen, sondern weil sich aus ihnen die Cylinderepithelschicht nebst den Flimmerzellen bildet.

TROUP sah frisch ausgeworfene Cylinderepithelien zuweilen in amöboider Bewegung, es fehlt aber bisher jede Bestätigung dieser Erscheinung.

Die Färbung mit May-Grünwald liefert in der Regel keine sehr schönen Resultate, besonders bei den gequollenen Exemplaren. Das Protoplasma nimmt einen rot-violetten

Farbenton an, der netzförmige Kern einen ziemlich diffusen blauen. Die Flimmerhärchen sind nur in günstigen Fällen zu erkennen. Bessere Erfolge erhält man bei der Färbung von Bronchialsekret, welches bei Autopsien gewonnen worden ist. Hier ist der Flimmerbesatz in rot-violetter, etwas diffuser Färbung noch deutlich vorhanden, ebenso der aufgetriebene Zelleib, der zuweilen in scharfen Bogen verläuft, so daß das Schwanzende der Zelle fast neben die Flimmern zu liegen kommt. Der basale Kern hebt sich als schwach basisch gefärbtes, zuweilen auch ganz leicht neutrophil gekörntes, blasiges Gebilde mäßig deutlich vom Protoplasma ab.

Sehr häufig entdeckt man weitgehende Veränderungen an den Epithelien, die sich in verschiedener Richtung äußern können. Befindet die Zelle sich in schleimiger Degeneration, so ist der gegen das Bronchiallumen zugewandte Teil blasig oder schaumig aufgequollen, einem feinen, kaum granulierten Wabennetz vergleichbar; die Basalmembran ist wenig oder gar nicht mehr sichtbar und die Zellmasse tritt aus dem Lumen der Zelle hervor. Bei schwereren Katarrhen, bei Bronchiektasen verliert das Bronchialepithel seinen Flimmerbesatz, dann seine zylindrische Form, plattet sich mehr oder weniger ab. Im Laufe der eitrig-nekrotischen Veränderungen bei Grippeerkrankungen oder bei nekrotisierender Bronchitis kann sich zunächst stellenweise geschichtetes Plattenepithel bilden, bei schwerer Erkrankung zerfällt es völlig, so daß der blutige Inhalt des Bronchus unmittelbar in das eitrige Infiltrat der Umgebung übergeht und kleinere Bronchien als solche kaum mehr zu erkennen sind (siehe Abb. 17, S. 42). Infolge dieser Zerstörung und des gleichzeitigen Untergangs der Schleimdrüsen ist eine Schleimproduktion an diesen Stellen nicht mehr zu erwarten. Isolierte Kerne der Bronchialepithelien von solchen der Rundzellen zu unterscheiden, gelingt dann nicht mehr.

Bei anders gearteten Erkrankungen sind Zellen wieder zu langen Gebilden mit einem fädigen Fortsatz ausgezogen, der an Länge die Zelle um ein Mehrfaches übertreffen kann; in solchen Zellen fehlt oft der Ciliarbesatz, der Kern ist gestreckt und verläuft weit in das Schwanzende hinein. Auch noch in situ sind solche Zellen zu finden (Marchand). Die längsten Gebilde dieser Art hat man im asthmatischen Anfall vorgefunden, wo sie in größerer Anzahl einzeln liegend vorkommen, aber auch zu dichtem Netzwerk verflochten, die Grundmasse von Curschmannschen Spiralen bilden können, so daß diese fast nur aus solchen Zellen zusammengesetzt erscheinen (s. Abb. 42, S. 100). Mönckeberg weist besonders darauf hin, daß hierbei auch die Kerne außerordentlich ausgezogen werden und an der Bildung des Zentralfadens beteiligt seien.

Bei der gleichen Erkrankung trifft man sehr häufig auch eine weitere Umwandlung an, die darin besteht, daß die Konturen der Zellen schärfer hervortreten, ihr Inhalt dagegen homogener, heller und glänzender, perlmutterartig wird, so daß schließlich jede Spur von Granulation verschwunden und auch ein Kern nicht mehr zu entdecken ist. Gleichzeitig nimmt die Größe häufig etwas ab. In diesem Zustande nähern sich die Zellen in Form und Aussehen den Charcot-Leydenschen Krystallen; es fehlt ihnen nur noch die scharf ausgeprägte Krystallform, doch kann man in manchen Präparaten einen ununterbrochenen Übergang zwischen wohl ausgebildeten Cylinderepithelien und Krystallen antreffen. Nach Lewy steht ihre Zahl im umgekehrten Verhältnis zu der Zahl der Krystalle; er nimmt daher eine Umwandlung in die letzteren an, eine Ansicht, der auch Lenhartz und der Verfasser für einen Teil der Krystalle beipflichten. Daß sie allerdings im umgekehrten Verhältnis zu den Krystallen stehen sollen, kann nicht behauptet werden, man trifft sie aber fast regelmäßig in größeren Haufen in der Umgebung der Zellen und meistens in der beschriebenen Degenerationsform an.

β) Vorkommen. Wie gesagt, finden sich die Cylinderepithelien am häufigsten im akuten Asthmaanfall, solange das Sputum eine glasig-schleimige

Beschaffenheit zeigt, oft in außerordentlich großen Mengen. In der Regel liegen sie voneinander getrennt und wirr durcheinander, sind von sehr wechselnder Größe und lassen häufig die oben beschriebenen Abweichungen, insbesondere den eigenartigen Glanz und die stärkere Lichtbrechung erkennen. Man kann indessen auch ganze Reihen weniger abgearteter Zellen und ganze Konglomerate beobachten, auch Schläuche von zusammengebackenen Cylinderepithelien, die äußerlich kleinen Gerinnseln gleichen können (Schittenhelm und Fraenkel). Fraenkel bestätigte diesen Befund auch in autopsia; in den mittleren und kleineren Bronchien eines im akuten Asthmaanfall verstorbenen Mannes traf er auf „eine so beträchtliche Abstoßung in die Länge gezogener Zellen, daß deren zahlreiche wirr durcheinander geworfene und spindelig aussehende Elemente eine vollkommen pfropfartige Verstopfung des Lumens bewirkt hatten.“ Auch Berkart gibt eine Abbildung eines ähnlichen sich verzweigenden Ausgusses. In selteneren Fällen kommen auch ganze Nester aus solchen abgestoßenen Zellen vor, kreisrunde Konglomerate, an deren äußeren Partien eine spiralige Drehung ganz deutlich zu erkennen ist. Die inneren Zellen sind mehr kubischer Natur, die nach außen liegenden flachen sich mehr und mehr ab, so daß die äußersten von ihnen dünnen spindeligen Gebilden mit in die Länge gezogenem Kern, soweit ein solcher überhaupt noch sichtbar ist, gleichen. Zuweilen scheinen sie auch in die zylindrischen Zellen der Umgebung überzugehen. Das Protoplasma der inneren Zellen ist leicht gekörnt, das der äußeren zeigt nur einige feine Granula oder ist völlig homogen. Die Gebilde gleichen am ehesten Krebsnestern, nur daß bei diesen die Umformung der Zellen gerade umgekehrt, also gegen die Mitte zu, stattfindet. Aus der spiraligen Anordnung der Zellen kann man auf eine Zusammenbackung durch starke Wirbelbewegung schließen, wie sie auch für die Entstehung der Curschmannschen Spiralen angenommen wird. (Eigene Beobachtung.)

Bei der fibrinösen Bronchitis werden gleichfalls reichlich Cylinderepithelien ausgestoßen, zuweilen ganze Schläuche, die Vierordt für Drüsenausführgänge hielt, deren Entstehung aber wohl auf eine Abschilferung des Bronchialepithels in den kleineren und kleinsten Bronchien zurückzuführen ist; man hat wenigstens bei Sektionen keine Anhaltspunkte dafür gefunden, daß es sich um ganze Drüsenausführgänge handelt. Ihre Menge ist übrigens sehr wechselnd, wie auch schon aus den Ausführungen über die Entstehung der Gerinnsel hervorgeht (s. S. 84 ff.). Ferner treffen wir Cylinderepithelien, und zwar meistens gut erhaltene, in den Anfangsstadien der akuten Bronchitis, und überhaupt bei frischen katarrhalischen Erkrankungen der oberen Luftwege. Sie können also auch aus der Nase oder der Choanengegend stammen, von wo sie durch starken Inspirationszug in den Rachen gerissen und ausgehustet werden. Die Exemplare liegen fast stets einzeln, selten einmal zwei oder drei nebeneinander; epitheliale Zellreihen, wie man sie im anatomischpathologischen Präparat von der Schleimhaut abgehoben antrifft, sind Ausnahmen.

Bei Bronchiektasien fehlen im weiteren Verlaufe in der Regel die wohl ausgebildeten, mit Flimmern besetzten Formen, da hier infolge der zunehmenden Atrophie das zylindrische Bronchialepithel in ein mehr kubisches übergeht und die Flimmern verliert. Selten sieht man Cylinderepithelien bei Lungentuberkulose, nach Lewy am ehseten noch bei sehr raschem Verlauf, da hier die Abstoßung sehr häufig erfolgen soll. Solange Schleim vorhanden ist, wird man sie antreffen, wenn auch nur spärlich.

In mäßiger Menge sind sie zuweilen beim Lungeninfarkt vorhanden.

Bei der croupösen Pneumonie sieht man sie meist nur in spärlichen Exemplaren, was auf die verhältnismäßig geringe Beteiligung der Schleimhaut der größeren Bronchien an der Erkrankung zurückzuführen ist. Gelegentlich ist ihre Menge auch größer, bis zu ganzen Zellverbänden. Häufiger sind sie im mehr schleimigen Sekret des Beginns und Endstadiums katarrhalischer Lungenentzündungen, seltener in ihrem eitrigen Auswurf.

γ) Die Bedeutung der Cylinderepithelien ist darin zu suchen, daß sie, sofern es sich nicht um eine Erkrankung der Nase oder des Rachens handelt, uns mit Sicherheit eine katarrhalische Erkrankung der Trachea und der Bronchien anzeigen, sei es, daß diese selbständiger Natur oder nur Begleiterscheinung einer tieferliegenden Entzündung ist. Der gleichzeitige Schleimgehalt des Auswurfs bestätigt dies nur. Eine spezifische Bedeutung kommt den Cylinderepithelien streng genommen daher nicht zu; die erwähnten schlauch- oder pfropfenförmigen Gebilde lassen vielleicht noch auf eine erschwerte Expektoration und außerordentlich starke Abstoßung des Epithels schließen. Sowie die katarrhalische Entzündung in eitrige übergeht, so verschwinden sie. Die eigentümliche glänzende Umwandlung und die Übergänge zu den CHARCOT-LEYDENschen Krystallen finden aber nur beim typischen Asthma bronchiale oder verwandten Zuständen statt. — Woher die Zellen im speziellen Falle stammen, wird nur schwer zu ermitteln sein; im allgemeinen müßte man annehmen, daß die höheren und schmäleren Epithelien aus der Trachea und den großen Bronchien, die niedrigen, sich mehr der kubischen Form nähernden, aus den feineren Bronchialverzweigungen stammen.

c) Rundzellen („Alveolarepithelien").

α) Morphologie. Streicht man mit einem Messer den Saft einer normalen Lunge ab und untersucht ihn, so sieht man nach GUTTMANN und SMITH sehr zarte schleierartige, geknitterte membranartige Gebilde, die in ungefärbtem Zustande keine Zellgrenzen und einen Kern oft nur undeutlich zeigen, letzteren aber bei Färbung etwas kräftiger hervortreten lassen. Fertigt man ferner Präparate aus ödematösen Lungen an, so findet man, daß in einigen der Membranen die Zellkerne besonders dicht stehen und sie voller erscheinen; um sie herum sind Körnchen aufgetreten, die sich mit Methylviolett lebhaft färben; die Zellen sind durch scharfe Grenzlinien getrennt, so daß man das Bild eines polygonalenPlattenepithels vor sich hat. Bei fortschreitender Quellung trennen sich die einzelnen Zellen und runden sich sphärisch ab, die Granulationen treten etwas deutlicher hervor. Diese hydropische Quellung und Formveränderung von Alveolarepithelien ist von FRIEDLÄNDER auch experimentell bewiesen worden. Nach GUTTMANN und SMITH sind es diese sphärisch gestalteten Formen, in welchen wir die abgestoßenen Alveolarepithelien im Sputum antreffen.

BIZZOZERO nimmt zwei Arten von Zellen an, große körnige, protoplasmareiche Zellen, die er im Alveolarlumen vorfand, und lamellöse, gleichfalls kernhaltige, die Alveolen auskleidende Zellen. Die ersteren sollen aus letzteren hervorgehen, die im Sputum erscheinenden mit ihnen übereinstimmen.

Nach BESANÇON und DE JONG stellen sich die Alveolarepithelien in drei Formen dar: als kleine Alveolarzelle ohne Granulation, als endothelialer Makrophage mit oder ohne Pigment, als endotheliale Zelle in netzförmiger Degeneration. Unter Umständen kann die Alveolarzelle wieder embryonalen Charakter annehmen, also kubisch werden; wahrscheinlich ist sie dann mit der ersterwähnten Zellform identisch, die wir bei Reizzuständen verschiedener Art antreffen.

Tatsache ist, daß man außerordentlich häufig Rundzellen im Sputum sieht, meist in einzelnen Exemplaren, seltener in zusammenhängenden Verbänden; fast regelmäßig sind sie gruppenweise, oft dicht nebeneinander in manchen Partien des Sputums angeordnet, vorzugsweise in den schleimigen; in anderen fehlen sie ganz. Es sind kleinere und größere Zellen, die gewöhnlichen Eiterkörperchen um das 2—4fache überragend, oft auch nur wenig größer wie diese, mit einem verhältnismäßig großen, runden, seltener ovalen oder ausgebuchteten

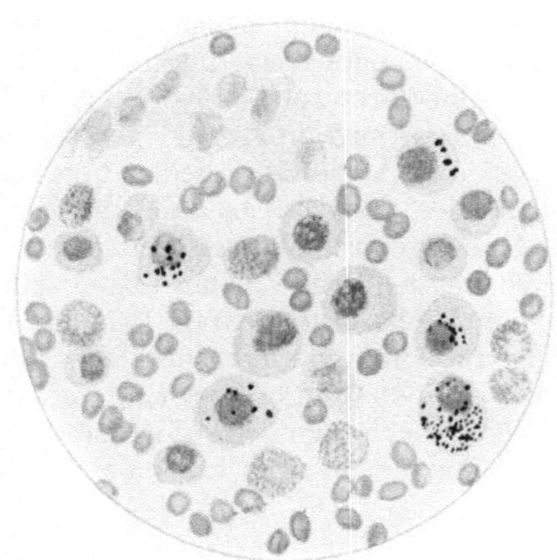

Abb. 59. Lungenabstrich bei croupöser Pneumonie. Große kohlepigmentführende Rundzellen und noch im Verband befindliche glatte Alveolarepithelien, neutrophile Leukocyten. MAY-GRÜNWALD. Obj. 6, Ok. 3.

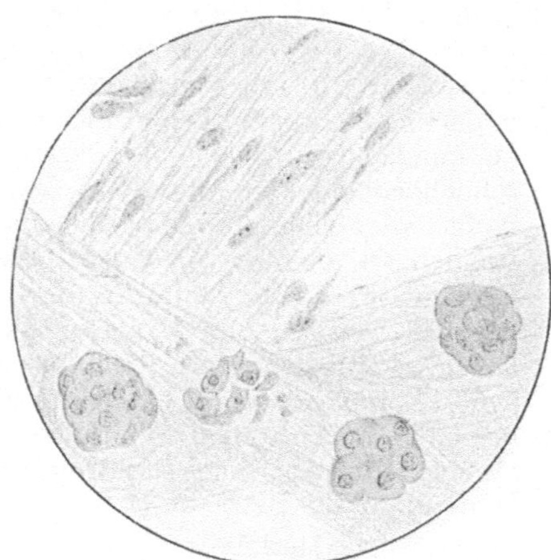

Abb. 60. Rundzellen, noch im Verband. Obj. 6. Ok. 1.

Kern; nicht zu selten lassen sich auch zwei dicht aneinander gelagerte Kerne, die eben durch Teilung hervorgegangen zu sein scheinen, erkennen, den Teilungsvorgang selbst hat man indes noch nicht beobachtet. Meistens gelingt es, in den großen Exemplaren auch ein oder mehrere Kernkörperchen in ihnen zu entdecken. Das Protoplasma ist nur so lange sehr fein granuliert, als es sich um frischere Exemplare handelt; nach FINK und v. NOORDEN soll zum Unterschied von den Leukocyten in ihnen überhaupt keine Spur von Granulation anzutreffen sein.

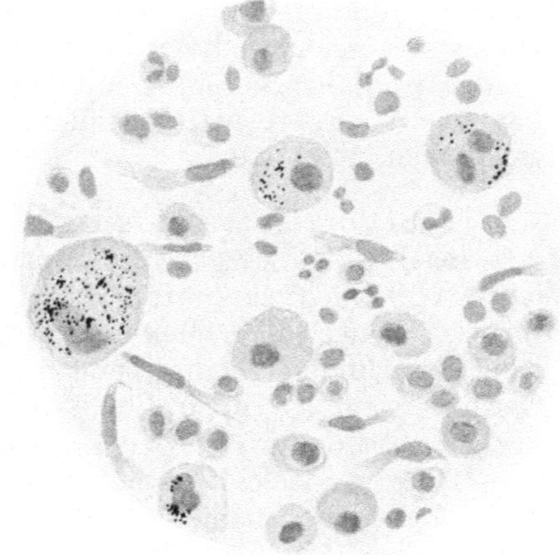

Abb. 61. Abstrich einer Stauungslunge mit Rundzellen (Alveolarepithelien). Die großen, gequollenen enthalten zum Teil Kohlepigment. Daneben Bronchialepithelien mit Flimmerbesatz und einzelne polymorphkernige Leukocyten. UNNAs Methylenblau. Obj. D, Ok. 3.

Nach einigen Beobachtern (GUTTMANN, HEITLER) führen die Zellen amöboide Bewegungen aus, doch fehlt hierfür die Bestätigung von anderer Seite.

Der oft etwas aufgelockerte Kern nimmt Farben mäßig gut an; das Protoplasma läßt mit May-Grünwald verschieden stark, aber nie sehr intensiv blau-violett sich färbende feine Granula erkennen, doch fehlt auch jede Granulation.

Eine Reihe dieser Zellen, in manchen Sputis sogar ihre große Mehrzahl, zeichnet sich durch Einschlüsse aus, die zum Teil als Degenerationsprodukte, wie Fettkörnchen, Myelinkügelchen, aufzufassen, zum Teil aber auch ohne Mühe als Einlagerungen verschiedener Art zu erkennen sind; sie sind also zu

Pigmentzellen geworden; von ihnen wird später besonders die Rede sein. Auch Bakterien werden von ihnen aufgenommen.

β) Herkunft (allgemeine Bemerkungen). Während sich die ersten Untersucher, die sich näher mit dem Studium dieser runden Zellen befaßt hatten, durch den Vergleich mit den abgestrichenen Lungenepithelien, sowie Beobachtungen im Tierexperiment zu der Annahme berechtigt glaubten, nichts anderes wie abgestoßene und gequollene Alveolarepithelien vor sich haben zu können, war man bald darauf über ihre Herkunft in Zweifel geraten und schließlich auf dem Standpunkte angelangt, daß Alveolarepithelien überhaupt nicht mit Sicherheit als solche zu erkennen seien, und daß es daher überhaupt fraglich sei, ob man in diesen Gebilden Alveolarepithelien vor sich habe. Es ist ihnen hier daher vorläufig der nichts vorwegnehmende Name „Rundzellen" gegeben worden, zum Unterschiede von den leicht erkennbaren Platten- und Cylinderepithelien, sowie den durch geringeren Umfang, Kernform oder deutliche Granulation ohne weiteres auffallenden weißen Blutkörperchen. Zuweilen mögen es auch Bronchialepithelien der tieferen Schichten sein, doch sind diese als solche im Auswurf niemals zu erkennen. Der Menge nach kommen sie überhaupt nicht in Betracht.

Sämtliche Merkmale, die den in der beschriebenen Weise veränderten Alveolarepithelien zukommen, können nämlich auch anderen Zellen zukommen, vor allem manchen Zellen des Blutes oder Zellen, die sich aus fixen Bindegewebszellen ableiten, ferner den aus den kleinsten Bronchien stammenden kubischen Zellen. Auch die Aufnahme von Pigment sowie die fettige und myeline Degeneration sind keine Eigentümlichkeit der Alveolarepithelien, so daß, wie alle neueren Forscher, an ihrer Spitze Panizza und Grünwald betonen, eine sichere Unterscheidung überhaupt nicht möglich ist, eine Ansicht, die früher Fischel allein stets vertreten hatte. Da der Streit sich gleichzeitig darum dreht, ob die pigmentführenden Zellen als Alveolarepithelien oder Gebilde anderer Herkunft anzusehen sind, so wird die Frage ihrer Abstammung später bei der Besprechung dieser Zellen weiter erörtert werden (s. S. 163 ff.). Im folgenden ist daher vorläufig auf die Pigmentation dieser Zellen, sowie das Vorkommen von Fett und Myelin in ihnen nur soweit als notwendig Rücksicht genommen.

γ) Vorkommen. Guttmann und Smith fiel schon auf, daß Rundzellen fast regelmäßig bei ganz gesunden Individuen jenseits des 30.—35. Lebensjahres vorkamen; sie führten dies auf eine Desquamation von Alveolarepithelien zurück, die nach ihrer Meinung im früheren Alter unter normalen Verhältnissen nicht stattfindet, sondern erst bei Zirkulationsstörungen oder Quellung der Epithelien infolge Aspiration von Bronchialsekret in das Lungenparenchym. Tatsache ist, daß wir besonders in dem dickschleimigen, schwarz pigmentierten Sputum, das viele Erwachsene am Morgen entleeren, regelmäßig zahlreiche dieser Zellen vorfinden, oft in großen Haufen zusammengedrängt, alle mehr oder weniger mit Fettkügelchen, Myelintropfen oder Pigmentkörnern erfüllt.

Bei Bronchitiden treffen wir solche Zellen weniger häufig an und wenn, dann nur im wenig eitrigen, mehr schleimigem Sputum der akuten wie chronischen Bronchitis. Dagegen erscheinen sie regelmäßig in verschiedener Anzahl bei Katarrhen, die im Gefolge von Stauungszuständen sich einstellen; sie fallen hier dadurch auf, daß ein Teil von ihnen mehr oder weniger Blutpigment enthält (siehe unter „Herzfehlerzellen"). Ähnlich ist es beim hämorrhagischen Infarkt. In ganz vereinzelten Fällen sollen sie bei letzterer Erkrankung auch rote Blutkörperchen in sich aufnehmen (Guttmann und Smith u. a.). Verfasser ist es jedoch, wie anderen Untersuchern, nie gelungen, derartiges einwandfrei zu beobachten.

Zuweilen hat man ähnliche Zellen im Asthmasputum, besonders reichlich im Mantel der CURSCHMANNschen Spiralen vorgefunden, doch stehen sie nach v. NOORDEN nicht in konstanter Beziehung zu denselben; auch ganze Schläuche sollen, ähnlich wie aus Cylinderepithelien, bei der fibrinösen Bronchitis von ihnen gebildet werden. Es läßt sich jedoch auch hier nicht unterscheiden, ob die hieran beteiligten Zellen wirklich „Alveolarepithelien" sind; es ist oben bereits darauf hingewiesen worden, daß auch andere Zellen die gleichen Formen annehmen können. Bei näherer Betrachtung erscheinen sie weniger granuliert, pigmentarm, sehr häufig in kleineren oder größeren Verbänden, an den aneinander liegenden Seiten leicht abgeplattet; es ist also sehr viel wahrscheinlicher, daß es sich hier um Bronchialepithelien handelt und anderslautende Angaben auf Verwechslungen beruhen.

Bei hypostatischen Prozessen finden sie sich nach GUTTMANN und SMITH reichlich im schleimigen Auswurf. HEITLER fand bei der Autopsie eines Falles, in dessen Auswurf ständig „Alveolarepithelien" getroffen wurden, das Lungenepithel vollkommen normal; die Zellen konnten also nach seiner Ansicht nicht dem Lungengewebe selbst entstammen. Sie erscheinen bei hypostatischen Entzündungen aber regelmäßig, wenn auch in verschiedener Menge und stammen auch sicher aus den tiefsten Teilen, denn man findet derartige Formen stets in den Alveolen liegen, aus denen sie aufwärts gewandert sein müssen.

Bei Lungenödem sieht man sie in den späteren Stadien des serösen Auswurfs, wie HEITLER angibt, reichlich in intaktem Zustande oder in myeliner Degeneration.

Während nach AMBERGER „Alveolarepithelien" bei der croupösen Pneumonie nur als akzidentelle Gebilde vorkommen, oder zum mindesten lediglich die Folge eines chronisch-pneumonischen Prozesses sein sollten, fanden sie GUTTMANN und SMITH hier regelmäßiger, hauptsächlich „in dem Kranz hirsekorngroßer, weißlich durchscheinender, grau bestäubter Klümpchen, der sich um den rostbraunen oder citronengelben Kern herumlegt", aber auch in diesem selbst, während sie in den mehr eitrigen, aus den Bronchien stammenden Massen nur mehr wie zufällig vorkamen. In den ersten Tagen der Erkrankung sind sie stets spärlich, dagegen auch nach Ablauf des Prozesses noch wochenlang in großer Menge anzutreffen, wie man in jedem Falle feststellen kann.

LIEBMANN macht auf das Vorkommen „monocytoider" Zellen bei der nekrotisierenden Influenzapneumonie aufmerksam, mit pyknotischen Kernresten und Erythrocytentrümmern, auch Fettkörnchen in ihrem Inneren. (Mit den Blutmonocyten haben sie trotz ihrer Ähnlichkeit nichts zu tun.)

Auffallend häufig wurden die in Frage stehenden Zellen von BUHL bei Spitzenkatarrh sowie bei Spitzeninduration vorgefunden; bei Exacerbation der Erkrankung sollten sie infolge des begleitenden Bronchialkatarrhs seltener werden, im eitrigen und im Kavernensputum überhaupt ganz fehlen. Letzteres wäre wohl erklärlich, da das Lungenepithel hier mehr oder weniger zerstört ist und auch die in den Randzonen vorgefundenen gequollenen Epithelien rasch der Vernichtung anheimfallen. Im phthisischen Auswurf sollen sie denn auch vorzugsweise in den schleimigen Teilen gefunden werden. Verfasser hat sie in dem schleimig-eitrigen Auswurf bei dieser Erkrankung manchmal in auffallend großer Anzahl, die Mehrzahl von ihnen in fettiger Degeneration, aber fast ohne Pigment gesehen, im rein eitrigen nur selten.

Sucht man also genauer, so wird man „Alveolarepithelien“ überhaupt in jedem Sputum, besonders in dessen schleimigen Teilen, vorfinden, je nach der Erkrankung in größerer oder geringerer Zahl, am spärlichsten in rein eitrigen Massen. PANIZZA hat hierauf schon mit Nachdruck hingewiesen.

δ) Pathognomonische Bedeutung. Die älteren Beobachter hatten den „Alveolarepithelien“ infolge ihres angeblich gehäuften Vorkommens bei manchen Erkrankungen eine große pathognomonische Bedeutung zugesprochen, besonders den myelinhaltigen Exemplaren. BUHL sah in ihnen das Zeichen einer spezifischen Erkrankung der Lungen, der sogenannten Desquamativpneumonie tuberkulösen Ursprungs, da er gerade bei dieser eine Anhäufung von Alveolarepithelien in den Alveolen festgestellt hatte. Auch später wurde seine Ansicht noch von DOCTOR vertreten. Nach GUTTMANN und SMITH sollte dagegen diese Bedeutung jenseits des 30. Lebensjahres erloschen sein und ihr Vorkommen nichts anderes als eine Abstoßung von Lungenepithel beweisen, die bei Gesunden im späteren Alter regelmäßig erfolge, keinesfalls aber für eine „Desquamativpneumonie“ wie bei Leuten unterhalb der angegebenen Altersgrenze sprechen. Beide Anschauungen haben, wenn auch nicht uneingeschränkt, ihre Berechtigung. Zweifellos haben die runden Epithelien, ob mit Staubpigment oder Myelin beladen oder nicht, in dem als Rachensekret angesprochenen Auswurf sonst Gesunder keine besondere Bedeutung. Sie zeigen nur eine ständige Loslösung von Zellen aus ihrem Verband an, wie dies im ganzen Körper regelmäßig geschieht. Die Zellen wandern dann, fortgetragen durch die Flimmerbewegung des Bronchialepithelbesatzes, aus den tiefsten Lungenteilen nach oben. Daß sich ihnen völlig gleichsehende Gebilde aus den Bronchien zugesellen, ist ganz unwahrscheinlich und ebensowenig findet ein einigermaßen in Betracht kommender Durchtritt von Histiocyten, die ebenfalls zu Wanderzellen werden können, durch die Schleimhaut der letztgenannten Abschnitte statt. Eher ist noch ein Durchtritt durch die entzündete Rachenschleimhaut denkbar.

Findet nun infolge eines Reizes mechanischer, chemischer oder entzündlicher Natur ein vermehrter Säftezufluß nach dem Alveolarlumen zu statt, so kommt es gleichzeitig damit zu einer verstärkten Abstoßung des Alveolarepithels und Zuwanderung von beweglichen Elementen. Sind die Bedingungen für eine Ausstoßung gegeben, so erscheinen sie dann in vermehrter Zahl auch im Auswurf. Sie treten also bei jeder Erkrankung, die das eigentliche Lungengewebe in Mitleidenschaft zieht, in größerer Zahl auf, nur werden sie nicht selten von anderen Zellarten, wie Eiterkörperchen oder roten Blutkörperchen, völlig überdeckt, oder es ist ihnen der Weg nach außen überhaupt verlegt, zum Beispiel bei starker Sekretansammlung in den kleinsten Bronchien, oder sie können sich vielleicht auch aus dem Medium, in dem sie sich in den Alveolen befinden, nicht loslösen. So kann man sich vorstellen, daß sie sich im Beginn der croupösen Pneumonie in dem stark Eiweiß und Fibrin enthaltenden Sekret festsetzen und nur spärlich im Auswurf erscheinen und erst mit Beginn der Lösung aufwärts wandern. Ähnlich ist es beim Infarkt. Beim Lungenödem sind zu Beginn des Anfalles nur spärliche Rundzellen im Alveolarlumen, sondern sie erscheinen erst mit der Resorption des übergetretenen Blutes. Dann können sie endlich bei eitriger Einschmelzung des Exsudates oder der Autolyse desselben an Ort und Stelle verschwinden. Bei Lungengeschwülsten sind sie häufig in großer Anzahl (mit Fetttröpfchen erfüllt) in den Alveolen zu finden und werden auch mit dem Auswurf entleert. Auch bei Bronchitiden und besonders bei tuberkulösen Prozessen, exsudativen wie proliferativen, sind sie oft reichlich vorhanden; überall ist hier das abgesonderte Sekret ein dünneres, leichter zu entleerendes. Inwieweit die Flimmerbewegung der Bronchialepithelien bei den einzelnen

Erkrankungen an der Herausbeförderung der Zellen beteiligt ist und ob sie nicht zeitweilig ganz gelähmt sein kann, ist uns noch unbekannt.

Aus allem geht hervor, daß die Zahl der im Auswurf erscheinenden Rundzellen (Alveolarepithelien) keinen Maßstab für die im Alveolarlumen vorhanden gewesenen abgibt. Sehen wir von den Einschlüssen der Zellen ab, die uns über die Natur der Erkrankung wertvolle Aufklärung zu geben vermögen, so erfahren wir aus der Tatsache ihres Auftretens allein nichts weiter, als daß sich in den Alveolen eine Reaktion mit Mobilwerden bestimmter Zellen abspielt, dagegen nichts über den eigentlichen Charakter oder die Ätiologie der Erkrankung. Schon HEITLER hatte ihr Vorhandensein lediglich einem „begleitenden Katarrh" zugeschrieben, SENATOR dehnte später ihr Vorkommen auf entzündliche Infiltration, seröse Durchtränkung, sowie destruktive Prozesse aus, d. h. auf die verschiedenartigsten Vorgänge. Keinesfalls ist es in irgend einer Weise pathognomonisch für eine tuberkulöse Erkrankung, wenn auch das häufige Vorkommen daselbst zur Vorsicht mahnen soll.

Manche der eben beschriebenen Zellen zeigten nun, wie schon angedeutet wurde, verschiedene Eigentümlichkeiten, die ihnen eine gesonderte Stellung zuweisen und daher auch eine besondere Besprechung erfordern. Es sind dies die Zellen mit Pigment-, Myelin- und Fetteinschlüssen. Wie weit es sich dabei um Aufnahme von zunächst außerhalb der Zellen gebildeten Substanzen oder um Umbildung von Zellbestandteilen handelt, wird im einzelnen erörtert werden. Da sich vielfach die genannten Körper auch außerhalb von Zellen vorfinden, seien die freiliegenden Substanzen mit in die Besprechung eingeschlossen, zumal ihnen eine prinzipiell verschiedene Bedeutung nicht zukommt.

4. Pigmentzellen und freies Pigment.

a) Körpereigenes Pigment. „Herzfehlerzellen".

α) Morphologie. Bei gewissen Erkrankungen ist man auf das Vorkommen von Zellen aufmerksam geworden, in deren Protoplasma Pigment eingeschlossen ist, die sich sonst aber zunächst in nichts von den eben beschriebenen zu unterscheiden scheinen. Die Pigmenteinlagerung ist nicht gleichmäßig; entweder zeigt sie einen schwachen, diffusen, hellgelben Farbton, oder — das häufigere — gelblichere, hell- bis dunkelbraune oder rubinrote, unregelmäßig gestaltete und gelagerte Körnchen. Zahl und Größe dieser wechseln ganz außerordentlich, von einigen wenigen bis zu dicht gehäuften Massen, die den ganzen Zelleib verdecken. Daneben können mehr oder weniger Myelintröpfchen in ihnen enthalten sein.

COHN hat diese pigmentführenden Zellen in zwei Größenklassen eingeteilt, größere von 35—40 μ und etwas darunter und kleinere von 12 μ Durchmesser; zuweilen sind auch enorme Exemplare zu sehen, eigentliche Riesenzellen mit mehreren Kernen sind es aber nicht. Die großen Exemplare (Makrophagen) führen ein Kernkörperchen. Die Zellen liegen vereinzelt, häufiger zu Zügen geordnet, sehr selten in unmittelbarem Zusammenhang. In diesem letzten Falle dann nur mit sehr wenig Pigment beladen. Nach stärkeren Blutungen ist auch reichlich freies Pigment zwischen den Zellen eingelagert.

v. NOORDEN hat durch vorangehende Granulafärbung nachgewiesen, daß ungefähr die Hälfte aller pigmentführenden Zellen neutrophile Körnchen enthielt, also sicher leukocytärer Natur war; eine kleine Anzahl mit eosinophilen Granulis entstammte gleichfalls dem Blute; die meisten eosinophilen Zellen — es handelte sich bei den Untersuchungen um Asthmafälle — waren indes pigmentfrei; die andere Hälfte der Pigmentzellen wies überhaupt keine Körnchen auf, war also epitheloiden Gebilden zuzurechnen. v. NOORDEN schlägt daher vor, den bis dahin allgemein angewandten Namen „braune Alveolarepithelien" aufzugeben, da er falsche Vorstellungen von der Art und Abkunft der blutpigmenthaltigen Zellen erwecke. Auch SENATOR ist der Ansicht, daß nicht ausschließlich die großen runden Zellen das Pigment enthalten, ebenso KRÖNIG, im ganzen sind aber die großen Zellen mit rundem Kern vorherrschend. In Flimmerzellen ist nie solches Pigment gefunden worden (KRÖNIG), nach F. MÜLLER sind auch die kleinen Leukocyten stets pigmentfrei.

Das in den Zellen enthaltene Pigment ist von NEUMANN als Hämosiderin bezeichnet worden zum Unterschied von dem in rhombischen Täfelchen, in Form grober Büschel und auch in Schollen frei vorkommendem Hämatoidin, das eisenfrei und nach LENHARTZ niemals eingeschlossen ist. ORTH gibt indessen an, krystallinische Einschlüsse gesehen zu haben. Das Vorhandensein von

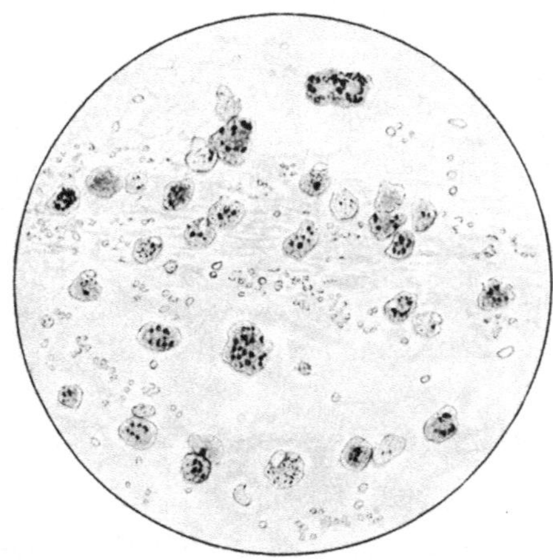

Abb. 62. Blutpigmenthaltige Zellen bei Mitralstenose („Herzfehlerzellen"). Berlinerblau-Färbung. Obj. 6. Ok. 1.

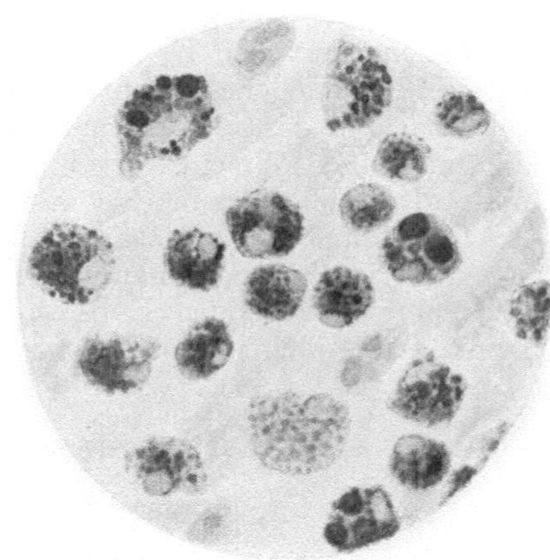

Abb. 63. Große gequollene Rundzellen mit reichlichem Blutpigment, zum Teil in Schollen- und Tropfenform. Berlinerblau – MAYERS Carminfärbung. $^1/_{12}$ Öl.-Imm. Ok. 2.

unveränderten roten Blutkörperchen in den Zellen ganz vereinzelter Fälle (KRÖNIG, GUTTMANN und SMITH) gehört nicht zum Begriff der „Herzfehlerzellen". Auffallend ist auch, daß man bei experimentellen Untersuchungen nach Einbringen von körpereigenem Blut in die Lungen niemals intakte rote Blutkörperchen von gequollenen Alveolarepithelien aufgenommen gefunden hat (E. NEUMANN, SOMMERBRODT). M. B. SCHMIDT und OTT machen noch besonders darauf aufmerksam, daß Erythrocyten von nicht mehr intakter Beschaffenheit leicht mit Pigmentklumpen zu verwechseln sind. Man sieht in der Tat bei geeigneten Fällen auch große runde oder ovale Einschlüsse, sie unterscheiden sich von Erythrocyten aber durch ihre dunkelgelbrote Farbe, ihre verschiedene Größe und ihren scharfen Rand, die mangelnde Delle und vor allem durch eine intensive Berlinerblau-Reaktion. Es handelt sich also auch hier um zusammengesinterte oder auseinandergeflossene Pigmentklumpen. Eingeschlossene rote Blutzellen (die keine Eisenreaktion geben) hat Verfasser im Auswurf bisher einwandfrei noch nicht entdecken können, auch keine Degenerationsformen.

Fettkügelchen sind selten in ihnen, myeline Degeneration kommt nicht vor.

β) Nachweis. Sind die Zellen nur diffus mit Pigment bestäubt oder enthalten sie Körnchen, die durch ihre braungelbe oder ins Rötliche spielende

Farbe auffallen, so kann man ihre Natur meistens ohne weiteres erkennen. Rötliches Pigment findet man nur noch in scholliger Form in Zellen eingeschlossen im Auswurf von Arbeitern, die feinen Eisenstaub eingeatmet haben (Eisenoxydstaub, MERKEL). Schwieriger ist die Unterscheidung von amorphem Kohlepigment, wenn auch dessen braunschwarze bis schwarze Farbe meist ein ziemlich zuverlässiges Merkmal bildet. Noch mehr erschwert wird die Untersuchung, wenn — worauf NEUMANN hinweist — ein schwarzer kohlepigmenthaltiger Kern von einem Mantel von Hämosiderinpigment umgeben ist. Die bräunliche oder rötliche Farbe des letzteren hebt sich besonders dann, wenn die umgebende Schicht schmal ist, nur schlecht von dem schwarzen Zentrum ab. Um zu konstatieren, ob ein solcher Mantel vorhanden ist, setzt man etwas konzentrierte Schwefelsäure zu, die das Blutpigment auflöst, die Kohlekörnchen dagegen intakt und ihre Konturen schärfer hervortreten läßt. Zur Sicherung

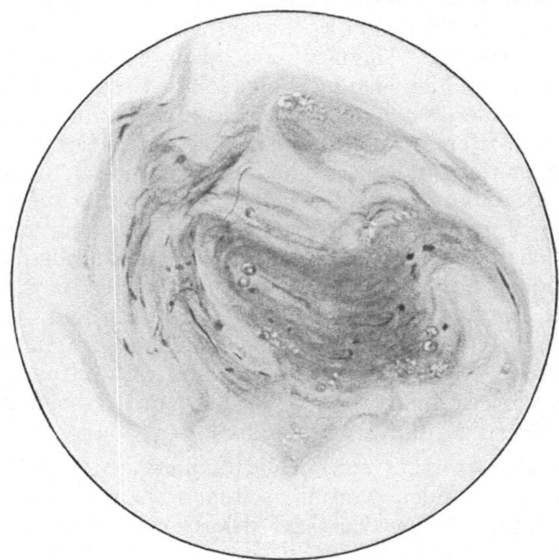

Abb. 64. Blutpigmenthaltiger, eitrig-schleimiger Auswurf bei Lungeninfarkt. Makroskopische Berlinerblau-Reaktion.

weist man ferner noch in bequemer Weise den Eisengehalt des Blutpigmentes nach, indem man zu einem kleinen auf einen Objektträger gebrachten (frischen oder aufgetrockneten) Partikelchen Sputum einen Tropfen verdünnte (1%) Salzsäure bringt und einige Augenblicke darauf einen Tropfen einer 2%igen Ferrocyankaliumlösung; in kurzem nehmen die bestäubten Zellen einen feinen blaugrünen Schimmer an, die Schollen färben sich intensiv blaugrün bis blau, während die Kohlepartikelchen keine Farbveränderung eingehen (Reaktion von PERLS). Nach LENHARTZ kann man statt dessen auch einen Tropfen Schwefelammoniumlösung zusetzen, das eine grünschwarze Färbung des eisenhaltigen Pigmentes erzeugt. v. NOORDEN bemerkt, daß man durch Anwendung der Farbreaktion regelmäßig mehr pigmenthaltige Zellen erkennen kann, als bei einfacher Betrachtung.

Handelt es sich um größere Konglomerate eisenhaltiger Zellen, so kann man die Reaktion auch makroskopisch anstellen, indem man das ganze Sputum mit Salzsäure und Ferrocyankalium mindestens 10 Minuten behandelt (5 Tropfen konz. Salzsäure auf 10 ccm 2%iger Ferrocyankaliumlösung). Während die Masse des Sputums sich hierdurch nur schwach grün färbt, nehmen die das Blutpigment enthaltenden Partien eine wesentlich intensivere blaugrüne bis blaue Farbe an und heben sich als dunkler gefärbte kleine Klümpchen und

Stippchen deutlich von dem helleren Untergrunde ab. Noch schöner werden die pigmenthaltigen Teile dargestellt, wenn man mit MAIERS Carmin nachfärbt. Es soll hierbei noch eigens bemerkt werden, daß man bei der Untersuchung des Auswurfs zum Nachweis von eisenhaltigem Blutpigment nicht die gewöhnlichen häufig angerosteten Metallnadeln benutzen darf, sondern Nadeln aus Platin oder überhaupt nur Glasinstrumente.

γ) Vorkommen. LENHARTZ gibt an, daß er die „Herzfehlerzellen" ausschließlich bei Herzfehlerkranken, sonst dagegen niemals gefunden habe; unter diesen nähmen die Kranken mit den chronischen Mitralfehlern und Myocarditis die erste Stelle ein, aber auch bei Aorten- und Pulmonalfehlern seien sie zu treffen; am regelmäßigsten und ausgeprägtesten seien sie bei Mitralstenosen. LENHARTZ schließt sich hier vollkommen der Ansicht WAGNERS an. Diese Beobachtungen sind vielfach bestätigt worden, spätere Untersucher haben die gleichen Zellen indes auch noch bei anderen Zuständen getroffen, in denen die genannten Veränderungen des Herzens nicht vorlagen, so besonders reichlich beim hämorrhagischen Infarkt, allerdings nicht in dem frischen blutigen Auswurf, sondern erst nach einer Reihe von Tagen (FR. MÜLLER). Es findet ja hier ebenfalls eine lokale Stauung statt. Bei Blutungen anderer Herkunft sollen sie nach F. A. HOFFMANN und COHN nie vorhanden sein, doch hat sie Verfasser auch dann beobachtet. Hier wie beim Infarkt fällt auf, daß sich regelmäßig auch reichliche Zellen finden, die kein körniges Pigment enthalten, sondern nur eine diffuse hellgelbe Färbung aufweisen. Es scheint, daß dies mit der Menge des ausgetretenen Blutes zusammenhängt. LENHARTZ weist ausdrücklich darauf hin, daß bei Stauungszuständen stets nur körniges Pigment sich findet; ob man daraus den Schluß ziehen darf, daß in dem einen Falle Blutungen nur in das interstitielle Gewebe, in dem anderen auch in das Lumen der Alveolen hinein stattgefunden haben, ist fraglich. Ein prinzipieller Unterschied zwischen Zellen mit körnigem und mit diffus verteiltem Pigment kann kaum gemacht werden, wenn auch das Vorherrschen von körnigem Pigment bei Herzfehlern auffällt.

Bei akuter Bronchitis sind „blutpigmenthaltige Zellen" in reichlicher Anzahl von LEWY gefunden worden, seltener bei chronischer Bronchitis; bei letzterer Erkrankung ist der Zustand des Herzens für ihr Auftreten häufig maßgebend gewesen (LENHARTZ, WIRSING). Für gewöhnlich fehlen sie.

v. NOORDEN stellte sie bei Asthmaanfällen fest, besonders zu Beginn derselben; im späteren Verlaufe wurden sie spärlicher, obwohl die Heftigkeit der Anfälle nicht abnahm. Verfasser beobachtete sie regelmäßig bei einer an chronisch-asthmatischen Beschwerden leidenden Patientin, die durch längere Zeit hindurch stark mit Blut vermischtes Sputum auswarf. Auch sonst sind sie gelegentlich vorhanden.

Beim Ödem der Lungen erscheinen sie zuweilen, aber erst nach Ablauf des eigentlichen Anfalles und mit dem Schwinden des Auswurfes; dieser weist in diesem Stadium nicht mehr die diffuse gelblich-rote Verfärbung auf, sondern ist mehr indifferent schleimig oder schleimig eitrig mit einzelnen dunklen Partien.

Bei Pneumonien ohne Herzveränderungen sind sie nach KRÖNIG sehr selten und nur in vereinzelten Exemplaren vorhanden; das gleiche geben auch F. A. HOFFMANN und PEYER an, doch sind sie auch hier während der Lösungszeit zu sehen. COHN beobachtete bei einem Herzkranken während einer interkurrierenden Pneumonie eine wesentliche Vermehrung. Auch die Grippepneumonie führt oft zu starken Blutungen und Pigmentaufnahme.

Bei Tuberkulose sind sie selten, im eitrigen Auswurf fehlen sie ganz, da die Zellen rasch zerfallen und das Pigment aufgelöst wird; bei stürmischem Verlauf hat LEWY dagegen außerordentlich viele vorgefunden. Nach Hämoptoen sollen sie nach älteren Untersuchern nicht auftreten, kommen aber auch hier vor. Man wundert sich indes oft, sie nicht häufiger zu sehen.

δ) Pigmentbildung. Die Frage, wie das Blutpigment in die Zellen gelangt, ist seit VIRCHOW verschiedentlich erörtert worden. Es kommen drei Möglichkeiten in Betracht: erstens Aufnahme roter Blutkörperchen in die Zellen und Umwandlung in körniges Pigment; zweitens Bildung von Pigment außerhalb der Zellen durch Zerfall der roten Blutkörperchen und Aufnahme in Form von Körnchen; drittens völlige Auflösung der roten Blutkörperchen außerhalb der Zellen und Aufnahme der gelösten Substanz, wobei sich diese im weiteren Verlaufe in den Zellen als körniges Pigment niederschlägt. Gegen erstere, hauptsächlich von LANGHANS vertretene Ansicht, nach welcher die Umformung nur in der Zelle vor sich geht, wird von den meisten Autoren, besonders von FLEINER und E. NEUMANN eingewendet, daß niemals intakte rote Blutkörperchen in den Alveolarepithelien vorgefunden worden seien (vereinzelte Ausnahmen wurden oben angeführt). M. B. SCHMIDT hat zwar nach Einbringen von Hammelblut in die Lunge von Kaninchen dortselbst häufig eingeschlossene rote Blutkörperchen gefunden, ist aber trotzdem der Ansicht, daß freie Pigmentbildung möglich sei. Das was als Erythrocyten imponiere, sei in der Mehrzahl der Fälle schon der aufgelöste Farbstoff, tropfenförmiges Hämoglobin; was nach den Beobachtungen des Verfassers zutrifft. Gegen die zweite Annahme spricht, daß man den Blutfarbstoff nicht nur in Form von Körnchen in den Zellen vorfindet, sondern sie vielfach nur von dem Farbstoff diffus durchtränkt sieht oder beides nebeneinander — diffuse Imbibition und körnige Pigmentanhäufung. ORTH läßt die Frage offen, ob das Pigment aus diffusem Blutfarbstoff oder im Inneren von roten Blutkörperchen entsteht. Aus seinen Untersuchungen geht jedenfalls hervor, daß sich Pigment auch direkt ohne Vermittlung von Zellen bilden kann, denn er hat bei Stauungslunge reichlich freies Pigment im Lumen feinster Gefäßendigungen gesehen, das aus zerfallenen roten Blutkörperchen stammte. In den Interstitien traf ORTH sowohl pigmenthaltige große Zellen wie freies Pigment an, eine Beobachtung, die man oftmals und bei den verschiedensten Erkrankungen, die zu Blutungen führen, bestätigen kann.

Man muß also annehmen, daß der Hauptsache nach die Zellen den gelösten Farbstoff aufnehmen. Ganz in diesem Sinne spricht auch das häufige und reichliche Vorkommen diffus gefärbter Zellen bei reichlichen Blutungen, während bei sehr geringen Blutungen, wie z. B. in der Stauungslunge, sich häufiger nur Zellen mit körnigem Pigment vorfinden. Es ist also nicht, wie M. B. SCHMIDT annimmt, die diffuse Pigmentierung immer nur der Ausdruck des völligen Unterganges des aufgenommenen körnigen Pigmentes, sondern im Gegenteil das Zeichen einer sehr geringen Pigmentaufnahme. Für die Aufnahme des gelösten Farbstoffes und seine Niederschlagung in der Zelle spricht ferner ganz besonders die schon erwähnte Tatsache, daß E. NEUMANN um einen Kohlepigmentkern den Farbstoff niedergeschlagen fand. Bekanntermaßen erfolgt eine solche Niederschlagung aus Lösungen um einen Kern sehr häufig, während nicht einzusehen ist, warum sich schon vorhandenes körniges Pigment an Kohlenteilchen anlagern soll. Um trügerische Dispersionserscheinungen hat es sich wohl kaum gehandelt.

F. A. HOFFMANN ist gleichfalls der Ansicht, daß die Pigmentbildung aus gelöstem Blutfarbstoff vor sich geht, und zwar kämen bei kleineren Hämorrhagien in der Lunge die roten Blutkörperchen unter den Schutz des Lungenepithels zu liegen, wo dann außerhalb der Zelle aus dem gelösten Farbstoff Pigmentbildung erfolge; dieses würde dann den Lungenepithelien an ihrer Unterfläche angeboten; häufig übernähmen auch Leukocyten den Transport des Pigmentes zu den Epithelzellen.

Nach M. B. SCHMIDT soll übrigens die Eisenreaktion des Farbstoffs nur zu gewissen Zeiten auftreten, nämlich ungefähr in der Mitte des Umwandlungsprozesses, während sie bei Weiterbildung zu dem sogenannten melanotischen Pigment wieder verschwindet. Daß die roten Blutkörperchen und aus ihnen ausgetretenes Hämoglobin die Reaktion noch nicht geben, ist allgemein bekannt; ebenso, daß mit Hämatoidin (Bilirubin) die Reaktion nicht mehr anzustellen ist. NEUMANN nimmt gegen diese Annahme einer Umbildung in melanotisches Pigment Stellung, indem er einwendet, daß M. B. SCHMIDT fremdes Blut in die Kaninchenlungen eingebracht habe, hier also möglicherweise ein anderer Prozeß vor sich gehe, wie bei Zerstörung des körpereigenen Blutes; so sollen z. B. auch die Malariaparasiten einen Farbstoff aus dem Blute herstellen, der schwarz ist und die Eisenreaktion nicht gibt. — Bisher ist nicht

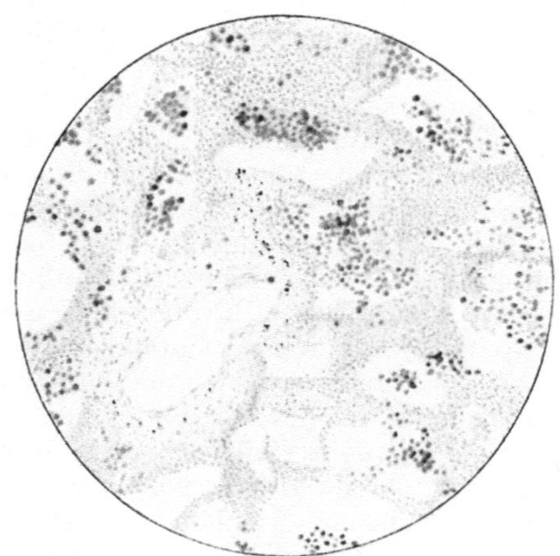

Abb. 65. Haufen von „Herzfehlerzellen“ bei brauner Induration infolge Mitralfehlers. Die blutpigmenthaltigen Zellen liegen größtenteils innerhalb der Alveolen. Zeiß Obj. A, Ok. 2.

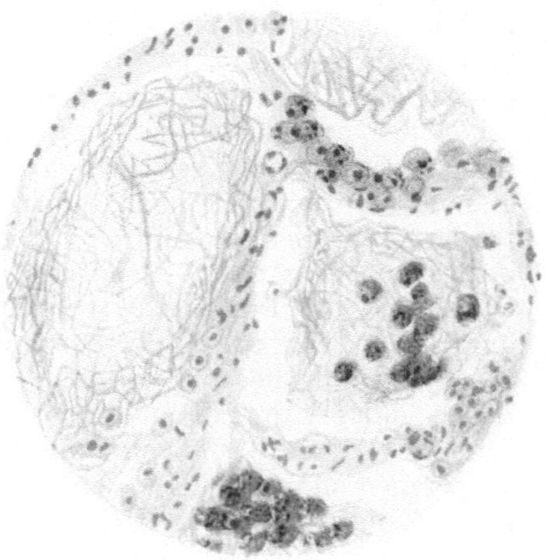

Abb. 66. Herzfehlerlunge. Blutpigmenthaltige Rundzellen im Alveolarlumen. Die noch im gelockerten Verbande befindlichen enthalten weniger Pigment. Zeiß Obj. C, Ok. 2.

bekannt geworden, daß man im Sputum schwarzes, durch Schwefelsäure zerstörbares Pigment gefunden hat, das die Eisenreaktion nicht gibt. Höchstens kann es sich um Umwandlung in eisenfreies Hämatoidin (Bilirubin) handeln, das an Ort und Stelle gebildet wird, wie man jetzt weiß.

Es wäre noch die Frage der Lebensfähigkeit der Pigmentzellen aufzuwerfen, nachdem die mancherlei körperfremdes Pigment enthaltenden Zellen (z. B. Ruß, nicht Carmin) als in ihrer Funktion gehemmt und in ihrer Vitalität geschädigt angesehen werden (WESTHUES). Für manche der blutpigmenthaltigen Zellen dürfte dies kaum zutreffen, da sie im ganzen Organismus eine wichtige Aufgabe durchzuführen haben, zum mindesten nicht für die innerhalb des Gewebes befindlichen; ob für alle im Alveolarlumen abgestoßenen und mit Pigment beladenen, kann allerdings zweifelhaft sein. Es ist sogar wahrscheinlicher, daß sie, soweit sie in den Alveolen verbleiben, mit der Zeit zugrunde gehen und das Pigment gelöst oder ungelöst ohne ihre Mitwirkung resorbiert und erst im Zwischengewebe mehr oder weniger wieder von Zellen aufgenommen wird. Bei den mit körperfremdem Pigment beladenen Zellen wird es auf die Masse des aufgenommenen Pigmentes ankommen; die erwähnte Beobachtung von

NEUMANN, Blutpigmentablagerung in Zellen, die bereits Kohlepigment enthalten, spricht nicht dafür, daß hier die Funktion durch das Kohlepigment erheblich geschädigt war. Sonst fällt aber doch auf, daß man kaum je beide Pigmente zusammen in einer Zelle antrifft.

ε) Abkunft der pigmentführenden Zellen. Mit der Frage nach dem Orte der Entstehung der blutpigmentführenden Zellen ist auch die Frage auf das engste verknüpft, ob es sich bei den großen Rundzellen mit blasigem Kern tatsächlich um Alveolarepithelien handelt, die zu Pigmentaufnahme bzw. Pigmentbildung befähigt sind und die sich nach Ablösung von ihrer Unterlage als sogenannte Herzfehlerzellen im Auswurf vorfinden, oder ob es aus dem Blute zugewanderte Zellen oder Gefäßendothelien oder Mesodermzellen (wie KUPFFERsche Sternzellen sind, denen diese Fähigkeit zukommt. Wie schon hervorgehoben wurde, ist es im Sputum ganz unmöglich, nach Form und übrigen Eigenschaften ihre Herkunft zu erkennen: Es handelt sich hier also nicht um die Differenzierung der pigmentführenden granulierten kleinen Formen, deren leukocytäre Natur v. NOORDEN feststellte (wogegen F. MÜLLER die Leukocyten stets pigmentfrei fand, was für ihre Mehrzahl sicher auch zutrifft), sondern lediglich um die großen ungranulierten Gebilde, die von WAGNER als „Alveolarepithelien" bezeichnet wurden.

Da die Lösung dieser Frage nicht allein durch Versuche über Blutpigmentbildung in den Alveolarzellen entschieden werden kann, sondern mit dem Problem der Aufnahme von körperfremdem Pigment in Zellen überhaupt eng verknüpft ist, so sei hier näher auf sie eingegangen.

Was den ersten Teil betrifft, nämlich die Aufnahme und Bildung von Blutpigment in Alveolarzellen, so sind die ersten und im Prinzip wichtigsten Versuche wohl von SOMMERBRODT unternommen worden. SOMMERBRODT injizierte Hunden vorsichtig Blut in die Trachea, so daß die Tiere am Leben blieben und untersuchte die Schleimhaut der Atmungswege in gewissen Abständen. Schon drei Stunden nach der Infusion fand er zwischen den Blutzellen in den Alveolen einzelne blasige Zellen vom 2—3fachen Durchmesser der roten Blutkörperchen, mit deutlichem Kern und trübem, etwas körnigen Zellinhalt; nach sechs Stunden waren diese Zellen wesentlich vermehrt. Nach 24 Stunden hatten sie eine Größe von 6—15 μ und zeigten runde Form. Am 4.—5. Tage war die größte Größe mit 24 μ erreicht; bis ungefähr zu eben dieser Zeit nahm ihre Zahl zu. Am 5. und 6. Tage konnte man außerdem in ihnen rote Blutkörperchen entdecken. Von dieser Zeit ab begannen viele der großen Zellen ihre Rundung zu verlieren, ihre Formen wurden unregelmäßig, ihre Menge nahm ab. Eine diffuse bräunliche Färbung zeigte sich erst vom 10. Tage ab; wenig später erschien ihr Inhalt oft braun gekörnt. Nach 5 Wochen waren diese braunen Zellen wieder völlig verschwunden. Alles in allem unterschieden sie sich in nichts von den im menschlichen Auswurf von GUTTMANN und F. A. HOFFMANN beschriebenen großen runden Zellen. SOMMERBRODT sah sie für Alveolarepithelien an, denn die mikroskopische Untersuchung der noch in ihrem Verbande befindlichen Epithelien lehrte ihn, daß 3—6 Stunden nach der Blutinfusion Trübung des Alveolarbelags eintrat, einzelne Epithelkerne, die vorher nicht färbbar waren, sich zu färben begannen und in den nächsten Stunden starke Trübung und mäßige Vergrößerung einsetzte; nach 24 Stunden waren alle Übergänge von kleinen polygonalen zu größeren, mehr runden Zellen zu erkennen, die sich schließlich aus dem Rahmen der Epithelfläche heraushoben und das Alveolarlumen füllten. Analog diesem Vorgang soll nach SOMMERBRODT bei Blutungen in die Alveolen hinein die Bildung der sog. Herzfehlerzellen bei Menschen vor sich gehen. Auch PERL und LIPPMANN geben auf Grund ähnlicher Versuche an, daß das Pigment „möglicherweise" in den Alveolarepithelien entstehe. GLUZINSKI fand nach Infusionen körpereigenen Blutes normale Lungenbläschen vollständig mit desquamierten, reichlich goldgelben Farbstoff enthaltenden, „an die Herzfehlerzellen erinnernden" Epithelien gefüllt, umgeht es aber, sie mit Bestimmtheit als Alveolarepithelien anzusprechen.

Auch F. A. HOFFMANN hält diese Zellen für alveolärer Abkunft und begründet seine Ansicht mit der Möglichkeit ihrer Quellung, ferner ihr vorzugsweises gehäuftes Vorkommen in den Alveolen, während sie im Lungengewebe niemals mit Sicherheit zu sehen seien. Das Pigment liege dort entweder in den Spalträumen oder in kleinen Mesodermzellen. Endlich führt HOFFMANN die myeline Degeneration ihres Inhalts als Beweis an, die bei den weißen Blutkörperchen nicht beobachtet wird, läßt dabei aber auch die Möglichkeit offen, daß sich die Leukocyten an der Pigmentbildung beteiligten. Im Gegensatz zu SOMMERBRODT und GUTTMANN, die die Pigmentbildung in das Lumen der

Alveolen hinein verlegen, läßt er es in den noch fest auf ihrer Unterlage aufsitzenden Epithelien sich bilden.

LENHARTZ nimmt gegen die ausschließliche Beteiligung der Alveolarepithelien an der Pigmentaufnahme und -bildung Stellung. Ausgehend von den vielfachen älteren Untersuchungen, welche zeigten, daß aus der Gefäßwand ausgetretene rote Blutkörperchen von großen einkernigen Zellen bzw. von Riesenzellen aufgenommen und hier zu Pigment umgebildet werden, schloß er, daß auch bei Blutungen in das Lungengewebe eine lebhafte Tätigkeit der großen Leukocyten einsetzt und stützte diese Ansicht durch die Beobachtung, daß er in den Lungen oder im Auswurf bei Stauungszuständen nur scholliges oder körniges Pigment fand. Der letztere Grund erscheint angreifbar, denn es ist unwahrscheinlich, daß den diffus gefärbten Zellen, die man außerordentlich häufig bei stärkeren Blutungen antrifft, eine andere Bedeutung zukommt wie den nur körniges Pigment führenden Zellen. In den Epithelien, die das Lumen der feinsten Bronchiolen erfüllten, fand sich anscheinend kein Farbstoff.

LENHARTZ führt ferner für seine Ansicht Versuche von TCHISTOWITSCH an, die zur Klärung der Frage über die Abstammung von Rußzellen unternommen worden sind, also von Zellen, die sich außer durch die Art des Pigments in keiner Weise von den eben genannten Zellen unterscheiden. TCHISTOWITSCH setzte neugeborene Meerschweinchen längere Zeit der Einatmung von Lampenruß aus, fand aber niemals Pigment im Inneren der Bronchial- und Alveolarepithelien; nach 14 Stunden sah er im Lumen der Alveolen mono-, seltener polynucleäre weiße Blutkörperchen und Makrophagen, welche Rußkörnchen aufgenommen hatten, aber auch jetzt waren die Alveolarepithelien noch völlig frei von ihnen. In den Gefäßen kamen ganz ähnliche Zellen vor. Die in die Alveolen eingewanderten Zellen vergrößerten sich mit der Zeit und platteten sich ab, so daß sie mit Alveolarepithelien verwechselt werden konnten. Pigment fand sich nur in den Zellen innerhalb der Alveolen, sowie in dem interstitiellen Gewebe und in den Lymphräumen. Zum Beweis für die Leukocytennatur dieser Zellen unternahm TCHISTOWITSCH einen weiteren Versuch. Ein Kaninchen erhielt gleichzeitig intratracheal eine Schweinerotlaufkultur und intravenös eine Carminaufschwemmung; nach 24 Stunden fanden sich in den Alveolen carminhaltige Lymphocyten, sowie große bacillenführende Zellen, die für desquamierte Epithelien gehalten werden konnten; sie bewiesen indes ihre Herkunft aus dem Blut durch den Einschluß von Carmin. In den an Ort und Stelle gelegenen Alveolarepithelien war kein Carmin zu entdecken. Gegen die Versuchsanordnung von TCHISTOWITSCH kann aber geltend gemacht werden, das Carmin sei zu den Alveolarepithelien hintransportiert und dann von diesen aufgenommen worden, etwa wie sich F. A. HOFFMANN die Aufnahme von Blutpigment in dieselben vorstellt (s. o.). Nun waren die noch in ihrem Verbande festsitzenden Alveolarepithelien pigmentfrei, sie konnten also erst nach ihrer Ablösung phagocytäre Eigenschaften angenommen haben. Die Rolle des noch im ursprünglichen Zusammenhang mit seiner Unterlage befindlichen Epithelgewebes für die Aufnahme toter und lebender Fremdkörper ist nun verhältnismäßig gering; noch abgeplattete Epithelien findet man wohl stets pigmentfrei; erst mit beginnender Quellung sind sie mit Pigment beladen: die Haftung dürfte dann auch keine ganz feste mehr sein (s. Abb. 65). So lassen sich jedenfalls die Bilder am besten deuten. Daß daneben Wanderzellen wohl auch weiße Blutkörperchen an der Aufnahme von Pigment beteiligt sein müssen, beweist das häufige Vorkommen pigmentführender Zellen zwischen den Bronchialepithelien, die sich in nichts von den „Alveolarepithelien" unterschieden. Auch im strömenden Blute sind pigmenthaltige Zellen angetroffen worden, wie aus einer Angabe von DIRKSEN hervorgeht. In gleichem Sinne sprechen Versuche von SLAVIANSKY, der intravenös injizierte Zinnoberkörnchen zusammen mit intratracheal eingeführten Indigokörnchen intracellulär im Alveolarlumen wieder fand; allerdings enthielten hier auch festsitzende Alveolarepithelien Zinnober. Man kann also wenigstens für bestimmte Zellen einen leukocytären Ursprung annehmen.

Die Ansichten, wieweit überhaupt die Alveolarepithelien, solange sie an Ort und Stelle liegen, zur Aufnahme von Pigment befähigt sind, weichen übrigens sehr voneinander ab. v. INS sah Kieselstaub und ebenso Zinnober zwar in Zellen aufgenommen, die den Lymphocyten des Blutes sehr ähnelten, sich allmählich vergrößerten und die Gestalt der gewöhnlichen großen Pigmentzellen annahmen; in den Alveolarepithelien selbst vermißte er dagegen das Pigment, fand auch nie Übergänge von diesen in Staubzellen. SCHESTOPAL traf eingeatmetes Zinnober nie wieder in den Alveolarzellen an, sondern nur freie, in die Lymphräume durchgewanderte Pigmentkörnchen, hält aber trotzdem die Aufnahme in Epithelien nicht für unmöglich. Auch RUPPERT war es schon aufgefallen, daß nur wenige Alveolarepithelien eingeatmeten Ruß aufnahmen, jedenfalls nicht, solange sie ihrer Unterlage fest aufsaßen, daß dagegen zahlreiche Staubkörnchen zwischen den Epithelien lagen, wohin sie infolge der Saftströmung gelangt sein mußten. Daneben fand er auch rußhaltige Zellen, die nur als Leukocyten gedeutet werden konnten. Ebenso gibt FLEINER an, daß festsitzende Alveolarepithelien nur ausnahmsweise chinesische Tusche absorbierten, niemals rote Blutkörperchen in ihnen zu finden seien, seine Versuche waren allerdings von sehr kurzer Dauer. BENNECKE und ASCHOFF versichern dagegen, eine große Menge von rußbeladenen Alveolarepithelien angetroffen zu haben, und zwar fügt ASCHOFF eigens bei, daß die Rußkörnchen erst da im Epithelbezug auftreten, wo zwischen den zylindrischen Epithelien der kleinsten Bronchien niedrige platte respiratorische Zellen sichtbar werden. In den Gefäßen fehlten ähnliche Zellen. Damit bestätigten sie die alte Angabe von ARNOLD, der gleichfalls in den Alveolarepithelien stets Staub, häufig Teilungsvorgänge und Desquamation gefunden hatte. Übrigens nahm auch schon ARNOLD zwei Arten von Staubzellen an, kleine lymphoide und größere epitheloide mit einem großen hellen Kern sowie alle Übergänge der einen Art in die andere. Auch SLAVIANSKY hat Pigmentkörnchen in den Alveolarepithelien gesehen.

Die Ansicht, daß abgestoßene Alveolarepithelien als Phagocyten fungieren können, ist dagegen allgemein; schon KNUAFF und ARNOLD hatten diesbezügliche Beobachtungen gemacht und RUPPERT sprach sich deutlich dahin aus, daß festsitzende Alveolarepithelien pigmentfrei seien, von der Unterlage losgelöste aber solches enthielten. Ähnliches sah SOMMERFELD mit der Aufnahme von roten Blutkörperchen. W. HEUBNER gibt allerdings an: „Spärliche Kohleteilchen liegen auch deutlich auf oder in Alveolarzellen, die noch im Verbande der Auskleidung der Alveolen verblieben sind.“ Der Verband ist aber in diesen Fällen schon gelockert.

BESANÇON und DE JONG versuchten Alveolarepithelien von den mittelgroßen Mononucleären des Blutes durch die Färbung zu unterscheiden; der Kern der ersteren sei kompakter und besser färbbar, ebenso nähme das Protoplasma leichter die Farben auf. Im Vergleich zu den Lymphocyten seien sie protoplasmareicher, stärker violett gefärbt (nach UNNA), der Kern mehr oval. Im Auswurf ist zwar eine Unterscheidung der oft degenerierten Formen unmöglich. Untersuchungen an Lungenschnitten sprechen aber nicht dafür, daß kleinere Monocyten in nennenswerter Zahl aus dem Blute auswandern. Die pigmentführenden Zellen in den Interstitien sind stets größer und leicht granuliert. Lymphocytäre Anhäufungen fehlen hier fast gänzlich.

WESTHUES hat neuerdings im Anschluß an verschiedene englische und amerikanische Untersucher die Frage wieder aufgegriffen und kommt auf Grund von Versuchen an Kaninchen und Meerschweinchen mit Injektion von Ruß und Carmin auf verschiedenen Wegen zu dem Ergebnis, daß die Hauptmasse der phagocytierenden Zellen von Alveolarepithelien (die durch ihren an manchen Stellen noch vorhandenen Zusammenhang mit der Alveolarwand als solche sicher erkannt wurden) gebildet wird und nicht von in die Alveolen eingewanderten Histiocyten oder Gefäßendothelien — raschere Phagocytose durch die gegen Reize sehr empfindlichen Alveolarepithelien, spärliche Histiocyten in den Interstitien. — Durch die ausgedehnte Phagocytose werden die Zellen in ihrer Funktion gehemmt und in ihrer Vitalität geschädigt, denn mit Ruß stark beladene Zellen (Phagocytose) können kein Carmin mehr speichern (vitaler Vorgang).

Aus alledem geht hervor und findet auch seine Bestätigung bei der Untersuchung menschlicher Lungen bei den verschiedensten Krankheiten, daß die große Masse der pigmentführenden Zellen mit Sicherheit aus abgestoßenen Alveolarepithelien gebildet wird. An Ort und Stelle festsitzende unveränderte Epithelien phagocytieren, wenn überhaupt, dann nur in bescheidenem Umfange. Daneben sind aber auch andere, ihnen weitgehend gleichende Zellen in der Lage, Pigment aufzunehmen bzw. zu bilden, nämlich die Histiocyten, die man im Lungenzwischengewebe vereinzelt und um die Gefäße herum in größerer Zahl antrifft. Im Auswurf sind die pigmentbeladenen Zellen ihrer Form nach erst recht nicht zu unterscheiden. Leukocyten spielen bei der Pigmentaufnahme in den Lungen sicher keine größere Rolle. Gefäßendothelien kommen nicht in Frage, da ihr Speicherungsvermögen minimal ist, dagegen findet in den Gefäßen eine Speicherung in den Bluthistiocyten statt, die wohl auch auswandern können. Ob die besonders um die Gefäße herum angesammelten, oft großen Massen von Pigmentzellen von diesen letzteren abstammen, ist aus den bisherigen Untersuchungen nicht zu entnehmen. Die Bezeichnung für alle großen, runden, im Auswurf erscheinenden pigmenthaltigen Zellen als „Alveolarepithelien“ ist also streng genommen nicht richtig, der Fehler aber jedenfalls nicht groß ist, wenn sie trotzdem angewendet wird.

Einig ist man sich auch darin, daß Bronchialepithelien niemals irgendwelches Pigment aufnehmen bzw. bilden, auch nicht nach Loslösung aus dem Verbande. Auch zwischen den Bronchialepithelien befinden sich Pigmentzellen oder freies Pigment nur in Ausnahmefällen und in verschwindender Menge. Man kann also sagen, daß die Bronchialschleimhaut für die ganze Frage der Pigmentaufnahme und -wanderung ausscheidet.

ζ) Pathognomonische Bedeutung. Die Bedeutung dieser Zellen ist zunächst darin zu suchen, daß sie Blut, welches in Alveolen oder in Bronchien oder in die Interstitien der Alveolen, in das peribronchiale und perivasculäre Bindegewebe ausgetreten ist, aufnehmen bzw. dessen gelösten Farbstoff zu Pigment verarbeiten. Ein Teil der Zellen wird nach außen befördert, der größte Teil jedoch verbleibt im Organismus und wird Milz und Leber zugeführt. Damit die in dem Zwischengewebe gelegenen Zellen nach außen gelangen, ist nötig, daß sie von ihrer ursprünglichen Stelle fortgetragen werden, wobei vermehrte Saftströmung wohl eine Rolle spielt. Inwieweit hier für das interstitielle Gewebe eine aktive Auswanderung in das Alveolarlumen in Frage kommt, ist nicht sicher gestellt. Für die Loslösung der die Hauptmasse ausmachenden Alveolarepithelien aus ihrem Verbande dürfte auch der auf sie ausgeübte Druck sowie die rasch eintretende Quellung von Bedeutung sein.

Da man die blutpigmenthaltigen Zellen vorzugsweise und mit großer Regelmäßigkeit bei Stauung im kleinen Kreislauf vorfand, war es zunächst gerechtfertigt, sie als pathognomonisch für die im Gefolge chronischer Stauung auftretenden Veränderungen der Lungen anzusehen; sie sollten ein Zeichen der sog. braunen Induration der Lungen sein, eines Zustandes, der auf Zunahme des interlobulären und periarteriellen Bindegewebes beruht und mit zahlreichen parenchymatösen Blutaustritten verbunden ist. Nach F. A. Hoffmann gibt Blutung in die Lungen, sowie Ablösung von Alveolarepithelien allein noch keine genügende Erklärung für das Auftreten der pigmenthaltigen Zellen, sondern Vorbedingung ist eben die diffuse Erweiterung der Capillaren und die braune Induration. Da sich dieser Zustand im Gefolge lange bestehender Herzfehler entwickelt, so hat man diesen blutpigmentführenden Zellen den Namen „Herzfehlerzellen" gegeben, und zwar erstreckte sich die Bezeichnung zunächst nur auf die mit körnigem Pigment beladenen Zellen. Dieser Name ist auch beibehalten worden, obwohl später die gleichen Zellen auch bei Erkrankungen ohne nachweisbare Stauung im Lungenkreislauf gefunden wurden, in denen aus verschiedenen Ursachen einfache Blutaustritte in das Lungengewebe und in das Lumen der Alveolen erfolgt waren, wie z. B. bei Embolien, Verletzungen, Pneumonien und bei tuberkulösen Blutungen. Ob hierbei das Auftreten von Zellen mit diffuser gelblicher Färbung in anderem Sinne zu verwerten ist wie das Vorkommen von Zellen mit körnigem Pigment, ist nicht weiter erörtert worden. Krönig sieht die ersteren nur für Vorstufen der körnerhaltigen Zellen an und wohl mit Recht; F. A. Hoffmann und M. B. Schmidt haben die diffuse Gelbfärbung als letzten Rest des aufgenommenen Pigmentes betrachtet. Die ersteren kommen nach eigenen Erfahrungen hauptsächlich bei mehr abundanten sich zweifellos auch in das Alveolarlumen hinein erstreckenden Blutungen vor, während bei den typischen Herzfehlerlungen, wie Lenhartz ausdrücklich betont, nur das gekörnte Pigment gefunden wird. Dies mag seinen Grund darin haben, daß hier genügend Zeit zur Umwandlung von aufgenommenem gelösten Blutfarbstoff, vielleicht auch ganzer Erythrocyten, in feste Niederschläge gegeben ist und die Bedingungen zur Pigmentbildung infolge der allgemeinen Stauung mit Verkleinerung der Alveolarräume und Nischenbildung durch die kulissenartig vorspringenden, erweiterten Capillarschlingen besonders günstig sind, während bei starken Blutungen sehr bald die Weiterbeförderung nach außen eintritt. Man sieht auch ganz besonders schön die diffus gefärbten Zellen, z. B. bei Infarkten, als Vorläufer der typischen Herzfehlerzellen auftreten.

Die Bedeutung der Herzfehlerzellen muß also wesentlich weiter gegriffen werden als die ersten Untersucher beabsichtigten.

η) Diagnostische Bedeutung. Die diagnostische Bedeutung ergibt sich aus den bisherigen Erörterungen von selbst. Ihr Auftreten wird von manchen Forschern für die Diagnose chronischer Stauungszustände noch immer sehr hoch bewertet, ganz besonders wenn es sich um die Unterscheidung zwischen einfacher und Stauungsbronchitis handelt. Besonders LENHARTZ setzt sich mit aller Macht dafür ein, daß die blutpigmentführenden Zellen charakteristische Zeichen der Herzfehlerlunge seien und hier ganz besonders für das Bestehen einer Stenose und Insuffizienz der Mitralklappe sprächen; ja sie sollen manchmal sogar eine latent bestehende Stenose des Mitralostiums aufdecken. Auch die übrigen Forscher erkennen ihre Bedeutung für die Diagnose der Herzfehlerlunge an; da die Blutungen bei solchen chronischen Stauungen meistens sehr gering sind und oft nicht einmal zur Entleerung eines Auswurfes führen, dem man seinen Blutgehalt ohne weiteres ansieht, so kommt den Herzfehlerzellen hier tatsächlich eine Bedeutung zu. Oft sind sie indes auch in solcher Menge und in solcher Anordnung vorhanden, daß sie dem Auswurf das typische bräunlich oder rötlich gesprenkelte Aussehen verleihen. Gelegentlich sehen wir sie auch als Symptom spärlicher Blutungen anderen Ursprunges; auch als Rest starker Blutungen mag ihr Nachweis auch sonst gelegentlich von Wert sein; in eitrigen Sputis kommt es rasch zur Auflösung und Umbildung des Farbstoffes, so daß hier pigmentführende Zellen zu den Ausnahmen gehören.

b) Seltenere Formen aus dem Körper stammenden Pigmentes.

Von verschiedenen Beobachtern sind Pigmentformen gefunden worden, die sich von dem gewöhnlichen Blutpigment, dem Hämosiderin, unterscheiden, die aber auch aus dem Blut- bzw. dem Gallenfarbstoff abgeleitet werden müssen. So sah BÖHME am 17. Tag einer Pneumonie ein gelbes Pigment von eckigen und runden Formen, das er für Bilirubin ansprach, Verfasser ein ähnliches in einem Falle tuberkulöser Pneumonie. In seltenen Fällen hat man auch gelben Farbstoff, der sich durch den positiven Ausfall der GMELINschen Reaktion auszeichnete, intracellulär angetroffen. Grünes Pigment traf BÖHME im grünen Sputum eines Ikterischen an; es handelte sich hier vielleicht um Biliverdin. Im allgemeinen trifft man solche Pigmente jedoch häufiger frei und in Krystallform an (s. S. 202 ff.).

c) Körperfremdes Pigment.

α) Formen des Pigmentes. Staub- und Kohlepigment. Bei Leuten, die der Einatmung von Staub, Ruß und Kohlenstaub ausgesetzt sind, finden wir in den meistens schon makroskopisch erkennbar geschwärzten Partien des Auswurfs zahlreiche Zellen, die in ihrem Äußeren den blutpigmenthaltigen Zellen vollkommen gleichen, die aber durch die Natur des eingeschlossenen Pigmentes streng von ihnen zu trennen sind. Es handelt sich also in der Mehrzahl um große runde Zellen mit blasigem Kern, auch fettig oder myelinentartetem Protoplasma. Die Zellen sind entweder von einem diffusen rauchgrauen Hauch überzogen, wie besonders nach Einatmung von feinen Rußteilchen beobachtet worden ist, oder es liegen in ihnen dunkelbraune bis schwärzliche Pigmentkörner, auch ins Rötliche spielende Partikel mit deutlichem gelbroten Saum; dieser ist wohl nur als Farberscheinung infolge Lichtbrechung anzusehen.

Braunkohlepigment zeichnet sich mehr durch seine runde und körnige Form aus, Steinkohlepigment durch schärfer konturierte zackige, oft auch längliche und eckige Partikelchen; auch in Form polygonaler Plättchen tritt es auf (TRAUBE). Feine Graphitkörnchen sind von ROSENTHAL beschrieben worden.

Nicht zu verwechseln mit anderem Pigment sind Holzkohleteilchen; sie bilden scharfkantige, längliche, oft rechteckige Formen von beträchtlicher Größe mit quer abgeschnittenen oder scharf zugespitzten Enden. Was sie besonders auszeichnet, sind die vielfachen in einer Reihe liegenden, scharf ausgeschnittenen Löcher von immer gleichem Umfang oder halbmondförmige Aussparungen an den Kanten; es sind dies die Porenkanälchen der Holzzellen, um die herum zuweilen noch deutlich ein Tüpfelkreis zu sehen ist. Auch an beiden Seiten eingekerbte Stäbchen kann man finden, die den vereinigten Wänden zweier Markstrahlenzellen gleichen. TRAUBE ist es gelungen, die Identität dieser Kohlepartikelchen mit den Holzzellen von Pinus silvestris nachzuweisen. Die kleineren Formen aller dieser Pigmentpartikelchen sind vollkommen in den Zellen eingeschlossen, nehmen auch den ganzen Durchmesser ein; bei den größeren Holzkohlenteilchen schienen die spitzen Teilchen häufig wie in die Zellen eingebohrt oder tangential an deren Rand angelegt.

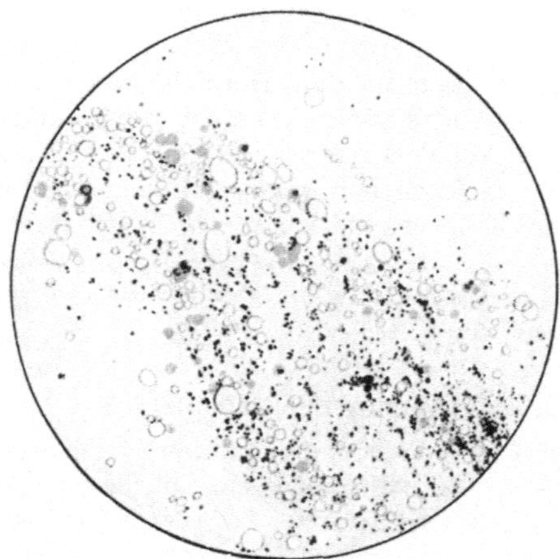

Abb. 67. Lungenabsceß. Hämatoidin- (Bilirubin-) und Kohlepigment. Myelintropfen. Zerfallsmassen. Ob. 3, Ok. 2.

Die Unterscheidung des mehr runden körnigen Kohlenpigmentes von dem Blutpigment macht bei Ausführung der Eisenreaktion keine größeren Schwierigkeiten (s. o.). Es sei hier nochmals darauf hingewiesen, daß sich in Zellen Blut- und Kohlepigment entweder nebeneinander vorfinden kann, oder wie NEUMANN beschrieben hat, daß Blutpigment um einen Kohlepigmentkern herumgelagert ist.

Eisenpigment (Eisenoxyd) hat man, abgesehen von dem eisenhaltigen Hämosiderin, in verschiedenen Formen im Sputum festgestellt. MERKEL entdeckte in den feinroten Streifen des Sputums von Arbeitern, die dauernd der Einatmung von fein pulverisiertem Eisen ausgesetzt waren, kleine unregelmäßige, rote, auch ockerfarbene Körnchen von Ferrioxyd (Fe_2O_3) eingeschlossen; besonders deutlich war ihre rote Farbe im auffallenden Licht; die Körnchen gaben intensive Berliner Blaureaktion.

Mehr stabförmige oder rhombische, rotglänzende Körnchen, frei und in Rundzellen liegend, hat LANGGUTH nach Einatmung von Roteisenstein (Fe_2O_3) gefunden; die Enden der Körner sind oft scharf begrenzt. Auch flache schuppenartige Partikelchen mit äußerst scharf erscheinenden Seiten und Ecken von 1—2 μ Durchmesser kommen vor; zuweilen sind ganze Klümpchen aus kleineren Stäbchen zusammengesetzt. Das Pigment ist von krystallinischem wie amorphem Hämatoidin (Bilirubin) häufig nur schlecht zu unterscheiden, es zeichnet sich aber durch den positiven Ausfall der Berliner Blaureaktion vor diesem aus.

Schwärzliches Pigment traf MERKEL nach Einatmung von Eisenblechstaub an. Es handelte sich hier um Einschlüsse von Eisenoxydul (FeO).

Zwar nicht im Auswurf, aber im Alveolarlumen hat THOREL länglich-ovale, an der Spitze unregelmäßig ausgebrochene, manchmal auch mehr dreieckige oder schollige Krystalle von Speckstein, auch in Rundzellen aufgenommen, gefunden (Magnesiumsilicat mit geringem Aluminium- und sehr geringem Eisengehalt). Die Gesamtasche einer Lunge betrug 3,25 g, davon 2,43 g Speckstein (= 74,4%).

In dem blauen Auswurf von Arbeitern in Ultramarinfabriken sah MERKEL Körnchen von blauem Pigment, häufig auch in Zellen eingeschlossen. Weitere Reaktionen wurden nicht mit ihm angestellt; mit der Zeit wird das Pigment in der Lunge entfärbt (DRESSLER).

Nach Einatmung von Mühlsteinsand fand MERKEL rhombische tafelförmige Krystalle mit ausgebrochenen Ecken und Kanten in Rundzellen; ihr Durchmesser betrug 0,075—0,125 mm. Sie ließen sich durch kein chemisches Reagens beeinflussen. MERKEL faßte die Krystalle als Glimmerplättchen auf, die eine gewöhnliche Beimengung des Tons bilden.

HIRT erwähnt das Vorkommen von Baumwollstaub in kleinen flockigen Fasern, welche identisch mit dem Staub waren, in welchem die betreffenden Personen gearbeitet hatten.

Freies Pigment kann endlich auch aus Speiseresten stammen (KRÖNIG); es wird sich hier entweder um Blutpigment handeln oder — das häufigere — um Chlorophyll aus Gemüseresten. In Zellen aufgenommen wird es anscheinend nicht.

Weitere Arten von Pigment hat man bisher im Auswurf nicht gefunden, zum Teil vermutlich, weil die Untersuchung sich nicht genügend darauf konzentrierte, zum Teil weil möglicherweise manche Arten von Staub in den Lungen liegen bleiben und resorbiert werden (z. B. Kalkstaub). Die Alveolen sind zuweilen mit Staub „zum Bersten voll"; auch in den erweiterten Lymphräumen liegt er (DOMANN). HIRT weist noch besonders auf die auffallende Tatsache hin, daß bei Leuten, die infolge Staubinhalation an Lungenentzündungen erkrankten, die betreffende Staubart im Auswurf nicht vorgefunden worden sei. Es beweist also das Fehlen von Staubteilchen im Auswurf nicht, daß kein Staub eingeatmet worden ist. Bei der Beurteilung von Berufs- oder Unfallserkrankungen ist dies wohl zu berücksichtigen.

β) Aufnahme und Abgabe des Pigmentes. Ort der Aufnahme in die Lunge. Wie bei Besprechung des Blutpigmentes schon ausführlich erörtert worden ist, wird ein Teil des eingeatmeten Staubes in Zellen aufgenommen, und zwar erfolgt die Aufnahme nur im eigentlichen Lungengewebe. Im Bronchialtractus hat man Pigment nur in dem den Epithelbelag bedeckenden Schleim gefunden, die Bronchialepithelien dagegen regelmäßig frei (RUPPERT, FLEINER) und nur ganz vereinzelt mit Pigment beladene Zellen auf der Durchwanderung zwischen den Bronchialepithelien; doch ist stets der Zweifel laut geworden, ob es sich dabei nicht um Täuschungen gehandelt hat. Neuerdings gibt W. HEUBNER bestimmt an, Kohleteilchen zwischen Epithelzellen (oder in Zellen des Schleimhautbindegewebes und der Follikel) gesehen zu haben. Unmöglich ist es ferner zu entscheiden, ob diese Zellen sich auf der Ein- oder Auswanderung befanden. Das Alveolarlumen ist dagegen oft von Pigmentzellen vollgestopft. Von einigen Forschern wird auch angegeben, daß sie in den in situ belegenen Alveolarepithelien Pigment gesehen hätten, und zwar von den Stellen ab, wo das zylindrische Bronchialepithel in das mehr kubische respiratorische Epithel übergeht (ASCHOFF, BENNECKE, SLAVIANSKI, neuerdings W. HEUBNER). Von anderen wird dieser Befund ebenso strikt negiert (v. INS, RUPPERT, SCHESTOPOL) und die Pigmentaufnahme nur für die abgestoßenen Epithelien bestätigt. Tatsache ist, daß eingeatmetes Pigment sehr bald die Alveolarwand passiert und in das perialveoläre, interalveoläre und dann in das perivasculäre und peribronchiale Bindegewebe gelangt; v. INS betont, daß diese Durchwanderung nicht im Grunde der Alveolen geschieht, sondern an der Mündung der Infundibula, da wo mehrere Alveolarwände zusammenstoßen und eine vorspringende Leiste bilden (Knotenpunkte der Septa von NOTHNAGEL). Vermutlich erfolgt die Einwanderung durch die Stomata zwischen den Epithelien und nicht aktiv, sondern nur mit Hilfe von großen runden Zellen, die sich mit dem Pigment beladen; v. INS sah wenigstens stets nur pigmentbeladene Zellen auf der Wanderung, nie freies Pigment. Im Bindegewebe findet dann wohl mehr oder weniger Ablagerung statt. Auch nach THOREL gelangen Staubkörnchen nie im freien Zustande in die Lungen hinein, außer wenn „durch pathologische Prozesse die normale Widerstandsfähigkeit der Wand beeinträchtigt oder Lockerung ihrer Elemente eingetreten ist". Andere Untersucher nehmen aktive Durchwanderung an, da sie freies Pigment schon zwischen den Alveolarepithelien antrafen. Die staubführenden Zellen sind größtenteils die bereits geschilderten epitheloiden Gebilde mit großem blasigen rundlichen Kern. Vermutlich wird man mit beiden Möglichkeiten zu rechnen haben, je nach Menge und Art des eingedrungenen Materials, sowie auch der Reaktion des Organismus und der Beschaffenheit des Epithelbelages.

Findet keine weitere Aufnahme von Pigment statt, so erfolgt allmählicher Rücktransport in das Alveolarlumen und damit nach außen. Auch hierzu wird wieder die Hilfe von Zellen beansprucht, aber nicht in dem Sinne, wie KNAUFF sich ursprünglich vorgestellt hatte, daß sich die ruß- bzw. pigmenterfüllten Alveolarepithelien langsamer von ihrem Substrat ablösen als der Epithelbelag der übrigen Schleimhaut und so nur ganz allmählich nach außen gelangen. Es ist wohl möglich, daß zunächst aus dem Bindegewebe eine Beförderung durch den Lymphstrom gegen das Alveolarlumen zu stattfindet, und zwar ganz besonders bei verstärkter Strömung, also auch bei entzündlichen Prozessen. Vielleicht durchdringt auch noch freies Pigment die Epithelschicht und wird dann erst in Zellen aufgenommen. So lassen sich noch am besten die Beobachtungen von RUPPERT und THOREL deuten, die in den Saftkanälchen und auch noch innerhalb der Alveolarwände niemals oder wenigstens fast nie, sondern erst im Lumen der Alveolen pigmenthaltige Zellen vorfanden. Merkwürdig ist, daß RUPPERT die Wanderung nicht bis zwischen die Epithelzellen hinein verfolgen konnte, während dies THOREL gelungen ist. Bei geeigneten Objekten findet man aber stets zahlreiche pigmentführende Zellen in den Interstitien der Alveolen wie im peribronchialen Bindegewebe.

γ) Diagnostische Bedeutung. Lassen sich nun aus der Erscheinung, daß wir in manchen Sputis Pigment fast nur in Zellen eingeschlossen finden, in anderen dagegen zum guten Teil frei, Schlüsse auf den Krankheitsprozeß selbst ziehen? Vor nicht zu langer Zeit und nicht in zu großen Massen aufgenommenes Pigment finden wir in der Regel intracellulär; bei reichlicher Aufnahme können auch freie Partikelchen erscheinen. Jedenfalls muß man annehmen, daß durch die Flimmerwirkung des Bronchial- und Trachealepithels auch freie Pigmentkörnchen wieder nach außen befördert werden, bevor sie in die Tiefe gelangen. Auch die Art des Pigmentes kann von Bedeutung für die Aufnahme in Zellen sein; so wird von MANNKOPFF im Gegensatz zu TRAUBE, die Aufnahme von Holzkohleteilchen überhaupt ganz geleugnet; stets habe es sich nur um angelagertes Pigment gehandelt. Braun- und Steinkohlenstaub wird dagegen sehr leicht aufgenommen. Handelt es sich also nicht um besondere Entzündungsprozesse, so ist es ziemlich gleichgültig, ob das Pigment sich innerhalb oder außerhalb der Zellen vorfindet; stets wird man aber einen großen Teil phagocytiert sehen. Besteht heftigere Entzündung, erfolgt reichlichere Zuwanderung von weißen Blutkörperchen; können wir vermehrte Saftströmung nach dem Alveolarlumen annehmen, so werden wir regelmäßig auch freies Pigment in größerer Menge im Auswurf antreffen. Die größeren epitheloiden Zellen treten dann zurück und in den polymorphkernigen Leukocyten des eitrigen Sputums sind nur selten Pigmentkörnchen zu finden. Reichliches Vorkommen von freiem Pigment braucht also nicht unbedingt auf Zerstörung von Lungengewebe und benachbarte Drüsen schließen zu lassen; erst wenn kompakte Pigmenthaufen in einem rein eitrigen Sputum plötzlich entleert werden, ist man berechtigt, eine Destruktion vorauszusetzen; Absceß, Gangrän, Tuberkulose bieten genug Beispiele dafür. Häufig wird sich dann diese Vermutung durch das Vorhandensein ganzer Gewebstücke oder wenigstens elastischer Fasern als richtig erweisen. Auch hier sei nochmals der auffallende Unterschied im Pigmentgehalt der eitrigen Sputa bei Absceß und Gangrän einerseits, bei kavernöser protrahierter Phthise andererseits hingewiesen.

5. Myelinhaltige Zellen und freies Myelin.

α) Aussehen. Unter den vornehmlich im glasigen schleimigen Sputum enthaltenen großen runden Zellen und nur unter diesen fallen solche auf, die von ziemlich hellen, perlmutterartig glänzenden Tröpfchen verschiedener Größe erfüllt sind; die Form dieser Einschlüsse ist rund oder oval, auch nierenförmig und paßt sich den Zellkonturen an. Häufig füllen die Tröpfchen die Zelle so aus, daß diese ganz aus ihnen zu bestehen scheint, Kern und Protoplasma kaum oder nicht mehr in ihnen zu entdecken sind. Zuweilen scheint die Zelle schon geplatzt zu sein, so daß die Kugeln sich über einen größeren Raum ausbreiten, aber noch die ursprüngliche Zugehörigkeit zur Zelle durch ihre Anordnung erkennen lassen. Sind viele solche Zellgebilde vorhanden, so trifft man stets auch reichlich freies Myelin in charakteristischen Formen an, als runde, häufig ovale, oft auch keulen- oder hantelförmig auseinandergezogene Gebilde, zuweilen mit einer helleren Achse im Innern, oder in konzentrischer, die äußere Konfiguration widerspielender Schichtung. Gelegentlich erkennt man auch verschiedene Schichtungszonen mit Haupt- und Nebenzentren (PANIZZA), die sich durch das Zusammenfließen einzelner Tröpfchen erklären lassen. Die Konturen dieser Myelinformen sind zart und unterscheiden sich unschwer von den viel ausgeprägteren und stärker lichtbrechenden der Fettkugeln. Während sie innerhalb der Zellen, wohl infolge des gleichmäßig auf sie wirkenden Zelldruckes mehr rund sind, passen sich die freien Gebilde ihrer Umgebung an. Drückt man auf das Deckglas, so kann man erkennen, wie die Tröpfchen aus den Zellen austreten, sich zwischen einzelnen Zellen unter Veränderung ihrer Form durchpressen, bei Nachlassen des Druckes jedoch wieder bestrebt sind, zu ihren alten Formen zurückzukehren. Vielfach tragen Zellen in ihrem Inneren zu gleicher Zeit schwarzes Pigment und Myelintröpfchen.

β) Reaktionen. Im Wasser quillt das Myelin auf, ohne sich zu lösen. In Kochsalzlösung und bei Zusatz von Essigsäure koaguliert es zu einer weißlichen, undurchsichtigen Masse, in der man das Myelin geschrumpft, seine Formen stärker ausgeprägt sieht. Läßt man Essigsäure dagegen vom Rande des Deckgläschens aus zufließen, so werden nach PANIZZA die Tröpfchen vollkommen durchsichtig, ohne ihre Konturen zu verlieren.

Durch konzentrierte Mineralsäuren und konzentriertes Alkali werden sie zerstört. Bei vorsichtiger Einwirkung konzentrierter Schwefelsäure vom Rande her färben sie sich rot, zuweilen auch violett, nach A. SCHMIDT nur braun. Nach Zusatz verdünnter Kalioder Natronlauge zu frischem in einem Spitzglase befindlichen myelinhaltigen Sputum oder durch die Auflösung in Alkohol erhaltenem Myelin kann man beobachten, daß die

Formen zunächst erhalten bleiben, sich aber dann zu Boden senken und an ihrer Stelle feine Krystalle auftreten, die den Tröpfchen direkt entsprossen.

Chloroform, Äther, Terpentin lösen Myelin größtenteils auf unter Rücklassung kleiner körniger Reste; von Alkohol werden sie schneller und vollständig gelöst.

Vorsichtiges Erhitzen auf 100° zerstört nach A. SCHMIDT die Myelingebilde nicht.

Färbung. Myelin nimmt Anilinfarben schlecht auf, es überzieht sich höchstens mit einem leichten Schimmer. Mit Thionin und Triacid läßt es sich überhaupt nicht färben. Durch Jod wird es gelblich (BENECKE), durch Überosmiumsäure im Gegensatz zu Fett mehr grau gefärbt; häufig bleibt die Färbung auch ganz aus, doch widersprechen sich hierin die Angaben.

γ) Zusammensetzung. HENLE, der wohl zuerst das Myelin im Sputum sah, hielt es für Fett, FUNKE und MEISSNER sahen es für Corpora amylacea an. DIKANOW und ZOJA erklärten es als Lecithin. BENECKE hielt seinen Aufbau undenkbar ohne Cholesterin, da er bei Versetzen von Cholesterin und Seifenwasser, sowie bei Verseifung von Neutralfett in Gegenwart von Galle typische Myelinformen erzeugen konnte. Nach LIEBREICH entsteht das Myelin aus dem Protagon, das er aus Neurin (Cholin), Glycerinphosphorsäure und Fettsäuren zusammengesetzt ansah; die einzelnen Bestandteile desselben zusammen gaben jedoch nicht die typischen Formen; vermischte er dagegen reines Protagon mit Fettsäuren unter einem geringen Zusatz von Neurin (Cholin), so konnte er die typischen Formen künstlich hervorrufen, und zwar, wie er annahm, durch Verseifung der Fettsäuren. Vermischung mit Wasser blieb ohne Wirkung. Das so erhaltene Myelin war cholesterinfrei; der Phosphorsäuregehalt stand nicht in Beziehung zu seiner Bildung. Der Grund der von VIRCHOW beschriebenen Veränderungen nach Kochsalzzusatz ist nach LIEBREICH in der aufgehobenen Quellbarkeit oder in der Verseifung der Fettsäuren zu suchen. NEUBAUER bekam die gewünschten Formen schon durch Zusammenfließenlassen von Ölsäure und Ammoniak. PANIZZA hielt das Myelin für eine Modifikation des Mucins. Da man also unter den mannigfaltigsten Umständen und bei Anwendung verschiedener Substanzen Gebilde entstehen sah, die als Myelin angesprochen wurden, sprach man auch nicht von Myelin als einer einheitlichen Substanz, sondern von „Myelinformen".

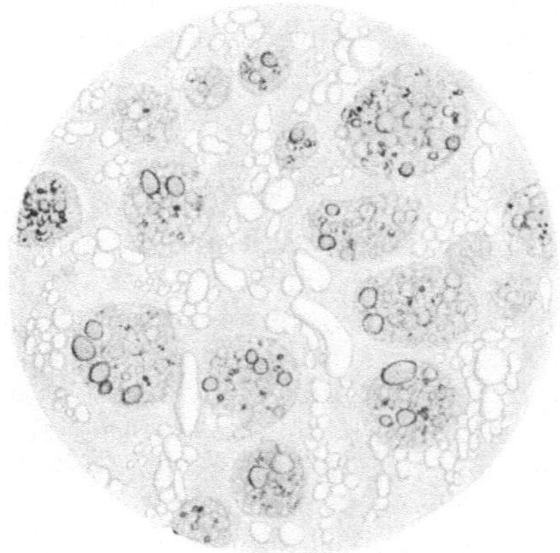

Abb. 68. Große Rundzellen (Alveolarepithelien) mit diffusem Blutpigment und tropfenförmigem Myelin erfüllt. Zwischen den Zellen Myelinschollen. Obj. 6, Ok. 2.

FRIEDRICH MÜLLER und A. SCHMIDT stellten dagegen mit ziemlicher Sicherheit fest, daß in dem Myelin als Grundsubstanz das Protagon (ein Gemenge von Phosphatiden und Cerebrosiden) vorherrschend sei, daneben seine Spaltprodukte, also Fettsäuren, Glycerinphosphorsäure, Cholin und Cerebrin sich vorfänden. Obwohl es nur in schleimhaltigem Sputum auftritt, hat es nichts mit dem Schleim zu tun. Eine Umwandlung des Myelins in Osmiumsäure schwärzende Fette beobachtete MÜLLER nie. Ob es bei krankhaft vermehrter Fettbildung eine Rolle spielt (BENECKE), ist nicht erwiesen.

Die Darstellung siehe S. 256 ff.

δ) Vorkommen. Am schönsten und zahlreichsten werden myelinhaltige Zellen und freies Myelin im Morgensputum jedes Gesunden entleert, von Leuten mit chronischem Rachenkatarrh in vermehrter Menge, und zwar in den zähen froschlaichartigen grauweißen Klümpchen, die die Hauptmasse dieses Sputums ausmachen. PANIZZA fand bei 500 ohne Unterschied des Gesundheitszustandes untersuchten Personen freies oder in Zellen gebundenes Myelin in 54%. Suchte er die serös-schleimigen Sputa heraus, so ergaben sich 60%, in allen des Morgens entleerten Sputis 75%, in dem typischen zähen Morgensputum 86% und in 93% der Morgensputa, die von Schmieden, Schlossern, Schreinern, Bäckern und Köchinnen stammten, also von Personen, deren Luftwege zum Teil besonderen Schädlichkeiten ausgesetzt waren. Besonders reichlich sah er es auch im Sputum von Rauchern, Trinkern und Rednern. Ebenso fanden GUTTMANN und SMITH bei allen untersuchten Personen von über 30 Jahren Myelin, bei Leuten unter diesem Alter dagegen weniger konstant. Im Nasen- und Choanenschleim soll es nicht vorkommen.

Auch bei akuten und chronischen Bronchitiden findet man im schleimigen Sekret meist myelinhaltige Zellen in mäßiger Menge; sowie das Sekret eine mehr eitrige Beschaffenheit annimmt, tritt das Myelin ganz auffallend zurück. In dem schleimigen Asthmasputum ist verhältnismäßig wenig Myelin zu finden, wiewohl es auch hier vorkommt; zu den spezifischen Gebilden des Asthmasputums steht es in keiner Beziehung.

In Herzfehlersputum wurden zuerst von KRÖNIG zahlreiche myelinhaltige Zellen angetroffen; es fällt bei der Untersuchung solcher Sputa auf, daß die blutpigmenthaltigen Zellen im Gegensatz zu den Kohlepigment tragenden in der Regel vollkommen frei von Myelin sind; doch lassen sich vorläufig irgendwelche Schlüsse auf die Entstehung des Myelins noch nicht daraus ziehen.

Großes Interesse erweckte das von BUHL berichtete Vorkommen von myelinhaltigen Zellen bei der Tuberkulose; gerade auf das Myelin legte hier BUHL besonders Wert. Nach seiner Ansicht sollte es sowohl im Beginne der Tuberkulose, bei Spitzenkatarrhen auftreten, als auch bei mehr chronischen Erkrankungen, bei vorgeschrittenen Prozessen dagegen mehr und mehr verschwinden.

PANIZZA hat schon aufmerksam gemacht, daß das Myelin in den mehr schleimigen Teilen des tuberkulösen Sputums sich vorfindet, dagegen nicht in den eitrigen. Zweifellos ist hier von Bedeutung, welche Teile des Sputums man zur Untersuchung heranzieht. Verfasser konnte in einem für diese Zwecke sehr günstigen Falle einer ausgebreiteten, sehr geringe Neigung zu Zerfall zeigenden Tuberkulose die myelinhaltigen Teile von den myelinfreien sehr gut trennen. In den eitrig-schleimigen, tuberkelbacillenreichen Partien waren nur ganz vereinzelte Myelintröpfchen in Zellen zu finden, dagegen kamen sie in großer Menge in den geballten, fast rein schleimigen und tuberkelbacillenfreien oder -armen Partien vor, die allem Anschein nach aus dem Rachen stammten. — In anderen Fällen war es in sicher aus den feinsten Luftwegen stammenden schleimig-eitrigen Sputis angehäuft.

Im rein eitrigen Empyemsputum findet sich Myelin niemals (auch nicht im punktierten Empyemeiter, so daß man nach FRIEDRICH MÜLLER eine Verletzung der Lunge bei der Punktion annehmen kann, falls sich Myelin in ihm findet). Dagegen ist es von A. FRÄNKEL in DITTRICHschen Pfröpfen gesehen worden.

Bei Aktinomykose fand RÜTIMEYER mit Myelin durchsetzte Alveolarepithelien.

Auch in dem bei Tumoren entleerten Sputum ist es wiederholt gefunden worden. A. SCHMIDT erwähnt besonders einen Fall, der ständig myelinhaltiges Sputum entleerte. Bei der Autopsie wurden die Alveolen völlig frei davon gefunden, dagegen kam es in der Trachea und bis zu den feinsten Bronchien herunter in reichlichen Mengen vor.

Im pneumonischen Sputum ist Myelin, wenn überhaupt, so nur in geringen Mengen vorhanden. KANNENBERG erwähnt dagegen sehr reichliches Vorkommen von myelinhaltigen Alveolarepithelien in dem auf eine Lungenquetschung folgenden blutigen Auswurf.

Ganz kann man sich übrigens des Gedankens nicht erwehren, daß von manchen Untersuchern Fett und fettkörnchenhaltige Zellen als Myelin außer- und innerhalb von Zellen angesehen worden ist.

ε) Entstehung. Über den Entstehungsprozeß des Myelins ist nichts bekannt. KNAUFF läßt es als Fremdkörper von den aus der Tracheal- und Bronchialschleimhaut austretenden und im Schleim frei schwimmenden Becherzellen aufgenommen werden, nimmt also eine Entstehung außerhalb der Zelle an. Nach ZOJA soll sich das Lecithin in den Alveolarepithelien als normaler Bestandteil in loser Verbindung mit Albuminoiden vorfinden, nach dem Absterben der Zellen sich von diesen trennen und in Form von Körnchen und freien Tropfen auftreten.

Was den Ort der Herkunft des Myelins, speziell der myelinhaltigen Zellen betrifft, so ergeben sich hier die gleichen Schwierigkeiten, wie bei der Beantwortung der Frage nach der Herkunft der gewöhnlichen myelinfreien oder pigmentierten Rundzellen. Es seien hier nur noch einige Versuche und Arbeiten erwähnt, die sich speziell mit der Herkunft der myelinhaltigen Zellen befaßt haben.

So ließ PANIZZA Hunde feinen Lampenruß einatmen und fand in den die Alveolen erfüllenden Zellen, soweit nicht das Rußpigment die übrigen Zellbestandteile zu sehr überdeckte, Myelintröpfchen. Die flimmernden Bronchial- und Trachealepithelien waren im Gegensatz zu den mit mehr plattigem Epithel ausgekleideten Bronchiolendästen so gut wie frei von Pigment und Myelin. Ferner beobachtete PANIZZA in der mit Flimmerepithelien besetzten Mundschleimhaut des Frosches den Austritt von jungen Zellen, sowie von zahlreichen durchscheinenden, zart konturierten, glänzenden freien Kugeln, die zusammenflossen und Myelinreaktion gaben. Er kam daher zu der Ansicht, daß „die Myelinzellen und freies Myelin das normale Produkt der auf der Flimmerepithel tragenden Respirationsschleimhaut aller Säugetiere und Amphibien sich findenden Becherzellen seien" und es lag auch nahe, daß er das Myelin als eine Modifikation des Mucins betrachtete. — Diese ausgetretenen Myelinzellen nahmen unter lebhaften Bewegungen den eingeatmeten Farbstoff auf; es sollten also auch die pigmenthaltigen Myelinzellen von den die Becher verlassenden Myelingebilden abstammen und sich zu Körnchenzellen umwandeln. Setzte PANIZZA ferner frisches glasiges Morgensputum der Berußung aus und hielt es einige Zeit bei Körperwärme, so führten alle sichtbaren Zellen, Myelinzellen, Eiterkörperchen, Schleimzellen und Pflasterzellen zuerst amöboide Bewegungen aus, nahmen Rußpartikelchen auf und verwandelten sich dann ohne Aufgabe ihrer ursprünglichen Formen in myelinhaltige Körnchenzellen. PANIZZA nahm daher weiter an, daß „die Aufnahme von kleinsten Fremdkörperchen einen Reizzustand involviere, auf den die Zelle mit Umwandlung ihres Protoplasmas in Mucin antworte", daß aber das Mucin innerhalb der Zelle Myelinform annähme.

Die von ihm in den Alveolarepithelien an Ort und Stelle beobachtete myeline Umwandlung schließt nach seiner Ansicht nicht aus, daß die Alveolarepithelien außerdem bei ihrer Wanderung in Bronchien und Trachea Myelintröpfchen aus den Becherzellen aufnehmen; aber auch eine myeline Umwandlung ohne Staubaufnahme läßt sich nicht ausschließen. Die Bildung erfolgt also entweder in den Alveolarepithelien — eine Entstehung, die PANIZZA selbst in den Hintergrund treten läßt — oder in den Becherzellen der Bronchial- und Trachealschleimhaut. Auch v. INS gibt an, in den intraalveolären pigmenthaltigen Zellen Myelin gefunden zu haben; er hält diese Zellen aber nicht für Alveolarepithelien, sondern für veränderte weiße Blutkörperchen. Von Myelin in den in situ belegenen Alveolarepithelien erwähnt er nichts.

Aus diesen Untersuchungen würde also hervorgehen, daß Zellen verschiedenster Herkunft myelin degenerieren können; es muß indes zweifelhaft erscheinen, ob tatsächlich in allen Zellen eine solche Umwandlung stattfindet und ob das, was PANIZZA gesehen, wirklich alles Myelin und nicht Fett oder Schleim war, nachdem die myelinführenden Zellen ihrem Aussehen nach unzweifelhaft als Alveolarepithelien (z. T. vielleicht auch als Histiocyten) anzusehen sind.

Die anatomischen und klinischen Erfahrungen stimmen insofern damit überein, als man auch aus ihnen einen verschiedenen Ursprung des Myelins ableiten kann. Vor allem kommen hier die Untersuchungen von HOCHHEIM in Betracht, der in den Alveolarepithelien Neugeborener ziemlich reichlich Myelin vorfand, ein Befund, der durch den Nachweis von Protagon in der normalen Schweinelunge durch GRUND bestätigt und ergänzt wird. Im Alveolarlumen fand er nur aspirierte Flimmerepithelien oder zugewanderte Leukocyten; das Myelin konnte also nicht durch Aspiration in die Alveolen gelangt sein, sondern seine Entstehung mußte in die Alveolarzellen selbst verlegt werden. Nach HOCHHEIMS Ansicht spielt hierbei ein entzündlicher Vorgang, bedingt durch die Anwesenheit von Bakterien, eine Rolle; vielleicht gibt schon die Anwesenheit von Fruchtwasser allein einen genügenden Reiz ab, geradeso wie die Anwesenheit von infundiertem Blut oder sogar von physiologischer Kochsalzlösung Reaktionserscheinungen hervorruft; im übrigen sieht er die Myelinbildung als postmortalen Vorgang an.

Jedenfalls kann also das Myelin in den Alveolarepithelien selbst entstehen. Schon BUHL ist dafür eingetreten, auch GUTTMANN und SMITH nehmen diesen Ursprung an, und SENATOR spricht sich sogar dahin aus, daß das Myelin nur in solchen und in keinen anderen Zellen gebildet werde. Ebenso verlegt FRIEDR. MÜLLER seine Entstehung in die Alveolen. Von den klinischen Untersuchungen wäre wohl die größte Beweiskraft dem schon zitierten Fall von KANNENBERG zuzuschreiben, in welchem er nach einer Lungenquetschung zahlreiche myelinhaltige Alveolarepithelien im Sputum auftreten sah. Auffallenderweise hat sie bisher keine Bestätigung erfahren, auch Verfasser konnte sich nicht von dem regelmäßigen Vorkommen von Myelin nach Lungenverletzungen überzeugen, aber maßgebend ist schließlich der an Ort und Stelle erhobene Befund, nicht der Auswurf.

A. SCHMIDT bringt dagegen die Entstehung des Myelins auf Grund klinischer Beobachtungen in Zusammenhang mit der Schleimabsonderung, und kommt demnach, was den Ort der Entstehung betrifft, wieder auf die PANIZZAsche Ansicht zurück. Er fand myelinhaltige Zellen nur in den schleimigen Teilen des Sputums, also nur bei Erkrankungen, die mit Entzündungsprozessen in Trachea und Bronchien verliefen; in den anderen, besonders eitrigen Teilen fehlten sie.

Die Frage der Herkunft des Myelins kann also noch keineswegs als gelöst betrachtet werden. Faßt man die Rundzellen als veränderte Alveolarepithelien oder als in das Alveolarlumen eingewanderte Zellen auf, so muß man nach den vorliegenden Untersuchungen entweder annehmen, daß das Myelin an Ort und Stelle in ihnen entsteht, oder daß bei der Wanderung dieser Zellen nach oben das Myelin von ihnen aufgenommen wird. Nach PANIZZA und SCHMIDT ist seine Entstehung dagegen in Bronchien und Trachea zu verlegen. Es ist indes sehr auffällig und spricht nicht gerade für die Entstehung des Myelins in der Schleimhaut der Bronchien und der Trachea, daß man nie eine myeline Umwandlung der von dort stammenden zylindrischen Epithelien im Sputum findet (auch nicht beim Asthma bronchiale), und daß außerdem das Myelin mit dem Schleim nicht das geringste zu tun hat. Außer PANIZZA hat auch niemand die direkte Ausscheidung des Myelins aus Becherzellen gesehen und es fragt sich, ob man die an Fröschen gewonnenen Resultate auf die Schleimhaut der menschlichen Luftwege einfach übertragen kann. Es erscheint für den Menschen also sehr wohl möglich, daß ein Teil der myelinhaltigen Zellen erst in den obersten Luftwegen, vornehmlich im Rachen auf die Oberfläche desselben ausgewandert ist, es sich also um Wanderzellen handelt, die bei einer Reizung der Schleimhaut dort auftreten. Das besonders häufige Vorkommen von Myelinzellen bei chronischen Rachenkatarrhen spricht in diesem Sinne.

Sehr auffallend ist das häufige Zusammentreffen von Kohle- oder Staubpigmentkörperchen und Myelintröpfchen in ein und derselben Zelle; man könnte hier mit Panizza annehmen, daß die Aufnahme von Pigment einen Reizzustand hervorruft, auf den die Zelle mit der Bildung von Myelin antwortet; es ist aber ebensowohl möglich, daß kein kausaler Zusammenhang besteht. Das gleichzeitige Vorkommen von Pigment und Myelin spricht jedenfalls auch gegen die Herkunft der myelinhaltigen Zellen aus der Tracheal- und Bronchialschleimhaut, denn wie oben ausgeführt worden ist, hat man nie Pigment in den von dort stammenden Zellen gefunden.

ζ) Pathognomonische und diagnostische Bedeutung. Eine besondere pathognomonische Bedeutung wurde den Myelinformen nicht zuerkannt, da man sie nicht als chemisch einheitliche Substanz ansah, bis Buhl die Lehre von ihrer Bedeutung für den phthisischen Prozeß aufstellte. Besonders bei beginnenden Erkrankungen, die sich in einer sog. Desquamativpneumonie (das ist einer Exsudation von Flüssigkeit und Leukocyten in die Alveolen mit Abstoßung und Degeneration der Alveolarepithelien), äußerten, sollten myelinhaltige Alveolarepithelien regelmäßig im Sputum auftreten. Ähnlich sei es bei chronischen Formen der Tuberkulose, während bei den akut verlaufenden progredienten und mit Destruktion des Lungengewebes einhergehenden Prozessen sie weniger vorhanden seien. Aus der Menge des Myelins im Auswurf sollte man auf die Dauer des Prozesses schließen können, ganz besonders „die kleinsten Herde, welche der Auscultation und Perkussion noch entgingen, den Spitzenkatarrh als den Ausdruck einer desquamativen Pneumonie statt einer gewöhnlichen katarrhalischen Bronchitis erkennen, und zwar zu Zeiten, wo Kavernen noch nicht gebildet seien; ebenso solle man die Miliartuberkulose wie die genuine reine und käsige Pneumonie schon in den ersten Tagen daraus zu ermitteln imstande sein“. Nach den Untersuchungen von Friedländer ist die Desquamation von Alveolarepithelien indes nur von der serösen Durchtränkung der Alveolarwand abhängig; die Abschilferung erfolgt also durch rein mechanische Momente, wofür Friedländer auch die Einwirkung der Staubinhalation als Beweis anführt. Entzündliche Prozesse sind aber ebenfalls, wie oben ausgeführt, die Ursache zur Abstoßung.

Guttmann und Smith haben auch später noch, obwohl in der Zwischenzeit die Buhlsche Lehre auch von klinischer Seite lebhaften Widerspruch erfahren hatte, daran festgehalten, daß die myelinhaltigen Alveolarepithelien als Ausdruck einer desquamativen Pneumonie aufzufassen seien. Auf Grund der späteren Untersuchungen, bei denen man die Lungen von Menschen, die dauernd myelinhaltiges Sputum entleert hatten, vollkommen gesund fand und der vielfach gemachten Beobachtungen, daß Myelin fast in jedem schleimhaltigen Sputum auftritt, ist man davon abgekommen, ihm eine besondere Bedeutung zuzuschreiben, ja, man kann es nach F. Müller „kaum mehr als Zeichen krankhafter Prozesse ansehen“, sondern es ist als ein normales Degenerationsprodukt der Alveolarepithelien zu betrachten (Zoja) oder, um nichts durch diesen Namen zu präjudizieren, besser als ein Degenerationsprodukt, das sich sowohl frei wie in einer ganz bestimmten Zellart, nämlich in den großen runden Zellen, vorfindet. Dabei ist die Frage offen gelassen, ob das Myelin in diesen Zellen selber entsteht, oder ob es erst von diesen Zellen aufgenommen wird. Warum das Myelin sich gerade in diesen Zellen findet, ist unbekannt; jedenfalls deutet es auf einen ganz bestimmten Degenerationsprozeß hin, dem nicht jede Zellart unterliegt. — Von A. SCHMIDT ist die Ansicht geäußert worden, daß möglicherweise das im Sputum vorkommende Myelin aus sich ständig abspielenden degenerativen Prozessen verschiedener Organe, ganz besonders des Nervensystems, stammt und den erwähnten Rundzellen zum Transport nach außen übergeben wird. Untersuchungen über das Vorkommen von Myelin im Blut, die hier vielleicht Auskunft geben würden, sind bisher nicht gemacht worden.

Ob der diagnostische Wert nach Klarstellung seiner Herkunft sich steigern wird, bleibt abzuwarten; wahrscheinlich ist es bei dem vielfachen Vorkommen gerade nicht.

6. Fettzellen, freies Fett und Lipoide.

α) Aussehen. In den meisten Sputis, vor allem den eitrigen und zerfallenden, sieht man sowohl in Zellen wie in freiem Zustande runde, glänzende, stark lichtbrechende, farblose Kügelchen, die scharf umgrenzt und von sehr wechselnder Größe sind. Besonders in den großen Rundzellen liegen sie zuweilen dicht, seltener zu größeren Tropfen zusammengeschlossen. Diese Zellen sind schon frühzeitig aufgefallen und als ,,Körnchenkugeln“, ,,Entzündungskugeln“ (Corps granuleux) beschrieben worden. Ähnlich wie das Myelin können die Fettkügelchen den ganzen Zelleib überdecken; zuweilen sieht man sie auch in einer Anordnung frei liegen, die die ursprünglichen Zellkonturen noch deutlich erkennen läßt. Auch in den zerfallenden weißen Blutkörperchen treten sie häufig auf, wenn auch nie in so großer Menge wie in den Rundzellen, dagegen fehlen sie in Cylinder- und Plattenepithelien.

Handelt es sich um stark zersetzte Sputa, so trifft man regelmäßig freie Fettkügelchen meist von sehr geringer Größe an, in älteren Sputis auch neben den eigens zu erwähnenden Fettsäurekrystallen und Schollen. An den Fettsäurenadeln sieht man zuweilen Ausbuchtungen; vermutlich hat es sich ursprünglich hier auch nur um tropfige Gebilde gehandelt, aus denen die Nadeln aufgeschossen sind. In anscheinend modifizierter Form sieht man Fetttröpfchen auch um elastische Fasern herum angelagert, so daß diese vollkommen verdeckt werden (siehe unter elastische Fasern).

Wie sich im Sputum vorkommendes Fett auf Neutralfett, Fettsäuren und Seife verteilt, läßt sich durch die mikroskopische Untersuchung schwer feststellen, da die üblichen Färbemethoden keine genügend genauen Resultate liefern. Es ist zudem wahrscheinlich, daß nebenbei auch Lipoide vorhanden sind, die die Reaktionen mehr oder weniger beeinflussen.

Scharf lassen sich nur die Fettsäurekrystalle von den kugeligen Formen des Fettes unterscheiden, von denen aber nicht mit Bestimmtheit erwiesen werden kann, ob sie aus Neutralfett oder Fettsäuren bestehen.

β) Nachweis. Der Nachweis des Fettes ist im ungefärbten Präparat infolge der glänzenden, stark lichtbrechenden Beschaffenheit der Fettkügelchen unschwierig, wenn sie nicht zu klein sind; Fettsäureschollen oder -nadeln unsicherer Herkunft kann man leicht dadurch nachweisen, daß man das Präparat vorsichtig über einer kleinen Flamme erwärmt, wobei diese Gebilde zu runden Kugeln umschmelzen, die bei Abkühlung rasch erstarren und auf ihrer Oberfläche häufig leichte Schlieren erkennen lassen. Über die Gesamtmenge des Fettes kann man sich am besten dadurch orientieren, daß man auf dem Objektträger einen Tropfen Sputum mit etwas Eisessig verreibt und unter dem Deckglas vorsichtig erwärmt; etwa vorhandene Seifen werden dadurch in freie Fettsäuren übergeführt und erscheinen nunmehr in Kugelform. Bei der zweifellos geringen Menge von Fettseifen im Sputum lohnt sich diese Reaktion kaum.

Mit den gewöhnlichen Fettfärbungsmethoden läßt sich meistens mehr Fett nachweisen, als man nach dem ungefärbten Präparat vermutet, ihre Anwendung stößt jedoch auf Schwierigkeiten, da die meisten Farbstoffe die zelligen Elemente mitfärben, die Differenzierung des Fettes also erschweren. Am bequemsten ist noch Überosmiumsäure, die, zu dem frischen Präparat zugesetzt, das Fett graubraun bis schwarz unter einer Reihe von Nuancierungen färbt. Gut kann man auch Sudan III anwenden, durch welches Neutralfett ziegelrot, Fettsäurekügelchen heller rot gefärbt werden. Carbolfuchsin ist wegen seiner starken Affinität zu den übrigen Elementen nicht gut zu verwerten. Mit konzentrierter wässeriger Nilblausulfatfärbung zur Differenzierung von Neutralfett und Fettsäuren angestellte Versuche, wie sie für die Faeces von Lohrisch empfohlen worden sind, haben vorläufig zu keinem Resultat geführt.

Über den chemischen Nachweis des Fettes siehe S. 213 f.

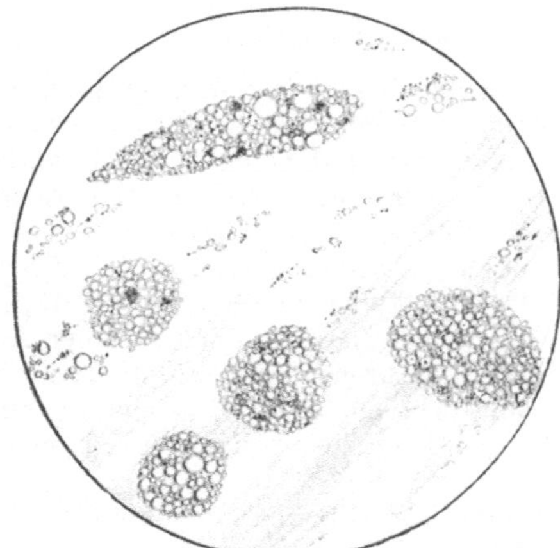

Abb. 69. „Fettkörnchenzellen", mit wenig Pigment, bei Lungentumor. Öl-Imm., Ok. 1.

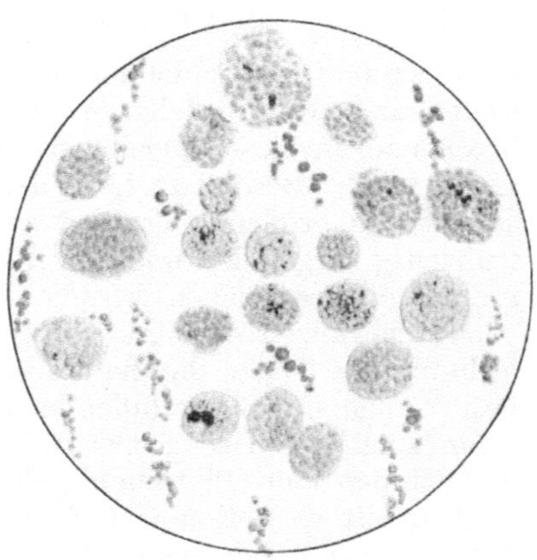

Abb. 70. Große Rundzellen, teils mit Fetttröpfchen (rot), teils mit Blutpigment (gelblich bis braun) gefüllt. Sudan III. Obj. 6, Ok. 2.

γ) Vorkommen. Über das Vorkommen von Fett in den Sputis einzelner Erkrankungen fehlen, einige quantitative Analysen ausgenommen, systematische Untersuchungsreihen vollkommen. In den schleimigen Sputis trifft man für gewöhnlich Fett nicht oder nur in wenigen feinen Tröpfchen innerhalb der Zellen an; erst mit Zunahme des Eiters wird es etwas reichlicher. Mit dem Zerfall von Gewebe nimmt seine Menge ganz erheblich zu. Ganz besonders ist es in den Käsebröckelchen angehäuft, hier zum Teil auch in Form von Fettsäurenadeln. Für gewöhnlich werden hier wohl die bei diesen Prozessen sich bildenden, später zu erwähnenden Lipoidtröpfchen mit eingerechnet. Es ist auch schon darauf hingewiesen worden, daß sich gelegentlich Fett an die elastischen Fasern anlagert.

Reichlich trifft man Fettkügelchen (wohl stets mit Lipoiden vermischt) in dem Sputum bei Lungenabsceß (zuerst von Munk beschrieben) und vor allem bei Lungengangrän an; ebenso bei Bronchiektasien, hier besonders auch in den Dittrichschen Pfröpfen, wie überhaupt in allen pfropfigen, aus Zelldetritus zusammengesetzten Gebilden (z. B. in den Tonsillarpfröpfen). In großer Menge findet man es in den ausgehusteten Parenchymfetzen, wo neben Krystalldrusen und einzelnen langen Fettsäurenadeln Fetttröpfchen zu sehen sind. Bei der nekrotisierenden Influenzapneumonie sind sie sehr häufig

(LIEBMANN). Fettkörnchenzellen sind ferner besonders zahlreich im Auswurf von *Fettembolien*.

In besonders schöner Ausbildung, zuweilen in auffallend großen Exemplaren, trifft man „Körnchenkugeln" bei *Tumoren* an, und zwar handelt es sich hier um Zellen, die nach ihrer Herkunft entweder als Lungenepithelien bzw. Bindegewebsabkömmlinge anzusprechen sind. In Lungenschnitten liegen sie oft in großen Massen in den Alveolen, und zwar in der nächsten Umgebung der Geschwulst, aber nicht unbedingt in direkter Verbindung mit ihr oder gar in ihr selbst (s. Abb. 72); HAMPELN hat sie allerdings einmal innerhalb von Sarkomgeschwulstmassen gesehen. Das beweist wohl „die Abhängigkeit ihrer Entstehung von der Neubildung, aber nicht ihre Natur als Krebszellen, wogegen schon ihre Massenhaftigkeit und dazu die Unähnlichkeit mit den Neu-

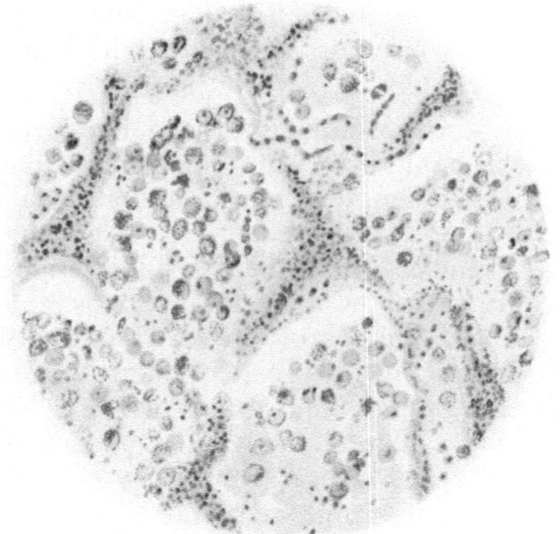

Abb. 71. Desquamativ-Pneumonie bei Tuberkulose. Die Alveolen sind von homogenem Exsudat erfüllt, dazu von mehr oder weniger reichlichen, gequollenen Alveolarepithelien; zum Teil enthalten diese Fettkügelchen, zum Teil haben sie noch ihre ursprüngliche Gestalt und hängen in Reihen zusammen und sind fettfrei. Zeiß Obj. A, Ok. K. 12.

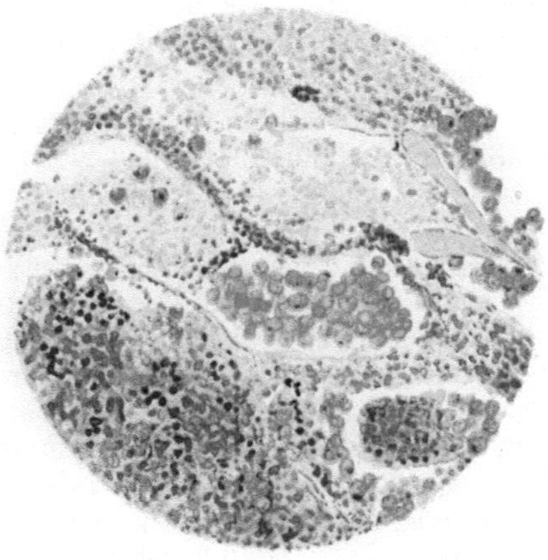

Abb. 72. Fettkörnchenzellen in der Umgebung eines Carcinomherdes, meist intraalveolär gelagert. Die noch festsitzenden Alveolarepithelien sind frei von Fett. Auch einzelne kleine freie Fetttröpfchen sind sichtbar. Sudan III, Methylenblau. Obj. 6, Ok. 3.

bildungszellen des anatomischen Präparates sprach". Dieser Ansicht kann nach den eigenen Untersuchungen nur zugestimmt werden.

Bei Pneumonien stellten sich Fettkörnchen erst während der Lösung in vermehrter Zahl ein; auch im oder kurz nach dem asthmatischen Anfall sind sie zuweilen zu sehen.

δ) *Herkunft des Fettes.* Das im Sputum gefundene Fett in Kugelform ist sehr häufig eine zufällige Beimengung aus der Nahrung, insbesondere der Milch; daher ist besondere Sorgfalt bei der Gewinnung des Sputums zu verwenden. — Im übrigen ist bekannt, daß das Fett bei der Degeneration der Zellen in diesen entsteht und hier sind es besonders die Alveolarepithelien, die sowohl im Auswurf wie noch innerhalb der Lunge als die Träger des Fettes erscheinen. Ob gleichzeitig eine Zufuhr von Fett, solange die Zellen an Ort und Stelle sitzen, stattfindet, ist noch unentschieden, auf Grund experimenteller Untersuchungen aber möglich. In Tropfenform wird es aber erst in dem Augenblick deutlich, in welchem die Alveolarepithelien sich von ihrer Unterlage losgelöst haben; sie quellen dann ebenso wie die pigmentführenden Zellen zu erheblicher Größe auf und nehmen statt der platten Gestalt Kugelform an. Auch ausgewanderte Histiocyten verfallen dem gleichen Prozeß. Die neutrophilen Blutleukocyten nehmen auch Fett, aber in sehr viel geringerem Maße auf. Sicher werden auch Fetttröpfchen in freier Form bei Zerstörung des Lungengewebes ausgeschieden. Nach ERICH MEYER entstehen sie hier wohl aus der Umwandlung des Cerebrins und Lecithins der Zellen; es handelt sich bei den Tröpfchen auch wohl immer um ein Gemisch von Fetten und Lipoiden. — Bei Stagnation in Hohlräumen wird das Fett zum Teil unter Bildung von Fettsäuren gespalten.

Außerdem stammt das Fett zu einem kleinen Teil aus den Bakterien, wo es teils Vorrats-, teils Hüll- oder Schutzstoffe darstellt (KRUSE). Zu erwähnen ist hier besonders die wachsartige Hülle der Tuberkelbacillen, die einen recht beträchtlichen Anteil der Trockensubstanz ausmacht. Es handelt sich um Gemische, zusammengesetzt aus freien Fettsäuren, Neutralfetten, Fettsäureestern, höheren Alkoholen (Lecithin, Cholesterin) und außerdem eine große Menge von Extraktivstoffen (vgl. auch chemische und bakteriologische Untersuchung S. 255).

ε) Diagnostische Bedeutung. Eine besondere diagnostische Bedeutung kommt einzelnen Fettkügelchen oder ,,Körnchenkugeln“ für gewöhnlich nicht zu. Sind solche frei in reichlicherer Menge vorhanden, finden sich besonders auch Fettsäurenadeln neben runden, als Neutralfett anzusprechenden Kügelchen, so kann mit Sicherheit auf Zersetzung von Sputum in Bronchien oder Lungengewebe gerechnet werden. LIEBMANN sieht sie nicht als charakteristisch für Tumoren an, sondern führt sie auf das Vorhandensein nekrotischer und chronisch-pneumonischer Veränderungen in der Umgebung des eigentlichen Tumors zurück. Eine besondere Bedeutung haben HAMPELN und LENHARTZ nur den in Zellen angehäuften Fettkörnchen, den sog. ,,Körnchenkugeln“ zugemessen, da sie sie regelmäßig und in großer Anzahl bei Lungentumoren vorfanden, bei anderen Erkrankungen dagegen sehr viel seltener und spärlicher. LENHARTZ zweifelt nicht, ,,daß solche Zellen auch sonst wohl vorkommen können“; im Sputum hat er sie aber nur bei Krebs angetroffen. In der Tat bildet das Vorkommen zahlreicher und besonders der großen Formen ein gutes Hilfsmittel für die Diagnose von Neubildungen, wenn auch kleinere Exemplare nicht ganz selten bei anderen Erkrankungen angetroffen werden.

Auffallend ist, daß man ähnliche Zellen, wie auch Verfasser bestätigen kann, in der Punktionsflüssigkeit von Pleuraexsudaten bei Tumoren in reichlicher Menge und in sehr schöner Ausbildung findet (MÜSER); auch dieses spricht gegen ihre Abstammung aus Geschwulstzellen.

Lipoide. Von F. MUNK ist darauf hingewiesen worden, daß Lipoide sich im Sputum als Körnchenkugeln einzeln oder zu Haufen zusammengeordnet finden können; ihr Nachweis geschieht durch das Polarisationsmikroskop, in dem sie sich im Gegensatz zu den reinen Fettkügelchen als Sternchen darstellen. Die Myelinschollen des Sputums sollen diese Form nicht zeigen, also nicht doppeltbrechend sein, da sie erst in den abgestoßenen Epithelien abgeschieden, während die Lipoide bei chronischen Prozessen langsam innerhalb der Zelle gebildet würden; sie seien also nicht identisch.

Die Lipoidkügelchen entstehen nach MUNK in den Alveolar- und Bronchialepithelien; ihrer chemischen Natur nach sind sie wohl Cholesterinester, vermischt mit Lecithin, soweit sich aus Reaktionen ähnlicher, aus dem Urin dargestellter Körperchen schließen ließ. Sie finden sich bei chronischen Prozessen in den Lungen, so bei Bronchiektasien, worauf auch ERICH MEYER hingewiesen hat; zuweilen treten sie auch bei chronischer Bronchitis im zähschleimigen Sputum auf, im Asthmaanfall sogar in großen Mengen, oft in Ketten geordnet, die MUNK als Ausgüsse der feinsten Bronchiolen auffaßt. Ihr reichliches Erscheinen soll hier eine Folge der reichlichen Epitheldegeneration der Bronchien sein, insofern nicht die Lipoide beim Asthma eine besondere Rolle spielen.

MUNK faßt also die Degeneration als ein Zeichen einer höhergradigen Schädigung und des Unterganges von Zellen auf; aber nur bei allmählichem Absterben der Zellen werden sie gebildet.

Die Erklärung als Ausgüsse der feinsten Bronchiolen stößt indes doch auf Schwierigkeiten; die Tröpfchen sind doch keine zusammenhängenden Gebilde, es ist auch sehr zweifelhaft, ob die nach allem sehr verschieden gearteten und in verschiedener Weise degenerierenden Alveolar- und Bronchialepithelien ihre Bildungsstätte sind. Sicher ist, daß noch ein großer Unterschied zwischen den besonders beim Asthma eigentümlich entarteten Bronchialepithelien und den von MUNK beschriebenen Kügelchen besteht; diese können bei einiger Übung unschwer von ihnen geschieden werden. Die Zahl der MUNKschen Gebilde ist immer noch sehr gering gegenüber den in der beschriebenen Weise veränderten Epithelien.

Eine wesentliche diagnostische Bedeutung kommt dem Nachweis der Lipoide bisher nicht zu.

7. Riesenzellen.

LIEBMANN unterscheidet mehrere Arten von Riesenzellen in den Lungen: Erstens Sputummakrophagen, meistens Alveolarepithelien genannt, mit mehreren Kernen, spärlichem Chromatinnetz, Einschlüssen verschiedener Art. Zweitens Riesenzellen, die aus einkernigen alveolaren Gebilden hervorgegangen sind, ohne Kernkörperchen. Drittens den LANGHANSschen Riesenzellen gleichende Gebilde mit einem Strang wandständiger Kerne und strukturlosem Protoplasma. Riesenzellen im engeren Sinne sollen nur die letztgenannten sein, doch sind die zusammengebackenen Alveolarepithelien zweifellos auch als solche zu bezeichnen. Auch sonst sind sie gelegentlich im tuberkulösen Auswurf gefunden worden und sollen eine schlechte Prognose geben. Tuberkelbacillen fand LIEBMANN nicht in ihnen, doch wird von anderen Untersuchern ihr Vorkommen darin erwähnt, ja als charakteristisch hervorgehoben.

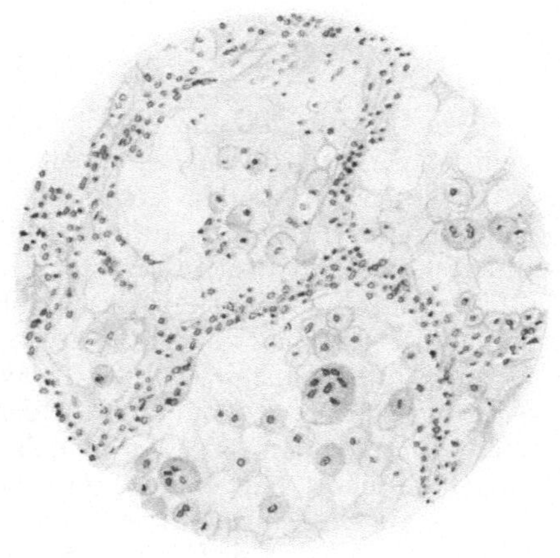

Abb. 73. Mehrkernige Riesenzellen innerhalb der Alveolen bei Lungencarcinom.

BIERMER erwähnt das Vorkommen großer, mit zahlreichen, 5—12, Kernen gefüllter Zellen, ähnlich wie sie in tuberkulösen Massen von VIRCHOW beobachtet worden seien. THOREL führt das Vorkommen von großen mehrkernigen, mit Pigment beladenen Zellen in einer tuberkulösen Specksteinlunge an. GABRITSCHEWSKY sah sie in drei Fällen von Tuberkulose: Ovale oder runde Zellen, 40—60 μ groß und mit 5—8 und mehr bläschenförmigen, schwach färbbaren Kernen und körnigem, matt aussehendem Protoplasma. Außerdem sind von verschiedenen Beobachtern bei malignen Neubildungen im Inneren der Lungenalveolen solche Zellen gefunden worden (s. Abb. 73).

Nach LIEBMANN treten sie auch bei nekrotisierenden Influenzapneumonien auf. Bei der Beschränkung des Vorkommens auf einige wenige Erkrankungen ist ihr Nachweis im Auswurf immerhin von einiger Bedeutung.

8. Leberzellen.

In günstig gelegenen Fällen findet man, auch ohne durch die Anwesenheit größerer Gewebsstücke aufmerksam gemacht worden zu sein, Zellen des Leberparenchyms im Auswurf. Sie zeichnen sich durch ihre typische polyedrische Gestalt mit großem blasigen Kern aus, falls es sich nicht um im Zerfall begriffene

Exemplare handelt, außerdem durch ihre häufige Imbibition mit Gallenfarbstoff, der sich durch Zusatz von salpetriger Säure in mikrochemischer Reaktion nachweisen läßt.

Wolfes beschreibt einen derartigen Fall, in welchem nach Durchbruch eines Leberabscesses in die Bronchien gut erhaltene wie zerfallene Leberzellen im gelblich gefärbten Auswurf erschienen; auch Powell und Hartley erwähnen ihr Vorhandensein; ihr Fehlen ist aber kein Gegenbeweis gegen eine Kommunikation zwischen Leber und Lunge. — Zu verwechseln wären die Leberzellen am ehesten mit größeren Haufen zusammenhängender, aus dem Respirationstractus stammender runder Zellen (Alveolarepithelien) sowie mit Geschwulstzellen. Die Anwesenheit von Leberzellen im Auswurf ist selbstverständlich an eine direkte Verbindung zwischen Leber und Lunge gebunden. In Betracht kommen Abscesse der Leber (besonders bei tropischer Amöbenruhr) und der Lunge sowie durchwachsende Tumoren. Das gleichzeitige Vorhandensein von Gallenfarbstoff wird stets auf die richtige Spur führen.

9. Tumorzellen.

Das Vorkommen einzelner aus Neubildungen stammender Zellen im Sputum gehört zu den größten Seltenheiten; in der Mehrzahl der Fälle liegen sie noch in größeren Verbänden vereinigt, die schon bei der makroskopischen Untersuchung des Auswurfs auffallen können, ihre wahre Natur aber erst bei der mikroskopischen Besichtigung erkennen lassen. Wolf führt dies auf die rasche eitrige Einschmelzung der Geschwulstmassen zurück, wobei die einzelnen Zellen zugrunde gingen, während Japha gerade umgekehrt meint, daß aus diesem Grunde öfter Einzelzellen im Auswurf zutage kommen müßten. Die Sequestrierung größerer Komplexe erfolgt aber selten, meist setzt der Zerfall erst spät ein, nachdem die Untersuchung mittels Röntgenstrahlen die Diagnose längst gesichert hat und schreitet auch verhältnismäßig langsam vorwärts, so daß die abgelösten und ihrer Ernährungsbasis beraubten Zellen zugrunde gehen, bevor sie im Auswurf erscheinen. Dieser stammt ohnehin in der ersten Zeit nur von der Umgebung der Geschwulst und ist mehr als eine durch Stauung und Kompression hervorgerufene Reizerscheinung von seiten der Luftröhrenäste aufzufassen, daher meist spärlich und von vorwiegend schleimiger Beschaffenheit. Erst mit dem Zerfall der Geschwulstmassen oder des umgebenden Bindegewebes wird er reichlicher und mehr eitrig oder blutig-eitrig und dann erst überhaupt ist die Voraussetzung des Auftretens von Geschwulstzellen im Auswurf gegeben. Einzelne Zellen werden auch durch Quellung so verändert, daß sie von gequollenen normalen Epithelien kaum mehr zu unterscheiden sein dürften.

In den beschriebenen Fällen handelt es sich entweder um carcinomatöses oder sarkomatöses Gewebe, welches neben den typischen Zellen zwischen Zerfallsmassen, besonders in den Randpartien, noch reichlich Leukocyten, Erythrocyten, Fetttröpfchen, seltener Hämatoidin-(Bilirubin-)krystalle enthält.

a) Carcinome. Hampeln entdeckte in einem Falle eines primären Lungencarcinoms in einem rundlichen gelatinösen Ballen oft pigmentfreie, fettkörnchenhaltige, polymorphe oder spindelförmige Zellen von einem Durchmesser von 24—25 μ; später fand man die gleichen Zellen im Bronchialschleim und im Geschwulstsaft. Ferner beschreibt Betschart einzelne oder zu größeren Zellgruppen vereinigte Zellen von polygonaler oder mehr rundlicher Form mit feinkörnigen pigmentfreien, in der Umgebung des Kernes dichter als in der Peripherie granulierten Protoplasma. Die Zellen enthielten entweder einen oder 3—4 Kerne, jeder Kern 1—4 Kernkörperchen. Bei der Autopsie des Falles fanden sich im Lumen der Alveolen die gleichen Zellen; sie lagen hier locker aneinander, so daß sie bei freier Verbindung der Alveolen mit ihren Bronchien leicht ausgehustet werden konnten. In einem weiteren Falle sah er zahlreiche kugelige oder spindelförmige Zellen von auffallender Größe und körniger Trübung; der Durchmesser der Zellen maß 120—125 μ, der der Kerne 20—25 μ. Es handelte sich hier — wie die Autopsie bewies — um ein von den Bronchien ausgehendes alveoläres Carcinom. — Ähnliche Fälle beschreiben auch Ehrich und Feldt, sowie Jakobson, Weinberger, einen Fall von Plattenepithelkrebs A. Fränkel.

Auch Vorkommen ganzer Krebsnester im Auswurf gibt Fränkel an. Ehrich erwähnt in einem seiner Fälle konzentrische Schichtung der Zellmassen, eigentliche Verhornung fehlte.

b) Sarkome. Sarkomzellen im Auswurf sind erstmals von Huber beschrieben worden, es lag ein typisches Riesenzellensarkom vor. Auch Betschart erwähnt ein Riesenzellensarkom, dessen Zellen 10, 20—40 Kerne aufwiesen, in der Mehrzahl waren es aber kleinere Rundzellen mit nur einem großen Kern, an dem er vielfach Teilungsfiguren entdeckte.

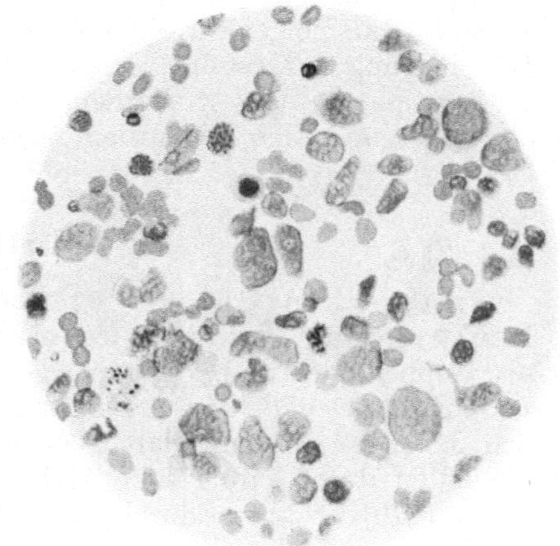

Abb. 74. Lungencarcinom. Abstrich. Große Geschwulstzellen mit rundem oder gebuchtetem Kern. Zeiß Obj. D, Ok. 3.

Von einem weiteren Falle eines sehr gefäßreichen Riesenzellensarkoms berichtet Feldt mit Zellen der verschiedensten Größe, alle Übergänge zu Riesenzellen enthaltend, zum Teil vakuolisiert, viele in mitotischer und amitotischer Kernteilung begriffen. Längsschnitte ließen ein Gewebe erkennen, in dem die meisten mit einer Art Endothel ausgekleideten Bluträume nur 1—2 Zellagen zwischen sich ließen; in anderen Teilen traten die Gefäßdurchschnitte gegen das übrige Gewebe zurück.

Die pathognomonische Bedeutung solcher aufgefundener Tumorzellen bedarf keiner weiteren Erklärung, ebenso ihr diagnostischer Wert. Es kann nur insofern eine Schwierigkeit entstehen, als einzelne Tumorzellen nicht mit Sicherheit als solche erkannt und andererseits größere Verbände von runden ein- oder mehrkernigen Zellen zuweilen für Produkte einer pathogenen Neubildung angesehen werden. Ganz besonders ist eine Verwechslung möglich, wenn die Zellen nicht mehr ihre ursprüngliche Gestalt besitzen und das Protoplasma sich in fettiger Degeneration befindet, was gerade bei Geschwulstzellen außerordentlich oft der Fall zu sein scheint, ebenso wie häufig Vakuolen in ihnen entstehen. Die Größe der Zellen sowie ihre Vielkernigkeit ist für die Diagnose bis zu einem gewissen Grade zu verwerten, speziell für Sarkomzellen. Von einiger Wichtigkeit scheint nach verschiedenen Untersuchern (Hampeln, Feldt, Betschart), daß die Tumorzellen entweder pigmentfrei sind oder nur geringe Mengen von Pigment führen, während die runden Epithelien („Alveolarepithelien“) zur Aufnahme von Pigment außerordentlich befähigt sind. Japha gibt dieses Merkmal auch zur Differenzierung der Krebs- und der normalen Lungenzellen an. Melanotische Geschwulstzellen bilden davon natürlich eine Ausnahme. Ferner wird der Nachweis von Glykogenschollen als besonderes Merkmal für Geschwülste angegeben, z. B. in einem Falle von SCHRÖTTER in den durch Punktion des Tumors erhaltenen Zellen; sie kommen besonders bei Plattenepithelcarcinomen vor. Die Färbung wird am schönsten nach BEST. (Vorfärbung mit Hämatoxylin, dann Lithioncarmin.)

Die in seltenen Fällen im Sputum vorgefundenen Krebsnester können mit Zellnestern verwechselt werden, die sich zuweilen im Asthmasputum vorfinden. Sie unterscheiden sich von ihnen dadurch, daß die verschollten und abgeflachten Zellen sich in ihrem Inneren befinden, während umgekehrt bei den Asthmaepithelnestern die im Zentrum befindlichen Zellen runde oder polygonale Konturen zeigen, die an der Peripherie gelegenen Zellen dagegen homogen und abgeflacht sind.

Über die Herkunft der Zellen läßt sich aus ihrer Struktur wenig sagen; die primären Carcinome gehen von der Bronchialschleimhaut aus, die Sarkome meist vom Zwischengewebe der Lungen. Inmitten des Lungengewebes befindliche Metastasen von Geschwülsten anderer Organe scheinen im ganzen weniger zu Zerfall zu neigen. Kehlkopfcarcinome werden als solche eher durch direkte Besichtigung festgestellt. In der Regel finden sich dann gleichzeitig zahlreiche große pigment- und vor allem fettkörnchenhaltige Zellen im Auswurf, auf deren diagnostische Bedeutung nochmals besonders hingewiesen sei (s. S. 180).

B. Elastische Fasern.

a) Aussehen. Die von SCHRÖDER VAN DER KOLK entdeckten, später von REMAK genauer beschriebenen elastischen Fasern des Auswurfs stellen sich als doppelkonturierte, elegant geschwungene, oft hakenförmig oder wellig verlaufende Gebilde dar, die meist zu mehreren nebeneinander liegen und häufig den Bau ganzer Lungenalveolen erkennen lassen, deren Gerüst sie bildeten. Sie fallen durch ihre starke Lichtbrechung auf, durch ihr regelmäßiges Aussehen und vor allem durch ihre gleichmäßige Dicke, die durch den ganzen Verlauf der glatten Faser hindurch beibehalten wird. Nur die Enden verlaufen leicht zugespitzt. Häufig bilden sie ein verzweigtes Maschenwerk; es wird auch allgemein angegeben, daß sie sich dichotomisch verzweigen; bei genauerem Zusehen sieht man aber, daß sich die einzelnen Fasern aus dem Geflecht loslösen, in welchem sie vorher mehr oder weniger parallel zueinander gelagert waren. Die aus dem Kehlkopf stammenden Fasern weichen etwas von den beschriebenen aus dem Lungengewebe stammenden ab; sie sind feiner und verlaufen mehr wellenförmig, ohne die charakteristische graziöse Schwingung. Die elastischen Fasern der Bronchialwand gleichen ihnen vollkommen. Elastische Fasern aus der Nahrung bilden breite, feste Bänder.

G. ROSENFELD macht darauf aufmerksam, daß die aus tuberkulösen Lungen stammenden elastischen Alveolarnetze niemals Kohlenstäubchen enthielten, während sie dagegen bei Absceß und Gangrän stets reichlich davon enthielten.

Bei spärlichem Vorkommen lassen sie sich häufig nur schwer von anderen Gebilden unterscheiden, die dem Auswurf zufällig beigemengt sind, auch wenn man durch Kalilauge die umgebende organische Substanz zerstört. Vor allem sind es Woll- und Baumwollfasern, die dem Ungeübten als die gesuchten Gebilde imponieren. Die Wollfasern fallen durch ihre zellige, zylindrische Haarstruktur sofort auf, ihre Außenseite ist schuppenartig, etwa einem Tannenzapfen vergleichbar. Die Baumwollfasern sind mehr bandartig und gleichen einem plattgedrückten Schlauch (17 – 50 μ breit, Durchmesser ähnlich); an den Faserabschnitten sind sie leicht ausgebuchtet und an ihren Enden häufig aufgesplittert, an längeren Stücken erkennt man auch die einzelnen Zellabteilungen. Häufig sind sie um ihre eigene Achse gedreht oder gekräuselt. Die feinen Haare, mit denen sie besetzt sind, rollen sich beim Trocknen auf oder ziehen sich zusammen. Vielfach sind die Baumwollfasern schon auf den ersten Blick durch ihre Färbung zu erkennen. Zuweilen sieht man auch Haare, Federn, Holzfasern dem Sputum beigemischt und zu Verwechslungen Ursache gebend. Seidenfäden sind stets gleichmäßig dünn (8—24 μ Durchmesser), besitzen mehr zylindrische Form, laufen spitz zu und sind unverzweigt. Fäden von Flachs fallen durch ihre walzenähnliche, niemals stark um sich gedrehte Gestalt, ihre Querteilung, ihre ungleichmäßigen zerrissenen Enden auf, die oft aus bürstenförmigen Konglomeraten von Fibrillen bestehen; sind diese vom Stamm losgelöst, so können sie dem elastischen Gewebe außerordentlich ähneln. Zuweilen sieht man auch abgeknickte Fasern wie zerbrochene Stecken (MAKENZIE) im Mikroskop herumliegen.

Häufiger werden Bündel von Fibrin oder Schleimstreifen, die auch netzförmiges Aussehen gewinnen können, von Anfängern als elastische Fasern angesehen. Behandlung mit Essigsäure oder mit Kalilauge wird hier den Unterschied sofort klarlegen. Von Fettsäurekrystallen unterscheiden die elastischen

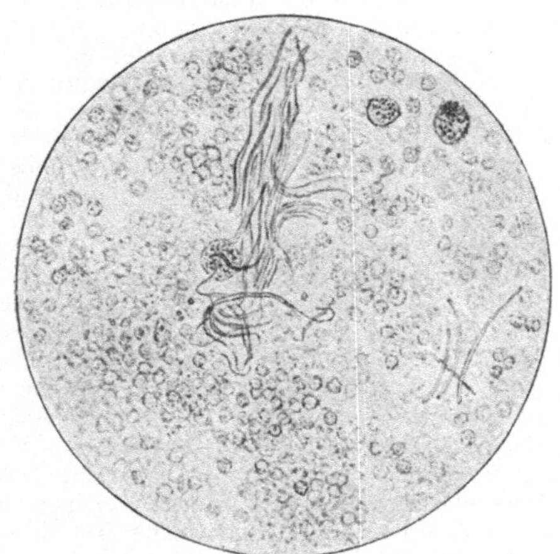

Abb. 75. Elastische Fasern, im Kalilaugepräparat. Obj. 6, Ok. 1.

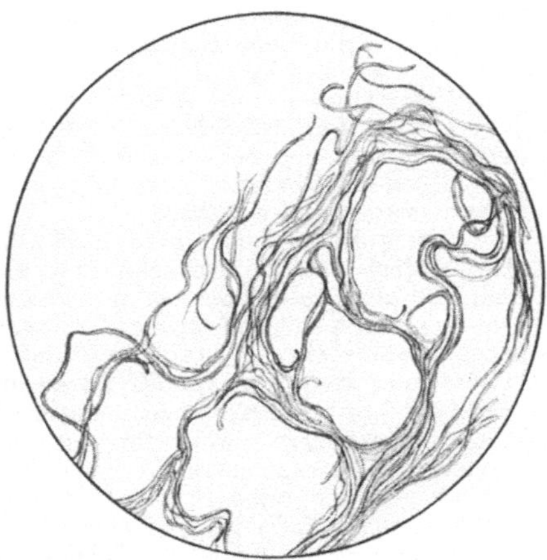

Abb. 76. Elastische Fasern. Ok. 6, Obj. 3.

Fasern sich vor allem durch ihre gleichmäßige Dicke, oft wellige Beschaffenheit, während die Fettsäurenadeln stets eine gewisse Starrheit und Unbiegsamkeit erkennen lassen und bei Zusatz von Äther oder heißem Alkohol sofort verschwinden. Nicht so selten werden die elastischen Fasern ferner mit Konglomeraten von wirr durcheinanderliegenden langen leptothrixartigen Fadenpilzen verwechselt. Jodzusatz färbt diese zum Unterschied blauviolett, auch lassen sie bei näherem Zusehen stets die geschwungenen Formen vermissen. Zuweilen sind es auch ganze Haufen von mehr oder weniger zusammenhängenden und verhornten Plattenepithelien, deren Konturen dadurch, daß die Zellränder sich umbiegen oder die ganzen Epithelien von der Seite gesehen werden, zu Verwechslungen Anlaß geben. Behandlung mit Kalilauge sowie verschieden hohe Einstellung des Objektes werden hier sofort entscheiden.

Es mögen hier noch einige Besonderheiten von elastischen Fasern erwähnt werden, die den meisten Untersuchern weniger geläufig sind. — Ob zunächst eisenimprägnierte elastische Fasern im Sputum vorkommen, wie sie von GIGON in einer Stauungslunge gefunden worden sind, ist nicht bekannt. Sie gaben eine schöne diffuse Berlinerblaureaktion, die rascher auftrat als in den Herzfehlerzellen. Nach Schwefelsäurezusatz schossen Gipskrystallen ähnelnde Gebilde auf, die GIGON für sekundäres oder primäres Kaliumsulfat ansah.

POWELL und HARTLEY erwähnen das Vorkommen von kalkinkrustierten elastischen Fasern. KOCKEL sah sie in Lungenschnitten und erwähnt dabei, daß die Fasern meist diffus mit Kalk inkrustiert sind, seltener ihn in Form feinster Körnchen enthalten. Zuweilen zerfallen dann die Fasern in kleine Stücke. Besonders stark sind die Gefäßwände verkalkt, die Alveolarepithelien dagegen stets frei. Gleichzeitig ist in den kalkinkrustierten Partien der Lungen reichlich Blutpigment vorhanden.

Von Coppen Jones und später von Engel sind im zerfallenden Auswurf, besonders reich aber in ausgehusteten Käsebröckeln Gebilde beschrieben, deren Natur zunächst verborgen bleibt. Leyden hat sie entsprechend ihrem Aussehen als Korallenfasern bezeichnet. Nach Coppen Jones handelt es sich um rauhe, aufgetriebene, oft deutlich gelb gefärbte Fasern, die häufig in kolbige Enden auslaufen und so das Aussehen von Aktinomycesdrusen erhalten; zuweilen bilden sich auch ganze Sternchen aus solchen Kolben, die dann Gerstenähren mit feinen langen Grannen ähnlich sehen. Manchmal zeigen die Kolben Neigung, zu einem Mycel wirr verzweigter Hyphen sich zu verbinden, doch fehlt bei mikroskopischer Untersuchung die feinere Struktur derselben, wie überhaupt die Homogenität ihres Inneren auffällt. Selten läßt sich die Kontur der von diesen Massen eingehüllten elastischen Fasern verfolgen. In ähnlicher Weise werden sie von Engel beschrieben, nur sah er mehr Gebilde mit wärzchen- oder kolbenförmigen Auftreibungen oder mit glänzenden Perlchen besetzte Stränge, die sich bald zu Traubenform und Ährenbüscheln aneinanderlegten, bald täuschend das Bild eines Maiskolbens mit dicht gedrängten Kernen wiedergaben. Der Durchmesser dieser Gebilde schwankte zwischen 5 und 15 μ.

Die frischen Gebilde quellen in Wasser nicht, in absolutem Alkohol erfolgt geringe Lösung, etwas bessere in Äther und Chlorofom, dagegen keine in Benzin und Terpentin. Essigsäure bleibt ohne Einwirkung auf sie, in Natronlauge und konzentrierter Schwefelsäure lösen sie sich bis auf die eingehüllte elastische Faser auf. Mit 1%iger Osmiumsäure nach Vorbehandlung mit Alkali färben sie sich stark schwarz, Sudan III nehmen sie in der Kälte nicht an, bei Erhitzung bildet sich ein rosa Hof um die geschrumpften Körperchen. Jod sowie Jod mit Schwefelsäure färben sie nicht. Setzt man das Sputum für längere Zeit in den Brutschrank, so zerfallen die Gebilde in feinste Tröpfchen und die elastischen Fasern werden frei sichtbar.

Coppen Jones hielt diese merkwürdigen Gebilde anfangs für Fadenpilze, erkannte aber später, daß es elastische Fasern sind, deren Konturen durch Auflagerung einer fremden Substanz stellenweise ganz verdeckt werden und die so ein wechselndes, oft bizarres Aussehen erlangen. Auf Grund der erwähnten Reaktionen nimmt Engel an, daß die fragliche Substanz ein Fettkörper sei, und zwar ein fester mit einem Schmelzpunkt von 62 bis 70° und Erstarrungspunkt zwischen 45° und 58°, während sonst die Temperaturen bei 30—46° bzw. bei Körpertemperatur oder unterhalb liegen. Das Fett soll sich in solchen Fällen „organisieren", wozu nötig ist, daß die Lunge ein bei Körpertemperatur festes Fett entstehen läßt; dies geschieht bei dem Verkäsungsprozeß, daher ist die Entstehung der Gebilde auch an reine Formen chronischer Lungentuberkulose mit langsam erfolgender Verkäsung geknüpft; bei einfacher starker Eitersekretion findet keine solche Umbildung statt, ebensowenig stellen die Gebilde Fäulnisprodukte dar. Ihr Auftreten wechselt auch bei ein und demselben Kranken, je nach Herkunft des Auswurfes.

Wie gesagt, wurden die „Korallenfasern" bisher nur bei Tuberkulose beobachtet, und zwar vorzugsweise in den erwähnten Käsebröckeln oder zwischen fast reine Tuberkelbacillenmassen eingebettet; Engel sah sie in 30% aller Fälle, bei Erkrankungen mit rapidem Zerfall sogar in 75—80%.

β) Nachweis. Man bringt einen Tropfen Sputum auf einen Objektträger, vermischt ihn eventuell mit etwas Wasser und drückt das Deckglas fest auf, um eine dünne Schicht zu erhalten, in der die elastischen Fasern schon bei schwacher Vergrößerung dem Geübten erkennbar werden; dicke Sputumschichten sind zu vermeiden, da die Fasern leicht durch ihre Umgebung verdeckt werden. Die Erkennung kann man sich dadurch sehr erleichtern, daß man einen Tropfen konzentrierte Kalilauge gleich auf dem Objektträger zusetzt, etwas verreibt und dann mit dem Deckglas zudeckt; durch den Zusatz von Kalilauge werden die zelligen Bestandteile des Sputums mehr oder weniger zerstört, so daß eine feinkörnige Masse übrig bleibt, aus der sich die elastischen Fasern deutlich hervorheben. Baumwoll- und Wollfasern, starkwandige Pflanzenzellen, verhornte Epithelien werden durch die Kalilauge indes gleichfalls nicht angegriffen.

Sind elastische Fasern nur in geringer Anzahl vorhanden, so bedient man sich im allgemeinen folgenden, von Fenwick angegebenen, mehrfach etwas abgeänderten Verfahrens: Man kocht ungefähr 10 ccm Sputum mit der gleichen Menge 10%iger Kalilauge, unter ständigem Umrühren, bis zur Umwandlung in eine homogene Masse, was meistens in 3 bis

5 Minuten der Fall, verdünnt mit der vierfachen Menge Wasser und zentrifugiert oder läßt in einem Spitzglas ruhig stehen, bis sich ein deutlicher Bodensatz angesammelt hat. Die organischen Bestandteile sind bis auf die elastischen Fasern mehr oder weniger zerstört und erscheinen im Mikroskop als feinkrümelige Detritusmassen. Die vorher erwähnten Gebilde bleiben aber auch bei dieser Prozedur erhalten, die elastischen Fasern selbst sind etwas aufgelockert und gequollen; zu langes Kochen ist zu vermeiden, da auch sie schließlich zerstört werden.

Mehrfach ist auch versucht worden, die Fasern durch Verdauung zu isolieren. Man überläßt den Auswurf nach Zusatz von Thymol entweder im Brutschrank sich selbst oder fügt nach Hinzugabe von etwas 1%iger Natriumcarbonatlösung etwas Pankreatin hinzu und läßt einige Stunden verdauen. Im Bodensatz wird man dann die elastischen Fasern finden, da sie der Pankreatinverdauung widerstehen.

Bonnemoar und Barsotti verflüssigen den Auswurf durch etwas Sodalösung, zentrifugieren und vermischen mit einem Tropfen chinesischer Tusche, dann streichen sie auf einen Objektträger aus. Die Fasern erscheinen weiß auf schwarzem Grunde.

Färbemethoden. Um die elastischen Fasern leichter von anderen Gebilden unterscheiden zu können, hat man ihre isolierte Färbung angewendet.

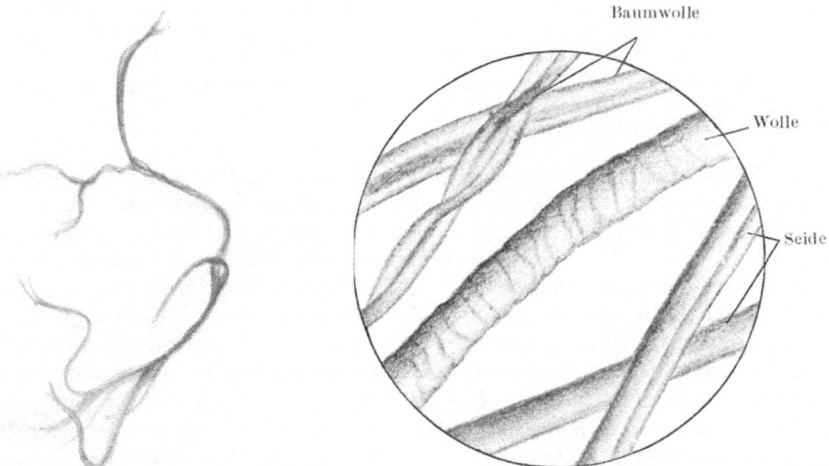

Abb. 77. Elastische Fasern. Orceinfärbung. Zeiß Obj. D, Ok. 2.

Abb. 78. Baumwolle, Wolle, Seide.

Zweifellos ist sie da am Platze, wo man der Diagnose nicht sicher ist, bei einiger Übung jedoch wird man in den meisten Fällen ihrer wohl entraten können.

1. Orceinfärbung nach May. a) Lösung. Das Sputum wird mit der gleichen Menge 10%iger Kalilauge versetzt und unter fleißigem Umrühren auf dem kochenden Wasserbade bis zur Lösung erwärmt; längeres Erhitzen als zur Lösung unbedingt nötig, ist zu vermeiden. Die Lösung wird zentrifugiert, die überstehende Flüssigkeit vom Sediment abgegossen.

b) Färbung. Zum Sediment fügt man ungefähr 2 ccm Unna-Taenzersche Orceinlösung hinzu und färbt einige Minuten.

Zusammensetzung der Lösungen:

zur Färbung Orcein 1,0
Alcoh. abs. 80,0,
Aqua dest. 40,0,
Acid. hydrochl. conc. gutt. 40

zur Entfärbung: Acid. hydrochl. conc. 5,0,
Alkoh. 95% 1000,0,
Aqua dest. 250,0.

Die Farblösung nimmt zunächst durch die restierende Kalilauge violette Farbe an; man setzt nun noch einige Tropfen Salzsäure zu, bis bei Schütteln die ursprüngliche weichselrote Farbe der Unnaschen Lösung bestehen bleibt. 3—5 Tropfen genügen. Hierauf kommt das Zentrifugenröhrchen 2—5 Minuten in kochendes Wasser. Erwärmt man nicht, so erfordert die Färbung zwei oder mehr Tage.

c) Entfärbung. Man gießt den Salzsäurealkohol zu, schüttelt einige Male um und zentrifugiert kurz; das gleiche Verfahren wird mit frischem Salzsäurealkohol noch zweimal wiederholt.

Das Sediment kann man frisch untersuchen oder Dauerpräparate anfertigen, indem man einige Tropfen auf dem Objektträger verdunsten läßt und dann mit Canadabalsam einschließt. Die elastischen Fasern erscheinen mehr oder weniger intensiv braunrot-violett, Staubfasern sind, da sie wieder entfärbt werden, farblos. Schwach gefärbt erscheinen noch krümelige Detritusmassen; am zähesten halten noch Pflanzengebilde das Orcein fest.

2. Färbung nach SAHLI. SAHLI schlägt vor, die Färbung mit Fuchsin nach WEIGERT zu versuchen, nachdem man das Sputum auf dem Glas einige Minuten in absolutem Alkohol oder eine Stunde lang in 4%iger wässeriger Formaldehydlösung mit Nachspülen von Alkohol fixiert hat.

Die Lösung wird folgendermaßen hergestellt: 200 ccm einer wässerigen Lösung von 1%igem Fuchsin und 2%igem Resorcin werden in einer Porzellanschale zum deutlichen Kochen gebracht, dann setzt man 20 ccm Liquor ferri sesquichlorati zu, läßt unter Umrühren noch 3—5 Minuten kochen, wobei sich ein schleimiger Niederschlag bildet, dann abkühlen und filtrieren. Das Filtrat wird weggegossen, der auf dem Filter zurückgebliebene Niederschlag mit dem Filter getrocknet und wieder in die zum Kochen verwendete Porzellanschale gebracht, in der sich auch noch etwas Niederschlag befindet. Der ganze Niederschlag wird dann unter fortwährendem Umrühren mit 200 ccm 94%igem Alkohol im Wasserbad gekocht (Vorsicht!). Dann läßt man die Flüssigkeit erkalten und ergänzt das Filtrat mit Alkohol wieder auf 200 ccm und fügt endlich noch 4 ccm Salzsäure hinzu. In dieser Flüssigkeit bleiben die Deckgläschen 20 Minuten bis eine Stunde, dann werden sie mit Alkohol abgewaschen, mit Xylol aufgehellt und in Canadabalsam untersucht.

3. Elastinfärbung im Ausstrich (nach gutem Fixieren). Hämalaun 15 Minuten. Fließend wässern 15 Minuten. Nachfärben mit rotem Elastin 75%. Absoluter Alkohol (wechseln) 15 Minuten, Trocknen.

γ) Vorkommen. Die elastischen Fasern finden sich vorzugsweise bei Lungentuberkulose, und zwar besonders reichlich in den sog. Linsen und in den käsigen Bröckeln, in denen sie in zusammenhängenden Geflechten erscheinen können. Aber auch im übrigen eitrigen Sputum sind sie, wenn auch in geringerer Anzahl, anzutreffen. Nach SOKOLOWSKI und GREIFF treten sie in 75% der Fälle auf, in denen eine feste Infiltration konstatiert wird, nach DETTWEILER und SETZER sogar in 90% und bei Höhlensymptomen in 100%. Ihre Menge schwankt außerordentlich je nach dem in den Lungen vor sich gehenden Zerstörungsprozeß. Bei Kindern ist ihr Vorkommen sehr selten, da die Tuberkulose bei diesen meist in Form massiver Infiltrate mit geringer Tendenz zur Einschmelzung vorkommt; doch werden sie bei Kavernenbildung, wie in einem Falle von HOHLFELD, in typischer Anordnung gefunden.

Bei der Lungenstreptothrichose hat man sie entgegen manchen Angaben wiederholt nachgewiesen, auch in ganzen Lungenfetzen, im Gegensatz zu der nahe verwandten Strahlenpilzerkrankung, bei der die Neigung zur Einschmelzung noch geringer ist.

Bei Abscedierung der Lungen treten sie ziemlich regelmäßig im Auswurf auf, nicht ganz so häufig bei Lungengangrän. TRAUBE nahm dies sogar, da er sie bei letzterer Erkrankung sogar auffallend häufig vermißte, zur Unterscheidung zwischen beiden Prozessen an. Sie werden aber bei sorgfältiger Nachforschung auch bei Gangrän gefunden (ORSZAG, LENHARTZ u. a.), so daß ein grundlegender Unterschied nicht besteht. TRAUBES Anschauung gründete sich darauf, daß bei Lungengangrän ein tryptisches Ferment bei längerer Einwirkung auch die elastischen Fasern verdaut, im Sputum bei reinem Lungenabsceß jedoch fehlt. Ebensowenig werden sie von gewöhnlichem Eiter und eitrigem Sputum angegriffen (MÜLLER, KOSSEL), während die Auflösung durch gangränösen Saft auch von anderen (ESCHERICH) festgestellt wurde. Jedenfalls geht aus den Untersuchungen hervor, daß elastische Fasern im gangränösen Saft bei längerer Einwirkung leicht der Zerstörung anheimfallen, so daß man zu ihrer Auffindung stets ganz frisches Sputum untersuchen muß. — Bei den erwähnten beiden Erkrankungen finden sich die elastischen Fasern häufig auch noch in ganzen Lungenfetzen vereint.

Während der letzten Grippeepidemie wurden sie wiederholt von TREUPEL und KAYSER-PETERSEN und LIEBMANN nachgewiesen. Sie entstammen hier kleinen Einschmelzungsherden der im Verlaufe der Erkrankung vielfach auftretenden nekrotisierenden Pneumonie und bilden oft den einzigen Nachweis des Gewebsunterganges. Daß sie nicht häufig im Auswurf erscheinen, liegt an der Kleinheit und nicht sehr starken Verflüssigung der Herde, die meist zur Resorption kommen; immerhin wären sie bei einiger Aufmerksamkeit vielleicht öfter zu finden.

Bei Bronchiektasien ist ihr Vorkommen verschiedentlich angegeben worden, so von WILLIAMS, MACKENZIE, THISSEN; andere Untersucher wie BIERMER und LENHARTZ vermißten sie hier regelmäßig. LENHARTZ weist darauf hin, daß bei dieser Erkrankung, die ja nur die Bronchien betrifft und zunächst keine Zerstörung von Lungengewebe verursacht, nur selten tiefergehende Veränderungen in den Bronchien gefunden werden. Er nimmt daher für die Fälle, in denen elastische Fasern sich nachweisen lassen, sekundäre Zerstörung der Bronchialwand und von Lungengewebe an.

In der Flüssigkeit entleerter Echinokokkusblasen konnten MUNK und KANNENBERG elastische Fasern nachweisen; sicher wird es sich auch hier um gleichzeitige abscedierende oder gangränöse Prozesse gehandelt haben. In seltenen Fällen sollen sie auch bei Lungensyphilis vorkommen, was ja wohl denkbar ist; so berichtet MACKENZIE von ihrem Vorkommen bei chronischer Pneumonie auf luetischer Grundlage.

Wiederholt wurden elastische Fasern bei Gewebszerstörung in den oberen Luftwegen nachgewiesen, hauptsächlich bei Tuberkulose und Syphilis des Kehlkopfes, wo sie dann in großer Menge und in den beschriebenen Formen erscheinen. C. GERHARDT erwähnt ferner eine Usur der Trachea durch ein Aneurysma mit Abstoßung zahlreicher elastischer Fasern.

δ) Pathognomonische und diagnostische Bedeutung. Die pathologische und diagnostische Bedeutung des Auftretens von elastischen Fasern im Sputum erhellt zur Genüge aus dem Vorausgesagten. Es bedeutet stets den Zerfall von Lungengewebe, in selteneren Fällen die Zerstörung von Teilen der Bronchialwand, der Trachea oder des Kehlkopfes, die sämtlich in ihrem Stratum proprium zahlreiche elastische Fasern enthalten. Über die Natur des zerstörenden Prozesses sagen sie nichts aus. Ihr vorzugsweises Vorkommen bei der Lungentuberkulose machte ihre Auffindung vor der Entdeckung der Tuberkelbacillen für die Diagnose außerordentlich wertvoll (REMAK); seit dieser Zeit haben sie zweifellos an Bedeutung verloren, doch sollte ihr Nachweis nicht versäumt werden, da sie uns bis zu einem gewissen Grade immer einen Fingerzeig für das Fortschreiten des Prozesses geben. BALLIN legt dabei besonderen Wert auf die Anordnung der Fasern, ob in alveolärer Struktur oder in mehr büschelförmiger Anordnung. Erstere spricht für käsig-exsudative Formen, und zwar schon für beginnenden Zerfall, letztere mehr für produktive Prozesse. Im anatomischen Präparat sieht man, während das übrige Zwischengewebe schon eingeschmolzen ist, die elastischen Fasern innerhalb des Exsudates auch gut erhalten; erst mit dem völligen Zerfall, also der Kavernenbildung, werden auch sie frei und erscheinen im Auswurf. Im proliferierenden Tuberkelknötchen dagegen werden sie außerordentlich rasch zerstört. Mit dem Eintreten der cirrhotischen Umwandlung verschwinden sie mehr und mehr, so daß sie bei langer Dauer derselben lange Zeit im Auswurf ganz fehlen können. Menge und Form der Fasern im Auswurf können uns also in den Fällen, wo die eine oder andere Form vorherrschend ist, z. B. bei käsiger Pneumonie, über den Vorgang im Innern der Lunge manches sagen; meistens verlaufen indes anatomisch und zeitlich verschiedene Prozesse nebeneinander, dementsprechend ist der Auswurf auch nicht einheitlich beschaffen. In seltenen Fällen soll es auch gelingen, den Nachweis ihres Auftretens vor dem der Tuberkelbacillen zu führen, was allerdings von der allergrößten Bedeutung wäre; doch müssen diese Angaben Zweifeln begegnen, ob es sich hier tatsächlich um reine tuberkulöse Prozesse gehandelt hat und nicht um sekundäre Infektionen von Bronchiektasien mit Tuberkulose.

In prognostischer Hinsicht besitzen sie gleichfalls beträchtlichen Wert. Troup ist sogar der Ansicht, daß ihre Menge ein besserer prognostischer Wegweiser sei als die Zahl der Tuberkelbacillen. Ihr Auftreten bei Tuberkulose ist stets als ein ernstes Symptom zu betrachten; ihr Verschwinden, falls sie in großer Menge vorhanden waren, ist mit Vorbehalt dahin zu bewerten, daß eine Kavernenbildung zum Abschluß gekommen ist und sich das umliegende Gewebe konsolidiert hat. Bei den exsudativen Prozessen wird das Auftreten ungünstiger bewertet als bei den mehr produktiven, ohne daß man irgendwelche bindende Schlüsse ziehen kann.

Bei Lungenabsceß und Gangrän sagt uns ihre Zahl die Ausdehnung und den Fortschritt des Zerstörungsprozesses einigermaßen getreu an; sofern es sich bei der letzteren Erkrankung nicht um Auflösungsvorgänge handelt, ist ihr Verschwinden hier entschieden günstig zu beurteilen.

Muskelfasern. Über das Auftreten von Muskelfasern im Sputum ist nichts bekannt, obwohl es theoretisch möglich wäre, daß glatte Muskelfasern aus Kehlkopf, Trachea und Bronchien darin erschienen (Muskelfasern finden sich in dem Stratum proprium der Bronchien und Bronchiolen bis zu den Alveolargängen), außerdem Muskelfasern aus korrodierten Blutgefäßen. Biermer weist schon auf die Möglichkeit ihres Vorkommens hin, gibt aber an, sie niemals im Sputum gesehen zu haben, wohl aber einmal im Kaverneninhalt eines Tuberkulösen. Die Muskelfasern werden, falls sie sich überhaupt im Sekret finden, wohl rasch der Verdauung unterliegen. Dem Sputum beigemengte Muskelfasern sind meistens Stückchen mit deutlicher Querstreifung aus der Nahrung.

C. Corpora amylacea.

a) Aussehen und Vorkommen. Friedreich beobachtete als erster in dem bluthaltigen Sputum eines Patienten, der an einem in Abscedierung übergehenden Lungeninfarkt litt, neben zahlreichen Pigmentzellen, elastischen Fasern, Gewebsfetzen und Sarcinehäufchen während 5—6 Tagen zahlreiche, teils runde, teils eckige, zum größten Teil aber ovale glänzende Körperchen, die aus einem Kern und einer umgebenden Hülle bestanden. Der Kern wurde durch einen Haufen dunkler Pigmentklümpchen gebildet oder auch von einem größeren oder kleineren, unregelmäßig gestalteten schwarzen Körper eingenommen. Die Umhüllungsmasse bestand aus einer halbfesten, homogenen, meist farblosen, nur hin und wieder etwas ins Gelbliche spielenden Substanz, welche an einzelnen Exemplaren die Anordnung einer konzentrischen Streifung erkennen ließ. Die Körperchen färbten sich mit Jod gelb, gaben also keine Amyloidreaktion, in Schwefelsäure und Alkalien lösten sie sich. In den Lungen selbst fanden sie sich bei der Autopsie merkwürdigerweise nicht.

v. Jaksch hat ähnliche Bildungen mehrmals im Sputum bei Lungengangrän aufgefunden, die gleichfalls keine Amyloidreaktion gaben, zum Unterschied von den Friedreichschen Körperchen aber keine zentrale dunkle Masse enthielten. v. Jaksch läßt es dahingestellt, ob es sich wirklich um amyloidartige Substanzen gehandelt hat. Endlich hat R. Schmidt in einem Fall von Bronchitis fibrinosa chronica gleichfalls zahlreiche Schichtkörper gefunden, die sich jedoch von den von Friedreich beschriebenen Gebilden in mehreren Punkten unterschieden; es fehlte nämlich jede Andeutung einer radiären Streifung und es konnte auch kein Kern nachgewiesen werden. Jodtinktur ebensowenig wie verdünnte Jodjodkaliumlösung gaben Farbreaktion.

Daß es sich in diesen Fällen nicht um von außen in das Sputum hineingelangende Substanzen handelt, ist wohl sicher. Nach zahlreichen Untersuchungen muß man ihre Entstehung in die Lungen verlegen. Schwierig wird die Beurteilung dieser Körperchen jedoch dadurch, daß sie nach den Angaben der einzelnen Forscher nicht einheitlicher Natur zu sein scheinen, sondern sich in Form und chemischem Verhalten wesentlich unterscheiden.

Friedreich selbst hatte schon früher ähnliche Gebilde von 0,04—0,12 mm im Durchschnitt in infarcierten und atelektatischen Lungen, sowie im Bronchialschleim gefunden, doch unterschieden sie sich in manchem von den im Auswurf festgestellten. Einmal erschien die Schichtung etwas deutlicher, ganz besonders bei den jüngeren Bildungen, während die älteren ein homogeneres Aussehen boten und nur manche von ihnen in der Mitte eine feine Punktierung erkennen ließen. Vor allem färbten sich aber die in den Lungen gefundenen Körperchen mit Jod blau, später mehr schwarzblau bis graugrün; mit Jodjodkalium wurden sie nach und nach völlig schwarz. Dabei färbten sich weder die einzelnen Körperchen, noch ihre Schichten an allen Stellen gleichmäßig. Mit Jod und Schwefelsäure gaben sie eine schöne Rotfärbung, verkohlten aber dann bei längerer Einwirkung. Chlorzinkjod erzeugte gleichfalls eine rote Farbe, die sich später in eine blauschwarze verwandelte. In Äther und Alkohol quollen sie auf, ohne sich zu lösen, auf Zusatz von Essig- und Salpetersäure trat ihre Schichtung deutlicher hervor, in Schwefelsäure lösten sie sich dagegen rasch, Alkali ließ sie unverändert. Infolge dieser Reaktion hielt Friedreich die Körperchen dem Amylum nahestehend, doch ließen sie sich nicht in Zucker überführen. Etwas anders geartete Körperchen sah Friedreich in einem Fall von Atelektase bei Typhus; es fehlte diesen die zentrale Pigmentmasse, mit Jod gaben sie eine gelb bis rote Farbreaktion, durch Säuren wurden sie nicht verändert.

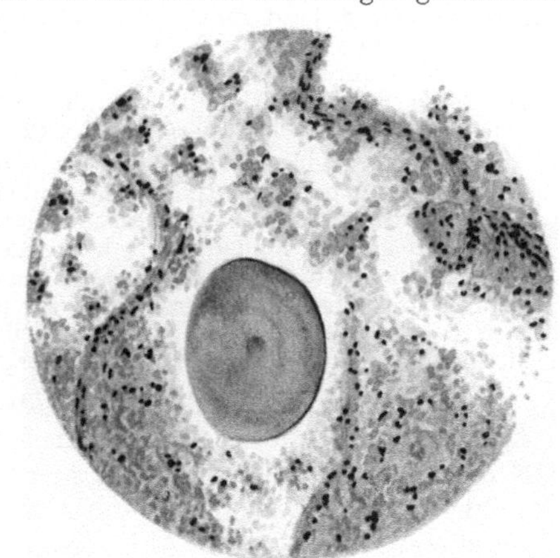

Abb. 79. Corpus amylaceum in blutig-eitrigem Alveolarexsudat bei chronischer Bronchitis mit Bronchiektasenbildung. Zeiß Obj. A, Ok. K 2.

Nach Friedreich sollen diese Körperchen unter Verhältnissen vorkommen, welche zu Blutungen in das Lungengewebe disponieren oder welche auf vorangegangene reichlichere Exsudation deuten. Die Entstehung stellte er sich so vor, daß das Zentrum durch Gerinnung der Blutkörperchen gebildet würde, während der faserstoffhaltige Teil des Blutes oder spätere Extravasate sich in konzentrierten Schichten ablagern. Das Hämatin sollte sich in einem Teil der Fälle zu einem krystallinischen oder amorphen Körper konzentrieren, in einem anderen sich dagegen auflösen und die Umgebung färben, gleichzeitig sich durch innere chemische Umsetzung aus den vorhandenen Proteinstoffen eine der Gruppe der Kohlehydrate nahestehende Substanz bilden, und zwar zuerst in der fibrinösen Umhüllung.

Ähnliche Gebilde in den Lungen wurden noch von Zahn, Langhans, Siegert, Posner, Kohn u. a. beschrieben. Langhans sah sie in einem Fall von Cylinderzellenkrebs hauptsächlich an der Peripherie der Tumorknoten in der Nähe von Blut liegen; die Körperchen gaben gleichfalls keine Blaufärbung mit Jod, sondern färbten sich mit diesem dunkelbraunrot. Zahn stellte sie bei Tuberkulose in Zellen fest, die gequollenen Alveolarepithelien glichen und auch außerhalb derselben kleine, mit Jod blau färbende Körnchen. Blutungen hatten hier nie stattgefunden. Die von Siegert beschriebenen Zellen wiesen wieder eine deutlich radiäre Streifung auf, doch fand sich manchmal statt dieser, wie es auch Zahn schon gesehen, eine feine Punktierung. Die Körperchen gaben mit Jodjodkali eine schwarz-grüne Farbe, an der Peripherie eine mehr braune: mit Methylviolett färbten sie sich glänzend rot, mit Safranin goldrot, ähnlich mit Eosin, mit Osmiumsäure tiefbraun. In Wasser, Alkohol und Äther waren sie unlöslich, Speichel veränderte sie gleichfalls nicht, nach dem Kochen mit konzentrierter Salpetersäure ließen sie sich leicht unter dem Deckglas zerdrücken, was vorher nicht der Fall gewesen war.

Kohn fand endlich in einem Falle von diffuser chronischer Aspirationspneumonie runde oder ovale Gebilde von ziemlichem Glanz, meist mehr oder weniger ausgeprägter radiärer Streifung und konzentrischer Schichtung. Manche wiesen verschieden gestaltete schwarze Kerne auf, andere wieder glänzende Kerne, die sich bei genauerer Besichtigung als kleine Krystalle, häufig auch nur als Spalten oder Lücken erwiesen. Auf Jod nahmen sie eine blau bis schwarzgrüne Färbung an, bei Anwendung einer stark wässerigen Jodlösung eine dunkelbraune, nach der Methode von SIEGERT (Überfärben in Jodjodkalilösung, vollständige Entfärbung in absolutem Alkohol, kurzes Verweilen in 10%iger Salzsäure, Abspülen in Wasser, Alkohol, Origanumöl) eine kastanienbraune. Bei letzterer Färbung, ebenso bei starker Alkalieinwirkung, nach der WEIGERTschen Fibrinmethode und mit Alauncarmin sah man besonders deutlich eine Teilung der Körperchen in einen zentralen und peripheren Teil. Mit Methylviolett färbte sich das Zentrum zuweilen rot, die Peripherie blau. Diesen Körperchen lagen Zellen an, und zwar — wie KOHN angibt — manchmal in einer Weise, daß sich der Gedanke aufdrängen mußte, es könnten diese Zellen, wenn auch nicht gerade die ganzen Corpora amylacea bilden, so jedoch zu ihrer Vergrößerung beitragen. Die Konkretionen wurden gewissermaßen durch lebende Zellen eingeschachtelt, wobei die Zellen selbst eine homogene Umwandlung erfuhren, wie durch die Färbung mit van Gieson nachgewiesen werden konnte. Von diesen Gebilden zu den eigentlichen Corpora amylacea fand nun KOHN verschiedene Übergangsbilder, Schollen von hyalinem Aussehen und rundlicher Form, ferner Körperchen, welche ihrer Form und Reaktion nach als Corpora amylacea aufzufassen waren, aber keine deutliche radiäre Streifung oder konzentrische Schichtung zeigten, dann wieder Körperchen mit radiärer Streifung und konzentrischer Schichtung, aber ohne Reaktion auf Jod, sowie eine Reihe andererer Variationen.

In etwas anderem Zusammenhang beobachtete R. SCHMIDT ähnliche mit Jod keine blaue Farbe gebende Körperchen, nämlich in Schläuchen von verschiedener Form, wo sie neben Erythrocyten, Leukocyten und hydropisch geschwellten Zellen vorkamen. Zwischen fibrinösen Massen fanden sie sich dagegen nicht. SCHMIDT hielt sie dem Myelin ähnlich, da sie manche Reaktion mit diesem gemeinsam hatten (Braunfärbung mit Osmiumsäure, Gelbfärbung durch Jod, Zerstörung durch konzentrierte Schwefelsäure). Er nennt sie deshalb Corpora lecithinoidea und führt ihre Entstehung auf zellige Zerfallsprodukte und flüssige Teile zurück und führt als Vergleich die Entstehung der Harncylinder an.

β) Entstehung. Über die Entstehung dieser Gebilde überhaupt gehen die Ansichten der einzelnen Autoren sehr auseinander. Nach der Auffassung von KOHN, die den Tatsachen am meisten zu entsprechen scheint, aber auch noch nicht völlig bewiesen ist, entsteht um einen meist aus einem Fremdkörper gebildeten Kern durch Anlagerung von entarteten Epithelien, Epithelschollen und Kolloidkörperchen zunächst ein Corpus colloidale, aus dem sich durch chemische Prozesse die allmähliche Umwandlung in das Corpus amylaceum vollzieht. Gleichzeitig soll auch eine Änderung der physikalischen Beschaffenheit vor sich gehen: die vorher zähflüssige Masse werde krystallinisch und der optische Ausdruck dieser neuen Verhältnisse sei die radiäre Streifung; um diesen so entstandenen Körper des Corpus amylaceum lagerten sich als Schale hyaline Schollen herum.

Die Ansichten der anderen Autoren seien nur kurz erwähnt. Nach LANGHANS sollen die Körperchen durch Umwandlung rundlicher Krebszellen entstehen, die sich direkt in zusammenfließende glänzende Kugeln umbildeten. Die Schichtung sowie die Kernbildung soll für gewöhnlich ein späteres Produkt sein, wiewohl sich schon in manchen der freien Körnchen eine Schichtung erkennen ließ. ZAHN hält die Schale für ein Zerfallsprodukt, das sich um einen vorhandenen Kern lagert, und zwar soll die Schale aus den oben erwähnten kleinen aus den Zellen ausgestoßenen Körnchen entstehen. SIEGERT nimmt wieder eine direkte Umwandlung aus Zellen an, indem sich Alveolarinhalt, Blutbestandteile, Schleim, albuminöse Flüssigkeit um einen Kern lagern, wobei die konzentrische Streifung entstehe. Nötig für die Entwicklung der Körperchen sei eine erschwerte Entleerung der Zerfallsmassen aus den Lungen.

Ein abschließendes Urteil läßt sich aus all diesen Angaben über die in Frage stehenden Gebilde noch nicht gewinnen, sondern man muß sich vorläufig damit begnügen, ihr zeitweiliges Auftreten zu konstatieren. Auffallend ist, daß sie in dem Auswurf so verhältnismäßig selten vorkommen, auch wenn Lungengewebe zerstört wird, dagegen in den Lungen selbst häufiger. — Der Form nach dürfte es sich bei den verschiedenen Autoren ziemlich um die gleichen Gebilde handeln, Färbung und chemische Reaktion zeigen dagegen große Unterschiede. Am auffallendsten ist hier entschieden der verschiedene Ausfall der Jodreaktion und die verschiedene Resistenz gegenüber Säuren, die vielleicht am ersten durch ein verschiedenes Alter der Körperchen erklärt werden; dieser macht auch die Unterschiede in der physikalischen Beschaffenheit und chemischen Zusammensetzung verständlich. Über beide sind wir noch sehr wenig orientiert; und ob die einzige Angabe von FÜRBRINGER, die sich verwerten ließe, daß in den ähnlich aussehenden Prostatakörperchen Lecithin vorhanden sei, zu Recht besteht, scheint nicht genügend bewiesen. Im eigentlichen Amyloid ist kein Lecithin nachgewiesen worden; Amyloid ist nach neueren Untersuchungen, besonders von NEUBERG, ein in Metamorphose begriffener Eiweißkörper, als dessen Spaltprodukte Lysin, Arginin, Tyrosin, Leucin, Glutaminsäure, Glykokoll, sowie Prolin erhalten wurden; gleichzeitig wurde aus ihm Chondroitinschwefelsäure dargestellt, weshalb das Amyloid von KRAWKOW als eine feste, vielleicht esterartige Verbindung von Chondroitinschwefelsäure mit einer Eiweißsubstanz angegeben wird. Da aus der Chondroitinschwefelsäure sich nach NEUBERG als Spaltprodukt die Tetraoxyaminocapronsäure darstellen läßt, also ein den Kohlehydraten sehr nahestehender Körper, so wäre hiermit ein Zwischenglied der Umwandlung der Aminosäuren des Eiweißes zu den Kohlehydraten gefunden; damit würde die alte FRIEDREICHsche Ansicht, daß in den Corpora amylacea eine allmähliche Umwandlung von Eiweiß in Kohlehydrate vor sich gegangen sei, ihre Bestätigung erhalten. Nach HANSEN soll allerdings die Chondroitinschwefelsäure in dem mechanisch isolierten Amyloid nicht enthalten sein, sondern die Prozesse, die zur Amyloidbildung führen, auch eine Vermehrung der Chondroitinschwefelsäure bewirken; nicht ganz in Übereinstimmung damit zu bringen ist die Angabe von HANSEN, nach der die Chondroitinschwefelsäure vielleicht bei der Verdauung des Amyloids entstünde.

Die mit rein isoliertem Amyloid aus verschiedenen Organen angestellten Versuche lassen übrigens sehr wohl die Annahme zu, daß die Corpora amylacea der Hauptsache nach tatsächlich aus amyloider Substanz bestehen, oder wenigstens sehr nahe verwandt sind. Auch das Amyloid wird nicht immer mit Jod gefärbt, dagegen stets mit Methylviolett. Nach Auswaschen mit verdünnten Alkalien, Neutralisation und Nachwaschen mit Wasser verschwindet die Jodreaktion, die Färbung mit Methylviolett läßt sich dagegen noch ausführen; die letztere wird daher von KRAWKOW als eine typische Amyloidreaktion angesehen. Auch nach Auflösen in Ammoniak und Barytwasser und Wiederausfällen mit Essigsäure wird die Jodreaktion schwächer oder verschwindet, während die Färbung mit Methylviolett noch gut gelingt. Wie KRAWKOW angibt, hängt die Jodreaktion von der physikalischen Beschaffenheit des Amyloids ab; sie gelingt gut, wenn das Präparat bei dem Eindampfen eine glasige Beschaffenheit annimmt, was jedoch nicht immer der Fall ist. Es ließe sich nach diesem Verhalten des reinen Amyloids auch das verschiedene Verhalten der Corpora amylacea gegenüber der Jodfärbung erklären. Vielleicht hängt damit auch die verschiedene Widerstandsfähigkeit der Körperchen gegenüber chemischen Agenzien zusammen, vielleicht aber auch mit der verschiedenen Stärke der angewandten Mittel, die von den Autoren selten näher angegeben wird. Es bleibt hier also noch manche Frage zu lösen.

Stärkekörner. Nicht mit den Corpora amylacea zu verwechseln sind Stärkekörner, die man bei ungenügender Reinigung des Mundes leicht im Auswurf findet. Sie sind runde oder ovale, manchmal auch mehr dreieckige Gebilde von verschiedener Größe mit deutlich konzentrischer Schichtung, zuweilen auch mit radiärer Streifung. Mit LUGOLscher Lösung färben sie sich schwarzblau, ist die Stärke schon mehr oder weniger umgewandelt, mehr violettrot (Erythrodextrin) oder sie geben überhaupt keine Farbreaktion mehr (Achrodextrin). Die Körner quellen in Wasser und Alkali auf; durch Speichel oder Pankreasferment werden sie in Zucker übergeführt. Durch alle diese Momente unterscheiden sie sich von den Corpora amylacea.

Bei der Einatmung von Mehlstaub können sie übrigens, wie C. GERHARDT in mehreren Fällen gesehen hat, in sehr großen Mengen im Auswurf erscheinen, so daß der Auswurf ein weißes kleisterähnliches Aussehen erhält und sich nach Zusatz von LUGOLscher Lösung blau färbt. Bei der mikroskopischen Untersuchung fanden sich auch die typischen Gebilde. Die Ausscheidung der Stärke dauerte in dem einen Falle noch $2^1/_2$ Wochen nach der Entfernung des Patienten aus der mehlenthaltenden Atmosphäre an. GERHARDT betont ausdrücklich, daß keine Täuschung durch im Munde befindliche Stärkekörner vorlag.

Man kann es übrigens nicht von der Hand weisen, daß bei reichlicher Aufnahme Stärke aus den Capillaren in das Sputum übertreten kann, ebensogut wie sie in den Urin gelangt (R. HIRSCH, VERZAR). Schon GRUBY waren Stärkekörner im tuberkulösen Auswurf aufgefallen, sie wurden aber früher allgemein als Verunreinigungen angesehen. Durch die Untersuchungen von RAHEL HIRSCH und VERZAR ist jedoch einwandfrei festgestellt, daß Stärkekörner unverändert durch die Darmschleimhaut in die Blutbahn aufgesaugt und im Urin wieder ausgeschieden werden können. WEDERHAKE fand sie in den verschiedensten Sekreten wieder, auch im Sputum von Tuberkulösen. Ihre Menge ist indes stets sehr gering.

WEDERHAKE empfiehlt die Färbung mit Jod-Crocein-Scharlach nach folgender Vorschrift: Das Sputum wird auf einem Objektträger ausgestrichen, noch vor dem Trocknen in $70^0/_0$igen Alkohol gebracht, bis der Ausstrich weiß erscheint, übertragen in verdünnte Jodlösung (5 Tropfen Jodtinktur auf 20 ccm Wasser) auf 3 Minuten, dann in verdünnte Crocein-Scharlachlösung für 1—2 Minuten, kurzes Abspülen in $70^0/_0$igem Alkohol, Einbetten in Glycerin oder FERRANTsche Flüssigkeit.

Zur Verdünnung der Crocein-Scharlachlösung werden von einer konzentrierten Lösung 20 ccm mit 100 ccm $70^0/_0$igen Alkohols gemischt. — Die Farbe der Stärkekörner ist tiefblau, bei kurzem Erwärmen über 100^0 geht sie verloren, beim Abkühlen erscheint sie wieder. Die umgebenden Zellen sind braun bis rotbraun gefärbt.

D. Krystalle.

a) CHARCOT-LEYDENsche Krystalle.

α) Aussehen. Die CHARCOT-LEYDENschen Krystalle wurden im Auswurf wohl zum ersten Male im Jahre 1859 von HARTING und 1864 von FRIEDREICH gesehen. Letzterer hielt sie aber fälschlicherweise für Tyrosinkrystalle. Die gleiche Krystallform hatte man schon früher im gestandenen leukämischen Blut wiederholt gefunden (ZENKER 1851, ROBIN, NEUMANN 1853).

Es sind dies glatte, glänzende, farblose, scharfgeschnittene Krystalle von wechselnder Größe, die leicht die Farbe ihrer Umgebung annehmen und bei oberflächlicher Betrachtung als langgestreckte Rauten oder als langausgezogene Doppelpyramiden erscheinen. Zuweilen sind sie, wie auch schon den ersten Beobachtern aufgefallen war, von mehr spindelförmiger Gestalt (CHARCOT, VULPIAN, COHN); bei anderen läuft die eine Hälfte nicht in eine gerade Spitze aus, sondern endigt mit kurzer Pyramide von breiterem Winkel an der Spitze, wieder an anderen sind beide Spitzen in dieser Weise verändert. Nicht selten sind es auch polymorphe und heteromorphe Formen, Krystalle, die mehr einem Rechteck mit abgestumpften Ecken ähneln, oder auf der einen Seite in zwei Spitzen endigen, sowie zerbrochene Exemplare, deren Bruchlinien eben und fast immer parallel zum kurzen Durchmesser gerichtet scheinen (COHN). Die

Oberfläche ist nicht immer glatt, sondern wie gekörnt, ausgelocht, was auf beginnende Auflösung hinweisen soll; manche solcher Gebilde sind so weit von den ursprünglichen Krystallen verschieden, daß sie nur durch die Gruppierung glatter glänzender Tröpfchen als Abkömmlinge der Krystalle zu erkennen sind.

Entgegen mehrfachen Angaben hat Verfasser sie niemals intracellulär gesehen, sondern stets nur an Zellen an- oder aufgelagert, aber auch das nur selten.

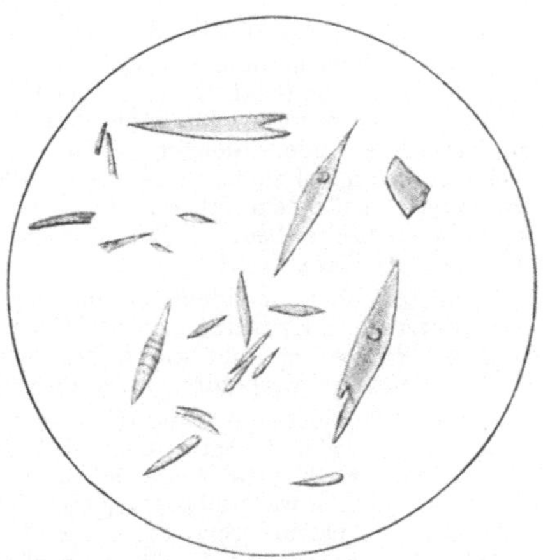

Abb. 80. Verschiedene Formen CHARCOT-LEYDENscher Krystalle zusammengestellt. Obj. 6, Ok. 3.

Ihre Menge ist wechselnd; zuweilen findet man nur einzelne Exemplare, andere Male ganze Haufen, besonders kleiner und kleinster Krystalle.

CHARCOT und VULPIAN haben angegeben, daß sie solche veränderte Formen aus den ursprünglichen Krystallen durch Einwirkung von Wärme und durch Umkrystallisieren erhalten hätten, doch ist es späteren Untersuchern nie geglückt, die Krystalle umzukrystallisieren. COHN gibt dagegen an, daß die Krystalle, die er dann aufschießen sah, aus Ammonsulfat bestanden hätten. Ebensowenig sind später die von CHARCOT und VULPIAN gesehenen S-förmigen Krystalle nach Einwirkung von Salpetersäure wieder beobachtet worden.

Die Spindelform der Krystalle ist überhaupt nur eine scheinbare, denn bei stärkerer Vergrößerung kann man die scharfen Ecken und Doppelpyramidenform stets erkennen.

Die Größe der Krystalle ist wechselnd. Sie schwankt von mit den gewöhnlichen Vergrößerungen noch eben sichtbaren Exemplaren bis zu einer Länge

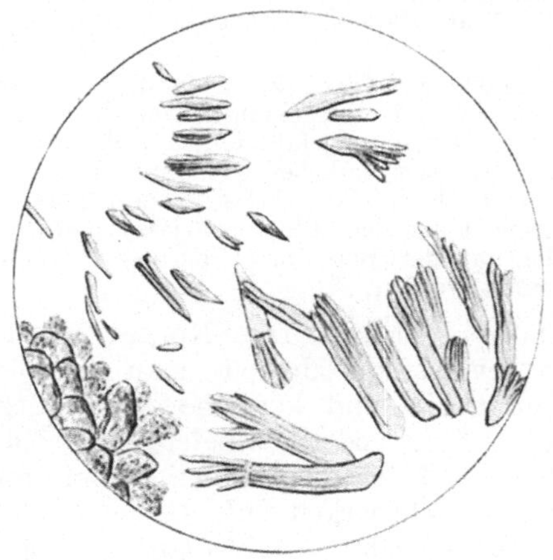

Abb. 81. Aufgespaltete CHARCOT-LEYDENsche Krystalle. L. u. Zellkonglomerat. $^1/_{12}$ Öl-Imm., Ok. 1.

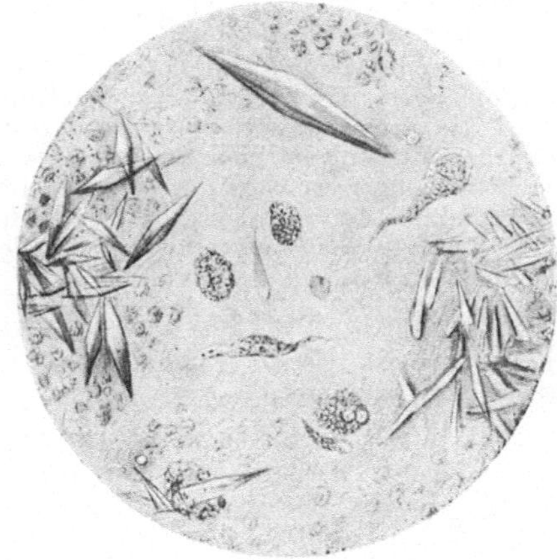

Abb. 82. CHARCOT - LEYDENsche Krystalle, eosinophile Zellen (eine ist von einem Krystall durchbohrt), in die Länge gezogene Bronchialepithelien, Leukocyten. Obj. 6, Ok. 3.

von 75 μ, einer Breite von 40 μ und einer Dicke bis 8 μ. Die größten Exemplare sind also um ein Vielfaches größer als die weißen Blutkörperchen.

Was das krystallinische Gefüge betrifft, so glaubten die ersten Untersucher (ROBIN und CHARCOT), daß es sich um rautenförmige Täfelchen handele; später wurden sie von CHARCOT und LEYDEN für lang ausgezogene Oktaeder angesehen, dessen Grundfläche ein flacher Rhombus bilden sollte und als solche wurden sie auch von den meisten späteren Forschern und in den Lehrbüchern bezeichnet. COHN wendet mit Recht dagegen ein, daß schon die von CHARCOT abgebildeten Krystalle hexagonale Prismen sein müßten. Weitere Untersuchungen ergaben dann auch mit Sicherheit, daß die Krystalle keine Oktaeder sind, sondern dem hexagonalen System angehören.

Zwecks Bestimmung der Seitenzahl der Doppelpyramiden wurden die Krystalle enthaltenden Massen (COHN benutzte dazu Material aus CURSCHMANNschen Spiralen, Knochenmark, Drüsen mit Blut Leukämischer) zentrifugiert, gehärtet, wie Gewebsstücke behandelt und mit Eosin oder Fuchsin gefärbt. Auf den Schnitten wurden außer den rhomboidalen Querschnitten Polygone, mit sechs parallelen, gleichen oder je zwei und vier gleichen Seiten gefunden. Außerdem führten die optischen Untersuchungen dazu, sie dem hexagonalen System zuzuschreiben. — Die Winkel der Doppelpyramiden wurden von NEUMANN zu 18^0 und 162^0 bestimmt.

Die fälschlich als identisch mit den CHARCOT-LEYDENschen Krystallen bezeichneten BÖTTCHERschen Krystalle aus dem Sperma sind nach neueren Untersuchungen (s. a. COHN) anderer chemischer und krystallinischer Natur; sie sind monoklin, optisch zweiachsig und stellen eine Verbindung von Phosphorsäure mit einer Base CH5N dar.

STORM VAN LEEUVEN und NIYK machen darauf aufmerksam, daß man im Asthmasputum zuweilen entweder zusammen mit den CHARCOT-LEYDENschen Krystallen oder auch allein rhomboedrische Krystalle oder solche von mehr kubischer Form vorfindet, was auch schon LEWY aufgefallen war und bestätigt werden kann; sie kommen aber zuweilen auch in anderem schleimigen Auswurf vor. Sie verschwinden nach Zusatz von Essigsäure, wobei ein Teil Kohlensäure entwickelt. Auch nach plötzlichem Verschwinden der CHARCOT-LEYDENschen Krystalle sollen sie auftreten. Versetzt man verdünnte Calciumchloridlösung bei 40^0 mit verdünnter Sodalösung, so erhält man Krystalle aus Calciumcarbonat von gleichem Aussehen.

Bei Zusatz von Soda zu Asthmatikerauswurf (oder Oxalatblutplasma) schießen Krystalle mit rhombischer Grundform auf (sekundäres Calciumphosphat), die auch spontan im Asthmasputum vorkommen können. Die CHARCOT-LEYDENschen Krystalle sollen nun eine weniger stabile Krystallform dieses Salzes sein und nach Zusatz einer gesättigten Calciumphosphatlösung sehe man die vorhandenen Krystalle zu den genannten anwachsen. Auch diese Krystalle kann man künstlich herstellen, indem man 10%iges Na_2HPO_4 mit 10%iger $CaCl_2$-Lösung versetzt und von dem Niederschlag $Ca_3(PO_4)_2$ abfiltriert; in dem Filtrat scheiden sich dann langsam Krystalle von $CaHPO_4$ ab, die den CHARCOT-LEYDENschen in allen ihren Formen gleichen.

Leider fehlt die krystallographische Bestimmung zur Identität; denn die CHARCOT-LEYDENschen Krystalle gehören nach den gründlichen Untersuchungen von COHN dem hexagonalen System an. Bei der mikroskopischen Betrachtung fällt ferner noch auf, daß die rhombischen und kubischen Gebilde niemals den eigentümlichen Glanz und das starke Lichtbrechungsvermögen der CHARCOT-LEYDENschen Krystalle aufweisen; endlich ist das Auskrystallisieren von sekundärem Calciumphosphat aus dem Blute bei dessen geringem Gehalt daran nicht zu erklären; an der Identität der Blut- und Sputum- CHARCOT-LEYDENschen Krystalle ist bisher nicht gezweifelt worden.

β) Eigenschaften und Zusammensetzung. Die Konsistenz der Krystalle ist ziemlich weich, dabei von gewisser Sprödigkeit; man kann sie durch Druck auf das Deckglas in quadratische und konische Bruchstücke zertrümmern. Durch Einwirkung starker Salz- oder Salpetersäure sollen sie nach LEYDEN so weich werden, daß sie sich an den Enden hakenförmig umbiegen. In Glycerin quellen sie bis zur Unsichtbarkeit auf. Gegen Fäulnis sind sie sehr widerstandsfähig; ZENKER hob sie mehrere Jahre lang auf, ohne daß sie sich veränderten. Man kann übrigens beobachten, daß auch das sie enthaltende Sputum sich außerordentlich widerstandsfähig gegen Zersetzung verhält. Bei längerem Stehen sollen sie, wie von UNGAR und EICHHORST berichtet wird, sogar an Zahl zunehmen. Es sei dies nicht nur eine scheinbare Vermehrung infolge Zerfalls weißer Blutkörperchen und besseren Hervortretens der Krystalle, wie BERKART meint. Man kann tatsächlich eine Vermehrung in luftdicht abgeschlossenen Präparaten beobachten, allerdings nicht regelmäßig. Einzig LEWY gibt an, daß sie sich nicht lange hielten, auch wenn man die Präparate in Asphaltlack einbettete.

Was das chemische Verhalten der Krystalle betrifft, so ist hauptsächlich ihre Löslichkeit von verschiedenen Untersuchern geprüft worden. Sie sind löslich in warmem Wasser, Salzsäure, Salpetersäure (nur in sehr verdünnter oder sehr starker Konzentration), Phosphorsäure, Essigsäure, Milchsäure, Oxalsäure, Carbolsäure, Weinsteinsäure, Pikrinsäure, Kalilauge, Natronlauge, Ammoniak, Äther; unlöslich in kaltem Wasser, Alkohol, Xylol, Chloroform, 4% Formol, Kreosot, Jodlösungen.

Zur Herstellung von Dauerpräparaten bedient man sich der von LENHARTZ angegebenen Methode; die in zarter Schicht ausgebreiteten krystallführenden Gerinnsel werden in 5%iger Sublimatlösung etwa 5 Minuten oder in absolutem Alkohol ½ Stunde lang gehärtet, im ersteren Falle dann durch Alkohol von Wasser und Sublimat befreit. Nach Aufhellung in Xylol werden sie in Xylol-Canadabalsam eingebettet.

Zur Färbung kann man sich der von COHN zur Darstellung der Querschnitte angebenen Methode bedienen oder sie nach LENHARTZ nach etwa einstündiger Fixation des lufttrockenen Präparates in absolutem Alkohol entweder mit Fuchsin oder kurz mit CHENZINSKYscher eosin-methylenblauer Lösung (bzw. May-Grünwald) färben. Sie nehmen dabei eine violettrote Farbe an.

Die Vorschrift hierfür lautet:

Konzentrierte wässerige Methylenblaulösung	40 g
0,5%ige, in 70%igem Alkohol angefertigte Eosinlösung . . .	20 g
Aqua destillata	40 g

Färbung 24 Stunden lang, unter Umständen im Wärmeschrank; mit erhitzter Lösung sind die Präparate schon in 15 Minuten zu färben, werden aber nicht so gut. Nachher Abspülen in destilliertem Wasser ½—1 Minute und trocknen.

Nach GOLLASCH färben sich die Krystalle mit Eosin-Nigrosin-Aurantia dunkelviolett bis gelbbraun; mit EHRLICHS Triacid rot bis rotviolett. Mit dem FLORENCEschen Reagens, einer sehr jodreichen Jodjodkaliumlösung (Jodi puri 2,54, Kalii jodati 1,65, Aq. dest. ad 20,0) nehmen die Krystalle nur Gelbfärbung an im Gegensatz zu den sich dunkel-blauschwarz tingierenden BÖTTCHERschen Spermakrystallen: gewöhnliche Jodtinktur und LUGOLsche Lösung färbt beide nur gelb.

Malachitgrün, Methylenblau färbt die Krystalle schwach, Methylviolett fast nicht.

γ) Entstehung. LEYDEN hatte sich jeder Äußerung über die Entstehung der Krystalle enthalten; er nahm nach den Untersuchungen von SALKOWSKI nur an, daß sie dem Schleim nahe verwandt seien. Die Rotviolettfärbung mit Triacid spricht jedoch nach STRAUSS direkt gegen die schleimige und für die eiweißartige Natur der Krystalle. Die meisten Autoren bringen auch ihre Ausbildung nicht direkt mit dem Schleim, sondern mit der Umwandlung bestimmter Zellen in Zusammenhang; aus welcher Art von Zellen, darüber hat man sich noch nicht völlig geeint. Mit Fäulnis haben sie nichts zu tun. — Die ÖRTELsche Ansicht von der Entstehung aus parasitären Gebilden hat nur historisches Interesse.

Nach UNGARS Ansicht haben die Krystalle ganz allgemein Beziehungen zum Untergang von Zellen, denn er sah in nächster Umgebung oder in direktem Zusammenhang mit Zellen kleinste Krystalle aufschießen; manche von ihnen waren mit ihren spitzen Enden in den Zelleib eingespießt, andere lagen in tangentialer Richtung an, wieder andere schienen vollkommen im Zellinneren zu liegen. ZENKER hatte schon ähnliche Beobachtungen gemacht und die Entstehung der Krystalle in die weißen Blutkörperchen verlegt.

CURSCHMANN nahm eine Entstehung durch regressive Metamorphose von Rundzellen an, was er aus dem Umstande schloß, daß er sie besonders häufig in den älteren schlauchförmigen Gebilden auftreten sah, die bei fibrinöser Bronchitis ausgehustet wurden; auch die Rundzellen der Spiralen böten unter Umständen besonders günstige Verhältnisse dafür, besonders da, wo sie weitgehend zerfallen seien. GOLLASCH schloß sich dieser Ansicht an, nachdem er die Identität der genannten Zellen mit den eosinophilen Zellen des Blutes hatte beweisen können.

E. LIEBREICH hält die CHARCOT-LEYDENschen Krystalle für Sekrete, die von der gleichen Muttersubstanz wie die als Sphärokrystalle anzusehenden eosinophilen Granula stammten; diese Muttersubstanz sei ein Bestandteil des Fibrins und gehöre zu denjenigen Stoffen, die, „schon im flüssigen Blute vorhanden, bei der Blutgerinnung auch noch aus den Leukocyten besonders austreten, eventuell produziert werden." Die Krystalle stehen also im Zusammenhang mit dem Gerinnungsvorgang, und zwar sind sie an eine bestimmte Phase desselben gebunden, die vor der Ausscheidung des Fibrins liegt. Wird die Gerinnung verhindert (wie im Citratblut), so scheiden sie sich nicht oder nur in kleinster Zahl und Größe ab. A. NEUMANN bestätigte die Befunde LIEBREICHS im wesentlichen.

Was den Zusammenhang mit den eosinophilen Zellen betrifft, so sah sie NEUMANN bei Anstellung des LIEBREICHschen Gerinnungsversuches innerhalb von eosinophilen Zellen, aber ohne Anteilnahme der Granula; der größte Teil lag im weiteren Verlauf der Gerinnung außerhalb der Zellen, doch sollen die eosinophilen Zellen die Muttersubstanz der CHARCOT-LEYDENschen Krystalle liefern.

Auf Grund anderer Beobachtungen kann man die Krystalle indes nicht aus den eosinophilen Zellen ableiten; jedenfalls ist deren Vorhandensein nicht Vorbedingung zur Bildung von Krystallen; beide können in weitgehender Unabhängigkeit voneinander im Auswurf auftreten.

MARCHAND führt als Beweis eine Beobachtung von HERZOG an, der sie in gewissen Fällen von Granulom in den nekrotischen Teilen des Gewebes in großer Menge vorfand, wo die Zellen schon vollständig zugrunde gegangen waren. Ihm selbst gelang es auch nie, „ein direktes Auskrystallisieren aus Zellkörpern nachzuweisen, wenn auch häufig genug ein kleiner Krystall unmittelbar einer Zelle oder den Kernen anliegt oder durch sie verdeckt wird. . . . Auch kleine rote Krystalldrusen sind nicht selten von einem dichten Zellhaufen oder von ihren Zerfallsprodukten, Kerntrümmern umschlossen". LEWY meint, daß es sich dabei vielleicht um einen „Verschlingungsvorgang" handele.

Auf der einen Seite ist also die direkte Beteiligung der eosinophilen Zellen an der Entstehung der Krystalle zum mindesten nicht erwiesen; auf der anderen können die Krystalle auch unabhängig von ihnen auftreten, wenn auch das häufige gleichzeitige Vorkommen im Auswurf (ebenso wie in Zerfallshöhlen, im Blut, im Gewebe) auffallen muß. Daß die Eosinophilen die Muttersubstanz liefern, scheint gleichfalls noch nicht genügend bewiesen. BURGHARD sah reichliche Krystalle in einer Ascitesflüssigkeit, die neutrophile Leukocyten, aber keine eosinophilen enthielt, aufschießen. Auch bei den eosinophilen Bronchitiden wird nur selten über ihr Vorkommen berichtet, wo man sie bei engeren Beziehungen zu den eosinophilen Zellen doch häufiger erwarten müßte; ähnlich ist es manchmal bei Tumoren, die reich an eosinophilen Zellen sind.

TROUP nimmt eine direkte Entstehung aus Epithelien und Spindelzellen an. Als Beweis hierfür wird angeführt, daß die Krystalle das gleiche starke Lichtbrechungsvermögen besäßen wie die Zellen, aus denen ihre Entstehung abgeleitet wird; auch sah er mannigfache Übergangsbilder zwischen solchen Zellen und ausgebildeten Krystallen.

Auch LENHARTZ hält die Bildung aus den Zylinder-(Flimmer-)zellen für wahrscheinlich, wofür er die schleimähnliche Beschaffenheit der Krystalle anführt. — Ist aus den mikroskopischen Bildern ein Schluß auf die Entstehung der Krystalle erlaubt, so hat diese Ansicht nach des Verfassers eigenen Erfahrungen am meisten für sich. Man kann tatsächlich in vielen Präparaten alle Übergänge von langen Zellen mit oder ohne Fortsatz oder Flimmerbesatz, also Bronchialepithelien, zu richtig ausgebildeten Krystallen beobachten. Ein

Teil der Zellen hat die körnige Beschaffenheit verloren und gleicht in dem eigentümlichen perlmutterähnlichen Glanze sowie im Lichtbrechungsvermögen vollständig den Krystallen; die Seiten sind noch unregelmäßig gewellt, die Spitzen häufig noch nicht ausgeprägt, oder der eine Teil der Zelle ist in eine krystallinische Spitze umgebildet. So ist die bereits den ersten Untersuchern aufgefallene Vielseitigung der Krystallbildungen ungezwungen zu erklären. Dagegen sieht man niemals, daß die Schleim produzierenden Becherzellen gleichzeitig eine derartige Umwandlung eingehen; stets ist das Gefüge der in die Krystalle übergehenden Zellen fest. Auch an festsitzenden Bronchialepithelien findet diese Umwandlung nicht statt, auch sind niemals Krystalle in ihrem Inneren nachzuweisen. Ob die umgewandelte Masse dem Schleim oder dem Eiweiß näher steht, ist schwer zu entscheiden; dem färberischen Verhalten nach mehr dem letzteren. Dafür spricht auch die Entstehung im Knochenmark und Blut. — Bei Rundzellen kommen nie derartige Formen und Umwandlungen vor, auch nicht bei den eosinophilen Zellen. Als möglich kann noch angenommen werden, daß sich an den so gebildeten Kern Substanzen anlegen und mit ihm verschmelzen, oder daß mehrere solcher Spindelzellen von Anfang an sich zu einem einzigen Krystall umbilden. Für die kleinsten Krystalle, die erheblich kleiner als Zellen sind und stets in größeren Haufen beisammenliegen, ist wohl auch eine Entstehung ohne geformte Gebilde anzunehmen, nur aus dem in eigentümlicher Weise umgewandelten Sekret. Diese Annahme ändert auch nichts in der einheitlichen Auffassung ihrer Entstehung, die auf alle Fälle mit einer Änderung des Dispersionsgrades der abgeschiedenen Massen in Zusammenhang gebracht werden muß (Geigel). Es ist erwiesen, daß verschiedene Arten von pflanzlichem und tierischem Eiweiß (z. B. Serumalbumin) von selbst auskrystallisieren oder unter besonderen Bedingungen zur Krystallisation gebracht werden können. Ebensogut ist es möglich, daß sich im asthmatischen Sekret Krystalle auf diese Weise abscheiden. Daß ein besonderer Prozeß vor sich geht und jedenfalls nicht der der gewöhnlichen Schleimbildung, zeigen die Veränderungen der Bronchialepithelien. Die Annahme einer gleichen eiweißhaltigen Muttersubstanz (Liebreich) sowie für die eosinophilen Granula würde die Vorstellung der Auskrystallisation noch erleichtern. Doch ist diese Annahme noch nicht genügend erwiesen.

δ) Vorkommen. Allgemeines. Die Krystalle findet man nicht in den rein eitrigen Teilen des Sputums, sondern in den körnigen, zähen, schleimigen, mit mehr eitrigen Bröckeln durchsetzten Partien, sowohl in einzelnen Exemplaren, wie auch, und das ist das eigentlich Typische an ihnen, in großen Haufen; diese liegen, wie man sich bei der Untersuchung mit bloßem Auge oder bei Lupenvergrößerung überzeugen kann, „in kleinen gelbgrünlichen hirsekorngroßen Pfröpfen“ zusammen, welche sich unter dem Deckglas ziemlich schwer zu einer mattglänzenden krümeligen trockenen Masse zerdrücken lassen. Man sieht sie häufig, aber nicht immer, in eine Masse von runden spindelförmigen und grobgekörnten (eosinophilen) Zellen, die zum Teil in Zerfall begriffen sein können, eingebettet oder in unmittelbarer Nähe von Bronchialepithelien. Auch in Fäden und Flocken von grauweißer oder grünlicher Beschaffenheit sind sie angehäuft. In sehr großer Menge finden sie sich ferner in den Curschmannschen Spiralen, nach Curschmann selbst meist in deren inneren Schichten; nur die größeren bröckeligen und starr gewordenen Exemplare der Spiralen sind gleichmäßig mit Krystallen durchsetzt. Lenhartz gibt ihr Vorkommen mehr in den äußeren Partien an; doch soll nach Ungar das Überwiegen in der Peripherie nur ein scheinbares sein, denn verteile man das Präparat durch leichten Druck auf das Deckglas, so würden auch in der mittleren konfluierenden Masse Krystalle sichtbar, die vorher wegen der geringeren Durchsichtigkeit dieser Stellen verborgen geblieben seien. Nach LEWY kommen sie überhaupt nicht innerhalb der Spiralen vor, sondern sind ihnen aufgelagert, außer wenn sich die krystallhaltigen Pfröpfe, wie das nicht selten geschehe, mit den Spiralen kombinieren. Man kann übrigens die mit größeren Mengen CHARCOT-LEYDENschen Krystallen besetzten Stellen der Spiralen schon makroskopisch erkennen. Es sind dies gelbe und undurchsichtige Partien, die der Spirale ein getüpfeltes Aussehen verleihen können. Solche Spiralen erscheinen zuweilen in besonders langen Pausen nach sehr heftigen Anfällen (CURSCHMANN). Auch am Rande fibrinöser Ausgüsse der Bronchien sind die Krystalle gelegentlich in größerer Anzahl anzutreffen (VIERORDT). ESCHERICH fand sie dagegen in einem Falle von Bronchitis fibrinosa gegen das Zentrum der Ausgüsse an Menge und Größe zunehmend.

Besonderes Vorkommen. Das typische Vorkommen der CHARCOT-LEYDENschen Krystalle ist das beim Asthma bronchiale, und zwar sieht man sie in ihrer schönsten Ausbildung und größten Menge nicht so sehr im Anfall selbst oder bald nachher als in den anfallsfreien Pausen. LEWY gibt sogar an, daß vorher vorhandene Krystalle meist mit dem Anfall verschwinden; Verschwinden wie Auftreten läßt jedoch nicht auf die drohende Nähe eines Anfalles schließen.

Völlig ausgebildete Anfälle sind andererseits keine Vorbedingung des Auftretens von Krystallen im Auswurf. Auch nach schwachen Attacken kann man zuweilen große Krystalle sehen, ja es können nur Vorboten sich einstellen, ohne daß sich ein typischer Anfall entwickelt und wir finden Krystalle. Schon ZENKER beschreibt dies an sich selbst; er litt zuweilen an Lufthunger und entdeckte dann gelegentlich in einem Sputumballen, der während des besten Wohlbefindens entleert worden war, Krystalle.

Ebenso erfolgt bei chronisch-asthmatischen Zuständen häufig Krystallbildung, oft in großer Menge. Während der Exacerbationen kann ihre Zahl unverändert bleiben oder steigen. Es handelt sich meistens um Fälle von chronischem Bronchialkatarrh mit stärkeren oder geringeren Atembeschwerden, bei denen zähes, glasiges Sputum entleert wird. HARTING, FÖRSTER, ZENKER beschreiben solche Krankheitsbilder, die dem „eosinophilen Katarrh" TEICHMÜLLERS an die Seite zu stellen sind. Dazu gehört auch der Catarrhe sèc (ROBIN und CHARCOT). Auch bei einer Reihe anderer Krankheiten sind die Krystalle gelegentlich gefunden worden, bei akuter Bronchitis, bei Stauungsbronchitis, bei Bronchitis pituitosa. Bei fibrinöser Bronchitis scheinen sie häufiger aufzutreten, und zwar, wie schon erwähnt, im Zusammenhang mit den fibrinösen Gerinnseln (FRIEDREICH, ZENKER, RIEGEL, LENHARTZ), ebenso gelegentlich bei Pneumonie (v. JACKSCH, am 9. Tage der Erkrankung), zuweilen im Zusammenhang mit Spiralen bei Patienten, die schon früher an Asthma gelitten hatten (CURSCHMANN). v. PLANTA sah sie bei Kindern mit „exsudativer Diathese", die an wiederkehrenden Atembeschwerden litten.

TROUP erwähnt ihr Vorkommen bei beginnender Tuberkulose, TEPLITZ und LEWY in einem bzw. zwei Fällen von fortschreitender ausgebreiteter Tuberkulose mit starken Atembeschwerden, MEISSEN bei einigen tuberkulösen Patienten, die nicht an Atemnot gelitten hatten; ihre Anwesenheit beschränkte sich stets auf die schleimigen Partien des Sputums.

Endlich sollen sie konstant in großen Mengen bei der sog. Haemoptoe parasitaria, hervorgerufen durch das Distomum pulmonale, auftreten. Ferner ist die Möglichkeit vorhanden, daß sie mit dem Eiter nach der Lunge durchgebrochener tropischer Leberabscesse ausgehustet werden, wenigstens sind sie in der Leber in größerer Menge gefunden worden.

ε) Pathognomonische und diagnostische Bedeutung. LEYDEN stellte sich die Bedeutung der Krystalle so vor, daß ihre feinen Spitzen imstande seien, die Schleimhaut der Alveolen und der kleinen Bronchien bzw. die Nervenendigungen des Vagus in denselben zu reizen und paroxysmenweise auftretende Erscheinungen zu bewirken. Zur Stützung dieser Auffassung angestellte Versuche, Einblasen von pulverisiertem Glas in die Trachea von Kaninchen und Hunden hatten zwar nicht den gewünschten Erfolg, doch führte LEYDEN Analogien zum Beweise der Richtigkeit seiner Ansicht an: nach Einatmen von Ipecacuanha, Chlor, Benzoesäure und besonders Staub stellten sich asthmatische Anfälle ein. Da indes durch die späteren Forschungen erwiesen ist, daß die Krystalle auch im Sputum vorkommen, welches ohne die geringste Atemnot oder Krampferscheinungen entleert wird, daß ferner die Hauptmenge der Krystalle meist erst nach dem Anfall erscheint, so ist damit sichergestellt, daß die Krystalle nicht die Ursache der Anfälle sein können; außerdem sind die Krystalle verhältnismäßig weich und in Schleimballen eingeschlossen. LEYDEN ist später übrigens selbst von dieser Ansicht zurückgekommen.

Ihr Vorkommen ist abhängig von einer bestimmten Zusammensetzung des Sputums und von der Neigung zu einer bestimmten Art der Degeneration bzw. Umbildung abgestoßener Bronchialepithelien. Diese Abartung zeigt sich im mikroskopischen Bilde deutlich; chemisch ist sie noch nicht sicher zu fassen.

Die diagnostische Bedeutung der Krystalle hat mit der Zeit insofern eine Abschwächung erfahren, als man sie ursprünglich, nach Veröffentlichung der Fälle von typischem Bronchialasthma durch LEYDEN, als fast pathognomonisch für das Bronchialasthma hielt, später aber von dieser Ansicht zurückkam, nachdem sie bei einer Reihe anderer Krankheitszustände einzeln oder in größerer Anzahl gefunden wurden. TROUP sagt sogar: „Asthmasputum containing spirals alone or crystals alone, or a combination of the two, ist not pathognomonic of any one specific lung disease.“ TROUP geht hier entschieden zu weit, denn die Fälle anderer Bronchial- oder Lungenerkrankungen mit Krystallbefund sind verhältnismäßig selten, und wenn man sie zusammenstellt, so ergibt sich bei genauerer Prüfung, daß die meisten gemeinsame Eigenschaften aufweisen, welche das Auftreten der Krystalle zwar nicht vollkommen klären, aber doch zeigen, daß ihr Vorkommen für die Deutung des Krankheitsbildes nicht ohne Wert ist. Einmal handelt es sich um eine Erkrankung der Bronchien oder Bronchiolen, die mit der Sekretion eines spärlichen zähschleimigen Sekretes oder mit der Ausscheidung fibrinöser Massen verläuft; also, wenn wir vom akuten Asthmaanfall absehen, um den „eosinophilen Katarrh“, den sog. Catarrhe sèc, fibrinöse Bronchitiden, gelegentlich auch Tumoren. Das kann auch einmal bei tuberkulöser Erkrankung der Lungen der Fall sein und bei Asthmatikern werden nicht selten tuberkulöse Veränderungen beobachtet; umgekehrt sieht man ja nicht zu selten Tuberkulöse mit ausgesprochenem emphysematischem Habitus und ungewöhnlich starken, auf leichte Reize hin sich einstellende Atembeschwerden, die ein mehr schleimiges als eitriges Sputum entleeren und bei denen die Erkrankung außerordentlich wenig zum exsudativen Verlauf neigt. Ob nun in solchen Fällen gerade das tuberkulöse Virus die Bedingung zur Auslösung asthmatischer Anfälle und zum Auswurf zäher krystallführender Schleimmassen gibt, oder ob es sich nur um Kranke handelt, die früher schon an asthmatischen Erscheinungen gelitten haben, läßt sich nicht immer feststellen. Eine Angabe von SIEGEL, der zufolge bei einem tuberkulösen Patienten jede Injektion von Tuberkulin einen typischen asthmatischen Anfall auslöste, spricht nicht unbedingt für erstere Annahme; es dürfte eher die Überempfindlichkeit gegenüber irgendwelchen artfremden Eiweißkörpern gewesen sein. Daß nicht unbedingt Atembeschwerden jeden Ursprunges die Vorbedingung der Krystallbildung sein müssen, geht aus den mitgeteilten Fällen gleichfalls zur Genüge hervor.

Was aber allen den geschilderten Krankheitszuständen, in denen Krystalle gefunden worden sind, gemeinsam ist, ist, daß sie, mit Ausnahme vielleicht der Fälle von Haemoptoe parasitaria und der Tumoren, nur bei Patienten vorzukommen scheinen, die eine gewisse neuropathische Veranlagung besitzen. Sieht man sie sich näher an, so wird man stets solche Zeichen finden. Der von v. Planta veröffentlichte Fall von exsudativer Diathese, in dessen Auswurf Krystalle gefunden wurden, bestätigt nur diese Annahme. Es sind eben alles Menschen, bei denen geringe, die normal Veranlagten nicht berührende Schädlichkeiten abnorm heftige Reaktionen hervorrufen. Diese Reaktion muß die Sekretion von Stoffen bzw. eine Abartung von zelligen Elementen zur Folge haben, die die Bedingungen für die Entstehung der Krystalle liefert. Auf andere Weise wird man sich den Zusammenhang kaum erklären können. Man kann also ebenso wie bei den Curschmannschen Spiralen und den eosinophilen Zellen wohl sagen, daß das Auftreten der Krystalle nicht pathognomonisch für ein einzelnes bestimmtes Krankenbild ist, sondern eher für eine gewisse Krankheitsanlage; wird diese manifest, kommt es bei ihr zur Ausbildung von Krankheitserscheinungen, so äußern sie sich in mehr oder weniger typischer Weise, können aber durch andere, in ihrer Entstehung nicht damit zusammenhängende Prozesse überdeckt sein. Insofern hat das Vorkommen der Krystalle im Auswurf auch diagnostischen Wert. Dieser wird durch die gleichzeitige Anwesenheit anderer Gebilde, der Curschmannschen Spiralen und der eosinophilen Zellen, nur noch gesteigert.

Anhang: Zwar nicht im Auswurf, aber im Inhalt der Trachea und größeren Bronchien fand Marchand p. m. eigentümliche Krystalle, die die Form von langen, oft miteinander zu größeren Drusen vereinigten Prismen hatten und in dichten Gruppen beisammen lagen. Doppelschichtige Pyramiden kamen nur vereinzelt vor. Die Krystalle waren gradlinig begrenzt, an den Enden stumpfwinklig, bis 0,05 mm lang und 0,0015—0,007 mm breit; Zwillinge und Verschmelzungen zu breiteren längsstreifigen Prismen, ferner größere Drusen kamen häufig vor, scharfrandige Bruchlinien nicht selten. Im Gegensatz zu den Charcot-Leydenschen Krystallen erwiesen sie sich fast in allen angewandten Reagenzien unlöslich.

Bei längerer Einwirkung von verdünntem Glycerin schien eine leichte Quellung und Rauhigkeit der Ränder einzutreten; bei Erhitzung mit konzentrierter Schwefelsäure verschwanden sie, nachdem sie eine rauchgraue Färbung angenommen hatten, waren aber dabei noch widerstandsfähiger als die umgebenden Zellen. Mit Jodjodkalilösung nahmen sie eine schwach gelbliche, bei Zusatz von wässeriger Eosinlösung eine schwach rötliche Färbung an. An trocken oder feucht fixierten Abstrichpräparaten färbten sie sich mit Eosin rot, mit Giemsascher Lösung blau bis violett, nach Gram blau.

Über die Natur der Krystalle spricht sich Marchand nicht weiter aus.

b) Hämatoidin-(Bilirubin-)krystalle.

Nachdem die Identität des Hämatoidins mit Bilirubin durch Hans Fischer festgestellt ist, erübrigen sich die früheren Erörterungen über seine Zusammensetzung. Man war durch die klinischen und chemischen Untersuchungen ja schon immer zu der Annahme einer sehr nahen Verwandtschaft gedrängt worden, aber nicht in der Lage gewesen, sie endgültig zu beweisen. Zweifellos war es auch die Lehre von der ausschließlich hepatischen Gallenfarbstoffbildung gewesen, die eine Unterscheidung zwischen Hämatoidin- und Bilirubinkrystallen trotz mancher Beweise ihrer Identität aufrecht erhalten ließ; andererseits regte gerade das Vorkommen der Hämatoidinkrystalle bei Blutungen immer wieder zu Untersuchungen in dieser Richtung an. Wenn hier vorläufig noch die alte Bezeichnung nebenbei gebraucht wird, so geschieht dies mit Rücksicht auf die vielen älteren Arbeiten, die sich mit den „Hämatoidinkrystallen" befaßt haben. Nur bei offener Verbindung zwischen Leber und Lunge wurde auch früher schon von „Bilirubinkrystallen" gesprochen.

Als erster hat VIRCHOW das Hämatoidin in alten Blutextravasaten und in blutig gefärbten Exsudaten der Lungenbläschen, im Anfang der eitrigen Infiltration in Gestalt regelmäßig ausgebildeter schiefer rhombischer Säulen von sehr wechselnder Größe und rötlicher, etwas ins Gelbliche übergehender Farbe gefunden. Bei Zusatz von Schwefelsäure verschwand die Krystallform allmählich, die Kanten runden sich ab, die Farbe wurde dabei anfangs gewöhnlich dunkler, braunrot oder schwärzlich (zuweilen trat auch eine Farbenreihe von braunrot, grün, blau, violett, rot, gelb auf). Nach vorangehendem Zusatz von Kalilauge wirkte Schwefelsäure schneller; die gleiche Umwandlung trat auch nach Zusatz von Salpetersäure ein.

Das Hämatoidin ist später noch häufig im Auswurf gesehen worden, wenn auch nur spärliche Mitteilungen darüber existieren. So fand RENZ in einem Falle, den er als Tuberkulose auffaßte (Bronchiektasien mit Blutungen?) in dem blutig-eitrigen, gelben bis ockerfarbenen Sputum eine Unzahl orangegelber Krystalle in büschelförmiger Anordnung von einem kurzen Stiel ausgehend, die einzelnen Krystalle zum Teil netzartig miteinander verschlungen; auch sanduhrförmige Bildungen kamen vor. Die Krystalle waren in Alkohol, Wasser, Äther unlöslich, konzentrierte Kalilauge löste sie auf, wobei sie in eine citronenfarbene Flüssigkeit zerflossen. Bei Zusatz von konzentrierter Schwefelsäure umgaben sich die Krystallhaufen mit einem grünen Saum, der bald eine grünblaue, violette und rote Farbe annahm, mit gewöhnlicher Schwefelsäure entstand ein feuerroter, sehr langsam blau, endlich blauschwarz wie verkohlt aussehender Hof. Bei Zusatz von Salpetersäure trat unter Entwicklung von Luftblasen nacheinander eine grüne, blauviolette, weinrote, blaßgelbe Farbe auf, endlich wurde die Lösung farblos. — FRIEDREICH sah Krystalle von der gleichen Beschaffenheit im stinkenden Eiter eines in die Lungen durchgebrochenen Empyems, LEBERT in einem durchgebrochenen hämorrhagischen Exsudat, VIERORDT im Auswurf eines langsam in die Lungen hineinblutenden Aneurysmas der Brustaorta, POWELL und HARTLEY bei Durchbruch eines tropischen Leberabscesses in die Lungen; bei Leberabsceß anderen Ursprunges F. SCHULTZE im eidotterfarbenen Auswurf, die Leber selbst enthielt indes in autopsia keine Krystalle. — Auch bei Erkrankungen, die sich im Lungengewebe allein abspielen, werden sie gebildet. So erwähnt BIERMER das Vorkommen von hämatoidinähnlichen „Krystallindividuen" im blutigen Auswurf eines Skorbutischen, zusammen mit größeren Pigmentkörnern von krystallinischer Struktur und schwarzer Färbung, die von VIRCHOW als Hämatoidinkrystalle anerkannt wurden. F. SCHULTZE sah sie in den braunrot gefärbten Partien eines bronchiektatischen Sputums, RAMDOHR im pflaumenbrühartigen einer Gangrän; nach v. JACKSCH sollen sie ferner noch gegen das Ende tuberkulöser Hämoptoen wie nach Infarkten vorkommen.

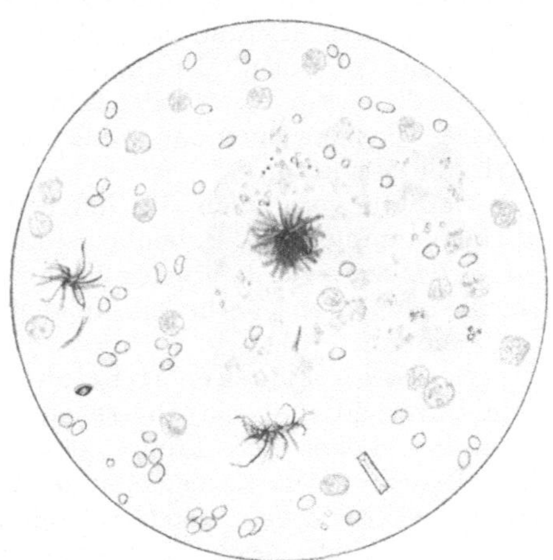

Abb. 83. Lungenabsceß, Hämatoidin- und Sargdeckelkrystalle, rote und weiße Blutkörperchen, Zerfallsmassen. Obj. 6, Ok. 3.

In zwei gangränösen Lungen fand MARCHAND eigentümliche, meist stäbchenförmig angeordnete Krystalle von gelber oder rötlicher Farbe, mit keil- oder lanzettförmig zugespitzten Enden. Die Länge schwankte zwischen 0,03 und 0,2, die Dicke zwischen 0,001 und 0,006 mm. Sehr auffallend war die Gliederung; die einzelnen Körnchen verhielten sich wie die Pigmentkörner in den Epithelzellen der Alveolen bei chronischer Stauung und gaben eine sehr schöne Eisenreaktion, die die einzelnen Glieder verbindende Zwischensubstanz war von anderer nicht näher feststellbarer Natur. Manche von ihnen standen zu Zellen in näherer Beziehung. Sie fanden sich besonders in der Umgebung der Gangränherde. Durch Alkohol, Äther, Säuren und Alkalien wurden sie nicht verändert. Nach MARCHANDS Ansicht bestanden die Körner nach ihrem ganzen Verhalten wohl aus Hämatoidin.

NEISSER gibt ausdrücklich an, in entleerter Echinokokkusflüssigkeit Bilirubinkrystalle gesehen zu haben. MALIWA fand bei der gleichen Erkrankung spärliche kleine, krystallähnliche, gelbbraun bis rosarot gefärbte Körperchen, daneben braune und citronengelbe Schollen, die keine mikrochemische Reaktion auf Gallenfarbstoff gaben. Da er indes in dem ockergelben Sputum Abkömmlinge des Gallenfarbstoffes, Choleprasin und wahrscheinlich auch Bilifuscin, nachweisen konnte, so dürften die Krystalle ähnlicher Natur gewesen sein. Es muß dieser Befund besonders hervorgehoben werden, da er beweist, daß der negative Ausfall der mikrochemischen GMELINschen Reaktion noch nicht gegen die nahe Verwandtschaft mit Gallenfarbstoff spricht. — Auch bei Reagensglasversuchen mit Gallenfarbstoff und Eiter verschwand nach einiger Zeit die Reaktion.

Daß übrigens auch die Möglichkeit einer Auskrystallisation von aus der Leber stammendem Gallenfarbstoff größer ist als früher angenommen wurde, zeigt der sehr viel häufigere Nachweis von Gallenfarbstoff im Auswurf als dies nach den alten Methoden möglich war z. B. bei der croupösen Lungenentzündung.

In diagnostischer Hinsicht ist das Auftreten von Bilirubinkrystallen nicht unwichtig, als sie, abgesehen von dem Bestehen einer direkten Verbindung zwischen Leber und Lunge, das Vorhandensein älterer Blutungsherde (und meist auch Eiter) anzeigen, und zwar häufiger von Herden, die nicht in der Lunge selbst liegen, sondern außerhalb derselben und in die Lunge durchgebrochen sind. Auch SAHLI gibt an, daß nach Lungenblutungen Hämatoidin in Krystallform seltener vorkommen, dagegen häufiger als amorphes Pigment in Zellen eingeschlossen. Eine Regel besteht aber hierin nicht und schon SCHULTZE warnt davor, aus dem Befunde von Krystallen stets ein Empyem zu diagnostizieren. Daß Krystalle auch bei anderen Erkrankungen des Lungengewebes, bzw. Blutungen gelegentlich erscheinen, lehren die angeführten Mitteilungen.

c) Leucin- und Tyrosinkrystalle.

Beide Körper treten da auf, wo große Massen von Exsudat, die in Autolyse oder bakterieller Zersetzung begriffen sind, längere Zeit in der Lunge oder im Brustraum stagnieren. In einer Reihe von Fällen konnte man den chemischen Nachweis dieser Substanzen führen; zuweilen krystallisieren sie auch aus. Ein prinzipieller Unterschied besteht darin nicht, höchstens sind es verschiedene Mengenverhältnisse oder günstige äußere Bedingungen, die das Auskrystallisieren veranlassen.

Wie bekannt, krystallisiert das Leucin in knolligen Kugeln, die entweder hyalin erscheinen oder abwechselnd hellere oder dunklere konzentrische, aus radiär stehenden Blättchen gruppierte Schichten zeigen (HAMMARSTEN). Die Kugeln schmelzen bei langsamem Erhitzen, wobei Geruch nach Amylamin entsteht. — Das Tyrosin krystallisiert in feinen Nadelbüscheln, die schwer in Wasser löslich sind, etwas besser nach Alkali-, Ammoniak- oder mineralsaurem

Zusatz (Darstellung s. S. 236). Bei längerem Stehen des Auswurfs krystallisieren beide Substanzen leichter und oft in großer Menge aus; schon BIERMER waren weißliche schimmelähnliche Massen aus Tyrosin aufgefallen.

Obwohl diese beiden Körper sich zweifellos bei den erwähnten Vorgängen, also besonders bei Bronchiektasien, Gangrän, Abscessen und durchgebrochenen Empyemen im Sputum finden, existieren in der Literatur nur verhältnismäßig wenig Angaben darüber. So fand PETTERS Leucin in aus Blättchen bestehenden Krystalldrusen bei fötider Bronchitis, LEYDEN und JAFFÉ beide Substanzen ganz besonders in den DITTRICHschen Pfröpfen bei putrider Bronchitis, FISCHER Leucin im frischen Sputum einer tuberkulösen Gangrän; Tyrosinkrystalle fehlten. Neuerdings hat TELLYMANN beide in Massen bei einem jauchig zerfallenden Bronchialcarcinom gefunden und isolierte sie auch.

Die Tyrosinkrystalle sind besonders früher mit Fettsäurenadeln verwechselt worden. Sie unterscheiden sich von diesen jedoch leicht durch ihren höheren Schmelzpunkt, durch Schwerlöslichkeit in Äther und in Mineralsäuren sowie die PIRIAsche Reaktion (s. S. 236).

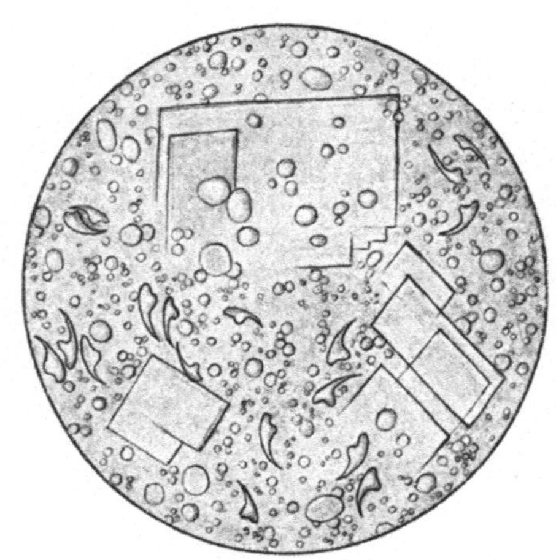

Abb. 84. Cholesterinkrystalle, Fetttröpfchen und Echinokokkushaken aus Blaseninhalt. Obj. 6, Ok. 2.

d) Cholesterinkrystalle

entstehen unter den gleichen Bedingungen wie Leucin und Tyrosin in Form der bekannten durchsichtigen rhombischen Tafeln mit zum Teil ausgebrochenen Rändern und Winkeln (von 79° 30′ und 100° 30′). Sie krystallisieren in eingedicktem, faulendem Sekret aus, auch ohne Ikterus oder direkte Verbindung zur Leber; irgend eines spezifischen Prozesses bedarf es dazu nicht. Die Krystalle fallen sofort durch ihre Größe und Form auf und waren schon den älteren Untersuchern wohl bekannt. BIERMER führt an, daß zuerst LUETHI sie im Auswurf gesehen habe, er selbst entdeckte sie zweimal in tuberkulösen Sputis, wiederholt in Kavernen, einmal in sehr großer Anzahl in einem durchgebrochenen sanguinolenten Empyem; ebenso berichtet LEYDEN von ihnen. SCHAFFNER fand sie in einem ausgehusteten verkalkten Tuberkel. (LANGE und KERSTEN analog in tuberkulösen abgeschlossenen Zerfallshöhlen der Meerschweinchenmilz.) TROUP gibt an, sie bei Bronchiolitis und auch bei Tuberkulose beobachtet zu haben, THISSEN in bronchiektatischem Auswurf. BLACK bei Pneumonie mit Ikterus. Bei Durchbruch von Leberabscessen in die Lunge erscheint ihr Auftreten selbstverständlich, sowie es an irgend einer Stelle zur Eindickung kommt. Zuweilen hat man sie ebenfalls in dem ausgehusteten Inhalt von Echinokokkusblasen (aus der Leber) nachgewiesen.

Man kann die Krystalle auch darstellen, indem man das eingetrocknete Sputum mit heißem Alkohol auszieht, filtriert und den Alkohol abdampfen läßt; sie scheiden sich dann als weiße perlmutterglänzende, sich fettig anfühlende Massen ab. Zur Identifizierung kann man vom Rand her etwas verdünnte Schwefelsäure (1:5) auf die Krystalle einwirken lassen, wobei die Ränder zuerst schön rot, dann violett gefärbt werden. Setzt man nach dem Zusatz von Schwefelsäure noch etwas Jodlösung zu, so werden die Krystalle nach und nach violett, blaugrün und dann schön blau gefärbt. Ihr chemisches Verhalten s. S. 255.

Diagnostisch sind sie insoferne wichtig als sie stets Stagnation von Eiter in Höhlen der Bronchien oder der Lungen, sei es ohne, sei es mit Verbindung zur Leber anzeigen. Auch aus benachbarten Höhlen (Pleurahöhle, Bauchhöhle) können sie stammen.

e) Fettsäurenadeln.

VIRCHOW beschrieb zuerst im eitrigen Sekret eines Falles von Lungengangrän „lange spießige Krystalle, stets von sehr geringer Breite, zuweilen varikös, häufig stark gebogen und selbst geschlängelt, nicht selten in Garben oder dicke Büschel zusammentretend". Fügt man noch hinzu, daß die Krystalle sich nicht verzweigen, an den Enden in eine sehr feine Spitze auslaufen und häufig eine recht beträchtliche Länge erreichen, sich leicht in Alkohol und

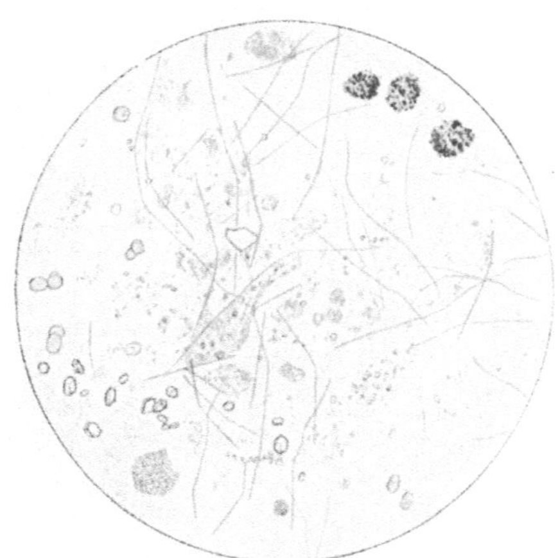

Abb. 85. Fettsäurenadeln, Sargdeckelkrystalle, zerfallene Zellen, blutpigmenthaltige Zellen (Hämosiderin), rote Blutkörperchen bei atypischer Pneumonie. Obj. 6, Ok. 1.

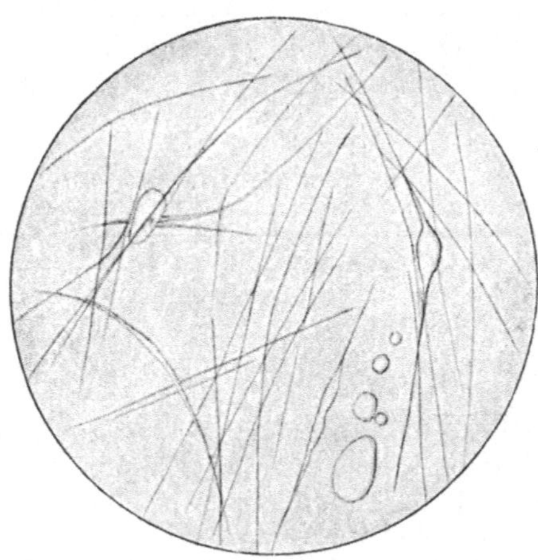

Abb. 86. Fettsäure in Nadeln und Tropfenform; einzelne Nadeln mit kolbiger Auftreibung.

Äther, nicht in Wasser und stark verdünnten Säuren lösen, so sind sie zur Genüge charakterisiert. In den Büscheln liegen sie bald quer durcheinander, oft erscheinen sie auch pinsel- oder besenartig aneinandergelegt. Im Auswurf findet man sie nach BIERMER da am zahlreichsten, „wo Verwesung in einem mehr umschriebenen Raume vor sich geht und der Luftzutritt gering oder zeitweise unterbrochen ist. Diese Beziehungen sind realisiert bei circumscripter Lungengangrän und bei längerer Stagnation von Bronchialsekret in bronchiektatischen Höhlen". Zuweilen treten sie auch in größerer Menge im tuberkulösen Kavernensputum auf, Verfasser sah sie einmal bei hämorrhagischer fötider Bronchitis. Ganz besonders zahlreich und oft zu größeren Haufen vereinigt sind sie in den DITTRICHschen Pfröpfen (LEYDEN und JAFFÉ), während sie im übrigen Sputum gänzlich fehlen können. In Tonsillarpfröpfen waren sie schon im Jahre 1845 von STICH entdeckt, aber als „Entophyten" angesprochen worden. Vereinzelt kommen sie ferner in den eitrigen Sputis der verschiedensten Erkrankungen vor, besonders wenn das Sputum längere Zeit an der Luft gestanden hat, dann im Zungenbelag sowie im Choanenschleim (BIERMER), wo ihre Entstehung wohl nur auf zurückgebliebene Nahrungsreste zurückgeführt werden kann. Die Nadeln schmelzen bei Erhitzen des Präparates zu Kugeln um, die bei

Abkühlen mit einem Ruck erstarren, wie man sich leicht unter dem Mikroskop überzeugen kann. Zuweilen sieht man auch aus den Kugeln wieder lange schöne Krystalle hervorschießen. Auch in Drüsenform kommen zuweilen Fettsäuren vor. Ob ätherunlösliche Seifennadeln im Sputum vorkommen, ist unbekannt.

Die Nadeln können verwechselt werden mit Tyrosinnadeln, zumal wenn sie in Büscheln beisammen liegen, unterscheiden sich aber von diesen leicht durch ihre Löslichkeit bei Erwärmen und in Äther. Von Seifennadeln würden sich Tyrosinkrystalle durch die geringe Löslichkeit in heißer konzentrierter Essigsäure auszeichnen, sowie durch den positiven Ausfall der PIRIAschen Reaktion (s. S. 236). Von den elastischen Fasern unterscheiden sich die Fettsäurenadeln gleichfalls durch ihre Löslichkeit, dann sind sie wesentlich dünner und starrer wie diese, lang und geschweift und unverzweigt und laufen in feinste Spitzen aus. Auch die zuweilen zu beobachtenden Auftreibungen der Nadeln sowie das Ausschießen aus größeren Fettsäureschollen schützen vor Verwechslungen. Doch können sich an elastische Fasern auch fettartige Substanzen anlegen (COPPEN, JONES). Die Auftreibungen der Nadeln lassen sich zuweilen durch einfachen Druck auf das Deckglas erzeugen.

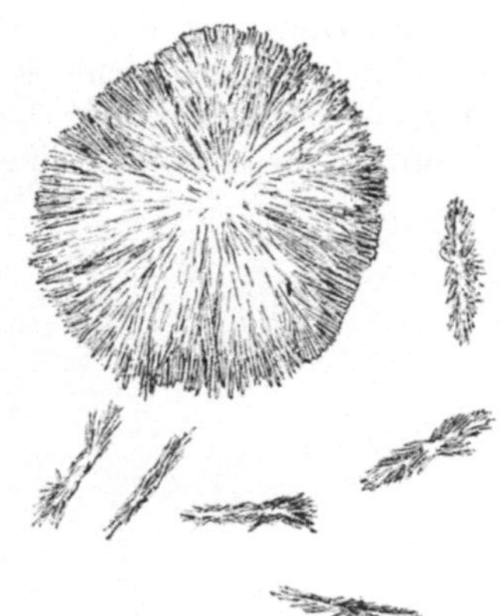

Abb. 87. Drusige Fettkrystalle. (Nach LENHARTZ-MEYER.)

Über den Ursprung der Nadeln ist nichts mehr zu sagen; sie entstehen, wie schon LEYDEN und JAFFÉ angenommen haben, bei längerem Verweilen in Hohlräumen aus Neutralfett, das der autolytischen und bakteriellen Spaltung unterliegt. Nahrungsfett als Quelle muß ausgeschlossen werden.

Eine gewisse diagnostische Bedeutung gewinnen die Fettsäurenadeln nur dann, wenn sie in größeren Haufen zusammen liegen, wie in den DIETTRICHschen Pfröpfen. Sie weisen dann eben auf Zersetzungsprozesse in den Bronchien oder im Lungengewebe hin. Das Vorkommen einzelner Nadeln, zumal in längere Zeit aufbewahrtem Sputum ist ziemlich bedeutungslos.

f) Oxalsäurekrystalle

wurden zum ersten Male von FÜRBRINGER bei einem Diabetiker, der an Lungenbrand zugrunde ging, gefunden. Der Patient schied an einzelnen Tagen in dem blutig-gefärbten schleimig-eitrigen Auswurf wechselnde Mengen von Krystallen in Briefkuvertform, also von oxalsaurem Kalk, aus, die sich ganz besonders auf dem Boden des Spuckglases ansammelten; gleichzeitig wurden auch im Harn reichliche Krystalle der gleichen Art entleert. Sie wurden nicht mit dem Speichel ausgeschieden, sondern, wie Abstriche post mortem ergaben, schon in den Bronchien (Alveolen?). Ihre Menge ging weder parallel der Zuckerausscheidung, noch dem dem Sputum beigemischten Blut. FÜRBRINGER enthielt sich jeder Äußerung über die Ursache der Ausscheidung, sondern begnügte sich mit der Konstatierung der Tatsache.

Der Nachweis erfolgte auf Grund der bekannten Form der Krystalle, die in Essigsäure unlöslich waren. Quantitative Untersuchungen waren nicht angestellt worden.

UNGAR gibt an, die gleichen Krystalle in den Pförpfen bei Asthma zusammen mit CHARCOT-LEYDENschen Krystallen gesehen zu haben; in der Mitte der Pfröpfe waren sie spärlicher als in der Peripherie, in der Grundsubstanz des Sputums nur vereinzelt. Eine Vermehrung der Krystalle im Harn konnte hier nicht konstatiert werden. Sie waren unlöslich in Alkohol, Äther, Chloroform, lösten sich allmählich in warmem Wasser, Essigsäure und Ammoniak, schneller in Kali- und Natronlauge, langsamer in Salzsäure, Schwefelsäure und Salpetersäure. Befremdend wirkt hier die Angabe, daß die Krystalle sich in warmem Wasser und Essigsäure gelöst hatten, so daß es fraglich ist, ob es sich wirklich um Oxalatkrystalle gehandelt hat. — Peyer vermerkt das Auftreten der Krystalle kurz bei Bronchiektasie.

Das Auftreten der Calciumoxalatkrystalle wäre in dem Diabetesfall eventuell durch Gärung des Traubenzuckers infolge der Anwesenheit von Spaltpilzen zu erklären, die ja auch hier vorhanden waren, jedoch ist dies nur eine Annahme; bei der unklaren Stellung der Oxalsäureausscheidung des Diabetikers erscheint es verfrüht, aus dem Auftreten im Sputum irgendwelche Schlüsse ziehen zu wollen. Ähnlich steht es mit der Gicht; jedenfalls ist eine Vermehrung der Oxalsäure sowohl bei Diabetes als bei Gicht nicht in allen Fällen gefunden worden, im Gegenteil eine Verminderung. Höchstens weist das Auftreten von Calciumoxalatkrystallen darauf hin, daß in dem Sputum eine saure oder neutrale Reaktion bestanden hat.

Oxalsaures Ammonium in Form von garbenartigen Nadelhaufen sah Kaatzer bei einer fortgeschrittenen kavernösen Phthise in großen Mengen. Die Nadeln waren an der Basis schmäler wie an ihrer Spitze und lösten sich leicht in Wasser auf.

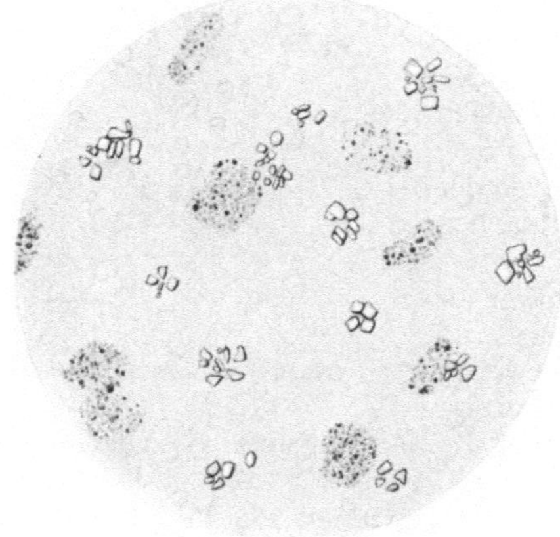

Abb. 88. Krystalle von Calciumcarbonat neben großen Blutpigment enthaltenden Zellen. Obj. 6, Ok. 4.

g) Phosphatkrystalle.

Sargdeckelkrystalle (phosphorsaure Ammoniakmagnesia) können da entstehen, wo bei der Eiweißfäulnis Ammoniak frei wird und sich mit Magnesiumphosphat verbindet, also bei Bronchiektasien, in Gangrän- und Absceßherden, Empyemen, aber nur dann, wenn das Sputum alkalisch oder neutral ist, nicht bei saurer Reaktion (s. Abb. 85 S. 206). Sie treten in den bekannten, mehr oder weniger gut ausgebildeten Formen rhombischer Prismen[1]) auf. Sie sind wasserhell, lösen sich leicht bei Zusatz von Essigsäure auf, bleiben bei Zusatz von Alkali bestehen. Biermer gibt an, daß Heinrich sie zuerst nachgewiesen habe; Jaffé-Leyden sahen sie in einem Fall von Gangrän. v. Jaksch sah sie einige wenige Male in eitrigen durchgebrochenen Exsudaten, Verfasser bei putrider Bronchitis; auch Sahli erwähnt ihr Auftreten.

Kohlensauren und phosphorsauren Kalk in dunklen Körnchen von verschiedener Größe, die größten mit doppelter Kontur, also aus mehreren Schichten bestehend, fand Schaffner in einem — wie er annimmt — verkalkten ausgehusteten Tuberkel. Die Körner lösten sich bei Zusatz von verdünnter Salpetersäure unter Brausen auf, die Flüssigkeit, filtriert und durch Ammoniak neutralisiert, zeigte auf Zusatz von Oxalsäure einen weißen (Calciumoxalat), auf Zusatz von salpetersaurem Silberoxyd einen deutlichen gelblichen (phosphorsaures Silber) Niederschlag. Es ist klar, daß man bei dem Aushusten von Konkretionen auch Gebilde der beschriebenen Form finden kann. — Krönig erwähnt Calciumphosphatkrystalle bei einem dekompensierten Herzfehler.

---

[1]) Nach Troup nehmen sie zuweilen auch Rosettenform an, seltener Sternform mit gefederten sägeförmigen und verzweigten Strahlen (Kochsalz?).

Rhomboedrische, zuweilen auch mehr kubische Krystalle von Calcium carbonicum wurden von STORM VAN LEEUWEN und NIYK häufig im Asthmasputum vorgefunden, zuweilen ziemlich plötzlich mit dem Verschwinden der Asthmakrystalle, ferner Krystalle mit rhombischer Grundform aus sekundärem Calciumphosphat, meist erst nach Ammoniakzusatz aufschießend.

LEWY beschreibt bei Asthmatikern Krystalle von sekundärem Calciumphosphat ($HCaPO_4$) folgendermaßen: Kurze spindelförmige Nadeln oder dreieckige und rhombische Tafeln, vollkommen durchsichtig, zum Teil gelblich glänzend und rosettenförmig angeordnet. Daneben auch durchsichtige amorphe knollige Massen. Löslich in Essig- und Schwefelsäure, unlöslich in Kalilauge. Durch Zusatz von phosphorsaurem Ammoniak zum Auswurf wurden die gleichen Krystalle erhalten; nach Zusatz von Schwefelsäure schossen in kurzer Zeit massenhaft dünne, zum Teil zu Rosetten vereinigte Nadeln und Krystalle auf (Gips).

FRIEDREICH schilderte in einem Falle brauner Induration der Lungen „Gebilde mit krystallinischem Gefüge aus garbenförmig angeordneten Krystallen bestehend, dann wieder manche von mehr homogener Struktur oder rosettenförmiger Anordnung", die an der Luft blau wurden. Mit Kali und Natronlauge nahmen sie gelbblaues Aussehen an, Rhodankalium rief keine Veränderung hervor, in Salpeter- und Schwefelsäure lösten sie sich, Essigsäure veränderte sie dagegen nicht. FRIEDREICH sah diese Krystalle für phosphorsaures Eisenoxydul an; sie sollten aus dem Blut entstehen, die nähere Art und Weise ist jedoch unbekannt. Bei zunehmender Fäulnis der Lungen nehmen sie an Zahl ab. Außer im Alveolarinhalt waren die Krystalle auch im Bronchialschleim zu finden.

BLACK hatte schon früher im Sputum gleicher Fälle blaues Pigment gefunden, doch scheint die Reaktion durch Eisen ausgelöst worden zu sein, das der Patient vorher in Form verschiedener Eisenpräparate zu sich genommen hatte.

V. Chemische Untersuchung.

1. Reaktion.

Im allgemeinen wird die Reaktion des Auswurfs stets als alkalisch angegeben, selten als neutral und nur bei Zersetzungsprozessen als sauer. Wodurch die Alkalescenz der meisten Sputa bedingt ist, ist nicht für alle Fälle festgestellt, sie wird aber mit großer Wahrscheinlichkeit auf das stets vorhandene Natrium- und Kaliumcarbonat zurückzuführen sein, bei Zersetzung häufig auf Ammoniak, seltener auf Schwefelwasserstoff; genauere Analysen fehlen jedoch. Nur für das rein schleimige Sputum hat F. Müller festgestellt, daß seine Alkalescenz zum Teil auf Natriumcarbonat beruht, das ihm durch Extraktion mit Alkohol entzogen werden kann; ein anderer Teil kann aber nicht extrahiert werden und ist nur in der Asche des Schleims nachweisbar. Es handelt sich dabei nach F. Müller offenbar um eine salzartige Bindung des Mucins mit dem Alkali, die neben dem Natriumcarbonat die Ursache der Alkalescenz ist. Reines Mucin reagiert dagegen sauer. — Auch reichliche Beimengung von Serum ruft eine deutliche alkalische Reaktion des Auswurfs hervor.

Saure Reaktion wird erzeugt durch die Bildung von organischen Säuren bei Zersetzung, vor allem von Ameisensäure, Essigsäure, Buttersäure, die wiederholt in solchen Sputis nachgewiesen worden sind. Im Gegensatz dazu schreibt Maggiorano die saure Reaktion sauren Phosphaten zu; es sollen Ammoniaksalze gebildet werden, aus denen durch Zersetzung das Ammoniak entweiche, wodurch die Reaktion sauer werde. Auch die aromatischen Oxysäuren, sowie die Indolgruppe sollen bei Sauerstoffzutritt an der sauren Reaktion beteiligt sein, bei Sauerstoffabschluß nur die letzteren Körper. — Nach einer Angabe von Beale soll bei der Autolyse des pneumonischen Exsudates die Acidität infolge von löslichen Phosphaten zunehmen, doch werden hierbei, soweit sie nicht durch Alkali gebunden sind, auch die vorgefundenen Aminosäuren in Betracht kommen.

Jedenfalls wäre es nötig, daß vor allem die Sputa in einheitlicher Weise untersucht würden. Ganz besonders ist darauf zu achten, daß die Sputa sofort nach der Entleerung auf ihre Reaktion geprüft werden, da die anfangs alkalische Reaktion sehr häufig, infolge weitergehender Zersetzung durch Entweichen von Ammoniak, Bildung von Fettsäuren, vielleicht auch von sauren Phosphaten aus dem Eiweiß eine saure wird; man hat es dann nur mit einem sekundären Prozeß zu tun. Es ist daher auch nicht zu verwundern, wenn die Angaben über die Reaktion der Sputa bei verschiedenen Krankheiten oft so wenig Übereinstimmung zeigen.

Die vorhandenen Angaben beziehen sich bis auf einer kürzlich erschienenen Arbeit von Hoff alle auf einfache Prüfung mit Lackmuspapier oder Titration, dagegen nicht auf Ionenacidität.

Reaktion bei einzelnen Erkrankungen. Das rein schleimige Sputum der chronischen Bronchitis ist nach F. Müller aus den oben angeführten Gründen in der Regel stark alkalisch, der typische Auswurf bei Bronchialasthma bisweilen ganz schwach alkalisch, fast neutral. Bei Bronchitis fibrinosa ist der Auswurf nach Strauss in der Regel alkalisch, Habel hat dagegen auch saure Sputa vorgefunden; die saure Reaktion sollte nach ihm das Ausfällen des Schleimes verursachen.

Bei unkomplizierten Bronchiektasien erhielt THIESSEN manchmal alkalische Reaktion, in einem Falle schwach saure, MENZING neutrale, FALK deutlich alkalische. In den frisch entleerten, zersetzten Sputis dieser Erkrankung stellten JAFFÉ und LEYDEN eine durch Anwesenheit von Ammoniak bedingte intensiv alkalische Reaktion fest, ebenso GAMGEE; beim Stehen verwandelte sich die Reaktion rasch in eine stark saure.

Ebenso fand bei Gangrän FILEHNE das frisch entleerte, schwach alkalische Sputum beim Stehen bald in neutrale Reaktion übergehend. Was die Ursache ist, daß solche Sputa innerhalb der Lungen einen beträchtlichen Alkalescenzgrad aufweisen, dagegen nach der Entleerung neutral oder sogar stark sauer werden, darüber kann man nur Vermutungen äußern; es mag sein, daß hier durch Alkalizufuhr aus dem Blut die neugebildeten Säuren immer wieder neutralisiert werden; es kann auch infolge der mangelnden Sauerstoffzufuhr in den Höhlen die Alkalescenz durch Fäulnis steigen, während bei reichlicher Berührung mit Luft die Fäulnis gehemmt wird und eine stärkere Fettsäurebildung möglich ist.

Über das Verhalten der Reaktion bei der croupösen Pneumonie existieren gleichfalls nur wenige Angaben. BEALE fand sie in einem Falle am 5. Tage alkalisch, am 7. schwach sauer, am 8., nachdem es pflaumenbrühartige Beschaffenheit angenommen hatte, stark sauer; nach BEALES Ansicht wird die „besondere Säure, die in den Lungen gebildet wird", durch Abgabe von Natriumcarbonat aus dem Blute neutralisiert, jedoch hier infolge der verlangsamten Zirkulation weniger Natriumcarbonat den Lungen zugeführt, wodurch dann keine ausreichende Neutralisation mehr stattfinden kann. — SCHITTENHELM fand das Sputum in Fällen von Pneumonie einmal amphoter, sonst stets alkalisch; die Reaktion des Sputums kann daher auf die Bildung von Fibringerinnseln, die von anderer Seite der sauren Beschaffenheit zugeschrieben wurde, nicht von Einfluß sein.

Bei Tuberkulose konstatierte BÜCK im frischen Sputum auf Lackmus neutrale, später deutlich saure Reaktion, MAGGIORANO bei vorgerückter Tuberkulose von Anfang an saure Reaktion.

Die Untersuchungen von HOFF wurden mit der Gaskettenmethode in der Kammerelektrode nach SCHADE, NEUKIRCH und HALPERT ausgeführt. Diese Elektrode gestattet die Messung an ganz geringen Mengen während dauernden Durchstroms von Wasserstoffgas mit einer gewünschten Beimengung von CO_2. Für sämtliche Messungen wurde eine Beimischung von 8 Vol.-% CO_2 gewählt, da einmal die Messungen mit reinem Wasserstoff durch ungleiche Evakuation von CO_2 aus dem Substrat unsichere Werte ergeben und andererseits da die Menge von 5% CO_2 der durchschnittlich in den Lungenalveolen herrschenden CO_2-Spannung entspricht.

Die Gefahr der unvollkommenen Sättigung des zu messenden Sputums mit dem durchströmenden Gasgemisch wegen seiner großen Zähigkeit wurde folgendermaßen ausgeschaltet: die Spitze der Platinelektrode wird nur eben mit der Oberfläche des Sputums in Berührung gebracht und dann wieder etwa 1/2 mm hochgezogen, wobei es infolge seiner Viscosität in einem kleinen Faden haften bleibt. Dieser Faden ergibt mit seiner großen Oberfläche und seinem kleinen Inhalt eine schnelle Sättigung mit dem Gas der Elektrodenkammer und einen guten Zustand der Werte.

Stets ist reiner, möglichst von Mundspeichel freier Auswurf und in gleichem Zeitabstande nach der Entleerung zu verwenden, um die durch das Stehen bedingte Reaktionsverschiebung möglichst gleichartig zu gestalten. Der Fehler ist übrigens hierdurch nicht sehr groß, denn Messungen innerhalb einer Stunde (2.—3. Stunde nach der Entnahme) ergeben keine Unterschiede. Auch geringer Speichelzusatz ändert nicht viel, nachdem wir in ihm eine relativ wasserähnliche und schlecht gepufferte Flüssigkeit haben. Infolge Nachdissoziation ändert sich die Acidität des Sputums ähnlich wie des Serums nach Wasserzusatz nicht.

Die wiedergegebenen Werte liegen alle im Bereich des Sauren, entsprechen also insoferne nicht der wahren Acidität, als durch den Zusatz von 5% CO_2 eine gleichmäßige Verschiebung zum Sauren erfolgt ist. Bei 1% CO_2-Zusatz würden sie aber schon im Alkalischen liegen, was auch der Wirklichkeit sehr viel mehr entspricht. Indes erkennt man aus den erhaltenen Werten die Unterschiede in der P_H bei verschiedenen Erkrankungen und im Verlaufe einzelner auf das deutlichste.

Die von HOFF erhaltenen P_H-Werte liegen zwischen 6,75 und 5,8 (also alle im Bereich des Sauren). Im einzelnen ist folgendes zu bemerken. Bei Tuberkulose besteht ein weitgehender Parallelismus zwischen Säuerung und Schwere des Prozesses; die Zahlen bei den exsudativen Formen liegen weit mehr im Sauren (P_H 6,25—5,9) als die für produktive und noch mehr als die für cirrhotische (P_H 6,75—6,55). Eine gesetzmäßige Abhängigkeit von der Körpertemperatur oder von dem Eitergehalt des Sputums bestand nicht. Bei Bronchiektasien bestanden erhebliche Schwankungen; bei chronischer Bronchitis lagen die Werte meist zwischen P_H 6,7 und 6,5, bei einigen Bronchopneumonien betrugen sie 6,45—6,4, bei einer septischen Bronchopneumonie mit rostfarbenem Sputum 6,1.

Zusammengefaßt erhellt aus allen Angaben, daß das Sputum bei Erkrankungen gewisse Veränderungen seiner Reaktion erleidet, und zwar hauptsächlich dann, wenn entzündliche Prozesse des Lungengewebes selbst vorliegen und ferner wenn in Höhlen eine Zersetzung stattfindet. Bei längerem Stehen des entleerten Auswurfes vergrößern sich die Unterschiede zum Teil erheblich, im allgemeinen werden sie saurer durch das Auftreten von mehr Fettsäuren bei fortschreitender Zersetzung, während die Fäulnis unter der Lufteinwirkung zurücktritt.

2. Wassergehalt und anorganische Bestandteile.

α) Herkunft. Die anorganischen Bestandteile des Sputums stammen größtenteils aus dem Blut, d. h. sie sind als Transsudat oder Exsudat aus demselben in die Lungen übergetreten. Ein Teil wird ferner durch die Drüsen in die Bronchien abgeschieden, je nach Beteiligung derselben an der Erkrankung. Seine Größe ist jedoch schwer abzuschätzen; ist es gestattet, aus den Angaben NASSES über die Zusammensetzung des „normalen Schleims der Luftwege", d. h. des morgens durch Räuspern entleerten Sputums auf die Zusammensetzung des Sekrets der tiefer gelegenen Drüsen zu schließen, so sind die Unterschiede in dem prozentualen Verhältnis ihrer einzelnen Bestandteile nicht einmal sehr groß, höchstens der Wassergehalt scheint etwas zu wechseln.

Ein Teil der anorganischen Bestandteile des Auswurfs ist auch auf den Gehalt der abgestoßenen Epithelien und vor allem der Eiterkörperchen an ihnen zurückzuführen; besonders dürfte es sich hier um die in der Kernsubstanz enthaltene Phosphorsäure handeln.

Geringe Mengen anorganischer Bestandteile werden ferner durch die kaum zu vermeidende Beimengung von Speichel zugeführt; da der gemischte Speichel des Menschen stets weniger Salz enthält als der Auswurf (0,2—0,3% auf feuchte Substanz berechnet), so findet eine kleine Verschiebung statt, die praktisch aber nicht ins Gewicht fällt. Neue anorganische Substanzen werden dadurch nicht beigemengt, theoretisch könnte es sich höchstens um Spuren von Fluor handeln, die den Zähnen entstammen.

β) Art und Menge. Im Auswurf kommen Na, K, Ca, Mg, zuweilen Spuren von Ba vor in Verbindungen als Chloride, Phosphate, Sulfate, Carbonate und Silicate, ferner Eisenoxydsalze.

Wir finden sie fast ausschließlich in gelöstem Zustande; abgesehen von Konkrementen oder Knochenstücken, die in seltenen Fällen ausgehustet werden, sind es meist nur vereinzelte Krystalle von Calciumcarbonat, oxalsaurem Kalk und phosphorsaurer Ammoniakmagnesia, die sich schon in den Lungen abscheiden.

Der einfache Nachweis der einzelnen Elemente und Verbindungen bedeutet nicht viel; einigen Wert besitzen nur quantitative Untersuchungen.

In der folgenden Tabelle sei zunächst nur das Verhältnis von Wasser zu organischen und anorganischen Substanzen nach verschiedenen Untersuchern wiedergegeben. Die Zahlen sind größtenteils Mittelwerte.

Art des Sputums	Autor	Wasser	Trocken-substanz	an-organ.	organ.	an-organ.	organ.
		% der frischen Substanz		Bestandteile % der frischen Substanz		Bestandteile % der Trocken-substanz	
Bronchitis, schleimig-eitrig	Biermer	97,90	2,10	0,55	1,55	26,23	73,77
Bronchitis, schleimig	Wright	95,60	4,40	0,50	3,90	11,36	88,64
Bronchitis, schleimig .	Simon	94,17	5,83				
Chronische Bronchitis, schleimig-eitrig . .	Bamberger	95,62	4,38	0,67	3,71	15,30	84,70
Bronchitis, schleimig .	Renk	97,67	2,33	0,65	1,68	28,43	71,57
Bronchiektasie, eitrig	Bamberger	93,86	6,14	0,79	5,35	12,87	87,13
Bronchiektasie	Falk	94,66	5,34	0,67	4,67	12,55	87,45
Tuberkulose, eitrig . .	Bamberger	93,47	6,53	0,76	5,77	13,17	86,83
Tuberkulose, eitrig mit etwas blutigen Beimengungen	Biermer	90,70	9,30	0,87	8,43	11,84	88,52
Tuberkulose	Renk	94,46	5,54	0,82	4,72	14,96	85,04
Pneumonie vor der Krise, rostbraun . .	Biermer	92,66	7,34	0,77	6,57	12,19	87,81
Pneumonie nach der Krise, entfärbt, schleimig-eitrig . .	Biermer	89,03	10,97	1,58	9,39	14,36	85,64
Pneumonie, tödlich, gallertig	Bamberger	94,19	5,81	1,02	4,79	21,29	78,71

Im bronchoblennorrhoischen Auswurf fand Petters 2,42% anorganische und 6,01% organische Bestandteile. — Den Gesamtascheverlust bei Bronchitikern ermittelte Renk zu 2,44—5,57 g, im Durchschnitt 4,31 g im Tag.

Zum Vergleich seien die Zahlen gesunder und einer pneumonischen Lunge angeführt:

	Wasser	Trocken-substanz	anorganische Bestandteile	organische Bestandteile
Lungen Erwachsener (zitiert H. Vierordt).	79,0—84,2	15,8—21,0	1,16	19,7
Lunge eines Neugeborenen (zit. Gomp. Besane)	79,6	20,4	0,6	19,8
Pneumonische Lungen (Sotuitschewsky)	78,6	21,4	0,7	20,7

Aus der Tabelle ist ersichtlich, daß bei allen Schwankungen der einzelnen Zahlen der Wassergehalt des bronchitischen, schleimigen und auch schleimig-eitrigen Sputums am größten ist. Dem entspricht auch das dabei gefundene niedrige spezifische Gewicht (siehe S. 10). Gleichzeitig ist der Gehalt an anorganischen Substanzen meist verhältnismäßig hoch. An zweiter Stelle steht das pneumonische und an letzter das eitrige tuberkulöse Sputum; bei diesen Erkrankungen schwanken indes die Einzelwerte oft außerordentlich. Die Menge der organischen Bestandteile nimmt mit der Zunahme der im Sputum befindlichen Zellen zu, ebenso ist aber auch der Eiweißgehalt von Einfluß, wie sich aus den Zahlen der pneumonischen Sputa ergibt. Diese Unterschiede besonders zwischen dem schleimigen bronchitischen und dem typischen pneumonischen Sputum, die doch beide von schleimiger bzw. gallertiger Konsistenz sind, zeigen uns auch wieder die verschiedene Herkunft dieser Sputa an, des einen als Sekretes bestimmter Zellen, des anderen als entzündlichen Exsudates aus dem Blute.

Die täglichen Schwankungen des Gehaltes an Wasser, anorganischen und organischen Bestandteilen bei demselben Patienten sind nach den Angaben von RENK, der einige Fälle während einer Reihe von Tagen analysiert hat, recht gering; auch nicht bei Pneumonie, vor und nach der Krise, änderten sich die Werte wesentlich. — In einem tödlich endenden Falle von BEALE nahm der Wassergehalt ab von 94,4 auf 86,7%.

Über die Verteilung der anorganischen Substanzen existieren ebenfalls Angaben.

Zunächst seien hier die Zahlen von NASSE für das rein schleimige Rachensputum angeführt.

	auf flüssige Substanz berechnet	auf Trockensubstanz berechnet
Wasser	95,552	—
Organische Bestandteile	3,646	81,965
Anorganische Bestandteile	0,77	18,035
NaCl	0,583	13,095
Na_2SO_4	0,040	0,880
Na_2CO_3	0,020	0,465
Na_3PO_4	0,008	0,180
$Ca_3(PO_4)_2$ + Spuren von Eisen	0,095	2,190
$CaCO_3$	0,029	0,655
$SiO_2 + CaSO_4$	0,026	0,570

Ausführlichere Untersuchungen verdanken wir BAMBERGER, die einen Vergleich des Gehalts an anorganischen Substanzen bei verschiedenen Arten von Sputum bzw. Erkrankungen ermöglichen.

In 100 Teilen anorganischen Salzen waren enthalten:

	Bronchitis	Bronchiektasie	Chronische Tuberkulose	Tuberkulöse Pneumonie	Pneumonie Entzündungs-Stadium	Pneumonie Lösungs-Periode	Eiter (ZIMMERMANN)
Chlor	40,764	35,033	35,775	33,395	37,445	47,211	24,569
Schwefelsäure	1,246	1,611	0,701	0,801	8,371	2,617	1,682
Phosphorsäure	10,080	13,120	13,048	14,153	Spuren	1,034	22,003
Kalium	16,163	22,496	24,066	19,986	41,198	14,634	25,530
Natrium	36,000	30,122	27,904	31,686	14,970	37,235	30,354
Kalk (phosphorsaurer)	2,437	1,534	1,627	4,322*	2,108[1])	3,961	—
Eisenoxyd phosphors.	0,093	0,440	0,090	0,141	1,028	0,422	0,825
Magnesia phosphors.	Spuren	1,006	1,204	—	—	—	—
Calcium und Magnesium (kohlens. u. schwefels.)	0,475	0,954	1,743	0,218	1,331	0,886	—
Kieselsäure	1,036	0,116	0,900	0,300	0,630	0,181	—

[1]) Magnesium + Calciumphosphat.

Lichtwitz und Bock fanden in 1000 Teilen schleimig-eitrigen Sputums 105,2 bzw. 109,5 mg Ca, in serös-schleimigen 51,3, in dem schleimigen Teil des letzteren 110,2 mg Ca. — Bei Tuberkulösen findet nach Sarvonat keine vermehrte Kalkausfuhr statt.

Interessant ist ein Vergleich mit den Ergebnissen der Aschenbestimmung in verschiedenen Lungen von C. W. Schmidt, über die Kussmaul berichtet. 100 Teile Asche enthielten:

	Normale Lunge Tr. G. 72 g Asche 6,68%	Emphysem Tr. G. 110 g Asche 5,76%	Lobäre Pneumonie rote Hepatisation Tr. G. 19,1 g Asche 4,87%	Tuberkulöse Pneumonie bei Diabetes		Tuberkulose Tr.G. 165 g Asche 5,04%
				l. stark infiltr. L. Tr. G. 205 g Asche 3,86%	R schwach inf. L. Tr. G. 96 g Asche 4,60%	
Chlornatrium .	13,0	26,5	29,7	23,1	8,4	32,0
Sand	13,4	4,2	6,0	8,9	7,0	7,5
Eisenoxyd . .	3,2	5,5	5,5	4,6	6,0	3,0
Phosphorsäure	48,5	43,8	45,5	46,7	79,4	36,9
Schwefelsäure	1,4	0,9	2,5	0,1	3,0	2,0
Kalk	1,9	0,6	2,1	} 13,4	2,4	1,5
Magnesia . . .	1,9	1,2	1,0		} 31,6	} 10,0
Kali	1,3	1,4	3,6			
Natron . . .	19,5	12,9	—			

Die Chloranalysen dürften nach Kussmaul vielleicht nicht Anspruch auf völlige Genauigkeit erheben; immerhin stimmen die für Lunge und Auswurf gewonnenen Zahlen einigermaßen überein, zumal wenn man bedenkt, daß der Auswurf größtenteils aus exsudiertem Serum (bei Pneumonie) und Zellmassen (bei eitrigen Erkrankungen) besteht. — So ist auch der große Unterschied im Gehalt an Phosphorsäure zwischen Auswurf und Lunge bei Pneumonien erklärlich, nachdem der Phosphorsäuregehalt des Blutserums sehr gering ist.

Im allgemeinen finden wir bei den verschiedenen Krankheiten ziemlich übereinstimmende Werte, nur das Sputum der croupösen Pneumonie vor der Lösung fällt aus der Reihe. Bamberger selbst ist schon das fast völlige Verschwinden der an Alkali gebundenen Phosphorsäure aufgefallen, dann das veränderte Verhalten von Kalium und Natrium, das geradezu eine Umkehrung erfährt — Bamberger denkt dabei an eine größere Beteiligung von Blutkörperchen am Exsudat, da in diesen ein ähnliches Verhältnis zwischen Kalium und Natrium besteht —, sowie endlich das Steigen der Schwefelsäuremenge. Im Lösungsstadium tritt wieder ein anderes Verhältnis, ähnlich dem bei eitrigem Sputum ein. Zum Vergleich haben wir die Zahlen für Eiter nach zwei Analysen von Zimmermann angeführt. In einem zweiten Pneumoniefalle von Bamberger verhielt sich die Phosphorsäure ähnlich, wie in dem eben mitgeteilten, Kalium und Natrium dagegen wie gewöhnlich. Salkowski konnte gleichfalls keinen Unterschied im Kalium- und Natriumgehalt des Sputums zwischen Pneumonie und anderen Lungenerkrankungen (Gangrän) konstatieren. Die absolute Menge des Kaliums verhielt sich zu der des Natriums bei Gangrän im Durchschnitt wie 1,26 zu 2,19, bei Pneumonie wie 0,04 zu 0,14. Die täglichen Schwankungen sind beträchtlich; ganz besonders fällt die stetige Abnahme des Natriums vor der Krise auf, indes werden auch die Werte für Kalium geringer.

Kossel fand gleichfalls Phosphorsäure im pneumonischen Sputum 0,0058 bis 0,0198 g pro die; es scheint also für diese Substanz hier ein Ausnahmefall zu bestehen. Der größte Teil dieser Phosphorsäure ist allerdings keine anorganische Phosphorsäure, sondern als Nucleinphosphorsäure zu betrachten.

Die absolute Menge des Wassers und der den Körper mit dem Sputum verlassenden Salze sind zuweilen recht groß. Nach RENK verloren die Patienten täglich

mit Bronchitis	zwischen	97,62	und	185,23	H_2O	mit	0,48—1,11	Asche
mit Pneumonie	„	14,47	„	147,25	„	„	0,11—1,41	„
mit Tuberkulose	„	71,48	„	189,36	„	„	0,63—1,88	„

FALK fand in einem Falle von Bronchiektasie einen täglichen Verlust von 1,74—3,70 ClNa, 0,583—1,286 P_2O_5 und 2,44—5,57 Gesamtasche. Nach BESANÇON und DE JONG gingen bei einem chronischen Phthisiker mit reichlichem Auswurf täglich zwischen 0,7 und 3,0 g NaCl verloren. In einem Falle von Bronchitis fibrinosa berechnete LIPINE 0,6% NaCl.

Mehr Angaben existieren nur über den Verlust von Chlor bei Pneumonien, da es interessierte, ob infolge Kochsalzretention der Chlorgehalt des Sputums vermehrt sei. Verschiedenen Angaben zufolge schwankt der prozentuale Gehalt des Kochsalzes zwischen 0,129 und 1,14, die absoluten Werte überschreiten indes 0,534 g nicht (TERRAY, HUTCHINSON, SCHWARZ, SABREZÈS, BEALE, RÖHRICH und WIKI, v. HÖSSLIN). Der prozentuale Gehalt ist in den meisten Fällen ziemlich hoch, im Durchschnitt aber auch nicht höher als in dem Rachensekret von NASSE, wo er 0,583% betrug; jedenfalls kann er nicht zu einer Unterscheidung von Drüsensekret und Exsudat dienen. Die pneumonische Lunge ist größtenteils insofern kochsalzreicher als die gesunde, als ihrem Mehrgewicht infolge der Exsudation in die Alveolen entspricht. Eine prozentuale Erhöhung des NaCl-Gehaltes ist gleichfalls vorhanden, doch reicht beides nicht aus, die große Kochsalzretention im Körper während der Fiebertage zu erklären.

In den eitrigen Sputis finden wir eine mäßige Vermehrung der Phosphorsäure, wohl zurückzuführen auf den Gehalt an weißen Blutkörperchen. KOSSEL erhielt in tuberkulösen Sputis sowohl für anorganischen wie für Lecithin-Phosphor höhere Phosphorsäurewerte wie im pneumonischen. Nach FALK sind ungefähr 30% des Gesamtphosphors in Benzol löslich, also auf Phosphatide zu beziehen.

Nach PARADI ist der Calciumgehalt des Auswurfs größer als der an Magnesium, was mit den Angaben von BAMBERGER übereinstimmt; die Menge der Erdalkalien ist für die verschiedenen Erkrankungen nicht charakteristisch.

Im großen und ganzen ergibt sich also, daß die Bestimmung der einzelnen anorganischen Substanzen im Auswurf von verhältnismäßig geringem Werte ist, da sich, abgesehen von K, Na und P bei Pneumonien, keine typischen Unterschiede zeigen. An Wasser weisen nur die bronchitischen Sputa einen etwas größeren Gehalt auf, vielfach auch an der Gesamtmenge der Asche.

γ) Bestimmung. Bei der Beurteilung der Mengenverhältnisse ist hier zu bedenken, worauf schon bei Besprechung des Gehaltes an Phosphorsäure hingewiesen wurde, daß die mitgeteilten Zahlen sämtliche im Sputum befindlichen anorganischen Substanzen in sich begreifen; ein Teil von diesen ist frei, der Rest an organische Körper gebunden. So ist der Schwefel, vielleicht auch etwas Chlor, an Eiweiß gebunden, Phosphor an Nucleinsubstanzen und Lecithin, Calcium und Magnesium zu einem Teile wohl an Fettsäuren, ersteres auch an Oxalsäure, Eisen an Hämoglobin oder Hämochromogen. Eine Trennung dieser gebundenen Substanzen von den in Lösung befindlichen anorganischen Salzen ist mit Ausnahme der Phosphorsäure, die zur Bestimmung des Nucleins und Lecithins dient, bisher noch nicht versucht worden, bleibt wohl auch ohne besondere Vorteile.

1. Bestimmung des Trockenrückstandes.

In einem gewogenen, mit eingeriebenen Glasstöpsel versehenen flachen Gefäß oder besser sofort in einer nicht zu kleinen Platinschale wägt man eine Menge gut durchgemischten Sputums ab, dampft auf dem Wasserbad bei mäßiger Wärme unter mehrmaligem Alkoholzusatz ein und trocknet einige Tage über Schwefelsäure im Vakuum bis zur Gewichtskonstanz.

2. Quantitative Bestimmung der freien und der an organische Körper gebundenen Mineralstoffe.

Nach HOPPE-SEYLER (9. Aufl. S. 770) fällt man das Sputum mit überschüssigem Alkohol, filtriert durch ein aschefreies Filter und wäscht zunächst mit heißem Alkohol, dann mit heißem Wasser aus. Man erhält auf diese Weise zwei Auszüge, einen alkoholischen und einen wässerigen, sowie einen Filterrückstand.

Auszüge: Um den alkoholischen Auszug von Phosphatiden zu befreien, verdunset man bei mäßiger Wärme (nicht über 60°) auf dem Wasserbade, extrahiert den Rückstand mit warmem absolutem Alkohol, dampft das Filtrat wieder ein und nimmt den Rückstand mit wasser- und alkoholfreiem Äther auf. Dieser löst Phosphatide, aber keine anorganischen Salze (Lecithinbestimmung s. S. 255). Die in absolutem Alkohol und Äther unlöslichen Rückstände werden mit dem wässerigen Auszug vereinigt, die Flüssigkeit wird eingedampft, getrocknet und verascht.

Filterrückstand: Dieser enthält die Proteinstoffe und ihre Salzverbindungen sowie Phosphate der alkalischen Erden, evtl. Eisen und wird besonders verascht. Die Bestimmung des gleichfalls in ihm vorhandenen Nucleins s. S. 218).

Bei der gemeinsamen Bestimmung aller anorganischen Bestandteile erwärmt man den Trockenrückstand im Platintiegel langsam; um das Ausspritzen von Substanz zu vermeiden, wird der Tiegel mit einem Deckel bedeckt, so lange man Knistern hört. Nun erhitzt man bis zur beginnenden Rotglut, bis keine Dämpfe mehr entweichen und die Kohle fest geworden ist, läßt erkalten, übergießt die Kohle mit wenig Wasser, zerreibt sie unter Vermeidung von Verlusten möglichst fein, erhitzt nach Zusatz von mehr Wasser zum Sieden, filtriert durch ein aschefreies Filter und wäscht mit heißem Wasser genügend nach. Schale, Filter und Kohle werden jetzt im Luftbad getrocknet, letztere in der Schale abermals bei schwacher Rotglut erhitzt, nach dem Erkalten wieder mit Wasser verrieben, wie beschrieben behandelt und mit dem ersten Filtrat vereinigt. Schale, Filter und Kohle werden von neuem getrocknet, allmählich bis zum heftigen Glühen erhitzt und so lange im Glühen erhalten, bis die Kohle völlig oder bis auf geringe Spuren verschwunden ist. Da die Kohle noch Spuren löslicher Salze zurückhält, so ist die Asche noch mit Wasser zu extrahieren. Das Filtrat wird mit den anderen vereinigt und die ganze Flüssigkeitsmenge durch Eindampfen konzentriert. Die in Wasser unlöslichen Aschenbestadteile werden mit verdünnter Salzsäure erwärmt (Aufbrausen beim Übergießen mit Wasser zeigt Kohlensäure an, Schwefelwasserstoff gibt sich durch den Geruch zu erkennen) und wenn hierbei Eisenoxyd zurückbleiben sollte, bis zur völligen Lösung auf dem Wasserbade digeriert; etwaige Spuren von Kohle werden durch Filtration entfernt. Man erhält auf diese Weise einen wässerigen und salzsauren Auszug, der zur qualitativen und quantitativen Untersuchung dient.

Will man die Gesamtasche quantitativ bestimmen, so vereinigt man die wässerigen Kohleauszüge mit dem scharf geglühten Veraschungsrückstand in der Platinschale, verdampft, erhitzt nochmals bis zum schwachen Glühen, läßt erkalten und wägt.

Die Veraschung auf feuchtem Wege nach NEUMANN s. S. 221.

3. Qualitative Bestimmung der auf trockenem Wege gewonnenen Asche.

Sie dürfte weniger für die Untersuchung der flüssigen Bestandteile des Sputums, wie für ausgehustete Konkremente und Knochenstücke in Frage kommen. Sie erfolgt nach Angaben in HOPPE-SEYLERS Lehrbuch, S. 653.

a) Untersuchung des wässerigen Ascheauszuges.

Zunächst ist die Reaktion gegen Lackmus zu prüfen.

1. Ist kohlensaures Alkali zugegen, so gibt eine durch Abdampfen etwas konzentrierte Probe Aufbrausen auf Zusatz von Salzsäure, rührt dagegen die alkalische Reaktion von phosphorsaurem Alkali her, so tritt keine Gasentwicklung ein.

2. Zur Untersuchung auf Schwefelsäure säuert man einen Teil des Ascheauszuges mit Salzsäure an und versetzt mit Chlorbarium; ein feinpulveriger, in Salzsäure und Wasser unlöslicher Niederschlag zeigt Schwefelsäure an.

3. Ist Salzsäure vorhanden, so entsteht nach Ansäuerung mit Salpetersäure und Zusatz von Silbernitrat ein in Salpetersäure unlöslicher, in Ammoniak löslicher flockiger Niederschlag.

4. Zum Nachweis von Phosphorsäure wird mit Chlorammoniumlösung, dann mit Ammoniak versetzt, umgeschüttelt und tropfenweise eine Lösung von Magnesiumsulfat zugesetzt. Nach Anwesenheit von Phosphorsäure entsteht sofort oder allmählich beim Reiben mit einem Glasstab ein krystallinischer Niederschlag. Bei Zusatz von etwas Molybdänsäurelösung und Salpetersäure und Erwärmung bildet sich allmählich ein gelber feinkörniger Niederschlag von phosphormolybdänsaurem Ammonium.

5. Auf Kalk prüft man mit Ammoniak und oxalsaurem Ammonium (meist nur in Spuren vorhanden).

6. Zum Nachweis von Kalium wird eine Probe durch Eindampfen konzentriert, mit Alkohol und nach Zufügen eines Tropfens Salzsäure mit einigen Tropfen Platinchlorid versetzt. Ein sofort oder nach Reiben mit einem Glasstab entstehender krystallinischer gelber Niederschlag zeigt Kali an.

7. Zum Nachweis von Natrium wird eine Probe durch Eindampfen konzentriert und mit einer Lösung von pyroantimonsaurem Kali versetzt. Ein in der schwach alkalischen Lösung sofort oder nach Reiben mit einem Glasstab entstehender weißer krystallinischer Niederschlag zeigt Natrium an. Gelbe Natriumflamme.

8. Um auf Kieselsäure zu prüfen, säuert man eine Probe mit Salzsäure an, verdampft zur Trockne und löst den Rückstand in Salzsäure. Kieselsäure bleibt ungelöst zurück.

b) Untersuchung des salzsauren Aschenauszuges.

Die klare salzsaure Lösung wird mit kohlensäurefreiem Ammoniak stark alkalisch gemacht und einige Zeit verschlossen stehen gelassen, dann schnell filtriert und Filter sowie Flüssigkeit dabei möglichst bedeckt gehalten (nicht an Phosphorsäure gebundener Kalk würde durch das infolge des Stehens gebildete Ammoniumcarbonat gefällt werden).

1. Das Filtrat prüft man mit Ammoniumoxalat auf Kalk und nach völligem Ausfällen des oxalsauren Kalks die abfiltrierte Flüssigkeit mit Natriumphosphat auf Magnesia, die als phosphorsaure Ammoniakmagnesia auftritt; diese beiden alkalischen Erden waren in der Asche als Carbonate vorhanden.

2. Der durch Ammoniak erzeugte Niederschlag kann Calcium, Magnesium und Eisen als Phosphate und außerdem Eisenoxydhydrate enthalten.

3. Zum Nachweis der Phosphorsäure löst man einen kleinen Teil in Salpetersäure und fügt Ammoniummolybdad hinzu. Es entsteht ein gelber Niederschlag von Phosphorammoniummolybdad.

4. Der durch Ammoniak hervorgerufene Niederschlag hat entweder weiße oder gelbliche bis rötliche Farbe.

a) Im ersteren Falle erwärmt man den Niederschlag mit Essigsäure; ungelöst bleibende gelbliche Flocken bestehen aus Ferriphosphat, welche nach dem Lösen in Salzsäure mit Rhodankalium eine blutrote Farbe gibt. Das Filtrat von Ferriphosphat wird mit Ammoniumoxalat auf Kalk geprüft, vorhandener Kalk unter Erwärmen völlig ausgefällt, und das Filtrat mit Ammoniak versetzt. Ist Magnesia vorhanden, so bildet sich sogleich oder nach einiger Zeit ein krystallinischer Niederschlag von phosphorsaurer Ammoniakmagnesia.

b) Ist der durch Ammoniak erhaltene Niederschlag rötlich gefärbt, enthält er also mehr Eisenoxyd, als die Phosphorsäure zu sättigen vermag, so löst man ihn in wenig Salzsäure, stumpft die Säure durch Natrium- oder Ammoniumcarbonat so weit ab, daß die Lösung rötlich erscheint, auch noch klar ist und sauer reagiert, fügt dann eine genügende, aber nicht zu große Quantität einer Lösung von essigsaurem Natrium hinzu und erhitzt zum Sieden, entfernt dann die Flamme und läßt den Niederschlag sich absetzen. Die Flüssigkeit über dem braunen Niederschlag soll ganz farblos sein. Der Niederschlag wird abfiltriert und mit siedendem Wasser unter Zusatz von etwas Natrium- oder Ammoniumacetat schnell ausgewaschen. Der Niederschlag enthält alles Eisen und die ganze Phosphorsäure. Die abfiltrierte Flüssigkeit wird mit Ammoniak und Ammoniumoxalat versetzt und auf Calcium und Magnesium wie oben geprüft.

4. Quantitative Bestimmung einzelner Bestandteile der auf feuchtem Wege hergestellten Aschelösung (siehe Hoppe-Seyler, 9. Aufl., S. 655).

a) Kalium und Natrium.

Der in der Platinschale befindliche Ascheauszug (ohne Sodazusatz) oder die nach Neumann (S. 255) hergestellte Aschelösung wird zunächst durch Abrauchen in einer Platinschale auf einem Baboblech über kleiner Flamme von dem größten Teil der Schwefelsäure befreit.

Die Lösung wird mit Chlorbarium versetzt, solange ein Niederschlag entsteht, Barytwasser bis zur stark alkalischen Reaktion hinzugefügt, und der Niederschlag ausgewaschen. Das Filtrat wird mit Ammoniak und kohlensaurem Ammoniak gefällt, wieder filtriert und gewaschen, das gesammelte Filtrat zur Trockne verdunstet, zur vollständigen Entfernung der Ammonsalze bis zum schwachen Glühen erhitzt, der Rückstand in wenig Wasser aufgenommen, die Flüssigkeit nochmals mit Ammoniak und Ammoniumcarbonat behandelt und filtriert. Das Filter wird ausgewaschen, das Filtrat nach Zufügen einiger Tropfen Salzsäure abermals zur Trockne verdunstet, der Rückstand schwach geglüht und gewogen. Man löst nun den gewogenen Rückstand, welcher die Summe des Chlorkaliums und Chlornatriums ausmacht, in wenig Wasser und etwas Alkohol, fügt Platinchlorid hinzu, bis kein Niederschlag mehr entsteht und die Farbe der Flüssigkeit gesättigt gelb erscheint, läßt 12—24 Stunden bedeckt stehen, sammelt dann den Niederschlag auf einem kleinen gewogenen Filter, wäscht mit verdünntem Alkohol gut aus, trocknet bei 1r0°, läßt über Schwefelsäure erkalten und wägt. Aus dem Gewichte des Kaliumplatinchlorids wird das Gewicht des Chlorkaliums durch Multiplikation mit dem Faktor 0,30727 erhalten und durch Subtraktion desselben von dem vorher gefundenen Gewichte der Summe der Chloralkalimetalle das Gewicht des Chlornatriums gefunden. 1 NaCl = 0,3934 Na; 1 KCl = 0,5244 K.

b) Calcium und Magnesium.

Man verfährt zunächst wie bei a), versetzt dann die Lösung mit Ammoniak bis zur ganz schwach sauren Reaktion, erhitzt nach Zufügen von Ferrichlorid und Ammonacetat zum Sieden, filtriert den rotbraunen Niederschlag von basisch phosphorsaurem und basisch essigsaurem Eisen nach dem Absitzen schnell ab und wäscht mit heißem Wasser, dem einige Tropfen Ammonacetat zugesetzt sind. (Dieser Niederschlag kann noch Ca einschließen, daher Abspülen mit heißer Salzsäure ins Becherglas, mit Wasser verdünnen, mit NH_3 neutralisieren, mit Essigsäure schwach ansäuern, nach Zusatz von Ammonacetat aufkochen und auswaschen.) Die vereinigten Filtrate werden etwas eingeengt, mit Ammoniak schwach alkalisch gemacht und heiß mit heißem Ammonoxalat im Überschuß gefällt, den Niederschlag läßt man auf dem Wasserbad sich absetzen; dann wird er durch gewogenen Goochtiegel filtriert, 3—4 mal mit wenig heißem Wasser unter jedesmaligem gutem Absaugen nachgewaschen bei 100—105° (nicht höher), bis zum konstanten Gewicht getrocknet. Die Gewichtszunahme ($C_2O_4Ca + H_2O$) ergibt mit 0,3838 multipliziert, die entsprechende Menge CaO und mit 0,2743 multipliziert die entsprechende Menge Ca.

Die Bestimmung sehr kleiner Mengen durch Alkalimetrie s. HOPPE-SEYLER 9. Aufl. S. 658.

Zur Bestimmung des Magnesiums wird das Filtrat der Kalkfällung samt dem Waschwasser hinreichend konzentriert, wobei eventuell Magnesia ausfällt, unter Zusatz von etwas Ammoncitrat mit Natriumphosphatlösung vollständig gefällt. Nach 12stündigem Stehen filtriert man das Magnesiumammoniumphosphat durch einen Goochtiegel ab, wäscht mit 2,5%iger Ammoniaklösung aus, befeuchtet nach dem Absaugen, trocknet, verascht zuerst das Filter, dann den Niederschlag im Porzellantiegel, indem man zunächst sehr allmählich erhitzt und schließlich stark glüht. Zuletzt fügt man noch einige Tropfen verdünnter Salpetersäure hinzu, trocknet, glüht abermals und wägt als Magnesiumpyrophosphat. Ist die Substanz nicht völlig weiß, so muß die Behandlung mit Salpetersäure nochmals wiederholt werden. Ans dem pyrophosphorsauren Magnesium erhält man durch Multiplikation mit dem Faktor 0,2185 das Magnesium (Mg_2).

c) Eisen.

Jodometrische Bestimmung nach A. NEUMANN.

Prinzip. Wenn man eine schwefelsaure Lösung von Zinksulfat und viel phosphorsaurem Natron schwach ammoniakalisch macht und dann erhitzt, so scheidet sich alles Zink in Form von Zinkammoniumsulfat krystallinisch ab; enthält die Lösung nicht zu große Mengen von Eisenoxyd, so wird auch dieses quantitativ mitgefällt. Durch das so abgetrennte Eisenoxyd werden nach dem Lösen in Salzsäure aus Jodkalium äquivalente Mengen Jod frei gemacht, welche nach Zusatz von Stärkelösung noch mit einer etwa n/250 Thiosulfatlösung gemessen werden können (§ 20).

Erforderliche Lösungen. 1. Eisenchloridlösung, enthaltend 2 mg Fe in 10 ccm. Dieselbe wird hergestellt, indem man genau 20 ccm der FRESENIUSschen Eisenchloridlösung, welche 10 g Fe im Liter enthält, und von der Firma Kahlbaum bezogen werden kann, in einen Litermeßkolben fließen läßt, mit etwa 2 ccm konzentrierter Salzsäure versetzt und dann genau zum Liter auffüllt. Diese Lösung ist lange unverändert haltbar; man verwahrt sie zweckmäßig in einer braunen Flasche.

2. Etwa n/250 Thiosulfatlösung. Man löst 40 g Natriumthiosulfat (annähernd abgewogen) in etwa 1 Liter Wasser. Aufbewahrung in brauner Flasche. Diese sehr haltbare Lösung verdünnt man für den Gebrauch einer Woche um das 40fache, z. B. 5 ccm auf 200 ccm annähernd.

3. Stärkelösung. Man löst in $^1/_2$ Liter kochenden Wassers 1 g lösliche Stärke (SCHERING) und kocht noch weitere 10 Minuten.

4. Zinkreagens. Etwa 25 g Zinksulfat und etwa 100 g Natriumphosphat werden jedes für sich in Wasser gelöst und die Lösungen in einem Litermaßkolben vereinigt. Der entstandene Niederschlag von Zinkphophat wird durch Zusatz von verdünnter Schwefelsäure gerade gelöst und die Lösung sodann zum Liter aufgefüllt.

Alle zur Eisenbestimmung benutzten Reagenzien wie Gefäße müssen frei von Eisen sein.

Titerstellung der Thiosulfatlösung. Da die sehr verdünnte Thiosulfatlösung nicht unverändert haltbar ist, so muß bei jeder Bestimmung der Titer derselben festgestellt werden. Dieselbe geschieht leicht und schnell in folgender Weise: 10 ccm Eisenchloridlösung werden in einem Kolben mit etwas Wasser, 5 ccm Stärkelösung und etwa 1 g (nach dem Augemaß) Jodkalium versetzt, auf etwa 50—60° erwärmt und mittels der Thiosulfatlösung titriert, bis die blaue Farbe über rotviolett gerade verschwindet. Die Lösung muß mindestens 5 Minuten farblos bleiben. Färbt sie sich früher violett, so muß noch etwas Thiosulfatlösung zugegeben werden. Die verbrauchten Kubikzentimeter entsprechen dann gerade 2 mg Fe.

Ausführung der Eisenbestimmung. Die mit der dreifachen Menge Wasser verdünnte und etwa 10 Minuten gekochte Aschenlösung wird nach dem Abkühlen und eventueller Zugabe von genau abgemessenen 10 ccm Eisenchloridlösung mit 20 ccm Zinkreagens und dann mit Ammoniak (unter Abkühlung) so lange versetzt, bis der weiße Niederschlag von Zinkphosphat gerade bestehen bleibt. (Bis zur annähernden Neutralisation nimmt man konzentriertes, dann verdünntes Ammoniak.) Nun gibt man etwas Ammoniak im Überschuß zu, bis der weiße Niederschlag gerade eben verschwunden ist und erhitzt auf dem Sandbad zum Sieden. Wenn krystallinische Trübung eingetreten ist, erhitzt man noch etwa 10 Minuten; hierbei ist Vorsicht nötig, da die Flüssigkeit zuweilen hochgeschleudert wird. (Man verhindert das Stoßen am besten durch Einbringen kleiner Platintetraeder.) Der krystallinisch abgeschiedene Niederschlag setzt sich schnell ab und kann leicht durch Dekantieren von der Flüssigkeit getrennt werden. Man setzt den Rundkolben auf einen Stativring, gießt die heiße Flüssigkeit durch ein kleines, aschefreies, anliegendes Filter (von 6 cm Durchmesser, nicht über 7 cm) und prüft eine kleine Probe des Filtrates mit Salzsäure und Rhodankalium auf Eisen; es darf keine oder nur eine äußerst schwache Rötung eintreten. (War die Färbung deutlich rot, so muß man das schon Filtrierte zurückgießen, nochmals auf dem Sandbad erhitzen und wieder prüfen.) Der Niederschlag im Rundkolben wird nun etwa dreimal durch Dekantieren mit heißem Wasser ausgewaschen; das letzte Waschwasser darf dann, wenn man etwa 5 ccm davon mit einigen Krystallen Jodkalium, Stärkelösung und einem Tropfen Salzsäure versetzt, keine oder nur äußerst schwache Volettfärbung zeigen (Prüfung auf Jod freimachende Substanzen, z. B. salpetrige Säure). Nunmehr wird der Trichter mit dem Filter auf den Kolben, in dem sich noch die Hauptmenge des Niederschlags befindet, gesetzt, das Filter zweimal mit verdünnter heißer Salzsäure gefüllt und dann mit heißem Wasser vier- bis fünfmal ausgewaschen. Eine Probe des letzten Waschwassers darf ebensowenig wie das Filter mit Rhodankalium eine Rotfärbung geben. Jetzt befindet sich das ganze Eisen in salzsaurer Lösung im Kolben. Da aber für die Titration die Flüssigkeit nur schwach sauer sein darf, so wird zunächst mit verdünntem Ammoniak neutralisiert, bis gerade wieder der weiße Zinkphosphatniederschlag bestehen bleibt, dann auf dem Wasserbad erhitzt und durch tropfenweises Zugeben von verdünnter Salzsäure gerade wieder völlig klar gelöst und auf 250 ccm aufgefüllt. Ein aliquoter Teil dieser Lösung (50 ccm) wird nach dem Abkühlen auf 50—60° genau in derselben Weise titriert, wie es für die 10 ccm Eisenchloridlösung bei der Titerstellung der Thiosulfatlösung angegeben ist.

Berechnung. Sie ist äußerst einfach. Ergab die Titerstellung, daß 10 ccm Eisenlösung (= 2 mg Fe) 9,2 ccm Thiosulfatlösung erforderten, und wurden bei der Haupttitration 12,5 ccm Thiosulfat verbraucht, so berechnet sich aus der Proportion $9{,}2 : 2 = 12{,}5 : x$, $x = 2{,}72$ mg Fe.

Bemerkungen. 20 ccm Zinkreagens sind ausreichend für 5—6 mg Fe. Man wählt die Substanzmenge für eine Bestimmung zweckmäßig so, daß darin 2—3 mg Fe vorhanden sind, z. B. bei Blut 5—10 g, bei Auswurf je nach dem Blutgehalt das mehrfache. Hat man selbst in großen Mengen Substanz, z. B. in 300 ccm Harn, sehr wenig Eisen, so muß man genau abgemessene 10 ccm Eisenchloridlösung vor dem Hinzufügen des Zinkreagens zugeben, um eine vollständige der Eisenmenge entsprechende Jodabscheidung zu erhalten. Man zieht in diesem Falle von den Kubikzentimetern Thiosulfatlösung, welche bei der Haupttitration verbraucht wurden, die Anzahl Kubikzentimeter Thiosulfatlösung ab, welche bei der Titerstellung von 10 ccm Eisenchloridlösung beansprucht wurden.

d) Chloride.

Man kann dazu die bei der Neumannschen Veraschung entweichende Salzsäure in einer bestimmten Menge Silbernitratlösung auffangen und dann wie unten titirieren (siehe Hoppe-Seyler, 9. Aufl., S. 665) oder auch die Veraschung unter Zusatz von etwas reiner Soda auf trockenem Wege vornehmen, die Asche mit heißem Wasser ausziehen und in der Flüssigkeit die Bestimmung anstellen: doch ist dies nicht nötig.

Prinzip. Fügt man zu einer Lösung, die Chlormetall und Kaliumchromat enthält, Silbernitrat, so entsteht zunächst weißes Chlorsilber und erst, wenn alles Chlor ausgefällt ist, rotes chromsaures Silber (Endreaktion).

Lösungen: 1. Silberlösung, in 1 Liter 29,050 reines geschmolzenes Silbernitrat enthaltend (in dunkler Flasche). 1 ccm dieser Lösung entspricht 0,01 g NaCl oder 0,00606 Cl.

Zur Prüfung auf die Richtigkeit dient eine Lösung, welche in 1 Liter 10 g reines, schwach geglühtes, von Chlorkalium freies Chlornatrium enthält. 20 ccm dieser Lösung müssen bis zum Eintritt der Rotfärbung genau 20 ccm der Silbernitratlösung verbrauchen.

2. Konzentrierte wässerige Lösung von neutralem Kaliumchromat.

Ausführung: Nach Fällung von Schleim und Eiweiß durch Zinksulfat (s. S. 259) in 0,5 ccm homogenisierten Sputums, Filtrieren und Nachspülen säuert man mit etwas reiner konzentrierter Salpetersäure an und neutralisiert mit etwas reinem Calciumcarbonat, fügt einige Tropfen Kaliumchromatlösung zu und läßt aus der in $^1/_{20}$ ccm eingeteilten Bürette unter Umrühren tropfenweise solange Silbernitratlösung zufließen, bis der Niederschlag eine nicht wieder verschwindende Rotfärbung anzeigt (Endreaktion). Berechnung nach 1.

Bei kleineren Sputummengen (0,1) ist die Silberlösung um das Zehnfache zu verdünnen und entsprechend zu berechnen.

e) Phosphorsäurebestimmung nach NEUMANN. 5—10 ccm Sputum werden im Rundkolben mit 10 ccm Säuregemisch (gleiche Teile konzentrierte Schwefelsäure und konzentrierte Salpetersäure, spez. Gew. 1,4) versetzt und mit mäßiger Flamme erhitzt (Überschäumen vermeiden!). Bei Geringerwerden der braunen Nitrosodämpfe gibt man aus dem Hahntrichter tropfenweise Salpetersäure zu, bis sich der Inhalt des Kolbens nicht mehr bräunt und die eventuell vorhandene Gelbfärbung beim Erkalten schwindet. Oder man fällt auch mit Zinksulfat, dann verdünnt man nun mit Wasser auf ungefähr 50 bis 70 ccm, fügt 10 (nach Bedarf mehr) ccm $50^0/_0$iger Ammonnitratlösung zu und erhitzt auf 50—70° (bis gerade Blasen aufsteigen). Dann werden 10 ccm $10^0/_0$iger Ammonmolybdatlösung hinzugegossen (für 15 mg P_5O_2 reichend), stark umgerührt und mindestens 15 Minuten in der Kälte stehen gelassen bis der gelbe Niederschlag von phosphormolybdänsaurem Ammoniak auftritt.

Nun wird durch ein kleines Faltenfilter dekantiert, nachdem das Filter vorher mit eiskaltem Wasser durchfeuchtet wurde, der Niederschlag 3—4 mal mit eiskaltem Wasser aufgefüllt und von neuem dekantiert, bis das Waschwasser gegen Lackmus gerade nicht mehr sauer reagiert. Das Filter wird nun sorgfältig zu dem Niederschlag in den Kolben gebracht, ungefähr 50 ccm Wasser hinzugegeben und n/2 NaOH zugesetzt, bis der Niederschlag sich löst. Nach Zugabe von weiteren 3—4 ccm n/2 NaOH kocht man auf, bis kein NH_3 mehr entweicht, läßt abkühlen und titriert mit n/2 H_2SO_4 gegen Phenolphthalein zurück.

1 ccm verbrauchte n/2 NaOH entspricht 1,268 mg P_2O_5 oder 0,5536 P.

f) Schwefel.

Gesamtschwefelbestimmung nach NEUMANN-MEINERTZ.

Prinzip. Nicht oxydierter Schwefel wird mit Natriumsuperoxyd oxydiert und alle gebildete Schwefelsäure mit Bariumsulfat ausgefällt und gewogen.

Ausführung. Der getrocknete Auswurf wird in einem Nickeltiegel von 200 ccm Inhalt mit 5 g Kaliumnatriumcarbonat und 2,5 g Natriumperoxyd innig vermengt und über einer kleinen Gasflamme ungefähr 1 Stunde lang erhitzt, bis die Mischung völlig zusammengesintert ist. Nach kurzer Abkühlung (etwa 5 Minuten) werden wieder 2,5 g Peroxyd zugesetzt und mit kleiner Flamme noch etwa 1 Stunde erhitzt, bis die Hauptmenge sich verflüssigt hat. Nun entfernt man den Brenner, fügt noch 2 g Peroxyd hinzu und glüht etwa $^1/_4$ Stunde, indem man die Flamme allmählich bis zur vollen Stärke vergrößert. Jetzt ist völlige Verflüssigung eingetreten. Der Tiegel bleibt dauernd bedeckt. Bei Einhaltung der Vorschriften findet keine Verpuffung und Entzündung statt, so daß eine Beaufsichtigung unnötig ist. Die erkaltete (durch Nickeloxydbeimengung grünlich gefärbte) Schmelze wird im Tiegel mit Wasser übergossen, bedeckt (wegen der Gasentwicklung), mit kleiner Flamme bis zur Lösung erhitzt und die Lösung in ein Becherglas übergeführt (100 ccm der Lösung sollen nicht mehr Schwefelsäure enthalten, als 0,2 g $BaSO_4$ entspricht). Man fügt nach vorsichtiger Neutralisation mit bromhaltiger Salzsäure (Bedecken mit Uhrglas) auf 150 ccm noch 2 ccm konzentrierte Salzsäure hinzu und kocht bis zum Verschwinden des Broms. Zu der heißen Lösung, welche bei richtigem Verlauf kohlefrei und klar ist und daher nicht filtriert zu werden braucht, fügt man eine heiße $1^0/_0$ige Lösung von Bariumchlorid aus einer Tropfflasche langsam (nicht mehr als 5 ccm in einer Minute) hinzu (5 ccm dieser Lösung reichen zur Ausfällung von etwa 0,5 g $BaSO_4$ aus, ein sehr geringer Überschuß des Fällungsmittels genügt. Man läßt abkühlen, filtriert durch Goochtiegel über Asbest, wäscht mit kaltem Wasser aus, trocknet und glüht (indem der bedeckte Tiegel auf einem Platintiegeldeckel steht und die Flamme den letzteren von unten trifft) etwa 10 Minuten. Die Menge des schwefelsauren Baryts multipliziert mit 0,13738 entspricht der Menge des Schwefels (S), multipliziert mit 0,42018 der Menge der Schwefelsäure.

Gesamtschwefelsäure. (Im Auswurf bisher nicht bestimmt.)

Etwa vorhandene Ätherschwefelsäuren werden durch Kochen mit Salzsäure gespalten und nun die gesamte Schwefelsäure mit Chlorbarium gefällt und als Bariumsulfat gewogen.

Zur Entfernung des Eiweiß, Muzins und der Nukleine wird eine abgemessene Menge Sputum mit dem doppelten Volumen Alkohol versetzt, filtriert und mit Alkohol nachgewaschen. Das Filtrat wird bis auf 100 ccm eingeengt, nach Zusatz von 10 ccm 25%iger Salzsäure vorsichtig zum Sieden erhitzt und ungefähr 20 Minuten siedend erhalten. Nun werden ungefähr 20 ccm in einem Reagensglas erhitzter Chlorbariumlösung allmählich zugefügt, der entstandene Niederschlag durch Erwärmen auf dem Wasserbad zum völligen Absetzen gebracht. Dann wird durch ein aschefreies Filter völlig klar filtriert und mit heißem Wasser so lange gewaschen, bis das Filtrat mit Silbernitrat keine Trübung mehr gibt. Es wird noch mit heißem Alkohol und Äther nachgewaschen, der Niederschlag samt Filter in einem vorher gewogenen Platintiegel geglüht und wie bei 1. berechnet.

Das auf dem Filter gesammelte Bariumsulfat kann man auch durch Wägen bestimmen.

Der Neutralschwefel berechnet sich aus der Differenz von Gesamtschwefel und Gesamtschwefelsäure.

g) Kieselsäure.

Nach Veraschung der Substanz in der Platinschale und möglichster Entfernung der Kohle durch Glühen übergießt man die Asche mit Salzsäure und digeriert bis zur Lösung, verdampft zur Trockne und erhitzt auf dem Sandbad über 100°, bis keine saueren Dämpfe mehr entweichen, digeriert den Rückstand mit Salzsäure auf dem Wasserbade einige Zeit, verdünnt dann mit Wasser und verbringt dann die allein ungelöst bleibende Kieselsäure auf ein kleines Filter, wäscht gut aus, trocknet, glüht und wägt nach dem Erkalten über Schwefelsäure.

Man prüft die gewogene Kieselsäure auf ihre Reinheit durch Kochen mit mäßig konzentrierter Lösung von kohlensaurem Natrium — ist sie rein, so löst sie sich hierbei klar auf — oder besser durch Abdampfen mit konzentrierter Lösung mit Schwefelsäure und Ammoniumfluorid und Erhitzen zum Glühen, wobei sich die Kieselsäure verflüchtigt, während vorhandene andere Stoffe zurückbleiben und gewogen werden können. Wiederholung bis zur Gewichtskonstanz.

3. Eiweiß- und seine Abbauprodukte.

a) Eiweiß.

α) Abstammung. Eiweiß finden wir in jedem Auswurf. Bei manchen Krankheiten steigt seine Menge bedeutend an und da wir bestimmte Quellen und bestimmte Prozesse für seine Entstehung annehmen müssen, so lassen sich aus dem Eiweißgehalt auch Schlüsse auf die Art, weniger auf die Ausdehnung der Erkrankung ziehen.

Als Quellen kommen verschiedene in Betracht. Der Mundspeichel (aus Parotis und Submaxillaris) liefert nur sehr geringe Mengen; er enthält nach Bostocks Angaben ca. 0,009—0,091% Eiweiß (auf gemischten Speichel berechnet). Falk hebt indes hervor, daß aus dieser Angabe nicht zu ersehen sei, ob es sich um Eiweiß im engeren Sinne gehandelt habe, doch konnte Fleckseder mit dem Mundspeichel die Millonsche, die Xanthoprotein- und Biuretreaktion erhalten; auch Acs-Nagy gelang der Nachweis kleiner E-Mengen.

Nach Farroni sollen, allerdings nicht regelmäßig und nur in sehr kleinen Mengen, Serumalbumin und Globulin, Albumosen, Pepton, Nukleoalbumin und Glykoproteid in ihm vorkommen. Bei Krankheiten tritt, nach den verschiedenen sich widersprechenden Angaben, eine nennenswerte Änderung in der Zusammensetzung nicht ein.

Wieviel und ob überhaupt Eiweiß aus den Drüsen der Bronchialschleimhaut stammt, wissen wir nicht; wir können jedoch annehmen, daß auch hier sich Spuren finden, zumal im Bronchialtractus nach Landois auch seröse Drüsen vorkommen sollen, was sonst allerdings bestritten wird.

Ein kleiner Teil des Eiweiß stammt auch von den auch im rein schleimigen Sputum stets enthaltenen Formelementen her, von weißen Blutkörperchen und Epithelien.

Bei Entzündungsprozessen dürften die Schleimhautdrüsen für die Absonderung des Eiweiß am wenigsten in Betracht kommen; bei Bronchitiden ist der Eiweißgehalt des Sputums sehr gering und wird von WANNER auf die beigemengten Eiterkörperchen zurückgeführt. Von diesen können, wie die Untersuchung des eitrigen Sputums zeigt, beträchtliche Mengen Eiweiß herrühren, ebenso aus der Zerstörung größerer Gewebspartien. Hier ist nach WANNER die Menge des Eiweiß ein Zeichen für die Ausdehnung des eitrigen Entzündungsprozesses und der Gewebszerstörung. Man muß hierbei jedoch stets berücksichtigen, daß ein Teil des ursprünglich vorhandenen Eiweiß durch autolytische oder bakterielle Zersetzung wieder verschwinden kann. Seine Hauptquelle ist das Blut, das durch durchlässig gewordene Gefäße, und zwar wohl zum größten Teil in die Alveolen hindurchtritt. Die hohen Eiweißzahlen bei Lungenödem und Pneumonie sprechen dafür. WANNER läßt unentschieden, ob nur die Drüsen der Bronchialschleimhaut oder auch ihre Gefäße oder nur die Capillaren in der Alveolarwand dafür in Frage kommen. Die fast ausschließliche Exsudation in die Alveolen spricht zugunsten der letzteren Annahme; doch weist RENK unter Bezugnahme auf BUHL darauf hin, daß bei Pneumonien neben der Erkrankung der Alveolen auch eine croupöse Bronchitis vorhanden sein könne (in anderen Fällen nur eine einfache katarrhalische Bronchitis). BUHL glaubt, daß aus den Alveolen nichts in die Bronchien gelange, sondern daß das Sputum einzig und allein Sekret der Bronchialschleimhaut sei. Auch BIERMER nimmt an, daß bei Beginn der Entzündung im alveolären Teil der Lunge ohne wesentliche Teilnahme der Bronchien die Sputa im allgemeinen ganz fehlen, oder wenn sie vorhanden sind, sogleich die echte pneumonische Beschaffenheit annehmen. Sicher ist gleichzeitig mit der vermehrten Durchlässigkeit der Gefäßwände für das Zustandekommen einer reichlichen Eiweißausscheidung eine Schädigung der Alveolarepithelien nötig, denn wir sehen bei Zirkulationsstörungen eiweißhaltiges Sputum erst dann auftreten, wenn entzündliche Erscheinungen vorangegangen sind oder der Epithelbezug der Alveolen durch lange währende Kompression geschädigt ist, nie aber gleichzeitig mit dem Einsetzen einer Herzschwäche bei vollkommen intakten Lungen.

Nicht unwichtig für die Erklärung der Herkunft des Eiweiß speziell bei Lungenödem scheinen zwei von WANNER und von v. HOESSLIN beschriebene Fälle; es handelte sich um Patienten mit rezidivierenden typischen Asthmaanfällen, bei denen vereinzelte besonders gefährliche Attacken von Atemnot und Husten sich einstellten, während welchen ein seröses, schaumiges, rötlich gefärbtes Sputum entleert wurde, das reichlich Eiweiß enthielt. Gleichzeitig hatte die Herzkraft bedeutend nachgelassen; die Dilatation konnte perkutorisch festgestellt werden. Mit dem Ablaufe des Anfalls besserte sich auch die Herztätigkeit, so daß nunmehr wenig schleimiger Auswurf mit ganz geringem Eiweißgehalt entleert wurde, ein Zeichen dafür, daß an dem Zustandekommen des Ödems und damit der Eiweißausscheidung sowohl der entzündliche Prozeß, wie die vermehrte Durchlässigkeit der Capillaren infolge der Stauung im Lungenkreislauf während der Dauer der Herzschwäche in Betracht kam.

Bei Pneumonien dürfte dagegen der eigentliche Entzündungsvorgang die Hauptursache für den Austritt von Eiweiß bilden. Daß hierbei die Art der Entzündung eine sehr wesentliche Rolle spielt, beweist der hohe Eiweißgehalt bei croupöser im Gegensatz zu dem wesentlich niedrigeren in den mitgeteilten Fällen katarrhalischer und tuberkulöser Pneumonie.

β) Art des Eiweiß. Über die Art des ausgeschiedenen Eiweiß finden sich keine genaueren Angaben, doch handelt es sich bei der Ausscheidung größerer Mengen der Hauptsache nach sicher um Serumeiweiß; das Verhältnis seiner Komponenten Albumin und Globulin ist nur von BOKAY bestimmt worden, aber mit ungenügender Methode (es wurde dabei Mucin mit ausgefällt), liefert also keine verwertbaren Resultate. Bei manchen Prozessen wird im

Sputum Fibrin, häufig makroskopisch sichtbar, gefunden; es gerinnt schon innerhalb der Luftwege (s. u. Fibringerinnsel). Zuweilen würde man allerdings nach der Natur des Krankheitsprozesses, z. B. bei der croupösen Pneumonie, noch erheblich mehr davon vermuten.

Paralbumin. Als Paralbumin bezeichnete BIERMER einen Stoff, den er aus Sputis gewann, indem er sie mit absolutem Alkohol versetzte und den Niederschlag mit heißem Wasser auszog. Auf Zusatz von Essigsäure trübte sich die erhaltene opalescierende Lösung etwas, durch Ferrocyankalium entstand ein Niederschlag, das Paralbumin. Nach der Darstellung müssen in das heiße Wasser Eiweiß und Schleim übergegangen sein; HAMMARSTEN bezeichnet daher das Paralbumin als ein Gemenge von Pseudomucin (mucinähnlicher Körper, der aus den Lösungen zum Unterschied vom Mucin durch Essigsäure nicht gefällt wird) mit wechselnden Mengen von Eiweiß, hauptsächlich wohl Albumin (und wohl auch Albumosen).

Metalbumin. Das von SCHERER in der Ovarialflüssigkeit gefundene Metalbumin, dessen Vorkommen im Auswurf von BIERMER in Frage gestellt wird, gehört nach HAMMARSTEN der Mucingruppe an und ist von ihm als Pseudomucin bezeichnet worden.

γ) Nachweis und quantitative Bestimmung.

Zum einfachen Nachweis von Eiweiß genügt es, den Auswurf im Reagensglas zur Ausfällung des Mucins mit der doppelten Menge verdünnter (3%iger) Essigsäure zu versetzen, kräftig umzuschütteln, einige Zeit stehen zu lassen, dann zu filtrieren und dem Filtrat tropfenweise Ferrocyankalium oder das Filtrat nach Zusatz von Kochsalz eventuell unter Abstumpfung bis zur leichtsauren Reaktion aufzukochen, wobei das Eiweiß als flockiger weißer Niederschlag ausfällt. Etwas genauer kann man nach ESBACH abschätzen. Ist es in großer Menge vorhanden, so verdünne man vorher mit Wasser.

Vielfach wird die von RIVALLA angegebene Reaktion bzw. deren Vereinfachung von CASALI verwendet; der Auswurf wird mit der gleichen Menge Wasser durchschüttelt und filtriert, dann fügt man einen Tropfen des Filtrats mit Pipette oder Glasstab zu 100 ccm Wasser, denen 2 Tropfen Essigsäure und 1 Tropfen einer gesättigten Sodalösung zugesetzt sind. Bei Auftreten eines Niederschlages ist die Reaktion positiv.

Die Anwendung des MILLONSschen Reagens zur Unterscheidung von tuberkulösem Eiter und solchem anderer Herkunft hat nach NICOLA kein brauchbares Resultat ergeben. Auch andere Methoden versagen nach LAMBERTO RUSCA (Biuretreaktion, Nachweis der Oxydasen, Lipasen, Meiostagminreaktion, Bestimmung der Aminosäuren, proteolytisches Vermögen).

Quantitative Bestimmung a) des Gesamteiweiß (nach WANNER).

Ein sorgfältig gemischtes und abgemessenes Quantum der 24stündigen Auswurfmenge wird in einem Glaskolben mit 3%iger Essigsäure je nach der Konsistenz des Sputums in wechselndem Verhältnis versetzt und kräftig durchgeschüttelt, wodurch der Schleim in feine Fasern zerfällt und sich leicht filtrieren läßt, das Gemenge auf ein Faltenfilter gebracht, durch welches es bis zum nächsten Morgen filtriert, der Filterrückstand mit 3%iger Essigsäure nachgewaschen. Das stark saure, durch Gegenwart von Spuren von Mucin leicht getrübte Filtrat wird durch Natronlauge bis zu schwach saurer Reaktion abgestumpft und nach Zusatz von Kochsalz in Substanz, das die Eiweißabscheidung erleichtert, durch Aufkochen koaguliert, das Koagulum auf einem gewogenen Filtergesammelt, mit heißem Wasser, Alkohol, Äther gewaschen, bei 100° zur Konstanz getrocknet und gewogen. Der Blutfarbstoff bleibt dabei quantitativ im Filterrückstand.

Bezüglich der Verwendung des Filtrates + Waschwasser s. unten.

b) Will man Albumin und Globulin getrennt bestimmen, so verfährt man folgendermaßen: Filtrat und Waschwasser des Mucinniederschlages werden nach sorgfältiger Neutralisation auf ein bestimmtes Volumen gebracht (nur wenn wenig Eiweiß vorhanden ist, so ist es erlaubt, vorsichtig einzudampfen) und ein aliquoter Teil mit dem gleichen Volumen gesättigte Ammonsulfatlösung versetzt und ungefähr 24 Stunden stehen gelassen. Dadurch werden die Globuline ausgeschieden, die auf einem gewogenen Filter gesammelt, mit konzentrierter Ammonsulfatlösung, dann nacheinander mit essigsäurehaltigem Wasser, Alkohol und Äther nachgespült, bei 100° getrocknet und bis zur Konstanz gewogen werden. Das Albumin erhält man, indem man in das Filtrat des Globulinniederschlages Ammonsulfat in Substanz bis zur Ganzsättigung einträgt (8 g auf 10 ccm Flüssigkeit), 24 Stunden stehen läßt und dann wie den Globulinniederschlag behandelt. Man kann auch das Globulinfiltrat mit Essigsäure ansäuern, aufkochen und dann weiter wie bei der Bestimmung des Gesamteiweiß verfahren. — Einfacher ist es noch, von dem gefundenen Gesamteiweißwert das Globulin abzuziehen und aus der Differenz das Albumin zu berechnen. Quantitativ ist diese Trennung indes nicht.

c) Der Nachweis des Fibrins ist verhältnismäßig einfach, größere Gerinnsel sieht man in dem auf einem schwarzen Teller ausgebreiteten Sputum mit bloßen Augen. Kleinere

Fasern sind mit dem Mikroskop eventuell unter Zuhilfenahme der WEIGERTschen Fibrinfärbung zu erkennen. Quantitative Bestimmungen des Fibrins im Auswurf sind noch nicht ausgeführt worden; bei der Schwierigkeit, das Mucin von dem Fibrin zu trennen, dürften sie nur schlecht ausführbar sein. Ob Fibrinogen im Sputum vorkommt, ist nicht bekannt.

δ) Vorkommen und Menge. Die meisten Untersucher beschränken sich auf die Angabe der im Auswurf nach Ausfällen des Mucins im Filtrat durch Zusatz von Ferrocyankalium oder Aufkochen schätzungsweise enthaltenen Eiweißmenge. Für diagnostische Zwecke genügt dies auch vollkommen. BIERMER gibt an, daß er bei Lungenödem und Pneumonien reichlich Eiweiß gefunden habe, in den bronchitischen Sputis dagegen sehr wechselnde Mengen. Früher schon waren von BRETT im „Sputum catarrhale" kein, im „Sputum bronchiticum" etwas Eiweiß, im Verlauf der Tuberkulose zunehmende Mengen nachgewiesen worden. GANTZ und HERTZ konnten bei Bronchitis kein Eiweiß nachweisen, auch nicht bei Herzfehler und Nephritis, wohl aber bei Pneumonien, Lungenödem und Infarkt. Ferner konstatierten sie in 57 von 60 untersuchten Tuberkulosefällen Eiweiß, dessen Menge nach ihren Untersuchungen nicht parallel dem Stadium der Erkrankung ging. Bei fibröser Tuberkulose fanden sie gleichfalls positive Reaktion. Nach ROGER und LEVY-VALENSI ist positiver Eiweißbefund für Tuberkulose charakteristisch. ACS-NAGY konstatierte Eiweiß in einer Reihe von Tuberkulosefällen, doch ohne alle Regelmäßigkeit, stets bei Bronchitis, bei Pleuritis mit Kompression der Lunge, sehr reichlich bei Asthma, Gangrän, Tumoren. — COCA fand es in jedem eitrigen Sputum, sowie bei jeder akuten Lungenerkrankung, PAULIAN bei Kindern, die an Keuchhusten litten. Bei einem Falle von Bronchitis fibrinosa ermittelte LÉPINE 0,8% (ohne Gerinnsel). Eine große Zahl von Untersuchungen (meist französischer und italienischer Ärzte) beschäftigt sich gleichfalls mit dem Nachweis in tuberkulösen Sputis; als Resultat kann man angeben, daß mit Zunahme des Eiters auch eine solche des Eiweiß erfolgt. Nach PROROK soll beim rein eitrigen Auswurf wieder weniger vorhanden sein (was wohl mit der stärkeren Autolyse zusammenhängt). Eine positive Tuberkulinreaktion kann Mehrabsonderung veranlassen (HUMBERT, LÖWENBREIN).

Die ersten genaueren Zahlen stammen von RENK, der das Eiweiß nach Ausfällen des Mucins mit Essigsäure durch Kochen fällte und wägte. Er erhielt folgende Mittelzahlen:

	% der feuchten Substanz	% der trockenen Substanz	Tagesmenge in g
für Pneumonie	3,090	33,32	0,80
für Tuberkulose	0,297	5,31	0,37

Im bronchitischen Auswurf erhielt er meist nur eine schwache Opalescenz, mit der Mehrung der jungen zelligen Elemente tritt mehr Eiweiß auf.

ADOLF SCHMIDT teilt ferner einige Zahlen von STARKOW mit. Über die Bestimmungsmethode ist nichts Näheres angegeben. Sie seien nebst den von BIERNACKI gefundenen Werten angeführt (auf frische Substanz berechnet):

STARKOW	
Akute Bronchitis ...	0,25—1,1 %
Chronische Bronchitis .	0,3 —1,45%
Emphysem	0,18—1,9 %
Croupöse Pneumonie .	0,47—3,48%
Lungenödem	2,94—3,33%

BIERNACKI	
Bronchitis .	0,03—0,15%
Tuberkulose	0,06—0,08%
Pneumonie .	0,12—0,24%
Gangrän ..	0,48—0,60%

Die ausführlichsten Untersuchungen stellte WANNER an. Wir geben in der folgenden Tabelle die Durchschnittszahlen von Eiweiß sowie der Albumosen und des Reststickstoffes, die er gleichzeitig mitbestimmte, wieder. Sie sind auf 100 g feuchten Sputums berechnet.

	Eiweiß	Albumosen	Albumosen-N	Reststickstoff
Chronische Bronchitis. .	Spuren	0,319	0,050	0,100
Bronchopneumonie (ein Fall)	0,364	—	—	—
Bronchiektasien	0,362	0,348	0,056	0,198
Tuberkulose	0,503	0,320	0,051	0,152
Infarkt	Spuren	0,025	—	—
Gangrän (ein Fall) . . .	0,327	0,264	0,049	0,286
Pneumonie (Mittelzahlen vor der Krise)	1,432	0,462	0,073	0,208

Auch im grünen oder gelbbraunen Auswurf bei Stauungskatarrh, nicht nur wenn er Ähnlichkeit mit dem Auswurf bei Lungenödem hatte, fand WANNER nicht unerhebliche Mengen von Eiweiß.

Aus den Resultaten von EISELT läßt sich folgende Tabelle zusammenstellen:

Auf 100 g frischen Auswurfs	Eiweiß	Albumosen	Reststickstoff
Tuberkulose	0,256—0,701	0,072—0,324	0,008—0,029
Chronische Bronchitis	0,017—0,031	Spuren	—
Lungengangrän	0,062	—	—
Pneumonie vor der Krisis	—	0—0,042	—
Pneumonie 1 Tag nach der Krisis	0,457—1,100	0,201—0,602	—

Pepton fand EISELT nur in geringen Mengen. Von Reststickstoff war das meiste teils in Glukosamin, teils in Aminosäuren enthalten.

Was die täglichen Schwankungen des Eiweißgehaltes betrifft, so sind sie bei den einzelnen Erkrankungen recht verschieden. Am interessantesten sind sie zweifellos bei der Pneumonie. Wie aus nachstehender Tabelle des Falles Schmidlin von WANNER ersichtlich ist, besteht der hohe Eiweißgehalt auch einige Tage nach der Krise noch fort, um dann rasch abzusinken.

Auf 100 g frischen Auswurfs	Eiweiß	Albumosen	Albumosen-N	Reststickstoff
Rostbraunes zähes Sputum mit viel Schleim	2,258	0,417	0,066	0,146
Krise	2,550	0,621	0,099	0,207
	2,489	0,528	0,084	0,161
	0,571	0,629	0,108	0,200
	0,290	0,577	0,092	0,272
	0,312	0,225	0,036	—
	Spuren	0,310	0,049	—

WANNERS Werte für chronische Bronchitis und Bronchiektasie unterscheiden sich an den einzelnen Tagen verhältnismäßig wenig, dagegen sind sie außerordentlich wechselnd bei Lungentuberkulose. Als äußerste Werte finden wir 0,203 und 0,840%; auch RENKS Zahlen schwanken hier um mehr als das Doppelte. Die Gründe hierfür, die auch von WANNER übernommen werden, führt RENK folgendermaßen aus:

„Die Menge und die Zusammensetzung der phthisischen Sputa kann wohl nicht Tag für Tag die gleiche bleiben und sie ist im allgemeinen größeren Schwankungen unterworfen, als bei der Bronchitis; es werden manchmal durch Berstung einer Kaverne mehr Eiter, ein andermal von den Produkten des Verschwärungsprozesses (d. h. wohl von den Abbauprodukten des Eiweiß), in sie geliefert werden, ein andermal ist nur das Sekret der miterkrankten Schleimhäute vorhanden."

Der letzte Punkt, die wechselnde Beimengung von Schleim (gelegentlich auch von Mundspeichel), dürfte wohl die Hauptursache für die Inkonstanz der gefundenen Werte sein. Auch die großen Schwankungen bei Bronchiektasien sind darauf zurückzuführen. Außerdem ist sicher von Einfluß, ob mehr exsudative oder mehr produktive oder gar cirrhotische Prozesse vorliegen.

Der Vergleich aller von den verschiedenen Autoren angeführten Zahlen führt also zu dem unzweideutigen Ergebnis, daß trotz aller Schwankungen des Eiweißgehaltes sowohl bei verschiedenen von der gleichen Krankheit befallenen Patienten, wie an verschiedenen Tagen, für einzelne Gruppen von Erkrankungen recht gleichmäßige Werte gefunden werden, die bei genügender Würdigung des übrigen Krankheitsbildes sehr wohl für differentialdiagnostische Zwecke verwendet werden können. Bei der Einfachheit der approximativen Abschätzung des Eiweißgehaltes ist es auffallend, daß er nicht mehr dazu herangezogen wird.

Ganz übereinstimmend wird berichtet, daß im rein schleimigen Sputum der Bronchitiker, also besonders bei chronischer Bronchitis, kein oder nur sehr wenig Eiweiß gefunden wird und daß die täglichen Schwankungen dabei außerordentlich gering sind. Sowie das bronchitische Sputum eitrig wird, tritt Eiweiß auf, stets aber nur in mäßiger Menge. Wanner faßt jeden Eiweißgehalt, der über eine eben angedeutete Opalescenz hinausgeht, als Zeichen einer eigentlichen Entzündung auf; es wäre vielleicht besser gesagt einer eitrigen Entzündung, denn wir müssen doch auch das schleimige katarrhalische Sputum als Produkt eines Reizzustandes ansehen und das stete Vorkommen von weißen Blutkörperchen auch im rein schleimigen Sputum spricht in diesem Sinne. Freilich wird bei der katarrhalischen Entzündung der Hauptsache nach ein Sekret im engeren Sinne entleert, bei der eitrigen dagegen findet eine Zuwanderung von weißen Blutkörperchen, sowie eine mehr oder minder starke Exsudation von Serum statt.

Besondere Beachtung verdient noch die Eiweißausscheidung bei der sog. Expektoration albumineuse, also beim Lungenödem, zumal nach Thorakocentese (s. S. 51). Um zu prüfen, ob der Auswurf hier etwa in eine Parallele mit dem Exsudat zu stellen sei, sind von verschiedenen Untersuchern vergleichende Bestimmungen ausgeführt worden, deren wichtigste nachstehend zusammengestellt werden.

Untersucher	Erkrankung	Spez. Gewicht		E-Gehalt %		NaCl-Geh. %		△	
		Sput.	Pleurafl.	Sp.	Pl.	Sp.	Pl.	Sp.	Pl.
Dujardin-Beaumetz	Pleuritis exs.	—	—	0,1	6,69	—	—	0,706	0,595
Kovacs	„ „	1023,7	1017,5	5,57	3,69	—	—	0,530	0,558
Wassmuth	„ „	1029	1022	4,14	4,24	—	—	—	—
„	„ „	1017	1019	3,69	3,69	—	—	—	—
X	Hydrothorax	1024	1014	4,81	1,54	0,71	0,61	—	—
Waldvogel	Pleuritis exs.	1016	1016	ca. 2,00	ca. 2,00	—	—	—	—

Laboulbène erhielt folgende Zahlen im Auswurf und Exsudat: Spez. Gew. 1013 : 1020, feste Bestandteile 1,87 : 0,5%, Mineralbestandteile 0,35 : 0,75.

Auch mit dem Blutserum besteht weitgehende Übereinstimmung. Lesieur, Froment und Rochaix stellten bei einem Patienten mit echtem Ödem 0,14%

Harnsäure und 0,7 % ClNa im Serum und 0,087 % Harnsäure und 0,69 % ClNa im Auswurf fest; bei einem Pseudoödem dagegen 0,132 Harnsäure und 0,59 % ClNa gegen 0,025 % Harnsäure und 0,15 % ClNa

Bemerkenswert ist noch, daß RASMUSSEN im Exsudat (spez. Gew. 1020) Fibrin, in der Ödemflüssigkeit (spez. Gew. 1015) keines fand, ebenso LABOULBÈNE.

Aus den Untersuchungen geht hervor, daß eine Gleichmäßigkeit nicht besteht (auch das Aussehen ist oft ganz verschieden!). Klinisch wird in solchen Fällen die Pleuraflüssigkeit wohl stets als Exsudat, der seröse Auswurf als durchgesickertes Pleuraexsudat, von anderen auch als Bluttranssudat bezeichnet. Manche Gründe sprechen aber dafür, daß auch hier entzündliche Vorgänge mitspielen. Aber auch die stets als Transsudat bezeichnete Pleuraflüssigkeit bei Nierenerkrankungen kann einen größeren Eiweißgehalt aufweisen als die Lungenödemflüssigkeit. Es muß also noch ein anderer Faktor, die spezifische Tätigkeit bzw. Durchlässigkeit der Zellen hinzukommen. Auch hier scheint das Bestreben, die Isotonie mit dem Blute aufrecht zu erhalten, in den sich nähernden Werten von Δ zutage zu treten.

ε) Diagnostische Bedeutung. Sehr wichtig wäre es, auf Grund der Sputumuntersuchung eine genaue Differentialdiagnose zwischen Bronchitis und Tuberkulose stellen zu können, solange keine Tuberkelbacillen entleert werden; der positive Eiweißausfall würde dann für Tuberkulose entscheiden. Nach LÖWENBREIN soll ein Gehalt von 1 ‰ beweisend sein, nach HEMPEL-JÖRGENSEN erst von 2 ‰ ab. Prognostisch sei besonders die Zu- oder Abnahme von Wert. PROROK, ROGER und LEVY-VALENSI gehen noch weiter und sehen sie positiven Eiweißbefund als charakteristisch für Tuberkulose an; dies ist er niemals.

Unter den 60 Fällen dieser Erkrankung von GANTZ und HERTZ finden sich nun drei ohne Eiweißreaktion, und wir haben gesehen, daß im schleimigen Sputum der Bronchitis zuweilen, im mehr eitrigen fast stets Eiweiß vorhanden ist. Andererseits fehlt er im rein schleimigen, auch tuberkelbacillenhaltigen. ACS-NAGY spricht daher der E-Reaktion überhaupt jede Bedeutung ab, da die Befunde in allen Stadien zu ungleichmäßig sind. Auch aus der großen Zahl der nachfolgenden Untersuchungen verschiedener Autoren läßt sich nur die Erfolglosigkeit des Bestrebens erkennen, den Eiweißgehalt für die Frühdiagnose einer Phthise zu verwerten. Dagegen würde es sich vermutlich lohnen, zu untersuchen, ob nicht die Eiweißmengen mit den exsudativen Vorgängen parallel gehen. — Die Vorstellung PROROKS, daß sich Tuberkelbacillen in dem ausgeschiedenen, gelösten Eiweiß besser entwickeln könnten, ist nicht haltbar, zumal die Menge der Bacillen nicht mit der des Eiweiß zu- oder abnimmt.

Auf die Ausdehnung einer Phthise können aus dem Eiweißgehalt gleichfalls nur mit Einschränkungen Schlüsse gezogen werden (WANNER). GANTZ und HERTZ kommen auf Grund ihrer Untersuchungen auch zu der Ansicht, daß ein Parallelismus nicht besteht; man kann höchstens ganz allgemein sagen, daß sich bei beginnender Phthise weniger Eiweiß findet als bei vorgeschrittener und daß es in manchen Fällen mit zunehmender Ausheilung verschwindet. Es spielen hier so viele Faktoren, wie Menge der Eiterkörperchen, Transsudation aus den Gefäßen, Zersetzung innerhalb der Lungen, Beimengung von Bronchialschleim und Speichel mit, daß auf einige Konstanz der Eiweißwerte entsprechend der Ausdehnung des Prozesses nicht zu rechnen ist; auch die Berechnung der gesamten in 24 Stunden zutage geförderten Eiweißmenge würde zu keinem Ergebnis führen. Nur tuberkulöses Sputum von flüssiger und von homogener Konsistenz, also vielleicht von größeren gleichzeitig eingeschmolzenen Bezirken stammend, scheint stets verhältnismäßig viel Eiweiß zu enthalten, wie die Zahlen von WANNER ergeben. Gegenüber der einfachen Bronchitis ist also wohl ein Unterschied festzustellen, er ist aber nicht so regelmäßig, daß man bindende Schlüsse daraus ziehen dürfte. Eher ist dies noch aus der Zu- oder Abnahme für den weiteren Verlauf der Erkrankung möglich.

Wesentlich Besseres leistet die Untersuchung auf Eiweiß, wenn es sich um die Differentialdiagnose zwischen Lungenödem und Bronchitis handelt. So berichtet WANNER über einen Fall, bei dem der Eiweißmangel die naheliegende Diagnose auf Lungenödem fallen ließ zugunsten einer Bronchitis pituitosa. Auch BESANÇON und DE JONG betonen die Notwendigkeit einer chemischen Untersuchung in zweifelhaften Fällen, nicht nur auf Eiweiß, sondern auch auf Harnstoff und vor allem Kochsalz.

Weitaus die größten Eiweißmengen sehen wir bei der croupösen Pneumonie und bei Lungenödem; bei ersterer aber auch nur, wenn es sich um das typische vorkritische Sputum, dagegen nicht, wenn es sich um schleimiges handelt, wie in dem einen erwähnten Falle von WANNER, oder um ein eitrig-schleimiges aus späteren Stadien der Lösung. Besonders für die Diagnose zentraler Pneumonien kann sein Nachweis von Wert sein. — Die katarrhalische Pneumonie unterscheidet sich von der croupösen ebenso wie die tuberkulöse durch einen wesentlich geringeren Eiweißgehalt; wir haben oben schon darauf hingewiesen, daß diese Tatsache das beste Zeichen dafür ist, daß es sich bei der katarrhalischen und tuberkulösen Pneumonie einerseits und der croupösen Lungenentzündung andererseits um ganz verschiedene Prozesse handelt (ohne Rücksicht auf den Erreger).

Bei Absceß und Gangrän findet man gelegentlich eine Abhängigkeit von der Ausdehnung des Herdes, mehr noch von dem Stadium der Erkrankung.

Auffallend ist die Angabe WANNERS, daß er bei Lungeninfarkt Eiweiß nur in Spuren gefunden habe, GANTZ und HERTZ dagegen deutliche Mengen. Vermutlich ist zu verschiedenen Zeitpunkten der Erkrankung untersucht worden. Im blutigen Auswurf der ersten Tage ist es jedenfalls reichlicher als in dem mehr schleimig-blutigen der späteren.

b) Abbauprodukte des Eiweiß.

1. Vorgang der Verdauung innerhalb der Lungen. — Fermente. Um die Entstehung der in allen Sputis vorkommenden, aber bei manchen Erkrankungen besonders reichlich auftretenden Abbauprodukte des Eiweiß zu verstehen, ist es nötig, den ganzen Vorgang der Spaltung post mortem an den Lungen selbst zu verfolgen. Die bei der Entzündung in die Lungenbläschen abgeschiedenen Massen werden nur zum kleinsten Teil ausgehustet, sondern bleiben in den Lungen zurück und werden dort nach und nach resorbiert. Am schönsten läßt sich dieser Vorgang bei der croupösen Pneumonie verfolgen. Hier zeigt das Auftreten mancher Stoffe, z. B. von Pepton, sowie die Vermehrung der Harnsäure im Urin nach der Entfieberung an, daß tatsächlich eine Resorption erfolgt. Um diese zu ermöglichen, ist es nötig, daß die in den Lungen ausgeschiedenen Stoffe, die — wie das Fibrin — auskoaguliert sind oder sich mehr oder weniger aus zelligen Bestandteilen, roten und weißen Blutkörperchen, Epithelien zusammensetzen, in eine lösliche Form übergeführt werden. Dies geschieht, wie die Untersuchungen der MÜLLERschen Schule ergeben haben, durch Autolyse.

Die gesunde Lunge enthält trotz einer alten gegenteiligen Angabe von HÜFNER kein fibrinverdauendes Ferment, wie Untersuchungen von KÜHNE für Kalb- und Schweinelunge und von ESCHERICH und SIMON für die menschliche ergeben haben. Auch nach achttägigem Liegen in der Luft konnte ESCHERICH ein solches Ferment nicht auffinden, sondern nur, ebenso wie in den frischen Lungen, geringe Mengen von Pepsin und Ptyalin, sowie Spuren von zuckerbildenden Stoffen. Ebensowenig gelang es ihm, in drei Lungen mit käsigpneumonischen Herden fibrinverdauendes Ferment nachzuweisen, weswegen er für das phthisische Sputum die Entstehung des dort gefundenen Fermentes aus zerfallener Lungensubstanz in Abrede stellt und auf Zersetzungsvorgänge im Kaverneninhalt oder im frischen Sputum zurückführt. Nun beobachtete F. Müller, daß Stückchen pneumonischer Lungen, die er unter aseptischen Kautelen 1—2 Tage im Brutschrank stehen ließ, erweicht wurden. Diesen Vorgang faßte er als Verdauung auf und übertrug diese Anschauung auf den Vorgang der Lösung des pneumonischen Exsudats. Das verdauende Ferment ist nach ihm in den eingewanderten weißen Blutkörperchen enthalten, und zwar hauptsächlich in den polynucleären Leukocyten, weniger in den Lymphocyten. Durch den Zerfall der Leukocyten wird es aus diesen frei, also zu einer Zeit, zu welcher auch die bakteriolytische Wirkung derselben auftritt.

Nach Lord und Nye ist das Ferment des pneumonischen Exsudates wirksam bei p_H 4,8—8,0, am besten bei 5,2 oder 6,3; es wird bei 75° zerstört, dialysiert nicht. Gleichzeitig sei in dem beigemengten Serum ein Antiferment vorhanden, das durch Kochsalzlösung fortgespült werde; erst dadurch werde das Ferment wirksam. Auch die Zellen der normalen Lunge verdauten in mäßigem Umfange, am besten bei $p_H = 4,0$. Auch Eiselt fand besonders in tuberkulösen Lungen eine erhebliche Wirkung von Antitrypsin, zuweilen so stark, daß eine tryptische Verdauung überhaupt nicht mehr erfolgte; auch im normalen Lungengewebe ist es vorhanden.

F. Müller weist darauf hin, daß wo die Leukocyten fehlten, dort auch die Einschmelzungsvorgänge weniger in den Vordergrund träten. So blieben die ischämischen Infarkte der Lungen in der Regel trocken und schäumten nur langsam. Erst wenn Fäulniserreger eindrangen, erweichten sie. F. Müller konnte auch durch Überimpfungen aus solchen Fäulnisherden in Bouillon zeigen, daß kleine zugesetzte Fibrinstückchen oder normales Lungengewebe nach zweitägigem Stehen im Brutschrank aufgelöst waren. Die Ursachen dieser Auflösung werden hier den Bakterienfermenten zugeschrieben, die in vivo die Ursache eines ähnlichen Prozesses sind. Nachdem Baumgarten gezeigt hatte, daß den Tuberkelbacillen keine gewebeverflüssigende Wirkung zukommt, hat dann Lotz auf Veranlassung von Müller verschiedene Bakterienarten auf ihre auflösende Wirkung geprüft und konnte zeigen, daß Streptokokken, Staphylokokken, Typhus- und Kolibacillen keine oder fast keine verdauende Wirkung ausüben [1]). Dagegen kommt eine solche in hohem Grade gewissen Fäulnisbakterien zu, so dem Proteus vulgaris und dem Bacillus fluorescens liquefaciens, in deren Reinkulturen Lungenstückchen bald zu bräunlich schmierigen, leicht zerreißlichen Fetzen verwandelt wurden. In den mit Bacillus fluorescens geimpften Röhrchen traten massenhaft Tyrosinnadeln auf. Proteus und den Bacillus subtilis bilden aus dem α-Leucin weiter noch Leucinsäure (Arai). Die Erweichung und Kavernenbildung bei Lungentuberkulose kann also, solange keine Fäulnis eintritt, nicht dem Tuberkelbacillus oder den nachträglich eingedrungenen Streptokokken zugeschrieben werden, sondern es ist nach F. Müller anzunehmen, daß das durch die Wirkung der Tuberkelbacillen und ihrer Toxine nekrotisierte Gewebe der Leukocyteneinschmelzung verfällt. Bei Lungengangrän und putriden Bronchiektasien werden dagegen peptonisierende Bakterien

[1]) Nach neueren Untersuchungen von Rosenthal (mittels Bestimmung der abgespaltenen Aminosäuren) bauen Staphylokokken und Streptokokken, etwas weniger Coli auch Eiweiß ab. Ihre Wirkung steht aber hier kaum in Frage. Der Pneumokokkus ist ganz unbeteiligt.

gefunden (KOSSEL, siehe auch KRUSE) und auf diese ist der rapide Fortgang des Einschmelzungsprozesses der Hauptsache nach zurückzuführen.

Bei der croupösen Pneumonie handelt es sich indes nicht um einen derartigen Fäulnisvorgang, der zur Lösung und Resorption des Exsudates führt, sondern um ein Ferment, welches, wie schon gesagt, beim Absterben der Leukocyten frei wird. Ein solches Ferment hat man auch in anderen Organen, so besonders in Leber und Milz, nachgewiesen. Daß hier Bakterienwirkung auszuschließen ist, zeigt sich daraus, daß weder fäulniserzeugende Bakterien, noch spezifische Produkte der Fäulnis gefunden werden und dann erfolgt die Lösung auch unter Ausschluß aller Bakterien, wie im Reagensglasversuch einwandfrei nachgewiesen werden kann; die bei dieser Erkrankung noch am meisten in Frage kommenden Pneumokokken liefern überhaupt kein verdauendes Ferment.

Die Intensität des Lösungsvorganges hängt in hohem Maße von der Art der Erkrankung ab. Wir erwähnten schon, daß er weitaus am ausgeprägtesten bei der croupösen Pneumonie zu finden ist, dagegen bei der tuberkulösen Pneumonie nur sehr selten, daß vielmehr sich hier ein anderer Prozeß, der der Verkäsung abspiele; das Fibrin bleibt hier lange Zeit unverändert liegen, die elastischen Fasern erhalten sich und in dem tuberkulösen Käse sind nur sehr geringe Mengen von Verdauungsprodukten, wie Albumosen, Basen und Aminosäuren, vorhanden.

Handelte es sich nun bei der Auflösung des Exsudats der croupösen Pneumonie, dessen Schwinden wir ja klinisch genau verfolgen können, um einen solchen Vorgang der Selbstverdauung, so mußten auch die Verdauungsprodukte bei der Lösung der nach dem Tode entnommenen Lunge im Brutschrank unter Ausschaltung der Bakterien nachgewiesen werden können; dies ist in der Tat gelungen. Zunächst stellte SIMON fest, daß unter solchen Bedingungen der nichtkoagulable Stickstoff zunahm, wie folgende Zahlen veranschaulichen:

	Koagulabler N%	Nichtkoagulabler N%	Albumosen N%
1. Lunge in grauer Hepatisation, sofort . . .	0,175	0,155	0,113
nach 5 Tagen . . .	0,130	0,194	0,125
2. Lunge in grauer Hepatisation, sofort . . .	0,256	0,224	0,193
nach 8 Tagen	0,172	0,316	0,214
3. Lunge in grauer Hepatisation, sofort . . .	2,198	0,090	0,075
nach 5 Tagen	0,138	0,143	0,096
4. Lunge in roter Hepatisation, sofort . . .	0,255	0,135	0,192
nach 14 Tagen . . .	desgl.	desgl.	desgl.

Der Verdauungsprozeß beginnt also erst mit dem Absterben der Leukocyten, wie sich auch in der sauren Reaktion zeigte,. während in der frischen, rot hepatisierten Lunge sich noch nichts derartiges bemerkbar macht. Neben Albumosen wies SIMON wiederholt Leucin, Tyrosin, auch Protagon nach. Pepton, primäre Albumosen und Ameisensäure fehlten. — In einer bronchitischen Lunge nahm der koagulable Stickstoff um 10% ab, in vier normalen überhaupt nicht.

WANNER fand ferner in der Verdauungsflüssigkeit einer grau hepatisierten Lunge nach 48 Stunden Stehen im Brutschrank sekundäre Albumosen (darunter fällt auch das Pepton Brücke), Tyrosin, Leucin, wahrscheinlich Milchsäure, daneben etwas Protagon und Lecithin. Tryptophan (Indol-α-Aminopropionsäure) dürfte gleichfalls vorhanden sein. MÜLLER wies außerdem Lysin, ferner Purinbasen, die aus zerfallenen Kernen stammten, nach und neuerdings konnte BÖHM außer dem Lysin noch Histidin und Arginin darstellen. In frischen hepatisierten grauen Lungen erhielt er dagegen diese Stoffe nicht, nur Albumosen.

SOTNITSCHEWSKY fand im Extrakt mit 55° heißem Wasser Pepton, Leucin, Tyrosin, Taurin und Xanthin, ferner bei der Extraktion mit Salzsäure Syntonin (ein Acidalbuminat).

Nach den Mitteilungen von SIMON entstand noch während der Autolyse ein in Wasser und Säuren unlöslicher, in Alkalien leicht löslicher phosphorhaltiger Bodensatz, der sich ähnlich wie ein geronnener Eiweißkörper verhielt. Auch wenn etwas von dem autolysierten Lungensaft in Milch gebracht wurde, trat ein feiner, flockiger Niederschlag auf, der darauf schließen ließ, daß sich in der Flüssigkeit eine labähnlich wirkende Substanz befand; vermutlich werden in Analogie zu ähnlichen Vorgängen bei der Verdauung mit Papajotin oder mit Drüsenextrakten (KURAJEFF und OKUNEFF) dabei Albumosen und Peptone in unlöslicher Form niedergeschlagen; Nukleinsäure, die mit Eiweißkörpern ähnliche Fällungen erzeugen kann, kommt nach SIMON bei dem geringen Phosphorgehalt des Niederschlags dafür weniger in Betracht.

Es handelt sich hier um sog. Plasteïne oder Koagulosen, die bei verschiedenen Verdauungsvorgängen in nicht zu verdünnten Albumose- wie Polypeptidlösungen Gerinnung hervorrufen. Man nimmt an, daß sie durch Synthese entstehen (Dysalbumosen?). EISELT fand sie auch im Glycerinextrakt des tuberkulösen Sputums wie in den Lungen selbst. Auch Sputa, die keine tryptische Verdauung zeigten, wiesen zuweilen plasteïnogene Eigenschaften auf (ebenso wie antitryptische). Sie sind durch Hitze koagulabel und werden aus ihren Lösungen schon durch Spuren von Neutralsalzen gefällt.

Kurz sei hier noch der Befund bei der mikroskopischen Untersuchung der 3 Tage im Brutschrank unter Toluolzusatz belassenen hepatisierten Lunge erwähnt. Das Fibrin wird mehr oder weniger verdaut, ein großer Teil der Alveolen gänzlich frei davon gefunden; die roten Blutkörperchen sind verschwunden und der Leib der Leukocyten aufgelöst. Zwischen den Kernhaufen in den Alveolen lassen sich noch massenhaft gelbbraune Schollen und stäbchenartige Krystalle erkennen. SIMON wagt nicht zu entscheiden, ob es sich dabei um Hämatoidinkrystalle oder andere Derivate des Blutfarbstoffs handelte. Bakterien wurden keine gefunden. Endlich zeigten sich noch — was übrigens schon in der frisch entnommenen Lunge zu erkennen war — große Mengen fettglänzender Kugeln, die sich mit Sudan- oder Osmiumsäure intensiv färbten. Das Gerüst des eigentlichen Lungengewebes war bei dem Prozeß anscheinend intakt geblieben.

Tatsache ist also, daß in der pneumonischen Lunge ein Verdauungsvorgang stattfindet, der sich in dem Auftreten reichlicher, nicht koagulabler stickstoffhaltiger Körper äußert. Diese vermehren sich bei Stehen im Brutschrank außerordentlich und es läßt sich aus ihnen eine Reihe von Spaltprodukten darstellen. Damit erklärt sich auch das Auftreten dieser Körper im Auswurf. Wie das Auftreten von Deuteroalbumosen bei gleichzeitigem Fehlen von primären Albumosen beweist, geht der Prozeß nicht entsprechend der Salzsäurepepsinverdauung vor sich, sondern gleich dem der tryptischen Verdauung.

Bis zu einem gewissen Grade analog diesem Vorgang verläuft der Fäulnisprozeß bei manchen Erkrankungen der Lunge, bei Absceß, Gangrän, Bronchiektasien, infolge Eindringens von bestimmten Bakterien (Proteus, Bact. fluorescens liquefaciens, Bac. putrificus); die Fäulnis charakterisiert sich durch das Auftreten besonderer Spaltprodukte, die sich bei der Autolyse nicht finden, besonders von Kohlensäure, flüchtigen Fettsäuren, Ammoniak, Schwefelwasserstoff, Mercaptanen, Phenolen, Phenylpropionsäure, Parakumarsäure, Indol, Skatol, Ptomainen, neben den bei dem fermentativen Prozeß vorgefundenen Abbauprodukten. Daß dabei auch ausgeschiedenes Fibrin in Lösung geht, ist verständlich. Vielfach werden beide Vorgänge, Oxydation und Reduktion auch nebeneinander verlaufen.

2. Vorkommen von Fermenten im Auswurf. Zweifellos sind es noch unklare Vorstellungen von dem Lösungsvorgang gewesen, die schon lange dazu geführt haben, das Sputum auf verdauende Substanzen zu untersuchen Als erster beobachtete FILEHNE im Auswurf und Kaverneninhalt zweier a

Lungengangrän leidender Patienten ein Ferment, das ähnlich wie Trypsin, Eiweiß und Elastin verdaute, während Bindegewebe nicht angegriffen wurde. Bei alkalischer Reaktion waren nach acht Tagen nur noch geringe Reste von elastischem Gewebe vorhanden, bei saurer blieb es unverdaut. Kontrolluntersuchungen ergaben, daß Pepsin mit Salzsäure rascher verdaute, Pankreasextrakt in alkalischer Lösung dagegen nur wenig schneller. Bei der Verdauung von Eiweißwürfeln wurde nach acht Tagen neben Pepton (wohl Deuteroalbumosen) noch gelöstes Eiweiß gefunden. Thymol, Terpentin, Salicylsäure, Carbolsäure, Chininsulfat hemmten die Verdauung, ebenso starke Salzsäure und konzentrierte Kochsalzlösung. Sobald Zersetzung eingetreten war, verdauten die glycerinfreien Sputa nicht mehr.

Stolnikow fand dann in sämtlichen serösen, eitrigen und gangränösen Sputis ein mit Glycerin extrahierbares eiweißverdauendes Ferment vor, das er den damaligen Anschauungen gemäß als Fäulnisferment bezeichnete. Menzing konnte im Auswurf eines Bronchiektatikers eine leichte Fibrinverdauung konstatieren; die elastischen Fasern erlitten dabei nur eine leichte Quellung, aber keine vollständige Auflösung. — Teilweise Lösung des Ligamentum nuchae, gänzliche von Fibrin und Lungenstückchen durch putriden Auswurf stellte auch Biermer fest.

Escherich wies ferner in Glycerinextrakt der Punktionsflüssigkeit eines in die Pleurahöhle durchgebrochenen Gangränherdes ein in alkalischer Lösung, aber nicht mit Salzsäure fibrinverdauendes Ferment nach, das bei Brutschranktemperatur wirksam war, aber gegen Temperaturen über 40° große Empfindlichkeit zeigte. Seröse, schleimige und schleimig-eitrige bronchitische Sputa zeigten in alkalischer Lösung keine Verdauung, manchmal eine Spur peptischer Wirkung, ebenso ein pneumonisches Sputum vom 9. Tag; bei Bronchiektasien war das Resultat negativ, dagegen deutlich positiv bei rein eitrigen phthisischen Sputis; diese verdauten nach 4—10 Stunden Fibrinflocken vollkommen. Das Ferment erwies sich, aus dem Glycerinauszug mit Alkohol gefällt und an der Luft getrocknet, ebenso wirksam wie das frische Sputum; es war also die Wirkung von Bakterien auszuschließen.

Früher schon war es auch Traube aufgefallen, daß im Auswurf von Kranken mit Lungengangrän Lungenteilchen vorhanden waren, darin aber die elastischen Fasern fehlten.

Friedrich Müller fand, wie bereits erwähnt, dann später gleichfalls Verdauung von Fibrin und koaguliertem Eiereiweiß bei schwach alkalischer Reaktion unter Ausschluß der Fäulnis bei allen eiterhaltigen Sputis; nicht eitrige, rein schleimige und pneumonische Sputa besaßen vor der Krise dagegen diese Kraft nicht; nach der Krise wurde in eitrigen Sputis wieder Ferment festgestellt. Das gleiche stellte Bittorf mit der Löfflerplatte fest. Nach der Krise nahm es plötzlich stark zu, während gleichzeitig die hemmende Kraft des Blutserums schwächer wurde. Ähnlich verhält es sich nach Versuchen von Abraham mit dem Auswurf der Grippepneumonie. Nach Trona fördert tuberkulöser Auswurf das Spaltungsvermögen von Pepsin und Trypsin.

Daß ein lösendes Ferment im Auswurf mancher Kranker vorhanden sei, erwiesen auch die Untersuchungen von Stadelmann, nach denen Fibrinflöckchen durch Sputum, das von Patienten mit Lungengangrän und, in geringerem Grade auch von Phthisikern stammte, verdaut wurden. Er konnte in dem Verdauungsgemische Leucin, Tyrosin, einen Körper, der eine rotviolette Färbung mit Brom gab, also wohl Tryptophan, ferner häufig Indol nachweisen. Mit dem Übergang in Fäulnis nahm die tryptische Kraft zu, es wurden außer Fibrin auch elastische Fasern aufgelöst oder angedaut. In saurer Lösung war das Ferment unwirksam; durch Kochen konnte er es zerstören, durch

Zusatz von Antisepticis (Thymol) abschwächen. Aus diesem Grunde ließ er es unentschieden, ob es sich um ein geformtes oder ungeformtes Ferment handelte. Jetzt weiß man, daß die Fermentwirkung mit dem Auftreten der neutrophilen polynucleären Leukocyten verbunden ist. Nach EISELT soll es allerdings nicht von ihnen abhängen.

EISELT stellte in tuberkulösen Sputis tryptisches Verdauungsvermögen fest, doch ist dieses inkonstant und verschwindet zeitweise völlig. Dafür erscheint Antitrypsin, besonders mit dem Wiederauftreten von Fieber nach fieberfreien Perioden. Ob neben dem Trypsin noch ein anderes, ähnlich wirkendes Ferment vorkommt, erscheint nicht ganz sicher. Peptolytische Eigenschaften fand EISELT im pneumonischen Auswurf nicht, im tuberkulösen nur hin und wieder (gegen Edestin geprüft).

3. Nachweis. Um das Vorhandensein des Fermentes zu konstatieren, genügt es, in das mit etwas Toluol versetzte Sputum eine am besten mit Carmin gefärbte Fibrinflocke zu bringen; nach längerem Stehen im Brutschrank sieht man nach, wie weit das Fibrin verdaut und der Farbstoff in die Umgebung diffundiert ist. Gegebenenfalls muß man das Sputum mit einer kleinen Menge 0,1%iger Natriumkarbonatlösung ganz schwach alkalisieren, da saure Reaktion die Verdauung hemmt. METTsche Röhrchen sind hier noch nicht angewendet worden. Gleichfalls sehr bequem ist die Methode von MÜLLER-JOCHMANN; man bringt von dem mit Natriumcarbonat bis zur schwachen Alalescenz versetzten und möglichst gut durchgeschüttelten Sputum mittels Glasstabes je einen Tropfen auf eine LÖFFLER-Platte und hält diese 24—48 Stunden bei 55° im Brutschrank; ist Ferment vorhanden, bildet sich eine größere oder kleinere Delle in dem Serum. Pepsinwirkung findet dabei nicht statt, Bakterienwirkung wird durch die hohe Temperatur ausgeschaltet.

RUSCA benutzte dieses Verfahren, um tuberkulösen Eiter von dem der gewöhnlichen pyogenen Bakterien zu trennen, doch ist es nicht frei von Fehlerquellen.

Nach FULD und GROSS kann man folgende Methode zum quantitativen Trypsinnachweis verwenden. Sie beruht darauf, daß in alkalischer Lösung befindliches unverändertes Casein durch Essigsäure leicht gefällt wird, während die gebildeten Spaltprodukte in Lösung bleiben. Zu diesem Zwecke schüttelt man blutfreies Sputum zur Entfernung des Mucins und des Nucleins mit 3%iger Essigsäure, neutralisiert das Filtrat genau mit Natriumcarbonat und bringt absteigende Mengen von ihm zu einer Caseinlösung, die 0,5 Casein und 1,0 Natriumcarbonat in 1 Liter Wasser enthält, wobei mit Natriumcarbonat stets auf das gleiche Quantum aufgefüllt werden muß. Man stellt die Mischung in den Brutschrank und beobachtet, in welcher Zeit und in welcher Verdünnung mit 1%iger Essigsäure keine Trübung mehr auftritt. Bleibt die Trübung ebenso stark wie in der Kontrolle, so ist kein Ferment vorhanden.

Gewinnung. Nach ESCHERICH erhält man das Ferment, indem man das Sputum mit Glycerin auszieht und den Auszug mit absolutem Alkohol fällt; der weiße Niederschlag wird in Alkohol ausgewaschen und an der Luft getrocknet. Nach STADELMANN versetzt man das Sputum mit neutralem Ammonsulfat im Überschuß, so daß noch ungelöste Krystalle vorhanden sind, filtriert und wäscht den Rückstand mit gesättigter Ammonsulfatlösung. Bei beiden Methoden erhält man selbstverständlich nicht das Ferment rein, sondern mit anderen Stoffen versetzt (Eiweiß, Albumosen).

Über fettspaltendes Ferment siehe S. 250.

4. Spaltprodukte. a) Als nächste Spaltprodukte der in den Lungen stattfindenden Verdauung treten im Sputum Albumosen auf, und zwar, wie von F. MÜLLER und seinen Schülern nachgewiesen wurde, nur sekundäre. In diese Gruppe gehört auch das von ihm häufig gefundene Pepton BRÜCKE. Die Anwesenheit dieser sekundären Albumosen beschränkt sich auf die zahlreichen eitrigen Sputa bei Bronchitiden, Bronchiektasien, Pneumonien nach der Lösung, ist dagegen nach KOSSEL in rein schleimigen Sputis nicht zu finden. Echtes Pepton (KÜHNE) wird aber stets vermißt (MÜLLER, WANNER, STADELMANN).

WANNER führte bei einer Reihe von Krankheiten quantitative Bestimmungen der Albumosen aus; sie ergaben auch da, wo keine oder nur eine geringe Verdauung stattfindet, recht erhebliche Werte, wie die Zahlen in der Tabelle, S. 226, zeigen.

Nachweis und Bestimmung der Albumosen und des Peptons. Für den einfachen Nachweis von Albumosen genügt es, 10 ccm des durch Essigsäure von Mucin befreiten Sputums mit 8 g gepulvertem Ammonsulfat zu versetzen und den Niederschlag nach einiger Zeit abzufiltrieren. Er wird in ein Reagensglas mit Wasser gebracht und aufgekocht, wodurch die Albumosen in Lösung gehen, das Eiweiß dagegen nicht, der zurückgebliebene Niederschlag abfiltriert und im Filtrat die Biuretreaktion angestellt. Vorhandene Albumosen geben eine positive Reaktion.

FELSANI bediente sich des Nickelreagens zum Nachweis: Das gewaschene Sputum wird in 10%igem Natriumcarbonat aufgelöst, dazu langsam 5%iges NH_3 + 5%iges Nickelsulfat getropft. Bei Anwesenheit von Albumosen Orangefärbung.

Die quantitative Bestimmung der Albumosen geschieht nach WANNER am besten durch Aussalzen mit Zinksulfat (Verfahren von BAUMANN und BÖMER), indem sowohl zur Albumosenlösung, die man durch vollkommene Entfernung des Mucins und Eiweiß (s. S. 224) erhalten hat, als zur Zinksulfatlösung auf je 100 ccm 2 ccm einer Säure zusetzt, die aus ein Volumen konzentrierter Schwefelsäure und 4 Volumen Wasser besteht. Zur Ausfällung wird zunächst das gleiche Volumen einer solchen kaltgesättigten Zinksulfatlösung zugesetzt. Entsteht ein Niederschlag, so sind primäre Albumosen vorhanden, deren N-Gehalt nach Abfiltrieren bestimmt wird. Sodann wird Zinksulfat bis zur Sättigung eingetragen. Die trübgewordene Lösung läßt man 24 Stunden stehen, nach welcher Zeit die Deuteroalbumosen einen schönen, flockigen Niederschlag bilden. Dieser wird filtriert, mit gesättigter Zinksulfatlösung nachgewaschen und in ihm der N-Gehalt bestimmt. Durch Multiplikation des gefundenen Wertes mit 6,25 ergibt sich der ungefähre Wert der Albumosen.

Die Ausfällung von Mucin und Eiweiß durch Kochen mit gleichen Teilen 1%iger Essigsäure und 5%iger Monokaliumphosphatlösung und Kochsalz im blutstofffreien Auswurf ist anscheinend noch nicht versucht worden (s. HOPPE-SEYLER, 9. Aufl., S. 773).

Bei der Halbsättigung der Albumosenlösung kann ein Niederschlag entstehen, auch wenn nur sekundäre Albumosen vorhanden sind, wenn nämlich vorher zur Entfernung des Eiweiß reichlich Kochsalz zugesetzt war. Da außerdem durch Neutralisation der Essigsäure Salz gebildet worden war, genügt dann schon die Halbsättigung mit Ammonsulfat, um einen Teil der sekundären Albumosen zu fällen. Man wird daher gut tun, möglichst wenig Kochsalz zur Abscheidung des Eiweiß zu nehmen, falls man eine getrennte Bestimmung vornehmen will.

Neueren Untersuchungen zufolge ist die Trennung der Albumosen in einzelne Fraktionen nach dem geschilderten Verfahren indes nicht genau, auch gehen in den Niederschlag Polypeptide über.

Zum Nachweis des Peptons wird in dem Albumosenfiltrat das Zink mit Natronlauge gefällt, das alkalische Filtrat neutralisiert und bis auf wenige Kubikzentimeter eingedampft, dann konzentrierte Natronlauge und Kupfersulfat in sehr verdünnter Lösung zugefügt. Rote oder rotviolette Färbung zeigt die Anwesenheit von echtem Pepton (KÜHNE) an, doch ist dieses bisher im Auswurf nicht gefunden worden.

KOSSEL verfuhr auf andere Weise. Er vermischte Auswurf mit Wasser, kochte einmal auf und fällte durch Zusatz von wenig Essigsäure das Eiweiß zum größten Teil. Dabei bleibt Pepton mit wenig anderen Eiweißkörpern in Lösung. Letztere wird jetzt durch Zusatz von etwas konzentrierter Natriumacetatlösung und Eisenchlorid bis zur Rotfärbung versetzt, mit Kalilauge genau neutralisiert und durch Aufkochen die übrig gebliebenen E-Körper entfernt, so daß allein Pepton in der Lösung vorhanden ist (Prüfung des Filtrats mit Essigsäure und Ferrocyankalium, bei positivem Ausfall Wiederholung des Verfahrens). Das Filtrat gibt die Biuretreaktion. Wir haben schon hervorgehoben, daß durch dieses Verfahren Albumosen nicht entfernt worden sind.

b) Polypeptide und Aminosäuren. Polypeptide sind aus dem Sputum bisher noch nicht dargestellt worden, dagegen ist schon frühzeitig die Anwesenheit von Aminosäuren aufgefallen. LEYDEN und JAFFÉ fanden als erste in DITTRICHschen Pfröpfen bei Bronchiektasien Leucin (Aminocapronsäure bzw. α-Aminoisobutylessigsäure) und Tyrosin (p-Oxyphenyl-α-Aminoproprionsäure).

BIERMER sah gleichfalls in bronchiektatischen Sputis, die wochenlang standen, weißliche schimmelähnliche Massen auftreten, die aus garbenförmigen Nadelhaufen bestanden. Er hielt sie zunächst für Fettnadeln, sah sie aber später für (Leucin- oder) Tyrosinkrystalle an. STADELMANN fand Tyrosin in autolytiertem phthisischem Sputum. PISSAVY und MONCEAUX wiesen es in allen bacillenhaltigen tuberkulösen Sputis durch Tyrosinase nach. JÜTTE erhielt die Reaktion nicht nur bei Tuberkulösen, sondern in jedem eitrigen Auswurf. KANNENBERG erhielt die typischen Krystalle beim Eintrocknen des Sputums, das nach Durchbruch von Empyemen, in einem anderen Falle eines „peripleuritischen" Abscesses ausgehustet worden war. In einem Falle hatte der Eiter 13 Tage stagniert. In frischen Sputis beobachtete er nichts dergleichen, ebensowenig wie BAMBERGER. Leucin wurde später auch von PETTERS im alkoholischen Auszug des Sputums bei der gleichen Erkrankung nachgewiesen, von FLEISCHER bei Gangrän. Mit neueren Untersuchungsmethoden ist Tyrosin sehr viel öfter nachgewiesen worden, und zwar nicht nur im tuberkulösen Auswurf, der ja stets mehr oder minder zersetzt ist, sondern auch im nichttuberkulösen eitrigen Auswurf (JÜTTE). LOEBISCH und ROKITANSKY stellten aus bronchiektatischem Auswurf die Benzoylverbindung eines Diamins dar, das sie als Cadaverin ansprachen.

Nachweis und Darstellung des Leucins und Tyrosins. Man kann hier die Angaben der Darstellung dieser Substanzen für das Lungenautolysat nach SIMON befolgen Das Sputum wird zur Entfernung von Eiweiß und Mucin mit dem 5fachen Volumen heißen Alkohol gefällt und filtriert, das Filtrat auf dem Wasserbad zu Sirupdicke eingedampft, dabei krystallisiert zuerst Tyrosin und dann Leucin aus, wodurch ihre Trennung ermöglicht wird. (Die Trennung kann auch nach Absaugen der ausgeschiedenen Krystalle durch Kochen mit Eisessig erfolgen, wobei fast nur Leucin in Lösung geht.) Das Tyrosin wird in Ammoniak gelöst, aus dem es bei Verdunsten wieder auskrystallisiert. Der Nachweis geschieht durch die charakteristischen Krystalle, sowie durch folgende Reaktionen:

a) Mit dem MILLONschen Reagens tritt bei Erhitzen purpurrote Farbe auf:

b) Reaktion nach PIRIA: man löst einige Tyrosinkrystalle unter vorsichtigem Erwärmen in konzentrierter Schwefelsäure auf, läßt erkalten, verdünnt mit Wasser, neutralisiert mit Bariumcarbonat und filtriert. Das Filtrat färbt sich wegen seines Gehaltes an Tyrosinsulfosäure mit wenig Eisenchlorid violett.

Das Leucin scheidet sich aus der Mutterlauge in runden, oft radiär gestreiften Kugeln aus, die durch Säuren oder Alkohol leicht gelöst werden. Durch Kochen mit frisch gefälltem Kupferhydroxyd (durch Zusammenbringen von Kupfersulfat und Natronlauge erhalten) wird es in das Kupfersalz übergeführt, das in blaßblauen Schüppchen (rhombischen Tafeln) auskrystallisiert.

Neuerdings hat man die Bildung von dunklen melaninähnlichen Farbstoffen aus dem Tyrosin durch Einwirkung der pflanzlichen Tyrosinase zum Nachweis des Tyrosins im Auswurf benutzt. PISSAVY und MONCEAUX sind dabei folgendermaßen vorgegangen: Der Auswurf wird in einem reinen Glase aufgefangen, Antiseptica irgendwelcher Art dürfen nicht mit ihm in Berührung kommen. Nach Zusatz des doppelten Volumens kochenden Wassers wird gehörig vermischt und nach 10 Minuten filtriert. Zu 5—10 ccm des Filtrats werden in einem weiten Reagensglas 8—10 Tropfen einer Glycerinmaceration von sorgfältig geschältem Champignon der Gattung Russula (zusammen dunkel aufbewahrt, vor Gebrauch filtriert) versetzt. Bei Zimmertemperatur tritt je nach dem Tyrosingehalt in wechselnder Zeit und Stärke Braunfärbung auf. Ablesung nach 24 Stunden. Die Methode ist von JÜTTE als brauchbar bestätigt worden, indes beschränkt sich nach ihm der Nachweis des Tyrosins nicht auf den tuberkulösen Auswurf, wenn er auch bei diesem oft außerordentlich stark ausfällt.

Zum Nachweis von Spaltprodukten des Eiweiß verwandte MAFFEI die RONCETsche Alizarinprobe, eine Farbreaktion. Dazu wird Sputum in zwei Reagensgläsern mit je 5 Teilen destillierten Wassers verdünnt, gut gemischt und mit je 20 Tropfen 1%iger Alizarinlösung versetzt. Bei Abwesenheit von Abbauprodukten bleibt die auftretende purpurrote Farbe bestehen; bildet sich Niederschlag, so ist er azurblau. Tuberkulöse wie gelegentlich auch andere Sputa färben sich dagegen rötlich und zwar schon nach wenigen Tropfen Alizarinlösung; der Niederschlag ist dann hellrosa.

Im Sputum selbst sind die bei der Autolyse der Lunge gefundenen übrigen Aminosäuren, ferner Thiaminosäuren, Histidin, Purinbasen noch nicht nachgewiesen worden, doch besteht kaum ein Zweifel, daß sie sich, wenn auch nicht immer in frischem Sputum, so doch bei der Verdauung desselben finden lassen.

Die Zunahme der Saltprodukte im Sputum können wir am besten und leichtesten durch die Bestimmung ihres Gehaltes an Reststickstoff erkennen, d. h. der Stickstoff derjenigen Substanzen, die durch Zinksulfat bzw. durch

Kochen mit Essigsäure nicht gefällt worden sind (Aminosäuren, Diamine, Tryptophan, Purinbasen, Ammoniak). WANNER hat eine Reihe derartiger Bestimmungen ausgeführt (s. Tab., S. 226), nach denen der Reststickstoff am spärlichsten in den rein schleimigen bronchitischen Sputis vorhanden ist, mehr in den eitrigen bei Bronchiektasien und Tuberkulose und am meisten in autolytischen oder faulenden Sputis, also bei Pneumonie und Gangrän. Die täglichen Schwankungen sind recht groß; WANNER nimmt als Erklärung an, daß, wie z. B. bei dem bronchiektatischen Sputum, Fäulnis und Autolyse in den tiefliegenden Kavernen, in denen das Sekret am häufigsten liegen bleibt, am weitesten fortschreiten und die meisten krystallinischen Spaltprodukte gebildet werden; bei der nur von Zeit zu Zeit erfolgenden Entleerung erscheint nun auf einmal eine große Menge Reststickstoff, während andere Male der Auswurf aus den weniger dilatierten Bronchien kommt und mehr dem bronchitischen Sputum ähnelt.

Sehr lehrreich sind die im Laufe einer Pneumonie gewonnenen Zahlen (s. Tab., S. 226). Die höchsten Werte erreicht der Reststickstoff kurz vor und nach der Krise. Es spiegelt sich also in dem Reststickstoffgehalt des Auswurfs der in den Lungen stattfindende Auflösungsprozeß wieder.

Überläßt man ein eitriges Sputum der Autolyse im Brutschrank, so sieht man gleichfalls mit Sinken des Eiweiß- und Albumosengehaltes ein beträchtliches Ansteigen des Reststickstoffes. Die von WANNER angegebene Tabelle der bei der Zersetzung eines bronchiektatischen Sputums gewonnenen Zahlen diene als Beispiel hierfür:

	Eiweiß	Albumosen	E.-N	Alb.-N	Rest.-N
1. Tag	0,367	0,340	0,058	0,054	0,014
4. „	0,090	0,240	0,014	0,038	0,203
7. „	0,070	—	0,011	—	—
12. „	0,058	0,203	0,009	0,032	0,232

c) Fäulnisprodukte. Durch das Eindringen von Fäulniskeimen erleiden die in die Lungen abgeschiedenen Massen gleichfalls eine tiefgehende Zersetzung, bei der neben Produkten, die wir auch bei der Autolyse unter Ausschaltung der Bakterien finden, bestimmte Stoffe auftreten. Bei dem Fäulnisprozeß wird übrigens nicht nur Eiweiß abgebaut, sondern auch Mucin und elastische Substanz. Bei Zersetzung derselben durch Pankreas ohne Ausschluß von Bakterien fand WÄLCHLI Ammoniak, Valeriansäure, Glykokoll, Leucin; aus dem Mucin (der Weinbergschnecke) erhielt er Indol, Phenol, Buttersäure und eine Kupfersalze reduzierende Substanz. Eine Reihe dieser Stoffe ist auch im Auswurf wieder gefunden worden.

α) Flüchtige Fettsäuren und Oxysäuren (s. Kapitel Fett und Fettsäuren).

β) Ammoniak. Freies Ammoniak wurde bei fötider Bronchitis oder Bronchiektasie von einer Reihe von Autoren gefunden (GAMGEE, BAMBERGER, PETTERS, LEYDEN und JAFFE, HIRSCHLER und TERRAY). Ferner als Ammoniumcarbonat in einem Falle von Bronchialvereiterung von PETTERS. Quantitative Analyse liegt nur eine von WANNER vor. Er erhielt auf 50 ccm Autolysat eines bronchiektatischen Sputums in 6 Tagen 0,025 g Ammoniak, gewiß keine große Menge. Es muß dahin gestellt bleiben, ob sich das Ammoniak bei der Autolyse selbst entwickelt hat, was nicht unmöglich ist, oder ob es nicht von Anfang an im Sputum vorhanden war. — Aus dem Blut stammt das Ammoniak nicht, denn die Lungen sind für dieses nicht durchgängig (MAGNUS). Erst nach dem Tode bei fortgesetzter künstlicher Atmung erscheinen Spuren. In der Ödemflüssigkeit fand es sich.

Der Nachweis geschieht entweder durch den Geruch, doch ist dieser häufig überdeckt, oder das Ammoniak findet sich nicht frei in der Flüssigkeit. Man bringt daher zu dem Sputum in einem kleinen Kolben etwas Kalkmilch und klemmt mit dem Stopfen ein angefeuchtetes rotes Lackmuspapier ein; bei Anwesenheit von Ammoniak bläut sich dasselbe. Oder man hält einen mit Salzsäure befeuchteten Glasstab darüber, es bilden sich dann weißliche Nebel von Ammoniumchlorid.

Als bequemste quantitative Bestimmung sei hier nur die von SCHLÖSING angeführt, die auch von WANNER angewendet wurde, allerdings keine ganz genauen Werte gibt. Man bringt unter eine Glasglocke, die mit abgeschliffenem und eingefetteten Rande auf eine Platte luftdicht aufgesetzt wird, eine Petrischale mit 25 ccm $n/_{10}$ Schwefelsäure und setzt auf ein darübergelegtes Glasdreieck eine zweite etwas kleinere Petrischale. In diese kommen 20 ccm gut vermischtes Sputum und unmittelbar vor Aufsetzen der Glocke 10—15 ccm Kalkmilch. Man läßt 3 Tage ruhig stehen und titriert die nicht durch Ammoniak gebundene Schwefelsäure nach Zusatz von Cochenille mit $n/_{10}$ NaOH zurück. Die Zahl der zugesetzten ccm $n/_{10}$ Schwefelsäure-Zahl der zurücktitrierten ccm $n/_{10}$ Natronlauge mit 1,7034 multipliziert, gibt den Wert von Ammoniak in Milligramm an.

Besser ist es, den Auswurf nach starker Verdünnung mit Wasser mit Kochsalz und etwas Natronlauge sowie etwas Toluol zu versetzen, das Ammoniak mittels Luftstrom (600—700 l in der Stunde) auszutreiben und durch zwei mit $n/_{20}$ Schwefelsäure beschickte Vorlagen gehen zu lassen.

γ) Schwefelwasserstoff. Schwefelwasserstoff bildet einen regelmäßigen Bestandteil der in Fäulnis übergegangenen Sputa und wurde daher auch häufig nachgewiesen (GAMGEE, BAMBERGER, LAYCOCK, PETTERS, HIRSCHLER und TERRAY). Beim Stehen im Brutschrank ohne Zusatz von Antisepticis nimmt die Menge außerordentlich rasch zu. Der Nachweis geschieht entweder durch den charakteristischen Geruch oder auf folgende Weise: Man bringt das Sputum in eine Flasche und befestigt an ihrem Stopfen einen mit essigsaurem Blei und Ammoniak befeuchteten Löschpapierstreifen; dieser wird bei Anwesenheit von Schwefelwasserstoff infolge Bildung von Schwefelblei gebräunt bzw. geschwärzt. Man kann auch kurz im Reagensglas aufkochen.

Auf die Anwesenheit von Schwefeleisen bei Fäulnisprozessen macht BIERMER aufmerksam. Es löst sich in Essigsäure unter Entwicklung von Schwefelwasserstoff, kenntlich an dem Aufsteigen von Blasen und dem charakteristischen Geruch.

δ) Kohlensäure. Kohlensäure ist nach den vorhandenen Angaben nur als Ammoniumcarbonat von PETTERS gefunden worden; doch ist anzunehmen, daß sie sich in kleinen Mengen in jedem Fäulnisgemisch befindet. Der Nachweis geschieht leicht durch Zusatz von Salzsäure, wobei Blasen von Kohlensäure aufsteigen; bei Einleitung in klares Barytwasser wird dieses durch Bildung von Bariumcarbonat getrübt.

Kohlenwasserstoffe wurden von PETTERS bei Bronchiektasie vermißt, doch scheint ihr Vorkommen nicht ausgeschlossen, ähnlich ist es mit Phosphorwasserstoff.

ε) Methylamin, CH_3NH_2. Methylamin wurde von LAYCOCK als buttersaures Salz dargestellt. Es gibt ebenso wie Ammoniak mit Salzsäure Nebel, mit NESSLERS Reagens dagegen einen gelben Niederschlag.

ζ) Oxalsäure, $(COOH)_2$, wurde des öfteren bei Zersetzungsprozessen gefunden, und zwar in Form der typischen Krystalle von oxalsaurem Kalk (s. S. 207).

η) Phenol, C_6H_6, und Kresol, $C_6H_5CH_3$ (wohl das in Fäulnisgemischen hauptsächlich auftretende Parakresol), wurde von HIRSCHLER und TERRAY in dem gangränösen Auswurf nachgewiesen, doch fehlen auch hierüber alle genaueren Angaben.

Zum Nachweis derselben destilliert man das mit Wasser und konzentrierter Schwefelsäure (etwa 5 Teile auf 100 Teile verdünntes Sputum) versetzte Sputum und fügt zum Destillate etwas Bromwasser hinzu, wobei zuerst eine milchige Trübung, dann ein Niederschlag von gelbweißen, seidenglänzenden Nadeln oder käsigen Flocken entsteht (Tribromphenol). Beim Kochen mit MILLONS Reagens tritt im Destillat Rotfärbung auf.

Die Trennung von Phenol und Kresol, die die gleiche Reaktion geben, geschieht nach HOPPE-SEYLER (9. Aufl. 1909, S. 306).

ϑ) Indol, $C_6H_4\langle\begin{smallmatrix}CH\\NH\end{smallmatrix}\rangle CH$, und Skatol (β-Methylindol). Ihre Anwesenheit wurde gleichfalls von HIRSCHLER und TERRAY in gangränösem Sputum angegeben, BIERMER fand sie dagegen nicht. STADELMANN wies Indol in putridem Sputum nach.

Zum Nachweis von Indol fügt man nach HOPKINS zum Destillat des mit Wasser versetzten Sputums oder dessen Ätherextrakt etwas 1%ige Glyoxylsäure und konzentrierte Schwefelsäure; dabei tritt Rotfärbung auf. Salpetrige Säure darf nicht zugegen sein.

Oder besser man setzt nach EHRLICH zu dem Destillat im Reagensglas das halbe Volumen 2%iger alkoholischer Lösung von Dimethylaminobenzaldehyd zu, darauf tropfenweise 25%ige Salzsäure bis zur Rotfärbung, sodann vorsichtig einige Tropfen 0,5%iger Natriumnitritlösung. Es tritt eine schöne dunkelrote Farbe auf, die bald wieder verschwindet. Der Farbstoff läßt sich mit Amylalkohol ausschütteln. Gallenfarbstoff darf nicht gleichzeitig vorhanden sein.

Skatol gibt mit Glyoxylsäure eine rosarote Färbung, mit EHRLICHS Reagens eine blauviolette Farbe, die unter Umständen auf Zusatz von Natriumcarbonat tiefer blau wird.

ι) Ptomaine. Eine Substanz, die als Kadaverin (Pentamethylendiamin) angesprochen wurde, haben LÖBISCH und ROKITANSKY dargestellt als Benzoylverbindung (nach UDRANSKY und BAUMANN).

Zu diesem Zwecke wurde eine große Menge Sputum mit dem 6fachen Volumen 96%igem Alkohol versetzt, filtriert, der Alkohol auf dem Wasserbad verjagt, der Rückstand in Wasser aufgenommen, von dem entstandenen Niederschlag filtriert, das Filtrat mit einigen Tropfen Salzsäure angesäuert und zur Entfernung der flüchtigen Fettsäuren eingedampft; der Rückstand wieder in Wasser aufgenommen und filtriert. Nun wurde mit Wasser auf 500 ccm aufgefüllt, mit 200 ccm 10%iger Natronlauge versetzt und mit 25 ccm Benzoylchlorid längere Zeit geschüttelt, der Niederschlag, der die Benzoylverbindung von Diaminen darstellt, abfiltriert. — Der Niederschlag war alkohollöslich, in Wasser und Natronlauge unlöslich und bestand aus prismatischen Nadeln und quadratischen Blättchen vom Schmelzpunkt 134—136°. Der Schmelzpunkt für Benzoylkadaverin ist 137°.

Ist gleichzeitig Putrescin vorhanden (Tetramethylendiamin), so fällt man nach Lösung des Niederschlags in wenig Alkohol mit der 20fachen Äthermenge; die Putrescinverbindung krystallisiert aus, die Kadaverinverbindung bleibt in Lösung (Näheres siehe HOPPE-SEYLER, 9. Aufl. 1909, S. 211 u. 221).

Es muß jedoch fraglich erscheinen, ob LÖBISCH und ROKITANSKY wirklich eine derartige Kadaverinverbindung in Händen gehabt haben.

Ein von JAKOBSOHN dargestelltes ptomainähnlich wirkendes Produkt ist nicht genauer identifiziert worden.

Bei Destillierung des zersetzten Sputums mit oder ohne Natriumcarbonat geht nach PETTERS noch ein Körper über, der gleichfalls nicht weiter ermittelt werden konnte. Das mit Salzsäure eingedampfte Destillat nahm eine blaßrosarote Färbung an, die bei Zusatz von Salzsäure intensiver wurde und die sich teils abscheidendem Salmiak anhing, teils sich in braunvioletten amorphen wasserunlöslichen Flocken konzentrierte. Schwefelsäure und Salpetersäure bewirkten dieselbe Farbenveränderung, die bei Neutralisation mit Ammoniak wieder verschwand. Die in einer Glasröhre eingeschmolzene Flüssigkeit entfärbte sich nach monatelanger Aufbewahrung gänzlich. Die Substanz war nach PETTERS weder Anilin noch Pyocyanin, fand sich in allen in Zerfall begriffenen eiweißhaltigen Substanzen, dagegen nicht in jedem eitrigen Sputum (anscheinend Indol).

Die diagnostische Bewertung des Vorkommens dieser Substanzen ergibt sich aus dem Gesagten von selber. Sie finden sich da, wo ein bakterieller Abbau von Eiweiß sowie auch von Fett und Kohlehydraten schon in den Lungen selbst stattgefunden hat und die Zersetzung außerhalb der Lungen noch weiter fortschreitet; sie beschränken sich also in der Regel auf Bronchiektasien, Gangrän, Abscesse, tuberkulöse Mischinfektionen mit Kavernenbildung. Ihr Nachweis wird besonders wertvoll, wenn man den Übergang eines gewöhnlichen Entzündungsprozesses, besonders des pneumonischen, in Fäulnis vermutet. Findet nur ein fermentativer Abbau exsudierter Massen statt, so fehlen die letztgenannten Produkte, was schon an dem Mangel der stark riechenden Substanzen, besonders des Schwefelwasserstoffes und des Ammoniaks, kenntlich ist. Dann lassen sich hier nur die gleichen Abbauprodukte wie bei der hydrolytischen Spaltung des Eiweiß nachweisen. Daß der autolytische Prozeß besonders intensiv bei der pneumonischen Infiltration der Lungen stattfindet, haben wir schon hervorgehoben. Ob sich durch den Nachweis eines verschiedenen Mengenverhältnisses dieser Stoffe (Albumosen, Reststickstoff) durch den Diplokokkus hervorgerufene Pneumonien von Pneumonien anderen Ursprungs trennen lassen, darüber fehlen vorläufig noch Untersuchungen.

d) Harnstoff, $CO(NH_2)_2$. Bei einem an hochgradiger interstitieller Nephritis leidenden Kranken, der unter den Symptomen einer leichten Urämie an Pneumonie und Lungenödem zugrunde ging und mehrere Tage vor dem Tode große Mengen eines schaumigen, schwach rötlichen, dünnflüssigen Sputums aushustete, stellte Fleischer aus 800 ccm Sputum 1,39 g Harnstoff nach der Methode von Liebig und Hüfner dar. Da, wie Fleischer selbst angibt, die Methode geringe Verluste nicht ausschließt, so kann man die mit dem Sputum in 24 Stunden ausgeschiedene Harnstoffmenge auf etwa 2 g schätzen. Dieser Befund zeigt, daß bei Behinderung der Ausfuhr durch die Nieren analog der Ausscheidung durch den Magendarmkanal (besonders auch Speichel) und auf der äußeren Haut auch von den Lungen aus die Ausscheidung eines Teils des aufgehäuften Harnstoffs unter gewissen Verhältnissen geschehen kann.

Ferner gibt noch Delore an, daß er in dem Sputum eines Gichtikers, der an einem heftigen Influenzaanfall litt, Harnstoff in geringen Mengen gefunden habe (0,034 g im Tag). Dieser selbst war allerdings nicht auskrystallisiert, dagegen waren reichliche Krystalle von Kochsalz, Natriumcarbonat und Ammoniumcarbonat vorhanden; die Herkunft der Carbonate leitet Delore aus dem in den Bronchien durch Bakterienwirkung zersetzten Harnstoff ab.

Die quantitative Bestimmung des Harnstoffs kann nach Henriques und Gammeltoft erfolgen (Hoppe-Seyler-Thierfelder, 9. Aufl., S. 705), wobei die meisten N-haltigen Körper bis auf den Harnstoff durch Phosphorwolframsäure gefällt werden und dieser durch Erhitzen auf 150° gespalten wird. Das dabei entstehende Ammoniak wird wie angegeben bestimmt. Die Menge des Ammoniaks multipliziert mit 1,763 gibt die Harnstoffmenge. Zunächst wird ermittelt, wieviel 10% Lösung von Phosphorwolframsäure in $n/2\ H_2SO_4$ nötig ist, um in 5 bzw. 10 ccm Sputum (oder abgewogener Menge) eine vollständige Fällung zu bewirken, dann bringt man das Sputum mit dieser in einen Meßkolben von 100 ccm und füllt mit $n/2\ H_2SO_4$ auf, mischt, läßt stehen, bis sich der Bodensatz gerade abgesetzt hat und filtriert. Zwei Portionen von je 20 ccm werden in weiten Jenenser Reagensgläsern nach Bedeckung mit Zinnfolie $1^1/_2$ Stunden im Autoklaven bei 150° erhitzt und das Ammoniak nach S. 238 bestimmt.

Da das Magnesiumchlorid stets Ammoniak enthält, so ist die in 20 g enthaltene Stickstoffmenge zu bestimmen und von der gefundenen abzuziehen.

Felsani fällte E und Mucin durch Eintauchen in 2,5%ige kochende Pottaschelösung und Zusatz von Eisessig bis zur Ausfällung; zweimalige Lösung und Wiederausfällung des Fitrats.

e) Bernsteinsäure kann im Auswurf, der mit Echinokokkusflüssigkeit vermischt ist, nachgewiesen werden. Nach Untersuchungen von Flössner enthält sie außerdem Glykogen, Betain, Alloxurbasen, n-Valeriansäure, sowie Essigsäure und Propionsäure, die Wand Glucosamin.

4. Blut und Gallebestandteile.

a) Blut.

Die chemische Untersuchung des Sputums auf Blut wird selten ausgeführt, da sich das Vorhandensein von Blut bzw. Hämoglobin und seinen Derivaten durch die Farbe des Auswurfs kundgibt; in sehr geringen Mengen beigemischte morphologische Bestandteile des Blutes werden zudem sicherer durch die mikroskopische Untersuchung nachgewiesen. Ihr Nachweis ist auch von keiner großen diagnostischen Bedeutung, da häufig schon durch starken Hustenreiz, besonders aus dem Rachen, kleine Mengen Blut beigemischt werden. Man ist aber doch erstaunt, wie häufig man in eitrigen Sputis, besonders grün- und braungefärbten, eine überaus starke Reaktion erhält, auch wenn mikroskopisch keine roten Blutkörperchen zu sehen sind. Ebenso wichtig für die Farbe sind die verschiedenen Abbauprodukte des Blutfarbstoffes, deren Bildung durch verschiedene Bakterienarten wie -gemische erfolgt, wie wir in erster Linie aus den Untersuchungen KÄMMERERS wissen.

Will man ganz allgemein auf das Vorhandensein von Blut mittels chemischer Methoden prüfen, so empfiehlt es sich, die WEBERschen Vorschriften wie bei der Untersuchung des Stuhls auf Blut zu befolgen oder die Benzidinprobe von O. und R. ADLER auszuführen. Zu diesem Zwecke wird das Sputum mit Eisessig versetzt, ordentlich damit durchgeschüttelt und das gebildete essigsaure Hämatin in Äther aufgenommen. War das Sputum sehr dick, so muß vor der Aufnahme in Äther noch etwas destilliertes Wasser hinzugefügt werden, um die Vermischung von Eisessig und Äther zu vermeiden. Der Äther wird abgegossen; Hämatin zeigt sich durch bräunliche Färbung an. Man bereitet sich nun einen alkoholischen Extrakt aus Guajac-Harz, bringt $^1/_2$—1 ccm davon in ein Reagensglas, fügt ebensoviel altes Terpentinöl oder einige Tropfen 33$^0/_0$iger Wasserstoffsuperoxydlösung sowie den Ätherextrakt hinzu. Bei Anwesenheit von Blutfarbstoff tritt Blaufärbung ein, die durch Oxydation der Guajaconsäure zu Guajacblau entsteht. Die Reaktion tritt häufig erst allmählich auf und verschwindet nach einiger Zeit wieder. Wichtig ist, daß nicht zuviel Guajactinktur zugesetzt wird, da die Reaktion sonst ausbleibt. Schärfer ist der Nachweis mit Benzidin (ADLER); von diesem wird etwas Substanz in Eisessig gelöst, mit Wasserstoffsuperoxyd versetzt und dem Ätherextrakt zugefügt. Grünfärbung. Man kann auch die fertigen MERCKschen Tabletten aus Benzidin und Wasserstoffsuperoxyd nehmen und diese in Eisessig lösen.

Methämoglobin wird durch Pneumokokken und Streptokokken gebildet, abgesehen davon, daß es sich bei längerem Stehen in jeder bluthaltigen Flüssigkeit nachweisen läßt. Dies geschieht nach Verdünnen des Auswurfs mit Wasser bis 3—4 cm Schichtdicke durch das Spektroskop (in alkalischer Lösung schmaler Streifen in Gelb bei D und einer in Gelbgrün bis Grün, in saurer Lösung ein sehr deutlicher Streifen in Gelb dicht nach C, drei weitere in Gelb bei D, Grüngelb und einen breiten in Grün zwischen b und F (siehe auch S. 17).

Hämatin (alkal.) entsteht bei der tryptischen Verdauung durch Fermente und durch Bakterien mit tryptischem Vermögen (s. S. 17). Ob es auch bei Phosgenvergiftung gebildet wird, wie VIOLE für den Tierversuch angibt, bedarf der Nachprüfung. In alkalischer Lösung zeigt es einen Streifen links von D und Verdunkelung des violetten Endes, in saurer einen dunklen Streifen zwischen C und D und drei schwächere zwischen D und E.

Das eisenfreie Hämatoporphyrin (richtiger ein Porphyrin) entsteht durch Zusammenwirken von Aerobiern und Anaerobiern und wird nach KÄMMERER folgendermaßen nachgewiesen (indirekt):

Von dem Sputum werden 4 Ösen auf 20 ccm 5$^0/_0$ Blutbouillon verimpft und 5 Tage bebrütet. Zunächst erfolgt Hämolyse, am 4. Tage Braunfärbung des Blutfarbstoffes, der als brauner Niederschlag ausfällt. Am 5. Tag wird die Flüssigkeit mit 30$^0/_0$ Essigsäure versetzt und dann mit Äther ausgeschüttelt, bis aller Farbstoff in den Äther übergegangen ist, der nur dunkelbraun gefärbt ist, größtenteils saures Hämatin enthält. Der Äther wird abgehoben, zu gleichen Teilen mit 20% Salzsäure versetzt und durchgeschüttelt. Die wässerige Salzsäurelösung setzt sich bald vom Äther ab und ist hellcarminrot gefärbt. Das Spektroskop zeigt die Streifen des sauren Hämatoporphyrins: einen im Gelb links von D und einen breiteren nach rechts dunkleren in Gelb bis Grün. In alkalischer Lösung entstehen vier getrennte Bänder.

Häufiger findet eine Farbreaktion auf Hämatosiderin Anwendung, speziell dann, wenn man blutpigmenthaltige Zellen im Auswurf nachweisen will. Versetzt man das Sputum mit verdünnter Salzsäure und 2% Ferrocyankaliumlösung, so sieht man die blutpigmenthaltigen Partien sich schön blau bis blaugrün färben (Berlinerblau, Ferrisalz des Ferrocyankaliums). Unverändertes Blut gibt die Reaktion nicht (Mikronachweis s. S. 153), ebenso nicht das weiter abgebaute Hämatoidin (Bilirubin).

b) Gallenbestandteile.

Wichtig kann in manchen Fällen der Nachweis von Gallenbestandteilen sein, die nach neueren Untersuchern häufiger vorkommen als bisher angenommen wurde. Sie gelangen ins Sputum entweder durch Übertreten von Galle in das Blut, wie bei den Cholangien, oder bei direkter Verbindung zwischen Leber und Lunge. Nachdem durch H. Fischer die Identität des Hämatoidins mit dem Bilirubin sichergestellt ist, ist ferner auch der Beweis geliefert, daß Gallenfarbstoff an Ort und Stelle aus dem Blutfarbstoff entsteht.

1. Gallenfarbstoff. Schon Biermer gibt an, zuweilen beim Pneumoniker Gallenfarbstoff in dem grün bis violett gefärbten Sputum gefunden zu haben, bemerkt aber dazu, daß er auch in farblosen katarrhalischen Sputis eine allerdings nicht so intensive Färbung auf Zusatz von Salpeter- und salpetriger Säure gesehen habe; die gewöhnlichen Methoden seien daher zum Nachweis des Gallenfarbstoffes unsicher.

F. Müller wies dann in einem Falle von Pneumonie bei einem Ikterischen Gallenfarbstoff in dem reichlichen, intensiv gelbroten, beim Stehen sich rasch grün färbenden Sputum nach. Er schloß aus dem Vorhandensein des Gallenfarbstoffes gerade bei Pneumonie im Gegensatz zu dem Fehlen desselben bei anderen Erkrankungen, daß Gallenbestandteile im Auswurf nur dann auftreten, sobald es sich nicht mehr um Produkte reiner Drüsentätigkeit handele, sondern durch eine abnorme reichliche Transsudation oder eine intensive Entzündung die Bestandteile des Blutes ungehindert in die Lungen durchtreten könnten. Verfasser konstatierte in dem gelben Auswurf einer eigenartigen tuberkulösen Pneumonie eine positive Gmelinsche Reaktion; ein ausgesprochener Ikterus bestand nicht, immerhin ein eigentümliches gelbliches Kolorit der Haut. Der Auswurf färbte sich an der Luft grün.

Nun haben Obermayer und Popper sowie Pollak mittels verfeinerter Methodik in jedem rostfarbenen pneumonischen Auswurf Bilirubin nachgewiesen, erstere auch im Blute. Demnach tritt er regelmäßig in die Lungen über, auch wenn er für das Auge und mittels der alten Gmelinschen Reaktion nicht erkennbar ist. Neuere Untersuchungen haben auch gezeigt, daß Gallenfarbstoff sich bei den verschiedensten Erkrankungen im Blute sehr viel häufiger in nachweisbarer Menge vorfindet als man bisher annahm, auch ohne ausgesprochenen Ikterus.

Der Übertritt des Bilirubins in das Sputum geht mit der Menge des im Blute vorhandenen Bilirubins parallel und ebenso mit dem Eiweißgehalt des Auswurfs, wie Untersuchungen von v. Hoesslin zeigen.

Nach einer alten Angabe von Huxham soll auch durch den Speichel, in welchem er bei einem Ikterischen nach Kalomel zuerst einen grünen, dann einen gelben Farbstoff fand, dem Auswurf manchmal Galle beigemischt werden. Bamberger leugnet dagegen das Vorkommen im Speichel.

Auch die Fälle mit direktem Übertreten von Galle aus Leber in die Lungen sind nicht ganz selten. So beschrieben MONROE und SCHLESINGER Durchbruch eines Leberabscesses in einen Bronchus und Aushusten großer Mengen gallenhaltigen Sputums, GRAHAM erwähnt Mengen bis zu 400 ccm Galle. Auch bei Durchbruch von Echinokokkusblasen in die Lunge wurde häufig gallenhaltiges Sputum gesehen (NEISSER u. a.). In den meisten Fällen ist übrigens der Gallenfarbstoff nicht chemisch nachgewiesen worden.

Sehr gut kann man übrigens den Übertritt von Gallenfarbstoff an den gelben Ausschwitzungen auf den Tonsillen bei Anginen Ikterischer wahrnehmen.

In seltenen Fällen kann eine suspekte Färbung des Auswurfs auch durch Abkömmlinge des Bilirubins bzw. Biliverdins hervorgerufen werden, wie die ausführliche Mitteilung von MALIWA bezeugt. Dieser fand in keiner der beiden Schichten eines Auswurfs nach Echinokokkusdurchbruch, weder der dicken unteren braungelben noch der wässerigen oberen, grünlich-braunen Gallenfarbstoff (nur gegen Ende der Erkrankung in einzelnen Flöckchen), auch nicht in den zahlreich vorhandenen braunen und citronengelben Schollen; dagegen wies er ein Gemisch von Choleprasin und Bilifuscin nach, also von Körpern, die bei der weiteren Oxydation des Biliverdins entstehen; diese gaben die GMELINsche Reaktion nicht. Der Farbstoff war in 3% Essigsäure fast unlöslich, in Eiessig mit dunkelgrüner Farbe sehr gut, in Alkohol mit gelbbrauner Farbe schlecht, in Äther fast unlöslich (durch Überschuß von Essigsäure ging die Farbe in reines Grün über), durch Sonnenlicht wurde er nicht verändert. Spektroskopisch ließen sich einzelne Streifen nicht erkennen; in alkalischer Lösung war nur eine im Gelb beginnende, gegen das Blau allmählich zunehmende Verdunkelung wahrzunehmen.

Interessant und für die Erklärung wichtig ist die Angabe, daß in einem Gemisch von Galle und eitrigem Sputum im Reagensglase die anfänglich positive GMELINsche Reaktion nach und nach fast oder sogar gänzlich verschwand.

Der Nachweis des Bilirubins geschieht: α) durch die GMELINsche Reaktion, indem man in einem Reagensglas wenig salpetrige Säure enthaltende Salpetersäure mit Sputum überschichtet oder auf einem weißen Teller ausgebreitetes Sputum mittels Glasstabes einen Tropfen der Säure gibt. Es treten dabei in der Reihenfolge von unten nach oben bzw. von innen nach außen folgende Farben auf: Grün, Blau, Violett, Rot und Rotgelb. Der grüne und rote Ring muß stets gleichzeitig vorhanden sein, ein grüner allein genügt zum Nachweis nicht.

β) Nach OBERMAYER und POPPER: Auswurf wird direkt oder nach Versetzen mit der gleichen oder doppelten Menge Alkohol und Filtrieren, das Filtrat mit folgendem Reagens unterschichtet:

Wasser	625	Oder:	95% Alkohol	500
95% Alkohol	125		Acid. murat. dil.	500
Kochsalz	75		10% Jodtinktur	1,6
Jodkalium	12			
10% Jodtinktur	3,5	Oder:	95% Alkohol	150
			Acid. murat. dil.	150
			50% wässerige Eisenchloridlösung	30 Tropfen.

Charakteristisch ist der an der Berührungsstelle auftretende grüne Ring, bei sehr geringem Gehalt wird er mehr bläulich. — BOUMA schlägt den Farbstoff aus dem Filtrat mit 2% $CaCl_2$ in dem entstehenden phosphorsauren Kalk nieder und stellt dann die Reaktion nach OBERMAYER an.

γ) Nach POLLAK (Nachbildung der Methode von BIFFI):
Der Auswurf wird mit der doppelten Menge Chloroform extrahiert, das Chloroform abgedampft, der Rückstand mit einigen Tropfen Essigsäure aufgenommen und mit einem Tropfen 0,5%iger Natriumnitritlösung versetzt. Dabei entsteht eine vom Grün ins Grünblau, Violett bis Rötlich übergehende Farbe.

δ) Sehr gute Resultate gibt auch nach Fällung des Eiweiß und Mucins mit der gleichen Menge absoluten Alkohols das EHRLICHsche Diazoreagens: R. I besteht aus 5,0 Sulfanilsäure und 50,0 Salzsäure auf 100 Wasser, R. II aus 0,5 Natriumnitrit auf 100 Wasser; zu 2 ccm R. I 1 Tr. R. II. Nach Zusatz von 2—3 Tropfen der Mischung zu 2 ccm Alkoholfiltrat entsteht sofort oder bei spärlichem Bilirubingehalt eine verschieden starke Rot- bis Violettfärbung. Die Anwesenheit von Gallenfarbstoff zeigt sich übrigens schon durch Gelbfärbung des Filtrates an. Anwesenheit von Indol stört, da es eine ähnliche Farbe gibt.

ε) Mikrochemische Methode nach HERZFELD:

Der Auswurf wird mit Essigsäure angesäuert und mit Chloroform ausgeschüttelt (bei Anwesenheit von Blut zuerst mit wenig Kalkmilch gefällt, umgeschüttelt und nach Einleiten von Kohlensäure filtriert, der Niederschlag in Alkohol gebracht, mit Essigsäure angesäuert und mit Chloroform ausgeschüttelt). Auf Zusatz von Wasser scheidet sich das Chloroform, in das aller Gallenfarbstoff übergegangen ist, ab, das dann mittels Scheidetrichter abgetrennt, filtriert und in möglichst tiefem Uhrglas abgedunstet wird.

Der Rückstand wird auf einen Objektträger unter ein Deckglas gebracht und mit einem Tropfen HAMMARSTENschen Reagens versetzt (1 Teil 25% HNO_3 + 19 Teile 25% HCl, durch Stehen gelblich geworden; vor Gebrauch 1 Teil mit 4 Teilen Alkohol versetzen). Bei Anwesenheit von Bilirubin entsteht sofort grüne Färbung, bei Urobilin Gelbfärbung.

Auf spektroskopischem Wege gelang HERZFELD der Nachweis nicht.

Nachweis von Urobilin (nach SAHLI modifiziert):

Der Auswurf wird mit Chloroform ausgezogen, das Chloroform eingeengt und mit 1%iger alkoholischer Zinkacetatlösung versetzt, bis keine Trübung mehr entsteht. Bei Anwesenheit von Urobilin tritt grüne Fluorescenz auf oder man erkennt im Spektrum den Streifen des Urobilins zwischen den Linien b und F, im Grün an der Grenze von Blau.

2. Gallensäuren fand FRIEDR. MÜLLER in dem erwähnten Falle von Pneumonie mit Ikterus, ferner MALIWA.

Man versetzt zum Zwecke des Nachweises das Sputum mit Bleiessig und etwas Ammoniak, wäscht den Niederschlag mit Wasser, kocht ihn dann mit Alkohol und filtriert heiß. Die Bleisalze der Gallensäuren lösen sich in dem heißen Alkohol; man versetzt die Lösung mit einigen Tropfen Sodalösung, dampft im Wasserbad zur Trockne ein, kocht den Rückstand mit absolutem Alkohol aus, wobei die Natronsalze der Gallensäure sich wieder lösen, engt auf ein kleines Volumen ein und versetzt mit einem Überschuß von Äther, wobei ein harziger Niederschlag entsteht. Der Niederschlag wird in etwas Wasser gelöst und damit die PETTENKOFERsche Reaktion angestellt. Zu diesem Zwecke setzt man vorsichtig etwas konzentrierte Schwefelsäure zu, so daß die Mischung sich nicht über 60° erwärmt, und dann unter Umrühren mit einem Glasstabe tropfenweise 10%ige Rohrzuckerlösung. Bei Anwesenheit von Gallensäuren entsteht eine schöne rote Farbe, die bei längerem Stehen mehr blauviolett wird. Die rote Flüssigkeit zeigt im Spektrum einen Streifen bei F und einen zweiten zwischen D und E, neben E.

Die diagnostische Bedeutung des Auftretens von Gallenbestandteilen geht aus den eben erwähnten Fällen zur Genüge hervor. Bei croupösen Pneumonien haben sie nichts Besonderes zu besagen. Klinisch wichtiger sind zweifellos die Fälle, in denen — meist in eitrigem Sputum — größere Mengen von Galle plötzlich ausgeschieden werden, da dies stets auf die Öffnung einer Verbindung zwischen Leber und Lunge hinweist. Welcher Art der Prozeß ist, kann außerdem zuweilen aus den übrigen im Sputum enthaltenen Bestandteilen geschlossen werden.

In Zukunft ist dem Auftreten von Farbstoffabkömmlingen besondere Aufmerksamkeit zu widmen. Die Untersuchungen von MALIWA bedeuten hierin zweifellos einen Fortschritt. — Die Frage der Umwandlung des Blutfarbstoffes in Gallenfarbstoffe im Lungengewebe selbst bietet bei manchen Erkrankungen sicher Interesse, wie in dem erwähnten Falle des Verfassers.

3. Cholesterin s. S. 255.

5. Mucin.

α) Herkunft und Vorkommen. Die Schleime sind den Eiweißkörpern verwandte Stoffe; sie unterscheiden sich von ihnen durch einen geringeren N- und C-Gehalt und durch die Abspaltung des Glucosamins beim Kochen mit Säuren. Die echten Mucine werden von den übrigen Mucinen wieder dadurch getrennt, daß sie durch Säuren fällbar sind, daß sie phosphorfrei sind und als reduzierende Substanz Glucosamin enthalten.

Der Schleim des Sputums stammt aus den Schleimdrüsen und Becherzellen der Schleimhaut der Atmungswege. Schleimdrüsen finden wir herunter bis zu den kleinen Bronchien von 1 mm Durchmesser; Becherzellen, die bei Reizung sehr viel Schleim produzieren und dabei wahrscheinlich zum Teil zugrunde gehen, vom Kehlkopf an abwärts bis zu den Bronchien.

Ein kleiner Teil des im Auswurf enthaltenen Schleimes stammt häufig aus beigemengtem Speichel; wie groß dieser ist, läßt sich nicht genau beurteilen; reichlicher dünnflüssiger, nicht mit Luftblasen durchsetzter Schleim läßt in der Regel Abstammung aus dem Mundspeichel vermuten: er kann aber auch aus den Bronchien kommen (Bronchitis pituitosa).

Wir finden in jedem Sputum Schleim, wie schon der Augenschein lehrt, der auch eine gewisse Abschätzung der Menge desselben erlaubt. Es enthalten allerdings, wie schon wiederholt betont wurde, nicht alle Sputa, die uns rein schleimig erscheinen, reichlich Schleim, denn die schleimige Beschaffenheit kann auch durch ein Glykoproteid, das Nuclein, hervorgebracht werden. Man darf also wirklichen Wert nur auf quantitative Untersuchungen legen. Da die Darstellung des Mucins aus dem Sputum und die quantitative Bestimmung mit großen Schwierigkeiten verknüpft sind, so sind die älteren Angaben nur mit Vorsicht zu verwerten und auch die neueren Mucinbestimmungen liefern keine absolut genauen Zahlen.

NASSE, der alle im schleimreichen Sputum in Äther, Alkohol- und Essigsäure unlöslichen Substanzen als Schleim mit etwas Eiweiß verunreinigt berechnet, erhielt aus 100 Teilen feuchten Sputums 2,38%, auf 100 Teile trockenen Sputums berechnet 53,39% Schleimstoffe. Hierunter befinden sich alle im Sputum enthaltenen körperlichen Elemente, gelöstes Eiweiß und andere Verunreinigungen. SIMON fand 3,48 und WRIGHT 3,20% Schleim, auf flüssige Substanz berechnet.

Die von RENK angegebenen Zahlen leiden an dem gleichen Mißstande; ihre Werte sind außerdem zu niedrig, was in der mangelhaften Ausfällung des Schleimes durch verdünnte Essigsäure seinen Grund hat. Er verdünnte das Sputum mit Wasser, setzte Essigsäure hinzu, worauf die Flüssigkeit mehrere Stunden stehen blieb, damit die Schleimflocken sich zusammenballen und das Eiweiß der Zellen möglichst in die saure Lösung übergehen konnte; das Mucin wurde auf einem Filter gesammelt, mit essigsäurehaltigem Wasser gewaschen, getrocknet und gewogen.

WANNER berechnete die Menge des Mucins aus der aus ihm abspaltbaren reduzierenden Substanz, von der Voraussetzung ausgehend, daß reines Mucin 3 Stunden lang mit 10%iger Salzsäure gekocht, 33,6% reduzierende Substanz ergibt. Die bei dieser Methode aus Eiweiß und Nucleoalbuminen abspaltbaren reduzierenden Substanzen sind so gering, daß sie nicht in Betracht kommen.

	RENK		WANNER	
	% d. fr. S.	% d. tr. S.	im Mittel	Grenzwerte
für Bronchitis. . . .	1,72	49,34	2,088	1,024—3,310
„ Phthisis.	2,40	43,40	0,760	0,735—0,789
„ Pneumonie . . .	1,19	25,01	0,930	0,660—1,030
„ Bronchiektasie .	—	—	0	—

Für die Diagnose einzelner Krankheiten sagen uns diese Zahlen nicht viel mehr, als die oberflächliche Abschätzung des Schleimgehaltes; sie zeigen nur, daß sich auch im eitrigen Sputum wesentlich mehr Schleim befindet, als man für gewöhnlich annimmt und daß im pneumonischen Sputum weniger enthalten ist, als dem Aussehen entspricht, ein Hinweis darauf, daß an dem Zustandekommen der schleimigen Konsistenz noch andere Faktoren beteiligt sein müssen als das Mucin.

β) Darstellung. Wir folgen hier der Schilderung FRIEDR. MÜLLERS, dem wir die eingehendste Kenntnis über das menschliche Sputummucin verdanken. Nach ihm werden die aus dem Sputum chronischer Bronchitiker sorgfältigst ausgesuchten, durchscheinenden oder rauchgrau gefärbten schleimigen Klumpen sofort in 75—80%igen Alkohol gebracht und mehrere Minuten stark geschüttelt. Das Mucin wird dabei zu feinen, ziemlich festen

Fäden verwandelt, während im Alkohol eine feinkörnige Trübung auftritt, die sich beim Stehen als weißes Pulver auf den Schleimfäden absetzt und größtenteils aus wohlerhaltenen Zellen oder Zellkernen besteht. Durch mehrfaches Kolieren durch ein grobes Tuch und Ausschütteln mit 75—80%igem Alkohol können die Mucinfäden in der Hauptsache von Eiweiß und Nuclein gesäubert werden. Das gereinigte Mucin wird dann mit 0,5%iger HCl geschüttelt, wobei es sich etwas auflockert und weiter von Formelementen befreit wird. Zur Entfernung der Reste wird es dann mit einer sehr stark verdünnten Lösung von Natriumcarbonat in der Kälte geschüttelt; der Schleim quillt dabei zu froschlaichartigen Körnern, wird aber nicht oder nur zu einem kleinen Teil gelöst. Die auf dem Koliertuch zurückgebliebene Masse wird nochmals mit 0,5%iger HCl geschüttelt und abkoliert und wird dabei wieder fädig; die Salzsäure wird durch Zusatz von Alkohol möglichst entfernt, wobei sich der Schleim wieder kontrahiert. Es erfolgt nun Lösen in ganz verdünnter Natronlauge in der Kälte, unter Entstehung einer trüben fadenziehenden Lösung. Diese wird nach Filtrieren nach Möglichkeit zentrifugiert, da das erhaltene Filtrat noch trübe ist, die noch opalescierende Flüssigkeit mit verdünnter Essigsäure oder Salzsäure angesäuert, wobei Trübung und nach kurzem Stehen Ausscheiden des Mucins in feinen Fäserchen eintritt; nach Zusatz von einem Volumen Alkohol ballt es sich wie Schneeflocken zusammen und setzt sich zu Boden. Das weiße Präcipitat wird abfiltriert und mit einem Schlauch von Pergamentpapier gegen fließendes Wasser, dann gegen dünne Salzsäure und schließlich gegen destilliertes Wasser dialysiert, mit Alkohol vom Wasser befreit, mit Äther gewaschen und an der Luft getrocknet.

γ) Eigenschaften. Das so gewonnene Mucin stellt ein feines, aber doch ziemlich schweres, fast rein weißes und nur leicht grau gefärbtes Pulver dar; es enthält sehr wenig Asche, in der keine Phosphorsäure gefunden wird, keine Nucleinsubstanzen, keine Albumosen und Peptone, kein Eiweiß.

Mit Wasser quillt es zu einer gegen Lackmus sauer reagierenden Flüssigkeit auf. Die Basenkapazität entspricht 50,0 mg Natronlauge (d. h. zur Neutralisation von 1 g wassergelöstem Mucin sind 12,5 ccm $n/_{10}$ NaOH nötig).

Wässerige neutrale Mucinlösung trübt sich nicht beim Kochen, bei Zusatz von verdünnter Essig- oder Salzsäure fällt dagegen ein aus feinen Fasern bestehendes Sediment aus, das sich im Überschuß der Säure nur wenig und langsam löst; erst durch Alkoholzusatz wird die Fällung vollständig, dagegen verhindert Zusatz von etwas NaCl, essigsaurem Natrium oder anderem Alkalisalz die Ausfällung durch Erhitzen mit Essig- oder Salzsäure. Ferrocyankalium gibt in einer solchen Lösung keine Trübung, dagegen erzeugen Jodquecksilberkalium und Salzsäure einen Niederschlag. Durch Sättigung mit Magnesiumsulfat entsteht eine Trübung, aber keine flockige Ausfällung, durch Sättigung mit Ammonsulfat wie mit Alaun dagegen ein flockiger Niederschlag; mit Bleiacetat erfolgt schwache Opalescenz.

Mit Millons Reagens tritt rosenrote Färbung auf, die Biuretprobe gibt schwach blauviolette Färbung, bei Kochen erfolgt eine Spur Reduktion. Mit dem Ehrlichschen Dimethylamidobenzaldehyd erhält man, nachdem durch Zusatz von wenig Alkalilauge oder Barytwasser alkalisch gemacht und erwärmt worden ist, regelmäßig eine prachtvolle rote Färbung, wenn mit dem Reagens bis zur deutlich sauren Reaktion versetzt wird.

Aus der Beobachtung, daß das Mucin in wässeriger Lösung sich sofort auf Zusatz sehr verdünnter Natronlauge klärt, und deutlich schleimig fadenziehend wird, schließt Müller, daß der meist alkalisch, nur selten neutral reagierende Schleim des Sputums und anderer Sekrete das Alkalisalz des Mucins darstellt, wofür auch spreche, daß dem stark alkalisch reagierenden Sputum der chronischen Bronchitis durch Extraktion mit dünnem Alkohol ein großer Teil seines Alkali in Form des kohlensauren Natrium entzogen werden könne. Ein anderer Teil kann nicht auf diese Weise extrahiert werden und ist in der Asche des Schleims nachweisbar; es wird daher eine salzartige Bindung des Mucins mit dem Alkali angenommen. Die Aschenanalyse zweier Präparate des reinen Mucins ergab folgende Werte:

	I.	II.
Aschegehalt	1,42%	1,13%
Chlor	Spuren	0,21%
Schwefel	1,45%	1,38%

Der Chlorgehalt ist als Verunreinigung bei der Dialyse aufzufassen. Die Asche ist größtenteils unlöslich in Salzsäure und besteht aus Calciumsulfat; Phosphorsäure war kaum in Spuren nachweisbar. Von dem gefundenen Schwefel war ein Teil oxydiert.

Auf aschefreie Substanz berechnet fand sich

$$C = 48,0 - 48,26, \mid H = 6,91, \mid N = 10,7 - 10,75, \mid O \text{ (berechnet) } 33,1.$$

Da die Analysenzahlen mit den Untersuchungen anderer Autoren wenig Überein stimmung zeigen, so nimmt F. Müller einen verschiedenen Aufbau der einzelnen Arten des Mucins an; N ist jedoch überall geringer als bei den eigentlichen Eiweißstoffen, auch C meist.

Im Mucin befindet sich ferner ein Kohlehydratrest, der nach Aufschließung eine reduzierende Substanz liefert. F. MÜLLER fand als Optimum bei Bestimmung derselben im Sputummucin 36,9% (im Submaxillarismucin 23,5%). MÜLLER gelang es als diesen reduzierenden Körper das Glukosamin über das Benzoylprodukt darzustellen. Die Muttersubstanz ist vielleicht das Pentaacetylglucosamin. Er schließt dies daraus, daß das Pentaacetylglucosamin nach kurzem Erwärmen mit Kalilauge oder Barytwasser mit dem EHRLICHschen Aldehydreagens eine intensiv rote Farbe gibt, das salzsaure Glucosamin dagegen nicht, außerdem daraus, daß überall dort, wo Glucosamin als Spaltprodukt erhalten wurde, auch Essigsäure auftrat.

Bei der Aufschließung des Mucins wurden in dem Destillat noch Ameisen- und Essigsäure gefunden, ferner ging eine sich in flockigen Häutchen absetzende, dem Geruch nach an Butter- oder Valeriansäure erinnernde Substanz über. Nach F. MÜLLER handelte es sich vielleicht um Mercaptane. Im Reaktionsgemisch fanden sich weder Pentosen, noch Glucuronsäure, dagegen vielleicht Lävulinsäure und Isozuckersäure.

Bei der Verdauung verhält sich Mucin ähnlich wie Eiweiß; verdünnte Salzsäure allein greift es nicht an, Magensaft löst es dagegen bei mehrstündigem Stehen vollständig auf; die Lösung reduziert FEHLINGsche Lösung nicht. Pankreasauszug löst Mucin innerhalb kurzer Zeit vollständig auf, die Lösung reduziert Kupfer in geringem Grade.

δ) Quantitative Bestimmung nach WANNER. Das Sputum wird mit dem doppelten Quantum Alkohol versetzt und geschüttelt; Mucin und Eiweiß fallen dabei aus, werden auf einem gehärteten Filter gesammelt und in Alkohol gewaschen; der Filterrückstand läßt sich im feuchten Zustande vom Filter ganz leicht ablösen, ohne daß Papierfäserchen mitgerissen werden. Dann kocht man ihn mit 10%iger Salzsäure 3 Stunden unter dem Rückflußkühler. Der Kolben wird rasch abgekühlt, mit Natronlauge die Abkochung alkalisch gemacht und sofort mit Essigsäure schwach angesäuert; in schwach essigsaurer Lösung ist die reduzierende Substanz haltbarer, ferner wird eine Masse Acidalbumin gefällt. Der entstandene Niederschlag wird filtriert und in der klaren bernsteingelben Lösung das Reduktionsvermögen bestimmt. Da Glucosamin und Traubenzucker fast gleiches Reduktionsvermögen besitzen (179 : 180), so darf man einfach die Berechnung für Traubenzucker ausführen (siehe SCHMIDT-STRASBURGER: Die Faeces des Menschen. 6. Aufl. Berlin 1915). Da die Bestimmung ziemlich umständlich, kann man zweckmäßig die HAGEDORNsche, nach BANG modifizierte Blutzuckerbestimmung anwenden (s. S. 258).

6. Nucleine.

α) Eigenschaften und Vorkommen. Unter Nucleinen verstehen wir zusammengesetzte, bei der Pepsinsalzsäureverdauung aus den ursprünglichen Nucleoproteiden gewonnene Phosphorsäure- und meist eisenhaltige Eiweißkörper, die bei der Spaltung Eiweiß und Nucleinsäure liefern. Bei tiefergehender Zersetzung erhält man aus ihnen Purin- und Pyrimidinbasen, Pentosen, evtl. Lävulinsäure, Phosphorsäure. Ihre Zusammensetzung wechselt je nach der Verschiedenheit der Eiweißkomponente und Nucleinsäuren.

Wie H. KOSSEL nachgewiesen hat, sind in jedem Sputum, auch dem rein schleimigen, Nucleine vorhanden; sie stammen von den Kernen der Leukocyten und Epithelien, sollen sich aber auch im Protoplasma derselben finden. Bei dem Zerfall der Zellen gehen sie in die freie Flüssigkeit über, sie sind aber durch Fäulnis leicht zerstörbar und verlieren dabei ihre Phosphorsäure. Mit Natriumcarbonat quellen sie auf und liefern eine sehr zähe, schlecht filtrierbare Substanz, wie wir sie beim Sputum des Pneumonikers und Asthmatikers vorfinden. KOSSEL ist daher geneigt, die zäh-schleimige Beschaffenheit dieser Sputa zum Teil auf die Anwesenheit von Nuclein in alkalischer Lösung zurückzuführen, zumal auch die quantitativen Angaben über ihren Mucingehalt zeigen, daß dieser den Erwartungen nicht entspricht; er ist wesentlich geringer als beim einfachen katarrhalischen Sputum.

Die einzigen ausführlicheren Angaben über den Nucleingehalt verschiedener Sputa rühren von KOSSEL her; wir geben sie hier in einer Tabelle kurz wieder. Die Zahlen beziehen sich auf die Tagesmenge.

Phthisische Sputa.

Beschaffenheit des Sputums	Anorgan. und Lecithin-P_2O_5	Nuclein-P_2O_5	Nuclein, annähernd
1. Schleimig-eitrig	0,0187	0,0080	0,100
2. Eitrig-schleimig	0,0264	0,0217	0,271
3. „ „	0,0275	0,0267	0,334
4. „ „	0,0350	0,0220	0,275
5. Stark eitrig-schleimig	0,0202	0,0187	0,234

Pneumonische Sputa.

Beschaffenheit des Sputums	Anorgan. und Lecithin-P_2O_5	Nuclein-P_2O_5	Nuclein, annähernd
1. Rostfarben, vor der Krise . . .	0,0198	0,0166	0,2075
2. „ „ „ „ . . .	0,0109	0,0093	0,106
3. Eitrig-schleimig, verzögerte Resolution	0,0058	0,0048	0,060
4. Rostfarben, vor der Krise . . .	0,0188	0,0145	0,180
5. „ „ „ „ . . .	—	0,0153	0,190
6. „ „ „ „ . . .	—	0,0238	0,298

Als Mittelzahlen für den Nucleingehalt des tuberkulösen Sputums berechnen sich daraus 0,243 g als Tagesmenge, für das pneumonische Sputum 0,170 g; die absolute Menge der letzteren an Nucleinen ist also nicht sehr wesentlich geringer als die des tuberkulösen Sputums. Da nach KOSSEL von den Phthisikern ungefähr 5—10mal mehr Sputum entleert worden war, ist der prozentuale Gehalt des pneumonischen Sputums bedeutend höher als der des phthisischen. Die geringe Nucleinmenge bei Pneumoniefall 3 führt KOSSEL darauf zurück, daß vielleicht bei der verzögerten Lösung der Zerfall der Zellen schon sehr weit vorgeschritten und das Nuclein in seine Spaltungsprodukte zerlegt war. (Bei der Autopsie fand sich die Lunge in grauer Hepatisation.)

β) Die Darstellung des Nucleins geschieht nach F. MÜLLER gleichzeitig mit der Gewinnung des Mucins (s. S. 245). Bei der Kolierung des alkoholgefällten Sputums gehen die Nucleine durch das Tuch hindurch, während die Mucinfäden zurückbleiben; nach Kochen mit verdünnter Salzsäure geben sie mit ammoniakalischer Silberlösung eine starke Fällung von Xanthinbasen.

Die quantitative Bestimmung wird nach H. KOSSEL folgendermaßen ausgeführt: Das mit einer gehörigen Menge destillierten Wassers vermischte Sputum wird mit Salzsäure angesäuert und unter gutem Umrühren mit Quecksilberjodidjodkalium gefällt. Dadurch werden alle Albuminstoffe einschließlich des Nucleins niedergeschlagen, während die an anorganische Stoffe gebundene Phosphorsäure in die salzsaure Lösung geht. Der Niederschlag wird abfiltriert, mit stark verdünnter Salzsäure ausgewaschen, bis im Filtrat nachweisbar keine Phosphorsäure mehr enthalten ist, darauf mit Alkohol und zuletzt mit Äther bis zur völligen Entfernung des Lecithinphosphors extrahiert.

Der Niederschlag wird mit dem Filter auf dem Wasserbad eingedampft, durch wiederholte Behandlung mit Salpetersäure in der Wärme die anorganische Substanz zerstört, der Rückstand mit verdünnter Salpetersäure mehrmals gut ausgezogen und in dieser Lösung die Nucleinphosphorsäure mit molybdänsaurem Ammoniak[1]) gefällt, der Niederschlag in

[1]) Man bringt 50 g Molybdänsäure in 200 g 10%igen Ammoniak, vermischt die Lösung mit 750 g Salpetersäure vom spezifischen Gewicht 1,2 und gießt nach mehrtägigem Stehen an einem gelinde warmen Ort von dem entstandenen Bodensatz ab.

Die Menge der Molybdänlösung ist so zu bemessen, daß auf 0,1 P_2O_5 mindestens 80 g Molybdänsäure kommen und die Menge des Ammoniumnitrats so, daß unter Berücksichtigung des Gehaltes der Molybdänlösung an Ammoniumnitrat (8%) die Flüssigkeit im ganzen 15%iges Ammoniumnitrat enthält. Man rührt um, ohne die Wandung zu berühren, läßt 12 Stunden bei etwa 40° stehen, gießt die überstehende Flüssigkeit in ein kleines

Ammoniak gelöst, aus dieser Lösung die phosphorsaure Ammoniakmagnesia mit Magnesiamischung[1]) niedergeschlagen, abfiltriert, geglüht und als pyrophosphorsaures Magnesium gewogen.

Der mit Jodquecksilberkalium erhaltene Niederschlag wird nun mit dem Filter ebenfalls auf dem Wasserbade zerstört und in ihm auf die gleiche Weise wie vorhin die hier dem Nuclein zugehörige Phosphorsäure bestimmt. Der Berechnung der Nucleine aus dem Magnesiumpyrophosphat ist der von MIESCHER gefundene P-Gehalt des Eiternucleins von 3,5% zugrunde gelegt (entsprechend 8,03% P_2O_5). P muß daher mit 28,75 multipliziert werden, um den Nucleingehalt zu erfahren (P_2O_5 mit 12,74). Da die Nucleine nicht einheitlicher Natur sind, ergibt die Berechnung nur annähernde Werte. Bei dem Verfahren dürften überdies außer den Nucleinen resp. Nucleoproteiden im engeren Sinne auch evtl. vorhandene Nucleoalbumine mit bestimmt werden.

Die genaueren Angaben für die Bestimmung der Phosphorsäure als Magnesiumpyrophosphat lauten nach HOPPE-SEYLER folgendermaßen: Der Niederschlag wird in einer Lösung, die 2% Citronensäure und 2,5% Ammoniak enthält, gelöst, die Lösung etwas erwärmt und mit einem geringen Überschuß von Magnesiamischung unter starkem Umrühren, ohne die Wandung zu berühren, gefällt. Nach 12 Stunden Stehen filtriert man ab, wäscht mit 2,5%iger Ammoniaklösung aus, trocknet, verascht zuerst das Filter, dann den Niederschlag im Porzellantiegel, indem man zunächst sehr allmählich erhitzt, schließlich stark glüht; zuletzt fügt man noch einige Tropfen verdünnter Salpetersäure hinzu, trocknet, glüht abermals und wägt als $Mg_2P_2O_7$. Ist die Substanz nicht völlig weiß, muß die Behandlung mit Salpetersäure wiederholt werden. Die Umrechnung des gefundenen $Mg_2P_2O_7$ auf P_2O_5 geschieht durch Multiplikation mit dem Faktor 0,6378.

Statt dessen kann man bequemer auch die feuchte Veraschung und Bestimmung der Phosphorsäure nach NEUMANN (s. S. 221) anwenden, nachdem die Nucleine durch wiederholte Fällung mit Essigsäure und Auflösen in dünner Kalilauge gereinigt und störende Stoffe (Lecithin) durch Alkohol entfernt worden sind.

Harnsäure wurde zuerst von v. NOORDEN bei einem Gichtiker nachgewiesen. Die Menge ist stets außerordentlich gering, FELSANI fand bei Asthma bronchiale im Auswurf mehrerer Tage nur 2—5 mg, bei Bronchitikern 0,4 bis 0,5 mg, ebenso bei einer Bronchiektasie. Tuberkulöse Sputa enthielten keine. Verunreinigung mit Nucleinsubstanzen schien nicht ausgeschlossen. SALKOWSKI suchte im Auswurf eines gichtischen Asthmatikers vergeblich nach Hypoxanthin.

Die quantitative Bestimmung im Auswurf kann erst nach Entfernung des Mucins und Eiweiß unter Verwendung großer Flüssigkeitsmengen erfolgen und dürfte kaum genaue Resultate ergeben (s. HOPPE-SEYLER-THIERFELDER, 9. Aufl. S. 709).

Pyin. Als Pyin wurde früher mehrfach ein Stoff, der besonders im eitrigen tuberkulösen Auswurf vorkommen sollte, beschrieben (s. BIERMER, S. 58). Es handelt sich hier wahrscheinlich um ein Nucleoproteid, das zusammen mit Eiweiß und Schleim ausgefällt worden war.

Gelatine soll nach BIERMER von WRIGHT beobachtet worden sein. Der Auswurf stand bei 32° zur Gallerte, wurde bei 160° vollkommen flüssig. BIERMER setzt Zweifel in diese Angabe. Nach einer Beobachtung von v. HOESSLIN ist es aber nicht ausgeschlossen, daß gallertähnliche Substanzen im Auswurf vorkommen. Von einem Kranken, bei dem in autopsia ein Adenocarcinom mit Ausscheidung einer gallertigen Masse (Lungenmetastase, vermutlich von einem früher operierten Ovarialkrebs ausgegangen) festgestellt wurde, wurde ein eitriges, eigentümlich gelatinöses Sputum entleert, das leider nicht näher auf Glutin untersucht wurde.

7. Fett, Fettsäuren und Lipoide.

Herkunft.

Das im Sputum enthaltene Fett stammt zu einem sehr geringen Teile aus den abgestoßenen Zellen des Respirationstractus, zu einem weit größeren aus

---

Filter ab und wäscht den Niederschlag durch wiederholtes Dekantieren und Abgießen der Flüssigkeit durch das Filter mit einer Lösung, die 15% Ammoniumnitrat und 1% Salpetersäure enthält, aus, bis das Filtrat auf Zusatz von Ammoniak völlig klar bleibt.

[1]) Man löst 110 g krystallisiertes Magnesiumchlorid und 140 g Ammoniumchlorid in 1300 Wasser, fügt 700 ccm 10%igen Ammoniak zu, läßt einige Tage stehen und gießt von einem etwa entstandenen Niederschlag ab.

den bei Entzündungsvorgängen zugewanderten Leukocyten. Wir finden, wie die unten angegebenen Zahlen zeigen, auch bei zellarmen, schleimigen und pneumonischen Sputis Fett in meßbarer Menge, die bei Zunahme der Eiterkörperchen wesentlich steigt. In transsudierten Sputis, in denen gleichfalls Fett gefunden wurde, rührt es aus dem im Blute enthaltenen Fett her. Endlich stammen noch geringe Mengen aus den im Sputum vorhandenen Bakterien; besonders in Tuberkelbacillen hat man es gefunden, auch in Hefen. Die Zahlen für den Ätherextrakt aus Tuberkelbacillenmasse schwanken ungefähr zwischen 20 und 44%, es sind dabei enthalten Neutralfett, freie Fettsäuren, Cholesterin und Lecithin.

Das gefundene Neutralfett wird der Hauptsache nach mit den körperlichen Elementen dem Sputum zugeführt, während die höheren Fettsäuren erst durch bakterielle, vielleicht auch durch autolytische Vorgänge aus ihm abgespalten werden. Ein kleiner Teil der höheren Fettsäuren entsteht ferner bei der Zersetzung des Lecithins und Protagons. N. SIEBER konnte den Nachweis erbringen, daß das Lungengewebe in der Lage ist, natürliches wie künstliches Fett zu spalten, was neuerdings von französischen Autoren (ROGER und BINET u. a.) bestätigt wird. Nach GRIGANT soll diese Lipase nicht nur auf Fett, sondern auf alle ätherlöslichen Substanzen einwirken und bei 80° zerstört werden. Sie spielt nach ihm vielleicht auch bei der Auflösung der wachsartigen Hülle der Tuberkelbacillen eine Rolle. Ein Unterschied des Lipasengehaltes tuberkulösen Eiters gegenüber anderem besteht nicht (RUSCA). Im Auswurf selbst soll nach EISELT überhaupt keine Lipase sein (Aciditätsbestimmungen nach Einwirken auf eine Ovolecithinemulsion). Auf Veranlassung von v. HOESSLIN durch BERNAUER angestellte Versuche über Spaltung von Tributyrin und stalagmometrische Bestimmung der Tropfenzahl hatten das gleiche negative Ergebnis.

Die niederen Fettsäuren entstehen ausschließlich durch Spaltung bei Fäulnis sowohl aus dem vorhandenen Fett, dann aus den vorhandenen Kohlehydraten, also auch aus dem Kohlehydratkomplex des Eiweiß. Ob niedere Fettsäuren aus höheren gleichfalls durch bakterielle Zersetzung hervorgehen, ist nicht mit Sicherheit nachgewiesen, jedoch anzunehmen. Wir finden jedenfalls im Auswurf ganz besonders bei Zersetzungsvorgängen in den Lungen stets die auch bei der Fäulnis gebildeten niederen Fettsäuren.

Cholesterin und Lecithin sind in allen körperlichen Elementen enthalten, finden sich daher in jedem Sputum. — Über die Herkunft des Protagons ist nichts bekannt.

a) Niedere Fettsäuren.

α) Ameisensäure, HCOOH. Ameisensäure wurde schon von GAMGEE gefunden, später von BAMBERGER im bronchiektatischen Sputum, von HIRSCHLER und TERRAY bei Lungenbrand, von BÜCK bei Tuberkulose. PETTERS vermißte sie dagegen im Auswurf von Bronchiektatikern.

Zum Nachweis der Ameisensäure versetzte BÜCK das Sputum mit Weinsäure und destillierte, bis keine Säure mehr überging (gegen Phenolphthalein geprüft). Von den ausgeschiedenen, möglicherweise aus Stearin bestehenden amorphen Krystallen wurde abfiltriert, das Destillat mit Natriumcarbonat übersättigt, auf dem Wasserbad vorsichtig zu einem kleinen Volumen eingedampft, angesäuert und überdestilliert. Auf die Anwesenheit der Ameisensäure wurde durch Zusatz von Ammoniak und Silbernitrat geprüft, wobei das Silber prompt reduziert wurde.

β) Essigsäure, CH_3COOH, wurde von BAMBERGER im bronchiektatischen Sputum gefunden, ebenso von PETTERS und LAYCOCK. Der Nachweis geschah aus dem oben erwähnten Destillat, zu dem konzentrierte Schwefelsäure und

Alkohol zugesetzt wurden, wobei der typische Geruch nach Essigäther entstand. Die Menge der Ameisen- und Essigsäure ist nach Bück recht gering. Er stellte aus 470 g Sputum 0,115 g (aus 1755 g Sputum eines anderen Patienten 0,591 g) essig- und ameisensauren Baryt dar; von dem Gemenge entfiel der größte Teil auf Essigsäure.

Propionsäure soll von Gamgee bei Bronchitis und Tuberkulose nachgewiesen worden sein.

γ) Buttersäure, $CH_3 \cdot (CH_2)_2COOH$, wurde schon von Bamberger dargestellt, der das durch Kochen mit Phosphorsäure erhaltene Destillat des Sputums nach Neutralisation mit Barythydrat mit etwas Salzsäure versetzte und stehen ließ. Unter dem Mikroskop zeigten sich deutlich ölige Tropfen, die durch den Geruch als Buttersäure erkannt wurden.

Petters wies die Buttersäure durch Darstellung eines Esters nach, Leyden und Jaffe erhielten sie aus putridem Sputum als buttersauren Baryt, ebenso Laycock.

δ) Caprin-, $C_8H_{16}O_2$, und Caprylsäure, $C_{10}H_{20}O_2$, wurden von Petters im bronchiektatischen Sputum als Silbersalz nachgewiesen (durch Bestimmung des Atomgewichtes), von Bamberger in ähnlichem Sputum dagegen vermißt. Gamgee glaubte auch im bronchitischen Sputum Caprylsäure gefunden zu haben. Petters fand geringe Mengen Capronsäure.

ε) Oxysäuren. Hirschler und Terray machen die Angabe, daß sie oft Oxysäuren im Sputum von Lungenbrand gefunden hätten, ohne jedoch Näheres darüber mitzuteilen.

Milchsäure, $CH_3 \cdot CHOH \cdot COOH$, wurde vom Verfasser in einigen nach der gewöhnlichen Methode untersuchten Fällen von zersetztem Sputum nicht gefunden. (Ausschütteln des Sputums mit Äther, Zusatz von sehr verdünnter Eisenchloridlösung und nochmaliges Aussschütteln, wobei bei Anwesenheit von Milchsäure grüngelbe Verfärbung auftritt.)

Bestimmung der flüchtigen Fettsäuren.

Will man nur die Gesamtmenge der flüchtigen Fettsäuren kennen lernen, so genügt es, das vorher abgewogene, mit Wasser aufgeschwemmte und mit 25%iger Phosphorsäure versetzte Sputum unter mehrfachem Wasserzusatz solange zu destillieren, bis im Destillat keine Säure mehr nachweisbar ist (gegen Phenolphthalein). Am besten geschieht das Destillieren im überhitzten Dampfstrom. Man titriert dann einen aliquoten Teil des Destillats mit $n/_{10}$ NaOH gegen Phenolphthalein. Die Zahl der verbrauchten Kubikzentimeter Natronlauge entsprechen der Menge der in das Destillat übergegangenen flüchtigen Fettsäuren. Man kann evtl. den erhaltenen Wert auf eine bestimmte Fettsäure umrechnen, wie es Jakobsohn tat, der — auf Valeriansäure berechnet — bei Bronchitis foetida zwischen 0 und 24,4, bei Tuberkulose zwischen 0 und 10% wasserlösliche Fettsäuren fand.

Will man auf die einzelnen Fettsäuren prüfen, so verfährt man folgendermaßen: Ein abgemessener Teil des Destillats wird mit Ammoniak gesättigt und mit Silbernitrat gekocht, wobei metallisches Silber gebildet wird. Die Reduktion erfolgt nur bei Anwesenheit der Ameisensäure. Die quantitative Bestimmung der Ameisensäure erfolgt besser durch Kochen mit konzentrierter Sublimatlösung; das Sublimat wird dabei zu Kalomel reduziert, der flockige Niederschlag auf einem Filter gesammelt, getrocknet und gewogen. Die gefundene Zahl mit 0,1442 multipliziert, gibt die Menge des ameisensauren Natriums.

Zur Bestimmung der übrigen niederen Fettsäuren wird das Destillat nach sorgfältiger Neutralisation durch Natriumcarbonat eingeengt und mit reinem Calciumchlorid gesättigt (bei Anwesenheit sehr geringer Mengen von Fettsäuren filtriert man besser durch ein mit Calciumchloridlösung getränktes Filter, auf dem sich die ölig abscheidenden Fettsäuren sammeln), wobei sich die flüchtigen Fettsäuren von der Proprionsäure aufwärts in öligen Tröpfchen abscheiden, während Ameisensäure und Essigsäure gelöst bleiben. Die ölig abgeschiedenen Fettsäuren werden im Schütteltrichter von diesen getrennt. Man kann zunächst die im Calciumchlorid verbliebene Ameisensäure und Essigsäure von Kalomelchlorid durch Destillation befreien; man erhält sie dadurch, daß man die bei 100,8° überdestillierende Ameisensäure getrennt von der bei 118,1° übergehenden Essigsäure auffängt.

Zur näheren Bestimmung wird mit dem Barytwasser alkalisch gemacht, der überschüssige Baryt durch Zuleiten von Kohlensäure entfernt, zur Krystallisation eingedampft, nochmals mit heißem Wasser extrahiert, filtriert und wieder abgedampft. Die ausgeschiedenen Krystalle werden getrocknet (nicht über 150°), gewogen und der Barytgehalt bestimmt. Zu letzterem Zwecke wird vorsichtig verascht, die Asche in verdünnter Salzsäure gelöst, der Baryt durch Zusatz von Schwefelsäure gefällt und das ausgefallene Baryumsulfat getrocknet und gewogen.

Die Essigsäure kann man auch als Silbersalz wägen. Die übrigen flüchtigen Fettsäuren werden durch fraktionierte Destillation der ölig abgeschiedenen Masse erhalten (evtl. aus den Baryumsalzen nach Zerlegung durch Phosphorsäure), wobei die Buttersäure bei 162,5° übergeht. Die Caprylsäure (Siedepunkt 236—237°) findet man im Destillat zwischen 220 und 260°, die Caprinsäure (Siedepunkt 268—269°) zwischen 260 und 280°.

b) Höhere Fettsäuren.

Man bezeichnete früher die häufig in zersetzten Sputis sich ausscheidenden Fettsäurenadeln als Margarinsäure; wie spätere Untersuchungen ergeben haben, ist diese jedoch ein Gemisch von Palmitin- und Stearinsäure. Aus dem Sputum sind diese noch nicht rein dargestellt worden. JAKOBSOHN gibt als Schmelzpunkt eines aus dem Ätherextrakt enthaltenen Fettsäuregemisches bei Tuberkulose auf 42,5° an, bei Bronchitis foetida auf 41,0°. Dies beweist nur, daß sich in ihm außer Palmitinsäure (Schmelzpunkt 62,2°) und Stearinsäure (Schmelzpunkt 69,2°) noch Oleinsäure (Schmelzpunkt 14,0°) befunden haben müssen, wodurch der Schmelzpunkt auf die erwähnten Werte heruntergedrückt wurde. FALK weist darauf hin, daß diese Zahlen mit den beim Körperfett gefundenen Werten übereinstimmen.

Die Menge der in das Sputum übergehenden freien Fettsäuren und Seifen ist nach den wenigen Untersuchungen, die hierüber bekannt sind, nicht besonders groß. JAKOBSOHN fand bei Bronchitis foetida i. M. 19,17% freie Fettsäuren und 20,08% Seifen im Ätherextrakt, bei Tuberkulose 15,79 resp. bzw. 14,76%. BÜCK ermittelte bei Tuberkulose 7,04% des Ätherextrakts als Fettsäuren und Seifen.

Soweit sich aus diesen wenigen Angaben ein Schluß ziehen läßt, nehmen mit zunehmender Zersetzung des Sputums die freien und gebundenen Fettsäuren zu.

c) Neutralfett.

Die größte Menge des im Sputum nachweisbaren Fettes findet sich als Neutralfett. Es ist daher in den meisten Untersuchungen nicht eigens bestimmt worden, sondern nur der Wert für das gesamte Fett angegeben. Bei den meisten Zahlen ist zu berücksichtigen, daß es sich hier um den Gesamtätherextrakt handelt, daß also alle fettähnlichen Substanzen wie Cholesterin, Lecithin und Protagon mit enthalten sind. Daß diese Substanzen den Fettgehalt wesentlich beeinflussen können, haben wir aus den oben mitgeteilten Zahlen gesehen.

Zum Vergleich mögen hier noch einige Zahlen für Eiter angegeben sein: JAKOBSOHN fand bei flüssigem Eiter 0,649% Fett auf flüssige Substanz berechnet, 3,936% auf trockene Substanz; bei einer chronischen Eiterung dagegen 1,974 bzw. 11,182%. HOPPE-SEYLER gibt für Eiter 26,58% auf trockene Substanz berechnet an (Fett, Lecithin, Cholesterin, Cerebrin).

Aus der folgenden Tabelle ist ohne weiteres ersichtlich, daß in den rein schleimigen, den pneumonischen und serösen Sputis am wenigsten Fett enthalten ist. Mit der Zunahme des Eitergehaltes steigt auch der Fettgehalt ganz beträchtlich an. Daß die Zahlen nicht immer in progressiver Reihe aufsteigen, liegt wohl daran, daß bei den einzelnen Untersuchern die Bedeutung der Schleim- und Eitergehalt verschieden aufgefaßt wurde. Die mitgeteilten Zahlen für reinen Eiter beweisen, daß der Fettgehalt vorzugsweise auf die Eiterkörperchen zurückzuführen ist; die Fettsäuren und Seifen nehmen bei der Zersetzung des Sekretes in Höhlen zu, der Gesamtfettgehalt scheint dagegen wenig beeinflußt zu werden. Weitere Untersuchungen wären hier erwünscht.

Art des Sputums	Autor	Gesamtfett		Mittlere tägliche Menge in g	Neutralfett	Seifen	Fettsäuren
		% der flüss. Subst.	% der trock. Subst.		in % des Ätherextraktes		
Schleimig							
(Rachensputum)	NASSE	0,289	6,497	—	—	—	—
(Bronch. chron.)	JAKOBSOHN	0,103	1,697	0,073	—	—	—
	SIMON	—	—	—	—	—	—
Schleimig-eitrig							
(Tuberkulose)	PLESCH	1,39	15,16	3,23	—	—	—
(Bronchiektasie)	FALK	0,795	15,27	—	—	—	—
Eitrig-schleimig							
(Bronch. acuta)	JAKOBSOHN	0,464	4,219	0,037	—	—	—
(Bronch. foetida)	„	0,341	7,141	0,336	60,75	20,08	19,17
Eitrig							
(Tuberkulose)	JAKOBSOHN	0,427	5,828	0,643	—	—	—
(Floride Tub.)	„	0,489	6,698	0,595	69,45	14,76	15,79
(Empyem)	„	1,143	13,317	3,414	—	—	—
(Tuberkulose)	BÜCK	0,611	—	0,544	92,96	—	7,04
(Tuberkulose)	RENK	0,390	7,010	0,460	—	—	—
				0,008	—	—	—
Pneumonisch	JAKOBSOHN	0,121	1,402	0,016	—	—	—
	RENK	0,026	0,450	—	—	—	—
Serös							
(Lungenödem)	JAKOBSOHN	0,270	1,647	0,059	—	—	—

Die täglichen Schwankungen waren in einem bis zum Tode untersuchten Tuberkulosefall von JAKOBSOHN nicht sehr groß, zwischen rund 0,22—0,50 flüchtige Fettsäuren und 5,6—11,6 Neutralfett; die meisten Zahlen hielten sich in der Mitte (0,32 bzw. 7,7 g i. M.). Lecithin ist bei JAKOBSOHN übrigens überall als Fett mitgerechnet. Der Schmelzpunkt betrug i. M. 41°.

Bestimmung der Fettsäuren, des Fettes und der ätherischen Substanzen.

a) Getrennte Bestimmung von Fett, Fettsäuren und Seifen. Das zu untersuchende Sputum wird frisch gewogen, auf dem Wasserbad bis zur Trockne eingedampft (evtl. unter mehrmaligem Alkoholzusatz und tüchtigem Umrühren) und einige Zeit im Wärmeschrank gehalten. Nach vollständigem Austrocknen im Exsiccator wird es nochmals gewogen, fein zerrieben und ein abgewogener Teil 2—3 Tage lang im Soxhlet mit Äther extrahiert. Das gewonnene Extrakt wird vorsichtig eingedampft, mit wasserfreiem Äther aufgenommen, in ein gut schließendes Wägegläschen durch ein glattes Filter filtriert und das Filter mit Äther nachgewaschen, bis das Filtrat fettfrei ist, d. h. auf Papier keine Fettflecken mehr hinterläßt. Das Extrakt wird dann zur Trockne abgedampft, evtl. noch warm wieder mit Petroläther aufgenommen und nochmals filtriert und eingedampft, dann unter dem Exsiccator getrocknet und gewogen. Das Extrakt enthält nun außer Neutralfett noch niedere und höhere Fettsäuren, Cholesterin, Lecithin, nebenbei stets auch gewisse Mengen von Seifen. Aus letzterem Grunde muß daher ein abgewogener Teil des Rückstandes verascht und das Gewicht der Asche von dem des Gesamtätherextraktes abgezogen werden.

Zur Reinigung von den begleitenden flüchtigen, wasserlöslichen Fettsäuren wird das Ätherextrakt nach F. MÜLLER mit vielen Portionen heißen Wassers gewaschen, wobei das Waschwasser durch ein kleines glattes Filter gegossen werden muß, um die geschmolzenen Fetttropfen aufzufangen. Das Gläschen mit dem Rest des Ätherextraktes sowie das Filter werden in dem Wassertrockenbad und dann in dem Exsiccator zum Trocknen gebracht und darauf das auf dem Filter zurückgebliebene Fett durch wiederholtes Übergießen mit Äther in das Wägegläschen zurückgespült, die vereinigten Extrakte dann wieder abgedampft, getrocknet und gewogen.

Zur Bestimmung der noch im Ätherextrakt befindlichen höheren Fettsäuren wird das Extrakt wieder in heißem Äther aufgenommen und mit $n/_{10}$ alkoholischer Kalilauge gegen Phenolphthalein titriert. 1 ccm verbrauchter $^1/_{10}$ Normalkalilauge entspricht 0,0284 g Fettsäure, wobei man nach dem Vorgange von FRIEDR. MÜLLER alle Fettsäuren als Stearinsäure berechnet. Diese Zahl wird vom Gewicht des ursprünglichen Ätherextraktes abgezogen; der Rest entspricht dem Gewicht des Neutralfettes plus Cholesterin und Lecithin.

Zur Bestimmung der freien Fettsäuren kann man auch nach HOPPE-SEYLER das Ätherextrakt mit einer verdünnten Lösung von kohlensaurem Natrium im Scheidetrichter schütteln, und einige Zeit stehen lassen, wodurch nur die freien Fettsäuren, nicht aber das Neutralfett verseift werden. Die wässerige Lösung wird dann mit Äther ausgeschüttelt, in welchem das Neutralfett mit dem Cholesterin und Lecithin übergehen, während die Natriumseifen der Fettsäuren ungelöst bleiben. Äther und Wasser werden getrennt, die wässerige Lösung noch mehrmals mit Äther ausgezogen, die vereinigten Ätherextrakte getrocknet, gewogen und vom Gewicht des ursprünglichen Ätherextraktes abgezogen.

Zur Bestimmung der Seifen wird die in der Soxhletpatrone zurückgebliebene Masse vorsichtig in ein Porzellanschälchen gebracht, mit $1^0/_0$igem HCl-Alkohol versetzt und einige Zeit auf dem Wasserbad gehalten, wodurch Spaltung der Seifen eintritt. Die ganze Masse wird (evtl. mit Kieselgur verrieben) in die Patrone zurückgebracht und nochmals 2—3 Tage ausgeäthert, das Ätherextrakt wie oben behandelt und gewogen. Das Gewicht zeigt die Mengen der Seifen, berechnet auf freie Fettsäuren, an.

Zur Trennung der Alkaliseifen von den Seifen der Erdalkalien wird die nach der ersten Ätherextraktion zurückgebliebene Masse mit Alkohol ausgezogen, wobei sich die Alkaliseifen lösen, der Alkoholextrakt mit etwas verdünnter Salzsäure eingedampft und dann weiter wie bei der Bestimmung der Gesamtseifen verfahren.

b) Will man die Gesamtmenge des Fettes und der übrigen ätherlösenden Substanzen bestimmen, so spaltet man sofort die Ausgangsmasse auf dem Wasserbade mit HCl-Alkohol, extrahiert im Soxhlet und behandelt weiter wie oben.

Die Bestimmung des Gesamtfettes kann auch durch Verseifung des Fettes nach KUMAGAWA-SUTO vorgenommen werden.

c) Cholesterin. Die Bestimmung des Cholesterins beruht darauf, daß es nicht verseift werden kann, während die in der gleichen Lösung vorhandenen Fettsäuren verseift, das Neutralfett und Lecithin gespalten werden.

Man setzt zu diesem Zwecke dem ersten Ätherextrakt alkoholische Kalilauge zu (auf 1 g eingedampften Extrakt ungefähr 20 ccm Normalkalilauge), und kocht das Gemisch ungefähr $^1/_2$ Stunde auf dem Wasserbad, läßt den Alkohol verdunsten und schüttelt den Rückstand im Scheidetrichter wiederholt mit Äther aus. Zur Reinigung des Äthers von den stets in ihn übergehenden Seifen spült man den abgedunsteten Ätherextrakt mit wenig verdünntem Alkohol nach und löst dann das Cholesterin in heißem Alkohol auf, aus dem es sich bei Erkalten in den bekannten Krystallen abscheidet.

Oder man trocknet bei 80^0 und nimmt mit Chloroform auf, bringt die Chloroformlösung in einen Meßkolben auf ein bestimmtes Volumen und benützt einen aliquoten Teil zur colorimetrischen Bestimmung. Zum Vergleich dient eine Cholesterinchloroformlösung, welche in 100 ccm 0,01 im Exsiccator über Chlorkalium getrocknetes Cholesterin enthält. Man versetzt unmittelbar hintereinander je 5 ccm dieser Standardlösung und der zu prüfenden mit 2 ccm Essigsäureanhydrid und 0,1 konzentrierter Schwefelsäure, schüttelt gut durch, hält 15 Minuten in einem in verdunkeltem Raum befindlichen Wasserbad bei 35^0, kühlt unter der Wasserleitung stark ab, bringt jene in den Keil, diese in den Trog des AUTENRIETHschen Colorimeters und macht sofort die Bestimmung (HOPPE-SEYLER, 9. Aufl., S. 888. Die Bestimmung als Digitonincholesterid siehe ebenda).

Die im Rückstand des Ätherextraktes und in dem Alkoholwaschwasser verbliebenen Seifen kann man nach Versetzen mit Salzsäurealkohol und Eindampfen auf dem Wasserbade aus Äther wieder als Fettsäuren erhalten.

Nach KOSSEL und OBERMEYER kann man auch zur Bestimmung des Cholesterins den ersten Ätherextrakt nach Wiederlösen im Äther mit etwas Natriumalkoholat (erhalten durch Auflösen von 0,15 Natrium in möglichst wenig $99^0/_0$igem Alkohol) verseifen, schüttelt dann um und läßt 3 Stunden bei gewöhnlicher Temperatur stehen, wobei die aus Fett und Fettsäure gebildeten Seifen ausfallen, und durch Abwaschen und Ausfiltrieren mit Äther von Cholesterin gereinigt werden. Zur Gewinnung des Cholesterins wird das Filtrat weiter wie oben behandelt.

Man hat sich bei der Bestimmung des Cholesterins stets vor Augen zu halten, daß hierbei das Cholesterin nicht allein gewogen wird, sondern auch noch andere im Ätherextrakt befindliche unverseifbare Substanzen.

Daß die erhaltenen Krystalle tatsächlich aus Cholesterin bestehen, kann man einmal an ihrer typischen Form erkennen und dann zu ihrer weiteren Identifikation folgende Reaktionen anstellen:

1. Löst man Cholesterin in Chloroform auf und fügt vorsichtig etwas konzentrierte Schwefelsäure zu, so färbt sich die Cholesterinlösung erst blutrot, dann allmählich mehr violettrot, während die Schwefelsäure dunkelrot mit grüner Fluorescenz erscheint (SALKOWSKI).

2. Bringt man etwas Cholesterin in einem kleinen Röhrchen in möglichst wenig Äther und fügt eine Bromeisessigmischung (5 g Brom und 100 g Eisessig) bis zur bleibenden Braunfärbung hinzu, so beginnt alsbald die Ausscheidung von Cholesterindibromid, welches in langen Nadeln von einem Schmelzpunkt von 124—125° krystallisiert (WINDAUS).

d) Lecithin. Lecithin kann quantitativ nicht direkt bestimmt werden, sondern man muß sich damit begnügen, den im Ätherextrakte des Sputums enthaltenen Phosphor zu bestimmen. Man erhält hierbei nicht nur die Werte für das Lecithin, sondern auch für ähnliche Substanzen. Das phosphorhaltige Protagon kann man gegebenenfalls vorher durch die oben beschriebene Methode entfernen. Die Bestimmung der Phosphorsäure in dem eingedampften Ätherextrakt geschieht nach NEUMANN (s. S. 221).

Nach BERGELL enthält Lecithin 3,75% P (und 1,74% N); es muß die gefundene Zahl für P daher mit 26,667 multipliziert werden, um den Wert für Lecithin zu erhalten. Da das Lecithin nicht einheitlicher Konstitution ist, sondern diese je nach der Art der angelagerten Fettsäure etwas differiert, so ist der Wert von 3,75% P auch nicht absolut genau, sondern schwankt innerhalb geringer Grenzen, die jedoch für die Berechnung nicht viel ausmachen.

d) Glycerin.

Bei der Spaltung des Fettes entsteht außer den Fettsäuren noch Glycerin, ebenso bei der Spaltung des Lecithins und Protagons. Es war also seine Anwesenheit im Auswurf nicht ausgeschlossen und sie ist auch von LEYDEN und JAFFÉ bei Gangrän festgestellt worden.

Der Nachweis geschah folgendermaßen: Der alkoholische Extrakt einer außerordentlich großen Menge von Sputum wurde mit Äther erschöpft, dann in Wasser aufgenommen und mit frisch gefälltem Bleioxyd gekocht und der Niederschlag abfiltriert; das Filtrat wurde durch Schwefelwasserstoff entbleit und zum Sirup abgedampft. Als Erkennungsmittel des Glycerins wurde der bei Erhitzen mit saurem schwefelsaurem Kalium entstehende stechende Acroleingeruch benutzt. Außerdem reduziert Acrolein Silber in ammoniakalischer Lösung rasch, daran kenntlich, daß ein mit Natronlauge und ammoniakhaltiger Silberlösung getränkter Papierstreifen sofort geschwärzt wird.

Frischgefälltes Bleioxyd erhält man dadurch, daß man essigsaures oder kohlensaures Blei mit Natronlauge versetzt; es entsteht dabei ein weißer Niederschlag von $Pb(OH)_2$, der beim Erhitzen in Pb, O und H_2O zerfällt.

Die quantitative Bestimmung des Glycerins hätte nach dem Verfahren von ZEISEL und FANTO durch Überführung in Isopropyljodid mittels kochender Jodwasserstoffsäure und Bestimmung des Jods als Jodsilber zu geschehen (Näheres siehe bei TANGL und WEISER).

e) Cholesterin.

Cholesterin, eine phosphorfreie Substanz, deren Konstitution noch nicht ganz sichergestellt ist, ist Bestandteil jeder Zelle und muß daher auch im Auswurf vorhanden sein. Findet in der Lunge starke Einschmelzung von Gewebsteilen oder Zerfall von Eiterkörperchen statt, so kann es in Form der bekannten rhombischen Krystalle (s. Abb. 84, S. 205) auskrystallisieren. So sah es BIERMER im Sekret einer tuberkulösen Kaverne ausgeschieden, THISSEN im bronchiektatischen Sputum. Auch bei experimenteller Tiertuberkulose kommt es in Kavernen vor.

Meist muß man sich jedoch der oben (S. 254) angegebenen Methode bedienen, um es aus dem Sputum darzustellen. Dann kann man es auch, wie FRIEDR. MÜLLER und A. SCHMIDT zeigten, aus rein schleimigem Auswurf erhalten. Im Auswurf von Tuberkulösen fand es in nennenswerter Menge noch BUECK, der auch die quantitativen Bestimmungen, die wir hier wiedergeben, ausführte.

Menge des Auswurfs	Menge des Ätherextraktes	Menge des Cholesterins	
		in g	in $^0/_0$ des Ätherextraktes
470	4,44	0,070	1,58
310	2,979	0,032	1,07
350	0,985	0,035	3,55
190	1,200	0,054	4,50

Die letzte Zahl stammt von nichtkavernösem Eiter, während die vorangehenden von Phthisikern mit Kavernen herrühren.

Jakobsohn erhielt in zwei tuberkulösen Sputis i. M. 10,49 $^0/_0$ des Ätherextraktes als Cholesterin.

Endlich ist noch zu erwähnen, daß Wright schon vor Jahren im galligen Auswurf Cholesterin gefunden hat, ein Befund, der noch mehrfach bestätigt wurde. Ob sich noch dem Cholesterin ähnliche unverseifbare Körper im Sputum finden, ist unbekannt.

Aus den wiedergegebenen Zahlen ist zu ersehen, daß das Cholesterin in der Tat in jedem Auswurf vorhanden ist. Es ist auch anzunehmen, daß sich bei den einzelnen Krankheiten die Mengenverhältnisse ändern, doch sind größere Untersuchungsreihen hierüber noch nicht angestellt worden. Die Vermutung, daß reichliches Vorkommen für das Vorhandensein einzelner größerer Einschmelzungsherde spreche, oder daß es stark zersetzende Vorgänge anzeige, hat sich nach den Untersuchungen von Bueck insofern nicht als ganz richtig erwiesen, als Bueck im nichtkavernösen eitrigen Auswurf mehr Cholesterin fand, wie im kavernösen. Doch hatte wohl auch hier bereits eine Einschmelzung von Gewebe unter reichlicher Zuwanderung von Leukocyten stattgefunden. Den Beweis, daß Cholesterin bei der Einschmelzung resp. bei der Autolyse von Lungengewebe nicht zerstört wird, lieferten F. Müller und E. Meyer; sie fanden im Ätherextrakt autolysierter Lungen außer verseifbaren Fetten nur Cholesterin. Die normale (Hunde-)Lunge soll nach Abelous und Soula dagegen die Fähigkeit besitzen, Cholesterin zu zerstören. — Quantitative Bestimmung s. S. 254.

f) Phosphatide.

α) Lecithin, oder besser gesagt Lecithine, Esterverbindungen der von zwei Fettsäureradikalen substituierten Glycerinphosphorsäure mit Cholin ist ebenfalls in allen tierischen Zellen enthalten. Auf seine Anwesenheit im Sputum ist jedoch nur verhältnismäßig selten untersucht worden, rein dargestellt und identifiziert wurde es überhaupt nicht. Friedrich Müller erwähnt es in seiner Arbeit über Sputummucin, fügt aber sofort hinzu, daß bei seiner Darstellungsweise auch Protagon vorgelegen haben könne, da letzteres zum Teil die gleichen Spaltungsprodukte aufweise wie Lecithin. Jakobsohn berechnete die phosphorhaltigen Substanzen des Ätherauszuges aus dem alkoholischen Sputumextrakt bei zwei tuberkulösen Sputis im Mittel auf 13,58 $^0/_0$ (10,4 bzw. 16,8 $^0/_0$) und bezog sie auf Lecithin, doch waren möglicherweise auch hier ähnliche Substanzen in dem Auszug mitenthalten.

Falk fand im Benzolextrakt eines bronchiektatischen Sputums i. M. 2,08 $^0/_0$ (30 $^0/_0$ des Sputumphosphors, reines Lecithin beansprucht etwa 4,4 $^0/_0$ P bei 2 $^0/_0$ N).

Die quantitative Bestimmung siehe Seite 255.

β) Protagon. Mehr Interesse wie das Lecithin hat ein anderer ihm nahestehender Körper hervorgerufen, nämlich das Protagon, da man ihn als Grundsubstanz der im Auswurf so häufig vorkommenden Myelintropfen mit ziemlicher Sicherheit festgestellt hat.

Das Protagon, das zuerst aus dem Gehirn und Nervenmark dargestellt wurde, ist vermutlich keine einheitliche Substanz, sondern ein Gemenge von Phosphatiden (Stickstoff, Phosphorsäure und Fettsäureradikale enthaltende Ester) und Cerebrosiden oder Cerebrinen (N-haltige phosphorfreie Substanzen, aus denen eine reduzierende Zuckerart, Galaktose, abgespalten werden kann). Bei seiner Verseifung liefert es außer den gleichen Zersetzungsprodukten wie das Lecithin, nämlich Fettsäuren, Glycerinphosphorsäure und Cholin noch Cerebrin.

In Rinderlungen fand SAMMARTINO größere Mengen von Cholesterin, Cholesterinestern, Glycerinpalmitat, wenig Lecithin und Cephalin, reichlich dagegen Cerebroside und Phosphorsulfatide.

Zur Darstellung des Protagons gingen FRIEDR. MÜLLER und A. SCHMIDT so vor, daß sie das in großen Mengen gesammelte und eingedampfte Sputum zunächst mit warmem Äther mehrere Male erschöpften, wobei Lecithin und verwandte Stoffe in Lösung gehen mußten. Beim Erkalten fiel ein reichlicher Niederschlag aus, von dem abfiltriert wurde. Der Niederschlag wurde mit dem vom Äther nicht gelösten Rückstande der ursprünglichen Masse vereinigt, mit 85%igem Alkohol bei 45—48° gründlich ausgezogen. Will man nur das Protagon darstellen, so genügt es, das eingedampfte Sputum nur mit 85%igem Alkohol bei 45—48° auszuziehen und dann weiter wie folgt zu verfahren. Das Filtrat des Alkoholauszugs trübt sich beim Erkalten wieder und nach Abkühlung auf 0° scheidet sich ein weißes Pulver in reichlicher Menge aus. Dieses wird nach mäßigem Einengen im Vakuumexsiccator wieder abgesaugt, mit Äther gewaschen und nochmals in wenig Alkohol bei 45° gelöst und in der Kälte abgeschieden. Nach dreimaligem Umkrystallisieren aus warmem Alkohol fiel ein Pulver aus, das bei der mikroskopischen Untersuchung ausschließlich aus den für Protagon charakteristischen kugeligen Konglomeraten feinster Krystallnadeln bestand. Das abgesaugte Pulver zeigt einen Schmelzpunkt von 198—200°.

In dem ursprünglichen Myelintropfen sind möglicherweise schon kleinste Mengen von Spaltprodukten vorhanden, denn LIEBREICH sah die typischen Myelintropfen sich dann besonders reichlich aus dem Protagon bilden, wenn es mit Fettsäure und etwas Cholin zusammengebracht wurde.

Über die Darstellung der Abbauprodukte des Lecithins und Protagons siehe FR. MÜLLER oder HOPPE-SEYLER.

8. Kohlehydrate.

a) Gesamtmenge an reduzierenden Substanzen.

Daß im Sputum Kohlehydrate, die nicht im Komplex des Eiweiß, des Mucins oder Nucleins enthalten sind, vorkommen, ist sicher. WANNER berechnete die Menge des Mucins nach dem Gehalt an reduzierender Substanz, sagt aber selbst, daß dabei die reduzierenden Spaltprodukte des Eiweiß und Nucleins nicht ganz ausgeschaltet worden seien; etwa vorhandener Zucker, sowie Glykogen wurden durch Auswaschen mit Alkohol entfernt. Von FR. MÜLLER stammen gleichfalls einige Zahlen, die sich auf den Gehalt an reduzierenden Substanzen beziehen, nachdem vorher alles Eiweiß entfernt worden war. Sie zeigen, daß ihre Menge nicht so ganz unbeträchtlich ist. Die Werte finden sich, auf Trockensubstanz berechnet, in folgender Tabelle wieder:

Sputum	N	Asche	Reduzierende Substanz auf Trockensubstanz berechnet
Bronchitis (reinschleimig) . .	7,60	18,08	6,04
Chronische Bronchitis	(9,27)	—	7,37
Pneumonie	12,35 (13,92)	11,38	3,26 (3,70)
Asthma	9,27 (12,42)	24,6	5,25 (6,96)
Asthma	9,40 (11,57)	18,89	6,18 (7,61)

Die eingeklammerten Zahlen geben die auf aschefreie Trockensubstanz berechneten Zahlen wieder. BIERMER zitiert einige Angaben darüber bei diabetischen Phthisikern; er selbst habe im alkoholischen Extrakt Traubenzucker auskrystallisieren sehen; im Auswurf nicht diabetischer Tuberkulöser fand RENK dagegen nie solchen.

b) Traubenzucker

ist zuweilen im Auswurf nachgewiesen worden; es erscheint indes fraglich, ob alle Angaben hierüber zu Recht bestehen und ob nicht seine Anwesenheit auf Verunreinigungen der Mundhöhle zurückzuführen ist; auch mit dem Speichel, in welchen Zucker übergeht (und der selbst diastatisches Ferment enthält), kann etwas davon in das Sputum gelangen. Von neueren Autoren gibt BUSSENIUS an, daß er bei einem an fibrinöser Pneumonie erkrankten Diabetiker nach guter Reinigung der Mundhöhle $^1/_4$% Zucker im Auswurf gefunden habe. Der Zucker wurde durch Reduktion von Kupfersulfat, Gärung und Polarisation nachgewiesen. BUSSENIUS fand dann noch bei einem Tuberkulösen, einem Bronchitiker und zwei Pneumonikern positiven Trommer, sonst jedoch nicht. Wie vorsichtig man mit der Angabe sein muß, der Zucker stamme aus dem Sputum, beweist ein Fall von Pneumonie, in welchem BUSSENIUS in dem nachts entleerten Sputum nie, in dem unter tags ausgehusteten Sputum dagegen stets Zucker antraf. BEALE erhielt in einem Falle von Pneumonie ein negatives Resultat, in einem zweiten ein positives; in dem hepatisierten Teil einer Lunge soll die Gärungsprobe einmal ein schwach positives Ergebnis gehabt haben, im gesunden ein negatives. KLEINER und MELTZER stellten in Lungenödemflüssigkeit eine reduzierende Substanz (Dextrose) etwa in der gleichen Menge wie im Blut fest. Bei Durchbruch eines Leberabscesses in die Luftwege vermißte SCHLESINGER Zucker; auf Glykogen war nicht untersucht worden; Leberzellen waren im Auswurf nicht vorhanden. WOLFES berichtet dagegen in einem ähnlichen Falle über Vorkommen von Zucker. In allen diesen Fällen handelte es sich um Traubenzucker, er ist indes nicht näher identifiziert worden. Nur FRIEDRICH MÜLLER gibt an, daß es sich auf Grund der Osazonbildung in dem alkoholischen Extrakt des Schleims um Dextrose, vielleicht auch um Maltose handele.

Mit der unten angegebenen Mikromethode erhielt v. HOESSLIN folgende Werte, auf frischen Speichel berechnet.

Krankheit	Auswurf	%
1. Asthma bronchiale	schleimig	0,130
2. Asthma bronchiale	eitrig	0,342
3. Asthma bronchiale	schleimig	0,081
4. Chronische Bronchitis, Nephrose	schleimig-eitrig	0,072
		0,086
5. Chronische Bronchitis, Bronchiektasen		0,107
	eitrig	0,052
		0,069
		0,161
6. Croupöse Pneumonie	rostfarben	0,066
	,,	0,032
	schleimig-eitrig	0,166
	,,	0,088
	,,	0,226
	,,	0,048

Wie man sieht, wechseln die Werte stark, so daß man den Einfluß verzuckerter Nahrungsreste manchmal nicht ausschließen möchte. Im ganzen enthält das schleimige Sputum weniger Zucker als das eitrige.

Die quantitative Bestimmung nach HAGEDORN-BANG gibt gute Resultate, Schleim und Eiweiß werden durch das Zinksulfat quantitativ gefällt.

a) Prinzip: Oxydation des Zuckers durch Kaliumferricyanid durch Zusatz im Überschuß und Bestimmung des Überschusses durch jodometrische Titrierung.

$$2\,H_3Fe'''(CN)_6 + 2\,HJ = 2\,H + Fe''(CN)_6 + J_2.$$

Wird das gebildete Ferrocyanid vom Reaktionsgemisch durch Fällung als Zinkverbindung entfernt, so verläuft der Prozeß quantitativ.

$$2\,K_4Fe''(CN)_6 + 3\,ZnSO_4 = K_2Zn_3[Fe''(CN)_6] + 3\,K_2SO_4.$$

b) Erforderliche Lösungen:
1. NaOH Normalzehntellösung.
2. 0,45% Zinksulfatlösung.
3. Wässerige Lösung, die in 1 Liter 1,65 Kaliumferricyanid und 10,6 ausgeglühter Na_2CO_3 enthält. Gegen Licht zu schützen.
4. Kaliumjodid-Zinksulfat-Natriumchloridlösung: KJ 5,0, $ZnSO_4$ 10,0, NaCl 50,0, Aqua ad 200. KJ erst bei Gebrauch zusetzen.
5. Essigsäurelösung: Eisessig 3,0, Wasser ad 100.
6. Stärkelösung, 1 g lösliche Stärke in 100 ccm wässeriger gesättigter NaCl-Lösung.
7. Natriumthiosulfatlösung, 0,7 in 500 H_2O.

KJO_3 zur Titerstellung: 0,3566 g (wasserfrei) auf 2 Liter Wasser auffüllen.

c) Ausführung: Zur Fällung von Eiweiß und Mucin wird 1 ccm $n/_{10}$ NaOH abpipettiert und 5 ccm der 0,45% Zinksulfatlösung zu 0,1 (bis 0,5) g im Präparatenglas abgewogenen Sputums zugefügt und umgeschüttelt. Die Gläser werden 3 Minuten im siedenden Wasserbad erhitzt, durch feuchte Watte (Glastrichter), D = 3—4 cm) in ein Präparatenglas 30×90 mm) filtriert, Trichter und Filter je 2 mal mit 3 ccm Wasser nachgespült.

Zu dem Filtrat 2 ccm alkalischer Kaliumferricyanidlösung zusetzen, das Gemisch 15 Minuten in siedendem Wasser erhitzen, abkühlen lassen, dann Zusatz von 3 ccm der Lösung 4, umschütteln, 2 ccm Essigsäurelösung zusetzen und 5 Minuten warten. Nach Zusatz von 3 Tropfen Stärkelösung das freie Jod mit Natriumthiosulfat zurücktitrieren.

Bei jeder Bestimmung erfolgt Titerstellung der Natriumthiosulfatlösung: 2 ccm der KJO_3-Lösung zu 3 ccm KJ-Lösung, 2 ccm Essigsäurelösung und zwei Tropfen Stärke zugesetzt, sollen 2 ccm Natriumthiosulfatlösung entsprechen. Anderenfalls muß umgerechnet werden. Ferner wird jedesmal eine Blindbestimmung ausgeführt und der bei ihr erhaltene Wert von dem Wert der korrigierten Zuckerbestimmung abgezogen, aber erst nachdem dieser Wert durch jedesmalige Titerstellung korrigiert ist. Die entsprechenden Zuckerwerte sind in der nachstehenden Tabelle aufgeführt.

Auf der nachstehenden Tabelle sind die errechneten Zuckerwerte in mg-% entsprechend den verbrauchten Mengen Natriumthiosulfatlösung in Kubikzentimeter angegeben.

Tabelle zur Glucosebestimmung.

ccm $n/_{200}$ Natriumthiosulfat entsprechen Milligramm Glucose.

	0	1	2	3	4	5	6	7	8	9	
0,0	0,385	0,382	0,379	0,376	0,373	0,370	0,367	0,364	0,361	0,358	0,0
0,1	0,355	0,352	0,350	0,348	0,345	0,343	0,371	0,338	0,336	0,333	0,1
0,2	0,331	0,329	0,327	0,325	0,323	0,321	0,318	0,316	0,314	0,312	0,2
0,3	0,310	0,308	0,306	0,304	0,302	0,300	0,298	0,296	0,294	0,292	0,3
0,4	0,290	0,288	0,286	0,284	0,282	0,280	0,278	0,276	0,274	0,272	0,4
0,5	0,270	0,268	0,266	0,264	0,262	0,260	0,259	0,257	0,255	0,253	0,5
0,6	0,251	0,249	0,247	0,245	0,243	0,241	0,240	0,238	0,236	0,234	0,6
0,7	0,232	0,230	0,228	0,226	0,224	0,222	0,221	0,219	0,217	0,215	0,7
0,8	0,213	0,211	0,209	0,208	0,206	0,204	0,202	0,200	0,199	0,197	0,8
0,9	0,195	0,193	0,191	0,190	0,188	0,186	0,184	0,182	0,181	0,179	0,9
1,0	0,177	0,175	0,173	0,172	0,170	0,168	0,166	0,164	0,163	0,161	1,0
1,1	0,159	0,157	0,155	0,154	0,152	0,150	0,148	0,146	0,145	0,143	1,1
1,2	0,141	0,139	0,138	0,136	0,134	0,132	0,131	0,129	0,127	0,125	1,2
1,3	0,124	0,122	0,120	0,119	0,117	0,115	0,113	0,111	0,110	0,108	1,3
1,4	0,106	0,104	0,102	0,101	0,099	0,097	0,095	0,093	0,092	0,090	1,4
1,5	0,088	0,086	0,084	0,083	0,081	0,079	0,077	0,075	0,074	0,072	1,5
1,6	0,070	0,068	0,066	0,065	0,063	0,061	0,059	0,057	0,056	0,054	1,6
1,7	0,052	0,050	0,048	0,047	0,045	0,043	0,041	0,039	0,038	0,036	1,7
1,8	0,034	0,032	0,031	0,029	0,027	0,025	0,024	0,022	0,020	0,019	1,8
1,9	0,017	0,015	0,014	0,012	0,010	0,008	0,007	0,005	0,003	0,002	1,9
	0	1	2	3	4	5	6	7	8	9	

Die Enteiweißung mit Zinksulfat eignet sich auch sehr gut zur Chlor- und Reststickstoffbestimmung.

c) Glykogen.

KÜHNE fand in vier pneumonischen Lungen Glykogen, in der gesunden Lunge dagegen nicht. Inzwischen hat man es in den meisten Organen nachgewiesen, ebenso im Eiter. Es ist daher wohl die Möglichkeit vorhanden, daß Glykogen mit in das Sputum übergeht. SALOMON gibt auch an, daß er in dem eitrigen Sputum von Phthisikern fast regelmäßig Glykogen nachgewiesen habe, ebenso in typischen putriden und gangränösen Sputis. Nach 48stündiger Digestion im Brutschrank war das Glykogen verschwunden. Die Darstellung erfolgte nach dem BRÜCKEschen Verfahren; die erhaltene Substanz opalescierte, wurde durch Jodjodkaliumlösung rot gefärbt, drehte rechts und reduzierte alkalische Kupferlösung nach Behandlung mit Speichel oder verdünnter Schwefelsäure.

Sonst ist nie auf Glykogen untersucht worden. Die Darstellung hätte nicht mehr nach dem mit Verlusten verknüpften BRÜCKEschen Verfahren, sondern nach PFLÜGER zu erfolgen.

Endlich ist noch von POUCHET eine zuckerartige Substanz aus den Lungen und im Sputum von Phthisikern isoliert worden.

Zur Gewinnung der neuen Substanz wird das Sputum oder das wässerige Dekokt der Lungen mit Essigsäure angesäuert und aufgekocht, filtriert, das Filtrat genau mit Barytwasser neutralisiert und, wenn nötig, mit etwas Bariumacetat vollständig ausgefällt, filtriert, und das Filtrat mit neutralem Bleiacetat zum Kochen erhitzt. Die filtrierte Flüssigkeit wird mit einem Überschuß von Ammoniak 24 Stunden in der Kälte stehen gelassen. Der entstandene Niederschlag enthält die zuckerartige Substanz neben erheblichen Mengen von Pepton; derselbe wird mit kaltem Wasser gewaschen, dann im Wasser verteilt und in der Wärme mit Schwefelwasserstoff behandelt. Der Schwefelbleiniederschlag ist schwer abzufiltrieren, POUCHET benützte poröse Tonzylinder oder klärte die Flüssigkeit mit Albumin. Die Lösung wird von Pepton durch Tannin und Tierkohle gereinigt, im Vakuum konzentriert, mit Alkohol gefällt, der Niederschlag wieder in Wasser aufgelöst und diese Fällung in wässeriger Lösung mit Alkohol so oft wiederholt, bis Tannin keine Trübung mehr hervorbringt. Die so erhaltene weiße Substanz bräunt sich beim Trocknen; aus 25%igem heißem Alkohol fällt sie in kleinen glänzenden Krystallschuppen aus, sie ist hygroskopisch, vollkommen klar in Wasser, dagegen nicht in konzentriertem Alkohol oder Äther löslich; sie wird durch Jod nicht gefärbt, reduziert Silbernitrat in der Kälte augenblicklich; Kupferoxydlösung wird erst bei längerem Kochen reduziert, nach Einwirkung von Säuren dagegen augenblicklich; Sublimat gibt einen Niederschlag, der sich beim Kochen löst. Die Substanz ist rechtsdrehend, schimmelt leicht, bildet dabei Milch- und Buttersäure. Es wurden gefunden für

C	46,92	47,06
H	6,50	5,88

woraus die Formel $C_{12}H_{18}O_9$ berechnet wurde.

Die gewonnene Substanz scheint der Beschreibung nach dem Glykogen $(C_6H_{10}O_5) \cdot n$ nahezustehen, unterscheidet sich aber von ihm in einigen Eigenschaften, vor allem durch die Nichtfärbung mit Jod.

Quantitative Bestimmung des Kohlegehaltes.

Der Reichtum an Kohlepigment des Auswurfs wie der Lungen ist wiederholt erwähnt worden (S. 26, 167f.). Im ersteren ist die Menge anscheinend noch nicht bestimmt worden, sie dürfte trotz starker Verfärbung auch recht gering sein; für die Lunge liegen dagegen quantitative Bestimmungen vor.

HANNE fand in einer frischen pigmentarmen Lunge, auf frische Substanz berechnet, i. D. 0,17, auf Trockensubstanz 1,17%; die entsprechenden Werte für eine Kohlenlunge waren 0,88 bzw. 5,29%; die Gesamtmenge betrug in diesem Falle 9,5 g.

Die Bestimmung geschah folgendermaßen: 30 g der kleingehackten Lunge werden nach Extraktion mit Äther und Alkohol und Trocknen bei 110° im Trockenschrank mit dem 10fachen Gewicht Ätzkali, dann mit 20—30 g Wasser versetzt und im Ölbad bei 180° erhitzt. Dies hat zunächst mit großer Vorsicht zu geschehen, um Überschäumen zu verhindern. (Zur besseren Zerstörung der organischen Substanz kann man etwas H_2O_2 zufügen.) Nun filtriert man unter Zuhilfenahme der Saugpumpe, spült mit Wasser und Alkohol nach, trocknet, wägt.

Da die Filtration unzuverlässig ist, führte G. ROSENFELD die Kohle durch Kochen mit Natronlauge in kolloidalen Zustand über (1 g getrocknete pulverisierte Lunge mit 3 g NaOH und 60 Wasser eine Stunde lang am Rückflußkühler kochen) und verglich mit einer selbst hergestellten Vergleichslösung am AUTENRIETHschen Colorimeter. Die Werte waren für gesunde Lungen im Durchschnitt 0,46 ‰, bei tuberkulösen 0,36 ‰.

9. Die Rolle des Sputums in der Gesamtbilanz des Organismus.

Bei dem reichlichen Gehalt der verschiedenen Sputa an organischen und anorganischen Substanzen und der großen Menge des Auswurfs in einzelnen Krankheiten darf bei einer Aufstellung der Stoffwechselbilanz dieser Faktor nicht vernachlässigt werden. Wie die Untersuchungen von PLESCH zeigen, geht auch ein nicht unbeträchtlicher Teil von Energie dem Körper mit dem Auswurf verloren.

Stickstoff.

Die Stickstoffmenge des Auswurfs ist durch eine Reihe von Substanzen bestimmt, die früher schon im einzelnen angeführt worden sind. Es beteiligen sich daran Serumeiweiß, das in reiner Darstellung 15,8 % Stickstoff enthält, Albumosen, die teils etwas mehr, teils etwas weniger Stickstoff enthalten, und oft einen recht beträchtlichen Teil des Gesamtstickstoffs ausmachen, wie die von WANNER mitgeteilten Zahlen bezeugen (s. Tab. S. 226). Auch der Reststickstoff ist häufig sehr wesentlich daran beteiligt. Im Sputum vorkommender Blutfarbstoff enthält 16—17 % N, die Nucleine zwischen 15 und 18 %, das Mucin nach FRIEDRICH MÜLLER 10,7 %, Protagon 2,39 % (LIEBREICH), andere Cerebroside meist etwas weniger, Lecithin etwa 2 %.

Trotz der Beteiligung so vieler Substanzen mit verschiedenem Stickstoffgehalt an der Gesamtstickstoffmenge des Sputums differieren die Werte bei den einzelnen Erkrankungen nicht so sehr, als man annehmen könnte. Es ist eben nicht nur der Eiweißgehalt maßgebend, sondern ebenso das Vorhandensein von Abbauprodukten, von Nucleinen und auch von Mucin.

Daher ist auch der prozentuale N-Gehalt des frischen Sputums nicht sehr wechselnd, wie die folgende Tabelle, die nach den von LANZ mitgeteilten Stickstoffzahlen zusammengestellt ist, zeigt. Es sind Mittelwerte, die aus einer Reihe von Bestimmungen gewonnen wurden; leider sind die Kontrollbestimmungen von LANZ oft recht unstimmig.

Erkrankung	Minimum %	Maximum %	Mittel %
Bronchitis	0,2199	1,0301	0,5166
Tuberkulose	0,2698	1,1459	0,6767
Pyopneumothorax	0,3089	1,2043	1,0056
Gangrän	0,3731	0,6870	0,9069
Pneumonie (vor der Lösung)	0,6753	1,7784	0,4495
„ (nach „ „	—	—	0,3681

ORSZAGS Werte schwanken bei mehreren Fällen mit Lungengangrän zwischen 0,044 und 0,647 %, zeigen also auch recht beträchtliche Schwankungen, sowohl bei den einzelnen Patienten, wie an den verschiedenen Untersuchungstagen.

Die Minimalzahlen von LANZ sind mit Ausnahme der bei Pneumonie vor der Krise gewonnenen Werte nicht sehr abweichend; bei den Maximalzahlen macht das gangränöse Sputum mit seinem geringen Werte eine Ausnahme, die indes nicht so auffallend ist; gerade hier findet ein reichlicher Flüssigkeitszufluß statt (vielleicht gleichzeitig auch Resorption N-haltiger Bestandteile). Umgekehrt ist der Maximalwert bei Pneumonie sehr hoch, eine Folge der reichlichen Eiweiß- und Nucleinausscheidung; nach der Krise sinkt dieser hohe Wert beträchtlich ab.

Auch auf aschefreie Trockensubstanz berechnet, ist der Stickstoffgehalt bei den einzelnen Erkrankungen nicht sehr wechselnd; immerhin zeigt er gleichfalls einige Unterschiede. So fand F. MÜLLER in rein schleimigem sagoartigem Sputum von chronischer Bronchitis 9,27 % Stickstoff, in zähem schleimigem Sputum bei Bronchialasthma 12,4 resp. 11,57 %, in rostfarbenem Sputum der croupösen Pneumonie 13,92 %.

RENK erhielt bei Bronchitis 7,31 % N, im Mittel, bei Tuberkulose 11,13 %[1]), PLESCH bei Tuberkulose 9,64 %[2]).

Nach diesen wenigen Zahlen ist der auf Trockensubstanz berechnete Stickstoffgehalt bei Bronchitis etwas geringer als bei Pneumonie; bei Tuberkulose ist er wechselnd. Der Unterschied ist leicht erklärlich, wenn man bedenkt, daß das bronchitische Sputum wasserreicher ist und zugleich etwas mehr anorganische Bestandteile enthält als die übrigen Sputa.

Die Größe der Gesamt-N-Ausscheidung hängt bei den soeben besprochenen Verhältnissen somit hauptsächlich von der Menge des Auswurfs ab. Der so erfolgende tägliche N-Verlust kann in der Tat recht hohe Werte erreichen, die die Richtigkeit einer ohne sie aufgestellten Stoffwechselbilanz sehr in Frage ziehen würden.

Die bisher ermittelten Zahlen für den täglichen Verlust von Stickstoff auf diesem Wege sind in der folgenden Tabelle, nach Erkrankungen geordnet, als Mittelwerte zusammengestellt.

Erkrankung	Untersucher	Minimum	Maximum	Mittel
Bronchitis	RENK	—	—	0,23
„	LANZ	0,187	0,810	0,395
Tuberkulose	RENK	—	—	0,75
„	PLESCH	—	—	2,133
„	MAGNUS-ALSLEBEN	0,54	1,206	0,873
„	LANZ	0,205	1,701	0,660
Gangrän	LANZ	0,224	1,668	0,813
„	ORSZAG	0,067	3,248	—
Bronchiektasie	FALK	—	—	0,66
Pneumonie	LANZ	2,6	4,87	—
„ vor der Krise . . .	—	—	—	0,731
„ nach „ „ . . .	—	—	—	0,384

Die Werte von PANOR liegen zum Teil etwas tiefer.

RIESELL hat während des ganzen Verlaufes einer croupösen Pneumonie den Verlust an Stickstoff bestimmt (1869).

---

[1]) Auf aschefreie Substanz berechnet 10,1 %, bzw. 13,08 %.

[2]) Auf aschehaltige Trockensubstanz berechnet.

Tag	Auswurf in g		N-Gehalt		Bemerkungen
	frisch	trocken	‰	g	
1.	35,7	1,9	10,70	0,21	Schaumiger, gelbroter Auswurf
2.	36,7	2,9	10,29	0,30	,, ,, ,,
3.	51,0	4,4	10,16	0,45	,, ,, ,,
4.	57,3	4,7	10,75	0,51	Kollaps
5.	67,3	5,0	7,15	0,36	Krise
6.	40,7	2,0	7,15	0,14	—
7.	23,1	1,9	7,52	0,14	Durchfall
8.	20,1	1,1	8,77	0,10	Zunehmende Rekonvaleszenz
9.	22,3	1,8	8,28	0,15	—
10.	15,8	1,3	8,28	0,11	Durchfall
11.	8,8	1,0	11,30	0,11	Temperatur normal

Im Mittel wurden während des Fiebers 0,39 g, in der Rekonvaleszenz 0,12 g N ausgeschieden.

Den geringsten Verlust an Stickstoff finden wir bei der einfachen Bronchitis. Bei der Tuberkulose ist er, wie leicht zu verstehen, außerordentlich wechselnd; mitunter erreicht er sehr hohe Werte, so in dem Fall von PLESCH, in welchem täglich über 2 g Stickstoff auf diese Weise verloren gingen. Der durchschnittliche tägliche Stickstoffverlust von 0,75 g bei Tuberkulose entspricht nach RENK 6% vom Stickstoffverbrauch eines Hungernden, 3,8% vom Verbrauch eines wohlgenährten Menschen. Der Stickstoffverlust in dem Falle von Bronchiektasie von FALK machte 44,9% des Stickstoffumsatzes in Harn und Sputum aus. — Bei der Pneumonie ist dagegen infolge der geringen Menge des Auswurfs der Verlust nicht so groß, als man nach dem hohen prozentualen Eiweiß- und Nucleingehalt erwarten würde. Zu differentialdiagnostischen Zwecken kommt, wie die angegebenen Zahlen ohne weiteres lehren, die Bestimmung des prozentualen und Gesamtstickstoffes kaum in Betracht.

Bestimmung der Gesamtstickstoffmenge (nach KJELDAHL).

Prinzip. Die Methode beruht auf der quantitativen Überführung des gesamten N in Ammoniak unter gleichzeitiger völliger Zerstörung der organischen Substanz durch Erhitzen mit konzentrierter Schwefelsäure und Bestimmung der Menge des gebildeten Ammoniaks durch Titration. Die zerstörende Wirkung der Schwefelsäure wird begünstigt durch die Anwesenheit von Kaliumsulfat und von Metalloxyden, z. B. Kupfersulfat.

Die Bestimmung hat bei ungleichmäßiger Zusammensetzung des Auswurfs auch nach der Homogenisierung mit nicht zu kleinen Mengen zu geschehen. Am besten wägt man einen Teil in einem Wägegläschen ab, falls die Verflüssigung nicht für ein genaues Abpipettieren genügt, und spült in den Kjeldahlkolben über.

Erforderliche Apparate und Lösungen:

1. Rundkolben aus hartem Jenenser Glas von etwa 15 cm Halslänge und 100 ccm Inhalt (Kjehldahlkolben), Kugelaufsatz zur Verhinderung des Überspritzens, T-Rohr mit Gummi, Klemme und Trichter zur Zufuhr der Natronlauge, LIEBIGscher Kühler, Vorlage.
2. Konzentrierte stickstofffreie Schwefelsäure.
3. 33%ige Natronlauge.
4. $n/_{10}$ Schwefelsäure und $n/_{10}$ Natronlauge (bzw. $n/_{20}$ oder $n/_{70}$).
5. Krystallisiertes Kupfersulfat.
6. Krystallisiertes N-freies Kaliumsulfat.
7. Talkum.
8. Lackmoidlösung oder Cochenilletinktur.

Ausführung. Das Sputum ist zunächst gut zu mischen, was eventuell unter vorsichtigem Erwärmen bis 60° und Wiederersetzung des verloren gegangenen Wassers geschehen muß; doch ist hierdurch bei alkalischen Sputis der Verlust von etwas Ammoniak zu befürchten. Man bringt nun 1—2 ccm des Sputums, genau abgemessen, sicherer noch eine abgewogene Menge, in einen Kjehldahlkolben, fügt ungefähr 3—5 ccm konzentrierte Schwefelsäure und etwas Kupfersulfat und Kaliumsulfat hinzu, erhitzt den in schräger Lage auf dem Drahtnetz unter dem Abzuge liegenden Kolben zunächst sehr vorsichtig und vergrößert die Flamme erst, wenn ein Überschäumen nicht mehr zu befürchten ist. Man erhält die Flüssigkeit in lebhaftem Sieden, bis sie vollkommen farblos oder schwach blaugrün geworden ist. Haben sich infolge Aufsteigens der verkohlten Substanz schwarze Kohlepartikelchen am Halse festgesetzt, so sind diese nach Erkalten der Flüssigkeit mit destilliertem Wasser vorsichtig in den Kolben herunterzuspülen und in der eben beschriebenen Weise vollständig zu zerstören. Die erkaltete Flüssigkeit wird mit ungefähr 50 ccm Wasser verdünnt und mit dem Kugelaufsatz bzw. Kühler verbunden. Man läßt soviel starke Natronlauge zufließen, als zur Alkalisierung nötig ist, wobei die Natronlauge nicht an dem Glas der Glaswand hinablaufen darf, da sonst der Stopfen nicht fest sitzt. Zur Neutralisation genügen bei Anwendung von 5 ccm Schwefelsäure 15 ccm der 33 $^0/_0$igen Natronlauge. Der Umschlag ist an der Blaufärbung der gesamten Flüssigkeit zu erkennen. Erhitzt wird über einem Drahtnetz. Aus dem LIEBIGschen Kühler führt ein Rohr mit zwischengeschalteter Kugel in die mit einer bestimmten Menge $n/_{10}$ Schwefelsäure gefüllte Vorlage so, daß das Rohr in die Flüssigkeit eintaucht. Es wird solange destilliert, bis alles gebildete Ammoniak überdestilliert ist. Der Zeitpunkt fällt mit dem Stoßen des Kolbeninhaltes zusammen, man überzeuge sich aber außerdem noch davon, indem man ein Stück Lackmuspapier nach Lösen der Verbindung zwischen LIEBIGschem Kühler und Ansatzrohr prüft. Blaufärbung zeigt noch Anwesenheit von Ammoniak an. Man spritzt nun das Ansatzrohr mit Wasser ab, entfernt die Vorlage und titriert mit $n/_{10}$ Natronlauge zurück. Den Umschlag in die alkalische Reaktion erkennt man an dem Übergang der bei Zusatz von Cochenilletinktur orangegelben Farbe in eine blauviolette. Man zieht die Zahl der verbrauchten Kubikzentimeter $n/_{10}$ Natronlauge von der Zahl der vorgelegten Kubikzentimeter $n/_{10}$ Schwefelsäure ab. 1 ccm $n/_{10}$ Schwefelsäure entspricht 0,001404 g Stickstoff.

Mikrobestimmungen empfehlen sich bei der Ungleichmäßigkeit des Sputums nicht. Bei der Verwendung sehr kleiner Mengen kann man sich nötigenfalls einer kleinen Apparatur ohne Kühler mit Luftdurchtreibung bedienen.

a) Über die Gesamtmenge des in 24 Stunden mit dem Sputum ausgeschiedenen Eiweiß finden sich nur wenige Angaben. RENK erhielt in einem Falle von Pneumonie im Durchschnitt 0,80 g, in einem Falle von Tuberkulose 0,37 g Verlust. Für die Berechnung der mit dem Eiweiß den Körper verlassenden Calorienmenge wären noch mehr Untersuchungen hierüber wünschenswert, denn es ist nicht zulässig, bei der Anwesenheit mehrerer N-haltiger Substanzen den Eiweißgehalt aus den ermittelten Stickstoffwerten durch Multiplikation mit 6,25 zu berechnen. PLESCH gibt dies selbst zu, führt aber die Berechnung doch aus.

b) Fett. Wesentlich mehr Angaben finden wir über die täglich ausgeschiedene Fettmenge (s. Tab. S. 253); wir haben hier mittlere Werte von 0,016 bis 3,414 g im Tag; PLESCH fand bei einem Tuberkulösen 3,23 g, was einem Calorienwert von 28,78 entspricht.

c) Kohlehydrate. Über die Gesamtmenge der im Sputum ausgeschiedenen Kohlehydrate ist nichts bekannt, doch ist es wahrscheinlich, daß außer den im Eiweiß-, Mucin-, sowie Nucleinkomplex vorkommenden Kohlehydratgruppen noch andere mit zu Verlust gehen, wie kleine Dextrosemengen, Glykogen.

d) Mineralstoffe. Der Verlust an Gesamtasche wechselt nach RENK bei verschiedenen Erkrankungen zwischen 0,11 und 1,88 g im Tag. FALK fand Verluste bis 5,57 g Gesamtasche in einem Falle von Bronchiektasie; es gehen auf diese Weise also dem Körper recht beträchtliche Mengen von Mineralstoffen verloren. Was die einzelnen Substanzen betrifft, so war der Verlust von FALK in dem einen Falle bis 3,70 g ClNa und 1,286 g P_2O_5. SALKOWSKI erhielt bis 4,1 g Kalium und 2,48 g Na-Verlust bei einer Gangrän, während im Harne gleichzeitig nur 1,26 g Kalium und 2,20 g Natrium ausgeschieden wurden. BESANÇON und DE JONG sahen den NaCl-Gehalt nach Einnahme von 5—10 g Kochsalz ohne Änderung der Auswurfmenge ansteigen.

Die von OTT in einem Falle von Tuberkulose ermittelten Zahlen für Calcium und Magnesium waren dagegen verhältnismäßig niedrig; seine Zahlen sind jedoch wertvoll, da eine genaue Bilanzaufstellung für 4 Tage erfolgte. Ob nach diesen spärlichen Zahlen eine einseitige Beeinflussung des Mineralstoffwechsels stattfindet, oder ob bestimmte Salze mehr als andere ausgeschieden werden, läßt sich nicht sagen.

		N	CaO	MgO
Einnahme		71,82	18,29	1,67
Ausgabe	Urin	68,93	1,098	0,319
	Stuhl	4,71	15,10	1,06
	Sputum	1,54	0,064	0,008

e) Der Calorienverlust ist ebenfalls nicht unbeträchtlich. Bei FALK schwankt er in dem schon öfters zitierten Falle von Bronchiektasie zwischen 108,9 und 195,4 Calorien, was mit dem täglichen Umsatz eines gesunden Menschen von 30 Calorien für das Kilogramm Körpergewicht und für 24 Stunden verglichen 7% ausmachen würde; bei seinem Kranken aber 24%! — 1 g trockenes Sputum entspricht ungefähr 5 Calorien.

Die ausführlichsten Untersuchungen hierüber stammen von PLESCH; wir geben seine Zahlen in folgender Tabelle wieder.

In 250 ccm Auswurf (tägl. Mittel)	Tägliche Menge in g	In % der trock. Substanz	In % der feucht. Substanz	Calorienwert
Trockensubstanz	22,0	—	8,8	102,82
Stickstoff	2,13	9,64	0,85	54,67
P_2O_5	0,50	1,29	0,20	—
Fett	3,23	15,16	1,39	28,78
Berechnete N-freie Extraktstoffe	4,43	20,13	1,77	19,37

Die Gesamtbilanz stellt sich folgendermaßen dar:

Einnahme		Ausgabe				Bilanz
		Urin	Stuhl	Sputum	Summe	
N	11,32	9,91	4,12	2,13	16,16	— 5,84
P_2O_5	2,93	2,05	1,32	0,53	3,90	— 0,97
Fett	106,02	—	18,47	3,24	21,71	+ 84,31
Calorien	2520,85	163,54	348,09	102,82	614,45	+ 1906,45

Mit dem Sputum gingen demnach von dem Stickstoff der Einnahme 18,84% verloren, vom Fett 3,06%, von den zugeführten Calorien 4,08%; der Calorienverlust betrug 17,33% des Calorienwertes der gesamten Ausscheidung und 38,60% der resorbierten und aus dem Körper unverbraucht abgegebenen Calorien.

Es ist also ohne weiteres ersichtlich, daß bei Aufstellung einer genauen Stoffwechselbilanz der Verlust im Sputum keineswegs vernachlässigt werden darf. Dabei wird es noch Fälle geben, in denen der Stoffverlust größer ist, wie in dem eben angeführten.

10. Arzneimittel.

FALK und TEDESKO prüften die Ausscheidung einer Reihe von Arzneimitteln in Bronchien bzw. Lungen.

Salicylsäure fanden sie reichlich in das pneumonische Sputum übergehend, und zwar der Größe der Zufuhr und der Schwere der Erkrankung ungefähr proportional, bei doppelseitiger Erkrankung mehr als bei einseitiger. Die Menge nahm bis zur Krise allmählich, nachher sehr rasch ab, Spuren waren noch bis zum völligen Abklingen nachweisbar. Sie empfehlen daher die Anwendung besonders zur Erkennung von zentral gelegenen Herden. Bei Tuberkulose erhielten sie stets positive Reaktion, jedoch in keinem Verhältnis zu der Ausbreitung und der Schwere der Erkrankung, im allgemeinen in akuten Fällen stärker wie in chronischen; nach Blutungen nahm sie zu, dagegen gaben wieder Fälle mit ausgedehnter Kavernenbildung keine Reaktion.

Bei akuter katarrhalischer Bronchitis sowie bei der chronischen Bronchitis von Emphysematikern, typischen Asthmaanfällen, bei Bronchiektasien, eitrigen Bronchitiden und Stauungskatarrhen erhielten sie keine Reaktion. Sie schlossen daher aus dem Nachweis von Salicylsäure auf den Übertritt gelöster Blutbestandteile in die Lufträume des Lungenparenchyms, also auf ausgedehnte entzündliche exsudative Prozesse, wie eben bei der Pneumonie. Ist der Auswurf nur als Produkt einer pathologisch gesteigerten Drüsentätigkeit aufzufassen, so wird keine Salicylsäure ausgeschieden. Im Speichel erscheint sie nicht.

Der Nachweis geschieht in folgender Weise auf colorimetrischem Wege nach Einnahme von 2 g.

Das schwach angesäuerte Sputum wird mit der fünffachen Menge 96%igem Alkohol tüchtig geschüttelt, wobei Eiweiß und schleimbildende Substanzen in groben Flocken ausfallen und abfiltriert werden können. Der Filterrückstand wird mit saurem Alkohol am Rückflußkühler aufgekocht und gibt dann kaum noch Spuren einer Salicylsäurereaktion. Das klare Filtrat wird nun bei schwach alkalischer Reaktion auf dem Wasserbad eingedampft, der abgedampfte Rückstand in Wasser aufgenommen, leicht angesäuert und mit Bleizucker versetzt, der Niederschlag abfiltriert, nachgewaschen und das saure Filtrat mit Äther geschüttelt. Den nach Abdampfen des Äthers erhaltenen Rückstand nimmt man mit 10 ccm Wasser auf und weist dann mit Eisenchloridlösung noch Spuren von Salicylsäure nach; bei stark positivem Ausfall wendet man zum besseren Vergleich der Farbenintensität entsprechende Verdünnungen an.

Methylenblau ging nicht in das Sputum Tuberkulöser über. Antipyrin war durch Eisenchlorid und salpetrige Säure nachweisbar. Terpenhydrat und Eucalyptol traten über — durch den Geruch erkennbar. Guajacol, das mit Eisenchlorid in alkoholischer Lösung eine dunkelgrüne Färbung gibt, konnte nicht nachgewiesen werden. Resorcin war in einem Falle in Spuren vorhanden.

Chinin geht bei Tuberkulösen in den Auswurf über (Boecker).

Nach Bohland geht Trypaflavin (Diaminomethylacridiniumchlorid) in den Auswurf nach intravenöser Anwendung von 0,1—0,2 g über und erzeugt in ihm eine charakteristische Gelbfärbung. Mit starker Salzsäure und einer Nitritlösung färbt es sich allmählich blau.

Von sonstigen Arzneien ist durch Zak das Urotropin geprüft worden; es wird durch Bronchien und Speicheldrüsen ausgeschieden; bei der Autopsie fand es Zak im Bronchialeiter. Burnam traf es stets nur in Spuren, ebenso das daraus gebildete Formol.

Zum Zwecke des Nachweises wird etwas Auswurf mit Phosphorsäure angesäuert, mit Kochsalz in Substanz im Überschuß versetzt und in einem kleinen Kölbchen destilliert. In wenigen Kubikzentimeter des Destillats wird die Reaktion auf das gebildete Formaldehyd angestellt. Man kann nun nach Jorissen in der von Nikolai angegebenen Modifikation etwas Phloroglucin in Substanz und dann Natronlauge zufügen, wodurch bei Anwesenheit von Formaldehyd eine gelbrote Farbe auftritt. Nach Zack ist die folgende Reaktion von Lebin noch sicherer: Eine kleine Menge des Destillats wird mit dem gleichen Quantum einer 0,5%igen Lösung von Resorcin in 40—50% Kali- oder Natronlauge versetzt und $^1/_2$—1 Minute gekocht. Je nach dem Aldehydgehalt tritt eine mehr oder minder lebhafte Rotfärbung auf, die einige Zeit anhält; bei negativem Ausfall stellt sich eine grünliche, manchmal schmutzige Verfärbung ein. Wie weitere Untersuchungen von Zack ergaben, geht das Urotropin ungespalten in das Sputum über und das Formaldehyd wird erst durch die erwähnte Behandlung abgespalten.

Natrium kakodylicum wird zum Teil als Gas durch die Lungen ausgeschieden (J. und M. RIES), Tellurnatrium als Tellurmethyl.

Von aufgenommenem Alkohol werden etwa 2—5% in die Lungen abgeschieden; auch von den in alkoholischen Getränken enthaltenen Estern dürfte etwas mit der Atemluft den Körper verlassen. Der nach reichlichem Genuß dem Munde entstammende Geruch ist aber größtenteils auf Reste im Mund und Schlund zurückzuführen.

Der nach subkutaner oder intravenöser Injektion in die Lungen und Bronchien ausgeschiedene Äther macht sich rasch durch den Geschmack im Munde bemerkbar.

Die differentialdiagnostische Bedeutung der Ausscheidung dieser verschiedenen Mittel erstreckt sich höchstens auf den Nachweis von zentral gelegenen Pneumonien.

Anhangsweise sei hier noch kurz erwähnt, daß nach Untersuchungen von JAKOBSOHN dem Sputum bei Injektion unter die Haut eine gewisse Giftwirkung zukommt (Unruhe, Krämpfe, Atemnot). Die Wirkung wurde aber nur nach großen Mengen und unregelmäßig beobachtet. BRIEGER machte einige ähnliche Beobachtungen. Über die Giftwirkung des Speichels liegen eine ganze Anzahl von Untersuchungen vor. Die wirksame Substanz ist bisher nicht isoliert worden.

11. Farbreaktionen.

Die Methode, gewisse chemische Bestandteile des Auswurfs durch makroskopische Farbreaktionen nachzuweisen, ist von A. SCHMIDT eingeführt worden und hat eine Reihe von bemerkenswerten Resultaten gezeitigt. Sie beruht darauf, daß sowohl die Grundsubstanz, wie die zelligen Beimengungen des Sputums je nach ihrer Zusammensetzung aus einem Farbengemisch verschiedene Töne annehmen. Daß keine reinen Farbentöne zustande kommen, liegt daran, daß die Zusammensetzung des Auswurfs eben nicht einheitlich ist, sondern auch dann, wo sie für das Auge mehr oder weniger so erscheint, aus verschiedenen chemischen Substanzen besteht.

Behandelt man Sputum verschiedener Art und Herkunft in der unten beschriebenen Weise mit dem EHRLICHschen Triacidgemisch, so sieht man zunächst die Grundformen scharf voneinander getrennt. Das schleimige Sputum färbt sich grün oder blau oder in einem Gemisch dieser Farben, aber niemals rot; je zäher der Schleim ist, desto mehr wiegt der grüne Farbenton vor, namentlich in dem myelinhaltigen Morgensputum; das pneumonische Sputum erscheint stets fuchsin- bis ziegelrot gefärbt, das seröse Sputum mehr violettrot. Die Ursache der verschiedenen Farbreaktion ist nun nicht in verschiedener Acidität des Sputums zu suchen, auch nicht in dem Blutgehalt, obwohl dieser bis zu einem gewissen Grade die Ursache einer mehr ziegelroten Färbung ist, sondern in der verschiedenen chemischen Zusammensetzung vornehmlich der Grundsubstanz. Diese besteht bei dem bronchitischen Sputum aus Schleim, beim pneumonischen aus Eiweiß und Nucleinen mit nur geringer Beimengung von Schleim; man kann dies aus Schnittpräparaten von verschiedenen Stellen des Respirationstractus, wie A. SCHMIDT angibt, gut erkennen, ganz besonders was das schleimige Sputum betrifft. Die rein erhaltenen Substrate geben auch einen feineren Farbenton; so erhielt A. SCHMIDT mit Mucin, das aus der Submaxillaris des Rindes dargestellt wurde, eine ausgesprochene grüne Reaktion, mit gefälltem Eiweiß dagegen eine ausgesprochene rote Farbe; der Eiweiß und Mucin gemischt enthaltende wässerige Auszug der Drüse ergab eine violettrote Farbe. In zweiter Linie sind die zelligen Bestandteile des Sputums von Einfluß auf die Färbung. Ist das Sputum eitrig, d. h. leukocytenreich, so kommt mehr der violettrote Farbton ihres Protoplasmas zur Geltung; enthält es rote Blutkörperchen in der Überzahl, so erscheint die orangerote Hämoglobinfarbe derselben. Bei zerfallendem Protoplasma der Leukocyten tritt mehr der grüne Farbenton der Zellkerne hervor. Es erscheint also der vorwiegend eitrige Auswurf, besonders das Kavernensputum, in schmutzig violetter Farbe, das vorwiegend schleimige Sputum grau bis graublau oder blaugrün, das blutig-schleimige Sputum je nach dem Schleimgehalt schmutzig rot bis grau.

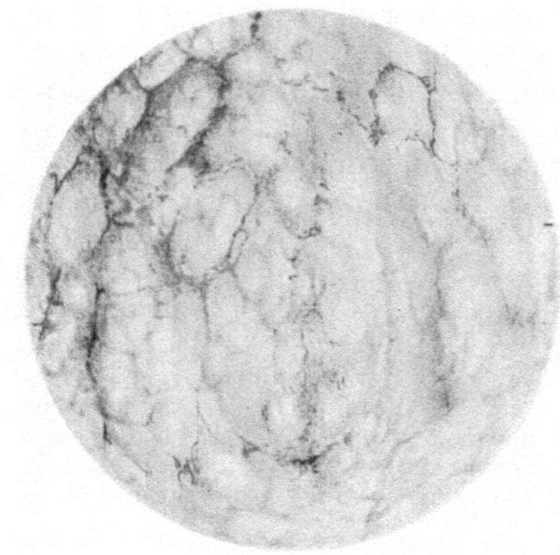

Abb. 89. Herzfehler-Sputum. Makroskopische Färbung mit Berlinerblau. MAYERS Carmin.

Die Färbung des Sputums läßt sich also auch zu diagnostischen Zwecken verwenden, wenn man das Gewicht der Reaktion nicht auf die durch die zelligen Bestandteile bedingte Mischfarbe, sondern auf die durch die Grundsubstanz bedingte Farbe legt. Man prüft daher am besten die isolierten homogenen Teile des Sputums: gibt die zähe fadenziehende Masse bei der Färbung eine rote Reaktion, so handelt es sich um ein eiweißreiches, mucinarmes Sekret, das mit großer Wahrscheinlichkeit nicht aus den Bronchien, sondern aus den Alveolen stammt; der Bronchialschleim nimmt einen blaugrauen oder grünen Farbenton an. Sehr hübsch läßt sich der Übergang aus eiweißreichem in ein mehr mucinhaltiges Sputum an Pneumoniefällen demonstrieren: bis zum Eintritt der Krise erhält man rote, die dann entweder direkt oder nach einigen Tagen in eine mehr schmutzig rote, graue, und schließlich graublaue Farbe übergeht, ein Zeichen, daß sich wieder mehr Schleim dem eiweißreichen Alveolarinhalt beimengt.

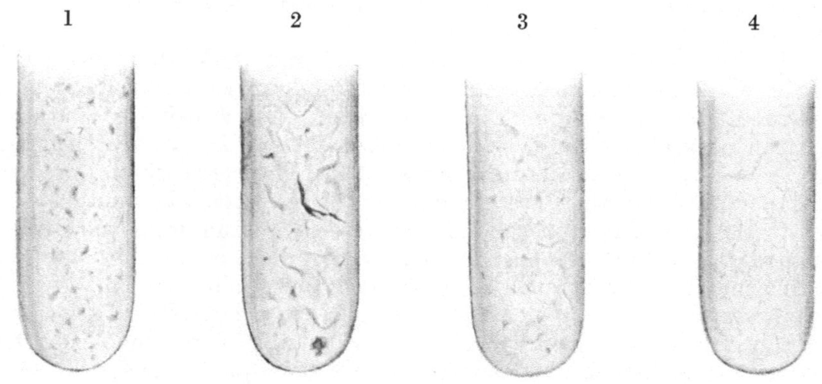

Abb. 90. Makroskopische Färbung des Auswurfs nach A. SCHMIDT. 1. Eiweißhaltiger pneumonischer Auswurf. 2. Serös-eitriger Auswurf. 3. Eitriger Auswurf. 4. Schleimiger Auswurf.

Bekannt ist die Berlinerblaufärbung auf Eisen (s. Abb. 62, S. 158).

Nach A. SCHMIDT geschieht die Färbung der Sputa auf folgende Weise: Von den in einem trockenen Glase aufgefangenen Sputis wird ein erbsen- bis bohnengroßes Stück mit der Pinzette in ein reines Reagensglas gebracht, wobei man darauf zu achten hat, daß die Entnahme der einzelnen Bestandteile des Sputums in annähernd demselben Verhältnis zu geschehen hat, wie sie sich in dem Gesamtsputum befinden. Zur Härtung und Verhinderung des Aufquellens wird 2%iger Sublimatalkohol bis zur Hälfte des Reagensglases hinzugegeben und so lange kräftig geschüttelt, bis sich die Sputumballen in feinste Flöckchen aufgelöst haben, was bei den verschiedenen Sputumarten verschieden lange dauert. Man läßt die Sputumflocken sich absetzen, gießt den Sublimatalkohol ab und füllt das Reagensglas zu zwei Drittel mit destilliertem Wasser, in welchem man die Sputumflocken verteilt. Das gute Durchschütteln und die feine Verteilung der Flocken ist für das gute Gelingen der Reaktion notwendig. Die Färbung geschieht durch Zusatz von 3 Tropfen eines konzentrierten EHRLICHschen Farbengemisches. Bei richtig gewählter Verdünnung, so daß die Flocken gegen das Licht eben durchscheinen, ist die Färbung in 3—6 Minuten beendet, wobei man ein zu schnelles Zubodensinken der Flocken verhüten muß. Man läßt absetzen, gießt vorsichtig ab und fügt destilliertes Wasser hinzu; nach Absetzen wird wieder abgegossen und das Präparat auf einer weißen Unterlage angesehen.

Weniger empfehlen sich nach A. SCHMIDT die Färbungen durch Thionin und die von UNNA empfohlene alkalische Methylenblaulösung, da die Differenzierung sich auf die Farbentöne blau und violett beschränkt, die zweite Methode außerdem nicht die Anwendung von Sublimat gestattet, dessen Zusatz bei der Anstellung der Reaktion nötig ist.

ZENONI bestätigt im allgemeinen die Angaben von A. SCHMIDT, meint aber, daß gewisse Farbenabstufungen eher auf der verschiedenen Dichtigkeit der niedergeschlagenen Sputumpartikelchen, als auf kleinen Unterschieden der Zusammensetzung derselben beruhten; auch sollen die zelligen Bestandteile einen größeren Einfluß auf die Reaktion ausüben; er zieht deshalb die mikroskopische Betrachtung der gefärbten Sputa vor.

Zu diesem Zweck breitet er das Sputum auf ein Deckglas aus, läßt es mit Alkohol eine Viertelstunde und länger gerinnen, färbt mit halbkonzentrierter Saffraninlösung und sieht die Präparate auf weißer Unterlage an. Schleimiges Sputum erscheint gelb gefärbt, pneumonisches rot. Die Farbendifferenzen beruhen auf dem Gehalt an Mucin und Eiweiß; die beigemischten Elemente färben sich mehr fuchsinrot, weshalb die gelben Sputa nach und nach eine mehr rote Farbe annehmen. Mit reinen Eiweißstoffen wurde ein gelber Ton erzielt, welcher aber nicht dem bei schleimigem Sputum gleicht.

Die von ROSENTHAL für den Speichel angewandte Reaktion mit Salpetersäure und Kalilauge, wobei eine mehr rotviolette Farbe auftritt, und mit Salzsäure, die eine rosa Färbung erzeugt, ist auf das Sputum anscheinend noch nicht übertragen worden.

LEYDEN und JAFFÉ beschreiben noch eine merkwürdige Erscheinung bei einem putriden Sputum, das stark mit Wasser verdünnt durch Leinen filtriert und sofort mit Bleiessig versetzt worden war. Die über dem Bleiniederschlag stehende Flüssigkeit zeigte am folgenden Tage eine prachtvolle Cochenillefärbung, der Niederschlag selbst war rosenrot gefärbt. Bei Luftzutritt (Filtrieren) blaßte Flüssigkeit und Niederschlag völlig ab, bei zugedecktem Stehen kehrte die rote Färbung allmählich wieder; der Wechsel gelang einige Male, blieb aber dann aus. Es gelang nicht, dem Grunde der Erscheinung auf die Spur zu kommen.

Anhang.

1. Refraktometrische Bestimmungen.

ORSZAG bestimmte in einem gangränösen Sputum den Gehalt an gelöstem Eiweiß mittels des Refraktometers, indem er mehrere Tropfen der serösen Schichte des Sputums dazu verwandte. Die erhaltenen Werte waren stets sehr niedrig und gingen dem Gesamtstickstoffgehalt des Sputums parallel. Sie sind in folgender Tabelle angeführt:

Datum	Refraktion des Sputums	Stickstoffgehalt in %
2. X.	1,3348	—
3. X.	1,3345	0,133
4. X.	1,3351	0,147
6. X.	1,3348	—
7. X.	1,3343	0,084
10. X.	1,3350	0,145
11. X.	1,3350	—
12. X.	1,3350	—
13. X.	1,3351	—

Die Menge des gelösten Eiweiß zeigt nach diesen Werten also nur geringe Schwankungen. Der Refraktionswert hängt also in erster Linie von dem gelösten Eiweiß ab, sehr viel weniger von dem beigemengten Schleim, wenn auch dieser nicht ganz ohne Wirkung auf den R.-T. ist (Sinken von 1,3351 auf 1,3336 nach Ausfällen mit Essigsäure). ORSZAG glaubt daher auch, daß der gesamte Eiweißgehalt des Sputums in erster Reihe von dem Zellengehalte abhängt, ausgenommen Blutungen und Übertritt von Eiweiß infolge entzündlicher Vorgänge. ORSZAG macht ferner darauf aufmerksam, daß das von WANNER geübte Verfahren der Essigsäurefällung nicht zum Vergleich herangezogen werden könne, da dadurch die Werte für refraktometrische Bestimmungen anders ausfielen als bei nachträglichem Essigsäurezusatz (Mitteilung).

2. Osmotischer Druck.

Von SABRAZÈS und MATHIS wurde auch die Kryoskopie zur Bestimmung des osmotischen Druckes des Auswurfs herangezogen, also die Zahl der gelösten Moleküle bestimmt. Die Werte sind von BARD, wie folgt, zusammengestellt:

	Δ
Schleimig-eitriger Auswurf bei Tuberkulose	−0,40 (i. M.)
Schleimig-eitriger Auswurf bei Influenzapneumonie .	−0,35
Chronische Bronchitis mit Emphysem	−0,41−0,47
Rostfarbener Auswurf bei croupöser Pneumonie . .	−0,58

Das kochsalzreiche Sputum der croupösen Pneumonie zeigt also den höchsten Wert. Eine besondere Bedeutung kommt der Untersuchungsmethode nicht zu.

3. Antikörper.

Nachdem die auf die verschiedensten Antigene im Organismus gebildeten Antikörper in Ausscheidungen desselben mit übergehen, soweit es sich nicht um einfache Sekrete handelt (die Milch ist hier nicht als Sekret, sondern als ein flüssiger Zellbestandteil zu betrachten), war zu erwarten, daß sich auch Antikörper im Auswurf finden würden. Analog mit der Zunahme der Antikörper im Urin bei zunehmendem Eiweißgehalt (v. HOESSLIN) muß das eiweißreiche Sputum die meisten Antikörper enthalten. Möglicherweise kommt dazu noch die Bildung solcher Stoffe am Orte der Entzündung selbst, also in den Lungen in Betracht. Der Gehalt an Antikörpern würde dann im Vergleich zu den im Blute befindlichen höher sein als dem jeweiligen Gehalt an Eiweiß entspräche.

Die Angaben über die Ausscheidung von Antikörpern im Auswurf sind ziemlich spärlich, immerhin findet sich einiges auch über sie.

1. Agglutinine. BIERNACKI erwähnt Agglutination von Tuberkelbacillen durch den Auswurf Tuberkulöser, der bekanntlich sehr häufig eiweißhaltig ist, wenn auch die Eiweißmengen meistens nicht besonders hoch sind.

Zur Feststellung des Agglutiningehaltes läßt KARWACKI den Auswurf 24 Stunden lang bei 50—60° stehen und sammelt die obere flüssige Schicht zur Anstellung der Reaktion. Von 23 untersuchten Sputis agglutinierten auf Agar gezüchtete homogenisierte Tuberkelbacillen (ARLOING)

3	bis zur Verdünnung	1 : 250
2	,, ,, ,,	1 : 100
10	,, ,, ,,	1 : 50
7	,, ,, ,,	1 : 25
1	,, ,, ,,	1 : 5

Von 10 Sputis nichttuberkulöser Patienten agglutinierten nur vier und keines mehr wie 1 : 10.

Im Speichel Typhuskranker erhielt STÄUBLI stets nur geringe Agglutination gegen Typhusbacillen im Verhältnis zum Titer des Blutes, im Maximum bei einer Verdünnung von 1:100 gegenüber 1:10000 im Blute Für eiweißhaltigen Auswurf Typhöser, also weniger in dem der begleitenden Bronchitis als in dem komplizierender hämorrhagischer Bronchopneumonien dürfen wir wesentlich höhere Werte erwarten.

Pollaci und Ceraulo sahen einmal Agglutination des Micrococcus melitensis durch den Speichel eines Kranken.

Lord und Nye stellten die Anwesenheit von Antigen, das für bestimmte Pneumokokkentypen spezifisch sei, ferner an Antipneumokokkenpferdeserum die Agglutination hemmende Stoffe im pneumonischen Exsudat fest.

2. Präcipitine. Von Faginoli wurde das Präcipitationsvermögen des Serums Tuberkulöser auf tuberkelbacillenhaltiges Sputum bzw. Sputumextrakt nach folgendem Verfahren geprüft (nach Ascoli):

5—10 ccm Auswurf werden mit der doppelten Menge Chloroform versetzt, die Mischung durchgeschüttelt, 3—4 Stunden bei 37° im Brutschrank stehen gelassen; dann erfolgt Zusatz einer gleichen Menge physiologischer Kochsalzlösung, 2—3 Minuten langes Schütteln, Filtrieren durch Filterpapier oder Asbest.

Dann wird in einem kleinen Röhrchen eine geringe Menge des zu untersuchenden Serums mit 2—3 Tropfen des Auswurfextraktes mit Hilfe einer Pipette überschichtet, das Röhrchen 20—30 Minuten lang im Brutschrank oder etwas länger bei Zimmertemperatur stehen gelassen. Den positiven Ausfall der Reaktion erkennt man an der Bildung eines weißen Ringes an der Berührungsfläche beider Flüssigkeiten.

Das Resultat war folgendes:

Unverdünntes Sputum von 99 Patienten wurde in allen 99 Fällen von dem eigenen Serum präcipitiert, bei Verdünnung auf die Hälfte 95mal
„ „ „ $^1/_5$ 84 „
„ „ „ $^1/_{10}$ häufig.

Das Serum enthielt also Antikörper (Präcipitine), die das im Auswurf enthaltene Antigen (die präcipitable Substanz) niederschlagen.

Das gleiche Serum präcipitierte Sputa anderer Patienten nur 10mal unter 95 Fällen, bei Verdünnung auf die Hälfte 4mal. Bei klinischem Verdacht auf Tuberkulose, aber ohne Bacillennachweis im Auswurf, präcipitierte das betreffende Serum von 11 Fällen 10mal.

Trotz dieser günstigen Resultate ist die Präcipitation des Sputums nicht für die Klinik verwertbar, da ein positiver Ausfall zuweilen auch mit nicht tuberkulösem Auswurf vorkommt. Der positive Ausfall wäre in diesem Falle nur von Bedeutung, wenn nachgewiesen werden könnte, daß sich im Körper doch ein tuberkulöser Herd befindet oder wenigstens befunden hat, von dem aus die Anregung zur Antikörperproduktion ausgegangen war. Die Reaktion des Organismus ist eben außerordentlich fein und hält vermutlich sehr lange Zeit an.

Moore führt die Untersuchung auf Pneumokokkenantigene folgendermaßen aus: Kochen des Sputums (10 ccm) bis zur Bildung eines Koagulums, Zerkleinern dieses. Aufschwemmen mit physiologischer Kochsalzlösung, nochmaliges Kochen, zentrifugieren. Kleine Portionen des Zentrifugats werden mit Antiserum überschichtet. Ringbildung nach 5—10 Minuten langem Aufenthalt in Wasser von 50—55°.

78% der Pneumonien gaben positives Resultat, bei Typ II 84%, bei Typ I 88%.

In dem Auswurf gehen mit dem Eiweiß ebenso wie Agglutininen auch Präcipitine über, die, mit Bakterienextrakten zusammengebracht, diese präcipitieren.

3. Komplementbindung. Versuche auf Komplementbindung wurden von Karwacki angestellt; als Antigen diente das oben erwähnte Agglutininreagens (auf Agar gezüchtete homogenisierte Tuberkelbacillen) in einer Menge von 0,2, als Amboceptor bei der Bindung seröse Sputumflüssigkeit (0,1). Die Hämolyse wurde in allen Fällen gehemmt, während Kontrollversuche mit

Typhus- und Cholerabacillen negativ ausfielen. VALTIS bestätigte die vorliegenden Resultate nicht.

4. Bakteriolyse. KARWACKI konnte nachweisen, daß die Tuberkelbacillen einer Emulsion unter dem Einfluß des Sputums morphologische Veränderungen zeigten. Damit steht vielleicht in Zusammenhang, daß andere Untersucher nach einer Reihe von Tagen Tuberkelbacillen aus dem Auswurf verschwinden sahen.

Der Mundspeichel.

Obwohl der Mundspeichel für gewöhnlich nicht zu den Bestandteilen des Sputums gerechnet und meistens sogar darauf gesehen werden muß, daß eine Vermengung mit ihm nicht stattfindet, so kommt man doch gelegentlich in die Lage, mit ihm zu rechnen und ihn genauer untersuchen zu müssen. Es sei daher das Nötigste über ihn mitgeteilt. Über die Speichelkörperchen ist bereits S. 135 das Notwendige gesagt.

1. Herkunft und Aussehen.

Der Speichel des Menschen ist für gewöhnlich ein gemischter Speichel, zusammengesetzt aus dem Sekret der Speicheldrüsen: Parotis, Submaxillaris, Sublingualis, sowie der Drüsen der Mundhöhle, des weichen Gaumens und des Schlundes (Glandulae buccales, linguales, palatinae, pharyngeales); dazu kommt das Sekret der Schleimhaut. Parotis und von EBNERsche Drüsen der Zunge sind seröse, die Sublingualis wird als Schleimdrüse bezeichnet, die übrigen sind gemischter Natur. Das Sekret ist demgemäß auch in seiner Beschaffenheit verschieden.

Die Untersuchung erstreckt sich bei dem menschlichen Speichel nicht auf das Produkt der einzelnen Drüsen, wie es bei dem Hunde ohne besondere Schwierigkeiten möglich ist, sondern auf das gemeinsame Sekret. Nur bei Fisteln gelingt es, größere Mengen aus den großen Drüsen für sich zu erhalten; reinen Parotisspeichel in geringen Mengen kann man sich auch dadurch verschaffen, daß man ihn direkt aus dem Ductus Sthenonianus auffängt; bei geöffnetem Munde und Pressen der Kaumuskeln spritzen aus seiner sichtbaren Öffnung in der Wangenschleimhaut in Abständen je einige Tropfen hervor, die mit dem Objektträger aufgefangen werden.

Der gemischte Speichel ist eine farblose, zuweilen leicht bläulich schimmernde, geruchlose, etwas trübe und mäßig zähe Flüssigkeit; beim Stehen scheidet sie sich in eine obere durchsichtige und untere trübe Schicht, die Schleimflöckchen, Speichelkörperchen, Epithelien der Mundhöhle enthält. LEHMANN beobachtete, daß sich die Oberfläche bei längerem Stehen mit einem feinen Häutchen aus Calciumcarbonat bedeckte, das sich aus dem im Speichel gelösten Calciumbicarbonat abgeschieden hatte.

2. Menge.

Die tägliche Menge des Speichels wird gewöhnlich mit 1—2 Litern angegeben; diese Breite zeigt schon, daß eine genauere Messung kaum möglich ist und man sich mit ungefähren Abschätzungen und Werten, die unter abnormen Verhältnissen gewonnen wurden, begnügen muß. Sie wechselt auch unter physiologischen Verhältnissen ganz außerordentlich, wie jedermann weiß, so daß die meisten Werte nur für ganz bestimmte Verhältnisse Geltung besitzen.

Als Mittel berechnete MITSCHERLICH 473 g (aus den gleichen Zahlen BURDACH 255 g), VALENTIN 216—316 g, DONNÉ 390 g, THOMSON 210 g, also Werte, die erheblich hinter dem zu Anfang genannten zurückstehen. TUCZEK fand für 100 g Drüse i. M. 1300 g Speichel (Drüsengewicht i. D. 66 g).

Die Messung geschieht für gewöhnlich, indem die Versuchsperson Brot, Fleisch oder ein anderes Nahrungsmittel, das vorher abgewogen wurde, tüchtig durchkaut und dann ausspuckt. Die Gewichtsdifferenz wird als Speichel berechnet. Man muß indes annehmen, daß der hierbei stattfindende Flüssigkeitsverlust den Speichelfluß nach und nach vermindert, der Schluckreiz fällt fort und auch der psychische Reiz wird geringer sein als bei dem normalen Eßakt.

Am stärksten abhängig ist natürlich die Speichelproduktion von der Nahrungsaufnahme. Der Kauakt allein fördert durch die mechanische Reizung den Speichelfluß etwas, aber nicht sehr kräftig, z. B. leeres Kauen oder Kauen von Gummi; bei letzterem dürfte aber der anfänglich sicher vorhandene Reiz durch die Gewohnheit bald an Wirkung verloren haben. Werden Speisen ruhig im Mund gehalten, so findet nur geringe Sekretion statt.

ZEBROWSKI beobachtete die Absonderung zweier Menschen mit Parotisfisteln: während der ersten 10 Minuten war sie ziemlich reichlich und nahm dann allmählich ab, um bei jedem Schluckakt wieder etwas zu steigern. Nach Beendigung der Nahrungsaufnahme flossen noch 3—5 Minuten einige Tropfen ab. Während großer Eßpausen unterblieb in der Regel jede Sekretion.

Ähnliche Beobachtungen sammelte MITSCHERLICH. Mundbewegungen veranlaßten anfangs stärkere Sekretion, doch schwächte sie bald ab. Zu Beginn des Essens war sie stärker als gegen Ende. Bei drei Mahlzeiten wurden 46—74,5 g zusammen, bei 2—3 Tassen Tee jedesmal 5 g verloren, außerhalb der Essenszeiten nicht mehr wie 8 g, so daß die Gesamtsekretion im Tag zwischen 65 und 95 g betrug. Die übrigen Drüsen sollen ungefähr sechsmal soviel wie die Parotis absondern.

In einem Falle von KÜSS wurden während des Eßaktes in 30 Minuten 20,4 ccm Speichel sezerniert.

Kinder sollen nach KOROWIN im ersten Monat in 15—30 Minuten höchstens 1 ccm, im zweiten deutlich mehr, im dritten in 5—7 Minuten $1-1^1/_2$ ccm und vom elften ab wie Erwachsene sezernieren.

Die Menge der Nahrung steigert die Speichelabsonderung, aber nicht proportional, wie sich aus den eben erwähnten Beobachtungen von ZEBROWSKI ergibt; doch muß alles gut durchfeuchtet sein, um ohne Beschwerden geschluckt werden zu können. Daß bei reichlicher Nahrungsaufnahme dazu der Mundspeichel allein nicht genügt, bezeugt schon das größere Verlangen nach Getränken.

Der Feuchtigkeitsgehalt der Nahrung ist dabei ein sehr wesentlicher Faktor. Trockenes Essen, Brot, Biskuits, trockenes Fleisch ruft stärkere Absonderung hervor als breiige und flüssige Kost.

Konsistenz, Schlüpfrigkeit, Geschmack und damit Gehalt an reizenden Stoffen sind von mindestens ebenso großem Einfluß auf die Menge der Absonderung. So verursachten nach ZEBROWSKI Bitterstoffe und Salze nur eine spärliche Sekretion (bei geringem Gehalt an festen Bestandteilen), Säuren erwiesen sich als kräftige Erreger. Gekochte Kartoffeln und hartgesottenes Eigelb, riefen langsame Sekretion eines an organischen Stoffen und Ptyalin reichen Speichels hervor, Äpfel rasche Sekretion; auf Zucker erhielt er nur wenige organische Bestandteile.

Hundeversuche von PAWLOW zeigten gleichfalls, daß nach Säuren, Salzen, bitteren und ätzenden Stoffen, welche verdünnt werden sollten, ein reichlicher, wässeriger, nur

Spuren von Mucin enthaltender Speichel einsetzt, nach eßbaren Substanzen ein zäher, schleimreicher. Wasser und Schnee blieben fast ohne Wirkung, Sand reizte dagegen stark. Auch hier wurde nach trockenem Futter ganz allgemein mehr abgesondert wie nach feuchtem, auffallenderweise nach Milch mehr wie nach Fleisch.

Zahlenmäßige Angaben bei wechselnder Kost lieferte in größeren Reihen MITSCHERLICH an dem genannten Patienten für die Parotis.

Die Sekretion steht ferner unter ganz außerordentlichem Einflusse des Nervensystems. Die Redensart „das Wasser läuft einem im Munde zusammen" beim Anblick einer leckeren Speise stammt nicht von ungefähr. Die Hunde PAWLOWS speichelten ja schon auf bestimmte Zeichen hin, z. B. auf einen Glockenschlag, der ihnen die regelmäßige Verabreichung des Futters verkündete. Ebenso wecken Geruch und sogar die bloße Vorstellung.

	Zeit	Menge (g)	Spez. Gewicht
Reizende Kost:			
Morgens: Zimt, Ingwer, Weißbiersuppe, Sardellen	15′	16,77	1,0087
Mittags: Fleischsuppe, Gewürze, Rindfleisch mit Knoblauch, Meerrettich. . . .	28′	32,40	1,0075
Abends: Braunbiersuppe, Rübrettich, Semmel	11′	22,35	1,0075
Reizlose Kost:			
Morgens: Haferschleim, Brot, Semmel . . .	15′	15,64	1,0074
Mittags: Kalbsuppe, Kalbfleisch, Semmel .	30′	28,12	1,0062
Abends: Haferschleim, Semmel	12′	18,30	1,0088
Weiche Speisen:			
Morgens: Grützsuppe, Semmel	8′	14,28	1,0084
Mittags: Brühsuppe, Rindfleisch, Milchreis .	20′	16,14 [1])	1,0065
Abends: Grützsuppe, Semmel darin	13′	15,83	1,0074
Harte Speisen:			
Morgens: Dicke Grützsuppe, harte Semmel .	12′	18,93	1,0079
Mittags: Brühsuppe, Kartoffeln mit Brühe, hartes Rindfleisch, harte Semmel .	23′	31,66	1,0074
Abends: Dicke Grützsuppe, harte Semmel .	12′	24,21	1,0074

Die Innervation der Glandula submaxillaris und sublingualis erfolgt vom Gehirn aus durch den Facialis auf dem Wege Chorda tympani — Ramus lingualis trigemini — Ganglion submaxillare — Endäste zur Drüse; auch die Drüsen des weichen Gaumens erhalten sekretorische Fasern vom Facialis. Die Parotis wird vom Glossopharyngeus versorgt, und zwar durch den Ramus tympanicus, der sich in den Nervus petrosus sup. minor fortsetzt und zum Ganglion oticum verläuft; dieses sendet Anastomosen zum N. auriculotemporalis des 3. Trigeminusastes ab, durch welchen die sekretorischen Fasern verlaufen. Diese Fasern stammen aus dem Nucleus salivatorius inferior des Glossopharyngeuszentrums in der Medulla oblongata. Die mit dem Facialis verlaufenden Fasern entspringen aus dem Nucleus salivatorius superior im Facialisgebiet, der den Nervus submaxillaris des Trigeminus versorgt, also strenggenommen nicht zum Facialis gehört. Nach anderen sollen auch diese zum Glossopharyngeuskern gehören, so daß die Innervation also eine einheitliche wäre. Außerdem verlaufen in den Endästen von den Ganglien abwärts sympathische Fasern zu den Drüsen, die (nach LANGLEY bei der Katze) aus dem 1.—5. Thorakalnerven stammen und eine Station im Ganglion cervicale supremum haben.

[1]) Bei Vergleich der Menge und des spezifischen Gewichtes könnte man hier einen Verlust an Speichel annehmen.

Die sensiblen Reflexe werden durch den Trigeminus und Glossopharyngeus vermittelt.

Das Reflexzentrum ist im Nucleus salivatorius gelegen, und zwar erfolgt die Vermittlung durch diesen bei sensiblen und sensorischen Reizen, die von der Mund-, Nasen- oder Rachenschleimhaut einsetzen, oder auch anderen Gegenden (z. B. von der Genitalsphäre aus); auch die sympathischen Bahnen werden von ihm beeinflußt. Darüber hinaus müssen wir aber noch einen corticalen Reflex annehmen, der seinen Ausgang von Vorstellungen nimmt; bei rein sensiblen Reizen ist es ausgeschaltet, doch wird es schwer sein, sie allein wirken zu lassen, da entsprechende Vorstellungen in der Gehirnrinde mit erweckt werden.

Unter pathologischen Verhältnissen sehen wir häufig einen vermehrten Speichelfluß. Nach CLAUDE BERNARD tritt ungefähr 24 Stunden nach Durchtrennung des mit dem Facialis verlaufenden Absonderungsnerven eine Sekretion ein, anfangs langsamer, dann rascher. Durchtrennung des Sympathicus ruft an und für sich keine paralytische Sekretion hervor; seine Intaktheit verhindert sie nicht. Daß diese Sekretion durch ein Zugrundegehen der Drüse veranlaßt ist, läßt sich vermuten, scheint aber nicht sichergestellt.

Ob ähnliche Beobachtungen für den Menschen existieren, sei dahingestellt; eine genaue Beurteilung ist schwer möglich. Es sollen bei Facialislähmungen zuweilen Störungen in der Sekretion der von ihm versorgten Drüsen vorkommen, meist Verminderung, zuweilen auch Steigerung. Bei progressiver Bulbärparalyse sehen wir infolge der Kernläsion gleichfalls Störungen. Doch ist zweifellos der fast regelmäßig vorhandene Speichelfluß bei den genannten Erkrankungen wie auch bei dem Symptomenkomplex der Pseudobulbärparalyse auf die Unmöglichkeit des festen Mundschlusses zurückzuführen; vielleicht wirkt auch der Reiz der Luft bei intakter Sekretion, die der Austrocknung entgegenwirkt.

Abnorme Trockenheit finden wir zuweilen bei Tabikern. Im epileptischen Anfall, besonders während der vorangehenden Aura sehen wir Speichelfluß (NANSEN); auch Sympathicusaffektionen sollen dazu führen. Hier sei bemerkt, daß übrigens beim Menschen eine Trennung in Sympathicus- und Chordaspeichel wie beim Hunde nicht möglich ist. Bei diesem wird bekanntlich durch Chordareiz ein reichlicher, dünner, bei Sympathicusreiz ein spärlicher dicker und zäher Speichel abgesondert. — Auch bei neuropathisch veranlagten Personen wird zuweilen abnorm starker Speichelfluß auf geringe Reize hin beobachtet. Schmerz wirkt stark fördernd. Gravidität wirkt bei manchen Frauen in gleichem Sinne.

Eine andere Ursache einer abnormen, und zwar sehr spärlichen Sekretion muß vielleicht in einer angeborenen Aplasie der Speicheldrüsen gesucht werden; wenigstens läßt sich eine angeborene Trockenheit des Mundes und Versagen des Pilocarpins kaum anders erklären. Starke Blutverluste führen für kurze Zeit zu einem ähnlichen Zustande, umgekehrt soll eine hydrämische Plethora den Fluß sehr fördern (COHNHEIM und LICHTHEIM), da nach ASHER und CUTTER schon ein geringerer Reiz als bei Gesunden die Sekretion anregen soll. Nach BECHER und LUDWIG wird indes hierdurch keine Änderung erzielt. Es ist aber doch anzunehmen, daß reichliche Flüssigkeitszufuhr die Sekretion fördert.

Untersuchungen bei verschiedenen Krankheiten haben zu keinem einheitlichen Ergebnis geführt. Bei Diabetes und Anämien wurde sie häufig herabgesetzt gefunden, auch bei Phthisikern. Im allgemeinen ist bei hohem Fieber die Menge vermindert, auch soll die Fermentwirkung schwächer sein (JAWEIN). Über starke Trockenheit wird bei steigenden Ödemen geklagt; mit der Entwässerung schwindet sie.

Endlich sei noch auf die Wirkung von Arzneimitteln, des Pilocarpins und des Quecksilbers hingewiesen. Ersteres wirkt auf den nervösen Endapparat in umgekehrter Weise wie das Atropin, das gleichzeitig die Gefäße erweitert, letzteres übt einen direkten Reiz auf die Drüsen aus, der als Vergiftungserscheinung aufzufassen ist.

3. Reaktion.

Die Reaktion ist im nüchternen Zustande fast stets sauer, während des Essens wird sie alkalisch; nach DONNÉ (zit. FRERICHS) sollen 24 g durch 0,01 g (= 100 g Sputum durch 10,7 ccm $N/_{10}$ HCl) Salzsäure neutralisiert werden, nach FRERICHS selbst wurden 100 g beim Rauchen gewonnener Speichel durch 0,151 g Schwefelsäure (= 30,8 ccm $N/_{10}$ H_2SO_4) neutralisiert, nach MITSCHERLICH die gleiche Menge durch 0,223 bzw. 0,196 g (= 45,5 bzw. 40,0 ccm $N/_{10}$ H_2SO_4). Nach BERG werden $^1/_{10}$ der Alkalescenz (gegen Lackmus geprüft) durch Diphosphate, $^2/_{10}$ durch Bicarbonate und $^7/_{10}$ durch organische Basen verursacht. Die saure Reaktion bei Ruhe soll nach FRERICHS und DONNÉ hauptsächlich durch das saure Sekret der Schleimdrüsen verursacht sein. Bei Entzündungen, Dyspepsien, bei ulcerativem Scirrhus, bei Magengeschwür (LEHMANN), bei Diabetes soll sie sauer sein, bei „entzündlichem Fieber“ dagegen häufig nicht, doch stimmen die Angaben keineswegs überein. Die Alkalescenz soll — unverbürgt — nach WRIGHT bei Genuß schwerer Speisen und von Alkohol zunehmen. Im Anfang der Quecksilberwirkung soll er alkalisch reagieren.

Neueren Untersuchungen von POHLE und STRABINGER zufolge unterliegt die Wasserstoffionenkonzentration bei verschiedenen Menschen größeren Schwankungen, zwischen $10^{-5,25}$ und $10^{-7,86}$; auch bei ein und demselben Menschen sind die Schwankungen untertags erheblich, zwischen $10^{-5,25}$ und $10^{-7,54}$, nachts dagegen nur unbedeutend. Sie scheinen mit dem spezifischen Gewicht in Zusammenhang zu stehen.

Injektion von kohlensaurem Alkali soll nach WRIGHT (bei Hunden) den Speichel alkalischer machen, Essigsäure oder Schwefelsäure dagegen nicht sauer (im Gegenteil auch alkalisch!).

Radioaktivität: Nach LEVY und NAUMANN besitzt der Speichel kein merkliches Ionisierungsvermögen gegenüber der Luft.

4. Spezifisches Gewicht.

Das spezifische Gewicht geht naturgemäß parallel der Ausscheidung der festen, im Speichel gelösten Substanzen, hier besonders dem Schleimgehalt und im großen und ganzen verhalten diese sich umgekehrt wie die Menge. Die zahlenmäßigen Belege für letzteres sind indes spärlich. Aus der S. 274 angeführten Tabelle von MITSCHERLICH ist die Abhängigkeit von der Menge ohne weiteres zu erkennen. WRIGHT fand bei gemischter Kost 1,0079—1,0085, bei animalischer 1,0098—1,0176, bei vegetabilischer 1,0039—1,0047.

5. Wasser und anorganische Bestandteile.

Die Zusammensetzung für den gemischten Speichel wird folgendermaßen angegeben:

Wasser	98,8—99,5%
Feste Bestandteile	0,5—1,2%
Davon:	
Organische Substanzen	0,1—0,4%
Rhodankali	0,004—0,024%
Anorganische Salze	0,13—0,22%
Epithelien und Schleim	0,14—0,22%
Fett	—

Im Parotisspeichel erhielt MITSCHERLICH 1,47—1,63% feste Bestandteile, SALKOWSKI aus 575 ccm in 24 Stunden bei einer Angina 0,697 KO und 0,116 NaO.

In 100 Teilen Asche fand ENDERLIN:

Wasserlösliche Bestandteile	92,37	Na_3PO_4	28,12
		ClNa + ClK	61,93
		Na_2SO_4	
Unlösliche Bestandteile	5,51	Phosphorsäure, Kalk und Magnesia, Eisenoxyd.	

Das Alkali ist in dem organischen Teil an das Ptyalin gebunden, aus dem es schon durch Kohlensäure frei gemacht wird, in der Asche an P_2O_5 wie an Cl(ClNa 0,11—0,41% gefunden). Außerdem enthält der Speichel stets Kohlensäure, frei und in Form von Salzen, Spuren von O sowie NH_3 und Nitrate, aus denen durch die Bakterien der Mundhöhle Nitrite entstehen. Im ganz frischem Speichel sind sie nicht vorhanden (Nachweis mit Jodkaliumstärkekleister und verdünnter Schwefelsäure — Blaufärbung).

Der Gehalt an festen Bestandteilen soll abnehmen mit der Dauer der Sekretion, ohne wesentliche Änderung des Salzgehaltes (LUDWIG, SETSCHENOW), dagegen zunehmen bei rascher Sekretion (wird auch geleugnet). Nach Nahrungsaufnahme soll er gleichfalls reicher an ihnen werden. Auf den Einfluß des Sympathicus und der Chorda beim Tiere wurde bereits hingewiesen. Im ganzen geht die Ausscheidung der festen Substanzen anscheinend umgekehrt der Menge des sezernierten Speichels vor sich, wenn auch Differenzen bestehen, wie z. B. in der Ruhe, wo der spärliche Speichel auch arm an ihnen ist.

Bei Speichelkonkrementen unterscheidet man zwischen eigentlichen Speichelsteinen und den Zahnsteinen. Erstere haben weißliche oder gelbliche Farbe, Sandkörnchen- bis Erbsengröße, ihr Gewicht wurde bis zu 18,6 g festgestellt. Von SCHMOLKA wurde in einer Ranula sublingualis ein 3,2 cm langer und 1,6 cm dicker Stein von 5,3 g Gewicht gefunden. Den Hauptbestandteil bildet kohlensaurer Kalk, bei manchen auch phosphorsaurer Kalk, daneben wird mehr oder weniger organische Substanz gefunden, 5—38% der Gesamtmasse. Die Zahnsteine sind von mehr gelbgrauer, brauner oder schwarzer Farbe, ihre Struktur läßt meist eine deutliche Schichtung erkennen. Ihre Zusammensetzung ist ähnlich wie die Speichelsteine, sie erhalten meist ziemlich viel organische Bestandteile, über 20%, die aus Mucin, Epithelien und Bakterien (Leptothrixarten) besteht.

Die genauere Zusammensetzung ist nach GORUP-BESANEZ folgende:

	WRIGHT (Carbonatstein):	GOLDING (Phosphatstein):
Calciumcarbonat	79,4—81,3	2,0
Calciumphosphat	4,1—5,0	75,0
Wasserlösliche Salze	4,8—6,2	—
Tierische Materie	7,1—8,5	23,0
Wasser und Verlust	1,3—2,3	—

LINDEMANN:	
CaO	46,61
MgO	0,79
P_2O_5	35,86
CO_2	11,49
Fl_1Cl	Spuren
Wasser	7,08
Organ. Subst.	5,21.

6. Organische Bestandteile.

Der Speichel ist ziemlich arm an organischen Bestandteilen, sie betragen ungefähr 0,2—0,7% der flüssigen Substanz und bis 80% des festen Rückstandes, meist um 50—60%, je nach der Dicke der Flüssigkeit (nach FRIEDMANN und GMELIN 78,7%, nach JAKUBOWITSCH 62,5% in je einem Falle). Die Zahl der in ihm enthaltenen Stoffe ist verhältnismäßig groß. Man findet in ihm

Eiweiß, das aus der Parotis stammt, in Spuren bis etwa 1% (Albumin und Globulin), angeblich zuweilen auch Albumosen und Pepton. Mehrfach wurde der positive Ausfall der MILLONschen Reaktion als beweisend für Tuberkulose angesehen, jedoch zu Unrecht.

Mucin (nicht Mucinogen), hauptsächlich aus Submaxillaris und Sublingualis, die Darstellung siehe S. 244ff.

Ptyalin (bzw. Ptyalinogen). Nach MITSCHERLICH macht es 0,5% des Speichels aus, 15,6—40,8% der Trockensubstanz. Dieses führt Stärke zunächst in ein lösliches Produkt (Amidulin) über, aus diesem entsteht das mit Jod nach Blaufärbung gebende Amylodextrin, dann Erythrodextrin (mit Jod Rotviolettfärbung) und Achroodextrin (mit Jod keine Färbung mehr) und schließlich Maltose. Diese Vorgänge laufen alle auch nebeneinander, die Spaltung beginnt wenige Sekunden nach Einführung in den Mund.

Die diastatische Kraft (Prüfung mit Stärkekleisterplatten) wird durch Nahrung, Krankheiten, Arzneimittel nicht merkbar beeinflußt, jedenfalls widersprechen sich die Angaben. Magensaft vernichtet die Wirkung, Pankreassaft stellt sie wieder her.

Zur Isolierung des diastatischen Fermentes, die rein nicht gelingt, wird nach J. COHNHEIM etwas verdünnte Phosphorsäure und dann Kalkwasser bis zur neutralen oder schwach alkalischen Reaktion hinzugefügt. Der entstehende Niederschlag von Calciumphosphat reißt das Ferment teilweise mit und gibt es nach dem Abfiltrieren nach dem Auswaschen mit wenig Wasser an dieses ab. Durch Fällen mit Alkohol wird es abgeschieden und durch abermaliges Lösen in Wasser und Fällen mit Alkohol gereinigt.

In Wasser löst es sich um so weniger, als ihm Alkali entzogen ist.

Ein Nucleoproteid ist in geringer Menge vorhanden.

Glucase (auch als Maltase bezeichnet); diese führt die gebildete Maltase (die früher für Dextrose gehalten wurde) in Dextrose über. Da sie indes nur in geringen Mengen vorhanden ist, wird nur wenig Dextrose gebildet.

Ein Ferment, das Salicin (Glucosid aus der Weidenrinde) in Saligenin (Oxybenzylalkohol) und Dextrose spaltet und eines, das Tannin in Gallussäure und Zucker zerlegt (MUNK), endlich eine Substanz, die dem schwefelhaltigen Öle von Rettichen, Radieschen und Zwiebeln Schwefelwasserstoff abspalten soll (STICKER).

Ein Milchsäure bildendes Ferment fehlt (WISSEL).

Oxydase wird anscheinend nicht in die Mundhöhle sezerniert, ist nur in der Parotis gefunden worden (kenntlich an der Blaufärbung eines mit Guajaktinktur gefärbten und durch sehr verdünnte Kupfersulfatlösung gezogenen Fließpapierstreifens oder Bläuung von mit Jodkalistärkekleister getränktem Papier).

Der Speichel enthält auch ein Toxin, das bei intravenöser Zufuhr Kaninchen unter Krämpfen verenden läßt; doch sind die dazu benötigten Mengen recht groß.

Rhodankalium (CNSK). Seine Menge ist sehr gering, nach obigen Angaben beträgt sie 0,004—0,024% des Speichels. In den ersten Lebensmonaten soll es noch fehlen (zit. VIERORDT). Nach Einnahme von 0,25—1,0 g Rhodannatrium wird es nachweisbar; nach MUCK soll es übrigens aus der Nase und der Tränenflüssigkeit stammen, nicht aus dem Speichel. — Bei Tuberkulose und Lues wurde sie herabgesetzt gefunden, die Angaben sind aber nicht unwidersprochen geblieben. Bei Mittelohrerkrankungen soll es nach ZICKGRAF schwinden.

Die Entstehung des Rhodans im Organismus ist noch nicht sichergestellt; vielleicht wird aus Aminosäuren durch Nitritbildung, sowie Adenin durch Verbindung mit vorhandenem Schwefel die Rhodanwasserstoffsäure gebildet.

Zum Nachweis wird der Speichel (wenn nötig nach Konzentrieren) mit etwas Salzsäure und Eisenchlorid versetzt; infolge Bildung von Rhodaneisen entsteht eine braunrote Färbung.

Nach MUCK kann man auch folgendermaßen verfahren: Chemisch reines Fließpapier wird mit einer Mischung von konzentrierter Jodsäurelösung, verdünnter Schwefelsäure und Stärkekleisterlösung getränkt. Nach Verdunstung des Wassers bringt man etwas Speichel darauf. Durch vorhandenes Rhodan wird die Jodsäure reduziert und das frei gewordene Jod färbt den Stärkekleister blau.

Nach ROSENTHAL tritt bei Behandlung mit Salzsäure manchmal Rosafärbung, mit Salpetersäure rotviolette Farbe auf. Besonders bei Magencarcinom und Nephritiden soll letztere auffallend stark werden. Nach Alkalizusatz bleibt nur eine Rosafärbung zurück.

Eine Reihe von anderen Stoffen soll unter normalen und krankhaften Verhältnissen gefunden worden sein, ein Teil der Angabe dürfte aber auf Zweifel stoßen, so der Befund von Salzsäure, Essigsäure, Oxalsäure, Leucin, Xanthinkörpern. Milchsäure gibt PROUT an, bei einem Diabetiker gefunden zu haben, WRIGHT und BOUCHERON Harnsäure bei einem Arthritiker. v. NOORDEN und FISCHER erhielten fast durchwegs bei chronischer Nephritis und Gicht mit der FOLINschen Methode (Blaufärbung mit Phosphorwolframsäure und Soda) stark positiven Ausfall, schwachen bei Gesunden. Nach FLEISCHER ist Harnstoff im normalen Speichel nicht oder in unmeßbaren Spuren enthalten (Auskrystallisieren aus dem amylalkoholischen Auszug), bei Nephritikern dagegen in darstellbarer Menge, ohne daß aus seiner Anwesenheit bindende Schlüsse gezogen werden konnten. Wiederholt trat er bei Rückgang der Ödeme auf. Traubenzucker soll auch bei vermehrtem Blutzuckergehalt nicht übergehen. STERN und LEDERER fanden ihn dagegen in der Hälfte ihrer Fälle. Gallenfarbstoff tut es gleichfalls nicht (trotz gegenteiliger älterer Angaben). Bei Infusionen von Invert- und Traubenzucker macht sich nach KAUSCH aber doch ein unangenehmer, süßlicher Geschmack bemerkbar. Harnstoff soll zuweilen bei Nephritikern vorhanden sein (BOUCHERON).

Von eingeführten Arzneistoffen werden Jodide und Bromide, Quecksilber, Barium, Bismut und Blei sowie Urotropin ausgeschieden, letztere nur in Spuren. Im Beginn der Salivation ist Quecksilber noch nicht zu finden; der Speichel ist sehr reich an Schleim und festen Bestandteilen, erst später wird er dünnflüssiger. Aceton soll sich aus der Atmungsluft beimengen (GRIFI). Arsen, Eisen, Ferrocyankalium, Salicylsäure, Chinin, Indican erscheint dagegen nicht in ihm. Die Bedingungen für die Ausscheidung dürften die gleichen sein wie bei der einfachen Bronchitis; erst eine seröse entzündliche Exsudation ermöglicht den Übertritt vieler Stoffe, kommt aber bei diesen Drüsen nur in den seltensten Fällen in Betracht.

VI. Bakteriologische Untersuchung.

Seit der Entdeckung des Tuberkelbacillus hat die Untersuchung des Auswurfs auf Bakterien die größte Bedeutung erlangt, so daß sie in allen einigermaßen zweifelhaften Fällen zur Anwendung kommen muß und auch da, wo uns das klinische Bild schon auf eine bestimmte Diagnose führt, nicht vernachlässigt werden soll, da Überraschungen immer möglich sind.

Der Untersuchung des Auswurfs auf Bakterien ist auf der einen Seite förderlich, daß der gefährlichste Mikroorganismus, der Tuberkelbacillus, sich leicht durch eine distinkte Färbung von allen anderen, abgesehen von wenigen für die alltägliche Praxis kaum in das Gewicht fallenden Keimen, unterscheiden läßt, so daß in der Regel zu seinem Nachweis nicht erst langwierige Züchtungsmethoden angewandt werden müssen. Für den Nachweis der Infektion durch andere Mikroorganismen wirkt ferner erleichternd, daß sie häufig in großer Zahl im Auswurf erscheinen und, eine Zeitlang wenigstens, alle anderen Keime überdecken können. Das ist jedoch nicht immer der Fall. Erschwerend bei der Beurteilung ist auf der anderen Seite, daß zahlreiche Bakterien nicht immer ein genau umgrenztes Krankheitsbild auslösen, die Symptome sogar recht verschiedenartige sein können, daß umgekehrt das gleiche Krankheitsbild durch verschiedenartige Keime verursacht werden kann — man denke z. B. nur an die Pneumonien verschiedener Ätiologie — und daß endlich die im Auswurf vorgefundenen Bakterien mit der Erkrankung überhaupt in keinem ätiologischen Zusammenhange stehen müssen. Sie können zufällig im Sputum vorhanden sein, sie können sich in den oberen Teilen der Luftwege dem Auswurf, der aus dem Erkrankungsherd stammt, beigemischt haben und auch dann, wenn wir sie zusammen mit dem Keim, den wir als Erreger der betreffenden Erkrankung ansehen, züchten, ist es uns häufig unmöglich, etwas Positives über ihre Wirksamkeit zu erfahren; wir müssen uns meistens damit begnügen, ihre Anwesenheit zu konstatieren.

Wenn uns also die bakteriologische Untersuchung des Auswurfs bzw. schon der färberische Nachweis die Diagnose sichern kann, so müssen wir uns doch klar sein, daß das Ergebnis häufig nur einen bedingten Wert besitzt.

Bakterien finden wir in jedem Auswurf, auch wenn wir Verunreinigung durch die stets in Mund und Rachen vorhandenen Keime nach Möglichkeit ausschalten. Besagt ja schon der Ausdruck „Auswurf“, daß es sich stets um ein krankhaftes Produkt handelt, das aus dem Körper entfernt wird. Eine Ausnahme kann hierin, worauf F. Müller hinwies, das asthmatische und das Sputum der fibrinösen Bronchitis sowie des Lungenödems machen, da wir hier diese Sekretion nicht auf einen bakteriellen Reiz zurückführen, sondern eine andere Ursache voraussetzen, die wahrscheinlich rein „nervöser“ Natur ist. Wie besonders die Untersuchungen von F. Müller und seiner Schule gegenüber Dürck ergeben haben, darf das normale Lungengewebe, wenigstens in seinen tieferen Abschnitten als keimfrei angesehen werden. Einzelne positive Züchtungsresultate müssen als gelegentliche Verunreinigung angesehen werden. Untersuchungen, die nicht sofort nach dem Tode vorgenommen sind, besitzen infolge der raschen Verbreitungsmöglichkeit der Bakterien keinen Wert; ferner müssen wir damit rechnen, daß auch während einer kurzen Agone Keime aspiriert worden sind; wir werden diese aber vor allem in der Trachea, auch noch in den größeren Bronchien, weniger im Lungenparenchym antreffen. L. PAUL fand bei seinen Tierversuchen nach Einatmung etwa 4% der Keime in den Lungen wieder. Dadurch, daß die strengen Bedingungen für die Untersuchung dieser Frage nicht immer eingehalten worden sind, erklärt sich auch das verschiedenartige Resultat mancher Untersucher. Für beweisend dürfen wir daher stets nur ein negatives Ergebnis ansehen.

Aber die in die Tiefe der Lunge eindringenden Keime werden dort unter normalen Verhältnissen äußerst rasch zerstört. Durch Tierversuche ist vielfach bewiesen, daß sogar ungeheure Mengen in wenigen Stunden beseitigt werden, und zwar nicht nur solche, die im allgemeinen als unschädlich angesehen werden, z. B. Staphylokokken (LACHER), Prodigiosus (RONZANI), sondern auch Keime von beträchtlicher Virulenz, wie der Milzbrandbacillus, der Choleravibrio, virulente Streptokokken. Auch Tuberkelbacillen werden unter gewissen Umständen in der menschlichen Lunge abgetötet. Es müssen also noch besondere Momente hinzukommen, welche die Ansiedelung und die Vermehrung in den Lungen begünstigen, so daß es zu einer pathologischen Wirkung kommt. Sehen wir von dem Grad der Virulenz der Keime ab, so ist es das Maß der allgemeinen Widerstandsfähigkeit, das durch verschiedene Momente — wie Abkühlung, Erschöpfung, Ernährungszustand, vorausgegangene und noch nicht abgeschlossene Infektionen — wenn auch nicht für alle Menschen gleichmäßig, nicht zu allen Zeiten und nicht gleichmäßig allen Infektionen gegenüber, herabgesetzt werden kann, aber auch die örtlichen Bedingungen müssen der Ansiedelung günstig sein. Auf Schleimhaut, die in einen Reizzustand versetzt ist, z. B. durch Osmiumdämpfe, haften Keime wesentlich besser und kommen leichter zur Entwicklung, als auf völlig gesunder. Auch durch sonst vielleicht harmlose Bakterienansiedelung kann der Boden für eine Infektion mit Krankheitserregern geschaffen werden. Die Beseitigung der eingedrungenen Keime erfolgt teils durch Auflösung, teils durch Aufnahme und Abtötung in Zellen, und zwar spielen hier Makrophagen, große Zellen mit einem runden oder ausgebuchteten Kern, die ihrer Mehrzahl nach als losgelöste Alveolarepithelien anzusehen sind, eine gewisse Rolle; man findet sie aber auch in kleineren, lymphocytären Elementen (Mikrophagen), gelegentlich auch in polymorphkernigen Leukocyten. Die Bedeutung aller dieser Zellen für die Wegschaffung der Bakterien wird von den einzelnen Untersuchern verschieden hoch eingeschätzt. Jedenfalls wurde sehr häufig auch ein großer Teil der Keime frei oder zwischen den Epithelien gefunden, auch im Bindegewebe und in den Gefäßräumen; es erfolgt also vielleicht auch zunächst aktive Durchwanderung, dann werden die einmal eingedrungenen Bakterien durch den Lymphstrom fortgeschafft. Für den Grad der Beteiligung zelliger Elemente scheint die Größe des durch die als Fremdkörper wirkenden Bakterien verursachten Reizes von Wichtigkeit zu sein. Tatsache ist, daß in gesunden Tierlungen Keime in solcher Menge zugrunde gehen, wie der Mensch sie durch Einatmung kaum jemals aufnimmt. Ein Analogieschluß ist also erlaubt. Es gehört also ein beträchtlicher Grad von Virulenz oder eine erhöhte Disposition des Organismus oder beides zugleich zur Auslösung von Krankheitserscheinungen.

Die Untersuchung des Auswurfs auf Bakterien teilt sich nach dem Gesagten in den einfachen mikroskopischen Nachweis mittels der verschiedenen Färbemethoden und den Kulturversuch. Die Färbung gelingt, wie betont werden muß, nicht immer gleichmäßig gut und auch die einzelnen Bakterienindividuen färben sich nicht eines wie das andere. Junge, ältere, schon dem Zerfall zugehende, verhalten sich verschieden; auch das umgebende Medium, z. B. zäher Schleim ist von Einfluß, ganz abgesehen von den

Eigentümlichkeiten der einzelnen Arten, die von Kapselbildung, Schleimhülle u. a. abhängen. Insbesondere kann auch die Gramfärbung im Auswurf verschieden ausfallen und dadurch Schwierigkeiten in der Identifizierung bereiten. — Wollen wir die Kultur vornehmen, so lassen wir den Patienten nach gründlicher Reinigung des Mundes mit einer leicht desinfizierenden Flüssigkeit in eine sterile Petrischale ausspucken. Löst sich der Auswurf nicht von den Lippen, so kann er mit steriler Watte abgetupft werden; bei Kindern muß man ihn mittels Tupfer aus dem Rachen holen, erhält dabei natürlich eine Anzahl der gewöhnlichen Mundbakterien mit. Die Tupfer können auch ohne weitere Bedeckung mit der angefeuchteten Seite nach unten in ein kleines steriles Hohlschälchen oder Röhrchen gebracht werden. Dann erfolgt die weitere Untersuchung nach den allgemein üblichen Regeln. Auf Besonderheiten derselben, z. B. das KOCHsche Waschverfahren, wird in den einzelnen Kapiteln hingewiesen werden.

1. Staphylokokken.

Morphologie. Der Staphylokokkus, als dessen Vertreter der Staphylococcus pyogenes aureus hier angeführt sei, ist ein kugelförmiger Kokkus, der in flüssigen Medien gerne in weintraubenähnlichen Haufen wächst; die Größe der einzelnen Individuen schwankt meist etwas, die der Kolonien wird durch die Art des Nährbodens beeinflußt. Bei Vitalfärbung oder schwacher Färbung im Abstrich sieht man sie zuweilen in zwei Halbkugeln zerfallen; gelegentlich kann auch Hülle und Protoplasma mit Kern dargestellt werden; die Färbbarkeit der einzelnen Individuen wechselt dabei stark.

Die Färbung erfolgt mit den üblichen basischen Anilinfarben, ferner mit Bismarckbraun, Malachitgrün, Chrysoidin, auch einzelne saure Farbstoffe werden angenommen, wie Aurantia und Methyleosin. Nach GRAM entfärbt er sich nicht.

Züchtung: In Bouillon wächst er unter starker Trübung, mit reichlichem Bodensatz, gelegentlich auch unter Bildung einer Kahmhaut. Auf Agar bildet er innerhalb 24 Stunden einen feucht glänzenden saftigen Überzug, der anfangs und am Rande oft hell ist, dann aber durch Pigmentbildung orange wird. (Der Staphylococcus pyogenes citreus bildet gelbliches Pigment, der albus bleibt weißlich.) Die Farbstoffbildung geht nach mehrfachem Umzüchten verloren. Belichtung der Kulturen begünstigt sie.

Auf der Gelatineplatte entstehen zunächst weißliche, dann sich orangerot färbende Kolonien, welche die Gelatine mäßig schnell verflüssigen; nach 1—2 Tagen sind dann flache, scharfrandige Dellen mit klarem Inhalt zu sehen, in deren Mitte die stecknadelkopfgroße Kolonie liegt. — Im Gelatinestich erfolgt das Wachstum längs des Stichkanals; nach einigen Tagen beginnt die Verflüssigung, von oben nach unten zu fortschreitend.

Auf Serum- und Ascitesnährböden ist das Wachstum ein gutes. Auf Blutagarplatten erfolgt durch pathogene St. aureus-Stämme eine kennzeichnende, konzentrisch fortschreitende Hämolyse; in Bouillon ist sie in der zweiten Woche beobachtet.

Oxalatplasma wird koaguliert, dann das Fibrin gelöst (GRATIN).

Auf Kartoffeln entstehen saftige gelbe Beläge. Auch Sputum ist mit günstigem Erfolg als Nährboden für ihn verwendet worden.

Milch wird zur Gerinnung gebracht, in traubenzuckerhaltigen Nährböden Säure gebildet.

Tierversuch: Bei subcutaner Impfung entstehen lokale Abscesse, die gewöhnlich in Heilung übergehen, bei Kaninchen gelegentlich auch ein Erysipel. Nach intravenöser Impfung gehen diese in einigen Tagen infolge multipler Absceßbildung, besonders in Nieren, Herz und Gelenken, zugrunde.

Vorkommen: Da der Staphylokokkus überall zu finden ist, so geht er natürlich auch häufig in Sputumkulturen an. Er ist im normalen Mundsekret vorhanden (BLACK); bei Personen mit Erkältungen ist er etwas häufiger (HUDSON). Es gibt kaum eine Erkrankung des Rachens, der Nase, sowie der Lungen, bei denen er nicht gefunden worden wäre. Eine Reihe von Erkrankungen, bei denen man ihn in überwiegender Menge angetroffen hat, wird ihm auch direkt zugeschrieben. Nur einige Beispiele mögen dies hier zeigen: Bei aphthöser Stomatitis züchtete ihn JADASSOHN in Reinkultur, nach FISCHL soll er exsudative Anginen hervorzurufen in der Lage sein, jedenfalls konnte er bei jeder neuen Attacke wieder nachgewiesen werden. Auch Verfasser fand gelegentlich immer wieder Streptokokken so gut wie in Reinkultur im Mandelbelag. NEISSER führt die Entstehung von manchen, sich zuweilen bis in die Bronchien ausdehnenden Rachenbelägen auf seine Wirkung zurück. Im Auswurf der akuten und chronischen Bronchitis züchtete ihn BOLZ ziemlich regelmäßig, bei lobären Pneumonien WEYL; bei den Grippeerkrankungen der Luftwege ist er ein mehr oder minder ständiger Begleiter; im Asthmaanfall fand RIEKHOFF grampositive und -negative Staphylokokken, die wohl aus den oberen Teilen der Luftwege stammten, denn die gewaschenen CURSCHMANNschen Spiralen erwiesen sich als steril. In der Regel ist er nicht allein, sondern mit anderen Keimen vergesellschaftet, besonders mit Streptokokken und dem Diplococcus pneumoniae. Bei Lobulärpneumonien sowie bei Kinderpneumonien verschiedenen Ursprungs (FINKLER, RENARD) ist er nicht selten. Auch bei lobären Lungenentzündungen kommt er vor (WEYL, HOLT, WEICHSELBAUM). Ganz besonders häufig ist er bei Eiterungen zu treffen, und zwar in allen Varietäten, so daß man aus der Farbe keinen Schluß auf die Pathogenität ziehen kann. Der Auswurf von Patienten mit Bronchitis mucopurulenta (LOTZ), Bronchiektasien (LUMNICZER), Absceß (THOMAS), Gangrän (HIRSCHLER und TERRAY, GUILLEMOT, BONOME) beherbergt ihn; außerordentlich häufig trifft man ihn im tuberkulösen Sputum, und zwar in jedem Stadium der Erkrankung (KERSCHENSTEINER); andere Untersucher fanden ihn wieder verhältnismäßig selten. Einen hämolytischen Staphylokokkus bei dieser Erkrankung züchtete BOER. KOEGEL erhielt bei einem Patienten während der Dauer einer Hämoptoe einen hämolytischen Staphylokokkus, später einen anhämolytischen und sucht dies durch Anpassung an den bluthaltigen Nährboden zu erklären. Auch sonst fand er ziemlich oft hämolysierende Stämme, nicht nur bei Tuberkulose.

Pathognomonische Bedeutung. Obwohl der Staphylokokkus als Eitererreger allgemein bekannt ist, so ist doch seine Bedeutung im Auswurf nicht ganz leicht einzuschätzen. Auf der einen Seite ist er als harmloser Bewohner der gesunden Rachenschleimhaut wie von Krankheitsherden anzusehen, auf der anderen Seite wird ihm wohl eine Rolle bei Eiterungsprozessen zuzuschreiben sein, und endlich scheint es auch, daß er in seltenen Fällen selbständig Erkrankungen hervorzurufen vermag, bei denen eine Eitererzeugung in den Hintergrund tritt. Für alles lassen sich Beispiele anführen. Als primär pathogener Keim soll er im Rachen die Bildung von Membranen bewirken können (LIEVEN, NEISSER), in Ausnahmefällen auch croupöse Entzündungen der Lunge, wie WEICHSELBAUM bei einem Typhus sah. In der Regel ist er jedoch als sekundär hinzugekommenes Mischbacterium zu betrachten. Wie weit man ihm die Fähigkeit zuspricht, in den Bronchien und Lungen als Eitererreger tätig und so für manche klinische Erscheinung verantwortlich zu sein, das hängt von seiner Menge, von seinem Verhältnis zu den übrigen Bakterien und von dem Ansprechen des Organismus auf ihn ab; der Hauptsache nach wird man sich aus dem gesamten klinischen Bilde ein Urteil über seine Wirkung zurecht machen und dieses Urteil fällt bei den einzelnen Untersuchern recht verschieden aus. Erschwerend wirkt besonders der Umstand, daß er fast nie allein, sondern stets mit anderen gleichfalls als Eitererreger bekannten Keimen zusammen angetroffen wird und daß ferner nicht aus einer bestimmten Beschaffenheit des Sputums auf seine Wirksamkeit geschlossen werden kann. Eine Reihe von Untersuchern weist ihm daher eine recht bedeutende Rolle zu, ganz besonders als Mischbacterium bei der Tuberkulose; nach anderen ist diese hier wie bei anderen Erkrankungen verhältnismäßig gering. KOEGEL spricht ihm nur gegen das Ende der Erkrankung eine Rolle zu, wenigstens fand er seine hämolysierenden Stämme nur kurz vor dem Tode; bei akuten Phthisen soll er ziemlich bedeutungslos sein. Nach BARTHEL soll er mehr der Begleiter oberflächlicher

Eiterungen sein, da er ihn hauptsächlich bei weniger schweren Veränderungen der Bronchien fand; auch FR. MÜLLER ist der Ansicht, daß man ihm bei seiner Ubiquität für die eitrigen Katarrhe der Bronchien keine große ätiologische Bedeutung zuerkennen dürfe. Seine Anwesenheit bei Pneumonien scheint nach WEICHSELBAUM aber leichter zu einem Ausgang in Eiterung oder in Gangrän zu führen. Den Tierversuch zum Vergleich heranzuziehen, ist etwas mißlich. Daß BONOME durch ihn bei Kaninchen Lungeneiterungen zu erzeugen vermochte, ist ganz plausibel, man muß sich jedoch fragen, ob er beim Menschen jemals in solcher Menge zur Wirkung gelangt. — Irgendwelcher Unterschied in der Wirkung der einzelnen Unterarten besteht nicht.

Alles in allem genommen, wird man zwar zugeben müssen, daß er bei manchen Erkrankungen eine Rolle spielen kann, wird dies für manche sogar als höchstwahrscheinlich annehmen, aber mangels der kaum zu erbringenden positiven Beweise vorläufig jedenfalls seine Wirksamkeit mit einer gewissen Zurückhaltung beurteilen. Eine bestimmte diagnostische Bedeutung kann man ihm daher auch höchstens dann zusprechen, wenn er überwiegend oder in Reinkultur dauernd angetroffen wird.

2. Streptokokken.

Morphologie. Der als Streptococcus pyogenes bezeichnete Eitererreger bildet namentlich in flüssigen Nährböden mehr oder weniger lange, gerade oder leicht gebogene, häufig auch gewundene Ketten, die sich bei großer Länge zu einem Knäuel aufwickeln können. Mit der letzteren Erscheinung erfolgt auch eine Verfilzung der benachbarten Kettenteile untereinander. Je nach der Länge der Ketten hat man neben dem Streptococcus longus einen Streptococcus brevis und einen Streptococcus longissimus unterschieden, die sich jedoch prinzipiell nicht von dem am häufigsten vorkommenden Streptococcus longus trennen lassen.

Die Grundform des Streptokokkus ist ein Diplokokkus; man muß daher eigentlich von Diplokokkenketten sprechen. Das Einzelindividuum stellt einen annähernd runden Kokkus dar mit leichter Abplattung senkrecht zur Kettenachse. Kapselbildung fehlt stets.

Die Färbung erfolgt mit den gewöhnlichen Färbemitteln; nach GRAM entfärbt er sich nicht.

Züchtung: In Bouillon (1%iger Pepton-, Traubenzucker-, Serumbouillon) wächst der Streptokokkus entweder unter leichter allgemeiner Trübung oder klar mit Bodensatz, oder auch unter Bildung eines fädigen oder flockigen Schleims; man hat danach einzelne Varietäten unterschieden.

Auf Agar bildet er kleine helle, graue Kolonien, die jüngeren mit glattem, die älteren mit welligem Rand; schwache Vergrößerung lassen gelbliche bis bräunliche Verfärbung in nicht zu jungem Alter erkennen. In der Stichkultur bilden sich je nach der Menge kugelige Kolonien oder ein mehr zusammenhängender Belag aus. Das Sauerstoffbedürfnis der einzelnen Stämme wechselt.

Auf Gelatine wächst er langsam in sehr zarten hellen Kolonien; Verflüssigung erfolgt im allgemeinen nicht.

In traubenzuckerhaltigen Nährböden bildet er Säure; das Verhalten den einzelnen Zuckerarten gegenüber wird verschieden angegeben. Milch wird koaguliert.

Besonderer Erwähnung bedarf die Eigenschaft mancher Streptokokkenstämme, den Blutfarbstoff aus den Erythrocyten zu lösen; speziell dem Str. pyogenes longus kommt sie häufig zu. Bringt man ihn nach SCHOTTMÜLLER auf Blutagar, so sieht man nach ungefähr 18stündigem Wachstum die Kolonien von einem 2—3 mm breiten hellen Hof umgeben; auch in bluthaltigen flüssigen Nährböden kann die Hämolyse gut beobachtet werden. Kulturfiltrate erzeugen dagegen keine Hämolyse. SCHOTTMÜLLER fand aber auch lange Stämme ohne Hämolyse und bezeichnet sie als Streptococcus viridans oder Streptococcus mitior (s. u.). Als besonderes Unterscheidungsmerkmal des Str. haemolyticus von anderen Streptokokkenarten, insbesondere dem Str. viridans gibt SCHOTTMÜLLER folgenden

Versuch an: Zu 6 ccm defibrinierten Menschenblutes werden etwa 100 Kokken pro ccm eingeimpft, darauf wird das Röhrchen bei 37° gehalten. Eine Kulturprobe nach etwa 3 Stunden ergibt Wachstumshemmung des Str. haemolyticus, nach weiteren Stunden eine Vermehrung bis unendlich. Dagegen wird eine etwa gleich große Keimzahl des Str. viridans in wenigen Stunden, längstens 24, abgetötet. Von KRUSE und PANSINI sowie SCHABAD wird von dem Streptococcus pyogenes noch ein Streptokokkus der Schleimhäute abgetrennt; nach SCHRÖDER und MENNES ist dies nicht richtig, es soll sich nur um Virulenzunterschiede handeln. Auch KERSCHENSTEINER konnte sich nicht von seinen Eigenheiten überzeugen.

Die Trennung des Streptococcus longus von dem Streptococcus mitior und den Pneumokokken erfolgt am besten auf der Kochblutplatte nach BIELING (3% zum Kochen erhitzter Nähragar mit 15% defibriniertem Pferdeblut vermischt). Die letzteren bilden grüngelbe, von ebenso gefärbter Zone umgebene Kolonien, der Streptococcus longus haemolyticus graue Kolonien und läßt den Farbstoff unverändert. Auf Blutwasseragar (1 Teil Pferdeblut in 2 Teilen Wasser mit gleichen Teilen verflüssigten Nähragars versetzt) wachsen hämolytische Streptokokken ohne Verfärbung des Nährbodens; der Streptococcus mitior bildet tiefbraune oder braunviolette und der Pneumokokkus schwarzbraune oder braunviolette, bis zu 5 mm im Durchmesser betragende Kolonien. Auf dem mit Optochin versetzten Blutwasseragar wachsen der Pneumokokkus und der Streptococcus mucosus in der Regel überhaupt nicht.

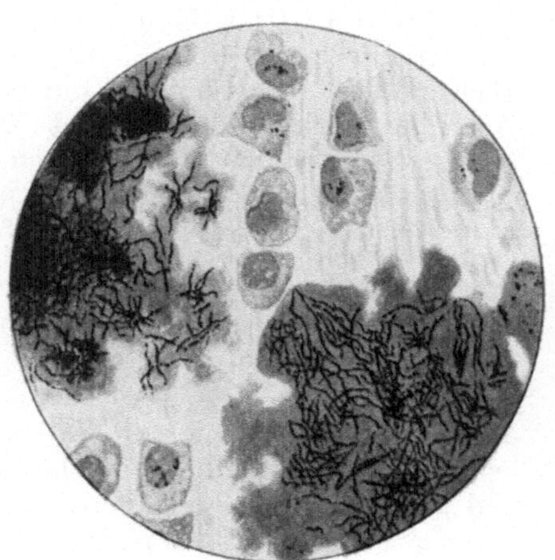
Abb. 91. Streptokokken. Gramfärbung, Gegenfärbung mit Carbolfuchsin. Imm. 1/12. Ok. 1.

Tierversuch: Die Virulenz der Streptokokkenstämme ist außerordentlich verschieden, es gibt hochvirulente und avirulente Vertreter. Bekannt ist, daß die Virulenz künstlich durch Tierpassage verstärkt oder abgeschwächt werden kann. Aus der Tiervirulenz darf indes nicht auf die Pathogenität für den Menschen geschlossen werden und umgekehrt. Die aus den Lungen stammenden Streptokokken sind im allgemeinen für Tiere nicht oder nicht sehr stark virulent, wie wiederholt bestätigt wurde (vgl. auch KERSCHENSTEINER). Bemerkt soll hier noch werden, daß durch gleichzeitige Anwesenheit anderer Keime (z. B. Proteus, Prodigiosus, Coli u. a.) die Pathogenität erheblich gesteigert werden kann. — Auch die hämolytischen Streptokokken sind von verschiedener Virulenz. In den Lungen von Mäusen sollen sie weniger rasch zerstört werden als die nicht hämolytischen (STILLMANN). Der Streptococcus haemolyticus Typ β soll immer, auch für den Menschen, pathogen sein.

Mäuse gehen nach Impfung mit für sie virulenten Stämmen in 1—4 Tagen an Sepsis zugrunde. Bei schwächeren Stämmen verläuft die Infektion langsamer, auch findet man dann nicht nur an der Infektionsstelle, sondern im ganzen Körper Eiterherde, die bei schweren Infektionen nicht Zeit zur Ausbildung haben.

Kaninchen sterben entweder rasch unter septischen Erscheinungen und man findet dann im Blut die Streptokokken, meist in Diplokokkenform; weniger virulente Stämme erzeugen Eiterung an der Impfstelle, auch Phlegmone oder Erysipel, sowie metastatische Abscesse. Von den Lungen aus scheint eine Infektion nur schwer zu gelingen (SILVAST). CLAISSE gelang es nur dann, Bronchitiden zu erzeugen, wenn er vorher die Schleimhaut durch Ammoniak oder Schwefelsäure in einen Reizzustand versetzt hatte (!).

BLAKE und RUSELL erzielten bei Affen mit kleinen Dosen eines hämolysierenden Stammes eine leichte Erkrankung mit interstitieller Infiltration der Lungen; nach großen Dosen trat eine rasch zum Tode führende konfluierende Lobulärpneumonie auf, mit schwerem Ödem und Nekrosen, bei verminderter Widerstandskraft genügten schon kleine Dosen dazu (z. B. nach intraperitonealer Injektion von Influenzabacillen).

Vorkommen. Der Streptokokkus wird nicht nur im Speichel und im Abstrich der gesunden Mund-, Nasen-, Rachenschleimhaut gefunden, wie mannigfache Untersuchungen zeigten (BIONDI, NETTER, v. BESSER, R. O. NEUMANN, HASLAUER u. a.), ferner bei Alveolarpyorrhöe (SEITZ), sondern er wird auch als Erreger einer Reihe von Erkrankungen der obersten Luftwege angesehen. So wurde er in größeren Mengen bei akutem einfachen Nasenkatarrh, bei Rachenkatarrh (STÄUBLI) angetroffen, ferner bei einfachen katarrhalischen, wie follikulären und phlegmonösen Anginen (STOOSS, THALMANN, WALDAPFEL u. a.). Daß er tatsächlich der Erreger solcher Erkrankungen sein kann, beweist sein Vorkommen in kleinen Epidemien; vielfach hat man hier auch hämolysierende Stämme gefunden (BLOOMFIELD und FELTY u. a.). Auch mit Pneumokokken kann er hier vergesellschaftet sein. Fast regelmäßig trifft man ihn bei der Scharlachangina in größeren Mengen; häufig findet er sich in diphtherischen Membranen. Aus den äußeren Schichten von Tracheal- und Bronchialgerinnseln hat man ihn züchten können, hier als zufälligen Parasiten (SCHÜTZ).

Im Auswurf bei Bronchitiden ist er schon vielen Beobachtern aufgefallen (CLAISSE, QEYRAF, CANTANI, KERSCHENSTEINER, STÄUBLI u. a.). CLAISSE gibt an, daß es sich um besonders bösartige Formen akuter Bronchitis handelte. Bei Bronchiolitis fand ihn STÄUBLI, auch im Lungenabsceßsputum im Verlaufe einer Bronchiolitis war er vorhanden. Bei fötider Bronchitis züchtete ihn NOICA, aus bronchiektatischem Sputum KERSCHENSTEINER. Auch im Asthmaanfall kommt er gelegentlich vor, die CURSCHMANNschen Spiralen wurden nach Auswaschen aber frei befunden (RICKHOFF).

Von amerikanischen Untersuchern (RACKEMANN, ADKINSON und WALKER) sind in den letzten Jahren verschiedene Arten von Streptokokken bei der letztgenannten Erkrankung gezüchtet worden in dem Bestreben, Vaccinen zur Behandlung zu erzielen; irgendwelche Bedeutung kommt diesen jedoch nicht zu.

FINKLER, SELTER, BACHEM züchteten Streptokokken bei einer kleinen Epidemie infektiöser lobulärer Pneumonien, die sie als Psittakose bezeichnen, da sie bei einem Papagei die gleichen Streptokokken fanden und die Ansteckung möglicherweise von diesem ausgegangen war. BAUMGARTEN bemerkt hierzu wohl mit Recht, daß es sich nicht um „Psittakosis" handle und bestreitet die Übertragung. Auch HAEDKE beobachtete in einem Haushalte eine Streptokokkenpneumonie schwerster Art, durch Mischinfektion mit Proteus, wie er annimmt, so schwerverlaufend. Kurz vorher war ein Papagei ins Haus gekommen (doch fand sich nichts von Psittakosis). In sehr merkwürdigen Fällen von Bronchopneumonie mit Milzschwellung und meist eitrig-blutigem Auswurf fand CANTANI kaninchen- und meerschweinchenvirulente Streptokokken, die ihrer Form nach kaum von dem gewöhnlichen Eiterstreptokokkus unterschieden werden konnten. Sehr häufig traf man ihn bei Bronchopneumonien, die sich im Verlauf anderer Erkrankungen, meist Diphtherie, auch bei Masern entwickelten (PRUDDEN und NORTHRUP, DARIER, STRELITZ, MOSNY, FINKLER). NETTER züchtete ihn auch aus pneumonischen Herden an Diphtherie Verstorbener; bei gewöhnlichen Bronchopneumonien erhielt er ihn viel seltener.

Aus dem rubiginösen, in einem anderen Falle eitrig-schleimigen Auswurf lobärer Pneumonien mit verzögerter Lösung erhielt ihn WEISMAYER, gleichfalls bei lobären Pneumonien HASTINGS und BÖHM (darunter zweimal den Streptococcus haemolyticus longus); WASSERMANN züchtete Reinkulturen aus eitrigem oder auch mehr gelblich-pneumonischem Auswurf. Bei einer im Verlaufe eines Typhus auftretenden croupösen Pneumonie fand ihn H. NEUMANN.

Aus dem Auswurf bei influenzaähnlichen Lungenerkrankungen fand ihn früher schon v. JAKSCH; FINKLER erwähnt sein Vorkommen bei der „zelligen Pneumonie". Während der Epidemie des Jahres 1918 wurde er in vielen Fällen nachgewiesen, besonders im späteren Verlauf und bei schweren Erscheinungen von seiten der Lungen und des Brustfelles, meist mit anderen

Eitererregern zusammen, oft in einer gewissen Gegensätzlichkeit zum Auftreten des PFEIFFERschen Bacillus.

Bei Tuberkulose scheint seine Häufigkeit sehr wechselnd zu sein. PANSINI traf wenigstens nur fünfmal unter 52 Fällen verschiedenen Stadiums seinen sog. „Streptokokkus der Schleimhäute". Ziemlich selten fanden ihn auch KERSCHENSTEINER und KOEGEL; letzterer erhielt einmal einen anaeroben Stamm; hämolysierende Stämme fand BOER. Andere Untersucher geben wieder ein fast regelmäßiges Vorkommen in tuberkulösem Sputum an, und zwar in überwiegender Menge (SCHRÖDER und MENNES, SCHABAD, KRÄUTEL, PASQUALE, EHRHARDT). Alles in allem dürfte es kaum eine Erkrankung der Luftwege geben, bei welcher er nicht in mehr oder minder großer Zahl schon angetroffen wurde.

Pathognomonische Bedeutung. Nachdem der Streptokokkus in der gesunden Mundhöhle wie bei allen Erkrankungen der Luftwege, hier auch mehr oder weniger in Reinkultur, ferner bei einigen kleinen Epidemien regelmäßig angetroffen wurde, ist seine Bedeutung sehr wechselnd einzuschätzen. In dem einen Falle vielleicht ein harmloser Saprophyt der Mundhöhle, in dem anderen, so bei Tuberkulosen als eitererregendes „Misch- oder Sekundärbacterium", dessen Bedeutung verschieden beurteilt wird, ist er in wieder anderen unzweifelhaft als der primäre Krankheitserreger anzusprechen. Man kann also aus seinem Vorhandensein im Sputum allein seine Bedeutung für die Erkrankung nicht in ihrem vollen Umfange ermessen, wenn man nicht sein Verhältnis zu den anderen darin vorhandenen Bakterien, vor allem jedoch das ganze Krankheitsbild berücksichtigt. Dazu kommt noch die außerordentlich verschiedene Wirksamkeit der einzelnen Stämme, die sich von vornherein gar nicht beurteilen läßt und als deren Maßstab eigentlich nur die Schwere der Erkrankung genommen werden kann. Im allgemeinen werden die kurzen Stämme als weniger virulent als die langen angegeben, die hämolytischen als wirksamer als die nicht hämolytischen, es kann aber auch die Pathogenität der einzelnen Arten erheblich variieren. Von manchen Beobachtern wird überhaupt allen aus den Lungen stammenden Keimen, die nicht ein spezifisches Krankheitsbild erzeugen, sondern als Mischbakterien auftreten, eine verhältnismäßig geringe Wirksamkeit Versuchstieren gegenüber zugesprochen, ganz besonders den aus destruierten Partien stammenden z. B. bei Tuberkulose (PETRUSCHKY); andere Untersucher fanden für die von ihnen gezüchteten Stämme wieder eine recht hohe Pathogenität. Daß der Tierversuch für die Beurteilung der Wirksamkeit für Menschen keineswegs maßgebend ist, sondern eben nur der Mensch selber, wurde bereits hervorgehoben.

Auch aus den verschiedenen Varietäten des Streptokokkus auf den Grad ihrer Wirksamkeit zu schließen, gelingt nicht. So fand z. B. KOEGEL unter 12 Stämmen 8 mal den Streptococcus viridans, 3 mal den Streptococcus haemolyticus, einmal einen Pneumostreptokokkus, dann anaerobe Stämme (vielleicht aus den Aeroben hervorgegangen), viele Unterschiede in der Form, teils kugelige, teils streptobacillenähnliche; doch ließen sich nirgends besondere Einflüsse auf den Fieberverlauf wie auf die anatomischen Vorgänge feststellen. KOEGEL sieht sie im allgemeinen alle als saprophytische Bewohner tuberkulöser Lungen an.

Betrachten wir die Prozesse, in denen eine vorherrschende oder die alleinige Wirksamkeit des Streptokokkus angenommen wird, so werden wir sehen, daß sie recht verschiedenartiger Natur sein können, und ihnen jede Spezifität mangelt. So kann der Streptokokkus einen einfachen Schnupfen erzeugen, im Rachen kann er die Ursache katarrhalischer, diphtherischer, wie eitriger (abscedierender) Entzündung sein; auf der Bronchialschleimhaut soll er als Erreger eitriger wie fibrinöser Prozesse auftreten, die zur Bildung locker haftender Membranen führen (POSPISCHIL). Bronchopneumonien bei Masern, Scharlach, Diphtherie werden auf ihn zurückgeführt, alles mit mehr oder weniger Recht, da häufig eine strikte Beweisführung mangels spezifischer Veränderungen unmöglich ist. Manchmal scheint er besondere Krankheitsbilder erzeugen zu können; so beschreibt FINKLER (siehe oben) die in kleinen Epidemien aufgetretenen sog. zelligen Pneumonien durch Streptokokkeninfektion, die sich klinisch durch protrahierten aber verhältnismäßig gutartigen Verlauf, ein verhältnismäßig spärliches, eitrig-schleimiges Sputum, anatomisch durch geringen Fibringehalt, starke Zuwanderung von Leukocyten und Verdickung des perialveolären, peribronchialen und perivasculären Bindegewebes auszeichnen. Nach A. FRÄNKEL sind diese Veränderungen jedoch nicht auf Streptokokkenpneumonien beschränkt, sondern finden sich auch bei Influenza, nach KROMAYER auch bei Masern- und Keuchhustenpneumonien. Andere durch Streptokokken, vielleicht im Vereine mit Staphylokokken hervorgerufene Pneumonien zeichnen sich wieder durch die Schwere der Allgemeininfektion (Milzschwellung) aus. Auch für diese ist nach A. FRÄNKEL die Ätiologie noch nicht sichergestellt, sondern es handelt sich nach seiner Ansicht möglicherweise um schwere, durch Streptokokkeninfektion komplizierte Influenzapneumonien. Während CANTANI sehr schwer verlaufende Erkrankungen mit lobären und lobulären Prozessen durch Streptokokken sah, verliefen die von WASSERMANN beobachteten Fälle wieder leicht. Diese Beispiele mögen genügen, um zu zeigen, mit welchen Schwierigkeiten die Beurteilung ihrer Wirksamkeit zu kämpfen hat. Gelegentlich scheint auch die Kombination mit anderen Bakterien besonders heftige Wirkung zu entfalten (HÄDKE). Dies kommt besonders für Streptokokkeninfektionen bei Grippe in Betracht, die mit außerordentlicher Heftigkeit auftreten können und bei denen das ganze bakteriologische Bild durch sie beherrscht werden kann. Ätiologisch kommen sie aber an sich für die Grippe nicht in Betracht.

Zweifellos ist der Streptokokkus auch imstande, lobäre Prozesse hervorzurufen, die klinisch zunächst als croupöse, mit Expektoration eines rostfarbenen Auswurfes imponieren, deren weiterer Verlauf jedoch Eigentümlichkeiten zeigt, die zwar nicht notwendigerweise den Pneumokokkus als ätiologisches Moment ausschließen lassen, jedoch auf die Möglichkeit oder Wahrscheinlichkeit einer Streptokokkeninfektion hinweisen, wie Auftreten eines flüssigen, dünneitrigen Auswurfs, schweres Krankheitsbild, häufig letaler Ausgang, auch intermittierendes Fieber, langsamer Fieberabfall, langsame Lösung der Infiltration, häufige Schrumpfung. Anatomisch zeichnen sich solche Pneumonien durch mehr schlaffe Infiltration, geringen Fibringehalt, graue oder braunrote glatte Schnittfläche, seröse oft auch sehr zellreiche Exsudation im infiltrierten Teile aus, wie schon WEICHSELBAUM gezeigt hat. Selten nähert sich der Befund dem der gewöhnlichen croupösen Pneumonie; völlig gleichartige Veränderungen scheinen überhaupt noch nicht beobachtet worden zu sein. Endlich sei noch angeführt, daß auch Gewebseinschmelzung, Absceßbildung auf die Wirksamkeit des Streptokokkus allein zurückgeführt wird.

Aus der Verschiedenartigkeit der Krankheitsbilder bei Erkrankungen, in deren Auswurf der Streptokokkus gefunden wurde, ergibt sich auch die Schwierigkeit, seine diagnostische und prognostische Bedeutung zu beurteilen. Maßgebend wird hier die Konstanz und Menge seines Vorkommens, das Verhältnis zu den anderen Keimen im Auswurf sein. Das Auftreten von kurzen Ketten wird, wie erwähnt, von manchen günstiger beurteilt als das Auftreten langer Verbände. Im allgemeinen wird man ein gehäuftes und konstantes Auftreten prognostisch immer mit Vorsicht bewerten müssen, selbstredend nicht ohne Berücksichtigung des klinischen Bildes. Ganz besonders ist mit einem ungewöhnlichen Verlauf auch solcher Erkrankungen zu rechnen, deren klinische Symptome zu Anfang sich nicht oder nur wenig von typischen

Krankheitsbildern entfernen. Auch die Beschaffenheit des Auswurfs wird in der Regel auf den richtigen Weg führen. Treten Streptokokkenerkrankungen der Lunge in kleinen Epidemien auf, so wird der Verlauf durch die jeweilige Virulenz der betreffenden Stämme für Menschen bestimmt. Sichere Voraussagen lassen sich hier nicht machen.

Streptococcus viridans seu mitior. Von SCHOTTMÜLLER ist bei schleichenden Allgemeininfektionen ein Streptokokkus gezüchtet worden, der sich von dem Streptococcus longus in verschiedenen Punkten unterscheidet.

Er wächst auf bluthaltigen Nährböden in mehr schleimigen, runden nicht hämolysierenden Kolonien, die anfangs farblos, nach einigen Tagen eine graue oder grüne Färbung annehmen. Die Teilung der runden Kokken erfolgt im Gegensatz zum Meningokokkus senkrecht zur Kettenachse. Gelegentlich wird Lanzettform beobachtet, Kapselbildung fehlt. Vom Diplococcus lanceolatus läßt er sich durch Kultivierung auf Lackmuslactoseagar mit Nutrose unterscheiden (mit oder ohne Zusatz von Krystallviolett). Er wächst dort in üppiger grauer Schicht und färbt den Agar leuchtend und satt rot, der Diplococcus lanceolatus gedeiht dagegen nur in spärlichen dünnen und glanzlosen Kolonien und läßt die Farbe des Nährbodens unverändert (siehe jedoch unten S. 291). Auf dem gleichen Nährboden erzeugt der Streptococcus longus bläulichrote Verfärbung.

Untersuchungen von KUCZINSKI und WOLFF zufolge sollen die Viridansformen nur bei einer abgeschwächten Virulenz im Körper zu ganz bestimmter Zeit auftreten und keine eigene Gruppe darstellen. Der hämolytische Streptokokkus kann sich also in den grünen umwandeln, eine Rückbildung ist von ihnen dagegen niemals gesehen worden. Die grünen Stämme sind dem Pneumokokkus besonders nahe verwandt. SCHOTTMÜLLER hat dagegen nie den Übergang einer Streptokokkenart in eine andere einwandfrei nachweisen können.

Die Beziehungen der Streptokokken untereinander und vor allem zu dem Pneumokokkus sind nun durch die letzten Untersuchungen von MORGENROTH und seinen Mitarbeitern weitgehend geklärt worden. Sie stellten folgendes fest: Es gelingt mit großer Regelmäßigkeit, Pneumokokken in Streptokokken überzuführen, und zwar vollzieht sich dieser Übergang stets in bestimmter Reihenfolge. Durch Vorbehandlung mit Hefe bzw. Tierkohle und Optochin, aber auch im Verlaufe von experimentellen Tierinfektionen sowie bei der menschlichen Pneumonie (zur Zeit der Krise), überhaupt als Alterungserscheinung bei längerer Züchtung entsteht eine Modifikation A, aus welcher über die Modifikation B, die identisch mit dem grünen Streptokokkus ist, die Modifikation C entsteht, der hämolytische Streptokokkus. 75% der Pneumokokkenstämme ließen sich so in Modifikation A und B überführen und von diesen wieder ein Drittel in C. Die Reaktion ließ sich auch in umgekehrter Reihenfolge durchführen. Die Modifikation A zeigt noch eine Reihe von wichtigen, der Pneumokokkenstammform eigenen Merkmalen, ist aber eben dadurch ausgezeichnet, daß von ihr aus erst der Übergang in B und C möglich ist. Wieweit sich diese Ergebnisse auf die ganze Stellung einzelner Bakterien als Erreger bestimmter Erkrankungen auswirken werden, läßt sich augenblicklich noch nicht übersehen.

SCHOTTMÜLLER fand den Streptococcus viridans bei akuter Rhinitis, bei akuten und chronischen Bronchitiden, bei Lungenabsceß, entweder allein oder mit dem Streptococcus longus zusammen. BOER und KOEGEL trafen ihn im tuberkulösen Sputum an, letzterer sogar auffallend oft. Bei den erstgenannten Erkrankungen kann er mehr oder weniger als Erreger gelten.

Der Streptococcus mucosus ist gelegentlich bei Pneumonien gefunden worden (SCHOTTMÜLLER, FRANK, FRÄNKEL, BESANÇON und DE JONG), aber auch im normalen Nasen- und Rachenschleim; SKAJAN züchtete ihn bei lobärer Nekrose von Grippepneumonien. Er besitzt eine Kapsel, die nur das Einzelindividuum oder die ganze, oft aus dem Pneumokokkus ähnlich sehenden Doppelkokken bestehende Kette einschließt, von schleimartiger Konsistenz ist und den Kulturen ihre Eigenart verleiht. Er ist grampositiv, wächst auf den gebräuchlichen Nährböden und ist besonders für die weiße Maus hochvirulent. Er ist dem Typ III der Pneumokokken nahe verwandt. In der Mundhöhle leben verschiedene Varietäten von Streptokokken (Streptococcus lacticus u. a.), denen eine besondere Bedeutung nicht zukommt (SEITZ).

Der Streptococcus putridus (putrificus) wurde zuerst von SCHOTTMÜLLER und KISSLING bei Lungengangrän und putrider Bronchitis gezüchtet. Er wächst ausschließlich anaerob und besitzt die Fähigkeit, Lungengewebe, auch elastische Fasern unter Bildung von Stickstoffen einzuschmelzen. KISSLING sieht ihn wegen seines regelmäßigen Vorkommens als Erreger an, nachdem er bei den embolischen Formen sogar als alleiniges Bacterium gezüchtet wurde. (Neben anaeroben Streptokokken fand BINGOLD in seinen Fällen einmal einen anaeroben Staphylokokkus als alleinigen Erreger.)

3. Pneumokokken.

Morphologie: Der Diplococcus pneumoniae oder Diplococcus lanceolatus von FRÄNKEL-WEICHSELBAUM ist ein kleiner Doppelkokkus von lanzettförmiger Gestalt, dessen zwei Glieder in der Regel mit den stumpfen Enden aneinanderstoßen. Form und Größe der einzelnen Individuen können wechseln; oft sind sie von mehr rundlicher Gestalt, zuweilen scheinen sie zu einem Stäbchen verschmolzen, was auch zur Bezeichnung Streptococcus pneumoniae geführt hat.

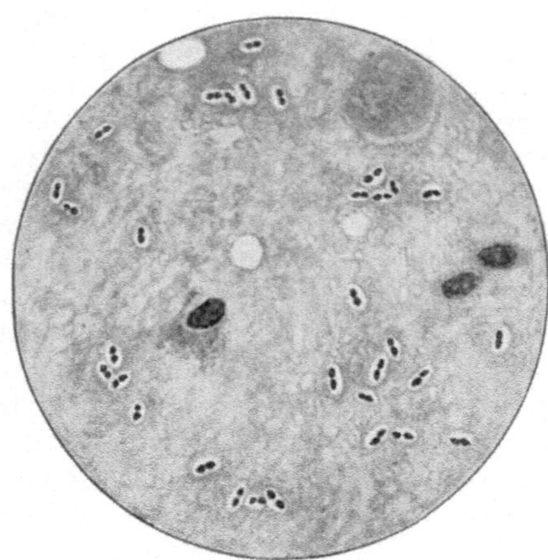

Abb. 92. Pneumokokken, Gramfärbung. Deutliche Kapselbildung. Öl-Imm. 1/12. Ok. 4.

Der Pneumokokkus besitzt keine Geißeln, ist also unbeweglich; die Vermehrung erfolgt durch Querteilung, wodurch häufig, weniger im Tierkörper wie in Kulturen, auch auf festen Nährböden, Ketten entstehen.

Unter günstigen Lebensbedingungen findet die Bildung einer aus einer mucinähnlichen Substanz bestehenden Kapsel statt, die je ein Kokkenpaar umschließt und im ungefärbten Präparate als deutlicher heller Saum zu erkennen ist. Zu Beginn der Erkrankung soll die Kapselbildung stärker sein als später. In Kulturen ist die Kapselbildung in der Regel geringer oder fehlt manchmal ganz.

Färbung: Der Pneumokokkus färbt sich mit den gebräuchlichen Anilinfarben, ist gram-positiv. Die Färbbarkeit der Kapsel ist sehr wechselnd, häufig gelingt es schon, sie mit Fuchsin oder LÖFFLERS Methylenblau als helleren Hof darzustellen; nach GRAM färbt sie sich nicht, wird aber durch Gegenfärbung mit alkoholischem Eosin deutlich. Zu ihrer Färbung ist vielfach die ZIEHLsche Lösung mit nachfolgender Entfärbung in verdünnter Essigsäure und Kontrastfärbung mit Methylenblau angewandt worden.

Züchtung: In Bouillon leichte Trübung mit geringem flockigen Bodensatz, selten bleibt sie klar; nach wenigen Tagen gewöhnlich Aufhellung infolge Auflösung der Kokken.

Gelatine wird nicht verflüssigt. Das Wachstum ist auf ihr sehr gering, geschieht in zarten weißlichen Kolonien.

Agar: Sehr kleine wasserhelle, nicht zusammenfließende, tautropfenartige Kolonien, oft mit leichter Einziehung im Zentrum, das etwas dunkler erscheint; der Rand ist regelmäßig, bisweilen auch ausgebuchtet. Die tieferen Kolonien treten bei mäßiger Vergrößerung als helle oder gelbbraune ovale, linsen- oder wetzsteinförmige Gebilde hervor und sind oft wenig charakteristisch. Wachstum auch anaerob längs des Impfstiches.

Blutagar: Grünschwarze Verfärbung des Blutfarbstoffes. — Die Unterscheidung von Streptokokken siehe S. 285.

Auf Serumagar wachsen zuweilen sehr große Kolonien von schleimiger Beschaffenheit. BESANÇON und DE JONG geben an, mit Serum junger Kaninchen besonders gute Resultate erzielt zu haben. In Serumbouillon, die gleichfalls einen guten Nährboden gibt, ist Kapselbildung beobachtet worden.

Keine Vergärung von Inulin.

Auf Kartoffel meist kein oder makroskopisch kaum sichtbares Wachstum.

Milch wird infolge Säurebildung zur Gerinnung gebracht.

A. SCHMIDT bediente sich zur Züchtung steriler Sputumnährböden, wozu pneumonisches Sputum fünfmal je eine Stunde lang auf 60° erhitzt wurde; wendet man Trachealschleim an, so darf die Erhitzung nicht über 55° gehen, da sich sonst das Mucin zersetzt. Der Vorteil solcher Nährböden ist, daß die Pneumokokken auf ihnen mit sehr schön ausgebildeter Kapsel wachsen. — Auch Agar ist verschiedentlich mit sterilem Sputum zusammen für die Züchtung von Bakterien verwendet worden.

Erwähnt soll noch werden, daß lebende Kulturen durch Galle aufgelöst werden, abgetötete dagegen nicht; diese Eigenschaft teilt der Pneumokokkus mit dem Streptococcus mucosus und dem Meningokokkus, dagegen nicht mit den übrigen Streptokokken.

Tierversuch: Mäuse gehen in 1—2 Tagen nach Impfung mit frischem, von flüssigen Nährböden stammendem Material an typischer Septikämie, häufig unter Milzschwellung zugrunde; den gleichen Erfolg hat Impfung mit Sputum, das lebende Pneumokokken enthält. Die Diplokokken sind massenhaft im Blute zu finden und von einer gut sichtbaren Kapsel umgeben. — Bei intravenöser Injektion gehen auch Kaninchen an Sepsis zugrunde.

Durch intrapulmonale oder -tracheale Injektion hochvirulenter Kulturen gelang es nicht, bei Kaninchen Pneumonien zu erzeugen, abgeschwächte Kulturen sollen dagegen häufig Hepatisation des Lungengewebes (A. FRÄNKEL, GUARNERI) oder sogar echte fibrinöse Pneumonie (MONTI) hervorzubringen imstande sein. RASQUIN gibt an, fast regelmäßig katarrhalische, in der Nähe des Lungenhilus beginnende Pneumonien gesehen zu haben, wenn vorher Serum eines mit Kaninchenserum immunisierten Hundes und dann virulente Pneumokokken in die Trachea injiziert wurden; unvorbehandelte und mit Hundeserum allein gespritzte Tiere blieben gesund. Im Exsudat konnte er Pneumokokken nachweisen. — Bei Meerschweinchen konnten NEUFELD und UNGERMANN sowie ENGWER durch direkte Einspritzungen der für Meerschweinchen angezüchteten Pneumokokken Pleuropneumonien erzeugen. Nach Einbringen von Pneumokokken in die Luftröhre von Hunden sahen LAMAR und MELTZER sowie GAMALEIA lobäre Pneumonien mit Ausscheidung von Fibrin. HIRSCHFELDER und WINTERNITZ geben das gleiche für Kaninchen an. — Bei Affen vermochten neuerdings BLAKE und RUSELL schon nach kleinsten intratracheal eingespritzten Mengen lobäre Entzündungen zu erzeugen, die in allem der menschlichen Pneumonie entsprachen. Typ I erwies sich am meisten infektiös. Einblasung in Nase und Rachen blieb erfolglos, doch hielten sich die Kokken dort wochenlang.

Nach NETTER nimmt die Virulenz der Pneumokokken im Körper regelmäßig im Verlaufe einer Erkrankung ab, KRUSE, PANSINI und PASQUALE halten dies jedoch nicht für richtig, denn sie fanden bei der Prüfung durch Wochen hindurch eine konstante Virulenz ein und desselben Stammes. Dagegen ist die Virulenz verschiedener Stämme außerordentlich verschieden und nach den genannten Autoren darauf zurückzuführen, daß im Sputum jedesmal verschiedene mehr oder weniger virulente Varietäten vorkommen können. Ganz abgesehen davon geht die Schwere der Erkrankung nicht parallel der Virulenz der Erreger für Versuchstiere. Nach GRAWITZ und STEFFENS soll die Virulenz im Sputum zunehmen, im Speichel sich dagegen abschwächen. Diese letztere Beobachtung machte auch KLEMPERER; eiweißhaltige Nährböden erhöhten sie wieder. Auch nach SPOLVERINI und BOURLA soll ise im Sputum auffallend lange Zeit beibehalten werden im Gegensatz zu Kulturen auf künstlichen Nährböden. Nach HEIM halten sie sich in getrockneten Tierorganen (Herz) monate- und jahrelang virulent. SPOLVERINI fand sie nach 55—140 Tagen trotz Licht, Wärme, Eintrocknung ungeschwächt. Dagegen konstatierten KRUSE und PANSINI im Sputum schon nach 3—4 Tagen eine derartige Überwucherung virulenter Pneumokokken durch Saprophyten, daß Tierversuche ohne Erfolg blieben.

Die Anwesenheit von Diplokokken im menschlichen Körper bzw. auf der Schleimhaut des gesunden Respirationstractus läßt keine Folgerungen zu, weder auf eine zunehmende Immunität des Menschen, noch auf eine besonders erhöhte Disposition. Nach KRUSE könnte man eher an eine temporäre Disposition denken, vielleicht ließe sich auch eine epidemische Übertragung dieser Disposition beim Auftreten von Pneumokokkenepidemien annehmen, oder was wahrscheinlicher scheint, das Auftreten besonders virulenter Stämme.

In den letzten Jahren ist man dazu gekommen, vier Typen von Pneumokokken aufzustellen, von denen sich Typ II (die häufigste Form der atypischen Stämme) und Typ III (der dem Pneumococcus mucosus entspricht) nur serologisch unterscheiden. Typ I bildet eine streng abgeschlossene Gruppe; er allein veranlaßt die Bildung von Antikörpern. Typ IV schließt verschiedene Vertreter in sich. Der Prozentsatz der einzelnen Typen schwankt nach den verschiedenen Untersuchern. Unter 700 Fällen fanden (die tödlich verlaufenen in Klammern beigesetzt):

	Cole:		Neufeld:	Bürgers und Herz:
Typ I	35%	(25%)	29%	25%
„ II	30%	(32%)	19%	47%
„ III	10%	(45%)	10%	21%
„ IV	25%	(16%)	42%	7%

Bei den lobären Pneumonien überwiegen in der Regel die reinen Typen (besonders II, andere wieder I), bei Bronchopneumonien die Mischformen (Sacquépée).

Nach Cole verläuft die Pn. mucosus-Infektion am schwersten. Bei einer größeren Zahl Gesunder war Typ I einmal, Typ II überhaupt nicht nachzuweisen. Dagegen hielten sie sich im Rachen Gesunder aus der Umgebung von Pneumoniekranken auf, und zwar jedesmal der entsprechende Typ. Für die Praxis kommt die Unterscheidung der einzelnen Formen vorläufig kaum in Betracht, wenn auch über gute Erfahrungen mit spezifischen Seris schon berichtet wird.

Auch dem Pneumokokkus sehr nahestehende Arten sind gelegentlich gefunden worden (z. B. der Diplococcus Nikiforoff).

Über die Beziehungen zu dem Streptokokkus s. S. 289.

Vorkommen. Der Pneumokokkus lebt, wie zahlreiche Untersuchungen ergeben haben, sehr häufig in der Mundhöhle Gesunder, nach Goldenberg in über 50%, sowohl im Speichel wie im Abstrich der Rachen- und Nasenschleimhaut (Neumann u. a.); im typischen Rachensputum kommt er nach Kruse und Pansini vor. Auch bei Erkrankungen dieser Organe wurden sie gezüchtet, so bei schweren Anginen (Wandel). Munro sah gelegentlich einer schweren Pneumokokkeninfektion zunächst Membran-, dann Geschwürsbildung auf Tonsillen und Gaumenbögen mit Perforation des letzteren; bei einer croupösen Lungenentzündung fand in dem Falle von Cary und Lyons ausgedehnte Membranbildung statt. Fr. Müller erwähnt einen sehr merkwürdigen Fall von Pharyngorhinitis, der durch ein dem der croupösen Pneumonie vollständig gleichendes rostfarbenes pneumokokkenhaltiges Sputum ausgezeichnet war.

Typisch ist das Vorkommen des Fränkel-Weichselbaumschen Diplokokkus bei der croupösen Pneumonie, und zwar in der bekannten Lanzettform und regelmäßig von einer Kapsel eingehüllt, die sich auch bei einfacher Methylenblau- oder Fuchsinfärbung des Sputumausstrichs als heller breiter Hof darstellt. Meistens liegt er außerhalb der Zellen, Lipari sah ihn auch von Leukocyten (und Epithelien?) eingeschlossen. Die Menge der im Sputum ohne weiteres sichtbaren Diplokokken ist verschieden, im allgemeinen nicht sehr groß (Wolf); ihre Zahl nimmt nach Abel im Verlauf der Erkrankung, ganz besonders nach der Krise, ab. Das stimmt auch mit den Angaben von Rosenow überein, der ebenso wie andere Untersucher sie im Lungenpunktat zu Beginn der Erkrankung sehr reichlich, im weiteren Verlaufe abnehmend, nach der Krise überhaupt nur mehr in einzelnen Kolonien fand. Nach Neufeld und Haendel bilden sich bei jeder Pneumonie Pneumokokken-Antikörper, deren Menge aber erst einen bestimmten Schwellenwert erreicht haben muß, um dann sehr rasch — während der Krise — die Pneumokokken wohl hauptsächlich durch Phagocytose (Bakteriotropine), unschädlich zu machen. Jedenfalls scheint sicher zu sein, daß die in der Lunge selbst vorhandenen Keime dort rasch absterben; sie sind ja auch stets weniger in den hepatisierten, wie in den hyperämischen und frisch infiltrierten Partien zu finden. Nur aus vergleichenden Züchtungen und aus dem Tierversuch läßt sich also sagen, wieweit die bei der mikroskopischen Untersuchung gefundenen Keime lebensfähig sind. Formveränderungen, die für degenerierte oder abgestorbene Keime sprechen, sind im Auswurf anscheinend nicht gefunden worden, in Kulturen jedoch stets sehr leicht nachzuweisen.

Andererseits kommen oft noch wochenlang Diplokokken im Auswurf bzw. Speichel vor, wenn auch ihre Virulenz nach und nach abnimmt; auch erhebliche Verschiedenheiten in der Tiervirulenz sind festgestellt worden, gleichviel ob sie von Pneumonikern oder Gesunden stammten. Die Identität mit dem Kokkus der Sputumseptikämie wird jetzt wohl allgemein angenommen. — Hier sei auch die Angabe von ZAK erwähnt, wonach ihre Zahl durch Urotropindarreichung spärlicher werde. Vielleicht übt dieses Mittel, da es auf der Lunge ausgeschieden wird, einen hemmenden Einfluß auf ihr Wachstum aus.

Bei Züchtung erhält man den Pneumokokkus in typischen Fällen verhältnismäßig selten mit anderen Bakterien vermischt, er wurde aber auch mit den verschiedensten Bakterien, Coli, Micrococcus catarrhalis, Influenzabacillen, B. fluorescens non liquefaciens u. a. zusammen gefunden, ohne daß das Krankheitsbild ein anderes war (HASTINGS und BÖHM). — Bei den Lobärpneumonien während der letzten Grippeepidemie scheinen verhältnismäßig oft andere Keime gefunden worden zu sein, besonders Streptokokken. — Hier sei auch auf interkurrierende croupöse Pneumonien bei Tuberkulösen hingewiesen, mit plötzlichem Auftreten eines rostfarbenen Auswurfs ohne Tuberkelbacillen. Auf den Verlauf der Tuberkulose sind sie nach unseren Erfahrungen ohne Einfluß, die Pneumonien selbst verliefen normal.

Hervorgehoben sei ferner, daß man bei Pneumonien nach Trauma nicht selten den Pneumokokkus im typischen rostfarbenen Auswurf findet. Das Trauma wirkt entschieden dispositionserhöhend; in etwas anderer Weise tut dies Inhalation von Staub, besonders von Thomasphosphat.

Auch bei den croupösen Pneumonien der Kinder, deren Sputum man aus dem Rachen künstlich herausholen muß, lassen sich in der Regel Pneumokokken züchten, nach NEUMANN meist mit anderen Keimen zusammen. Bei Pneumonien mit atypischem Verlauf, ferner den sog. zelligen Pneumonien (FINKLER), sowie Alterspneumonien sind sie gleichfalls vorhanden. Außerordentlich häufig ferner bei lobulären Pneumonien von Kindern und Erwachsenen (WEICHSELBAUM, NEUMANN, QUEISER u. a.). Auch bei Pneumonieendemien, wie sie von MOSLER, TOMFORDE, SPAET, SINIGER, BADUEL und GARGANO u. a. beschrieben worden sind, werden sie als Erreger angegeben; nicht selten zeichneten sich diese Erkrankungen durch sehr verschiedenartigen Verlauf aus.

Bei Erkrankungen, die klinisch als Psittacosis angesprochen wurden, fand MALENCHINI ebenfalls nur Pneumokokken.

CURSCHMANN beschreibt eine Epidemie, die unter influenzaartigen Erscheinungen oft unter Entstehung bronchopneumonischer Herde verlief, deren Erreger zweifellos der FRÄNKEL-WEICHSELBAUMsche Diplokokkus war. Er züchtete ihn in 46 von 49 Fällen aus dem Sputum, das nie Influenzabacillen und nur einige Male Staphylokokken und Streptokokken neben dem Diplokokkus enthielt.

Das von französischen Autoren (u. a. CAUSSADE und MILHIT) beschriebene Bild des entzündlichen Lungenödems, das als selbständige, sehr akut verlaufende Erkrankung, ferner im Beginne croupöser Pneumonien oder unter septischen Erscheinungen verlaufe und bei dem ein blutig-schleimiger Auswurf entleert wird, dürfte wohl auch auf Infektion mit Pneumokokken zurückgeführt werden, die regelmäßig und allein dabei nachgewiesen wurden.

Auch in autopsia wurden wiederholt Pneumokokken gefunden (BESANÇON und DE JONG). Der Auswurf beim klassischen Lungenödem ist dagegen äußerst bakterienarm, wie es auch seiner Entstehung entspricht.

In Abscessen, nach Pneumonien wurde er gelegentlich gefunden (ZENKER); von einem Absceß ohne vorausgegangene Pneumonie mit pneumokokkenhaltigem Auswurf berichtet BARRINGTON WARD. Bei Bronchiektasien traf ihn NOICA an.

Im bronchitischen Sputum ist er gleichfalls nicht selten, nach MARFAN fast bei jeder Bronchitis zu beobachten; RITCHIE, BARTHEL, JURDELL fanden bei Bronchitiden in erster Linie Pneumokokken, ohne Beziehungen zur Schwere der Erkrankung; auch im normalen Bronchialschleim sind sie wiederholt festgestellt worden; FR. MÜLLER konnte sich dagegen nicht von der großen Häufigkeit ihres Vorkommens überzeugen.

Interessant ist ein von WICHERN beschriebener Fall von akuter diffuser Bronchiolitis mit Entleerung eines reichlichen, grünlich-weißen, nicht geballten, fast nur schleimigen und wenig eitrigen, von einzelnen Blutstreifen durchsetzten Sputums, das im Glase von einer schaumigen Schicht bedeckt war. Im mikroskopischen Bilde waren neben einigen Eiterzellen und Rundzellen massenhaft Diplokokken zu sehen, die sich nach Aussehen, Züchtung und Tierversuch als Pneumokokken erwiesen. Sie schwanden mit zunehmender Heilung fast ganz unter gleichzeitigem Auftreten anderer Keime. WICHERN sieht sie mit Recht als Erreger der Bronchiolitis an. DUFLOCQ und MÉNÉTRIER berichten von Bronchiolitiden durch Pneumokokken bei Tuberkulösen.

In Fibringerinnseln bei fibrinöser Bronchitis wurden sie von REGARD, GRIFFON, POSSELT vorgefunden, in diphtherischen Membranen des Rachens von BEYER.

Ziemlich häufig kommt der Pneumokokkus auch im tuberkulösen Sputum vor, und zwar in allen Stadien der Erkrankung, stets in Gesellschaft zahlreicher anderer Keime, so daß es wohl keine Erkrankung der Bronchien oder Lungen gibt, bei der nicht der FRÄNKEL-WEICHSELBAUMsche Diplokokkus in größeren oder kleineren Mengen schon nachgewiesen wurde.

Die pathognomonische Bedeutung des Pneumokokkus ist daher auch eine sehr verschiedenartige; sein Vorkommen im Sputum allein besagt wie bei den vorgenannten Bakterien noch nicht sehr viel, es muß bei der Beurteilung sowohl sein Mengenverhältnis zu den anderen Keimen, die Beschaffenheit des Auswurfs wie das ganze klinische Bild berücksichtigt werden. Dominiert er unter anderen Bakterien oder wird er in Reinkultur gezüchtet, so kann man mit einiger, aber nicht unbedingter, Sicherheit auf ihn als Krankheitserreger schließen. Er ist der typische Erreger der croupösen Entzündung des Lungengewebes, doch ist er weder allein noch ausschließlich dazu befähigt; es werden auch katarrhalische und eitrige Prozesse auf seine Wirksamkeit zurückgeführt und auf der anderen Seite können gelegentlich auch andere Keime eine croupöse Entzündung veranlassen. Das Bild des Sputums, in welchem er erscheint, ist daher sehr verschieden, wenn man auch sagen muß, daß vor allem das rostbraune Sputum (in seinen verschiedenen Abstufungen) der croupösen Pneumonie auf seine Anwesenheit schließen läßt.

Was die Bedeutung seines Vorkommens speziell bei dieser Erkrankung betrifft, so bietet dieses zwar eine gewisse Sicherheit für die Beurteilung des ferneren Krankheitsverlaufes, aber keinesfalls eine zuverlässige Garantie; jede Pneumokokkenpneumonie kann einen unerwarteten Verlauf nehmen, zumal bei schwächlichen Menschen, sich nur langsam lösen, in Abscedierung oder Gangrän übergehen oder zur Schrumpfung führen. Dabei ist aber der Pneumokokkus nicht mehr allein beteiligt, wie man mit Wahrscheinlichkeit annehmen kann.

Zur Klärung dieser Frage, ob der FRÄNKEL-WEICHSELBAUMsche Diplokokkus allein imstande ist, einen solchen ungewöhnlichen Verlauf herbeizuführen, ist auch eine Reihe von Tierversuchen unternommen worden. GUARNERI will bei Kaninchen indurative Prozesse durch abgeschwächte Kulturen erzeugt haben, ebenso BORDONI und UFFREDUZZI; nach KRUSE, PANSINI und PASQUALE handelt es sich jedoch nur um einen seltenen Ausgang gewöhnlicher Diplokokkenpneumonien. Der Übergang in Abscedierung wäre leichter zu erklären, da der Pneumokokkus zu den typischen Eitererregern gehört.

An dem normalen Ausgang der Pneumonie, der Lösung des Exsudats, ist er unmittelbar nicht beteiligt, denn die Fähigkeit, Eiweiß zu verdauen, geht ihm ab. Wieweit er im Verein mit anderen pathogenen Keimen in der Lage ist, dies zu tun oder vielleicht auch tiefere Abbauprodukte noch weiter zu lösen, darüber fehlen genügende Untersuchungen. Nach den bisherigen Untersuchungen bildet er kein Lysin; Bakteriophagenwirkung scheint bei der Auflösung der Pneumokokken nicht in Frage zu kommen, jedenfalls ist sie bei ihnen nicht festgestellt.

Zur Bakteriophagenwirkung ist dreierlei nötig: 1. Das wirksame Agens. 2. Lebende Bakterien. 3. Ein für die Vermehrung der Bakterien geeignetes Medium. Für die Tätigkeit des Bakteriophagen in den Lungen kämen hauptsächlich Diphtheriebacillen, Proteus, Pyocyaneus, Aktinomyces, Pest in Frage, ebenso steht fest, daß Bakterienautolysate und Leukocytenfermente seine Wirksamkeit erhöhen. Daß Bakterien sich gegenüber dem einen Lysin resistent verhalten, gegenüber anderen nicht, mag für das Gedeihen mancher Arten in den Lungen auch eine Rolle spielen.

Nach den erwähnten Untersuchungen von FAWITZKI wäre der Pneumokokkus an der spezifischen Färbung des pneumonischen Sputums nicht unbeteiligt, nachdem er in älteren Bouillonkulturen einen braunroten Farbstoff bildet. Doch kommt dieser für das Sputum nicht in Frage (s. S. 16ff).

Auch als sekundär hinzugekommenes Bacterium ist der Pneumokokkus von Wichtigkeit, es ist nur an die zahlreichen Lungenprozesse zu erinnern, sowohl lobärer, vor allem aber lobulärer Natur, die im Verlaufe der verschiedensten Krankheiten entstehen können und bei denen er oft in solchen Mengen gefunden wird, sowohl im Auswurf wie im Lungenpunktat, daß es unmöglich ist, ihm jede Bedeutung abzusprechen, so zum Beispiel bei Pneumonien im Verlaufe der Grippe, des Typhus, der Pest, aber auch nach Masern, Diphtherie usw. In vielen dieser Fälle ist er zweifellos aber nicht der einzige Erreger, sondern anderen Keimen wie z. B. Staphylokokken, Streptokokken, dem Mikrococcus catarrhalis koordiniert. Alle diese Sekundärinfektionen sind so zu denken, daß entweder durch den primären Krankheitserreger schon Veränderungen geschaffen werden, die einen günstigen Boden für die Ansiedelung des Pneumokokkus abgeben, oder daß mangelhafte Lüftung der Lungen, Stauung, ähnliche Bedingungen schaffen.

Diagnostische Bedeutung. Das Auftreten des Pneumokokkus im Auswurf ist nur dann diagnostisch zu verwerten, wenn er dort sozusagen in Reinkultur zu finden ist und es sich nicht lediglich um einzelne Exemplare zwischen anderen Bakterien handelt. Auch dann kann aber die Diagnose auf eine bestimmte, durch ihn hervorgerufene Erkrankung nur unter Berücksichtigung der übrigen Eigenschaften des Sputums gestellt werden. Zu seiner Identifizierung ist Kulturverfahren wie Tierversuch anzuwenden, da atypische Formen auch mit anderen Diplokokken verwechselt werden können. Die Frage einer Mischinfektion läßt sich auch nicht aus dem Vorhandensein einzelner Exemplare, die irgend wann einmal gefunden worden sind, beantworten, sondern es ist hier zum mindesten die Konstanz seines Vorkommens und das Mengenverhältnis zu den schon vorher vorhandenen Keimen heranzuziehen.

Einer der instruktivsten Fälle in dieser Hinsicht ist der von WASSERMANN beschriebene. Bei einem Patienten, in dessen Sputum dauernd nur Influenzabacillen gefunden worden waren, traten plötzlich unter Fiebererscheinungen und Expektoration eines blutigen Auswurfs Pneumokokken auf, wogegen die Influenzabacillen völlig zurücktraten. Auch dem klinischen Befunde nach handelte es sich sicher nicht um eine Influenzapneumonie, sondern um eine typische Pneumokokkenpneumonie. Verfasser beobachtete einmal die Aufpfropfung einer mit typischem Auswurf verlaufenden croupösen Pneumonie auf eine — vielleicht durch Influenzabacillen hervorgerufene — Bronchopneumonie. Sehr eigentümlich ist ja auch die Zunahme typischer Pneumokokkenpneumonien besonders während der ersten Grippeperiode des Jahres 1918 gewesen. Es ist nicht auszuschließen, daß auch hier zuerst eine Infektion mit den Grippenerregern stattgefunden hat. In solchen Fällen wird man ja gewöhnlich schon durch die Änderung des klinischen Bildes, vor allem auch des Auswurfes, zu einer genaueren bakteriologischen Untersuchung gedrängt. Es sei hier aber nochmals darauf hingewiesen, daß das Aussehen des Auswurfs keinen unbedingten Verlaß für das Vorhandensein von Pneumokokken bietet.

4. Meningokokken.

Morphologie. Der Meningokokkus ist ein semmelförmiger Kokkus, der meist zu zweien, mit der ausgebuchteten Längsseite einander zugekehrt, seltener zu vieren, liegt. Durch die Gestalt unterscheidet er sich nicht von nahe verwandten Diplokokken. Die einzelnen Exemplare sind häufig von wechselnder Größe.

Die Färbung geschieht mit den gebräuchlichen Anilinfarben; die Individuen färben sich meist verschieden stark. Der Meningokokkus ist gram-negativ und verliert diese Eigenheit auch durch lange Züchtung nicht. Die gegenteiligen Angaben beruhen entweder darauf, daß neben ihm noch andere gram positive Diplokokken vorhanden waren oder es sich überhaupt nur um ähnliche Kokken gehandelt hat, deren Unterscheidung von dem Meningokokkus früher außerordentlich schwierig war.

Nach Kolle und Wassermann geschieht die Gramfärbung am besten folgendermaßen:

1. Carbolgentianaviolett 3 Minuten (1 g Genitianaviolett, 10 ccm Alk. absol., 100 ccm 2,5 $^0/_0$ oder 5 $^0/_0$ige Carbollösung),
2. Lugolsche Lösung $1^1/_2$ Minuten (1 Jod, 2 Jodkali, 300 Wasser),
3. Entfärbung in 3 $^0/_0$igem Acetonalkohol einige Sekunden,
4. Abspülen mit Wasser.
5. Gegenfärbung in verdünnter Carbolfuchsinlösung etwa 10 Sekunden.

Vorbedingung für den richtigen Erfolg der Färbung ist peinliche Befolgung der Vorschrift sowie Anfertigung eines sehr dünnen Ausstriches.

Züchtung. Infolge der sehr geringen Widerstandsfähigkeit des Meningokokkus gegen äußere Einflüsse ist auf allen Nährböden häufige Überimpfung nötig, doch hält er sich in sterilem Kaninchenserum nach Angermann wochenlang. Auch L. Lange konnte ihn auf Ascitesagar wochenlang überimpfbar erhalten, wenn die Kulturen bei 33—35^0 C gehalten und die Röhrchen durch Paraffin oder Korkverschluß gegen Austrocknung geschützt waren.

In Bouillon Wachstum unter sehr geringer Trübung.

Auf Agar zunächst im allgemeinen äußerst spärliches Wachstum, besseres erst nach Gewöhnung an den künstlichen Nährboden; dann wenig üppige, graue kleinste Kolonien, bei reichlicher Aussaat zusammenfließende, zäh-schleimige Vegetationen. In Agarstich Wachstum nur an der Oberfläche. Statt Pepton Witte ist Pepton Chopautat zu verwenden.

Am besten für das Wachstum hat sich Agar mit Zusatz von menschlicher Eiweißflüssigkeit (Serum, Ascites) erwiesen, dem noch 1 $^0/_0$ Traubenzucker oder Maltose zugesetzt werden kann. Auf diesen Nährböden wächst der Meningokokkus in runden, grau durchscheinenden, matt feucht glänzenden, leicht erhabenen Scheiben, die bei schwacher Vergrößerung homogen und gelblich durchscheinend sich erweisen. Nach 48 Stunden ist das Zentrum leicht erhaben, färbt sich auch schwach bräunlich. Krystallinische Auflagerungen sind nicht charakteristisch, sie finden sich auch bei anderen im Rachensekret vorkommenden Diplokokken. — Statt dieses Agars kann man auch Hammelblut-Maltoseagar oder Placenta-Rinderserumagar verwenden, ebenso Menschenblutnährböden. Hämolyse findet nicht statt. — Anreicherung im Auswurf gelingt nicht.

Der Meningokokkus besitzt die Fähigkeit, verschiedene Zuckerarten zu zerlegen, was zur Unterscheidung gegenüber ähnlichen Diplokokken benutzt worden ist. Rothe gibt dafür folgende Zusammenstellung:

	Dextrose	Lävulose	Maltose
Gonokokkus	+	—	—
Meningokokkus	+	—	+
Diplococcus flavus	+	+	+
Diplococcus pharyngis flavus III	+	—	+
Micrococcus catarrhalis	—	—	—
Micrococcus cinereus	—	—	—

Erwähnt sei hier noch die Eigenschaft des Meningokokkus, durch gallensaure Salze (taurocholsaures Natrium) aufgelöst zu werden. Zur Differenzierung ist die Agglutination unbedingt nötig. In den letzten Jahren sind verschiedene Abarten gezüchtet worden, die sich auch durch Bildung eines spezifischen Agglutinins unterscheiden.

Tierversuch. Die gewöhnlichen Laboratoriumstiere sind gegenüber dem Meningokokkus sehr wenig empfindlich: Meerschweinchen sterben nach größeren Dosen unter toxischen, nicht charakteristischen Erscheinungen. Nur bei Affen ist es gelungen, durch Einbringen von Meningokokken in den Nasenrachenraum das klinische Bild der Genickstarre zu erzeugen.

Vorkommen. Im Auswurf ist der Meningokokkus wohl zuerst von v. Drigalski gefunden worden, und zwar im rostbraunen pneumonischen Sputum eines Meningitiskranken; Drigalski hat ihn allerdings damals nicht züchten können, fand ihn jedoch bei der Autopsie in der Lunge (ebenso Stade). Dagegen gelang ihm zu gleicher Zeit die Züchtung aus dem eitrigen Auswurf einer Bronchopneumonie.

Ausgedehnte und sehr bemerkenswerte Untersuchungen über sein Vorkommen im Verlaufe von Lungenerkrankungen während einer kleinen Genickstarreepidemie stammen von Jacobitz, der ihn wiederholt aus dem typisch rostfarbenen Sputum lobärer Pneumonien, die zum Teil mit, zum Teil aber auch ohne meningitische Erscheinungen verliefen, in Reinkultur züchten konnte; Pneumokokken waren in diesen Fällen nicht vorhanden. Gleichzeitig fand ihn Jacobitz in dem katarrhalischen eitrigen Sputum einer Bronchopneumonie, sowie in dem schleimig-eitrigen Auswurf zweier Fälle von Bronchialkatarrh, die ohne meningitische Symptome verliefen. In zwei weiteren Fällen waren im Auswurf bzw. in der Lunge auch Pneumokokken vorhanden. Auch G. Liebermeister erhielt den Meningokokkus aus dem Bronchialsekret eines Meningitiskranken.

Kondo züchtete sie auffallend oft, etwa in der Hälfte seiner Fälle, bei einer Influenzaepidemie neben anderen Bakterien, betrachtet sie hier aber nur als Saprophyten.

Bekannt ist, daß der Meningokokkus sehr häufig intracellulär gefunden wird und dies ist auch bei den Sputumabstrichen der Fall. Es muß aber eigens betont werden, daß dies keine charakteristische Eigentümlichkeit von ihm ist, sondern er teilt sie mit ähnlichen Diplokokken, z. B. dem Micrococcus catarrhalis, dem Pneumokokkus u. a. Es handelt sich hier nur um die Erscheinung der Phagocytose, die im ganzen als günstiges Zeichen angesehen wird; sichere Schlüsse auf Widerstandsfähigkeit des Organismus und Verlauf der Erkrankung läßt sie indes nicht zu.

Außerordentlich häufig wird der Meningokokkus im Nasenrachenraum angetroffen, nicht allein bei Meningitiskranken, sondern auch bei Gesunden und nicht selten auch bei Personen und zu Zeiten, wo eine Infektionsmöglichkeit nicht nachgewiesen werden kann.

So erhielt von Lingelsheim zur Zeit der oberschlesischen Epidemie bei 635 Abstrichen Meningitiskranker 146 positive Resultate, bei 289 Gesunden 26. Jacobitz fand ihn unter 110 Fällen zweimal, 28 mal handelte es sich nur um ähnliche Doppelkokken. Mayer, Waldmann und Fürst stellten ihn zur Zeit einer kleinen Epidemie unter einer enormen Anzahl von untersuchten gesunden Personen in 2,5 % der Fälle fest, zu einer anderen Zeit in 1,7 %. Aber er ist, wie gesagt, auch bei Gesunden in meningitisfreien Gegenden von einer Reihe anderer Untersucher angetroffen worden.

Einen ähnlichen intracellulären Diplokokkus scheint BERNHEIM bei einem Kinde mit Lungenentzündung gezüchtet zu haben.

Pathognomonische Bedeutung. Wie aus den eben gemachten Angaben hervorgeht, ist der Meningokokkus bei Bronchitiden, lobären und lobulären Pneumonien, Kranken mit und ohne meningitische Symptome häufig in Reinkultur gefunden worden. Man wird in solchen Fällen nicht umhin können, ihn als Erreger der betreffenden Erkrankungen anzuerkennen; er ist also gelegentlich imstande, genau die gleichen Krankheitserscheinungen und anatomischen Veränderungen wie der Pneumokokkus auszulösen. Auch der Verlauf der Erkrankungen scheint der gleiche gewesen zu sein. JACOBITZ spricht nur von einer geringen Verzögerung in der Heilung der von ihm beobachteten Pneumonien. In anderen Fällen sind Meningokokken und Pneumokokken zusammen angetroffen worden; wer von beiden hier der Erreger von Pneumonie war, läßt sich nicht entscheiden.

Während die im Nasenrachenraum lebenden Keime für gewöhnlich nicht die geringsten Erscheinungen auslösen, können sie dort zweifellos häufig auch die Erreger katarrhalischer Entzündungen sein. Der Beginn der Meningitis ist häufig durch eine Rhinitis oder Pharyngitis gekennzeichnet. Ein besonders lehrreiches Beispiel bildet die Selbstbeobachtung von KIEFER, der während des Arbeitens mit Meningokokken plötzlich an einer rechtsseitigen Rhinitis mit Allgemeinerscheinungen erkrankte und Meningokokken im Nasensekret nachweisen konnte.

Da der Meningokokkus von JACOBITZ verschiedentlich aus dem Sputum von Patienten gezüchtet worden ist, die nur pneumonische, aber nicht die geringsten meningitischen Erscheinungen darboten, so ist der Nachweis im Sputum in solchen Fällen von größter diagnostischer Bedeutung, da nur dadurch der Beweis geliefert werden kann, daß der Patient sich mit für ihn virulenten Meningokokken und nicht mit Pneumokokken oder anderen Erregern infiziert hat. Über den Wert des Nachweises bei Patienten mit meningitischen Symptomen im Nasenrachensekret ist kein Wort zu verlieren; er entfällt höchstens da, wo es sich außerhalb von Epidemiezeiten um völlig gesunde Personen handelt.

5. Gonokokken.

Gonokokken wurden in der bekannten Form, als semmelförmige intracellulär gelagerte Paare in zusammenliegenden Häufchen von BRESSEL in dem reichlichen, mißfarbenen, sehr zähen Auswurf einer unter dem klinischen Bilde einer croupösen Pneumonie verlaufenen Erkrankung eines gonorrhoischen Mannes gefunden. Der kulturelle Nachweis aus dem Sputum konnte zwar nicht erbracht werden, doch glichen die dort gefundenen Exemplare völlig den aus dem Blut gezüchteten Keimen, so daß kein Grund besteht, an ihrer Identität zu zweifeln; er darf also als Erreger der Pneumonie angesehen werden. FINGER beobachtete gleichfalls einen Fall von Bronchopneumonie auf gonorrhoischer Basis. Daß er auch andere Veränderungen in den Lungen zu erzeugen vermag, konnte WYNN bei einem zur Autopsie gekommenen Fall von Gonokokkensepsis feststellen. Es fanden sich dort zahlreiche miliare Abscesse mit kleinen pneumonischen Infiltraten um sie herum. Als pathognomonisch sind diese Veränderungen indes nicht zu bezeichnen.

Beim Befunde verdächtiger Diplokokken im Auswurf muß natürlich stets auch an eine gonorrhoische Affektion der Mundschleimhaut gedacht werden, die wiederholt beobachtet worden ist (AHLFELD, JÜRGENS, JESIONEK). Selbstverständlich hat die Unterscheidung von anderen ähnlichen Diplokokken nur auf kulturellem Wege und im Tierversuch zu geschehen.

Zur Färbung des Gonokokkus eignen sich die gewöhnlichen Anilinfarben in verdünnten Lösungen. (Besondere Differenzierungsmethoden siehe bei HEIM.) Nach GRAM entfärbt er sich und nimmt die Gegenfarbe an. Die Gramfärbung ist zur Abtrennung von ähnlich geformten Doppelkokken stets vorzunehmen. Zur Züchtung sind Nährböden mit menschlichem Blutserum oder Ascites oder Kaninchenblutplatten zu verwenden; die Unterscheidung von ähnlichen Diplokokken geschieht durch zuckerhaltige Nährböden (s. Tab. S. 297).

6. Micrococcus catarrhalis.

Morphologie. Der Micrococcus catarrhalis ist ein kleiner Kokkus, der in Doppel-, gelegentlich auch in Tetradenform auftritt; im ersteren Fall kann er zu Verwechslungen mit dem Meningokokkus Anlaß geben, da er gleichfalls mit der leicht ausgebuchteten Breitseite aneinander liegt. Ketten bildet er nicht.

Die Färbung erfolgt mit den gewöhnlichen Farbstoffen; nach GRAM entfärbt er sich.

Züchtung. Auf Agar weißliche, fest haftende trockene kleine Auflagerungen, die bei schwacher Vergrößerung braungrau aussehen. Besseres Wachstum auf Blutagar, auf welchem die Kolonien anfangs hell erscheinen, am zweiten Tage jedoch undurchsichtig werden. Hämolyse erfolgt nicht.

Gelatine wird nicht verflüssigt, Zucker nicht vergoren, Milch nicht koaguliert.

In Bouillon erfolgt am zweiten Tage Trübung und Bildung von Bodensatz.

Tierversuch. Der Micrococcus catarrhalis ist für Tiere kaum pathogen.

Vorkommen. Der Micrococcus catarrhalis ist ein nicht seltener Bewohner der gesunden Mundhöhle (ANTHON und M. RUCZYNSKI); von UNGERMANN wurde er bei Anginen verschiedener Art mehrmals gefunden; aus dem Munde Masern-, Diphtherie- und Scharlachkranker kultivierte ihn NEUSSER.

Außerordentlich häufig wurde er bei den verschiedensten Erkrankungen des Respirationstraktus gezüchtet, vor allem bei Kindern. Er findet sich hier sowohl frei im Sputum, wie von Leukocyten aufgenommen, selten allein, in der Regel mit anderen pathogenen Keimen zusammen. Schon PFEIFFER konstatierte sein Vorkommen bei einfachen Bronchitiden sowie bei Bronchopneumonien von Kindern, ebenso RITCHIE. Einer Beobachtung von PETRUSCHKY zufolge trat er bei einer den Verlauf eines Typhus komplizierenden croupösen Pneumonie auf. Bei influenzaartigen Erkrankungen (Bronchitiden, Pneumonien) fanden ihn KIRCHNER, KLIENEBERGER, NEISSER, auch v. JAKSCH scheint etwas Ähnliches gesehen zu haben.

GHON, PFEIFFER und SEDERL züchteten ihn bei Erkrankungen, die große Ähnlichkeit teils mit Influenzaaffektionen, teils mit Pneumonien zeigten und oft in so großen Mengen, daß alle übrigen Keime in den Hintergrund traten; mit Besserung der Symptome verschwanden sie rasch wieder. Unter anderem fanden sie ihn in dem spärlichen schleimigen Sputum influenzaähnlicher Bronchitiden und Bronchopneumonien, einmal bei einer Erkrankung, die klinisch unter dem Bilde einer akuten Pneumonie mit kritischem Temperaturabfall verlief, in deren Verlaufe aber nur wenig schleimiges Sputum produziert wurde, ferner aus dem mehr oder weniger typisch pneumonischen Auswurf bei lobären, häufig ohne Fieber verlaufenden Infiltrationen. Neuerdings berichtet G. MAYER über das alleinige Vorkommen des Micrococcus catarrhalis (in intracellulärer

Lagerung) bei ausgesprochenen Grippefällen während der letzten Epidemie. CLARK und MURPHY züchteten ihn neben anderen Keimen regelmäßig.

Häufig entdeckte man ihn auch bei Keuchhustenkindern (RITTER, BUTTERMILCH, VINCENZI, KLIENEBERGER und NEISSER), nicht nur im Beginn der Erkrankung, sondern in allen Stadien auch in Reinkultur.

Gelegentlich wurde sein Auftreten auch im Verlaufe der Tuberkulose beobachtet, BESANÇON und DE JONG stellten ihn bei hämorrhagischer tuberkulöser Pleuritis fest; KERSCHENSTEINER kultivierte mehrmals gramnegative, auf Agar schlecht wachsende Mikrokokken, die seiner Ansicht nach möglicherweise als Varietäten des PFEIFFERschen Micrococcus catarrhalis aufzufassen sind. Auch in Bronchiektasien stellt er sich ein (LUMNICZER).

Abarten oder dem Micrococcus catarrhalis nahestehende Stämme sind überhaupt außerordentlich oft gezüchtet und mit verschiedenen Namen belegt worden. In der Regel sind es gramnegative, Gelatine nicht verflüssigende, intra- und extracellulär gelagerte Diplokokken gewesen. So züchtete v. LINGELSHEIM aus dem Nasensekret verschiedene Arten, die er als Diplococcus pharyngis siccus, Micrococcus pharyngis cinereus, Diplococcus pharyngis flavus I, II, III bezeichnete, PANSINI aus dem Sputum Gesunder und verschiedener Kranker einen Micrococcus albus liquefaciens und einen Micrococcus versicolor; KIRCHNER gewann bei unter Influenzaerscheinungen verlaufenden Bronchitiden und Bronchopneumonien einen gramnegativen, von einer Kapsel umgebenen Diplokokkus, DUIN und GORDEN sahen einen ähnlichen Mikroorganismus bei septischer Influenza; endlich züchtete BESSER aus Lunge und Bronchien einen Micrococcus candicans, Micrococcus cumulatus tenuis, einen Micrococcus albus liquefaciens. Die Zahl der Fälle, in denen ähnliche Mikroorganismen im Auswurf, gelegentlich auch bei Autopsien gefunden wurden, könnte noch wesentlich vermehrt werden; meistens handelt es sich um Bronchitiden und Bronchopneumonien, die klinisch unter dem Bilde einer Influenza verliefen.

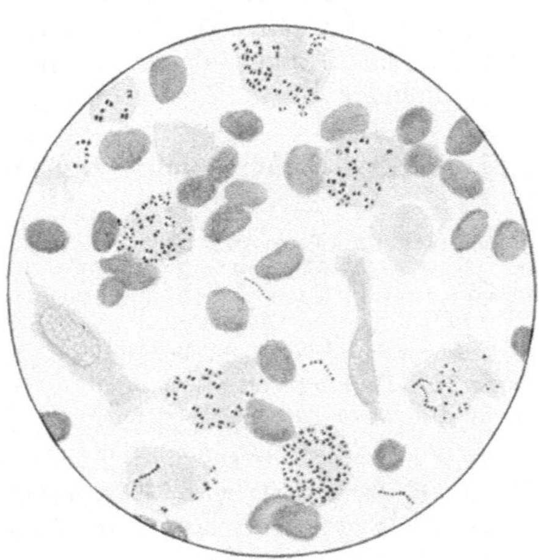

Abb. 93. Catarrhalis in einkernigen Rundzellen bei schwerer eitrig-hämorrhagischer Bronchitis. Daneben Streptokokkenketten. Zahlreiche flimmernde Bronchialepithelien. Öl-Imm. $^{1}/_{12}$, Ok. 3.

Pathognomonische Bedeutung: In vielen Fällen ist der Micrococcus catarrhalis als ein unschuldiger Saprophyt zu bezeichnen, sowohl bei Gesunden wie bei den meisten Erkrankungen, in denen er neben anderen Keimen festgestellt wurde, so z. B. bei Tuberkulose. Auffallend ist sein Vorkommen bei einer bestimmten Gruppe von Erkrankungen, namentlich bei Grippe und Keuchhusten, bei denen er aus dem Auswurf wie aus den Lungen gelegentlich sogar in Reinkultur gezüchtet wurde.

Nach den Untersuchungen von GHON, PFEIFFER und SEDERL vermag er der Erreger akuter und subakuter katarrhalischer Entzündungen, gelegentlich auch lobärer Pneumonien zu sein; er erzeugt jedoch weder ein charakteristisches Krankheitsbild noch spezifisch anatomische Veränderungen in den Lungen. Die genannten Autoren nehmen auch in den Fällen, in denen er zusammen mit anderen Bakterien gefunden wurde, eine primäre pathogene Wirkung an, wenigstens für die stets vorhandenen Bronchitiden, ob mit Recht, ist zweifelhaft. Während der letzten Grippeepidemie wurde über sein Vorkommen seltener berichtet als bei der vorangegangenen. Er scheint dort wie z. B. Streptokokken und Pneumokokken auf dem ihm günstig gewordenen Boden sich angesiedelt oder vermehrt zu haben. Wieweit er an dem Krankheitsprozesse beteiligt ist, läßt sich schwer sagen, auszuschließen ist nicht, daß manche Pneumonien ihm ihre Entstehung verdanken, sichergestellt ist dies aber nicht. Als Eitererreger kommt er wohl nicht in Betracht.

Unter diesen Umständen ist sein Vorkommen für die Diagnose noch mit Vorsicht zu verwenden.

7. Micrococcus tetragenes (tetragonus).

Morphologie. Wie der Name besagt, handelt es sich hier um einen Kokkus, der in Verbänden zu je vier Individuen auftritt, die „wie die Augen eines Würfels" nebeneinander liegen und von einer gemeinsamen Kapsel umhüllt werden (Biondi). In Kulturen ist eine Kapsel indes nicht zu erkennen. Jeder einzelne Kokkus ist von runder Form; Teilungsfiguren werden häufig beobachtet.

Nach Untersuchungen von Wreschner kommt wie bei vielen anderen bekapselten Mikroorganismen der Kapsel ein erheblicher Anteil an der Virulenz zu. Mit Einbuße der Kapsel durch Agarpassagen ist die Virulenz vollkommen erloschen. Diese wird hier also nicht durch eine aggressive Eigenschaft des Keimes bedingt, sondern durch einen passiven Schutzmechanismus.

Der Tetragenes färbt sich mit den gewöhnlichen Anilinfarbstoffen und ist grampositiv. Zur Differenzierung der Kapsel von den Kokken kann man Doppelfärbung mit Methylenblau-Eosin anwenden.

Züchtung. Es ist hier von vornherein zu bemerken, daß zahlreiche Varietäten gefunden worden sind, die auf den gewöhnlichen Nährböden schlecht wachsen oder auf Agar gelben, grüngelben oder bräunlich gelben Farbstoff bilden.

Bouillon: Leichte diffuse Trübung und die Bildung eines oft mehrere Millimeter hohen Bodensatzes.

Agar: Weißer Überzug.

Blutplatte: Keine Hämolyse.

Gelatineplatte: Feuchte, weißliche, glänzende, über die Oberfläche kuppelförmig hervorragende Kolonien. Gelatinestisch: Wachstum längs des Stiches bald feinkörnig, bald in groben Kugeln, und auf der Gelatineoberfläche (nagelförmige Ausbreitung). Die Gelatine wird nicht verflüssigt.

Kartoffel: Schleimiger, fadenziehender weißlicher Belag.

Tierversuch. Mäuse und Meerschweinchen gehen nach 3—8 Tagen unter septischen Erscheinungen ein; in der Milz sah Biondi auffallende kleine weißliche Herde. Bosc und Galavielle erzeugten bei verschiedenen Versuchstieren, auch Kaninchen, durch intratracheale Einblasung eine hämorrhagische Entzündung. Überimpfen auf Meerschweinchen erhöhte die Giftwirkung.

Von Besançon und de Jong wurde unter dem Namen Paratetragenes eine Zoogloea bildende Abart beschrieben, die während einer Epidemie von Bronchopneumonien (grippeähnlichen Erkrankungen) auftrat. Es handelte sich um große, schlecht färbbare, zum Teil gramnegative Exemplare mit schleimiger Hülle. Von anderen französischen Forschern wurden ähnliche Viererkokken bei Anginen und in einem Falle von Lungengangrän gezüchtet.

Vorkommen. Der Tetragenes ist zuerst von R. Koch in einer phthisischen Kaverne gefunden worden; später wurde er immer häufiger aus dem Sputum verschiedener Erkrankungen gezüchtet, vor allem im Verlauf von Tuberkuloseerkrankungen, so von Fraenkel und Troje, Babes, Spengler, Schabad, Sata, Schröder und Mennes, Weissmayer, Koegel, von diesem sowohl im Sputum wie bei Autopsien stets gesehen, während sonst der Nachweis nur ein einziges oder wenige Male gelang. Viel häufiger fand ihn Kerschensteiner, was er der Benutzung verschiedener Nährböden zuschreibt.

Das Vorkommen beschränkt sich jedoch nicht auf Tuberkulose; Kerschensteiner züchtete ihn aus Sputum bei Bronchiektasien, Gangrän, Absceß,

Bronchitis, einmal auch bei Bronchitis fibrinosa, im ganzen in 52,8% der untersuchten Fälle. NOICA und BIONDI sowie LUMNICZER trafen ihn ebenfalls bei fötider Bronchitis, HIRSCHLER und TERRAY bei Gangrän, JUNDELL neben Influenzabacillen bei Masern, Bronchitis, HASTINGS und BÖHM bei croupöser Pneumonie ohne gleichzeitige Pneumokokken, NETTER bei Empyem.

Von verschiedenen Untersuchern ist der Tetragenes auch im tuberkulösen Nasensekret, bei Ozaena, bei Anginen (STOOSS), gelegentlich auch bei Gesunden vorgefunden worden.

Pathologische Bedeutung. Kommt dem Tetragenes für die Entstehung pathologischer Prozesse in den Lungen primäre Bedeutung zu, spielt er eine Rolle als Eitererreger bei Mischinfektion oder ist er stets ein harmloser Saprophyt? Gelegentlich scheint er tatsächlich der primäre Krankheitserreger zu sein, wie aus dem merkwürdigen Befunde von HEIM hervorgeht, der ihn allein in einer pneumonisch infiltrierten Lunge vorfand. Auch die erwähnte Mitteilung von HASTINGS und BÖHM spricht in diesem Sinne, ebenso eine von BOSC und GALAVIELLE, die ihn außer in einer hepatisierten Lunge (auch intracellulär innerhalb der Alveolen) bei eitriger Pneumonie sowie Bronchitiden als alleinigen Mikroben vorfanden. Doch scheint es sich hier nur um ganz vereinzelte Fälle zu handeln; in der Regel hat man ihn mit anderen Keimen zusammen gefunden. Was seine Rolle bei Mischinfektionen betrifft, so ist SCHABAD, der ihn neben Tuberkelbacillen nicht nur in Kavernen, sondern auch im Alveolarlumen sah, der Ansicht, daß er „ein ätiologisches Moment der katarrhalischen Pneumonie sein kann“. SPENGLER nimmt eine „passive Mischinfektion“ an, da er ihn nur spärlich fand; das Fieber sei also nicht eine Folge der Tetragenesinfektion; auf der anderen Seite soll nach SPENGLER die Mischinfektion mit Tetragenes besonders rapide mit Einschmelzung des Gewebes verlaufen. Wesentlich höher als diese meist nur auf einen oder einige wenige positive Resultate begründeten Folgerungen sind die Ergebnisse von KERSCHENSTEINER einzuschätzen. KERSCHENSTEINER traf ihn in fieberlosen Anfangsphthisen sogar häufiger wie bei fieberndem Verlaufe, bei moribunden Fällen und in großen Kavernen überhaupt nicht; außer bei Bronchiektasien und Abscessen sah er ihn auch bei einfachen Bronchitiden. Aus den kurzen Vermerken über die physikalische Untersuchung der Patienten geht auch nicht hervor, daß dem Tetragenes allein ein wesentlicher Einfluß auf das Fortschreiten des Prozesses und besonders auf die eitrige Einschmelzung zukommt; und schließlich findet sich überhaupt kein einziger Fall, bei welchem der Tetragenes allein neben dem Tuberkelbacillus gefunden worden wäre; stets war er mit Streptokokken, Staphylokokken oder Pneumokokken vergesellschaftet; für die Beweisführung seiner Wichtigkeit als Eitererreger wäre sein alleiniges Vorkommen jedoch unbedingt nötig. Auch ein Versuch KERSCHENSTEINERS, durch Tetragenesinfektion bei einem Kaninchen Eiterungen bzw. Kavernenbildung zu erzeugen, mißlang; ebenso fanden SCHROEDER und MENNES ihre Stämme aus tuberkulösem Sputum völlig avirulent. Es wären also weitere Untersuchungen mit Prüfung der

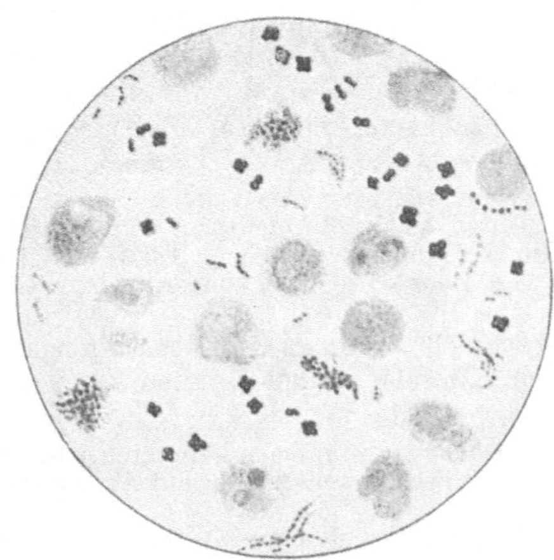

Abb. 94. Micrococcus tetragenes. Daneben Streptokokken und Staphylokokken. Öl-Imm. 1/12, Ok. 3.

Krankenseren auf Agglutination und anderes nötig, um den von KOCH betonten Einfluß einer solchen Mischinfektion auf den Krankheitsverlauf zu klären. Da der Tetragenes indes als Erzeuger lokaler Eiterungen anderer Organe bekannt und tatsächlich oft in eitrigen Sputis verschiedener Herkunft getroffen worden ist, so muß man immerhin die Möglichkeit zugeben, daß er als sekundär hinzugekommener Keim eine Rolle spielt, sei es auch nur in Gemeinschaft mit anderen als Eitererreger bekannten Mikroorganismen.

8. Sarzine.

Morphologie und Eigenschaften. Die Sarzinen stellen die bekannten, warenballenförmigen Gebilde dar, die sich durch Wachstum in drei Richtungen auszeichnen. Sie sind von sehr verschiedener Größe, in der Regel unbeweglich, doch sind auch bewegliche Formen beschrieben worden. Im hängenden Tropfen sind sie von einem hellen Ektoplasma umgeben. Alle Sarzinen sind grampositiv. Nach HEIM lassen sich mit Methylenblau und Nachfärbung mit stark verdünntem Bismarckbraun blaue Körnchen im braunen Zelleib darstellen.

Die Züchtung gelingt auf allen bekannten Nährböden; durch Verschiedenheit der Farbe unterscheiden sich einzelne Formen. Manche Stämme verflüssigen Gelatine, andere nicht.

Im Auswurf sind die Sarzinezellen durch ihre Form und ihre typische Lagerung nicht zu verwechseln. Ihre Größe ist bei dem gleichen Patienten stets die gleiche, dagegen verhalten sich die einzelnen Stämme hierin wie auch in ihrer Farbe sehr verschieden; schon HEIMER berichtet, daß die kleinsten Exemplare von Kugelbakterien nicht mehr zu unterscheiden seien. Größe und Farbe werden von VIRCHOW und HEIMER auf Verschiedenheit der Entwicklungsstufen und des Nährsubstrates zurückgeführt. Ob die Alkalescenz des Sputums wirklich von Einfluß ist, ist nicht festgestellt; jedenfalls gedeihen sie im alkalischen wie im sauren, wenn auch häufiger in ersterem. Im allgemeinen nimmt man Identität der aus Lunge und Magen stammenden Sarzine an und sieht höchstens eine schon von ZENKER beobachtete grünliche Verfärbung für einen Beweis ihrer Herkunft aus dem Magen an (FISCHER), während die aus Mund und Lungen stammenden meist farblos sind. — Einer Beobachtung von FISCHER zufolge können in seltenen Fällen ganze Klumpen von Sarzinepäckchen im Auswurf erscheinen. HEIMER will sie gelegentlich einer Autopsie in Zellen eingeschlossen gesehen haben; es fragt sich, ob es sich hier nicht um Tetragenes gehandelt hat, der von manchen Autoren überhaupt nicht scharf von der eigentlichen Sarzine unterschieden wird.

Vorkommen. Als erster hat einer Bemerkung VIRCHOWS zufolge wohl BAMBERGER Sarzine im Sputum gesehen, VIRCHOW selbst wies ihr Vorkommen in tuberkulösen Kavernen nach. Später fand sie COHNHEIM im zähschleimigen grünlichen Auswurf eines Falles von Gangrän der einen Lungenspitze; die Zerfallshöhle selbst enthielt ungeheure Mengen Sarzine. NAUWERK stellte sie ferner bei einem ähnlichen Falle in dem zähen, grünen Schleim in großer Menge fest, während die mehr eitrigen Teile des gleichen Sputums frei von ihnen waren. Es muß also angenommen werden, daß entweder das Sputum aus verschiedenen Teilen der Lungen stammte, oder daß die Sarzine in den eitrigen Partien außerordentlich rasch schon intrapulmonal zugrunde gegangen war. Ferner traf HEIMER in dem aus einem pneumonischen Erweichungsherde herrührenden Auswurf reichlich Sarzine an; sehr auffallend ist seine Bemerkung, daß „fast alle Eiterkörperchen in ihrem Inneren teils die Bakterienformen, teils ausgebildete Sarzineindividuen mit der Zahl von eins bis zu drei Gevierten erkennen ließen“ (?). Auch FISCHER hat sie wiederholt gefunden, am häufigsten bei Lungeninfarkt mit nachfolgender brandiger Erweichung. Aus tuberkulösem Auswurf hat man sie verhältnismäßig häufig erhalten, seltener bei reiner croupöser Pneumonie, bei der einfachen Bronchitis (FISCHER), wie bei der Bronchitis mucopurulenta (LOTZ). PANSINI erwähnt ihr Vorkommen bei Influenza, sehr häufig bei vorgeschrittener Tuberkulose, aber auch bei einfachen Bronchitiden; er konnte auch die verschiedenen Formen feststellen, die Sarcina variegata, Sarcina alba und Sarcina aurantiaca. Die letztere soll den Auswurf gelblich oder rötlich färben.

Ihr Vorkommen ist ferner in Nasenrachenraum und Mundhöhle Gesunder und Kranker konstatiert, so daß also bei der Untersuchung des Auswurfs Beimengungen von dorther vermieden werden müssen. Interesse verdienen diejenigen Fälle, in denen zusammenhängende weiße, sooähnliche, lose aufsitzende Beläge von ihnen gebildet werden (FRIEDREICH). In solchen Fällen kann man geradezu von einer Pharyngomycosis sarcinica sprechen (NAUWERK). Auch bei Stomatitis scheint sie sich zuweilen anzusiedeln.

Pathognomonische Bedeutung. Im allgemeinen wird man der Sarzine nur insofern eine Bedeutung beimessen, als ihr Vorkommen im Auswurf auf tiefergreifende Veränderungen des Lungengewebes, besonders auf Zerfallshöhlen schließen läßt. Ob tuberkulöse Einschmelzungen mehr zu ihrer Ansiedelung prädisponieren als solche anderen Ursprunges, läßt sich schwer feststellen; unmöglich ist es nicht; NAUWERK, HEIMER und PANSINI haben sie hier wenigstens auffallend oft beobachtet. Nach VIRCHOW erfolgt auch an Ort und Stelle Vermehrung, sonst ließe sich der von ihm erhobene eigentümliche Befund nicht erklären, daß sie nur in einer einzigen Absceßhöhle, nicht aber in den zahlreichen übrigen und auch nicht in Bronchien und Trachea anzutreffen waren. Auf der anderen Seite gehen sie in den Lungen sicher auch zugrunde. Für diesen Fall steht also fest, daß ein Einfluß auf die Absceßbildung nicht bestanden haben kann, sonst wäre sie überall zu finden gewesen. In dem HEIMERschen Falle saßen große Sarzinemassen tief im Gewebe, Arterien und Venen waren mit ihnen vollgestopft, sie fanden sich in den benachbarten Lymphgefäßen der croupös entzündeten Lungenpartien, sowie in den tuberkulösen Kavernen beider Lungen. HEIMER schreibt ihr eine etwas eigentümliche Bedeutung zu; durch ihre Wucherung und Ausbreitung soll ein Reiz auf die phthisische Lunge ausgeübt und so ein akuter entzündlicher Prozeß an dem Orte ihrer massenhaften Entwicklung entstanden, die nachfolgende Einschmelzung durch buchstäbliche Aufzehrung des Lungengewebes (infolge der „Nahrungsaufnahme“ der Sarzine) erfolgt sein. HEIMER gibt aber selbst zu, daß sich die Pneumonie möglicherweise durch eine andere Schädlichkeit entwickelt und die Sarzine in dem pneumonischen Herd nur günstige Wachstumsbedingungen gefunden haben könne. FISCHER spricht ihr dagegen jede spezifisch nekrotische Wirkung ab; stets sei die Erweichung das vorausgehende Ereignis, erst dann erfolge ein Nachdringen der Sarzine. Auch nach NAUWERCK ist sie nicht imstande, „schon bestehende Krankheitszustände in eigentümlicher Weise zu beeinflussen“. Der hämorrhagische Infarkt bei der Phthise macht mit Sarzine die gleichen Schicksale durch, wie unter Umständen auch ohne sie; eine spezifische Wirkung besteht jedenfalls nicht. Nach BURCKHARDT ist sie dagegen gelegentlich auch als Eitererreger aufzufassen; er konnte wenigstens beim Meerschweinchen Abscesse mit ihr erzeugen. Auch sei hier noch eines Sektionsbefundes von COHNHEIM gedacht, nach welchem es nicht ausgeschlossen ist, daß einmal eine primäre Ansiedelung von Sarzine stattfindet, wiewohl auch hier sie sich wahrscheinlich erst auf dem Boden eines Infarktes festgesetzt hat.

COHNHEIM fand sie nämlich in haselnußgroßen Knoten von gelblich grauer Farbe in den Lungen verbreitet und nahm infolge der Kleinheit derselben und der reichlichen Anwesenheit der Sarzine in ihnen an, daß es sich nicht um eine sekundäre Entwicklung in einem präformierten Herde handle, sondern um primäre Ansiedelung.

Die Frage, ob Sarzine direkt aus der Luft in die Lungen gelangen kann oder aus dem Magen überwandert, wird dahin zu beantworten sein, daß beides möglich ist. Wiederholt hat bei Vorhandensein von Sarzine im Auswurf die gleichzeitige Magenuntersuchung ein negatives Resultat gezeitigt (HEIMER, FISCHER), in anderen Fällen wie in dem ZENKERschen, hat Infektion vom Magen her sicher stattgefunden.

Die diagnostische Bedeutung der Sarzine leitet sich aus dem Gesagten ab, selbstverständlich ist bei ihrem Vorkommen darauf zu achten, daß der Auswurf nicht durch Speichel oder Mageninhalt verunreinigt ist. Ob Magen- oder Lungensarzine vorliegt, läßt sich an der Form kaum entscheiden, es handelt sich ja auch nur um Varietäten; die grünliche Verfärbung der Magensarzine, die Teilung in allen drei Dimensionen, während die Lungensarzine sich nur nach zwei Richtungen vermehren soll (?) ihre auffallendere Größe gegenüber den kleinen Lungensarzinen sind alles nur Unterscheidungsmomente von zweifelhaftem Werte; durchgreifende Unterschiede werden daher von vielen Beobachtern geleugnet, eine Trennung in verschiedene Arten abgelehnt. Besonderer Wert würde ihrem Auftreten bei Oesophagus-Lungenfisteln zukommen, wenn ihre Anwesenheit im Magen bzw. Oesophagus gesichert ist.

9. Pneumoniebacillen von FRIEDLÄNDER.

Morphologie. Die Pneumoniebacillen sind plumpe Stäbchen von verschiedener Länge, ohne Geißeln, daher auch ohne Eigenbewegung; sie sind wie die Pneumoniediplokokken von einer deutlichen Kapsel umgeben, die außerhalb des Körpers nicht oder nur schwach gebildet wird. Das Charakteristische ist aber die schleimähnliche Beschaffenheit der Kapsel.

Die Färbung erfolgt wie beim Pneumokokkus. Die Kapsel färbt sich nach HEIM gelegentlich so intensiv, daß der Bacillenleib nicht von ihr unterschieden werden kann. Nach GRAM entfärben sich die Stäbchen.

Züchtung. In Bouillon starke Trübung.

Gelatine: Auf der Platte porzellanartige weiße, kuppenförmige Kolonien, im Stich „Nagelkultur", auf der Oberfläche dicker, halbkugeliger Belag, dem Stichkanal entlang dünnes Wachstum. Keine Verflüssigung. Alte Kulturen erscheinen häufig leicht gebräunt.

Agar: Ziemlich üppiger weißlicher Belag. Auffallend ist hier die Neigung zur Bildung von Schleimmassen (daher auch der Name Bacillus mucosus capsulatus).

Kartoffel: Gelbliches Wachstum, starke Gasbildung.

Traubenzuckeragar wird vergoren, Milchzuckerbouillon gesäuert.

Tierversuch. Mäuse gehen nach intraperitonealer Impfung oder nach Inhalation in ungefähr 2 Tagen an septischen Erscheinungen zugrunde. Selten entstehen hierbei pneumonische Herde. Für Kaninchen sind die Pneumoniebacillen im allgemeinen nicht pathogen; nach französischen Autoren erliegen sie nach intravenöser Injektion an Sepsis.

Einzelne Varietäten des FRIEDLÄNDERschen Pneumoniebacillus sollen später noch Erwähnung finden.

Vorkommen. Pneumoniebacillen sind bei verschiedonen Erkrankungen der Mundrachenhöhle gefunden worden, so bei Stomatitis ulcerosa von BERNABERI, bei Anginen von STOOSS. NICOLLE und HEBERT trafen sie in einigen Anginafällen an, die sich durch warzenförmigen, weißlichen oder bräunlichen, fest anhaftenden membranösen Belag auszeichneten, CIONINI in croupösen Membranen. Zu den Diphtheriebacillen sollen sie in gewissem Gegensatze stehen. Bei Dauerausscheidern hielten sie sich in den Tonsillen, nicht aber auf der gesunden Mundschleimhaut (BLOOMFIELD). Auch bei Ozaena hat man sie angetroffen (BERLINER) und endlich kommen sie nach NETTER im Speichel des gesunden Menschen gelegentlich vor.

Das meiste Interesse beansprucht ihr Vorkommen im Auswurf bei Pneumonien, nachdem ihr Entdecker sie zuerst für den hauptsächlichen Erreger derselben angesehen hatte. Sie werden tatsächlich, wenn auch nicht gerade häufig, bei Erkrankungen gefunden, die der gewöhnlichen durch den FRÄNKEL-WEICHSELBAUMschen Diplokokkus erzeugten Pneumonie weitgehend gleichen, ohne daß ihnen jedoch regelmäßig ein charakteristisches Sputum zukommt (MARCHAND HOWARD, PHILIPPI, SMITH u. a.). Häufig ist dieses mehr eitrig-schleimig, gelegentlich auch mehr hämorrhagisch (R. SCHMIDT, APELT), seltener ähnelt es dem der croupösen Diplokokkenpneumonie. Spätere Untersuchungen haben gezeigt, daß der FRIEDLÄNDERsche Bacillus auch bei anderen Lungenerkrankungen mehr oder weniger häufiger auftritt; so fanden ihn CIONINI und RENARD bei Kinderpneumonien, MANFREDI bei Masernpneumonien, STRELITZ post mortem in bronchopneumonischen Herden nach Diphtherie. NETTER gibt an, ihn häufig bei Bronchopneumonien Erwachsener angetroffen zu haben (in 23 %, bei Mischinfektionen in 22,6 %).

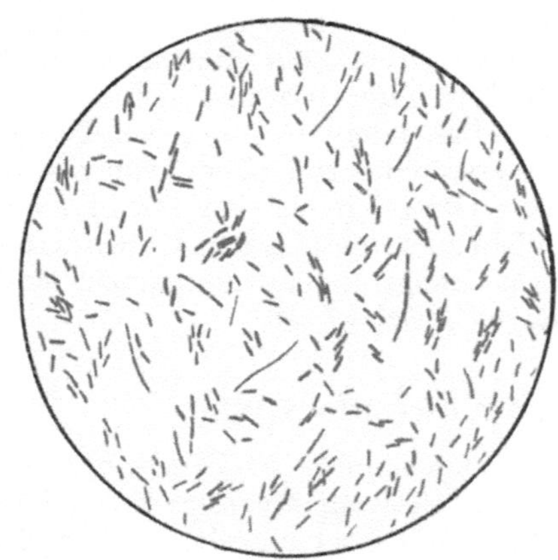

Abb. 95. Pneumobacillus — FRIEDLÄNDER, Färbung mit verdünntem Carbolfuchsin. (Vergr. 1 : 500.)

Wiederholt ist er auch bei einfacher Bronchitis gefunden worden, bei Bronchiektasien, hier neben Influenzastäbchen (KERSCHENSTEINER), selten bei Influenza (KRUSE), zuweilen im tuberkulösen Auswurf (KERSCHENSTEINER, PANSINI). Auch im eitrigen Auswurf septischer Prozesse in den Lungen kommt er vor (PROCHASKA).

Dem FRIEDLÄNDERschen Bacillus nahestehende Keime, die sich durch manche kulturelle Differenzen sowie im Tierversuch von ihm unterschieden, sind gleichfalls häufig gezüchtet worden: bei Bronchopneumonien nach Diphtherie von WRIGHT und MALLORY, ferner von MANDRY und KLEIN in dem oft typisch pneumonischen, oft auch mehr grauschleimigen Auswurf von Personen, die während einer Pneumonieepidemie erkrankt waren, von PRIOR bei influenzaähnlichen Zuständen.

Pathognomonische Bedeutung. Der FRIEDLÄNDERsche Bacillus ist imstande, verschiedene Erscheinungen hervorzurufen; seine Wirksamkeit beschränkt sich nicht nur auf die gelegentliche Auslösung katarrhalischer oder diphtherischer Entzündungen im Rachen, in den tieferen Luftwegen nicht nur auf die Erzeugung bronchopneumonischer Herde, in denen man ihn allein oder mit anderen Bakterien durch Aspiration von Lungensaft oder bei Autopsien nachgewiesen hat, sondern es ist zweifellos, daß er auch Erkrankungen, die zunächst unter dem Bilde der gewöhnlichen lobären Diplokokkenpneumonie verlaufen, hervorrufen kann. Nach HONL haben sogar 8—10 % aller Pneumoniefälle ihn zum Erreger. Zahlreiche Sektionsbefunde, angefangen von den Beobachtungen FRIEDLÄNDERS, WEICHSELBAUMS und MARCHANDS, die ihn in Reinkultur antrafen, bestätigen dies. Immerhin unterscheidet sich sowohl der anatomische Prozeß wie der klinische Verlauf wohl regelmäßig von dem der gewöhnlichen Diplokokkenpneumonie. Einmal durch die meistens mehr schleimige fadenziehende Beschaffenheit des Sputums, das häufig keine sonstigen typischen Merkmale erkennen läßt, gelegentlich aber auch rubiginös gefärbt oder mit Blut durchsetzt sein kann. Der Schleimgehalt soll von der dem Friedländerschen Bacillus zukommenden Fähigkeit der Schleimbildung abhängen (Apelt). Den Friedländerpneumonien ist ferner häufig langsames Zurückgehen der klinischen Erscheinungen, schlechte Lösung, Bindegewebsentwicklung eigen, überhaupt schwererer Krankheitsverlauf. A. Fränkel betont sogar besonders, daß ihm kein Fall typischer genuiner fibrinöser Lungenentzündung mit Ausgang in Krisis bekannt geworden sei, bei dem ausschließlich Friedländerbacillen (oder Streptokokken) beteiligt waren. Als durchaus charakteristisch ist dies Verhalten aber kaum zu bezeichnen.

Der anatomische Befund zeitigt typische Merkmale gegenüber der Diplokokkenpneumonie. Weichselbaum hat besonders darauf aufmerksam gemacht, daß die von der Schnittfläche der Lungen abstreifbare Flüssigkeit auffallend viscide oder schleimige, rotzähnliche Beschaffenheit zeigt, die Körnung der Schnittfläche gänzlich fehlt. Es können gelegentlich allerdings auch, wie Weichselbaum angibt, durch den Pneumoniediplokokkus erzeugte Exsudate eine schleimige Beschaffenheit annehmen — gleichfalls infolge der schleimigen Kapsel ihres Erregers — jedoch nie in dem Grade, wie bei der Friedländerpneumonie; besonders bei der letzten Grippeepidemie hat man auch derartige Beobachtungen gemacht. Bei der mikroskopischen Untersuchung fällt auch der Mangel an Fibrin sofort in die Augen.

Einzelnen aufgefundenen Exemplaren von Friedländerbacillen im Auswurf kommt kaum eine besondere diagnostische Bedeutung zu, sie sind als zufällig eingedrungene Mischbakterien zu bezeichnen. Wichtig ist ihr Nachweis dagegen bei Erkrankungen, die zunächst unter den Erscheinungen einer lobären Pneumonie verlaufen. Durch längere Zeit hindurch können sie dann das einzige Unterscheidungsmerkmal gegenüber der Pneumokokkenpneumonie bilden, bis auch die klinischen Erscheinungen langsam das Bild klären. Daß sie in solchen Fällen der einzige Erreger der Lungenentzündung sind, wird durch ihren Nachweis in Lungenpunktat und Blut gestützt. Auch für die Prognose ist daher nach dem oben Gesagten ihr Nachweis nicht bedeutungslos.

Zur Gruppe der Friedländerbacillen wird auch noch der Bacillus des Skleroms gerechnet, der morphologisch von jenen nicht zu unterscheiden ist und auch nur geringe kulturelle Verschiedenheiten zeigt; es fehlt die Gasbildung in Traubenzuckeragar, die Milchsäurebildung ist gering oder bleibt aus. Das Wachstum auf Kartoffeln ist hellgrau und durchsichtig. Die Pathogenität für Tiere ist nicht sehr stark.

Der Sklerombacillus ist gramnegativ (in Schnitten soll er gelegentlich grampositiv sein).

Der Sklerombacillus wird regelmäßig im Skleromgewebe gefunden, das, von der Nase ausgehend, auch die benachbarten Teile ergreifen kann. Es ist daher nicht ausgeschlossen, daß der Bacillus gelegentlich auch im Nasensekret oder Auswurf gefunden wird.

Gleichfalls zur Gruppe der Kapselbakterien gehört der von Löwenberg und Abel gefundene Ozaenabacillus, der von letzterem für die Entstehung der Ozaena verantwortlich und bei dieser Erkrankung auch regelmäßig auf der Nasenschleimhaut gefunden wird. Er ist auch mehrfach in dem stinkenden, abgestoßenen Borken nachgewiesen worden. Seine Bedeutung als Ozaenaerreger wird indes mehrfach angezweifelt. — Abel fand ferner einen Bacillus mucosus mit starker Schleimbildung.

In der gesunden Mundschleimhaut oder im Speichel sind noch mehrere zu dieser Gruppe gehörigen Vertreter nachgewiesen worden; sie alle beanspruchen kein größeres Interesse.

Von Biondi wurde ziemlich häufig im Speichel Gesunder und Kranker ein „Bacillus salivarius septicus“ angetroffen, ein sehr kurzes elliptisches Stäbchen mit etwas zugespitzten Enden und relativ dickerem Körper. Die Länge schwankt zwischen 1 und 1,5 μ, die Dicke beträgt bis 0,6 μ. Der Bacillus ist von einem stark lichtbrechenden Hof umgeben, der bald einzelne Individuen, bald zwei zu einem Doppelbacillus vereinigt umgibt. Eigenbewegung fehlt.

Der Bacillus färbt sich mit allen Anilinfarben, ist grampositiv. Die Züchtung ist schwierig, gelingt meist nur auf sauren Nährböden. Nach 4—5 Tagen entwickeln sich auf

Gelatineplatten kleine, kreisrunde, meist in der Tiefe liegende Kolonien mit opalescierendem Zentrum und durchsichtiger glänzender Peripherie. Sie scheinen aus feinmaschigem, zickzackförmigen und scharf konturiertem Netzwerk zu bestehen. Im Gelatinestich entwickelt sich ein helles, dünnes, ungleichmäßiges Band mit sehr feinen peripheren Punktierungen. Näheres siehe bei BIONDI.

Isolierte Keime waren für Kaninchen und Mäuse nicht pathogen, dagegen gingen nach der Angabe BIONDIS nach Injektion von Speichel die Tiere in den nächsten 24—48 Stunden oder auch später unter Krämpfen oder im Koma ein. An der Injektionsstelle fand sich fibrinöses Exsudat, sonst multiple Hämorrhagien und Milztumor.

KÜHNAU gibt an, ähnliche Stäbchen bei Diphtherie gefunden zu haben, auch PANSINI hat sie wiederholt gezüchtet (als Bacillus tenuis sputigenes bezeichnet).

Aus dem aspirierten Lungensafte — Auswurf wurde nicht entleert — einer unter dem Bilde einer schweren doppelseitigen fibrinösen Pneumonie verlaufenden Erkrankung züchteten MOSLER und LÖFFLER ein dem Erreger der Kaninchenseptikämie ähnliches Stäbchen von 1,0 μ Länge und 0,6 μ Breite, unbeweglich, nicht tierpathogen, nur Polfärbung annehmend. Auf Agar wuchs es in kreisrunden milchig weißen, bei durchfallendem Licht bläulich erscheinenden Kolonien, die nach 8—10 Tagen sich leicht gelblich verfärbten. Auf Blutserum erfolgte ähnliches Wachstum, im Agarstich entwickelte es sich auf der Oberfläche wie in der Tiefe. Auf Kartoffeln bildete es einen schmutzig graugelben Belag. Zwei gleichzeitig erkrankte Patienten entleerten zähes, gelblich weißes, nicht pneumokokkenhaltiges Sputum, es fehlte aber hier das geschilderte Stäbchen. Da in dem aspirierten Safte andere Keime nicht gefunden wurden, so nahm MOSLER an, daß der Bacillus die Ursache der Erkrankung gewesen sein möge. Es kann dem nicht widersprochen werden, es ist aber hier wie bei ähnlichen Fällen stets an die Möglichkeit zu denken, daß der primäre Krankheitserreger, vielleicht der Pneumokokkus, rasch der Vernichtung in den Lungen anheimgefallen war.

10. Influenzabacillen.

Morphologie. Der Influenzabacillus von R. PFEIFFER ist ein sehr kleines, dünnes Stäbchen von 0,2—0,3 μ Breite und 0,5 μ Länge, mit sanft abgerundeten Enden, ohne Kapsel, ohne Sporenbildung, ohne Bewegung. In seltenen Fällen scheint er in eine granuläre Form überzugehen, man hat sich aber hier ganz besonders vor Verwechslungen zu hüten. Häufig erfolgt Lagerung in Diplokokkenform, ferner Scheinfadenbildung, besonders in nach früherer Methode angelegten Kulturen, aber auch im Tierkörper; die Abtrennung solcher Stämme als Pseudoinfluenzabacillen ist dadurch aber nicht gerechtfertigt. Die Stäbchen sind oft schwer als solche zu erkennen. „In vielen Fällen ist es auch einem geübten Untersucher unmöglich, im mikroskopischen Bilde Influenzabacillen von Diplokokken zu unterscheiden" (NEUFELD).

Die Färbung erfolgt mit den gebräuchlichen Anilinfarben, am besten mit Carbolfuchsinlösung (1: 10, PFEIFFER), auch mit wässeriger Krystallviolettlösung (1: 20). Häufig färben sich vorzugsweise die beiden Polenden der Stäbchen. Sehr wichtig ist, daß die Farbe nicht zu kurze Zeit einwirkt! SCHELLER empfiehlt vorangehende Behandlung mit 1%iger Essigsäure zur Fällung des die Färbung störenden Mucins. Nach GRAM findet Entfärbung statt, die Vorbehandlung fördert aber die nachfolgende Fuchsinfärbung. Gramfärbung ist zur Diagnose unerläßlich.

Die Züchtung auf dem gewöhnlichen Nährboden gelingt nicht, höchstens wachsen im ersten Ausstrich kleine Kolonien, dagegen gut auf 24stündigem Tauben- oder Menschenblutagar (Optimum 5—10%, jedoch schon 1% genügend, ursprünglich nach Hämolyse des Blutes durch Gefrieren oder Saponinzusatz).

Am sichersten hat sich der Blutagar nach LEVINTHAL bewiesen: 2—2½% Nähragar, verflüssigt, und etwa auf 70° abgekühlt, wird im Kolben mit frischem oder defibriniertem (nach Bedarf einige Zeit auf Eis aufbewahrt) Tier- (Pferde-) oder Menschenblut versetzt. Optimum 5%. Bei kleineren Mengen wird der Kolben sofort auf dem Drahtnetz über der Flamme erhitzt, bis er unter zunehmender Braunfärbung zu sieden beginnt. Schnellstes Absetzen von der Flamme und sofortiges einmaliges Wiederholen des Aufkochens unter Umschütteln. Hierbei ballen sich Serum und Hämoglobin in groben, braunschwarzen Gerinnseln zusammen. Bei Bereitung größerer Mengen muß der Kolben im Dampftopf gekocht werden. Diese Prozedur darf 5—10 Minuten, je nach der Menge, unter keinen Umständen überschreiten. Der erhitzte Blutagar wird nun durch Wattefilter auf Glastrichtern, die vorher sorgfältig im Heißluftschrank sterilisiert worden, unter aseptischen Kautelen sterilisiert. Da diese Filtration bei größeren Mengen einige Zeit in Anspruch nimmt, läßt man sie im 60°-Schrank vor sich gehen. Der völlig klare und durchsichtige Agar wird ohne weiteres in Agarröhrchen verteilt, seine Alkalescenz ist zu kontrollieren (leichteste Bläuung von Lackmuspapier verlangt). Die hochgefüllten erstarrten Agarröhrchen werden bei Zimmertemperatur aufbewahrt; bei Bedarf stellt man sie zur Verflüssigung 1 bis höchstens 2 Minuten lang in ein bereits vorher kochendes Wasserbad und gießt sie entweder sofort heiß zu Schrägröhrchen oder nach Abkühlung auf 50° in Petrischalen aus. Die erstarrten Schrägröhrchen kommen zwecks Bildung reichlichen Preßwassers 24 Stunden in den Brutschrank.

Auf diesem Nährboden kommt der Influenzabacillus in dichtem Rasen oder üppigen, ganz farblosen Kolonien zur Entwicklung, die das winzige „Tautröpfchen" der gebräuchlichen Blutplatte um das Vielfache an Größe und Bakterienmasse übertreffen. Da die Influenzabacillen auf dem Kochblutagar etwa die gleiche Koloniengröße wie Staphylokokken erreichen, Streptokokken und Pneumokokken jedoch dasselbe bescheidene Wachstum wie auf Blutplatten aufweisen, so sind auch für spärliche Keime die Wachstumsbedingungen sehr viel günstiger als auf den alten Nährböden, auf denen sie durch die Begleitflora verdrängt werden.

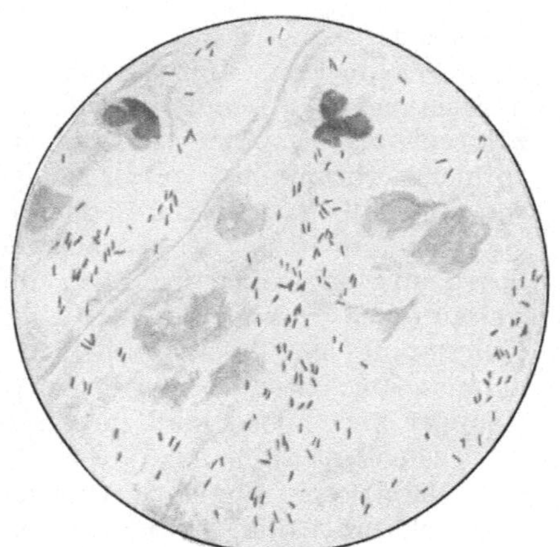

Abb. 96. Influenzabacillen. Carbolfuchsin. Öl-Imm. 1/12, Ok. 2.

Zur Züchtung ist besondere Vorsicht nötig; am besten werden Flöckchen frisch entleerten, wiederholt ausgewaschenen und in einer trockenen Schale von Schleim befreiten Sputums direkt auf die Platten oder den Schrägagar ausgestrichen, oder erst in Blutbouillon zu einer dünnen Aufschwemmung verrieben. Man kann zweckmäßig auch Platten direkt behusten lassen. Bezeichnend sind die Resultate Schellers, der im Laboratorium die Bacillen in 15% der Fälle, am Krankenbett in 80%, 2 Stunden später nur noch in 60% der Fälle züchtete.

Der Influenzabacillus ist sehr wenig resistent, besonders gegen Austrocknung, feucht kann er wochenlang am Leben erhalten werden. Nach Ricciardi bleibt er im Auswurf bei 15—19° 11—12 Tage am Leben, bei 25—26° 6—8 Tage, bei 37—38° nur 3—5 Tage; sein Absterben geht parallel dem Saprophytenwachstum. Mit dem außerordentlich leichten Absterben der der Trockenheit ausgesetzten Influenzabacillen stimmt auch die Tatsache, daß die Ansteckung nur von Mensch zu Mensch erfolgt, überein.

Tierversuch. Blake und Cecil gelang es, Affen durch Einträufeln oder Einwischen eines hochvirulent gezüchteten Stammes in die Nase in typischer Weise zu infizieren. Bei allen Tieren stellte sich nach 3—5 Stunden große Abgeschlagenheit, Interesselosigkeit, Lichtscheu, Niesen ein, nach 24 Stunden eitrig-schleimiger Ausfluß aus der Nase, dann Übergreifen der Erkrankung auf die Luftwege, Fieber; bei mehreren Tieren kam es am 3. bzw. 4. Tage zu Bronchiolitiden und Bronchopneumonien. Nach intratrachealer Injektion großer Dosen traten fast ausnahmslos Tracheobronchitiden und Bronchopneumonien auf. Wurden die Tiere frühzeitig getötet, so konnten Influenzabacillen in Reinkultur aus Luftwegen und Lungen gezüchtet werden. Im anderen Falle verschwanden sie mit der Gesundung schnell. — Die Veränderungen in Bronchien und Lungen entsprachen mit ausgedehnten Hämorrhagien, Emphysem, Ödem und peribronchialer zelliger Infiltration genau denen bei der Grippe des Menschen.

Bei Kaninchen, denen Kulturen in die Ohrvene gespritzt wurden, stellten sich auffallende Atemnot und Muskelschmerzen ein, ohne daß die Bacillen in ihrem Körper eine Vermehrung erfuhren; nach großen Dosen gingen die Tiere an Vergiftung zugrunde. Bei Vermischung mit anderen Bakterien erfolgte der Tod dagegen unter septischen Erscheinungen. Meerschweinchen, Ratten, Mäuse verhalten sich sehr resistent.

Ferner wurden bei verschiedenen Epidemien und auch außerhalb solcher eine Reihe dem Pfeifferschen Bacillus ähnlichen Mikroorganismen beschrieben. als Pseudoinfluenzabacillen bezeichnet oder mit eigenen Namen belegt,

Es scheint sich aber bei allen mehr oder weniger nur um geringe Wachstumseigentümlichkeiten und andere prinzipiell nicht wichtige Unterschiede gehandelt zu haben, soweit es nicht ganz zweifelhafte Gebilde waren, die mit Bakterien wohl nichts mehr zu tun hatten.

AUERBACH läßt den Begriff des „Pseudoinfluenzabacillus" daher gänzlich fallen. Zu solchen „Pseudoinfluenzabacillen" wurden ursprünglich gerechnet: der PFEIFFERsche Pseudoinfluenzabacillus, die von CZAPLEWSKI und HENSEL bei Keuchhusten isolierten Stäbchen, die sich von den „echten Influenzabacillen" durch ihr Wachstum auf allen Nährböden, ihre Scheinfadenbildung und positive Gramfärbung unterscheiden, ferner das von JOCHMANN und KRAUSE ebenfalls aus Keuchhustensputum gezüchtete Stäbchen, das sie als Bacillus pertussis EPPENDORF bezeichneten; auch dieses ist nach der neueren Ansicht der Autoren selbst mit dem Influenzabacillus wahrscheinlich identisch. Dem PFEIFFERschen Bacillus ähnliche Mikroorganismen hatte früher schon AFANASSIEW gleichfalls bei Keuchhusten erhalten, die auf den gewöhnlichen Nährböden gut wuchsen, lebhaft beweglich waren, jungen Hunden und Katzen in die Luftröhre injiziert, Bronchopneumonien hervorriefen, weshalb sie von dem Entdecker als Erreger des Keuchhustens angesehen wurden. Außerdem wurden bei verschiedenen Gelegenheiten, meistens bei Keuchhusten- und Influenzakranken, noch eine ganze Zahl nahestehender Keime isoliert (siehe bei SCHELLER und LEVINTHAL).

Vorkommen. Influenzabacillen werden in ganz ungeheuren Mengen, so daß sie das mikroskopische Bild oft ausschließlich beherrschen, in dem hellen, zäh-schleimigen, später schleimig-eitrigen, locker geballten Auswurf der typischen Influenzaerkrankung der Bronchien und Lungen entleert. Schon PFEIFFER war aufgefallen, daß sie zu Beginn der Erkrankung in fischzugartig angeordneten Häufchen, meist in der schleimigen Grundsubstanz des Sputums eingebettet liegen und nur selten in Zellen aufgenommen sind, daß dagegen im weiteren Verlaufe die freien Stäbchen abnehmen, dafür die Eiterzellen oft geradezu vollgestopft mit ihnen erscheinen; BAYER macht auf paarweise Anordnung aufmerksam: die Stäbchen liegen parallel und mit ihrer Längsachse so gegeneinander verschoben, daß ihre Enden sich gegenseitig überragen.

Vielfach sieht man zu dieser Zeit auch Degenerationsformen, die Stäbchen sind dann sehr schmal, zerfallen, enthalten Vakuolen in der Mitte, färben sich schlecht, sind zu Fäden ausgewachsen (KRUSE); in diesem Zustande können sie mit degenerierten, nicht mehr grampositiven Pneumokokken verwechselt werden. Auch eine granuläre Form wird geschildert. Zu den Zeiten der seuchenhaft auftretenden Grippe sind sie schon früher von einzelnen Untersuchern fast regelmäßig (nach SCHELLER in 90% der Erkrankungen) gefunden worden, von anderen nur etwas bis zur Hälfte der unter genau den gleichen Erscheinungen und zur gleichen Zeit erkrankten Fälle. 1918—1920 wiederholte sich das gleiche, nur daß die Zahl der positiven Ergebnisse wuchs, zumal nach Anwendung des LEVINTHALschen Nährbodens. Unzweifelhaft bestand hierin eine „Abhängigkeit vom Laboratorium", die einerseits die Schwierigkeit des Nachweises zeigt, andererseits aber auch annehmen läßt, daß die Bacillen tatsächlich in sehr viel mehr Fällen vorhanden gewesen sein müssen, als oft angegeben wurde. Tatsache ist, daß bei einer Reihe von Untersuchern bis 100% der Sputa Influenzabacillen enthielten. Sektionen bestätigten dieses Resultat. — Bei den mehr protrahiert und mit Sekundärinfektionen verlaufenden Erkrankungen sind sie sehr viel spärlicher vorhanden und mehr oder weniger von anderen Keimen überwuchert. Im Rachenabstrich Gesunder zur Zeit der Epidemie stellte sie LÖWENHARDT in $3{,}2\%$ fest, gegenüber 52% (bzw. $76{,}3\%$ im Auswurf) Erkrankter; Tuberkulöse hatten sie in $10{,}6\%$. Ganz besonders finden sie sich in Reinkultur in den aus der Tiefe der Lungen stammenden Sputumpartikelchen; in den aus den oberen Teilen herrührenden Ballen sind sie mehr mit anderen Keimen vermischt, überwiegen aber auch hier in der Regel noch. Von manchen Untersuchern (z. B. WASSERMANN) wird ganz besonders darauf hingewiesen, daß sie häufig nur in den ersten Tagen der Erkrankung, ja nur 24 Stunden lang anzutreffen sind, dann verschwinden; von anderen (z. B. RUHEMANN) wird über jahrelanges Vorkommen berichtet; ganz besonders gut sollen sie sich bei Phthisikern halten (WOHLWILL). Zu anderen Zeiten hat man sie unter ähnlichen Erscheinungen nur verhältnismäßig selten nachweisen können.

Influenzabacillen sind bei allen Formen der grippösen Erkrankung der Luftwege und Lungen in Reinkulturen gefunden worden. PFEIFFER sah sie außerordentlich häufig in dem die Grippeerscheinungen einleitenden Schnupfensekret, allein oder mit anderen Bakterien vermischt. Auch aus der Rachen- und Kehlkopfschleimhaut ließen sie sich in solchen Fällen züchten; bei gewöhnlichem Schnupfen fehlen sie dagegen stets.

Nach Behandlung mit Vaccine sind sie stark vermehrt gefunden worden, daneben aber auch die übrigen vorhandenen Keime.

Ferner sind Influenzabacillen außer bei der schon erwähnten Grippebronchitis und -bronchopneumonie in dem rein blutigen oder blutig-schaumigen Auswurf der akuten hämorrhagischen konfluierenden Pneumonie, seltener im mehr rostfarbenen Auswurf lobärer Pneumonien gefunden worden. Nach früheren Beobachtungen von WASSERMANN sollte zwar der Auswurf nie rubiginös aussehen, doch wurde schon früher von anderen Untersuchern das Vorkommen rostfarbenen Auswurfs beobachtet (VOGT, F. FRÄNKEL) und neuerdings mehrfach bestätigt. Über solche Pneumonien, die atypischen Verlauf nahmen, und bei denen die Influenzabacillen neben Pneumokokken, Streptokokken, Staphylokokken vorkommen, ist wiederholt berichtet worden (v. DRIGALSKI, PALTAUF, WITHEA, WASSERMANN u. a.).

Außerordentlich häufig hat man den Influenzabacillus ferner bei Keuchhusten angetroffen, und zwar nicht nur bei einzelnen Fällen, sondern gehäuft und in großen Mengen (TEDESCO, WOLLSTEIN, ODAIRA). Die Symptome unterscheiden sich in nichts von den durch das BORDET-GENGOUsche Stäbchen ausgelösten, das übrigens gelegentlich auch gleichzeitig mit Influenzabacillen vorgefunden wurde (WOLLSTEIN).

Als Sekundär- oder Mischbacterium tritt der Influenzabacillus auch zu Zeiten, zu denen keine größeren Epidemien herrschten, auf. Man wird aber doch darauf achten müssen, ob nicht kleinere Krankheitsherde in der Umgebung solcher Einzelfälle oder „Saisongrippen" bestehen, denn bei völlig epidemiefreien Zeiten und Gegenden sind sie doch recht selten. Eine Ubiquität wird überhaupt von manchen Forschern (LEVINTHAL) strikt geleugnet. Sie sind z. B. bei Masern- und Scharlachbronchitiden und Pneumonien, bei Diphtherien gezüchtet worden (SÜSSWEIN, AUERBACH, JEHLE, LIEBSCHER, VOGT, GÄTHGENS und BRÜCKNER), sowie bei Tuberkulose. Während von manchen, z. B. von TURBAN, gerade hier die Häufigkeit einer Mischinfektion mit ihnen betont wird, konnten sich andere nicht so sehr von ihr überzeugen; KERSCHENSTEINER z. B. fand sie nur in 14% der untersuchten Phthisen. Ihr Vorkommen beschränkt sich im übrigen hier nicht auf vorgerückte Grade dieser Erkrankung.

Beifolgende Tabelle von HOLT zeigt die Häufigkeit der Mischinfektion bei den verschiedensten Erkrankungen der Luftwege und Lungen wie bei Gesunden.

	Zahl der Fälle			
	Pneumonien 124	Bronchitiden und Tracheitiden 133	Tuberkulose 23	Ohne klin. Erscheinungen 254
Influenzabacillen	47	63	6	49
Pneumokokken	94	106	16	133
Streptokokken	63	71	12	130
Staphylokokken	116	117	16	216

Manche Untersucher weisen aber auch hier dem Influenzabacillus zum mindesten eine aktive Rolle zu, besonders bei der Entstehung von Pneumonien, im Verlaufe der genannten Erkrankungen; dafür sprach in vielen Fällen auch der pathologisch-anatomische Befund. Besonders VOGT, GÄTHGENS und BRÜCKNER vertreten für viele Fälle diese Ansicht.

Gelegentlich kommen Influenzabacillen auch bei Gangrän (HITSI) und Bronchiektasen vor (KERSCHENSTEINER).

Pathognomonische Bedeutung. Schon PFEIFFER hatte erkannt, daß das massenhafte Auftreten der Influenzabacillen im Auswurf mit ganz bestimmten Krankheitserscheinungen von seiten des Respirationstractus zusammenhing, und daß nur durch den Influenzabacillus dieses Krankheitsbild hervorgerufen wurde; ebensowenig war ihm entgangen, daß sich die Wirkung dieser Bakterien nicht allein auf die Erregung lokaler Prozesse erstreckte, sondern den gesamten Organismus beeinflußte (abgesehen von der Einbeziehung anderer Organe in den Entzündungsprozeß). Der Influenzabacillus ist imstande, in der Schleimhaut der Nase (bei Säuglingen blutig-seröser Ausfluß nach NIEMANN, bei Erwachsenen gelegentlich eine Rhinitis fibrinosa), des Rachens (wo nach TREIDEL auch eigentümliche weißlich-gelbe Plaques ihm ihre Entstehung verdanken), in der Schleimhaut des Kehlkopfes ausgedehnte katarrhalische Entzündungen auszulösen; in Trachea und Bronchien außerdem fibrinös-eitrige, zur Abscheidung von Pseudomembranen führende, nicht selten in Nekrose übergehende Entzündungen, als deren Produkt zunächst ein auffallend zähes, glasiges, und erst in den späteren Stadien mehr eitrige Beschaffenheit annehmendes Sputum entleert wird. Sehr typisch sind auch die zelligen peribronchitischen Infiltrate. Die Entzündung geht außerordentlich häufig auch auf das Lungenparenchym über; es entstehen lobuläre, konfluierende pneumonische Herde, die sich meist durch ihre Fibrinarmut und ihren Zellreichtum auszeichnen. Doch kommt es nicht selten auch zu kräftiger Fibrinausscheidung, ähnlich wie bei den lobären Pneumokokkenpneumonien. Sie zeichnen sich vielfach dadurch aus, daß sich von der Schnittfläche ein schmierig-schleimiger Saft, ähnlich wie bei der Friedländerpneumonie abstreichen läßt. Daneben kommen Pneumokokkenpneumonien in der gleichen Weise wie sonst zur Beobachtung, unbeeinflußt von Influenzabacillen. Schon LEICHTENSTERN unterscheidet drei Formen: erstens reine, primäre Influenzapneumonien in lobulärer Ausbreitung, zweitens croupöse Pneumonien, drittens Mischpneumonien aus lobulären und lobären Herden zusammengesetzt. Dazu kommt noch die bei der Epidemie von 1918—1920 außerordentlich häufig beobachtete, schwerste ödematös-hämorrhagische Entzündung mit Entleerung großer Massen eines rein blutigen Auswurfes, die ganz besonders während der zweiten Periode auftrat. Ferner ist pathologisch-anatomisch die Neigung zu kleinen perialveolären Abceßherden mit sehr geringer Heilungstendenz sowie der gelegentliche Ausgang der Broncheolitiden in Obliteration („Defektheilung") bemerkenswert. Das Bild ist also außerordentlich vielseitig und wird es noch mehr dadurch, daß bei dem gleichen Individuum mehrere Prozesse nebeneinander bestehen können. Dazu kommen die katarrhalischen oder eitrigen Erkrankungen der Nebenhöhlen, der Pleuren, des Mediastinums, kurz alle die mannigfaltigen Krankheitserscheinungen, die wir bei der Grippe kennen und fürchten gelernt haben. Auch die Farbe des Auswurfs gibt hier nicht immer Aufschluß; für gewöhnlich allerdings wird bei Pneumonien, deren Entstehung allein auf den Influenzabacillus zurückgeführt wird, ein mehr eitriges, wenig oder kein fibrinhaltiges Sputum ausgeworfen; gelegentlich sind aber doch Influenzabacillen allein imstande, die Erscheinungen einer croupösen Pneumonie hervorzurufen, bei welchem dann auch ein typisches rostfarbenes Sputum erscheint; Sektionsbefunde (Vogt, A. Fränkel) und Punktionsergebnisse der Lungen am Lebenden (Döring) beweisen dies. Es kann aber nicht bezweifelt werden, daß das Zusammentreffen einer Influenza- und Pneumokokkeninfektion recht häufig ist.

Von verschiedenen Seiten kamen, wie hier noch erwähnt werden muß, typische Influenzaerscheinungen, ja sogar „Grippe"-Epidemien (Besançon, Dunn und Gordon u. a.) zur Beobachtung, bei welchen der Influenzabacillus nicht, dagegen verschiedene andere Keime gefunden wurden, darunter dem Micrococcus catarrhalis nahestehende Formen. Auch bei Pneumokokkeninvasionen sind gelegentlich ähnliche Symptome beobachtet worden. Es kann nicht von vornherein die Möglichkeit von der Hand gewiesen werden, daß die genannten Bakterien auch die Erreger gewesen sind; man hat aber stets damit zu rechnen, daß vorhandene Influenzabakterien der Untersuchung entgangen sind.

Die wichtigste sich daran anschließende Frage ist die, wieweit der Influenzabacillus selbst für alles verantwortlich zu machen ist. Bis zuletzt hat sie sehr entgegengesetzte Ansichten gezeitigt. Von vornherein wird ihre Beantwortung aber doch durch bestimmte Umstände und Ergebnisse der letzten Epidemie erleichtert: Einmal daß mit Verbesserung der Untersuchungsverfahren die Influenzabacillen doch sehr viel häufiger und in Reinkultur, oft in 100% der Fälle im Auswurf, auf der Bronchialschleimhaut und in den Alveolen gefunden wurden, daß ferner die Versuche, mit „filtrierbarem Virus" Menschen zu infizieren als mißglückt zu bezeichnen sind und daß drittens Übertragungsversuche auf Affen vollen Erfolg hatten. Es ist also nicht nötig da, wo man Influenzabacillen, zumal während einer Epidemie, vorherrschend nachweisen kann, einen unbekannten Erreger anzunehmen; die alte Pfeiffersche Ansicht besteht zu Recht.

Der Einwand, daß eben doch nicht allen Untersuchern, auch geübten, der Nachweis regelmäßig gelungen ist, ist vorläufig allerdings nicht völlig zu entkräften; es mögen aber in manchen der Fälle besondere Umstände, die sich im einzelnen nicht näher übersehen lassen, Ursache des Mißlingens gewesen sein. — Zu berücksichtigen ist ferner die Tatsache, daß oft in erheblicher Menge, in Organen zuweilen vorherrschend, andere Bakterien vorgefunden wurden, vor allem der Streptokokkus. Die Influenzabacillen verschwinden zuweilen außerordentlich rasch und ermöglichen so das Überhandnehmen dieser Keime, die von ihnen bislang sogar zurückgedrängt worden waren; so hat man in lobären Lungenherden Pneumokokken (in 28% von Logan), in den kleinen Absceßherden und Zerfallshöhlen Streptokokken (in 28% Str. haem.), in anderen Fällen von Anfang an im Auswurf verschiedene Arten, z. B. den Diplococcus epidemicus Bernhardt (der mit dem Wiesnerschen Streptococcus pleomorphus identisch ist), oder den Micrococcus catarrhalis mehr oder weniger allein festgestellt. Sie sind hier in der Tat häufig genug als Eitererreger zu bewerten, die unter Verdrängung der Influenzabacillen oder mit diesen vereint erheblichen Einfluß auf den Gang der Erkrankung gewinnen. Ein wie großer Anteil jeder Bakterienart im einzelnen jedesmal zuzuschreiben ist, läßt sich kaum feststellen. Darum sind sie noch lange nicht als primäre Urheber zu betrachten. Daß ihre Ansiedlung durch die Vorarbeit der Influenzabacillen sehr erleichtert sein kann, darf außer aus den Beobachtungen am Menschen auch aus Tierversuchen von Huntoon und Hannum sowie Yanagisawa geschlossen werden, nach denen infolge der Behandlung mit Influenzabacillentoxin spontane Streptokokken- und Pneumokokkenpneumonien auftraten. Diese Bakterien für sich allein vermögen zwar einzelne, aber nicht alle Veränderungen der Influenzabacilleninfektion zu erzeugen, ebensowenig ihre Toxine;

dagegen gelang es FILDES und MAC INTOSH, schon durch Kulturfiltrate von Influenzabacillen typische Bronchopneumonien hervorzurufen, denen die Tiere in wenigen Stunden bis zwei Tagen erlagen (zit. LEVINTHAL).

Auch die Annahme, daß der Influenzabacillus nur auf dem Boden einer noch unbekannten Infektion sich ähnlich wie die vorgenannten ausbreitet, ist nach den ganzen Versuchen nicht mehr begründet, nachdem seine Anwesenheit allein zur Erklärung der ganzen klinischen und morphologischen Erscheinungen genügt.

Es soll aber nicht verschwiegen werden, daß eine Anzahl von Forschern sich nach wie vor auf den Standpunkt stellt, daß der Epidemieerreger ein noch unbekanntes Virus ist und auch die Influenzabacillen ähnlich wie etwa Streptokokken und Pneumokokken sich nur als Sekundärerreger auf dem ihnen zusagenden Nährsubstrat sich entwickeln und auch pathogene Wirkung entfalten.

In einer großen Anzahl von Erkrankungen ist ferner der Influenzabacillus festgestellt worden, ohne daß gerade zu jener Zeit eine Epidemie herrschte. Eine Reihe von Untersuchern sieht in ihm in solchen Fällen die Ursache ernster Komplikationen (z. B. AUERBACH, JEHLE). Ganz besonders gelte dies für Bronchitiden und Pneumonien, die im Verlaufe von Scharlach und Masern oder Keuchhusten auftreten. Nach anderen Beobachtern ist es zwar nicht ausgeschlossen, daß in manchen Fällen ihm eine ungünstige Wirkung zuzuschreiben ist, sehr häufig erfährt jedoch das klinische Bild durch sein Hinzukommen keine wesentliche Änderung; besonders JOCHMANN vertritt diesen Standpunkt.

Ähnlich ist es mit der „Mischinfektion" durch Influenzabacillen bei Tuberkulose. SCHRÖDER und MENNES sprechen z. B. sofort von Komplikationen, sowie Influenzabacillen im Auswurf auftreten. Zweifellos kommt er aber außerordentlich häufig vor, ohne daß sich seine Anwesenheit weiter bemerkbar macht; JOCHMANN gibt sogar an, daß er neben Fällen ungünstiger Wirkung auch solche gesehen habe, in welchen die Tuberkulose durch ihn günstig beeinflußt worden sei. Es ist tatsächlich auch nicht gerechtfertigt, aus dem gelegentlichen Vorkommen einiger Influenzastäbchen ohne weiteres ihre aktive Betätigung in den Lungen vorauszusetzen. Sehr drastisch drückt sich hier KERSCHENSTEINER aus, gerade in bezug auf die Überschätzung der Anwesenheit des Influenzabacillus im Auswurf zu epidemiefreien Zeiten: „Der Befund von Influenzabacillen im Sputum beweist für mich nicht mehr, als der eines Pneumokokkus in einem hohlen Zahn. Aus dem Bacillenbefund allein auf besonders pathogene Vorgänge zu schließen, ist eine petitio principii."

Für alle die letztgenannten Fälle gelten jedoch die schon oben angeführten Erwägungen und Feststellungen, daß die Ausläufer der großen Epidemien Jahre hinaus reichen und daß auch in anscheinend ganz freien Intervallen zwischen den großen Seuchen kleinere Herde nicht ganz selten zu finden sind, die nosologisch und bakteriologisch alle Eigentümlichkeiten der Grippeerkrankung aufweisen. Umgekehrt besteht auch die Möglichkeit, daß manches als Grippe angesprochen wurde, was vielleicht keine war; doch dürfte das nur die Ausnahme sein.

Einen Bacillus aus der Gruppe der hämorrhagischen Septikämie aus Rachen- und Pleuraexsudat beschreibt HUNDESHAGEN. Er ähnelt dem Influenzabacillus in Präparaten aus Reinkulturen sehr, zeigt dagegen auf Organausstrichen meist eine wesentlich dickere und kokkenähnliche Form. Anscheinend besitzt er auch eine schleimige Hülle. — Das Stäbchen ist unbeweglich, entwickelt keine Sporen, ist gramnegativ. — Das Wachstum erfolgt nicht streng aerob, zunächst ähnlich dem PFEIFFERschen Bacillus, dann mehr dem Meningokokkus ähnlich. Hämolyse erfolgt nicht. Auf Gelatine, schwachsaurem Agar und Kartoffel kein Wachstum, in Bouillon mäßiges, besseres auf Ascites- oder Serumagar. In Milch keine Vermehrung.

Kaninchen gehen nach Conjunctivaimpfung innerhalb 24 Stunden mit akutem Lungenödem zugrunde.

Keuchhustenbacillen.

Morphologie. Der Keuchhustenbacillus von BORDET-GENGOU ist ein kleines ovoides, zuweilen kokkenförmiges Stäbchen, etwas größer und plumper als der Influenzabacillus, trägt keine Geißeln und ist daher unbeweglich.

Die Färbung erfolgt mit den gewöhnlichen Anilinfarben, oft ziemlich schwer. Die Polfärbung ist sehr häufig, aber nicht so konstant, daß sie von allen Untersuchern als differentialdiagnostisch angesehen wird. Folgende Farblösungen werden dafür empfohlen (SCHELLER):

1. 1,5 g Methylenblau mit 10 ccm absolutem Alkohol übergossen und unter Vermeidung allzu starken Aufdrückens und allmählichem Zusatz von 100 ccm 5%igem Carbolwasser verrieben und gelöst, dann filtriert.

2. Lösung von 5,0 g Toluidinblau GRÜBLER in 100 ccm Alkohol absolutus und 500 Aqua destillata, nach Lösung Hinzufügen von 500 ccm 5%igem Carbolwasser; Filtrieren nach 1—2 Tagen. Dabei werden besonders die Enden violett gefärbt.

Nach GRAM entfärbt sich der Keuchhustenbacillus.

Züchtung. Zur Züchtung ist Sputum aus den allerersten Stadien der Krankheit zu verwenden und vorher gehörig zu waschen.

Das Wachstum erfolgt am besten auf bluthaltigem Glycerinkartoffelagar nach BORDET-GENGOU langsam in 24—48 Stunden; gegen den dritten Tag erhält man dicke, erhabene weißliche Kolonien mit scharf umschriebenem Rand; auch in Bouillon mit und ohne Zusatz von 1% Pepton oder Glycerin erfolgt Wachstum, das stets streng aerob ist. Im Kondenswasser bilden sich oft Scheinfäden. Auch auf Blutagar gedeiht er gut.

Zur Unterscheidung von Influenzabacillen diene folgende Übersicht nach HEIM:

Influenzabacillen:	Keuchhustenbacillen:
Mit Carboltoluidinblau intensivere Lilafärbung.	Weniger intensiv, dagegen Polfärbung.
Neigung zur Pleomorphie und Involution.	Weniger neigend zu Involution auf festen Nährböden.
Später oft große Formen, gequollen, gekrümmt in der Mitte dicker.	Nur in Serumbouillon weniger ovale Formen; wechselnde Größe und Färbbarkeit.
Bei Aufschwemmung in Wasser leichte spontane Agglutination.	Verteilt sich leichter in Wasser.
Kolonien bläulich durchscheinend, zart.	Kolonien weiß, erhaben.
Auf Taubenblutagar Wachstum.	Kein Wachstum.
Bei Abimpfen auf Ascitesagar sehr schwache Entwicklung.	Langsames Wachstum zu einem dicken weißen Rasen.
Wächst nur bei Gegenwart von Hämoglobin.	Braucht in der ersten Generation Blut, später nicht mehr.
Auf Blutagar weniger dicke Kolonien, glänzend, feucht; oft gezackter Rand, sanft geneigt.	Nach 2—3 Tagen dicke, erhabene, nach dem Rande zu senkrecht abfallende Kolonien.
Der Nährboden wird häufig dunkel, hellt sich nicht auf.	Niemals dunkle Färbung, vielmehr Aufhellung um die Kultur durch Hämotoxinbildung.
Abnorme Formen: Stäbchen, Scheinfäden von großer Breite, gequollen, schwach färbbar.	Solche Formen sind selten, zumeist kleine Kokkobacillen, sehr klein in jungen Kulturen.

Neuerdings sind verschiedene Typen festgestellt worden, die sich besonders durch Agglutination unterscheiden.

Tierversuch. Affen erkranken nach Inhalation oder Übertragung in die Nase oft an typischem Keuchhusten, allerdings meist ohne Auswurf, ebenso junge Katzen und Hunde. Meerschweinchen und Kaninchen sterben nach intravenöser oder intraperitonealer Injektion von Blutagarkulturen (da hier die Toxinbildung vermehrt ist) innerhalb 24 Stunden; in den Organen findet man zahlreiche Petechien.

Vorkommen. Der BORDET-GENGOUsche Bacillus wird bei Keuchhustenkranken gefunden, und zwar oft nur in den allerersten Zeiten, aber dann in sehr großen Mengen (C. Fraenkel, Arnheim, Meyer in 75%, nach 5 Wochen in 9%, von Inaba in 91% [kulturell]). In dem zähen, meist rein schleimigen Sputum liegt er in der Regel außerhalb der spärlichen Zellen, mit dem Eitrigwerden des Auswurfs wird er mehr und mehr phagocytiert, so daß die Leukocyten ganz vollgepfropft mit ihnen erscheinen können. Nach Reyher kommt er auch in Pflasterepithelien vor, eine auffallende Erscheinung, da diese sonst nicht Bakterien aufnehmen, sondern diese nur an ihrer Oberfläche aufliegen. Die freien Bakterien liegen zumeist einzeln, manchmal zu zweien, mit den Polen einander zugekehrt; anfangs beherrschen sie das ganze Gesichtsfeld, später sieht man sie mit anderen Bakterien vermischt. Ähnliche Bacillen hatten schon vor Bordet und Gengou Burger sowie Letzerich bei Keuchhusten bzw. Influenza gesehen.

Pathognomonische und diagnostische Bedeutung. Der Bordet-Gengou sche Bacillus ist der häufigste, aber nicht der einzige „Erreger" der als Keuchhusten bezeichneten typischen Erscheinungen; sowohl influenzaähnliche Stäbchen, wie auch andere Bakterien (Pneumokokken, M. catarrhalis) vermochten bei verschiedenen Epidemien das gleiche klinische Krankheitsbild zu erzeugen. Wieweit das besonders für die letzteren seine Richtigkeit hat, ist eine Frage, denn es wäre immerhin denkbar, daß die Bordet-Gengou schen Bacillen nur ganz kurze Zeit im Auswurf vorhanden waren und dann durch andere Keime überdeckt wurden; dem Influenzabacillus wird allerdings allgemein die Fähigkeit zugeschrieben, Keuchhustenanfälle auszulösen; das zeigt neben den früheren Untersuchungen von Jochmann die Mitteilung von Niemann. Wiederholt ist der Keuchhustenbacillus auch neben dem Influenzabacillus gefunden worden; gelegentlich wurde er auch bei Kindern angetroffen, die nicht an Keuchhusten litten (C. Fränkel), wohl aber nicht gesund waren. Nicht zu vergessen ist, daß Keuchhusten gelegentlich auch bei Erwachsenen auftritt.

Der Bordet-Gengou sche Bacillus kann ferner Ursache der im Verlaufe des Keuchhusten auftretenden Pneumonien sein; er wurde auch in den Lungen selbst gefunden (Seiffert), doch können diese Pneumonien ebensowohl durch Kombination mit anderen Erregern entstehen, besonders den Influenzabacillen.

Levnardo führt in einigen Fällen eine nekrotisierende Entzündung des Kehlkopfes auf die Wirkung des Bordet-Gengou schen Bacillus zurück.

Die ganze Stellung des Keuchhustenbacillus wie anderer Keime zu der Erkrankung bedarf in mancher Hinsicht noch der Klärung. Vielfach wird das Hauptsymptom, eben der „Keuchhusten" nur als abnorme Reaktionsweise besonders veranlagter Kinder auf verschiedene Infekte aufgefaßt (Czerny). Von dem Befallenwerden besonders der neuropathischen Kinder kann man sich in der Tat immer wieder überzeugen.

Die diagnostische Bedeutung ergibt sich aus dem Gesagten.

11. Diphtheriebacillen.

Morphologie. Die Diphtheriebacillen sind schlanke unbewegliche Stäbchen von 2—4 μ Länge und 0,5 μ Breite und verschiedener Form; gerade Stäbchen wechseln mit leicht gebogenen, knopf-, hantel-, keulenförmigen häufig ab; liegen zwei Stäbchen mit dem dicken Ende aneinander, so entstehen Spindelformen. Die Anordnung ist häufig palisaden-, finger- oder radspeichenförmig. Ältere Kulturen lassen verschiedene Involutionsformen erkennen; die gelegentlich beobachteten T-, H- oder Y-förmigen Verzweigungen und Knospungen werden gleichfalls als Degenerationszeichen aufgefaßt. Schon im ungefärbten

Präparat fallen, besonders gut nach Tuscheanwendung, häufig lichtbrechende endständige Körnchen auf.

Färbung. Die Diphtheriebacillen färben sich mit wässerigen Lösungen der Anilinfarben, besonders gut mit LÖFFLERS Methylenblaulösung (30 ccm gesättigte alkoholische Methylenblaulösung, dazu 100 ccm wässeriger Kalilauge in einer Verdünnung 1: 10 000). Mit verdünnter (1: 10) ZIEHLscher Carbolfuchsinlösung erscheint er weniger schlank wie bei Methylenblaufärbung. Zur besseren Färbung empfiehlt sich hier leichte Erwärmung; allzu starke Erhitzung der Flüssigkeit ist zu vermeiden, da die Bacillen darunter leiden.

Der Diphtheriebacillus ist grampositiv.

Schon bei diesen einfachen Färbungen kann man erkennen, daß die Farbe nicht überall gleichmäßig angenommen wird, sondern besser und schlechter gefärbte Partien miteinander abwechseln, so daß die Stäbchen ein gebändertes Aussehen erhalten. Außerdem fallen besonders stark gefärbte ovale Körnchen im Leibe, besonders an beiden Enden der Bacillen auf, die sog. BABES-ERNSTschen Polkörperchen; ihr Wesen ist noch nicht aufgeklärt, Sporen scheinen es nicht zu sein. Gelegentlich findet sich auch in der Mitte oder an den Teilungsstellen ein drittes solches Körperchen. Obwohl diese Körnchen nicht spezifisch für den Diphtheriebacillus sind, so sind sie doch differentialdiagnostisch sehr gut zu gebrauchen und daher stammt auch das Bemühen, sie besonders deutlich darzustellen. Die zu diesem Zwecke angewandten Doppelfärbungen beruhen auf der Erscheinung, daß aus Partien, die nicht so starke Affinität zu den angewandten Farbstoffen haben, der schwächere Farbstoff durch den stärkeren verdrängt wird.

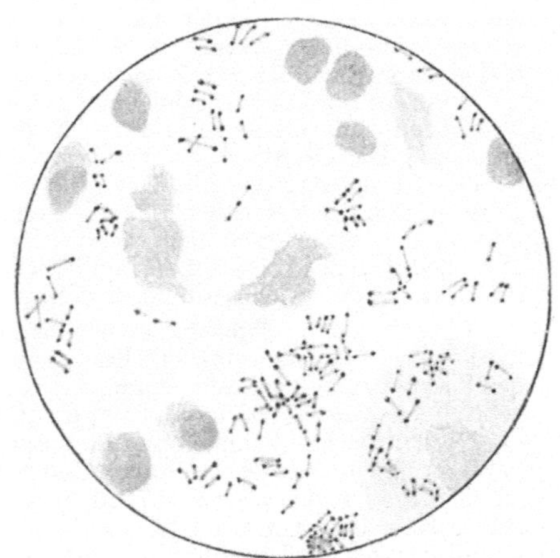

Abb. 97. Diphtheriebacillen. Neißerfärbung. Öl-Imm. 1/12, Ok. 4.

Am meisten bedient man sich des folgenden von NEISSER angegebenen Verfahrens, zu welchen zwei Mischungen benötigt werden:

I. A.	Methylenblau (GRÜBLER), 1,0, gelöst in 20 ccm 96% Alkohol . .	20 ccm
	Eisessig	50 „
	Aqua dest.	950 „
B.	Krystallviolett (Höchst)	1 g
	Alkohol	10 ccm
	Aqua dest.	300 „

II. Chrysoidin, 1,0 g wird in 300 ccm Wasser heiß gelöst, dann filtriert.

Zum ersten Abschnitt der Färbung werden zwei Teile der Lösung A mit einem Teil der Lösung B gemischt.

Färbung. Die in der Hitze fixierten Präparate werden mit Gemisch I 2—20 Sekunden gefärbt, mit Wasser abgespült und sofort mit Lösung II einige Sekunden nachgefärbt. Man erkennt dann in der Mehrzahl der Individuen die blaugefärbten Körnchen im braunen Bacillenleib. Statt des Chrysoidins kann auch Bismarckbraun angewandt werden. Bemerkt muß noch werden, daß die NEISSERsche Doppelfärbung am besten mit jungen Kulturen auf Löfflerserum gelingt.

EPSTEIN gibt folgende Färbung an:
LÖFFLERsche Methylenblaulösung oder 1%ige Pyroninlösung 30 Sekunden.
Ausspülen in Wasser.
LUGOLsche Lösung 10 Sekunden.
Spülen.
Gegenfärbung ist unnötig. Mit der Methylenblaufärbung werden die Polkörner grünlichschwarz, die Bacillen grünlich, mit Pyronin die ersteren dunkelziegelrot, die letzteren hellrot.

Züchtung. In Bouillon erfolgt Trübung unter Bildung eines feinkörnigen Bodensatzes. Die Reaktion wird zuerst sauer, dann wieder alkalisch.

Auf Gelatine wachsen kleine Kolonien, die nicht verflüssigen; im Gelatinestich weiße kugelige Kolonien längs des Stichkanals.

Der beste Nährboden ist unstreitig die LÖFFLERsche Blutserumplatte oder auch Agar, der mit menschlichem Blutserum bestrichen ist. Die Kolonien erscheinen als runde, mehrere Millimeter im Durchmesser messende, weißgraue, mattglänzende Häufchen, die sich von den meist mitwachsenden kleinsten tautropfenähnlichen und durchsichtigen Streptokokkenkolonien gut unterscheiden. Die erste Züchtung hat unbedingt auf diesem Nährboden zu geschehen; später gehen die Kolonien auch leichter auf anderen Substraten an. Auf gewöhnlichem Agar wachsen sie dann in grauweißen mattglänzenden Belägen von etwas wechselnder Form. Auch Glycerinagar oder der THIELsche Traubenzuckernährboden ist mit Erfolg zur Züchtung verwendet worden.

CONRADI und TROCH schlagen zur leichteren Erkennung der Diphtheriekulturen Tellurnährböden vor, auf denen sich auch die Pseudodiphtheriebacillen von den echten unterscheiden. Die Diphtheriekolonien erscheinen auf ihnen tiefschwarz, die Pseudodiphtheriebacillen zeigen dagegen alle Übergänge von hellem Grau bis zum Grauschwarz. Auch im Protoplasma der Bacillen treten ein oder mehrere schwarze Körnchen auf, zu gleicher Zeit und an den gleichen Stellen wie die BABES-ERNSTschen Körperchen. Sie sind vielleicht als „Reduktionsstätten“ des Bacillenleibes anzusehen. — Der ganze Vorgang beruht auf Reduktion von tellurigsaurem Kalium (bzw. Tellurdioxyd) zu Tellur.

Tierversuch. Injektion einer sehr kleinen Menge von frischer Kultur unter die Bauchhaut eines Meerschweinchen löst nach 12—24 Stunden Krankheitserscheinungen aus, das Tier zeigt keine Freßlust mehr, sitzt ruhig da, schreit bei jeder Berührung. Die Umgebung des ganzen Stichkanals wird infiltriert und schwillt an. Nach 2—4 Tagen sterben die Tiere unter Erscheinungen einer Vergiftung und zeigen einen charakteristischen Sektionsbefund. An der Injektionsstelle finden sich nekrotische Gewebsmassen mit Diphtheriebacillen, darum herum ein sukkulentes graurötliches, an manchen Stellen auch bernsteingelbes Exsudat. Die benachbarten Lymphdrüsen sind geschwollen, in Brust- und Bauchhöhle hat sich seröses oder blutiges Exsudat angesammelt, sämtliche Organe sind hyperämisch oder blutig infiltriert. Charakteristisch sind die geschwollenen und kupferbraun verfärbten Nebennieren. — In Streptokokkenkulturfiltraten gezüchtete Diphtheriebacillen sollen besonders wirksames Toxin liefern, gleichzeitige Injektion von Streptokokken und Diphtheriebacillen jedoch nicht die Virulenz der letzteren bei Meerschweinchen steigern (GATÉ, PAPACOSTES und BILLA). Andere haben dagegen Virulenzsteigerung festgestellt (LADENDORFF).

Vorkommen. Abgesehen von ihrem Vorkommen in weitaus der Mehrzahl, mindestens in 70%, klinisch gesicherter Fälle (NEISSER) — bei strenger Umgrenzung der Diagnose noch wesentlich häufiger, nach RIEBOLD in 96% — im Rachenbelag der „diphtherischen“ Halsentzündung werden Diphtheriebacillen auch bei der einfachen katarrhalischen und follikulären, wie bei der ulcerösen Angina, zuweilen auf dem Belag nach Tonsillektomien gefunden; ferner gelingt ihr Nachweis in einem guten Teile der mit Ausschwitzung auf die Tonsillen und ihre Umgebung verlaufenden Scharlacherkrankungen, die gewöhnlich als Scharlachdiphtherie bezeichnet werden. Auch die gesund erscheinende Mundrachenschleimhaut beherbergt sie nicht selten; in der Regel handelt es sich dann um Personen, die mit Diphtheriekranken zusammengekommen waren, ohne selbst zu erkranken. Ob virulente bzw. tierpathogene Keime auch bei solchen Menschen, die keiner Gelegenheit zu einer Ansteckung ausgesetzt waren, vorkommen, ist nicht einwandfrei nachgewiesen; einzelne Stäbchen mit Polkörperchen findet man recht häufig in Belägen jeder Art, ohne daß viel auf ihre Anwesenheit zu geben wäre. Auch die Nase kann den Ansiedelungsplatz abgeben; man hat sie dort in Fällen von gewöhnlicher Rhinitis, wie bei membranösen ein- oder doppelseitigen Entzündungen angetroffen (ABEL, NEUMANN u. a.). Wie im Rachen können sie sich jahrelang dort halten, ohne spezifische Entzündungserscheinungen hervorzurufen (GERBER und PODACK). Ganz besonders empfänglich für Naseninfektionen sind Säuglinge, wenn es auch bei ihnen nicht entsprechend oft zu einer klinisch nachweisbaren Erkrankung kommt. SCHÖDEL stellte bei 25—28% der Säuglinge Bacillen fest.

In der diphtherischen Membran finden sich die Diphtheriebacillen so gut wie regelmäßig, und zwar nur in den tieferen Schichten; in den oberen, besonders den nekrotischen sind zahlreiche andere Bakterien als Saprophyten gewachsen.

Die Diphtheriebacillen wandern aber auch tiefer in die Luftwege hinunter, wo sie entweder allein oder mit anderen Bakterien zusammen nicht selten gefunden worden sind (FROSCH, KUTSCHER, REYE, WRIGHT und MALLORY u. a.). So ist es erklärlich, daß sie auch in dem aus den Lungen stammenden Auswurf wiederholt nachgewiesen worden sind. PETRUSCHKY sah sie in einem Falle noch Monate, in einem anderen mehrere Jahre lang im Auswurf einer Patientin, die früher Diphtherie durchgemacht hatte. Genauer ist ein Fall von A. SCHMIDT beschrieben, in welchem 10 Jahre lang nach der Infektion konstant Diphtheriebacillen in dem eitrig-schleimigen Sputum gefunden wurden.

Die Erkrankung verlief unter dem Bilde einer chronischen interstitiellen Pneumonie und es konnten Verdichtungsherde im Röntgenbild deutlich nachgewiesen werden. Die Bacillen erwiesen sich hier für Meerschweinchen als avirulent. SINGER züchtete Diphtheriebacillen bei einer chronischen eitrigen Bronchitis mit Hilusdrüsenschwellung, ob als Erreger, ist fraglich; ROSENBERG und ZIELESKOWSKI aus dem Auswurf eines bronchiektatischen Kindes. — Ein an Tuberkulose erkrankter Patient LIPPMANNS schied dauernd mit Tuberkelbacillen massenhaft meerschweinchenavirulente, kein Toxin bildende Diphtheriebacillen aus, die anscheinend dem tuberkulösen Krankheitsherde entstammten. K. MEYER wies in 100 Sputis verschiedener Herkunft 15 mal Diphtheriebacillen nach, darunter 3 virulente Stämme. Diphtherieähnliche Bacillen bei chronischer Bronchitis beschrieb auch LANDAU; sie gingen bei Weiterzüchtung erhebliche morphologische Veränderungen ein; es bestanden Kokkenformen, zugespitzte Fäden, Keulenformen, Lagerung der Neißerkörner in der Mitte. Im Tierversuch erwiesen sie sich als avirulent. Der Zustand der Patientin hielt sich monatelang unverändert. PORT fand ähnliche Stäbchen, zweimal bei chronischer Bronchitis, dann bei Bronchopneumonien und wiederholt bei Tuberkulose.

In den meisten Fällen handelt es sich bei diphtherischen Erkrankungen der tieferen Luftwege um Kinder mit bronchopneumonischen Herden, die kein Sputum produzieren, so daß der Nachweis von bis dort vorgedrungenen Keimen erst durch die Autopsie geliefert werden kann.

Die Beziehungen der diphtherischen Infektion zur Entstehung der fibrinösen Bronchitis ist noch nicht genügend geklärt. LENHARTZ hat einige Male in typischen Bronchialgerinnseln Diphtheriebacillen nachgewiesen und ist aus dieser Erfahrung heraus geneigt, für einen großen Teil dieser Krankheitsfälle überhaupt einen solchen Zusammenhang anzunehmen. Abgesehen davon, daß eine Bestätigung in größerem Umfange nicht erfolgt ist, scheint doch das ganze Krankheitsbild nicht für diese Annahme zu sprechen.

Pathognomonische Bedeutung. Die Art der durch den Diphtheriebacillus hervorgerufenen Entzündung in den oberen Luftwegen ist bekannt. Hinzuzufügen ist, daß gelegentlich auch chronische fibrinöse Entzündungen auf sie zurückzuführen sind (chronische Tracheitis im Anschluß an eine Angina, BEYER). JESSEN beobachtete ein monatelanges Bestehen des Belages, der nur von Zeit zu Zeit die Stelle wechselte. Man wird in solchen Fällen allerdings den Verdacht nicht ganz los, daß es sich nicht um Diphtherie, sondern vielleicht um mykotische Anginen gehandelt hat, deren Belag Diphtheriebacillen als Saprophyten beherbergte. Auch die Stellung der Diphtheriebacillen bei der „Scharlachdiphtherie" scheint manchen, auch eigenen Beobachtungen zufolge noch nicht genügend geklärt. Daß es unter Umständen nicht zu einer „diphtherischen"

Entzündung kommen muß, beweisen einfache katarrhalische Anginen und die gesunden Bacillenträger; damit ist nicht gesagt, daß es sich dann um avirulente Bacillen handelt. Auf einen neuen menschlichen Nährboden überimpft, können sich auch avirulente Keime zu virulenten auswachsen und typische Krankheitsbilder erzeugen. Bei längerem Verweilen auf dem gleichen Wirtsboden erfolgt häufig wieder Abschwächung, gelegentlich kommt es aber auch zu Rezidiven innerhalb weniger Wochen, die durch Fortbestehen der Virulenz oder erhöhte zeitliche Disposition des Trägers zu einer Neuerkrankung erklärt werden muß. — Neueren Untersuchungen von F. MEYER zufolge handelt es sich bei den schweren Halserkrankungen stets um (tier-)virulente Stämme, während bei den leichteren die Virulenz verschieden ist.

Ihre Bedeutung für das Zustandekommen pathologischer Prozesse der Lungen ist ebenfalls eine verschiedene. Einmal dort angesiedelt, scheinen sie in der Regel Entzündungserscheinungen hervorzurufen, doch hat man sie auch in gesunden Lungenabschnitten gefunden (REYE, im Gegensatz zu KUTSCHER). Man hat hier zu unterscheiden zwischen akuten und chronischen Entzündungsprozessen. Bei den ersteren handelt es sich in der Regel um bronchopneumonische Herde, die sich über größere Bezirke der Lungen erstrecken können; die Bacillen lassen sich in den mit Exsudat erfüllten fibrinreichen Alveolen, meist in abgestoßenen Zellen eingeschlossen, nachweisen. DAVID nimmt für seinen Fall an, daß es sich um eine primäre pneumonische Diphtherieinfektion gehandelt habe, die von unten nach oben gekrochen sei; erst beim zweiten Fieberanstieg fanden sich Membranen im Kehlkopf, die sich bei der Autopsie bis in das Lungengewebe verfolgen ließen. Die Schnittfläche war dunkelgraurot und leicht gekörnt; Pneumokokken ließen sich nicht nachweisen, dagegen virulente Diphtheriebacillen fast in Reinkultur. Danach sind sie wohl in der Lage, spezifische anatomische Veränderungen hervorzurufen, worauf als erster wohl KLEBS hingewiesen hat. Auffallend ist ferner, daß sie regelmäßig bei den hämorrhagisch verlaufenden Bronchopneumonien diphtheriekranker Kinder gefunden worden sind (REYE). FLEXNER und ANDERSON konnten bei Kaninchen durch Diphtheriebacillen allein Pneumonien erzeugen. Es sind aber auch infarktähnliche Veränderungen angetroffen worden (HUGUENIN) und BOASSON gibt an, daß er zahlreiche kleine Hämorrhagien mit Destruktionserscheinungen im Zentrum derselben gesehen habe. Multiple miliare Herde hat KUTSCHER beobachtet. Daß der Diphtheriebacillus gelegentlich auch chronische, mehr interstitiell verlaufende Entzündungen hervorrufen kann, scheinen die Fälle von A. SCHMIDT, DAVID, LANDAU zu beweisen; PORT selbst hält ihr Vorkommen hier ebenso wie bei seinen Patienten für einen zufälligen Nebenbefund. Bei der Mehrzahl dieser Fälle handelte es sich indes um Pseudodiphtheriebacillen.

Wesentlich erschwert ist die Beurteilung der Frage, ob und inwieweit der Diphtheriebacillus Veränderungen im Lungengewebe durch Zusammenwirken mit anderen Keimen erzeugen oder beeinflussen kann, die sich außerordentlich häufig vorfinden. REYE traf ihn zwar in 85% der Diphtheriefälle mit Bronchopneumonien in den Lungen an, aber nur sechsmal in Reinkultur. Die verschiedensten Bakterien sind gleichzeitig mit dem Diphtheriebacillus gezüchtet worden, der Streptococcus brevis und longus (PRUDDEN und NORTHRUP), Staphylokokken, Pseudodiphtheriebacillen (BERNHEIM, FUNK, MOSNY, BABES, QUEISSER u. a.), Pneumokokken (STRUCK, REYE), Influenza- und Friedländerbacillen (BELFANTI), Proteus (KÜHNAU), koliähnliche Bacillen, der Bacillus curtus, Bacillus salivalis, Diplokokkus von BERNHEIM, der Mikrokokkus von BARBIER (die meisten bei KÜHNAU zusammengestellt). Nun sind aber auch in zahlreichen Beobachtungen bei diphtheriekranken Kindern, meist in bronchopneumonischen Herden, alle diese Erreger ohne den Diphtheriebacillus gefunden worden. Ob in solchen Fällen Diphtheriebacillen früher vorhanden waren und nur den Boden für die Infektion mit den anderen Bakterien vorbereitet haben, oder ob diese sich allein in den Lungen angesiedelt haben, und Diphtheriebacillen erst nachträglich dazugekommen sind, läßt sich schwer sagen. Mangels spezifischer Veränderungen des Lungengewebes durch den Diphtheriebacillus ist es selbstverständlich für die Mehrzahl der Fälle auch ebenso schwer zu entscheiden, wieweit diese Veränderungen ihm oder den Mischbakterien zuzuschreiben sind. Ein verhältnismäßig klares Bild geben nur jede Fälle, in denen der Diphtheriebacillus allein gezüchtet wurde oder solche, die für andere Bakterien spezifische Veränderungen aufwiesen, wie z. B. LEINER für seine Fälle die Hauptwirkung dem Influenzabacillus zuschreibt, da er in bronchopneumonischen Herden die für die Influenzabacillen charakteristische zentrale Vereiterung antraf. In dem Falle von LIPPMANN (Tuberkulose) ist das LÖFFLERsche Stäbchen als reiner Saprophyt anzusehen. Von manchen Autoren, wie von BELFANTI, sind die in den Lungen angetroffenen Mischbakterien verhältnismäßig wenig virulent befunden worden — was von anderen Autoren bisher nicht bestätigt wurde —, obwohl man eher eine Erhöhung der Virulenz durch die Zusammenwirkung der verschiedenen Arten annehmen müßte. Ganz besonders kommen für eine solche Mischwirkung Streptokokken in Betracht. Nach BERNHEIM sollen diese tatsächlich, wie auch Staphylokokken, die Intensität des diphtherischen Infektes bei Meerschweinchen erhöhen; es ist auch bekannt, daß durch Streptokokken komplizierte Diphtherien besonders schwer verlaufen. KÜHNAU konnte ferner durch Kombination von Diphtheriebacillen mit Proteus bei Meerschweinchen wesentlich schwerere Erscheinungen hervorrufen, als mit Diphtheriebacillen allein; auch boten Patienten mit gleichzeitiger Proteusinfektion ein besonders schweres Bild. Ebenso sah UNGERMANN im Tierversuch durch Mischinfektion mit Streptokokken, Staphylokokken und Pneumokokken wesentlich heftigere Erscheinungen von seiten der Lungen, als nach Infektion mit Diphtheriebacillen allein. LADENDORFF hatte mit Streptokokken ein ähnliches Ergebnis, GATÉ und PAPACOSTAS mit Staphylokokken dagegen ein negatives. Nach FUNK sollen Streptokokken auf den Diphtheriebacillus zwar einen Einfluß gesteigerter Giftbildung ausüben, aber nicht so groß, als bisher angenommen.

DEUSSING ist im Gegensatz dazu sogar der Ansicht, daß Mischinfektion möglicherweise sogar einen günstigen Einfluß auf den Krankheitsverlauf ausübt, insofern, als durch sie der Anteil der spezifischen Infektion und Intoxikation eingeschränkt würde.

Wie die Tierversuche auch ausgefallen sind, aus klinischen Erfahrungen heraus wird man den Mischbakterien stets eine bedeutende Rolle zuerkennen müssen, wenn auch gelegentlich der Diphtheriebacillus die Haupt- oder sogar einzige Ursache der Lungenerkrankung sein kann.

Über die diagnostische Bedeutung des Vorkommens von Diphtheriebacillen im Auswurf ist nicht viel zu sagen. Sind keine Veränderungen im Rachen vorhanden, so denke man zunächst stets an eine Erkrankung der Nase, des Kehlkopfs oder der Luftröhre, oder auch an Dauerausscheider oder gesunde Bacillenträger. Erkrankungen der Lunge kommen erst in letzter Linie in Betracht. Wie schon erwähnt, wird hier nur in den seltensten Fällen Sputum entleert. Bei dem häufigen Vorkommen der Diphtheriebacillen sei man aber, zumal wenn es sich nur um vereinzelte Stäbchen handelt, sehr zurückhaltend mit der Diagnose „Diphtherie“, wenn nicht die klinischen Erscheinungen unbedingt dafür sprechen. Dies gilt besonders auch für Rachenerkrankungen. Die Sicherheit der klinischen Diagnose hat hier unzweifelhaft durch wenig kritische Verwertung bakteriologischer Befunde gelitten.

Pseudodiphtheriebacillen.

Mit dem Namen Pseudodiphtheriebacillen hat man verschiedene den Diphtheriebacillen sehr nahestehende Arten belegt, die sich nur durch einige Eigenheiten von ihnen unterscheiden. Diese Unterschiede werden jedoch nicht gleichmäßig bewertet, so daß eine exakte Trennung auf Schwierigkeiten stößt und von maßgebenden Untersuchern die Pseudodiphtheriebacillen überhaupt nur als Varietäten der Diphtheriebacillen angesehen werden, denen eine Sonderstellung nicht zukommt (Roux und Yersin, Bering, Kerschensteiner). Andere trennen sie auf Grund des färberischen Verhaltens, sowie von Züchtungs- und Tierversuchen gänzlich ab.

Folgende Merkmale sind zur Unterscheidung angegeben worden:

Die Pseudodiphtheriebacillen bilden kürzere und dickere Formen und wachsen auf Nährböden etwas üppiger als Diphtheriebacillen; sechsstündige Kulturen sollen nicht die typische Lagerung der Diphtheriebacillen erkennen lassen. Die Babes-Ernstschen Körperchen entstehen langsamer. Sie lassen in der Regel die alkalische Bouillon unverändert, doch ist Säurebildung auch bei unzweifelhaften Pseudodiphtheriebacillenstämmen beobachtet worden.

Zweigbildung kommt gelegentlich auch bei ihnen vor.

Färbung. Die Pseudodiphtheriebacillen sind meistens grampositiv. In 12—20 Stunden alten Kulturen verhalten die Pseudodiphtheriebacillen sich der Neisserschen Doppelfärbung gegenüber negativ und nur in einzelnen hellbraunen Stäbchen sollen dunkelblaue Körnchen zu sehen sein, außerdem eine gewisse Querstreifung der Bacillenleiber hervortreten. Auch dieses Unterscheidungsmerkmal ist nicht beweisend, da manche Diphtheriestämme, die alle Kennzeichen der echten Bacillen tragen, die Körnchen vermissen lassen (Kerschensteiner).

Langer und Krüger geben die vermehrte Widerstandsfähigkeit gegen Entfärbung durch Alkohol bei der Gramfärbung als sicheres Unterscheidungsmerkmal, insbesondere bei Kulturen, an. Sie empfehlen dafür folgende Färbezeiten:

Anilinwasser-Gentianaviolett	2	Minuten
Lugolsche Lösung	5	„
Absoluter Alkohol	15	„
Verdünntes Fuchsin	1	Sekunde.

Nach Landau ist aber auch diese Färbung nicht spezifisch, da der Leptothrix nahestehende Bacillen sich noch rascher entfärben sollen als Diphtheriebacillen.

Tierversuch. Für Meerschweinchen ist der Pseudodiphtheriebacillus nach manchen Untersuchern nicht virulent. Es sind aber zweifellos auch Pseudodiphtheriestämme von beträchtlicher Virulenz gefunden worden (Spronck, C. Fränkel, Langer); auch durch sie können subcutanes Ödem und Allgemeinerscheinungen hervorgerufen werden. Auf der anderen Seite gibt es ebenso unzweifelhaft avirulente Stämme, die sonst alle Kennzeichen der echten Diphtherie tragen. Ob solche Stämme aus ursprünglich virulenten Stämmen hervorgegangen sind, wofür manche Untersuchungen und klinische Befunde, wie z. B. der von Gerber und Podack sprechen, die lange Zeit nach dem Überstehen einer echten Diphtherie avirulente Bacillen in der Nase vorfanden (bei Beyer vorausgegangene „Anginen"), ebenso die von Selma Meyer, oder ob solche Stämme dauernd meerschweinchenavirulent sind, ist schwer zu entscheiden. Ein sicheres Verschwinden der Virulenz stellte Uhthoff bei Conjunctivaldiphtherie fest. Die Tiervirulenz ist aber kein Maßstab für die Menschenpathogenität. Auffallend ist allerdings, daß es Roux und Yersin nicht gelungen ist, völlig avirulente Stämme künstlich virulent zu machen, ebensowenig wie neuerdings Janzen; sogar bei Überimpfung auf Menschen hatten Moss, Guthrie und Marshall ein negatives Ergebnis. Zuweilen wurden auch avirulente Formen neben virulenten angetroffen.

Spronck sieht als einziges wirklich beweisendes Unterscheidungsmerkmal den negativen Ausfall des Kontrollversuchs mit Antidiphtherieserum an.

Kerschensteiner führt gelegentlich der Züchtung aus dem Sputum Tuberkulosekranker noch eine Reihe von Unterschieden gegenüber den echten Diphtheriebacillen an.

Prochaska züchtete zwei avirulente Stämme mit allen Eigenschaften der echten Diphtheriebacillen; auch die Agglutination mit Diphtherieserum stimmte, dagegen nicht mit Pseudodiphtherieserum.

Vorkommen. Pseudodiphtheriebacillen finden sich häufig auf der ganzen Körperoberfläche des Menschen und den freiliegenden Schleimhäuten. So fanden Neisser und Kahnert Pseudodiphtheriebacillen lange Zeit hindurch im Nasensekret; sie sollen dort eine gewisse Neigung der Schleimhaut zur Eintrocknung und Krustenbildung hervorrufen können, dagegen keine Pseudomembranen veranlassen. Nach HALLIER können sie im Rachen aber gelegentlich weiße, käsige Membranen bilden, die denen der echten Diphtherie im ersten Stadium sehr ähnlich sehen. Nicht selten werden sie auch zusammen mit Diphtheriebacillen bei echter klinischer Diphtherie angetroffen. Diphtherieähnliche Bacillen fanden dann BERNHEIM und ABEL bei Stomatitis ulcerosa. Ebenso hat man sie gelegentlich bei den verschiedensten Erkrankungen des Respirationstractus gezüchtet, bei Bronchitis, bei Tuberkulose (EHRET, SCHÜTZ, EHRHARDT, KOEGEL, KERSCHENSTEINER u. a.). KRUSE sah sie bei Spitzenkatarrh fast in Reinkultur im Sputum, BABES diphtherieähnliche Stäbchen bei Gangrän.

Pathognomonische Bedeutung. Nach allem ruht also die Sonderstellung der Pseudodiphtheriebacillen auf recht unsicherer Grundlage und man kommt aus allgemein biologischen Gesichtspunkten mehr und mehr dazu, sie unter die „echten" Diphtheriebacillen einzureihen, zumal der wichtigste Grund für die Abtrennung, die verschiedene Tierpathogenität, auch kein exaktes Unterscheidungsmerkmal abgibt. Zudem ist die Tiervirulenz kein Maßstab für die Menschenpathogenität. Die Virulenz kann sich sowohl in Kulturen wie im Menschen selbst erheblich ändern; daß bei manchen Stämmen ein Virulenzwechsel nicht geglückt ist, kann nach uuserem bisherigen Wissen kaum mehr entscheidend sein. Daher kann auch den „Pseudodiphtheriebacillen" eine besondere pathognomonische Bedeutung kaum mehr zugesprochen werden, sondern sie ergibt sich aus der verschiedenen Bedeutung der Diphtheriebacillen unter wechselnden Bedingungen.

Bacillus fusiformis.

Selten im Auswurf, wohl aber häufig im Rachen- oder Tonsillenabstrich (besonders aus tiefen Lagen) bei der PLAUT-VINCENTschen Angina und auch bei anderen geschwürigen und gangränösen Prozessen der Mundhöhle, ferner im Zahnbelag und bei genauerem Suchen überhaupt in jeder Mundhöhle, ist der Bacillus fusiformis gefunden worden, stets zusammen mit Mundspirochäten und verschiedenen Bakterien, aber ohne den Diphtheriebacillus (PLAUT, VINCENT).

Es ist größer als der Diphtheriebacillus und im Gegensatz zu diesem von Spindelform; Keulenbildung ist nie vorhanden. Meist ist er leicht gebogen, selten gerade; er liegt allein, zuweilen findet man auch mehrere Exemplare hintereinander, aber nie in der typischen Lagerung der Diphtheriebacillen. Beweglichkeit fehlt; peritriche Begeißelung ist nach PLAUT vorhanden.

Die Färbung erfolgt mit den gewöhnlichen Anilinfarben, besonders gut mit ZIEHLschem Carbolfuchsin und nach GIEMSA; nach GRAM entfärbt er sich und nimmt die Gegenfarbe an. Die Farbe wird nicht gleichmäßig absorbiert, sondern es zeigen sich charakteristische Vakuolen im Bacillenleib. Auch Körnchen hat man in ihm gefunden.

Die Kulturen wachsen anaerob auf Nährböden mit unverändertem tierischem Eiweiß (Serumagar, Serumbouillon). Das Typische daran ist der Geruch der stinkenden Fäulnis, den sie verbreiten. Morphologisch und biologisch verändern sich die Bacillen bei längerdauernder Züchtung.

Die Bedeutung des Fusiformis allein für sich als pathogenes Bacterium tritt anscheinend nur selten hervor. Gelegentlich kommt er als Erreger von Meningitiden in Betracht, bei denen er in Reinkultur gezüchtet wurde (KATHE)[1].

[1]) Mündliche Mitteilung.

Mit den ihn stets in wechselnder Zahl begleitenden Spirochäten hat er morphologisch nichts zu tun. Das konstante Zusammenleben mit ihnen ist aber höchst auffällig und nach manchen Untersuchern besteht die Möglichkeit oder sogar Wahrscheinlichkeit, daß er durch diese Symbiose stärkere pathogene Eigenschaften erwirbt. Der bis auf seltene Ausnahmen (BEITZKE) regelmäßige Nachweis beider bei gewissen, meist hartnäckigen, oft ulzerösen Anginen und Stomatitiden ist sehr merkwürdig. Wie die Kriegserfahrungen zeigten, kommen diese auch epidemisch vor, besonders bei stark heruntergekommenen Individuen. Doch haben sich in den Jahren nach dem Kriege auch bei uns die Beobachtungen erheblich vermehrt. Eine besondere Disposition für ihre Ansiedelung möchte man annehmen. Wieweit die Symbiose eine notwendige Vorbedingung für das Entstehen der Krankheit ist, scheint noch nicht genügend geklärt, nachdem der Fusiformis zwar selten, aber unzweifelhaft als alleiniger Erreger von Krankheiten mit Eiterbildung gefunden worden ist. Tierversuche brachten bisher keine genügende Aufklärung. Die Erfolge des Salvarsans bei PLAUT-VINCENTschen Anginen könnten zunächst zur Annahme führen, daß hier überhaupt die Spirochäten die eigentlichen Krankheitserreger sind, doch fehlt die notwendige ergänzende Bestätigung, daß das Salvarsan bei reinen Fusiformis-Erkrankungen, wie den genannten Meningitiden, ohne Erfolg bleibt. Cariöse Zähne, ein häufiger Aufenthaltsort des Fusiforme, disponieren zu geschwüriger Gingivitis (GERBER, GRÜNBAUM, ZLOCISTI).

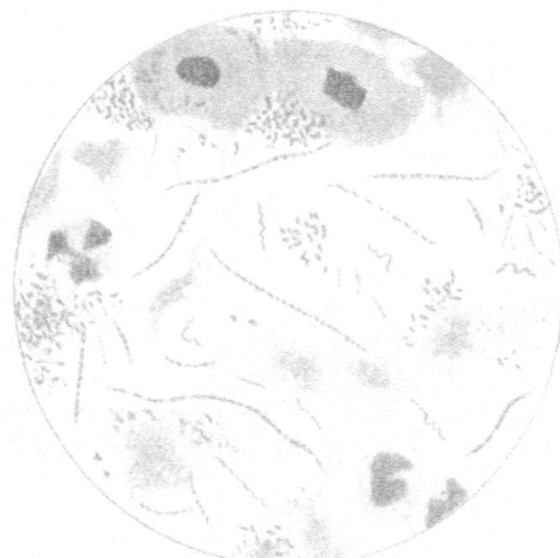

Abb. 98. Bacillus fusiformis und Spirochäten. Öl-Imm. $^1/_{12}$, Ok. 4.

Über das Vorkommen bei Lungengangrän siehe im Kapitel über Spirochäten.

Gelegentlich kommt der Bacillus fusiformis auch mit echten, sowie Pseudodiphtheriebacillen vor (BEITZKE, SALOMON, STÖCKLIN, eigene Beobachtung), auch ohne Spirochäten, ebenso die Spirochäten allein, ohne daß dem eine besondere Bedeutung zuzumessen wäre; manchmal scheinen aber auch regelrechte Mischinfektionen vorzuliegen (SCHELLER). — SALOMON sah ferner einige Male nach Abheilen PLAUT-VINCENTscher Anginen zweifellos luetische Schleimhautpapeln sich entwickeln. Bestimmte Beziehungen ließen sich indes nicht daraus ableiten; ganz ausgeschlossen scheint es in dem einen Falle nicht, daß es sich von Anfang an um luetische Veränderungen gehandelt hat, auf deren Boden die fusiformen Bacillen und zugehörigen Spirochäten sich entwickelten.

Auch bei Stomatitis aphthosa fand SALOMON einmal Bacillen und Spirochäten. Ähnlich wie bei eitrigen Gingivitiden verschiedenen Ursprunges stellten SALLE und ROSENBERG ihr Vorkommen in skorbutischen Zahnfleischgeschwüren fest.

12. Typhusbacillen.

Morphologie. Der Typhusbacillus ist ein kurzes, ziemlich schlankes Stäbchen von 1—4 μ Länge, 0,4—0,6 μ Dicke, das sich vermittels peritricher Geißelfäden rasch fortbewegt; in Kulturen wächst er häufig zu beweglichen Fäden aus. Polkörner kommen vor, Sporen nicht. Von dem Bacterium coli unterscheidet er sich morphologisch durch seine größere Zierlichkeit.

Die Färbung erfolgt mit den gewöhnlichen Methoden, am besten mit LÖFFLERS Methylenblau oder mit Carbolfuchsin. Vorsicht beim Entfärben unter Vermeidung von Alkohol wegen der leichten Farbabgabe. — Nach GRAM entfärbt er sich. Über Geißelfärbung siehe die bakteriologischen Lehrbücher (LÖFFLERsche Beize).

Züchtung. In Bouillon leichte gleichmäßige Trübung, meist ohne Bodensatz.

Gelatine wird nicht verflüssigt. Tiefenwachstum in kleinen kreisförmigen oder ovalen durchsichtigen farblosen Kolonien; mit der Zeit wird die Färbung oft gelblich bis bräunlich. Die oberflächlichen Kolonien wachsen in Weinblattform als feiner, durchscheinender, leicht irisierender Belag.

Agar: Grauweißer, feucht durchscheinender Überzug.

Kartoffel: Feine farblose, über die ganze Oberfläche verbreitete Haut, die zuweilen erst nach einigen Tagen deutlich wird und sich nur durch ihren Glanz kundgibt.

Milch wird nicht zur Gerinnung gebracht.

Zur Differentialdiagnose gegenüber ähnlichen Bakterien und zur isolierten Züchtung sind verschiedene Mittel als Zusatz zu den Nährböden angegeben worden. In folgender Tabelle sind die wichtigsten Unterschiede angegeben.

Nährboden	Coli	Typhus
Neutralrotagar mit Zucker nach ROTHBERGER	Entfärbung, Fluorescenz, Gasbildung	Unverändert
Lackmusarabinoseagar	Rot	Blau
Lackmusrhamnoseagar	Rot	Blau
Lackmusmolke	Milchige Trübung, Rotfärbung	Keine Trübung, ausgesprocheneRotfärbung
Lackmusmilchzuckeragar (mit Krystallviolettzusatz) nach v. DRIGALSKI-CONRADI	Große Kolonien, Rötung des Nährbodens	Kleine tautropfenartige Kolonien, Nährboden unverändert
Lackmusnutrosemilchzuckerlösung nach BARSIEKOW	Trübung, Rotfärbung, Gasbildung	Unverändert, kein Gas
Lackmusnutrosetraubenzuckerlösung nach BARSIKOW	Trübung, Rotfärbung, Gasbildung	Trübung, leichte Rotfärbung, kein Gas
Fuchsinagar nach ENDO	Große, rote Kolonien, meist mit Fuchsinglanz; Nährboden diffus gerötet	Farbloses Wachstum
Malachitgrünagar	Wachstum gehemmt	Spärliches, farbloses Wachstum

Tierversuch. Intraperitoneale Einverleibung nicht zu kleiner Mengen ($^1/_{10}$ Öse) tötet Meerschweinchen je nach der Pathogenität des Stammes in einem bis mehreren Tagen unter dem Bilde einer allgemeinen Sepsis; große Dosen töten schon nach 6—8 Stunden; kleinere Tiere erliegen sehr rasch der Giftwirkung.

Vorkommen. Im Auswurf sind Typhusbacillen wohl zuerst von A. FRÄNKEL bei Typhuskranken mit lobulär-pneumonischen Herden nachgewiesen worden. GLASER und JEHLE sowie CHANTHEMESSE und WIDAL fanden sie auch im rostbraunen Auswurf von Typhuspatienten mit ausgedehnten pneumonischen Infiltraten zusammen mit Pneumokokken, wie in Fällen begleitender Bronchopneumonie.

Ferner erhielt DIEUDONNÉ sie aus dem mit Blut vermischten Sputum, nachdem er längere Zeit vergeblich gesucht hatte. EDEL vermißte sie bei einfacher Bronchitis regelmäßig, fand sie dagegen in hämorrhagischem Sputum bei begleitender Pneumonie. JEHLE gelang es ebenso wie PULAY (6mal unter 83 Fällen), sie außer bei Typhuspneumonien auch bei einfachen Bronchitiden zu züchten, zuweilen sogar in Reinkultur, auch noch wochenlang nacb Ablauf der Krankheitserscheinungen. ähnlich wie DIEUDONNÉ.

Pathognomonische Bedeutung. Durch das Auffinden von Typhusbacillen im Auswurf wurde zunächst die Frage von neuem angeregt, ob es sich in solchen Fällen um einen sog. Pneumotyphus handelte, also um eine primäre Ansiedelung von Typhusbacillen im Lungengewebe oder ob die Ansiedelung erst im Laufe einer typhösen Infektion erfolgte. Das regelmäßige Auffinden von Typhusbacillen im Blute Typhuskranker, in manchen Fällen auch schon vor Beginn jeden klinischen Symptoms hat indes alle Erörterungen abgeschnitten. — Ist nun der Typhusbacillus allein imstande, eine Lungenentzündung hervorzurufen, falls die Bedingungen seiner Ansiedelung in den Lungen, wie mangelhafte Durchlüftung derselben, Verschlechterung des Kreislaufes gegeben sind, oder ist die Lungenentzündung die Folge einer Einwanderung von anderen Bakterien aus dem oberen Teil der Luftwege? Auf der einen Seite kann es nach Untersuchungen von KARLINSKI, FINKLER, FOA-BORDONI-UFFREDUZZI, die entweder aus punktiertem Lungensafte oder autoptisch Typhusbacillen in Reinkulturen züchteten, kaum einem Zweifel unterliegen, daß die in diesen Fällen vorhandenen Pneumonien durch den Typhusbacillus allein hervorgerufen waren. Auf der anderen Seite — und das ist das Häufigere — sind Typhusbacillen mit anderen Krankheitserregern zusammen gefunden worden, meistens mit Pneumokokken, seltener mit Staphylokokken oder Streptokokken (ARUSTAMOW, BAUMGARTEN, DIEUDONNÉ, A. FRÄNKEL, GLASER, KARLINSKI, STÜHLERN u. a.), und zwar im Auswurf, in Lungenpunktaten und auf dem Sektionstisch im Alveolarexsudat. Daß hier Kulturversuche im Gegensatz zu dem färberischen Nachweis Diplokokken nicht in den erwarteten Mengen nachwiesen, liegt vermutlich an ihrem raschen Absterben. Auf Grund dieser Ergebnisse nehmen nun auch die meisten Forscher mit A. FRÄNKEL an, daß die im Verlaufe einer Typhuserkrankung entstehenden Pneumonien auf Mischinfektion, vor allem mit Pneumokokken, zurückzuführen sind und daß Typhusbacillen erst sekundär in die pneumonischen Herde einwandern oder mit dem Exsudat aus dem Blute dorthin befördert werden. Das letztere gilt auch für die von A. FRÄNKEL als Infarkte gedeuteten Prozesse, bei welchen das Sputum rasch einen hämorrhagischen Charakter annimmt. Für eine Mischinfektion sprechen auch noch folgende Beobachtungen: Einmal sind Diplokokken zu einer Zeit gefunden worden, zu der Typhusbacillen noch nicht vorkamen (ARUSTAMOW, DIEUDONNÉ) und zweitens auffallend häufig erst, nachdem der Auswurf einen hämorrhagischen Charakter angenommen hatte, vorher dagegen nicht (DIEUDONNÉ, EDEL, STÜHLERN); gleichzeitig mit Blut vorgenommene Kulturversuche (STÜHLERN) ergaben Keimfreiheit desselben, es konnte sich hier also nicht um frisch in die Lungen zugewanderte oder exsudierte Bacillen gehandelt haben, sondern ihre Ansiedelung mußte schon früher erfolgt sein und dort zunächst zu einer Vermehrung der Keime geführt haben, auf welche nach einiger Zeit die Lunge mit einer hämorrhagischen Exsudation reagierte. Durch die Einwirkung der Typhusbacillen können also einfache katarrhalische oder fibrinöse Entzündungsprozesse in hämorrhagische übergehen; schon STÜHLERN hat diese Vermutung ausgesprochen. Möglicherweise geht gleichzeitig damit eine Ausdehnung der Infiltration Hand in Hand. Wie aber bemerkt werden soll, sind nicht bei allen komplizierenden Pneumonien Typhusbacillen gefunden worden; sie haben sich also in den Lungen entweder gar nicht angesiedelt oder sind dort rasch zugrunde gegangen; jedenfalls hat KARLINSKI wiederholt Pneumokokken, Staphylokokken und Streptokokken allein erhalten. Auf der anderen Seite können Typhusbacillen sich in pneumonischen Herden ohne weitere Wirkung ansiedeln, und endlich sind sie auch bei einfachen Bronchitiden ohne besondere Folgeerscheinungen gefunden worden. Das Vorkommen von Typhusbacillen im Auswurf allein sagt also nichts über die Art des in der Lunge sich abspielenden pathologischen Prozesses aus.

Die diagnostische Bedeutung des Nachweises ist wohl keine übermäßig große, da in der Regel die Bacillen schon vorher aus Blut oder Stuhl gezüchtet werden. Bei der Untersuchung des Auswurfs ist stets daran zu denken, daß sie auch vom Darm aus in den Magen gelangen, wo sie schon wiederholt nachgewiesen worden sind, und durch den Brechakt gelegentlich mit dem Auswurf vermengt werden können.

Das von Dieudonné und Jehle beobachtete wochenlange Auswerfen von Typhuskeimen ist aus epidemiologischen Gründen zu würdigen. Es gibt also auch in diesem Sinne „Dauerausscheider".

Auch Paratyphusbacillen A und B sind verschiedentlich im Auswurf gefunden worden, teils bei Paratyphuserkrankungen, teils als zufällige Begleitbakterien bei anderen Erkrankungen (z. B. bei Grippe von G. Mayer). Über die Differentialdiagnose siehe die bakteriologischen Lehrbücher.

13. Bacterium coli commune.

Morphologie. Das Bacterium coli commune ist ein an Form und Eigenschaften sehr veränderlicher Organismus, von welchem eine Unmenge Spielarten existieren, die alle unter einem gemeinsamen Namen zusammengefaßt werden. Es erscheint entweder in der Form eines plumpen, an beiden Enden abgerundeten Kurzstäbchens von 1—5 μ Länge und 0,4—0,6 μ Dicke, oder in Gestalt ovaler, fast runder Gebilde, die häufig von Kokken sich kaum unterscheiden lassen. Es tritt allein oder paarweise auf, in Kulturen wächst es auch zu Ketten aus. Häufig sind an einem oder beiden Enden stark lichtbrechende Polkörperchen zu sehen. Mit besonderen Methoden lassen sich 4—8 Geißeln darstellen, mit deren Hilfe sich das Bacterium in mäßiger Schnelle bewegt; oft fehlen Geißelbildung und Beweglichkeit auch völlig. Kapsel- sowie Sporenbildung sind nicht beobachtet worden.

Die Färbung erfolgt mit den gewöhnlichen Anilinfarben. Das Bacterium coli ist gramnegativ.

Züchtung. In Bouillon gleichmäßige Trübung, mitunter Bildung eines schleimigen Bodensatzes; an der Oberfläche meist ein feines Häutchen.

Gelatine wird nicht verflüssigt. Wachstum in flach ausgebreiteten, oberflächlichen, durchscheinenden, im durchfallenden Licht leicht irisierenden Kolonien mit unregelmäßigem, oft welligem Rande; in anderen Fällen kleine, rundgewölbte, weißgelbliche, undurchsichtige Kolonien. Bei schwacher Vergrößerung erkennt man in der Tiefe häufig wetzsteinförmiges oder rundliches Wachstum. Im Gelatinestich oberflächlicher durchscheinender Belag, weißlicher fadenförmiger Stich.

Agar: Weißlich-gelbe oder weißgraue, durchscheinende, in der Mitte etwas dichtere, rasch wachsende glänzende Beläge mit welligem Rande.

Kartoffel: Saftiges Wachstum von gelbbrauner Farbe in verschiedenen Abstimmungen; weitgehende Abhängigkeit von der Reaktion der Kartoffel.

Milch wird nach 24—48 Stunden zur Gerinnung gebracht.

Kleine Differenzen wird man häufig bei Colistämmen finden. Hier sei noch auf die Bildung von Indol, Phenol, Tryptophan, Ammoniak, Kohlensäure, Wasserstoff hingewiesen; ferner auf die hämolytischen Eigenschaften mancher Stämme, besonders bei Eiterungen.

Tierversuch. Meerschweinchen, Kaninchen gehen in einigen Tagen an Sepsis zugrunde.

Vorkommen. Das Bacterium coli wird öfter als man gewöhnlich annimmt, im Auswurf angetroffen. Die ausgedehntesten Untersuchungen über sein Vorkommen stammen von Noica, der es im stinkenden Auswurf bei Bronchopneumonien, bei Bronchiektasien, Gangrän, Tuberkulosen verschiedensten Grades, je einmal auch bei durchgebrochenem Leberabszeß und Lungenechinokokkus nachweisen konnte, meistens mit anderen Bakterien vergesellschaftet.

HASTINGS und BÖHM sowie KREIBICH züchteten es wiederholt aus dem Sputum von Pneumonikern, die klinisch das gewöhnliche Bild einer Pneumokokkeninvasion darboten, GILBERT und GIRODE erhielten es bei der gleichen Erkrankung aus dem Lungenpunktat. In bronchopneumonischen Herden hat man es gefunden, sowohl bei Erwachsenen wie bei Kindern (v. SCHROETTER und WEINBERGER, SEVESTRE, RENARD, KREIBICH, SCHMIDT und ASCHOFF, FISCHER und LEVY).

Über das Vorkommen coliähnlicher Bakterien liegen gleichfalls eine Anzahl von Angabon vor, so von BABES, HITZIG, STRENG und SCHÜTZ ebenfalls bei Gangrän, von KERSCHENSTEINER bei fibrinöser Bronchitis, von J. MÜLLER bei croupöser Pneumonie, von BEYER bei einem chronisch-diphtherischen Lungenprozeß.

Das von MÜLLER beschriebene, coliähnliche Stäbchen wurde in typisch pneumonischem Auswurf (und im Urin) gefunden. Es war 2—4 μ groß, besaß keine Kapsel und zeigte schwache Eigenbewegung. Auf Agar und Gelatine bildete es nach 2—3 Tagen einen schwach schillernden Rasen, Verflüssigung der letzteren fand nicht statt. Es war ferner dadurch ausgezeichnet, daß es auf schwefelhaltigen Nährböden Schwefelwasserstoff bildete und Kupfersulfat zu Kupferoxyd reduzierte.

Zu erwähnen ist endlich noch, daß Coli in seltenen Fällen aus dem Rachen gezüchtet worden ist, so aus weißlichen soorähnlichen Flcken auf den Tonsillen von LERMOYEZ, HELMEund BARBIER, bei Anginen von GRIMBERT und CHOYNES. Auch WIDAL sieht es als Erreger einer Tonsillitis phlegmonosa an.

Von Interesse sind Versuche, die VAN DER REIS mit Aufbringen von Coli in die gesunde Mundhöhle angestellt hat. Sie lösten zwar keine Krankheitserscheinungen aus, hielten sich aber wochenlang, besonders in den Krypten der Tonsillen.

Pathognomonische Bedeutung. Da das Bacterium coli in der Regel nicht allein, sondern mit anderen pathogenen Keimen vereint angetroffen wird, so ist seine Bedeutung nicht ganz leicht einzuschätzen. In der Mehrzahl der Fälle dürfte es nicht als Krankheitserreger in Betracht kommen, einige Angaben sprechen aber doch sehr energisch dafür, daß ihm gelegentlich auch eine primäre pathogene Bedeutung zukommt. Vor allem ist hier die Mitteilung von FISCHER und LEVY zu verwerten, die aus einem plötzlich entstandenen bronchopneumonischen Herde eines Patienten mit incarcerierter gangränöser Leistenhernie Coli in Reinkultur züchteten. Der Patient von SCHMIDT und ASCHOFF, mit Colibacillen in der Lunge, hatte an einer Pyelonephritis gelitten, die von RENARD beobachteten Kinder waren an akuter Enteritis gestorben. Bei allen diesen Fällen ist die ungezwungenste Erklärung die von FISCHER und LEVY gegebene, daß Colibacillen auf dem Blutwege in die Lungen gelangten und dort eine metastatische Entzündung hervorriefen; in dem sicher gut beobachteten Falle von FISCHER und LEVY kann man auch nicht annehmen, daß andere Bakterien dabei im Spiele gewesen sind. Gelegentlich mag das Bacterium coli auch direkt aus Darm oder Leber in die Lunge überwandern (NOICA). Auch HITZIG nimmt für seine Fälle von putrider Bronchitis eine primäre Coliinfektion an; möglicherweise sind auch die angeführten Fälle von Lobärpneumonie seiner Wirkung zuzuschreiben, jedenfalls hat man keine Pneumokokken gefunden. BAUMGARTEN macht hier indessen den Einwand, daß wohl doch Pneumokokken vorhanden gewesen und nur abgestorben seien, es sich also doch um eine Sekundärinfektion mit Coli gehandelt habe. Auch NOICA scheint ihm eine mehr sekundäre Bedeutung beizumessen; es vermöge in Eiterherden Fäulnis in mäßigem Grade hervorzurufen, wenigstens soll es als Indolbildner dem Auswurf und auch manchen Kulturen einen typischen fötiden Geruch verleihen können. NOICA stützt seine Ansicht auf die Beobachtung, daß bei Besserung der Symptome die Colibacillen gleichzeitig mit dem üblen Geruch aus dem Sputum verschwanden; es waren aber weder alle colihaltigen Sputa fötide, noch wurde in allen fötiden Sputis Coli gefunden. Eine Bestätigung dieser Beobachtung haben wir noch nicht gesehen. In den Fällen mit nachträglicher Coliinfektion wird der Infektionsmodus häufig wohl der sein, daß die Bacillen bei viel und heftig hustenden Patienten aus dem Darm und Magen (und auch von beschmutzten Händen aus) in den Mund gelangen und von da ihren Weg in die Respirationsorgane finden; dort begünstigt Gewebszerfall seine Ansiedelung, wie aus der Art der Erkrankungen, in denen es gefunden wurde, hervorgeht. Daß es auf diesem Wege allein primäre Erkrankungen zu erzeugen imstande ist, ist bisher nicht sichergestellt. Einige Tierversuche scheinen zu beweisen, daß beide Infektionswege, der aerogene und der hämatogene möglich sind: RENARD gelang es, durch subcutane Injektion von Coli allgemeine Sepsis mit pneumonischen Herden zu erzeugen, die er als Lokalisation des Prozesses in den Lungen auffaßt, und BABES sah nach Inhalation gangränöse Herde. Für beweisender halten wir aber manche der oben mitgeteilten Fälle, besonders den von FISCHER und LEVY.

Die diagnostische Bedeutung richtet sich nach dem Gesagten. Bei der Untersuchung des Auswurfs ist vor allem darauf zu achten, daß keine nachträgliche Verunreinigung stattfindet. Gleichzeitige Darmerkrankungen werden den diagnostischen Wert wesentlich erhöhen.

14. Pestbacillen.

Morphologie. Der Pestbacillus ist ein unbewegliches Stäbchen von 1,5 bis 1,75 μ Länge und 0,50—0,70 μ Breite, mit abgerundeten Ecken und leicht ausgebauchten Seiten; man trifft aber auch viele Abweichungen von dieser Grundform an, längere Individuen, kurze, kokkenähnliche oder ovoide Stäbchen, daneben zahlreiche Degenerationsformen von unregelmäßiger Begrenzung und scheiben-, ring-, bläschen-, keulen-, spindel- oder biskuitförmiger Gestalt, endlich auch Verzweigungen. Im Inneren entstehen zuweilen Vakuolen. Der Pestbacillus kommt einzeln oder zu zweien vor, repräsentiert sich dann als Diplobacillus, ferner in Ketten von 3—5, in Kulturen auch von mehr Gliedern, die gerade oder geknickt sein können; die ungegliederten Fäden sind zuweilen von ungleicher Dicke und Färbbarkeit. Auch Gruppen- und Haufenbildung wird beobachtet.

Sporenbildung erfolgt nicht.

Die Färbung kann mit allen Anilinfarben geschehen, am schönsten mit LÖFFLERs Methylenblau; dabei werden die Enden stets stärker tingiert als die schwächer oder ungefärbt bleibende Mitte. Besonders gut gelingt diese Polfärbung, wenn man auf das lufttrockene Präparat absoluten Alkohol tropfen läßt, diesen durch Abdunsten oder nach Abgießen durch Abbrennen entfernt und dann erst die Färbung vornimmt. — Durch die Färbung tritt häufig auch eine scharf abgegrenzte Kapsel zutage, welche die Farbe weniger intensiv annimmt als der Bacillenleib. Gelingt der Kapselnachweis nicht, so sind besondere Methoden anzuwenden.

Der Pestbacillus ist gramnegativ.

Züchtung. In Bouillon leicht zerfallende Flockenbildung, grobflockiger Bodensatz, aber keine diffuse Trübung.

Auf Agar wachsen weißgraue transparente, im durchfallenden Licht bläuliche Kolonien, teils scharf begrenzt, teils mit ausgebuchteter Randzone. Später erfolgt im Zentrum leichte Bräunung.

Gelatine: Wachstum ähnlich wie auf Agar, im Stich eigentümliche büschelförmige Ausläufer (Asternform). Keine Verflüssigung.

Auf Kaninchenblutplatten gutes Gedeihen.

Milch wird nicht zur Gerinnung gebracht.

Tierversuch. Meerschweinchen, Ratten, Mäuse, Kaninchen verenden in kurzer Zeit unter dem Bilde der akuten hämorrhagischen Septikämie; bei zuweilen länger lebenden Meerschweinchen nimmt die Erkrankung mehr eitrigen Charakter an. Häufig erfolgt ganz akuter Tod schon wenige Stunden nach der Infektion unter Vergiftungserscheinungen.

Vorkommen. Der Pestbacillus ist bisher regelmäßig in dem reichlichen entweder dunkelroten, rein hämoptoischen, oder durch Beimengung von Speichel mehr blutig-serösen Auswurf der Pestpneumonie in außerordentlich großen Mengen gefunden worden; oft ist er in Leukocyten aufgenommen. Die Exemplare sind häufig in der verschiedensten, oben geschildeten Weise degeneriert, bilden auch Ketten (MÜLLER und POECH). Auch in den Fällen, in denen ein mehr spärliches, aus hellrotem oder rotgelbem, mit Blut innig gemengten zähem Schleim bestehendes Sputum entleert wird, das dem der croupösen Pneumonie völlig gleicht und das nicht der eigentlichen perakut verlaufenden Pestpneumonie, sondern im Verlaufe einer Pestinfektion entstehenden lobären und lobulären Pneumonien zugeschrieben wird, sind sie regelmäßig anzutreffen. ALBRECHT und GHON stellten ferner ihr Vorkommen in dem Sputum des Lungenödems Pestkranker fest; sie werden aber auch bei einfachen bronchitischen Prozessen in dem spärlichen, entweder zähen glasigen oder eitrig-schleimigen Auswurf entleert.

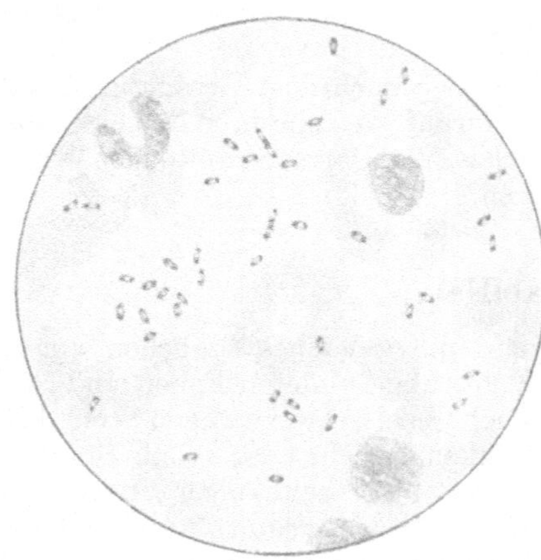

Abb. 99. Pestbacillen. Öl-Imm. 1/12, Ok. 2.

Besondere Erwähnung sollen hier noch die Angaben von GOTTSCHLICH und VAGEDES finden, die bei einigen Pestpneumonie-Rekonvaleszenten (es handelte sich um sekundäre Pneumonien) noch wochenlang im Auswurf Bacillen antrafen. Der Auswurf war zu dieser Zeit keineswegs mehr typisch; bei dem einen Patienten von GOTTSCHLICH besaß er nur speichelähnliche Beschaffenheit.

Endlich hat man sie im Eiter ulcerierter Tonsillen gefunden, wie auch im Mundschleim Pestkranker bei anscheinend intaktem Epithel; in letzterem Punkt stimmen die Berichte allerdings nicht ganz überein.

Pathognomonische und diagnostische Bedeutung. Die Bedeutung des Bacillennachweises im Auswurf, von welcher Beschaffenheit dieser auch sei, ist klar; das Sputum stammt aus einem mit Pest infizierten Organismus. Dagegen darf nicht ohne weiteres auf eine Erkrankung der Lungen geschlossen werden, denn, wie gesagt, Bacillen finden sich auch im Mundschleim ohne klinisch nachweisbare Erkrankung der Respirationsorgane. Aus den Lungen kommende Pestbacillen sind fernerhin nicht Zeugen einer einheitlichen Erkrankung derselben; in dem einen Falle handelt es sich um eine primäre lobäre Pestpneumonie, deren Entstehung durch direkte Übertragung von Mensch zu Mensch (ohne Vermittlung von Rattenflöhen) erfolgt, in dem anderen um konfluierende lobäre, bei längerem Verlauf zu Nekrose neigende Pneumonien, wieder in anderen um hanfkorn- bis walnußgroße, durch Bacillenansammlung bedingte rasch zerfallende Infarkte; endlich ist es auch nur ein bronchitischer Prozeß, ein terminal entstehendes Lungenödem, die zu ihrem Erscheinen im Auswurf Anlaß geben. Eine genaue klinische Unterscheidung, welcher Infektionsmodus der Lungen vorliegt, kann also auf Grund des Bacillennachweises nicht gefällt werden; hierfür sind mehr die oben angeführten makroskopischen

Verschiedenheiten der Sputa maßgebend, wiewohl auch sie gelegentlich zu Täuschungen führen können.

Der anatomische Prozeß wird in den meisten Fällen durch den Pestbazillus allein hervorgerufen, vielfach, besonders bei den sekundären Prozessen, sind aber im Sputum gleichzeitig andere Bakterien gefunden worden, Diplokokken, Streptokokken, Influenzabacillen; nach Ansicht der Deutschen Pestkommission sollen in solchen Fällen diese die primären Infektionserreger sein, so daß also der Pestbacillus sich erst nachträglich dort fortsetzt, wo diese Bakterien bereits weitergehende Veränderungen erzeugt haben. Auch im Verlauf der Bubonenfälle, die für die Übertragung der Erkrankung auf die Lungen anderer Personen kaum je in Betracht kommen, treten nach neueren Beobachtungen gelegentlich Sekundärpneumonien mit blutigem Auswurf und massenhaft Pestbacillen auf (MANTEUFEL). Englische Forscher sehen es neuerdings überhaupt als zweifelhaft an, ob der Pestbacillus allein epidemische Lungenpest erzeugen kann, und glauben, er werde erst durch Symbiose mit anderen pathogenen Mikroorganismen (Influenzavirus) dazu befähigt. Die Entscheidung, welche Infektion tatsächlich die primäre ist, dürfte sich bei dem raschen Verlauf der Erkrankung nur schwer treffen lassen.

Gelegentlich sind auch Tuberkelbacillen gleichzeitig mit Pestbacillen im Auswurf festgestellt worden. Um daraus Schlüsse auf einen Einfluß der einen auf die andere Krankheit zu ziehen, fehlen noch genauere Untersuchungen.

Die diagnostische Bedeutung des Nachweises von Pestbacillen im Auswurf ergibt sich aus dem Gesagten. Es sei nur noch darauf hingewiesen, daß Pestpneumonien nicht unbedingt zu Auswurf führen müssen; ist dieser aber vorhanden, so erfolgt der Bazillennachweis regelmäßig.

Auch über Befunde der pestähnlichen Bazillen ist berichtet worden (Hühnercholerabacillen).

15. Milzbrandbacillen.

Morphologie. Der Milzbrandbacillus ist ein Stäbchen von 4,25 bis 10 μ Länge und 1—1,25 μ Dicke, also meist etwas kürzer als der Durchmesser eines roten Blutkörperchens; ungefärbt erscheint er von glasheller und homogener Beschaffenheit und zylindrischer Form mit abgerundeten Ecken; die vollkommen unbeweglichen Stäbchen liegen gewöhnlich isoliert, höchstens zu zweien und dreien aneinandergereiht, längere Fäden sind in frischen aus dem Körper stammenden Präparaten in der Regel nicht vorhanden.

Die feinere Beschaffenheit der Bacillen läßt sich erst im gefärbten Präparat erkennen. Sie zeigen dann eine leichte kolbenförmige Anschwellung an den Enden und gleichzeitig eine schwach tellerförmige Einziehung der kurzen Endflächen (nach C. FRÄNKEL der Gelenkpfanne eines Knochens vergleichbar); es entstehen so zwischen zwei aneinanderstoßenden Individuen bikonvexe Lücken, wodurch der Bacillus die als charakteristisch angesehene bambusähnliche Form erhält. Ferner erkennt man, daß die Stäbchen meist in mehrere, 2—3 Teile zerlegt sind; im Inneren dieser Teilglieder ist eine abgegrenzte zentrale Partie als Kernkörperchen oder Kernstäbchen beschrieben worden.

Dem Milzbrandbacillus ist Kapselbildung eigentümlich, die, nur durch Färbung zu unterscheiden, an frischem aus dem Tierkörper stammenden Material anzutreffen ist, nicht bei Reinkulturen. Der Aufbau der Kapsel ist noch nicht geklärt, vermutlich handelt es sich um eine zur Quellung gebrachte Gallerthülle.

In Kulturen wachsen die Bacillen zu langen Fäden aus, zuweilen bilden sie auch Kolonien in weichselzopfartiger Verflechtung. Bei geschädigten Individuen sieht man im Inneren der Kapsel statt des Stäbchens Körnchen oder Schollen.

Sporen sind in frischen Abstrichen nicht zu finden, da sie an die Anwesenheit von freiem Sauerstoff gebunden sind; auf Nährböden entstehen sie nach 36—48 Stunden. Ihre

Bildung ist durch Auftreten einer größeren Anzahl stark lichtbrechender Körnchen im Inneren des Bakterienleibes charakterisiert (sporogene Granula), aus deren Verschmelzung mit Teilen der Kernsubstanz die glänzenden eiförmigen, mit einer dicken Membran umgebenen Sporen entstehen, je eine in einem Bacillenleib.

Färbung. Die Färbung erfolgt mit den gewöhnlichen Farbstoffen, speziell mit LÖFFLERschem Methylenblau (s. u.) oder Bismarckbraun, besonders gut auch nach GRAM; mit der letztgenannten zeigen sich jedoch die oben beschriebenen, sonst durch die Färbung kenntlich zu machenden Eigentümlichkeiten der Bacillenenden nicht; auch wird die Kapsel nicht sichtbar, sondern nur mit der Gegenfarbe.

Für die Kapselbildung sind besondere Methoden angegeben worden:

Nach HEIM ist die Färbung mit LÖFFLERschem Methylenblau sehr zu empfehlen. Die Lösung wird hergestellt, indem man zu 500 ccm destilliertem, absolut neutralem Wasser 1 ccm Normalkalilauge und darauf 30 ccm konzentrierte alkoholische Methylenblaulösung zusetzt; die Lösung hat dann eine Verdünnung von 1 : 10 000.

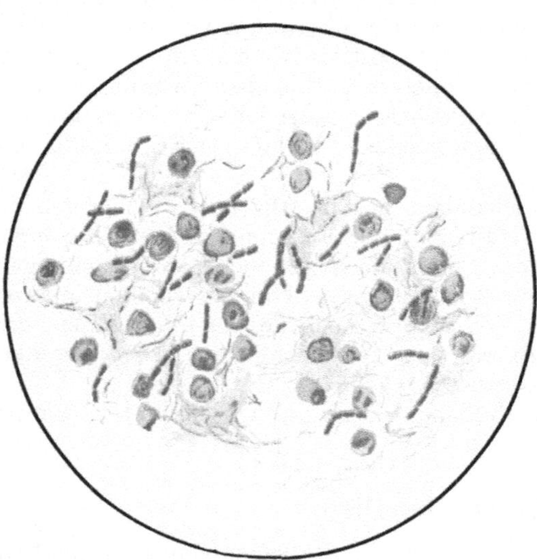

Abb. 100. Milzbrandbacillen. (Nach LOMMEL.)

Die Kapseln färben sich metachromatisch (rötlich), wenn man nur möglichst kurze Zeit im Wasser abspült und sofort zwischen Fließpapier trocknet.

Sehr gute Erfolge soll nach ZETTNOW die Eosinmethylenblaufärbung von ROMANOWSKI geben.

Sie beruht auf einer Modifikation des Methylenblaus, die sich in alten Lösungen bildet, dem Methylenazur. Zur Färbung benutzt man die von GIEMSA angegebene Lösung, die Methylenazur, Methylenblau und Eosin in mit Glycerin versetztem Methylalkohol enthält. Die Färbung geschieht folgendermaßen: Fixation in Methylalkohol 2—3 Minuten, Trocknen, Färben 5—10 Minuten lang in frisch bereiteter Giemsalösung, die auf je 1 ccm destillierten, säurefreien Wassers einen Tropfen der käuflich erhältlichen (Grübler-Leipzig) Giemsalösung enthält, wobei das Deckglas mit der Schichtseite nach unten schwimmen muß (Objektträger werden am besten schräg in die Flüssigkeit gelegt); Abspülen mit Wasser, vorsichtiges Trocknen mit Fließpapier, Einbetten in Canadabalsam.

Die Bakterien, die ihre Zusammensetzung aus rotgefärbter Chromatin- und blaugefärbter Plasmasubstanz deutlich erkennen lassen, sind von einer hellrötlichen Kapsel eingeschlossen.

Die Färbung der Sporen muß in den bakteriologischen Lehrbüchern nachgelesen werden.

Züchtung. Die Züchtung erfolgt bei einem Optimum von 37°.

Bouillon wird nicht in toto getrübt, sondern es erfolgt von den unteren Teilen ausgehende Flockenbildung; gelegentlich bei irgendwie geschädigten Bacillen auch allgemeine Trübung der Bouillon mit flockig-schleimigem Bodensatz.

Gelatineplatte: Lockere weißliche Kolonien mit Ausläufern und fadenförmigen Fortsätzen (Medusenform); mäßige Verflüssigung der Gelatine.

Gelatinestich: Entwicklung der Kultur in Form eines umgekehrten Tannenbaumes; in anderen Fällen Wachstum längs des Innenstiches.

Agar: Grauweißer, mattglänzender Rasen von zäher Beschaffenheit und schwer ablösbar.

Kartoffel: Weißer, mattglänzender, sehr üppiger Rasen, frühzeitige und reichliche Sporenbildung.

Blutserum: Weißlich-gelber, sich wenig abhebender Rasen, der den Nährboden langsam verflüssigt.

Milch: Zunächst Gerinnung, später Lösung des ausgefällten Caseins infolge Peptonisierung; in größeren Gefäßen Ausbleiben der Gerinnung und nur gelbbräunliche Verfärbung, bedingt durch Umwandlung des Caseins in eine nicht fällbare Form.

Tierversuch. Verimpfung auf Mäuse, Meerschweinchen, Kaninchen. Tod nach 1—2 Tagen, teerartige Beschaffenheit des Blutes, Milzvergrößerung, hämorrhagisch sulzige Infiltrate des Bindegewebes, multiple Hämorrhagien und parenchymatöse Schwellung der Organe. Inhalierte Bacillen werden nach SNEL in der Lunge von Meerschweinchen dagegen zerstört.

REINBACH gibt an, in der Wand gangränöser Zerfallshöhlen ein milzbrandähnliches Stäbchen vorgefunden zu haben, doch züchtete er es nicht. Im Sputum ist es anscheinend nicht gefunden worden. Es handelte sich hier wohl um eine Sekundärinfektion.

Vorkommen. Aus dem farblos schleimigen, in anderen Fällen sanguinolenten himbeergelee- bis pflaumenbrüh-ähnlichem, mehr oder weniger zähen, zuweilen auch ödematösen Auswurf, der sich nach SOKOLOWSKI durch seine dunklere Färbung und größere Konsistenz von dem gewöhnlichen pneumonischen unterscheidet, sind gelegentlich Milzbrandstäbchen gezüchtet worden (LENHARTZ, KORANYI). KRONBERGER fand wechselnde Mengen von ihnen, zusammen mit Penicillium glaucum. Ob sie sich in den nach v. KORANYI vorkommenden diphtherieähnlichen Belägen des Rachens, die wohl auch einmal im Auswurf erscheinen können, in besonders großer Anzahl befinden, ist nicht bekannt. Auf ihr etwaiges Vorkommen in der Nase ist in verdächtigen Fällen zu achten.

Pathognomonische und diagnostische Bedeutung. Sind Milzbrandbacillen im Auswurf nachgewiesen und fehlen Veränderungen im Nasenrachenraume, so stammen sie aus den Lungen. Die pathologischen Veränderungen — lobuläre und konfluierend lobäre pneumonische Herde von oft hämorrhagischem Charakter, blutige Infarkte und gangränöse Herde — sind nur durch den Milzbrandbacillus verursacht, der in Reinkultur besonders aus den blutig-pneumonisch infiltrierten Teilen gezüchtet werden kann; Mischinfektionen kommen bei dem raschen Verlauf der Erkrankung nicht in Betracht. Bei der unsicheren physikalischen Diagnose des Lungenmilzbrandes und dem nicht charakteristischen Aussehen des Sputums, aus dem nur auf eine starke Zersetzung des Blutfarbstoffes geschlossen werden kann, ist der Nachweis der Bacillen von außerordentlicher diagnostischer Bedeutung. Bei Autopsien denke man an ihr Hinaufwandern vom Darmkanal.

16. Tuberkelbacillen.

a) Morphologie.

Die Tuberkelbacillen sind feine, unbewegliche Stäbchen von 1,5—3,5 μ Länge und gleichmäßiger Breite, meist nicht völlig gerade gestreckt, sondern leicht geschwungen oder gekrümmt, auch geknickt oder Andeutung einer spiraligen Windung zeigend; ihre Enden sind zuweilen keulenförmig verdickt; gelegentlich werden auch Knospungen und Verzweigungen beobachtet.

Im lebenden Bacillus sind schon von KOCH stark glänzende Körnchen gesehen worden, die von manchen eine Deutung als Zerfallsprodukte finden, von anderen als Zellbestandteile von bestimmter Zusammensetzung betrachtet werden. Als Sporen sind sie nach dem Urteile der meisten Forscher nicht aufzufassen. Näheres über die sog. MUCHschen Formen siehe unten S. 356ff.

Ob sich eine besondere Hülle (wachsartige Membran) differenzieren läßt, ist nicht endgültig sicher gestellt. MUCH lehnt eine solche ab, die ganzen Leiber seien mit dieser schwer färbbaren Substanz imprägniert, die Cellulose nur als Skelettsubstanz zu betrachten.

BERGEL macht sich folgendes, mehr oder weniger hypothetisches Bild von dem Aufbau, das auf morphologischen und chemischen Eigenschaften beruht: Der vollentwickelte Tuberkelbacillus ist ein schlankes Stäbchen, das nach ZIEHL-NEELSEN gleichmäßig leuchtend rot erscheint und stark säure- und alkoholfest ist. Diese starke Säure- und Alkoholfestigkeit ist bedingt durch einen, den ganzen Tuberkelbacillus umkleidenden Wachsmantel, die Wachsmantelschicht. Darunter befindet sich eine nur mattrosa färbbare Substanz, säure- und vor allem alkoholschwächer als die äußere Schicht, aus einem Fettsäurelipoidgemisch bestehend, die Lipoidzwischenschicht, in die wieder stark säure- und alkoholfeste, aus Wachs bestehende, sich intensiv rot färbende Körnchen in Reihenform eingelagert sind, die Wachskörnerschicht. Diese wachsartigen, nicht immer gleich großen Körnchen bilden nur die äußere Umhüllung einer tieferen, nach MUCH schwarzviolett sich färbenden Körnchenreihe, die an manchen Stellen durch starke Fäden miteinander verbunden ist. Diese hauptsächlich aus einem Neutralfett bestehende Schicht, die Neutralfettkörnerschicht, birgt den eiweißhaltigen Kern des Tuberkelbacillus in sich, der sich weder nach ZIEHL noch nach MUCH färbt, sondern in der Gegenfarbe Blau erscheint, und durch ein zartes Stäbchen verkörpert ist, in das blaue Körnchen, die Konturen des Stäbchens oft überragend, eingelagert sind, die Eiweißschicht.

b) Chemische Zusammensetzung.

Da mit Rücksicht auf die oft enorme Zahl der Tuberkelbacillen im Auswurf ihr Gehalt an Fetten und fettähnlichen Substanzen, sowie an Asche nicht ohne Interesse ist, sei er kurz hier angeführt (nach KOSSEL in KOLLE-WASSERMANNS Handbuch).

KRAUSS und SIEBERT erhielten 7,52% Asche; auf 100 Teilen derselben 6,60 Cl, 51,25 PO_4, 0,84 SO_4, 0,19 SiO_2, 9,18 Na, 26,55 K, 3,22 Mg, 2,17 Ca. Zum Teil abweichende Werte fanden DE SCHWEINITZ und DORSET.

Der Gehalt an Wasser wird von HAMMERSCHLAG zu 85,9, an Asche zu 8% angegeben.

Alkoholätherlösliche Substanz wurde von verschiedenen Untersuchern im allgemeinen zu 20 bis 44,4% gefunden, im Minimum von RUPPEL 8—10%. Das Alter der Kulturen ist hierin von Einfluß. In dem Extrakt wurden außer Neutralfett, Fettsäuren, Lecithin (nach TAMURA richtiger ein Diaminomonophosphatid), Cholesterin (?) noch schwer verseifbare Fettsäureester höherer Alkohole nachgewiesen, nach RUPPEL wahrscheinlich Ceryl- und Myristyl-Alkohol, nach BÜRGER noch ein Laurinsäureester, ferner als freie Fettsäuren Laurin-, Myristin-, Isocetin-, Palmitinsäure. KIESLING ermittelte 38,3% Fettsubstanz, davon 14,4% freie Fettsäuren und 77,25% Neutralfett. Nach Ansicht der meisten Forscher sind es diese wachsartigen Substanzen, die die Säurefestigkeit der Tuberkelbacillen bedingen; nach anderen ist dies nicht richtig, da sie nach langer Alkohol-Äther-Extraktion die spezifische Färbbarkeit noch erhalten fanden (LONG). Das Mykol ($C_{24}H_{46}O$, = 66°) weist noch Säurefestigkeit und spezifische Färbbarkeit (GRAM) auf (TAMURA). — Der Riechstoff ist nach BÜRGER wahrscheinlich Salicylaldehyd. Der Eiweißgehalt wird zu 25% angegeben, worin Nucleinkörper (Adenin, Hypoxanthin) eingerechnet sind. In der Monoaminosäurenfraktion fanden sich Phenylalanin, Spuren von Tyrosin, Prolin, Tryptophan, von Diaminosäuren Arginin und Histidin (TAMURA). Auch Cellulose, die ebenfalls säurefest ist, oder nahestehende Kohlehydrate (Pectinstoffe) sind nachgewiesen worden.

Die Elementaranalyse ergab nach HOFFMANN 4,4 N, 7,3 H, 51,6 C.

GORIS isolierte aus 1500 g trockenen Bacillen 7 g einer glasartigen Substanz, „Hyalinol" (C_{55}, $H_{7,15}$, $O_{37,35}$).

Der Gehalt an Wachs soll bei den Vogel- und Kaltblütertuberkelbacillen nach LONG und CAMPBELL 27—36% der gesamten nach Salzsäurebehandlung mit Petroläther ausziehbaren Substanz ausmachen, bei Smegma- und Grasbacillen 4—10% gegenüber 66 bis 77% bei Tuberkelbacillen.

c) Züchtung.

Zur unmittelbaren Züchtung aus dem Auswurf müssen störende Bakterien möglichst entfernt werden; dieser muß daher zuerst gründlich gewaschen werden; dies geschieht nach KOCH-KITASATO folgendermaßen: Aus dem in einer sterilen Petrischale nach Mundreinigung aufgefangenen Sputum werden die am stärksten eitrig aussehenden Ballen ausgesucht, mehrmals hintereinander in mit sterilem Wasser gefüllten Petrischalen umhergeschwenkt (oder nach CZAPLEWSKI und HENSEL nacheinander in mindestens drei Peptonwasserröhrchen) und ein aus der Mitte der Sputumflocke entnommenes Teilchen auf Glycerinagar oder Blutserum in dicht verschlossenem Röhrchen ausgestrichen. Binnen zwei bis drei Wochen entwickeln sich Kolonien auf der Oberfläche, welche sich zunächst in manchem von den bei der Kultivierung des Tuberkelbacillus aus dem Tierkörper wachsenden Kolonien unterscheiden; sie stellen kreisrunde, rein weiße, fettig glänzende und durchsichtige Flecken dar. Später verwaschen sich die Differenzen und die Eigenschaften werden hartnäckig bewahrt.

Nach PASTEUR wird das in gleicher Weise vorbehandelte Sputum in sterilem Wasser zu einer feinen Suspension aufgeschüttelt, die Aufschwemmung in geschmolzener Nährgelatine verteilt und zu Platten ausgegossen; nach drei bis vier Tagen werden die durchsichtig gebliebenen Stellen der Platte, also die Stellen, an denen sich keine verunreinigenden Bakterien entwickelten, ausgeschnitten und auf Blutserum gebracht. In etwa 10% der geimpften Röhrchen entwickeln sich Reinkulturen. Die Resultate sind aber durch Verwendung von Glycerinnährböden, besonders Glycerinkartoffeln sehr viel besser geworden, so daß man stets auf ein positives Ergebnis rechnen kann.

Zur Ausschaltung der Begleitbakterien wird neuerdings auch das UHLENHUTsche Verfahren angewandt: das Sputum wird mit dem gleichen Teil 10 bis 20%iger Antiforminlösung verrührt, in Petrischalen bis zur Verflüssigung ($^1/_2$—1 Stunde lang) stehen gelassen, der Bodensatz abzentrifugiert und gewaschen; mit je vier bis fünf Ösen desselben werden dann sechs bis acht Serumröhrchen beschickt. Nur die durch eine wachsartige Hülle geschützten Stäbchen bleiben auf diese Weise erhalten; das Antiformin muß schon sehr lange einwirken, bis ihre Lebensfähigkeit leidet.

Ausgezeichnet bewährt sich das von LOEWENSTEIN angegebene Säurenzüchtungsverfahren. Man fügt im sterilen Mörser zum Auswurf 10 oder 20% Salz- oder Schwefelsäurelösung, verreibt mit ihr und läßt 5—10 Minuten einwirken. Dann wird in sterilen Röhrchen zentrifugiert, der Bodensatz einmal mit steriler Kochsalzlösung gewaschen. Ausstriche auf Glycerinserumröhrchen.

SURÁNY und PUTUOKY hatten bei positivem Sputum in $97{,}7\%$ Erfolge. Von 55 mikroskopisch negativem Sputum ergaben $11 = 20\%$ positive Züchtung. Die Autoren hatten die besten Ergebnisse mit 15 Minuten Einwirkung 25% HCl.

L. LANGE bewährte sich am meisten 10% HCl bei 15 Minuten Dauer (mündliche Mitteilung).

Das Verfahren ist nach Einfachheit und Sicherheit unbedingt an die Spitze aller bislang bekannten zu stellen. Die gewonnenen Reinkulturen erwiesen sich als hochvirulent (L. LANGE).

Noch eine Unzahl anderer Verfahren sind zur Züchtung angegeben worden. Genaueres darüber siehe die bakteriologischen Lehrbücher. Erwähnt sei hier nur die Vorbehandlung durch Ausbreiten und Antrocknen des Auswurfs auf einen Ziegelstein, Abkratzen, nochmaliges Ausbreiten und Abkratzen, wobei man eine puderähnliche, nicht klebende Masse erhält (DUDGEON, WORDLEY). Das Verfahren dürfte aber sehr gefährlich sein.

Die aus dem Sputum mehrmals umgezüchteten Tuberkelbacillen wachsen bei einem Optimum von 37—38°; auf Blutserum bilden sich nach 5—6 Tagen mikroskopische, nach 10—15 Tagen auch mit dem bloßen Auge sichtbare kleine weiße, trockene, brüchige, lose aufliegende Schüppchen, die ganz aus aneinander klebenden Bacillen bestehen. Auf leicht saurem Glycerinagar bilden sich allmählich sehr voluminöse, warzenförmige, breite Wucherungen, die verschiedenartig aussehen und manchmal leicht gelblich bis rötlich gefärbt sind. Auf Glycerinbouillon wachsen sie in zunächst zarten, später dicken faltigen, auf der Oberfläche schwimmenden Häuten; bei dem starken Sauerstoffbedürfnis der Tuberkelbacillen muß bei der Anlage der Kulturen auf möglichst große

Oberfläche des Flüssigkeitsspiegels gesehen werden. Auf Glycerinkartoffeln entstehen Überzüge von gelblich roter bis orangeroter Farbe, die sich ein Stück an der Glaswand hinaufschieben. Die Kulturen werden gewöhnlich nicht vor drei Wochen sichtbar. Auch Glycerinmilch wird als Nährboden verwendet; Säurebildung findet hier statt.

d) Tierversuch.

Das zu untersuchende Sputum wird unter die Bauchhaut eines Meerschweinchens eingespritzt. Je nach der Menge der vorhandenen lebenden Bacillen und ihrer Virulenz läßt sich schon nach 1—2 Wochen eine Vergrößerung der Kniefaltendrüsen nachweisen; nach 4—6 Wochen erkrankt die Milz, der Tod erfolgt in der Regel nach 6—8 Wochen. In allen Organen finden sich Tuberkelknötchen, Kavernenbildung in den Lungen fehlt bei dieser Art der Infektion, wird dagegen erhalten bei Neuinfektion schon vorher tuberkulöser Tiere.

Für gewöhnlich geht jeder Versuch mit Material, das säurefeste Stäbchen enthält, an; bei den wenigen Ausnahmen handelt es sich um nahestehende Gebilde, z. B. Hühnertuberkelbacillen (LÖWENSTEIN). Ob auch ein nicht mehr säurefestes Virus übertragen werden kann, wie MUCH angibt, bleibt noch offen, nachdem das isolierte Vorkommen isolierter MUCHscher Granula sehr in Frage gestellt ist.

Typus bovinus des Tuberkelbacillus. Da in sehr seltenen, aber einwandfrei festgestellten Fällen der Perlsuchtbacillus aus dem menschlichen Sputum kultiviert worden ist, so mögen hier die wichtigsten Unterscheidungsmerkmale nach HEIM angeführt werden. Die Züchtung erfolgt in gleicher Art wie beim Typus humanus; am besten geht man von Material aus, welches von einem geimpften Meerschweinchen gewonnen ist.

Unterschiede im mikroskopischen Aussehen und in der Kultur.

	Typus humanus	Typus bovinus
Mikroskopisches Bild in käsigen Herden.	Nur sehr spärliche Tuberkelbacillen.	Fast immer reichlich Bacillen.
Aussehen der Stäbchen in der Kultur (nur gültig für auf Glycerinbouillon gewachsene).	Schlank, unter sich meist gleichmäßig gestaltet, den Farbstoff gleichmäßig aufnehmend.	Dicker, plump, unregelmäßig gestaltet, den Farbstoff ungleichmäßig aufnehmend; häufig keulenförmige oder gekörnte, an Diphtheriebacillen erinnernde Stäbchen; Neigung zu Pleomorphismus.
Auf erstarrtem Blutserum (ohne Glycerin).	Wächst leichter. Kolonien trocken u. spröde, gehen nicht ineinander über.	Wächst langsamer und geringer. Kolonien mehr weichlich, fließen manchmal ineinander über.
In Glycerinbouillon (je 10—12 Vergleichkölbchen).	Meist gutes Wachstum: gleichmäßig dicke, faltige wellige Haut, an der Kolbenwand emporkletternd, später teilweise in Bröckeln untersinkend.	Wächst meist viel langsamer, spärlicher, unzuverlässiger; ganz feines netz- oder schleierartiges Häutchen, manchmal mit warzigen Verdickungen, dann mehr an der Unterseite der Haut. Niemals wellige Falten. Die Häutchen halten sich viel länger schwimmend.
Änderung der Reaktion einer verdünnten 3%-igen Glycerinbouillon, die auf Phenolphthalein schwach sauer reagiert (nach TH. SMITH).	Wird nahezu neutral, manchmal sogar alkalisch, danach wieder mehr sauer.	Wird neutral oder schwach alkalisch.

Unterschiede im Tierversuch.

	Typus humanus	Typus bovinus
Meerschweinchen.	Vorherrschender Parasitismus. Tod erst nachdem alle Drüsen, Milz, Leber und Lungen von tuberkulösen Herden durchfressen sind. Fettpolster noch auffallend gut.	Deutlichere Toxinwirkung neben dem Parasitismus. Tod ohne so ausgedehnte Zerstörung der Organe, insbesondere der Lungen, wie beim Typ. hum. Häufiger große Koagulationsnekrosen der Milz, wohl raschere Verkäsung der Lungen. Niere frei (Gegensatz zum Kaninchen).
Mäuse (Impfung von 1 mg Kultur in die Schwanzvene).	Keine tuberkulösen Erscheinungen.	Nach 4 Wochen generalisierte und besonders in den Lungen lokalisierte Tuberkulose. $^1/_{10}$ mg Kultur noch wirksam.
Kaninchen nach Einspritzung von 0,1 ccm Glycerinbouillonkultur mit 10 mg Bacillenmasse unter die Haut, genauestens nach Vorschrift.	Impfabsceß, aber keine Drüsenerkrankung; bei einem Teil der Tiere Lungenherde von relativer Gutartigkeit mit geringer Verkäsung. Nierenherde äußerst selten. Niemals Tod an Tuberkulose.	Abmagerung, oder wenigstens keine Gewichtszunahme. In der 4. bis 5. Woche harte Schwellung und Vergrößerung der regionären Drüsen, besonders der Achseldrüsen. Tod innerhalb 3—4 Monaten an generalisierter Tuberkulose.

Unterschiede im Tierversuch.

	Typus humanus	Typus bovinus
Rinder (Einspritzung unter die Haut).	Keine Erkrankung an disseminierter Tuberkulose, kein Todesfall.	Sämtliche Tiere erkrankten an disseminierter Tuberkulose, eines starb.
Fütterung von Auswurf:	Keine Erkrankung.	Alle Tiere erkrankten.
Verfütterung von Reinkulturen:	Drüsentuberkulose, die ausheilte.	Tod.
Inhalation:	Kälber erkranken entweder gar nicht oder nicht an fortschreitender Tuberkulose.	Sämtliche Kälber erkranken an fortschreitender Tuberkulose und sterben.
Schweine (Ferkel).	Meist Drüsen-, auch Lungentuberkulose. Mehr pathogen als beim Rind.	Ausgebreitete Tuberkulose.

e) Nachweis der Tuberkelbacillen im Auswurf.

Wiewohl der Nachweis der Tuberkelbacillen durch ihr eigentümliches Verhalten chemischen Reagenzien gegenüber sehr erleichtert wird, da andere säurefeste Bacillen nur eine seltene Ausnahme bilden, so ist im Gegensatz zu den meisten anderen Bakterien der Nachweis jeden einzelnen Individuums von so weittragender Bedeutung, daß alle technischen Hilfsmittel zu seiner Entdeckung angewandt werden müssen. Dies Bestreben hat zunächst zur Einführung von Färbemethoden geführt, durch welche sich der Tuberkelbacillus leicht von den sonstigen gewöhnlich im Auswurf vorkommenden Bakterien unterscheiden läßt und die übrigen Keime zur Erleichterung des Aufsuchens mit einer Gegenfarbe gefärbt werden; die zweite Folge war der Versuch, zur Erleichterung des Auffindens spärlicher Bacillen, die im Auswurf vorhandenen

Keime unter Auflösung oder Homogenisierung der eigentlichen Sputummasse auf einen möglichst kleinen Raum zu konzentrieren. Es ist unmöglich, hier alle angegebenen Methoden nebst ihren oft recht unwichtigen Modifikationen wiederzugeben, dazu sind ihrer zu viele; nur die historisch interessanten und prinzipiell wichtigen sollen hier Platz finden.

1. Anreicherungsverfahren.

α) Durch Anwendung von Hitze.

Ursprünglich wurde von M. KIRCHNER, DAHMEN u. a. empfohlen, das Sputum nebst Spuckgefäß aus emailliertem Blech in einem Dampfkochtopf mit Einlage zu sterilisieren (nach HAMPEL bei 65—75° unter Zusatz von Carbolsäure), wobei es auch verflüssigt wird; ist es sehr zäh, so kann man destilliertes, von säurefesten Stäbchen freies Wasser hinzufügen. Man zentrifugiert die gelöste Masse oder läßt in einem Spitzglas absitzen und verwendet den Bodensatz zu Abstrichen.

β) Durch Verdauung.

SPENGLER vermengt den Auswurf mit der gleichen Menge 1%iger Sodalösung, setzt zur Vermeidung von Fäulnis einige Carbolkrystalle hinzu und läßt mit 0,1—1 g Pankreatin durch 12—24 Stunden hindurch im Brutschrank verdauen. Sobald sich ein Niederschlag gebildet hat, wird untersucht; war die Verdauung nicht genügend, so wäscht man das Sediment nochmals aus und unterwirft es von neuem der Verdauung.

Dieses Verfahren hat sich längere Zeit hindurch vieler Anhänger zu erfreuen gehabt, es wird aber auch ihm nachgesagt, daß die Sedimentierung nicht vollkommen sei. Einfaches Stehenlassen des Auswurfs im Brutschrank ohne Zusatz nach PHILIP und FAVRE hat den Nachteil, daß sich reichlich andere Keime entwickeln und die Sedimentierung mangelhaft ist (HEMPEL).

BESANCON und DE JONG empfehlen ein von JOUSSET angegebenes Pepsinverdauungsverfahren nach folgender Vorschrift:

Pepsin	1—2 g
Glycerin	
Salzsäure (dil.) aa	10 g
Fluornatrium	3 g
Wasser	1000 g

2—3 Stunden Aufenthalt im Brutschrank.

Die Tuberkelbacillen sollen sich nach BESANÇON und seinen Mitarbeitern sowie FAVRE dabei in der unteren Schicht ansammeln, die Vermehrung in Abstrichen ist nur eine scheinbare infolge der Verflüssigung des Auswurfs; nach 6 Wochen sind aber alle verschwunden. Durch die Sedimentierung wurden in den ersten Tagen in 8,8% der Sputa mit negativem Befund noch Bacillen nachgewiesen.

γ) Durch Anwendung von Chemikalien.

1. Verfahren von BIEDERT: Ein Eßlöffel des mit Glasstab gut gemischten Sputums wird erst kalt mit 2 Eßlöffeln Wasser und 4—8 Tropfen Natronlauge tüchtig verrührt, 5 Minuten stehen gelassen und nochmals bis zu gleichmäßiger Mischung verrührt, dann unter Rühren mit nach und nach weiter zugesetzten 4—6 Eßlöffeln Wasser in einer Schale bis zur Dünnflüssigkeit gekocht. Dann läßt man alles in einem schmalen, hohen Glasgefäß mit konkaver Bodenfläche stehen, gießt bis zu dem in der Kuppe bleibenden Zusatz ab und entnimmt von diesem mit einer Platinnadel mehrere Partikelchen, um sie wie bei den sonstigen Präparaten auszubreiten. Da die Masse durch die Alkalisierung ihre Klebrigkeit eingebüßt hat, tut man gut, sich etwas von dem ursprünglichen Sputum aufzuheben, um mit ihm (oder mit Hühnereiweiß) über den angetrockneten Bodensatz vor dem Durchziehen durch die Flamme einen dünnen Überzug zu breiten.

Auch bei dieser Methode bleiben indes — wie mehrfach angegeben wird — mehr oder weniger Sputumfetzen ungelöst. BIEDERT selbst weist auf die Verschlechterung der Färbbarkeit hin.

2. Anreicherung nach ZAHN. a) Zu 5—15 ccm Sputum Zusatz von 50 ccm Leitungswasser (reine Hähne!) und 5 ccm Normal-NaOH (= etwa 4% NaOH) oder Normal-KOH

(= 5,6% KOH) im Erlenmeyerkolben. b) Unter Schütteln Kochenlassen bis zur Homogenisierung (2—3 Minuten). Erkaltenlassen unter Wasserstrahl. c) Zusatz von 1—2 ccm Normal-$CaCl_2$ (= 5,5% Calc. chloratum siccum) unter Schütteln, wobei zähere Flocken durch Zusatz von einigen Glasperlen besser verteilt werden. d) Zentrifugieren 1—2 Minuten, Abgießen der klaren Flüssigkeit und Nachfüllen aus dem Kochkolben, bis man in der Kuppe von zwei Zentrifugierröhrchen den ganzen Niederschlag konzentriert erhält. In Ermangelung einer Zentrifuge schüttelt man den Kolbeninhalt gut durch und gießt nun die sehr feinflockige Masse in einen mit weichem, angefeuchteten Filtrierpapier armierten Trichter. Calciumchloridzusatz von 2—4 ccm besser. e) Entnahme des gesamten Niederschlages oder des Filterrückstandes (Filter flach ausbreiten) mit Platinöse oder Spatel auf einen Objektträger. Unter leichtem Erwärmen desselben über der Flamme sorgfältiges Verstreichen mittels eines zweiten Objektträgers (anfangs etwas zähere Flocken werden stets durch weiteres Erwärmen und Verstreichen weich, breiartig). f) Das lufttrockene Präparat 3 mal durch Flamme ziehen (2 mal mit Carbolfuchsin aufkochen lassen), mit 3%igem Salzsäurealkohol entfärben, 1—2 Sekunden nachfärben, mit 1%iger Methylenblaulösung sofort unter Wasserstrahl abspülen. Trocknen.

Als Vorzüge werden angegeben: Überlegenheit über das gewöhnliche Verfahren, raschere Ausführbarkeit vor dem übrigen Anreicherungsverfahren, bessere Fixierung, Arbeiten mit nichtvirulentem Material.

3. Ein anderes Verfahren haben neuerdings Brauer und Schmitz angegeben:

Man verdünnt das Sputum mit etwa der gleichen Menge Wasser im Reagensglas, gibt einige Tropfen Ammoniak hinzu und stellt die Röhrchen 15—20 Minuten in ein etwa 50° warmes Wasserbad. Dann wird von einer 10%igen Aluminiumsulfatlösung auf je 10 ccm Sputumflüssigkeit ungefähr 0,5 ccm einer Chloroform-Alkoholmischung (1 : 1) zugegeben und gut durchgeschüttelt. Hierbei tritt ein dichter, weißer Niederschlag auf, der zentrifugiert wird, wobei sich drei Schichten bilden. Die mittlere Schicht, die die Tuberkelbacillen enthält, wird auf einen Objektträger ausgestrichen und nach Lufttrocknen durch die Flamme gezogen. Färben in üblicher Weise.

Die Tuberkelbacillen färben sich infolge der Aluminiumsulfatbeize hierbei sehr schön rot, das Verfahren soll noch etwas bessere Resultate geben als die Antiforminanreicherung, was indes von anderen bestritten wird.

Zum Niederschlagen der Bacillen wurde noch Brom, Milchsäure, Zinkacetat, Eisenchlorid verwendet.

So homogenisieren Ditthorn und Schultz mit 15% KOH (Zusatz von 10% zu dem mit gleichen Teilen sterilem Wasser verdünnten Auswurf), 10—20 im Wasserbad von 50°. Dann zu je 33 ccm des gelösten Auswurfs 1,8—2,0 ccm eines 20% Liquor ferri oxychlorati. Der evtl. durch Zentrifugieren eingeengte braune Niederschlag wird ausgestrichen. Das Verfahren wird verschieden beurteilt. — Karczag benützte 50% Natriumbenzoatlösung unter Erhitzen, wobei sich ein Niederschlag von feinen Klümpchen aus Leukocyten, elastischen Fasern und Tuberkelbacillen bildet, alles andere aufgelöst wird.

4. Verfahren von Mühlhäuser-Czaplewski. Der Auswurf wird mit der 2—4fachen Menge 0,2%iger Natronlauge versetzt, in einem verschlossenen Gefäß kräftig geschüttelt oder mit dem Glasstab verrührt, eventuell unter Mehrzusatz von Natronlauge; das Gemisch in einer Porzelllanschale zum Sieden erhitzt, tropfenweise 10%ige Essigsäure zugefügt, bis die durch Phenolphthalein erzeugte Rotfärbung verschwunden ist, und absitzen gelassen. Es ist darauf zu achten, daß nicht zuviel Essigsäure zugesetzt wird, weil dadurch das Mucin ausgefällt wird und stört.

Das Verfahren wird von Rosenblatt, Pinkus, van Ketel, Beitzke empfohlen, Hempel macht den Einwand, daß durch zu lange Einwirkung der Natronlauge die Färbbarkeit der Tuberkelbacillen leiden könne.

Nebel setzt anstatt der Natronlauge 10 Teile gesättigter Calciumhydroxydlösung zu, Petersen benutzt nach Vorbehandlung mit Kalkwasser noch Kalilauge, Spehl erwärmt auf 56°.

5. Strohschein benutzt zur Auflösung die Wendriner Boraxborsäurelösung auf das Dreifache verdünnt (10 g Borax in heißem Wasser lösen, 15 Borsäure hinzufügen, unter Schütteln weitere 5 g Borax, nach dem Erkalten von den ausgeschiedenen Krystallen abzufiltrieren). Reine Boraxlösung empfiehlt sich nicht wegen ihres zu hohen spezifischen Gewichtes.

6. Hempel säuert mit $^1/_5$ Normal-HCl an und fällt mit Brückeschem Reagens (40 g JK in 200 Wasser gelöst, die Lösung mit 55 g HgJ_2 geschüttelt und bis 500 mit Wasser aufgefüllt, der geringe Überschuß an ungelöst gebliebenem HgJ_2 abfiltriert);

dadurch entsteht ein äußerst feines staubförmiges Sediment, das alle Bacillen enthält, während die darüberstehende Flüssigkeit klar und bacillenfrei ist. Die Methode soll sehr gute Resultate liefern.

Von DITTHORN und SCHULTZ ist 20%ige Eisenchloridlösung, von FEJER - v. SCHULZ 20%iges Zinkacetat benutzt worden.

7. VAN KETELS wendet zur Verflüssigung Acidum carbolicum liquefactum an, so daß eine 5%ige Lösung entsteht. Von STERLING wird das Verfahren empfohlen.

8. ABE sucht das Eiweiß durch eine Lösung von 2 g Sublimat und 10 g Kochsalz in einem Liter Wasser zu fällen und benutzt den Bodensatz zur Untersuchung.

9. R. PFEIFFER und ROBITSCHEK verwandten Mastix zur Fällung, die Tuberkelbacillen finden sich aber nicht immer in der gleichen Schicht.

10. ELLERMANN und ERLANDSEN mischen in einem Meßgefäß ein Volumen Auswurf mit 1/2 Volumen 0,6%iger Sodalösung, lassen 24 Stunden bei 37° stehen, gießen den größten Teil der überstehenden Flüssigkeit ab und schleudern den Bodensatz in einem graduierten Zentrifugengläschen aus; nach Abgießen der Flüssigkeit werden zu einem Teil Bodensatz vier Teile 0,25%ige Natronlauge zugesetzt, nach sorgfältigem Umrühren aufgekocht, zentrifugiert. HILGERMANN und ZITEK sterilisieren einige Zeit nach Versetzen mit Sodalösung noch und untersuchen den zentrifugierten Bodensatz. FOUREST schüttelt mit der gleichen Menge Soda (D = 1,33), setzt Chloroform zu und zentrifugiert. Anreicherung im Häutchen zwischen Chloroform und wässeriger Lösung. ROSEBLÜTH (ARENAsche Methode).

Das Verfahren von ELLERMANN und ERLANDSEN wird von JÖRGENSEN, HERZFELD u. a. empfohlen; es soll günstigere Resultate geben wie die Auflösung durch Antiformin, nur nimmt es ziemlich lange Zeit in Anspruch; manchmal ist die Auflösung auch nicht vollständig. MATSON kombiniert es mit Antiforminbehandlung; dabei soll es ein 12% besseres Ergebnis liefern als das UHLENHUTHsche Verfahren allein.

11. DILG versuchte durch Zusatz von 25%iger Kochsalzlösung und Zentrifugieren die Bacillen als die spezifisch leichteren Bestandteile in der oberen Schicht anzusammeln und durch Zusatz von einigen Tropfen Ammoniak gleichmäßig zu verteilen. Das Verfahren hat anscheinend keine Verbreitung gefunden.

12. SACHS-MÜCKE bringt den Auswurf durch Zusatz von Wasserstoffsuperoxyd zum Schäumen, wodurch ein Teil der Tuberkelbacillen an die Oberfläche mitgerissen wird, die anderen durch gleichzeitige Homogenisierung des Sputums sich sedimentieren. — PETERS empfiehlt das gleiche Verfahren, nach ihm wechselt jedoch die Zahl der mit in die Höhe gerissenen Tuberkelbacillen beträchtlich; das Aufschäumen ist seiner Ansicht nach auch kein Vorteil der Methode. SORGO vermeidet dies dadurch, daß er zunächst zwar ebenso verfährt, dann aber Alkohol und Kalkwasser zugibt, wodurch die Schaumschicht zerstört und das Sputum besser homogenisiert wird.

13. LANGE und NITSCHE verwenden nach Alkalisierung und Homogenisierung des Sputums zur Absonderung der Bacillen das Ligroin (Hexan-Octangemisch), von der Erfahrung ausgehend, daß die Tuberkelbacillen zu Kohlenwasserstoffen bedeutend mehr Adhäsion zeigen, als zu Wasser; gleichzeitig werden sie abgetötet. Dazu werden 5 ccm Sputum mit 5 ccm Normal-Kalilauge in einem Schüttelzylinder umgeschüttelt, 3 Stunden lang in dem Brutschrank bis zur Homogenisierung gebracht, nach Zusatz von 50 ccm Wasser und 2 ccm Ligroin kräftig geschüttelt, so daß eine feinverteilte Emulsion entsteht. Hierauf wird das Gemisch auf dem Wasserbad bei 60—65° so lange gehalten, bis das Ligroin sich vom Sputum scharf trennt. Das Zentrifugieren bleibt somit erspart. Die Tuberkelbacillen finden sich in der Grenzschicht unterhalb des spezifisch leichteren Ligroins. 2,87% positiver Resultate in 975 „negativen" Sputis.

14. Zur Homogenisierung wurde Eau de Chavelle zuerst von BOFINGER und DE LANNOISE und GIRARD empfohlen, UHLENHUTH, XYLANDER und KERSTEN arbeiteten die Methode aus und gaben dadurch Anlaß zu ihrer allgemeineren

Anwendung. Das in den Handel gebrachte Antiformin (zu beziehen durch O. KUHN, Berlin, Dircksenstraße) erhält man durch Umsatz von Chlorkalk mit Soda. Das gebildete unterchlorigsaure Natrium wird von dem ausgefällten Kalk getrennt, dann Natronlauge zugesetzt; die Mischung enthält so 5,32% Chlor und 7,5% Natronlauge. Durch dieses Antiformin wird nicht nur das Sputum homogenisiert, sondern es werden auch alle Bacillen mit Ausnahme der Tuberkelbacillen und verwandter Arten aufgelöst, diese selbst dabei nicht geschädigt.

Die ursprüngliche Vorschrift zur Ausführung der Anreicherung lautete: Zum Sputum wird die gleiche Menge Wasser und soviel Antiformin zugefügt, daß eine etwa 10—15%ige Lösung entsteht, kräftig bis zur Homogenisierung geschüttelt, die durch Verbringen auf das Wasserbad oder in den Brutschrank erleichtert werden kann, zentrifugiert, der Bodensatz einige Male mit Wasser gewaschen oder mit Essigsäure neutralisiert und ausgestrichen; eventuell ist zur besseren Haftung auf dem Objektträger dazu etwas Eiweiß anzuwenden.

JACOBSON, GOERRES, HÜNE, RAU u. a. empfehlen das unveränderte Verfahren; SCHULTZ benützt 2 Teile 50% Antiformin, ebenso VOGELBACH, und verdünnt zum Zentrifugieren mit Wasser, SCHULZE und THILENIUS setzen vor dem Zentrifugieren Alkohol zu, MATSON Natriumcarbonat vor dem Antiformin, LORENZ kocht kurz auf und bereitet das Natriumhypochlorit selbst (zu 215 g Chlorkalk 286 g Soda und 2 Liter Wasser, mischen, absetzen lassen; Chlorgehalt 2%). Resultate gut.

LORENTZ und ROSENKRANZ geben an, mit Natriumhypochlorit allein (215 Chlorkalk + 286 Soda + 2 Liter Wasser geben bei etwa 25% Chlorkalk etwa 1¾ Liter Lösung mit 2 g Chlor in 100 ccm) ebenso gute Resultate mit einigen Vorteilen (schnellere Homogenisierung und bessere Haftbarkeit) erzielt zu haben.

Sehr gründlich ist die Ausarbeitung von HUNDESHAGEN.

a) Direkter Ausstrich eitriger Teilchen, auf einem Ende des Objektträgers in 2 ccm Fläche ziemlich dick ausstreichen.
b) Ein Teil Sputum mit zwei Teilen 50% Antiformin versetzen, unter wiederholtem Umschütteln 20—30 Minuten einwirken lassen.
c) Nach völliger Lösung bis doppelte Menge destillierten Wassers zusetzen, einen Teil in sauberes Zentrifugenglas überfüllen, ½—1 Stunde bei 2000 Umdrehungen zentrifugieren.
d) Restloses Abgießen der überstehenden Flüssigkeit, völliges Umstürzen und so 5—10 Minuten auf Zellstoff oder Watteunterlage stehen lassen, den Bodensatz sorgfältig mit Öse zusammenkratzen, auf 2—4 Stellen in Reihe neben und auf 2 Stellen auf den direkten Ausstrich auftragen.
e) Hoch über Flamme trocknen, fixieren, maximal färben, vorsichtig spülen; mit warmer Luft, nicht mit Fließpapier trocknen.

VOIGT erhielt damit um 5,9% bessere Ausbeute als im einfachen Ausstrichpräparat.

15. BERNHARD und HASERODT verwandten eine Kombination von Ligroin und Antiformin: zu 5 ccm Sputum werden im verschlossenen Zylinder 20 ccm 20%iger Antiforminlösung gegeben, bis zur Homogenisierung öfter geschüttelt, 25 ccm Wasser hinzugefügt und nach nochmaligem Schütteln so viel Ligroin zugesetzt, daß eine 3—5 cm hohe Schicht entsteht. Das Gemisch läßt man bei Zimmertemperatur ungefähr 4—5 Stunden, oder bei 60° auf dem Wasserbade so lange stehen, bis es sich an der Oberfläche völlig abgeschieden hat, dann wird von der unteren Fläche des Ligroins etwas Material mittels Platinöse entnommen und auf einen möglichst engen Bezirk des vorher erwärmten Objektträgers ausgestrichen. Die Tuberkelbacillen finden sich am Rande des Präparates. Eiweißfixation ist hier unnötig.

16. Von HAMMERL wird der Auswurf mit der fünffachen Menge Ammoniak, der Kalilauge bis 1% zugesetzt ist, geschüttelt, nach Homogenisierung der Mischung auf je 15 ccm

der alkalischen Lösung 5 ccm Aceton zugegeben, um das spezifische Gewicht der Flüssigkeit zu erniedrigen und so das Ausschleudern der Bacillen zu erleichtern. Zum Schluß eine halbe Stunde lang zentrifugieren. Statt des Zentrifugierens kann man nach BLASIUS mit Ligroin ausschütteln.

17. LOEFFLER kombiniert Antiformin mit Chloroform und Alkohol. Die genauere Vorschrift lautet: Eine ungefähr abgemessene Menge Sputum wird mit der gleichen Menge 50%igem Antiformin versetzt und über der Flamme aufgekocht. Zu 10 ccm dieser Mischung werden 1,5 ccm einer Mischung zugesetzt, die etwa 10 Teile Chloroform und 90 Teile Alkohol enthält (Zusatz von Alkohol erniedrigt das spezifische Gewicht der Flüssigkeit), ordentlich durchgeschüttelt und zentrifugiert (15 Minuten), bis sich die einzelnen Schichten deutlich abgeschieden haben. Zuunterst ist das Chloroform, dann folgt eine Scheibe, in der sich die Tuberkelbacillen befinden, die oberste ist die homogenisierte Sputumflüssigkeit. Die die Tuberkelbacillen enthaltende Schicht wird im ganzen abgenommen, auf einen Objektträger gebracht, die Flüssigkeit mit Fließpapier abgesaugt und mit Eiweiß fixiert (dem zur Konservierung 0,55%iger Carbol zugesetzt ist), mit einem zweiten Objektträger verrieben und dadurch fein ausgestrichen.

Die Methode hat den Vorteil, daß sie nicht lange, ungefähr 15—20 Minuten, zur Ausführung braucht. Ihre Resultate sind gut und sie findet daher auch vielfach Anwendung.

18. v. ANGERER homogenisiert mit Antiformin, setzt in Röhrchen tropfenweise 5%ige $MgSO_4$ Lösung bis zum eben bleibenden Niederschlag zu. Zentrifugieren, abgießen, Niederschlag durch tropfenweisen Zusatz gesättigter NH_4Cl-Lösung lösen. Hierbei häufig feinflockige Trübung. Bodensatz wie gewöhnlich ausstreichen, fixieren, Salze evtl. durch Wässern des fixierten Präparates entfernen, färben.

19. Äther-Acetonverfahren nach KOSLOW. Der mit Antiformin homogenisierte Auswurf wird mit destilliertem Wasser verdünnt (1 : 10), die gleiche Menge Ätheraceton aa hinzugefügt und das Gemisch in verschlossener Flasche geschüttelt. Durch Stehen sondern sich drei Schichten ab, falls der Antiformingehalt nicht mehr wie 7—8% beträgt, eine obere aus Ätheraceton, eine mittlere, welche die Tuberkelbacillen enthält, und eine untere aus dem homogenisierten Sputum.

GRYSEZ und BERNARD homogenisieren mit Galle und verwenden Äther zur spezifischen Adsorption. HIRTZMANN benutzte ebenfalls Galle; nach RIBEIRO DE SILVA sollen besondere Vorteile nicht herausspringen.

Eine Reihe anderer Verfahren siehe in der zusammenfassenden Darstellung von L. LANGE.

δ) Durch Vermehrung der Tuberkelbacillen.

JOCHMANN versuchte eine tatsächliche Vermehrung der im Auswurf vorhandenen Tuberkelbacillen durch Zusatz von Heyden-Glycerinbouillon bei Bruttemperatur zu erzielen. Das Verfahren unterscheidet sich also prinzipiell von den übrigen, die sich auf die Konzentration der vorhandenen Tuberkelbacillen auf einen bestimmten Raum beschränken. 10 ccm Auswurf werden in sterilem Spitzglas mit eingeschliffenem Stöpsel mit 20 ccm HEYDEN-Bouillon übergossen (Nährstoff Heyden 5 g, NaCl 5 g, Glycerin 30 g, Aqua dest. 1000 ccm, mit oder ohne 5 ccm Normalsodalösung), und 24 (bis höchstens 48) Stunden bei 37° bebrütet. Nach Zusatz von 3 ccm Acid. carbol. liquefactum schütteln, absitzen lassen, Bodensatz untersuchen.

W. HESSE empfiehlt, den Auswurf auf Heyden-Agar-Platten auszustreichen; schon nach 6—8 Stunden tritt eine Vermehrung der Bacillen ein. Klatschpräparate anfertigen. Das Verfahren hat sich nach dem Urteil verschiedener Untersucher sehr bewährt.

Strich und Partsch wandten mit Erfolg die von Korbsch angegebene Anreicherung bzw. Vermehrung durch Zusatz von 4—5%iger Glycerinwasserlösung in Petrischale und 5—7 tägiges Stehenlassen des Auswurfs an. Nach Umrühren Anfertigung mehrerer Präparate.

Kritik der Anreicherungsverfahren.

Sämtliche Anreicherungsverfahren haben mehr oder weniger ihre Nachprüfung gefunden, fast alle sind im positiven wie im negativen Sinne bewertet worden. Manche von ihnen sind, obwohl sie günstige Resultate lieferten, wieder verlassen worden, um anderen neueren Platz zu machen und nicht immer, weil die neueren in Wirklichkeit wesentlich besser waren. Die Beurteilung der Methoden hängt eben auch von subjektiven Momenten und von der Fertigkeit des Untersuchers in ihrer Ausführung ab; es könnte sonst unmöglich sein, daß das gleiche Verfahren in den Händen des einen gute Ergebnisse liefert, von dem anderen als, wenn auch nicht gerade minderwertig, so doch als weniger erfolgreich angesehen wird. Das zeigt auch, daß wir vielleicht auch heute noch keines besitzen, welches allen anderen weit überlegen ist, und zwar nicht nur in der Sicherheit der Resultate, sondern, worauf sehr viel ankommt, auch in der Einfachheit der Ausführung. Immerhin haben einige Verfahren sich mit Recht mehr als andere eingebürgert, früher war es mehr das Spenglersche Verdauungsverfahren, später haben die von Czaplewski und Hensel sowie von Ellermann und Erlandsen angegebenen Methoden allgemeiner sich einer günstigen Beurteilung zu erfreuen gehabt; nach van Ketel soll das erstere überhaupt das einzige sein, bei welchem eine wirkliche Sedimentierung der Bacillen stattfindet; daß vielfach diese recht gering ist, hat Hempel durch Berechnung der im Sediment und in der darüberstehenden Flüssigkeit vorhandenen Bacillen gezeigt, in welcher noch über 40% aller Bacillen gezählt wurden. Augenblicklich ist es das von Uhlenhuth eingeführte Antiforminverfahren, besonders in der Verbindung mit der zuerst von Lange und Nitsche angegebenen Ligroinausschüttelung und in ihren Modifikationen von Bernhardt, Haserodt und Loeffler, das sich allgemeiner Beliebtheit erfreut und wohl auch das Beste leistet. Aber auch ihm sind Einwände gemacht worden, die sich auf verminderte Färbbarkeit der Tuberkelbacillen, schlechte Haftbarkeit der dieselben enthaltenden Schicht auf dem Objektträger beziehen. Nach Matson soll unter Umständen sogar eine Auflösung der Bacillen stattfinden, bei richtiger Handhabung kommt sie aber doch kaum in Betracht.

Betrachtet man die Resultate einzelner Untersucher, so scheint die Anreicherung viel zu leisten. Wenn z. B. Haserodt angibt, unter 158 Fällen 23 mal Tuberkelbacillen nur mittels Anreicherung entdeckt zu haben, und Hobbel in 28%, so erscheint das zunächst als ein außerordentlicher Gewinn. Demgegenüber berichten Hundeshagen von 7,75%, Blasius von 2,13% und Lange und Nitsche von 2,87%, L. Lange neuerdings von nur 1,4%. Engelsmann und Konrich geben zu, keine wesentlichen Vorteile erzielt zu haben. Unwillkürlich drängt sich dem Kritiker daher die Frage auf, mit welcher Sorgfalt ist der Auswurf im einfachen altgewohnten und richtig hergestellten Präparate untersucht worden? Hätte man nicht doch bei genauerem Nachsehen Bacillen entdeckt, wie es von Lange auch tatsächlich geschehen ist? Die Aussicht, durch ein Konzentrierungsverfahren mit größerer Sicherheit ein positives Resultat zu erzielen, führt zweifellos manchen Untersucher dazu, den althergebrachten Methoden nicht die Sorgfalt zuzuwenden, die ihr von früheren Untersuchern gewidmet worden sind. Kossel spricht sich daher ganz offen dahin aus, daß „die Verfeinerung des mikroskopischen Nachweises durch derartige

Methoden nicht ohne Gefahr für die Zuverlässigkeit der Ergebnisse" sei und daß eine „wiederholte sorgfältige Untersuchung des Auswurfes verdächtiger Kranker im direkten Ausstrichpräparat trotz aller Fortschritte in der Anreicherungstechnik nicht warm genug empfohlen werden" könne. Bei den verschiedenartigen Manipulationen der Anreicherungsverfahren sind Verunreinigungen leichter möglich, man denke nur an die im nicht frisch destillierten Wasser enthaltenen säurefesten Stäbchen und den Bodensatz schlecht gereinigter Zentrifugenröhrchen. Zumal für den Praktiker wird es daher nach wie vor das beste sein, Abstrichpräparate in nicht zu kleiner Zahl und von der richtigen Stelle des Sputums entnommen, gehörig durchzumustern. Anderseits scheint bei der Menge des zur Anreicherung verwendeten Materiales die Wahrscheinlichkeit, bequem und mit erhöhter Sicherheit vorhandene Bacillen aufzufinden, größer. Lange und Lindemann konnten so noch etwa 10 Bacillen auf 1 ccm Blut (bei künstlichem Zusatz) nachweisen, dem gegenüber Matson angab, erst bei 55000 Bacillen im Kubikzentimeter den Nachweis ihres Vorhandenseins mittels einfachen Aufstriches führen zu können. Es muß also immer wieder betont werden, daß bei gehöriger Sorgfalt in der Herstellung und Durchsicht des gewöhnlichen Präparates die Sicherheit des Auffindens fast ebenso groß ist, nur nimmt man sich gewöhnlich nicht mehr so viel Zeit wie Koch und seine Mitarbeiter.

2. Färbung.

Die Tuberkelbacillen nehmen nach den gewöhnlichen Verfahren keine Farbe an, sondern verhalten sich sehr resistent dagegen, geben aber den einmal aufgenommenen Farbstoff auch wieder schwer ab. Diese Eigentümlichkeit beruht

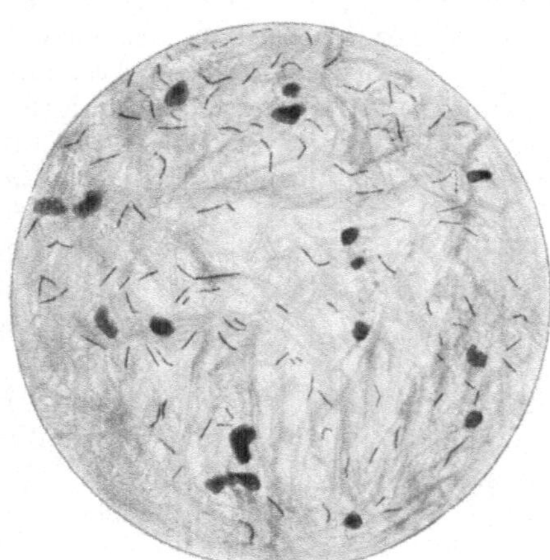

Abb. 101. Tuberkelbacillen, granuläre Form in Lymphocyten-Sputum. Ziehl-Neelsen modif. Öl-Imm. $^1/_{12}$, Ok. 4.

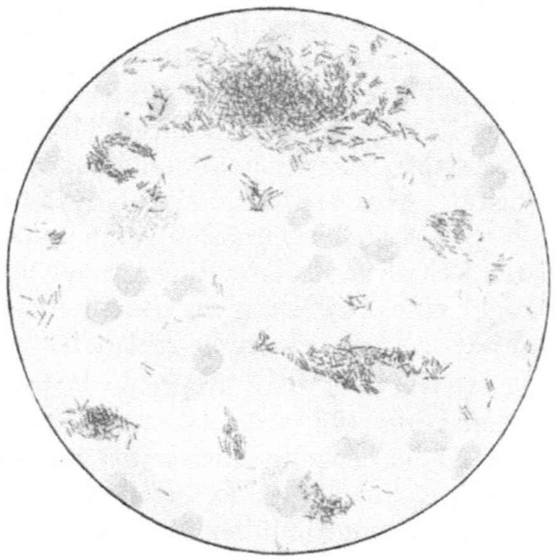

Abb. 102. Tuberkelbacillen, aus Kavernen-Sputum, in Nestern. Färbung nach Ziehl-Neelsen modif. Öl-Imm. $^1/_{12}$, Ok. 1.

wahrscheinlich auf dem Vorhandensein einer wachsartigen Substanz in ihnen, nach Much sollen neuerdings die im ganzen Leib vorhandenen Fettsäuren die Ursache derselben sein. Vor allem sind sie resistent gegen die Behandlung mit Säuren. Die ursprünglich angewandten Verfahren durch Zusatz von Alkalien zur Farbstofflösung (alkalisches Methylenblau oder Fuchsin bzw. Methylviolett in Anilinöl) und nachfolgende Behandlung mit Säure und $60^0/_0$igem Alkohol sind später wieder aufgegeben worden, nachdem man gesehen hatte, daß zur Beizung die saure Reaktion den gleichen Dienst leistete, wie die alkalische. Seitdem bedient man sich des ZIEHLschen Verfahrens in seinen verschiedenen Modifikationen, die alle auf der Säurefestigkeit des Tuberkelbacillus fußen. Mit der Konzentration der Säuren zur Entfärbung der übrigen Bakterien ist man immer weiter heruntergegangen. Neuerdings sind zu besonderen Zwecken allerdings wieder Färbemethoden in Aufnahme gekommen, nach welchen mit basischen Anilinfarben gefärbt wird, nur muß die Färbung in der Wärme und nicht zu kurze Zeit erfolgen. Gegen Entfärbungsmittel sind die Bacillen dann aber nicht so widerstandsfähig.

Zwischen Antiformin- und ZIEHL-Festigkeit ist zu trennen; nicht ZIEHLfeste Bacillen können antiforminfest sein, was beweist, daß ihre Hülle noch immer einen Fettkörper enthält.

α) Auf der Säurefestigkeit beruhende Methoden.

1. Nach ZIEHL-NEELSEN. Aufbringen eines ausgesuchten Sputumteilchens mittels Nadel auf einen Objektträger oder ein Deckglas (evtl. nach Homogenisierung des Auswurfs, bei schlechtem Haften unter Zusatz von etwas steril aufbewahrter Mischung von Serum mit Bouillon). Gleichmäßige Verteilung durch Überdecken mit einem zweiten Objektträger bzw. Deckglas und nicht zu heftiges Vorbeiziehen. Man kann auch mit einer Platinöse das Sputumpartikelchen möglichst fein verreiben.

Nach SPENGLER läßt sich auf dem Deckglas in folgender Weise anreichern: Man mischt 5—6 kleine Sputumteilchen auf dem Deckglas und fährt während der Ausbreitung von Zeit zu Zeit durch die Flamme, trocknet so die dünnsten Lagen und überschichtet diese dann durch weiteres Überstreichen mit neuen Sputumlagen, bis eine vollkommen gleichmäßige Verteilung erfolgt ist. Zur Entnahme der Sputumpartikelchen empfiehlt SPENGLER einen an der Innenseite mit der Feile gerippten Platinhaken.

Lufttrocknen (muß vollständig sein, da das Präparat bei der Fixation sonst verbrennt).

Fixation durch dreimaliges, nicht zu rasches Durchziehen durch die nicht leuchtende Flamme.

Färbung mit Carbolfuchsin (1,0 Fuchsin, 10 ccm Alkohol, 90 ccm 5%iger Carbolsäure), das in nicht zu geringer Menge auf dem mit einer Cornetzange gefaßten Objektträger aufgetropft wird, unter vorsichtiger Erwärmung bis zur Dampfbildung, evtl. unter zwei- bis dreimaligem Zurückziehen aus der Flamme; es kann auch dreimal ganz kurz aufgekocht werden.

Abkühlen des Objektträgers, Abspülen mit Wasser.

Entfärben mit einer verdünnten Mineralsäure, ursprünglich 25%iger Schwefelsäure. Mit der Stärke der Säure ist man nach und nach weiter heruntergegangen bis auf 5%, oder hat statt der Schwefelsäure 5—20%ige Salpetersäure oder 3—5%ige Salzsäure verwendet. Neuerdings wird sehr viel 1—5%-iger Salzsäure- oder Schwefelsäurealkohol genommen (statt des Alkohols auch Brennspiritus). Recht übersichtlich zum Suchen ist die Entfärbung (und Gegenfärbung) mit 1% (auch 1‰) Kaliumpermanganatlösung nach WEISS, auch nach vorangegangener Methylenblaufärbung.

Abspülen mit Wasser, bis das Präparat ungefärbt erscheint.

Nachfärben mit 1%iger wässeriger Methylenblaulösung 1—2 Minuten.

Abspülen mit Wasser, bis nicht mehr merkbar viel blauer Farbstoff abgeht.

Trocknen.

Die Tuberkelbacillen erscheinen leuchtend rot auf blauem Grunde, die übrigen Bakterien blau; allzuheftiges Erhitzen ist zu vermeiden, da die Tuberkelbacillen dadurch gebräunt werden und ihre Form verlieren.

Eine Modifikation der ZIEHLschen Färbung, die infolge der weitgehenden Aufhellung Ausgezeichnetes leistet, gibt KERSENBOOM an:

1. Färben 1—2 Minuten mit heißem Carbolfuchsin.
2. Abspülen mit Wasser.
3. Entfärben mit 20% Salpetersäure.
4. Abspülen mit Wasser.
5. Behandlung mit Pikrinsäurealkohol 1—2 Minuten.
6. Entfärben mit 70% Alkohol.
7. Abspülen mit Wasser.
8. Kontrastfärbung mit stark verdünnter Methylenblaulösung (evtl. LOEFFLERs Methylenblau) 1—2 Sekunden.
9. Abspülen mit Wasser 10—15 Sekunden.
10. Trocknen in der Luft oder hoch über der Flamme.

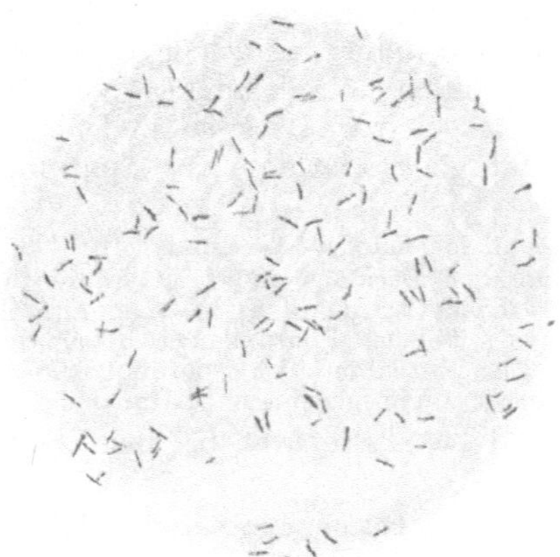

Abb. 103. Färbung nach ZIEHL, Entfärbung mit Chromsäurealkohol. 1/12 Öl-Imm., Ok. 1.

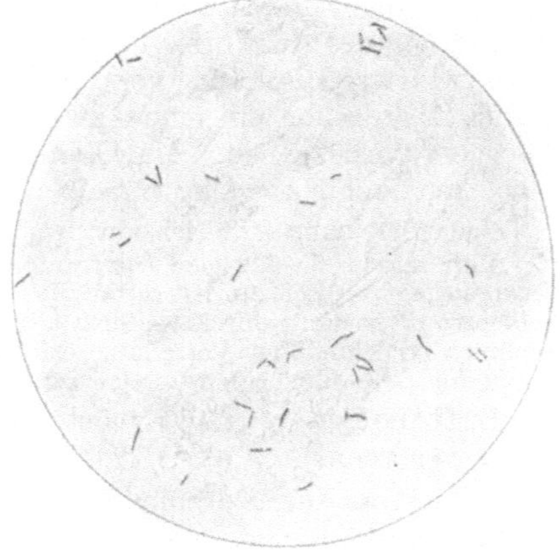

Abb. 104. Färbung nach ZIEHL, Entfärbung mit Kaliumpermanganat. 1/12 Öl-Imm., Ok. 1.

Sehr schön lassen sich nach der „Leuchtbildmethode" E. HOFFMANNs die Tuberkelbacillen (wie Leprabacillen, Streptothricheen, Spirochäten), die nach ZIEHL-NEELSEN gefärbt sind, mittels des ZEISSschen Hell-Dunkelfeld-(Wechsel-)Kondensators ausführen, nach Zwischenschaltung einer Mattscheibe zwischen Lichtquelle (LEITZsche Liliputbogenlampe) und Planspiegel. Nötig sind auch gute Objektträger von 1 mm Dicke. Nach KEINING fallen die Tuberkelbacillen dabei durch ihre leuchtend grüne Farbe, ihre schlanke Form, Granulierung und Lagerung in Nestern auf. Dabei leuchten auch die schlecht gefärbten und die durch Methylenblau verdeckten Bacillen in brauner Umgebung auf, die sonst der Untersuchung entgehen. Besonders deutlich werden die Granula dargestellt. Farbniederschläge des Carbolfuchsins erzeugen andere Farbenerscheinungen.

DAHM fand auf diese Weise in einer Minute doppelt so viele Bacillen als im Hellfeld, stets waren es auch erheblich mehr Stäbchen.

Benützt man die feuchte Fixierung (s. S. 131), so ist nach LIEBMANN auf folgende Weise zu verfahren:

1. Färben in ZIEHLschem Carbolfuchsin, 24 Stunden kalt oder 3 Stunden im Brutschrank.

2. Differenzieren in Salzsäurealkohol bis zur Rosafärbung des Ausstriches.
3. Wässern.
4. Nachfärben mit beliebiger Kontrastfarbe.
5. Entwässern in steigendem Alkohol, Xylol, Canadabalsam.

MUCH färbt zur Verbesserung der Bilder 24 Stunden lang; zum Entfärben benutzt er 5%iges Anilinchlorhydrat für einige Sekunden. — PETERS wendet zur Entfärbung eine Mischung von 0,5 Natriumhydrosulfit, 25 Aqua destillata und 25 konzentrierte Essigsäure an. Auch die zur Gegenfärbung von ULRICHS empfohlene Chromsäure (1% Chromsäurealkohol) gibt sehr gute Bilder; ebenso die von M. WEISS angegebene Nachfärbung mit 1‰ Kaliumpermanganat, 3—5 Minuten (oder mit 1%iger Lösung, einige Sekunden).

KONRICH entfärbt mit 10% wässeriger Natriumsulfitlösung bis zur völligen Entfärbung, was bei frischer Lösung und dünnem Ausstrich einige Sekunden, sonst bis zu einigen Minuten dauert. Nachfärbung mit wässeriger Malachitgrünlösung (ges. w. L. 50, Wasser 100). Nach KONRICH ist die Zahl der färbbaren Bacillen größer als nach ZIEHL-NEELSEN, da die Entfärbung schonender, die Sulfitfestigkeit der Bacillen größer als die Säurefestigkeit ist. — BERNBLUM empfiehlt die Methode.

2. GABBET empfahl eine Kombination der Entfärbung in Säure und Nachfärbung in folgender Weise:

Färbung wie bei 1. mit Carbolfuchsin.
Abspülen mit Wasser.
Entfärbung und Nachfärben in einer Lösung von 1—2 g Methylenblau in 100 ccm 25%iger Schwefelsäure unter Bewegen des Präparates für etwa 1—2 Minuten.

Diese Färbung wird wegen ihrer Nachteile — schwere Modifikation der Farbintensität, Unmöglichkeit der Trennung von ähnlichen Stäbchen, die weniger säure- bzw. säurealkoholfest sind, nur mehr wenig angewendet.

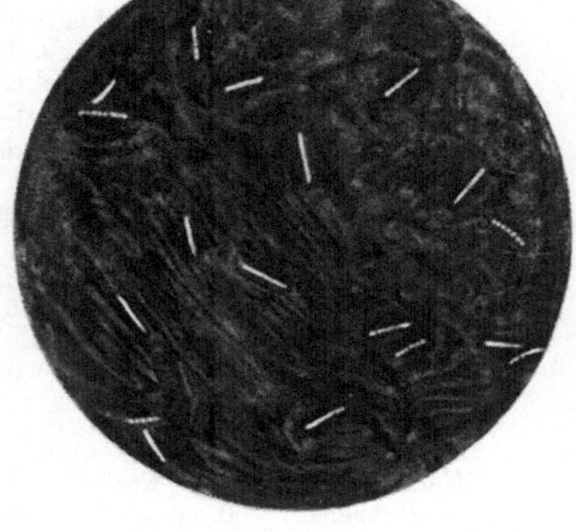

Abb. 105. Färbung nach der Leuchtbildmethode von E. HOFFMANN. 1/12 Öl-Imm., Ok, 3.

3. Zur Färbung intracellulär gelagerter Tuberkelbacillen gibt ASSMANN folgendes Verfahren an:

Färbung mit Carbolfuchsin wie üblich.
Entfärben mit 5%iger Schwefelsäure und Alkohol, Abspülen, Trocknen.
Überfärbung mit dem MAY-GRÜNWALDschen Farbgemisch 3 Minuten lang.
Verbringen des Präparates in 20 ccm destilliertes Wasser, dem 5 Tropfen einer 5‰ Kaliumcarbonatlösung unter kräftigem Umschütteln zugesetzt sind und Bewegen der Schale, bis gleichmäßige Lösung erzielt ist durch 5 Minuten hindurch.
Nicht abspülen, sondern Flüssigkeit abtropfen und Präparat trocknen lassen.

4. BOIT färbt folgendermaßen:

Fixierung und Färbung mit Carbolfuchsin wie üblich.
Abspülen in Wasser.
Entfärben in 15% Salpetersäure, Abspülen in 60% Alkohol.
Gegenfärbung mit ges. alkohol. Tropäolinlösung, 5—6 Tropfen, wenige Sekunden.
Abspülen in Wasser, Trocknen.
Hüllen und Bacillensplitter werden blaßrot bis rot, die intrabacillären Granula dunkelrot; der Grund des Präparates ist dunkelgelbrötlich gefärbt.

5. Die EHRLICH-KOCHsche Methode findet für den Auswurf zwar kaum mehr Anwendung, soll aber doch hier erwähnt werden. Die dazu verwendete Anilingentianaviolettlösung wird auf folgende Weise hergestellt:

Die Kuppe eines Reagensglases wird mit Anilinöl gefüllt, das Glas mit Wasser weit aufgefüllt und gut durchgeschüttelt (man kann auf 5 Teile Anilinöl 100 Teile Wasser dazu abmessen). Nach Absitzen des ungelösten Restes des Anilinöles wird durch ein mit Wasser befeuchtetes Filter filtriert, auf welchem das Anilinöl zurückgehalten wird. Zu dem Filtrat wird soviel einer konzentrierten alkoholischen Fuchsinlösung hinzugefügt, daß sich ein schillerndes Häutchen auf der Oberfläche bildet — (nach WEIGERT eine Mischung von 11 ccm konzentrierter alkoholischer Methylviolettlösung und 100 Anilinwasser hergestellt). KOCH empfiehlt zur Haltbarmachung der Lösung einen Zusatz von 10 ccm absolutem Alkohol auf 100 ccm Farblösung, sonst muß die Lösung stets frisch bereitet werden.

Die Färbung geschieht wie folgt:

Aufstrich und Fixation wie gewöhnlich.

Auftropfen der Farblösung und Erwärmung des Präparates bis sich Dämpfe entwickeln.

Ungefähr 5 Minuten erwärmt stehen lassen.

Entfärben mit 30%iger Salpetersäure einige Sekunden lang.

Hin und Herschwenken in 60%igem Alkohol.

Nachfärben mit 1 : 10 verdünnter Methylenblaulösung oder mit 1 : 10 verdünnter alkoholischer Bismarckbraunlösung; auch Malachitgrün in verdünnter saurer Lösung oder wässeriger Safraninlösung kann benutzt werden.

6. „Hüllenmethode“ von C. SPENGLER.

Alkalisieren des Präparates durch kurze Behandlung mit 1%iger Natron- oder Kalilauge.

Trocknen, Fixieren in der Flamme.

Färbung mit LÖFFLERS Methylenblau 1—2 Minuten.

Abspülen mit Wasser.

Carbolfuchsin bis zur Dampfbildung, Wasserspülen.

Nachfärben mit Methylenblau unter langsamem Zusatz von 1—2 Tropfen 15%iger Salpetersäure zum Methylenblau.

Wasserspülen durch einige Sekunden, Trocknen.

SPENGLER spült auch nach der Ziehlfärbung mit 60% Alkohol ab, setzt einen Tropfen LÖFFLERS Methylenblau zu und entzündet den Alkohol unter Ausbreitung des Methylenblautropfens.

Mit dieser Färbung sollen nach SPENGLER die Perlsuchtbacillen größer als die menschlichen Tuberkelbacillen erscheinen. Ihr Wert beruhe auf der Darstellung der sog. Hülle der Tuberkelbacillen, deren Vorhandensein neuerdings bestritten wird. Der Wert der Methode wird daher auch angezweifelt, ganz abgesehen davon, daß das von SPENGLER angegebene häufige Vorkommen bzw. die Mischinfektion menschlicher und boviner Tuberkelbacillen von den meisten Untersuchern völlig in Abrede gestellt wird.

7. Pikrinsäurefärbung nach C. SPENGLER.

Carbolfuchsinfärbung wie üblich.

Nach Abgießen des Fuchsins Zusatz von Pikrinsäurealkohol (50 ccm ESBACHS Reagens + 50 ccm absoluten Alkohol oder gesättigte wässerige Pikrinsäure) 2—3 Sekunden lang, dazu 3—4 Tropfen 15%iger Salpetersäure.

Wiederholung des Zusatzes von Pikrinsäurealkohol 5—10 Sekunden.

Aufgießen von 15%iger Salpetersäure einige Sekunden lang.

Abspülen mit Alkohol.

Kontrastfärbung.

Die Färbung soll nach FUCHS-WOLFRING oft noch Stäbchen anzeigen, wo nach ZIEHL nichts zu finden ist. JÖTTEN und HAARMANN empfehlen gleichfalls die Färbung mit einer geringen Modifikation, ebenso GESCHKE.

Auch die Behandlung mit 1%iger wässeriger Pikrinsäure gibt gute Resultate. KARCZAG empfiehlt Entfärbung durch Oxydation (2—3 Tropfen 5% H_2O_2 und 1 Tropfen 20% Eisenchloridlösung), wobei nur die Tuberkelbacillen nicht entfärbt werden.

8. Färbung nach HERRMANN-CAAN-BERKA (s. Abb. 107, S. 350).

Nach Fixierung des Präparates Färben in einer Lösung von 1%igem wässerigen Ammoniumcarbonat 3 Teile und 3%iger alkoholischer Krystallviolettlösung 1 Teil bis zur Dampfbildung.

Die Farblösung 1 weitere Minute auf dem Präparat belassen.

Entfärben in 10%iger Salpetersäure und 96%igem Alkohol bis zur blaßblauen Färbung.

Abspülen mit Wasser, Trocknen.

Gegenfärben mit Bismarckbraun (Bismarckbraun 2,0, 95%iger Alkohol 60, Aqua destillata 40).

Die Gegenfärbung kann auch mit 1%iger wässeriger Eosinlösung erfolgen. Auch Vorfärbung mit Carminlösung ist empfohlen worden.

Die Methode gibt sehr gute Resultate, da die Tuberkelbacillen sehr distinkt gefärbt werden. Die Zahl der granulierten Stäbchen soll größer sein als nach MUCH.

9. Färbung nach BIFFI (s. Abb. 106).

Fixierte Deckglasausstriche mit gesättigter wässeriger Krystallviolettlösung (8 bis 10 Tropfen) überdecken und 1 Tropfen verdünnter Ammoniaklösung zugeben.
Bis nahe zum Kochen erhitzt und einige Sekunden stehen lassen, Farbe abgießen.
Mit $30^0/_0$iger Salpetersäure oder $25^0/_0$iger Schwefelsäure entfärben.
Abspülen, zwischen Fließpapier trocknen.
Lufttrocken in 1 Tropfen jodiertem Vaselinöl auf Objektträger montieren (zu 30 ccm Vaselinöl einige Jodkrystalle fügen und wenn die Flüssigkeit stark rotviolette Färbung angenommen hat, in ein anderes Gefäß übergießen).
Die Tuberkelbacillen heben sich dunkelschwarz auf hellgelbem oder bläulichem Grunde sehr scharf und deutlich ab.

10. SCHAEDEL hat für Farbenblinde folgende Färbung erprobt:

1. Färbung mit Methylviolett BN. (die konzentrierte alkoholische Stammlösung wird zum Gebrauch filtriert und mit 9 Teilen $2^0/_0$ Carbolwasser vermischt) — entweder durch 3maliges kurzes Aufkochen über der Flamme unter 3—5maliger Erneuerung des Farbstoffes oder durch 6stündiges Färben im Brutschrank oder 24stündiges bei Zimmertemperatur.
2. Abspülen mit scharfem Wasserstrahl.
3. Entfärben in $3^0/_0$ Salzsäurealkohol, bis das Präparat grau geworden ist oder nur mehr leicht violetten Schimmer zeigt. Zu starke Entfärbung ist nicht zu befürchten.
4. Abspülen.
5. Gegenfärbung mit Bismarckbraun oder Chrysoidin 2 Minuten.

Dabei gelangt auch die granuläre Form zur Darstellung; besondere Einfachheit der Ausführung und Sicherheit in der Deutung der Resultate wird ihr nachgerühmt.

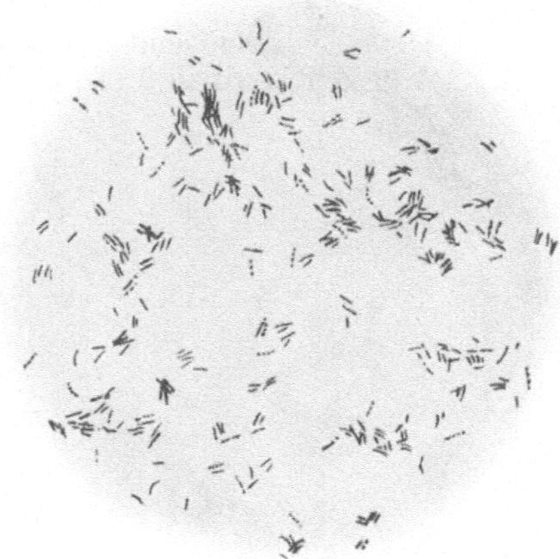

Abb. 106. Tuberkelbacillen, Färbung nach BIFFI. Zeiß Öl-Imm. 2,0 mm, Ok. 3.

β) Auf der Alkalifestigkeit beruhende Färbung.

GASIS versuchte die Alkalifestigkeit des Tuberkelbacillus nach Vorbehandlung mit Säuren zur Unterscheidung gegenüber ähnlichen Stäbchen zu verwenden und gab dafür folgendes Verfahren an:

Färbung durch 1—2 Minuten in der Hitze mit folgendem Gemisch: 5 ccm einer $1^0/_0$igen Eosinlösung (hergestellt aus 1 g Krystalleosin, 5 ccm Alkohol absolutus, 95 ccm Aqua dest.) werden mit einem linsengroßen Stück Quecksilberchlorid (reines Sublimat, keine Sublimatpastillen!) im Reagensglas langsam unter Umschütteln gekocht, bis die Farblösung in Schwebefällung versetzt ist.
Nach dem Erwärmen die Mischung 1 Minute auf dem Präparat belassen.
Abspülen mit Wasser.
Entfärben mit einer Lösung von 0,5—1,0 Kalilauge, 1,0 Jodkali, 100 ccm $50^0/_0$igem Alkohol, bis die rote Farbe verschwunden ist und weißgrüne Farbe auftritt.
Abspülen mit absolutem Alkohol, dann mit Wasser.
Nachfärben mit Methylenblau (1,0 krystallisiertes Methylenblau, 10 ccm Alkohol absolutus, 0,5 Salzsäure, 90 ccm Aqua dest., 2—3 Sekunden lang.
Spülen in Wasser.

Im Gegensatz zu den Tuberkelbacillen sollen die Smegmabacillen nicht alkalifest sein und so eine Unterscheidung beider Arten ermöglicht werden. Nach anderen Untersuchern sind die Resultate infolge wechselnden Verhalten der einzelnen Smegmabacillenstämme unzuverlässig.

Nach TELEMANN kann man statt mit Eosin mit Carbolfuchsin färben und mit einer Lösung von Alkalialkohol (1 Teil $30^0/_0$ige Kalilauge, 3 Teile $60^0/_0$iger Alkohol) entfärben.

Mit Alkali behandelte Tuberkelbacillen erscheinen nach HATANO stets etwas dicker als mit Säure gebeizte.

γ) Färbungen, die mit Jodeinwirkung verbunden sind.

1. Die schon früher angewandte Gramfärbung der Tuberkelbacillen wurde zur Darstellung der Granula von MUCH in folgender Weise modifiziert:

10 ccm einer gesättigten alkoholischen Lösung von Methylviolett BN. (Grübler) werden mit 90 ccm einer $2^0/_0$igen Phenollösung gemischt und filtriert. Vor dem Gebrauch muß die Farblösung jedesmal von neuem filtriert werden. Sie muß ferner dunkelviolett aussehen; tritt ein heller Farbton ein, so ist sie wohl noch für die gewöhnliche Gramfärbung benutzbar, aber unbrauchbar zur Darstellung der MUCHschen Formen. Nach 3 Tagen wird sie wertlos.

Färben durch 24—48 Stunden bei Zimmertemperatur oder 3 maliges Aufkochen über der Flamme unter jedesmaliger Erneuerung des Farbstoffes.

Ohne vorangehende Wasserspülung in Jodjodkalilösung verbringen (Jod 1, Jodkali 2, Aqua dest. ad 300) und dort 5—10 Minuten belassen.

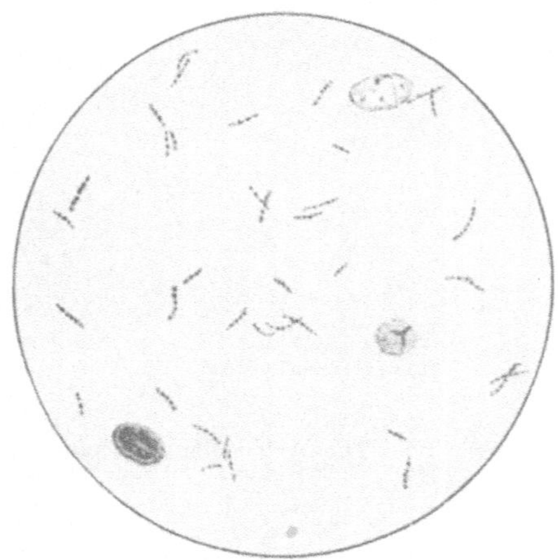

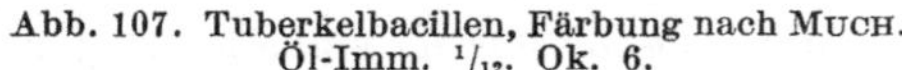

Abb. 107. Tuberkelbacillen, Färbung nach MUCH. Öl-Imm. $^1/_{12}$. Ok. 6.

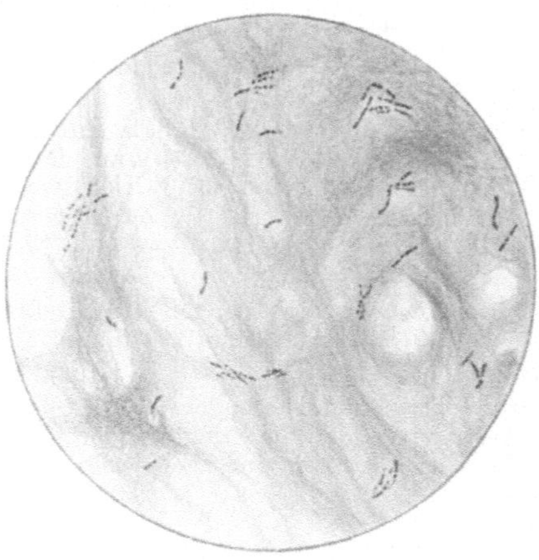

Abb. 108. Tuberkelbacillen. Färbung nach HERMANN-CAAN-BERKA. Öl-Imm. $^1/_{12}$, Ok. 4.

Wasserspülen.

Entfärben in $5^0/_0$iger Salpetersäure 1 Minute, in $3^0/_0$iger Salzsäure 10 Sekunden.

Aceton-Alkohol āā bis zur Entfärbung.

Abspülen mit Wasser.

Kontrastfärbung in wässeriger Safraninlösung.

Erwähnt sei hier ausdrücklich, daß niemals alle Bakterien (nicht nur die Tuberkelbacillen) gleichmäßig die Gramfärbung — ähnlich wie jede andere Farbe — annehmen; die Färbung wird schlechter, sowie es dezimierte Exemplare sind.

2. Färbung nach KRONBERGER.

Färben mit der gebräuchlichen Carbolfuchsinlösung unter Erwärmen bis zur ersten schwachen Dampfbildung.

Entfärben mit $15^0/_0$iger Salpetersäure.

Abspülen mit $60^0/_0$igem Alkohol.

Aufgießen von offizineller Jodtinktur, die mit dem vierfachen Volumen $60^0/_0$igen Alkohols verdünnt ist, Einwirkung einige Minuten lang.

Abspülen der Jodlösung mit starkem Wasserstrahl (wodurch Jodniederschläge sicher vermieden werden).

Trocknen, Einbetten.

Untergrund gelbrot, Tuberkelbacillen hellrosa, bisweilen leuchtendrot. Jedes Stäbchen führt die dunkelrot bis schwarz gefärbten Granula ziemlich regelmäßig in Abständen voneinander. Nie Stäbchen ohne Sporen, nicht selten einzelne Sporen.

3. PORGES empfiehlt Färbung nach ZIEHL, Entfärbung und Gegenfärbung in salzsaurer alkoholischer Jodlösung (10% Jodtinktur, 8% konzentrierte Salzsäure) für einige Minuten, gründliches Abspülen im Wasserstrahl, Trocknen zwischen Fließpapier.

Die Tuberkelbacillen erscheinen rot mit schwarzen Granulis, der Grund ist gelblich gefärbt. Andere säurefeste Stäbchen sollen sich nach dieser Methode nicht färben.

4. Färbung nach VON BETHEG.

Färbung in Dahlialösung 5 Minuten bei Zimmertemperatur (2 g Dahlia pur. in 20 ccm 95%igem Alkohol gelöst, dazu 50 g Aqua dest. und 4—5 Tropfen Carbolsäure).

Wasserspülen.

Jodjodkali für einige Sekunden.

Differenzieren in absolutem Alkohol.

Die Methode wird verschieden bewertet, MUCH spricht ihr jede Bedeutung ab.

δ) Doppelfärbungen.

Die angegebenen Doppelfärbungen dienen zur gleichzeitigen Darstellung der säure- bzw. alkalifesten, sowie der grampositiven Teile der Tuberkelbacillen.

1. Nach MUCH-WEISS.

Präparat 1—2 Tage lang bei Zimmertemperatur oder 4 mal über der Flamme bis zum Aufkochen unter jedesmaliger Erneuerung des Farbstoffes färben mit einem Gemisch von 3 Teilen Carbolfuchsin und 1 Teil Methylviolett (s. o.).

LUGOLsche Lösung 5—10 Minuten.

Entfärben in 5%iger Salpetersäure 1 Minute und 3%iger Salzsäure 10 Sekunden.

Aceton-Alkohol āā bis kein Farbstoff mehr abgeht.

Wasserspülen, Trocknen.

Die Stäbchen färben sich rötlich, die verschiedenen Granula dunkelviolett.

2. Nach KNOLL.

Stammlösungen: a) konzentrierte alkoholische Methylviolettlösung.
b) konzentrierte alkolische Fuchsinlösung. (Fuchsintablette 1, Alkohol abs. 10, Aqua dest. 100.)

Mischung: 1 ccm der Stammlösung B auf 10 ccm einer 3%igen Resorcinlösung geben, Hinzufügen der Lösung A, bis die Farbe auf Fließpapier einen Fleck mit violettem Zentrum und hellrotem Saum aufweist. Die Mischung ist sofort gebrauchsfertig, hält sich aber nur wenige Tage.

Färbung: Nach Auftropfen der Mischung Färbung, bis Dämpfe abgehen 5 Minuten lang, die letzte Minute bis Blasen springen, oder Färbung bei Zimmertemperatur 24 Stunden hindurch.

Behandeln mit LUGOLscher Lösung $1^1/_2$—2 Minuten oder in einer Lösung, die 5,0 Jodkali, 66,0 3%iges Wasserstoffsuperoxyd, 34,0 destilliertes Wasser enthält.

Differenzieren in 2%igem Salzsäure-Alkohol.

Entfärben in reinem Aceton, bis das Präparat rot erscheint.

Entfernen des Acetons mit absolutem Alkohol; Xylol, Canadabalsam.

Der Farbstoff kann auch in Kapseln (von Grübler-Leipzig) bezogen werden. Der Inhalt der Kapsel reicht für 200 ccm fertiger Farblösung, die sich 2—3 Tage lang hält und für 8 Objektträgerpräparate genügt.

Lösung des ganzen Kapselinhaltes in 4 ccm absolutem Alkohol, Auffüllen mit destilliertem Wasser auf 20 ccm, dann wie oben färben. Die Differenzierung erfolgt in Salzsäurealkohol, bis die ersten blauen Wolken sich den Fuchsinabgängen beimischen.

Mit dieser Färbung kann man nach KNOLL blaue Körnchen in roten Bacillenleibern, sowie abwechselnd rote und blaue Körnchen in ein und derselben Reihe neben schwarzblau gefärbten Bacillen und eben solchen Körnerreihen nachweisen.

3. HATANO färbt zuerst nach GRAM, dann nach ZIEHL, dann wieder nach GRAM, BERGER zuerst nach GRAM und dann nach ZIEHL. Entfärbung mit 1%igem Salzsäurealkohol; dabei sollen mehr gefärbte Bacillen wie nach der MUCHschen Methode erscheinen.

f) Menge.

1. Quantitative Zählmethoden.

Zur genaueren Berechnung der Zahl der Tuberkelbacillen im Auswurf sind verschiedene Verfahren angegeben worden, die teils das native, teils das homogenisierte Sputum benutzen. Sie haben alle mehr theoretisches wie praktisches Interesse. Ihre Zahl kann außerordentlich groß sein; NUTTAL berechnete in einem Falle bis 4,3 Milliarden Bacillen als Tagesmenge.

Ausführung: 1. Zum Zwecke der Auszählung homogenisiert NUTTAL den Auswurf mit Kalilauge, schüttelt mit feinem, sterilisiertem Kies und gestoßenem Glas und läßt die feinverteilte Bacillenemulsion rasch in eine Bürette laufen, aus der er ise tropfenweise entleert. Die Größe des Tropfens wird dadurch berechnet, daß man einen Objektträger ohne und mit Tropfen genau wägt. Durch Aufstreichen und Färben eines Tropfens erhält man die Zahl der in einem Gesichtsfelde vorhandenen Bacillen.

Ähnlich verfahren STROHSCHEIN, AMMAN und KLEBS nach Homogenisierung des Sputums in der oben von ihm beschriebenen Weise.

2. HEMPEL berechnet den Gehalt einer Platinöse an homogenisiertem Sputum entweder nach dem Gewicht, oder nach dem Volumen, indem er nach Zusatz einer abgemessenen Normalzehntelsäuremenge mit Normalzehntelnatronlauge zurücktitriert. Zur Berechnung des Gewichtes entnimmt er 50 Ösen aus einem mit dem Auswurf gefüllten kleinen, vorher abgewogenen Kölbchen, das nach Entnahme wieder zurückgewogen wird. Dabei muß darauf geachtet werden, daß nicht mehr mit jeder Öse entnommen wird, als die Öse jedesmal faß. 1—2 Ösen werden möglichst gleichmäßig auf ein Deckgläschen verteilt und aus der in einer Anzahl von Gesichtsfeldern gewonnenen Mittelmenge und der Größe des Deckgläschens die Menge berechnet.

3. ELLERMANN-ERLANDSEN messen die homogenisierte Sputummenge in einer Leukocytenzählpipette ab und saugen dabei bis 0,3 auf. Die Fehlerquelle soll 7—9% betragen.

4. WINTERBERG benutzt zur Zählung der ungefärbten Tuberkelbacillen die THOMA-ZEISSsche Zählkammer, die zu diesem Zwecke ganz besonders sorgfältig gereinigt werden muß. Die Werte sollen im allgemeinen zu gering ausfallen.

Alle Zählverfahren haben selbstverständlich nur einen bedingten Wert. Die Zahlen schwanken auch bei geübten Untersuchern recht beträchtlich. Immerhin besteht doch eine gewisse Gleichmäßigkeit der gefundenen Werte bei den einzelnen Patienten und in den einzelnen Sputis, so daß größere Differenzen zumal bei verschiedenen Patienten ohne weiteres auffallen. Ganz ungeeignet ist die Verwendung von nicht homogenisiertem Sputum, da die Bacillen in ihm in der Regel sehr ungleichmäßig verteilt sind.

2. Abschätzung der relativen Bakterienzahl.

Um zu einer gewissen Verständigung über die relative Zahl von Tuberkelbacillen im Auswurf und über die Bedeutung von Ausdrücken wie „wenige", „viele", „sehr viele" zu gelangen, sind verschiedene Vorschläge gemacht worden und haben zur Aufstellung von bestimmten Skalen geführt.

Die älteste und bekannteste ist die von GAFFKY angegebene:

1. Ein bis vier Bacillen im ganzen Präparat.
2. Ein Bacillus in mehreren Gesichtsfeldern.
3. Ein Bacillus im Mittel in jedem Gesichtsfeld.
4. Zwei bis drei Bazillen in jedem Gesichtsfeld.
5. Vier bis sechs „ „ „ „
6. Sieben bis zwölf „ „ „ „
7. Ziemlich viele „ „ „ „
8. Viele „ „ „ „
9. Sehr viele „ „ „ „
10. Enorme Mengen „ „ „ „

SPENGLER teilt auf folgende Weise ein:

0—1 äußerst spärlich. Im ganzen Präparat vereinzelte Bacillen.
1 vorhanden. Nicht in jedem Gesichtsfeld Bacillen.
1—2 ziemlich zahlreich. In jedem Gesichtsfeld weniger wie 12 Bacillen z. B. $1-2_6$ (die unten angefügte Ziffer gibt die Zahl der in einem Gesichtsfeld befindlichen Bacillen an).
2 zahlreich. In jedem Gesichtsfeld ungefähr 12 Bacillen.
2—3 sehr zahlreich. In jedem Gesichtsfeld mehr wie 12 Bacillen, aber noch zählbar, z. B. $2-3_{50}$.
3 in großen Mengen. Nicht mehr zählbar.
3—∞ in ungeheuren Massen, wie in Reinkultur.

Endlich sei noch eine Einteilung von MATSON angegeben:

1. In je 10—100 Feldern durchschnittlich mehr als einen, aber nicht mehr als 10 Bacillen = spärlich.
2. In je 1—10 Feldern durchschnittlich mehr als einen, aber nicht mehr als 10 Bacillen = mäßig.
3. In jedem einzelnen Gesichtsfeld durchschnittlich mehr als einen, aber nicht mehr als 10 Bacillen = zahlreich.
4. In jedem einzelnen Gesichtsfeld mehr als 10—100 Bacillen = riesig.

Nicht unpraktisch ist der Vorschlag von MARTIN, einfach nach dem Augenmaße abzuschätzen und die Zahl 1—5 dafür zu setzen, wobei 1 sehr wenige, 5 sehr viele bedeutet. Daß die Grenzen sich zwischen 1 und 5 bewegen, drückt er z. B. in folgender Weise aus $\frac{2}{1-5}$.

Man wird zugeben müssen, daß überhaupt keine schematische Einteilung befriedigt. Ob ein paar Bacillen mehr oder weniger in jedem Gesichtsfeld sind, ist vollkommen gleichgültig und es genügen hier daher auch allgemeinere Angaben. Zudem muß bei den angeführten Schematas immer vorausgesetzt werden, daß es sich um eine gleichmäßige Verteilung der Bacillen handelt, die in praxi doch niemand ausführt.

Es interessiert übrigens, aus einer Mitteilung von MATSON, der abgemessene Mengen Tuberkelbacillen dem Sputum zusetzte und in ihm möglichst gleichmäßig verteilte, zu erfahren, daß bei der Zahl von 55 000 in 1 ccm Auswurf die Bacillen der Untersuchung noch vollständig entgehen können (ohne Anreicherung); auch bei der Anwesenheit der 10 fachen Menge seien nur vereinzelte Bacillen zu finden. L. LANGE führte mit Anreicherung noch bei 10 Bacillen in 1 ccm Blut den Nachweis. Man kann sich schon daraus eine Vorstellung machen, welche Bedeutung dem Auffinden einzelner Bacillen zukommt.

3. Klinische Beurteilung der Bacillenmenge im Auswurf.

Allgemein bekannt ist, wie sehr die Menge der Tuberkelbacillen bei den verschiedenen Patienten und im Verlaufe einer Erkrankung wechselt. Das Aussehen des Auswurfs allein läßt nicht auf das Vorhandensein und die Menge der Bacillen schließen, wenn wir auch in der Regel in den rein schleimigen Teilen sie spärlicher finden als in den eitrigen, besonders münzenförmigen. Nur von den sog. Käsebröckeln, die aus größeren, zunächst exsudierten, dann käsig umgewandelten und schließlich durch völligen Zerfall von ihrer Umgebung losgelösten Herden stammen und auch noch die elastischen Fasern in ihrer ursprünglichen Lagerung enthalten, wissen wir, daß sie meist fast Reinkulturen von Bacillen darstellen. Es ist daher, wenn man sich rasch über das Vorhandensein von Bacillen überhaupt im Sputum orientieren will, unbedingt nötig, sie zunächst in den rein eitrigen oder käsigen Partien desselben zu suchen. Diese Verschiedenheiten in der Menge der Bacillen hängen mit dem Krankheitsprozeß innig zusammen.

Im einzelnen können wir sagen, daß beim Vorhandensein frischer Höhlen, sei es, daß sie aus dem Zerfall einzelner oder gehäufter produktiver Tuberkelknötchen, sei es aus den eben erwähnten käsig nekrotisierten Teilen entstanden sind, sehr reichlich Bacillen im Auswurf erscheinen, vorausgesetzt natürlich, daß die Zerfallshöhle mit einem offenen Bronchus kommuniziert. Geht der Einschmelzungsprozeß weiter, so bleibt auch die Menge der Bacillen groß, denn sie sind gerade in den Randpartien besonders angehäuft, wie uns anatomische Präparate zeigen. Mit zunehmender bindegeweblicher Reaktion wird ihnen der Nährboden entzogen. Bildet sich daher ein Wall von dichtem Bindegewebe um eine Höhlung, schreitet der Gewebszerfall nur noch langsam oder überhaupt nicht mehr weiter, und besteht das Sekret nur mehr aus zugewanderten Eiterkörperchen, nicht mehr aus eingeschmolzenem Lungengewebe, so nimmt die Bacillenzahl rasch ab, ja es kann vorkommen, daß wir im Sputum aus solchen Höhlen sie durch lange Zeit hindurch überhaupt vermissen, so daß zuweilen sogar Zweifel an der Diagnose aufsteigen. Wir treffen dann nur mehr die verschiedenen Begleitbakterien in wechselnder Zahl an. Ein Teil der in den Höhlen vorhandenen Bacillen, wenn sie auch resistenter sind als andere Bakterien, unterliegt bei längerer Stagnation der Verdauung. Sie sind dann nicht mehr gut erhalten, wir finden Degenerationsformen, auch einzelne Trümmer, die leicht der Untersuchung entgehen können.

Enorme Mengen erscheinen ferner im Auswurf bei plötzlich auftretenden hämorrhagischen Bronchopneumonien (Bäumler), häufig auch bei frischer Exsudation in die Alveolen, je nach ihrer Ausdehnung auf kleinere und größere Bezirke. Im Gegensatz dazu sind sie bei Kindern, bei welchen solche Infiltrate meistens wenig Neigung zum Zerfall zeigen, viel spärlicher, soweit man hier überhaupt Auswurf erhält (Vogt, Schlossmann). Aber auch hier gibt es Ausnahmen, und Kavernen sind nicht so selten, wie man früher annahm.

Bei den mehr produktiven Vorgängen werden naturgemäß weniger Bacillen ausgeschieden. Bei ihrer reinsten Form, der Miliartuberkulose kommt es mangels jeglicher Exsudation nicht einmal zur Bildung von Auswurf, die interacinösen Knötchen stehen mit den Bronchien nicht in Zusammenhang. Erst wenn dieser durch Fortschreiten der Erkrankung hergestellt ist und die Knötchen zerfallen, setzt die Ausscheidung ein und nimmt natürlich zu, wenn erst einmal die Bronchien in den Prozeß mit einbezogen sind. Wieweit bei intakten Bronchien durch ihre Schleimhaut hindurch eine Absonderung von Bacillen eintritt, ist nicht sichergestellt. Bei der descendierenden Schleimhauttuberkulose des Kehlkopfes und der Trachea kann die Zahl dagegen sehr groß sein; auch in den Gaumengeschwüren finden wir sie.

Allgemein bekannt ist ferner, wie schwer es gelingt, meist sogar unmöglich ist, im rein hämoptoischen Auswurf Bacillen nachzuweisen. Als Erklärung dafür läßt sich denken, daß bei intensiver Blutung das Blut in die umgebenden Bronchien dringt und sie gewissermaßen abschließt, so daß aus solchen Teilen Auswurf überhaupt nicht nach außen befördert werden kann, oder Kavernen völlig mit Blut ausgefüllt werden, und nur der Überschuß an solchem ausgehustet wird. Außerdem findet in dem frischen Blute kaum eine Vermehrung statt. Meist wird dann erst durch den Tierversuch ihre Anwesenheit festgestellt. Erst wenn nach und nach das Blut durch Vermischung mit Eiter und sekundär hinzugekommenen Bakterien zersetzt wird, schwindet die bactercide Kraft. Wieweit übrigens Mischbakterien an der Zersetzung von Tuberkelbacillen selbst beteiligt sind, läßt sich schwer feststellen; man wird wohl annehmen dürfen, daß auch sie vielfach einen hemmenden Einfluß auf das Wachstum der Tuberkelbacillen ausüben, sie bei längerer Stagnation vielleicht auch ganz zerstören. Zweifellos unterliegen aber auch sie selbst einem Auflösungsprozeß, denn es wäre sonst nicht zu erklären, warum wir in alten Höhlen oft nur wenige oder überhaupt keine Bakterien vorfinden.

Während die Verhältnisse also für den einzelnen Erkrankungsherd verhältnismäßig einfach liegen, komplizieren sie sich außerordentlich durch das gleichzeitige Vorhandensein verschiedener Stadien der Erkrankung in den einzelnen Lungenabschnitten, aus deren Produkten sich der Auswurf zusammensetzt.

Es läßt also die Menge der Tuberkelbacillen im Auswurf schon gewisse Folgerungen auf den anatomischen Prozeß ziehen; sie darf aber nicht zu einer einseitigen Beurteilung des ganzen Krankheitsbildes führen, insbesondere ersehen wir nicht die Ausdehnung der Erkrankung daraus. Oft erhalten wir aus einem kleinen Herd ungeheure Mengen, man denke z. B. an eine akut entstehende ziemlich isolierte Zerfallshöhle oder den Durchbruch einer verkästen Lymphdrüse in einen Bronchus; andere Male müssen wir im Auswurf, der aus völlig mit Kavernen durchsetzten cirrhotischen Lungen stammt, lange Zeit suchen, bis wir einige Exemplare finden. In solchen Fällen steht die Masse der Bacillen dann in umgekehrtem Verhältnis zur Menge des Auswurfs. Die Ursachen gehen aus dem Gesagten zur Genüge hervor. Ganz allgemein wird man allerdings selten fehlgehen, wenn man das Vorhandensein reichlicher Bacillen auf einen akuten, rasch fortschreitenden Prozeß, spärliche auf eine mehr chronische Entwicklung und Neigung zu bindegewebigen reaktiven Vorgängen bezieht. Von der Temperatur des Patienten, wie schon behauptet wurde, ist die Menge nicht abhängig.

In dem Gesagten ist auch die Bedeutung der Zahl der Tuberkelbacillen für die Prognose einer Erkrankung gelegen. Das dauernde Auftreten großer Mengen muß ebenso ungünstig beurteilt werden, wie allmähliche Abnahme eine Freude für Arzt wie für Patienten ist, wenn man sich auch nicht vorenthalten darf, daß mit dem Verschwinden der Bakterien allein noch nicht alles getan ist und daß auch bei Patienten in vorgeschrittenen Stadien Bacillen für längere Zeit völlig fehlen oder durch interkurrierende Erkrankungen eine Zeitlang verdeckt werden können. Das letztere ist gelegentlich besonders gut an Grippepneumonien, croupösen Lungenentzündungen, auch asthmatischen Anfällen zu beobachten. Darin liegt auch der Wert der fortlaufenden Untersuchung, während nur einmaliges Nachsehen uns allzu leicht ein falsches Bild gibt. Daß aus der Menge der Bacillen allein die Krankheit nicht beurteilt werden darf, das haben in richtiger Würdigung aller Eigentümlichkeiten des Verlaufes schon die ersten Untersucher nach der Entdeckung des Tuberkelbacillus, Koch, Ziehl, Gabbet, Dettweiler sehr wohl gewußt. Nur kurz soll darauf hingewiesen werden, daß als Zeichen einer intensiven Reaktion auf Tuberkulininjektion die Bacillen anfangs zunehmen können, um dann bei günstigem Erfolge nach und nach zu verschwinden.

g) Form.

Die Tuberkelbacillen treten uns in dem nach Ziehl gefärbten Sputumpräparat als leicht gebogene, in ihrer ganzen Länge gleichmäßig dicke Stäbchen entgegen; ihre Größe kann außerordentlich variieren, wir sehen zuweilen auffallend große Exemplare (Humano-longus Typus von Spengler), oft haben wir „verkümmerte Formen“ vor uns; seltener sind leicht kolbige Anschwellungen, noch seltener echte Sprossung und Fadenbildung oder drusenartige Gebilde, die vielleicht durch Anlagerung fettartiger Massen entstehen.

Über letztere gibt von Weismayr einen sehr merkwürdigen Bericht: Bei einem Patienten beobachtete er mehrere Tage lang neben Bacillen mit Gabelung und Verzweigungen ausgesprochene Fäden, in denen kreisrunde Körner in verschiedenen Abständen und verschiedener Größe auffielen. Die Erscheinung verschwand bald wieder. v. Weismayr erklärte sich diese Pleomorphie damit, daß es sich vielleicht um Bacillen aus einem ausgestoßenen verkästen Herd gehandelt habe, in welchem sie infolge Ernährungsstörungen Involutionsformen gebildet hätten. — LIEBMANN fand fast in der Hälfte der daraufhin untersuchten Fälle Verzweigung besonders bei den langen Formen, vielfach erst nach mühsamem Suchen; auch lange fädige Gebilde beobachtete er häufig. Besondere Bedeutung schreibt er ihnen nicht zu. CRAIG beschreibt sie ausführlich in einem Falle.

Der Größe nach unterscheidet LIEBMANN drei Klassen, solche unter 2 μ (11%), zwischen 2 und 3 μ (57%) und über 3,5 μ (32%). Die einmal festgestellte Länge wechselte bei dem gleichen Patienten niemals. Irgendwelche prognostische Schlüsse lassen sich daraus, ebensowenig wie aus Form und Färbbarkeit ziehen, wenn auch kleine Formen häufiger bei raschem Verlauf der Erkrankung vorkommen und von manchen Autoren, wie PIÉRY und MANDOUL, NEUMANN, ORTNER entsprechend bewertet werden. Erstere gehen aber unter Heranziehung auch der Strukturunterschiede in der Schematisierung des anatomischen Prozesses und der Prognose entschieden zu weit.

Nun erkennt man in einer großen Zahl von Sputis, daß die Mehrzahl oder wenigstens ein Teil der Bacillen den roten Farbstoff nicht gleichmäßig aufgenommen hat, sondern daß zwischen den gefärbten Partien Lücken bestehen und es den Anschein hat, als läge eine ganze Reihe Körner oder ganz kurzer Stäbchen hintereinander. Die Länge dieser Körnerreihen kann wechseln, oft sind es nur zwei oder drei Körnchen, oft mehr, bis zu sechs oder sieben; auch einzelne rotgefärbte Körner sollen gelegentlich vorkommen (SCIALLERO und MARZAGALLI). Dies Verhalten war wohl bekannt, im allgemeinen machte man sich jedoch keine weiteren Gedanken darüber und betrachtete diese Form der Tuberkelbacillen als Folge schlechter Ernährungs- und Entwicklungsmöglichkeiten, zumal man sie besonders häufig in Sputis alter protrahierter kavernöser Tuberkulosen auftreten sah. Es ist nun das Verdienst von MUCH, betont zu haben, daß neben der ziehlfärbbaren Substanz auch noch gramfärbbare Teile in den Bazillenleibern vorhanden sind, die das Carbolfuchsin nicht annehmen, und vor allem, was neu war, daß es besondere Formen der Tuberkelbacillen geben soll, die sich überhaupt nur nach GRAM bzw. einer Modifikation der GRAM schen Methode färben. Übrigens färben sich Tuberkelbacillen auch in toto nach GRAM.

Die Gramfärbung war schon früher angewendet worden. Gleichzeitig mit MUCH hatte MICHAELIDES, ebenfalls im BEHRINGschen Institut festgestellt, daß es eine nach ZIEHL nicht darstellbare Form des Tuberkelbacillus gibt, daß diese aber durch GRAM- und LÖFFLERsche Giemsalösung färbbar sei, und daß weder ziehl- noch gramfärbbare Bacillen noch nach LÖFFLER-GIEMSA gefärbt werden könnten.

Hören wir nun MUCH selbst:

„1. Die gewöhnliche Form des Tuberkulosevirus ist nicht die eines schlanken säurefesten Stäbchens, sondern die eines säurefesten Bakterienleibes, dem gramfärbbare Granula in verschiedener Zahl und von verschiedener Größe eingelagert, zm Teil angelagert sind. Die Granula sind meist nicht säurefest: ihre Zahl schwankt zwischen eins und sieben. Diese Form entspricht dem sog. KOCHschen Tuberkelbacillus, der früher nach der ZIEHLschen Färbung als schlankes, nur selten granuliertes Stäbchen bekannt war.

2. Die zweite wichtige Form ist die von MUCH entdeckte granuläre Form, die bei der Doppelfärbung keine Spur säurefester Substanz zeigt und die entweder als gekörntes Stäbchen, oder als isoliertes Granulum oder als Granulahaufen auftritt. Diese Form wird natürlich mit der Doppelfärbung nur einfach gefärbt. — Die reinen isolierten Granula lassen sich nach SPENGLER nicht färben, sind dagegen noch antiforminfest.

3. Zu diesen Formen gibt es Übergänge: a) Ein säurefester Bacillenleib mit eingelagerten Körnchen: diese Form läßt sich nicht nach GRAM färben. b) Ein solides und granuliertes, grampositives Stäbchen, das sich nicht nach ZIEHL färben läßt. Es ist eine sehr seltene Form. c) Eine aus einem einzigen dicken Granulum bestehende Form, der noch eine säurefeste Substanz anhaftet. Diese Form ist identisch mit den SPENGLERschen Splittern.“

Über diese in Kürze wiedergegebenen Ergebnisse der MUCHschen Forschungen ist großer Streit entstanden, der auch jetzt noch nicht vollständig zu Ende geführt ist. Von einem Teil der Nachuntersucher werden die MUCHschen Resultate alle vollkommen oder wenigstens in ihren wesentlichen Punkten bestätigt, auf der anderen Seite haben sie lebhaften Widerspruch erfahren, der in der letzten Zeit sogar zur völligen Ablehnung eines besonderen, nur gramfärbbaren Virus geführt hat (L. LANGE).

In Kürze sei daher über die wichtigsten Arbeiten anderer Untersucher berichtet.

WEHRLI und KNOLL färbten Schnittpräparate von Lungen, zuerst nach ZIEHL-NEELSEN, dann nach MUCH und kamen zu folgenden Resultaten:

1. Eine kleine Minderheit von Individuen färbt sich gleichmäßig nach ZIEHL und MUCH: es handelt sich regelmäßig um aus Körnern zusammengesetzte Bacillen.

2. Die große Mehrzahl der Bacillen färbt sich nach ZIEHL und MUCH zugleich, aber in dem Sinn, daß mit Carbolfuchsin der ganze Leib einheitlich, mit Methylviolett BN. nur einzelne Körner darstellbar sind; dabei wird der gleiche Teil des Bacillenleibes gefärbt.

3. Nicht alle mit Carbolfuchsin sich färbenden Körner ein und desselben Bacillenleibes färben sich grampositiv, sondern dieselben Stäbchen können aus nach MUCH und ZIEHL darstellbaren Granulis intermittierend zusammengesetzt sein. Das spricht dagegen, daß die gekörnte Form als Degenerationsprodukt aufzufassen sei, es besteht nur eine deutliche Differenzierung; die grampositiven Formen werden als Dauerformen angesehen, die ausschließlich nach ZIEHL färbbaren Körner als unentwickelte Stadien derselben.

4. Eine größere Zahl von Bacillen, bis 50% und mehr, nimmt ausschließlich nach der modifizierten GRAM-Methode eine Färbung an, sicher nie nach ZIEHL. Dadurch lassen sich Formen unterscheiden, bei denen die grampositiven Körner durch weitere Zwischenräume voneinander getrennt sind, als die nach ZIEHL färbbaren.

5. Diese erwähnten Bacillen sind sehr oft noch im Besitz eines schattenhaften Leibes, der in seinen Umrissen noch deutlich erkennbar ist und welcher weder Gram- noch Ziehlfärbung annimmt. Diese Substanz allein ist sehr wahrscheinlich als ein Degenerationsprodukt aufzufassen.

6. In fast jedem Präparat gibt es eine nicht geringe Anzahl Bacillen, die sich nur nach ZIEHL und nicht nach MUCH färben läßt. WEHRLI und KNOLL sehen dies als Beweis gegen die Behauptung von LIEBERMEISTER an, es seien die Granula MUCH s ein normaler Bestandteil des KOCHschen Stäbchens.

Nach KNOLL schwinden bei zunehmender Heilung der Tuberkulose zuerst die Einzelkörner mit säurefester Komponente, dann die ZIEHLschen Stäbchen, während die Übergangsformen, MUCHsche Granula und isolierte Granula ohne säurefeste Substanz weiter persistieren. Er fand MUCHsche Granula in 96% aller Fälle (Einzelkörner).

Zu einem völlig entgegengesetzten Resultat gelangen BITTEROLF und MOMOSE: es sollen sich überhaupt keine anderen Formen mit der MUCHschen Färbung nachweisen lassen als mit der ZIEHLschen, da erstens die nach MUCH sich färbenden Bacillen stets säurefest seien, zweitens nach MUCH nichts zu finden sei, wenn man mit ZIEHL ein negatives Resultat erhalten habe; drittens die in einzelnen Fällen vorhandenen isolierten Granula bei der Umfärbung nach WEISS stets einen kurzen säurefesten Fortsatz aufwiesen und sich bei der Umfärbung nach ZIEHL als kurzes säurefestes Stäbchen darstellten (BITTEROLF und MOMOSE, BERGER). Hätten die Bacillen einmal ihre Säurefestigkeit verloren, so färbten sie sich auch nicht nach MUCH. Die freien Granula seien also als kurze Stäbchen aufzufassen. Die MUCHsche Färbung habe indes einen Vorteil dadurch, daß die blauschwarz gefärbten Körner deutlich hervortreten; bei Anwesenheit anderer Bcaillen sei sie ungeeignet. — Auch BECK und BÖHM fanden niemals MUCHsche Formen ohne ziehlfärbbare Bacillen. Ihre Menge steht in engem Verhältnis zu der Zahl der letzteren. BÖHM stellte weiter fest, daß in einzelnen Fällen MUCHsche Granula bei Umfärbung nach WEISS stets einen kurzen säurefesten Fortsatz zeigten und bei der Umfärbung nach ZIEHL sich als säurefeste kurze Stäbchen darstellten. BESANÇON und DE JONG bestreiten gleichfalls die Überlegenheit der MUCHschen Färbung.

Weder Natur noch Bedeutung der MUCHschen Granula ist völlig sichergestellt; nach MUCH selbst soll die grampositive Substanz der Körnerreihen nicht identisch sein mit der der isolierten Granula, obwohl sich eine Form aus der anderen entwickelt. Vorläufig hat die Auffassung wohl am meisten Berechtigung, die sie ihrem Aufbau nach für besonders geartete neutralfetthaltige Zellbestandteile ansieht. Nach MUCH selbst sind sie bestimmte Wachstumsformen der Tuberkelbacillen (des humanen wie bovinen Typs, WIRTHS), die in Kulturen nicht oder nur selten erscheinen, da die Lebensbedingungen hier wohl zu günstig sind. Sie lassen sich aber anscheinend durch Verschlechterung der Ernährungsbedingungen erhalten. Eine Vermehrung der Granula als solcher findet nicht statt, dagegen können sie nach MUCH wieder zu säurefesten Formen auswachsen. Sporen sind sie sicher nicht. Auch PEKANOVICH sieht die Granula als eine vegetative Form der Tuberkelbacillen an, die ihre Entstehung sowohl im Organismus, wie auch in vitro den ungünstigen Lebensbedingungen verdanken kann. LIEBERMEISTER hält sie dagegen für auf dem Wege der Bakteriolyse entstandene Reste der Tuberkelbacillen, die nicht als besondere Form der Tuberkelbacillen angesehen werden dürften. MATSON glaubt an die Möglichkeit, daß in den Lymphocyten, die jedem tuberkulösen Herd zuwandern, ein Ferment vorhanden sei, das die fettartige Substanz der Bazillenhüllen löst und so für ZIEHL unfärbbar macht, ohne daß die Gramfärbung darunter leidet. Dies steht auch mit den Versuchen von BERGEL über den Abbau von Tuberkelbacillen in der Bauchhöhle von weißen Mäusen in Einklang: er konnte die granuläre Form noch nachweisen, nachdem die ZIEHLsche Färbung versagte. BERGEL hält sie demnach für ein bestimmtes Abbaustadium, infolge der Wirkung des intra- und extracellulär wirkenden lipolytischen Fermentes der Lymphocyten, durch welches der Tuberkelbacillus seiner Fetthülle zum Teil entkleidet wird. Zwischen den einzelnen Stadien gibt es natürlich eine Reihe von Übergangsformen; es können sogar einzelne Teile des Bacillus sich in verschiedenen Zeitpunkten des Abbaues befinden. Das gleiche Stäbchen kann in der einen Hälfte nach ZIEHL, in der anderen nach MUCH gefärbt erscheinen und sogar dasselbe Granulum zum Teil rot, zum Teil schwarzviolett.

Auch mit dem Verschwinden der MUCHschen Granula ist der Abbau noch nicht beendet. BERGEL erhält nach ZIEHL mit der Kontrastfarbe blau noch zarte Stäbchen mit blauen Körnchen oder auch nur blaugefärbte Körnchen, die die letzten Überbleibsel der Tuberkelbacillen darstellen sollen.

Es sei hier besonders auch darauf hingewiesen, daß man in Milzen und Lebern tuberkulös infizierter Meerschweinchen häufig nichts von färbbaren Bacillen findet — weder nach ZIEHL noch nach MUCH — und der Überimpfungsversuch trotzdem das Vorhandensein von Bacillen in großer Menge nachweist.

Über ihr Verhältnis zu den SPENGLERschen Splittern gehen die Meinungen gleichfalls noch auseinander. MUCH selbst hält nur manche einzelne dicke Granula, denen noch säurefeste Substanz anhaftet, mit den Splittern für identisch, KRONBERGER überhaupt alle MUCHschen Granula, während nach

PEKANOVICH sich diese durch ihren Mangel an Säurefestigkeit sowie ihre Form von jenen unterscheiden. Nachdem die Bedeutung der SPENGLERschen Splitter gleichfalls noch nicht festgestellt ist, sie nach den einen (z. B. KRONBERGER) Sporoiden sein sollen in dem Sinne, daß ihnen die wichtigsten charakteristischen Eigenschaften echter Sporen zukommen, sie dagegen den Sporen an Virulenz und Resistenz nachstehen, nach den anderen, auch SPENGLER selbst, sie keine Sporenqualitäten besitzen, ist natürlich eine Einigung in der strittigen Frage schwer möglich. Es ist hier wohl auch zuviel von dem Gelingen der jeweiligen Färbung und der subjektiven Beurteilung abhängig. SPENGLER selbst beurteilt anscheinend seine Splitter nicht ganz gleichmäßig. Sie sollen „eine an der Grenze der Vitalität angelangte Wuchsform der Tuberkelbacillen" darstellen und jederzeit unter günstigen Lebensbedingungen wieder zu Stäbchen auswachsen können; so seien sie in manchen Sputis gelegentlich auch als isolierte Körner anzutreffen. Sporenqualität sollen sie jedenfalls nicht besitzen. Bei auffallender Splitterbildung nimmt SPENGLER Perlsuchtinfektion an, was indes, wenn man den Untersuchungen den strengen KOSSELschen Maßstab, vor allem die Forderung eines einwandfreien Überimpfungsversuches anlegt, nicht richtig ist. An anderer Stelle sagt SPENGLER wieder, daß es ihm für die Perlsuchtsplitter gelungen sei, den Sporencharakter nachzuweisen. Auch hier scheinen die BERGELschen Untersuchungen bedeutungsvoll. Aus ihnen geht hervor, daß die SPENGLERschen Splitter säurefeste Bacillenteile oder einzelne säurefeste Körnchen und nicht mit den MUCHschen Granulis identisch sind, da sie sich nach ZIEHL eben noch rot färben, während die MUCHschen Granula eine niedere, nicht mehr nach ZIEHL (wohl aber antiforminfeste) färbbare Abbaustufe darstellen. Wichtig ist die Lagerung für die Indentifizierung der MUCHschen Granula (MARMANN). — Nach anderen, z. B. KRYLOW, soll die grampositive Substanz während des Wachstums früher auftreten als die säurefeste. Ganz junge Bacillen färben sich nach keiner Methode.

ZUPPA gibt noch das Vorhandensein von fuchsinophilen Körperchen, etwa von der Größe der MUCHschen Granula, bei Tuberkulose und bei Streptothrixinfektionen an; bei diesen letzteren sollen sie sich leichter entfärben. Sie sollen bei der Auflösung der Bacillen entstehen und besonders da zu finden sein, wo die Tuberkelbacillen in Haufen und überwiegend innerhalb von Leukocyten liegen.

Was die Bedeutung der MUCHschen Granula für die Diagnose der Tuberkulose betrifft, so hat man zu unterscheiden, ob es sich um im Verbande eines Bacillenleibes befindliche Körnchen oder um die sog. isolierten Granula handelt. Bei den ersteren, zumal wenn sich durch Um- oder Doppelfärbung noch ziehlfärbbare Substanz nachweisen läßt, wird man wohl kaum im Zweifel über ihre Stellung sein. Es ist allerdings damit noch nichts über die Virulenz oder Vermehrungsfähigkeit der sie enthaltenden Bacillen gesagt; sie sind aber insofern wichtig, als eben ihr Nachweis häufig auch dann gelingen soll, wenn die ZIEHLsche Färbung versagt [LIEBERMEISTER, ROEPKE (in 12%), MATSON (in 27%), BECKER, FONTES, CAHN, KRYLOW u. a.). Nach anderen ist allerdings ziehlfärbbare Substanz immer vorhanden.

Wieweit einzelne Granula diagnostisch verwertbar sind, darüber gehen die Meinungen noch auseinander. Manche Untersucher legen ihnen die gleiche Bedeutung bei wie den im Verbande befindlichen Körnchen; andere sprechen sich wieder sehr vorsichtig über sie aus, z. B. SCHOTTMÜLLER: Wegen der möglichen Abwesenheit anderer grampositiver Keime und Niederschläge darf man auf Grund des Granula-Nachweises allein nicht einen „einwandfreien Nachweis" einer tuberkulösen Infektion erbracht zu haben glauben; „die MUCHsche Färbung ist unter manchen Einschränkungen mit Vorteil neben der ZIEHL schen Färbung zu verwerten". Auf ganz anderem, biologischem Wege hat L. LANGE den Nachweis geführt, daß den MUCHschen Granula keine besondere Stellung zukommt. Er infizierte Meerschweinchen mit absteigenden Dosen von Organvereiterungen und Sputum, die säurefeste Tuberkelbacillen und Granula enthielten und stellte durch Auszählung fest, daß die Infektion nur bei einer noch bestimmten Zahl von ziehlfärbbaren Tuberkelbacillen erfolge, gleichgültig ob MUCHsche Granula vorhanden waren oder nicht. Über die ZIEHLschen Formen hinaus wirksame Granula existierten also nicht.

Auffallend gering sind unserer Ansicht nach die praktischen Ergebnisse bei Fällen, in denen zeitweilige oder anscheinend dauernde Abwesenheit ziehlfärbbarer Stäbchen die bakteriologische Diagnose wenigstens in Frage stellen könnte. Man findet einmal gelegentlich doch rote Stäbchen, die bei geringer Zahl auch einer sorgfältigen Untersuchung entgehen und die dann den positiven Ausfall des Tierversuches erklären. Oder es sind tatsächlich keine vorhanden, wie bei serösen Brustfellentzündungen tuberkulösen Ursprunges, die vielleicht als Art Überempfindlichkeitsreaktion aufzufassen sind oder bei tuberkulösen Nierenentzündungen, es fallen dann aber auch die Impfversuche regelmäßig negativ aus.

h) Lagerung der Tuberkelbacillen im Auswurf.

Wohl die charakteristischste Lagerung der Tuberkelbacillen im Auswurf ist die, daß sich zwei Bacillen im stumpfen Winkel oder Bogen mit den Enden berühren oder auch zwei und mehrere Exemplare spitzwinkelig nebeneinander liegen, ohne daß an der Spitze regelmäßig ein sicherer Zusammenhang zwischen ihnen zu erkennen wäre. Ebenso häufig, auch bei reichlicher Anwesenheit von Bacillen, können wir die Mehrzahl einzeln gelagert antreffen, so daß das ganze Gesichtsfeld ziemlich gleichmäßig mit ihnen übersät erscheint. Oft sind es ferner größere zusammengebackene Massen parallel oder spitzwinkelig, seltener überquer gelagerter Individuen, die uns auffallen und die dann so dicht sein können, daß sich die einzelnen Exemplare kaum mehr deutlich voneinander unterscheiden lassen. Derartige Häufchen lassen zuweilen ganz bestimmte Formen erkennen, die uns die ursprüngliche Anordnung der Bacillen im Lungengewebe zeigt; so finden wir ganze Zöpfe oder Flechten aus ihnen, MERKEL hat sogar von baumförmig verzweigten Gebilden berichtet, die „zweifellos Ausgüssen von Bronchiolen entsprachen“ und die bis 1 mm in der Länge und 0,07 mm im Durchmesser maßen; UCKE beobachtete Formbildungen, die er für Ausgüsse der Alveolen hält.

Erwähnt sei hier auch, daß die Bacillen gelegentlich auch in fibrinösen Gerinnseln und gelblichen Pröpfen bei komplizierender fibrinöser Bronchitis (LEHMANN) nachgewiesen werden konnten, ferner in ausgehusteten Lungensteinen (HIEROCLÉS, STERN).

Aus der Art der Lagerung diagnostische Schlüsse zu ziehen, ist nur insofern möglich, als bei Einschmelzungsprozessen mit Abstoßung ganzer verkäster Lungenteilchen die Bacillen ihre ursprüngliche Lagerung behalten können. In solchen Fällen mögen sie daher gelegentlich auch zur Anordnung der elastischen Fasern in gewisser Beziehung stehen. Bei starker Verflüssigung des Gewebes dagegen darf man annehmen, daß sie mehr einzeln erscheinen.

Lagerung in Zellen. Für gewöhnlich trifft man im gefärbten Ausstrichpräparat die Bacillen in der schleimigen, durch Koagulation des Schleimes oft auch fädigen, oder in der eitrigen Grundsubstanz zwischen Zellen eingebettet. Unter letzteren herrschen vielfach Lymphocyten vor, besonders solange es nicht zu eitriger Einschmelzung von Lungengewebe gekommen ist, in welchem Falle dann mehr oder weniger zerfallene polymorphkernige Zellen auftreten. Bei genauer Beobachtung findet man sie zuweilen, nach manchen Untersuchern sogar sehr häufig, in Konnex mit den zelligen Elementen, ihnen angelagert oder ganz in den Zelleib aufgenommen.

Die Entscheidung, ob Bacillen wirklich intracellulär gelagert oder den Zellen nur eng angelagert sind, ist nicht immer ganz leicht, auch bei verschiedener Einstellung. RUSSOW weist auf Täuschungen durch die chromatische Aberration hin. Auf rote Körperchen ist tiefer einzustellen wie auf blaue; bei gleich großer chromatischer Unterkorrektur rücken Rot und Blau viel weiter auseinander als bei Überkorrektur. Bei guten Mikroskopen dürfte indessen der Fehler ausgeglichen sein.

Was zunächst die Färbung betrifft, so wenden die meisten Untersucher Vorfärbung nach ZIEHL und Nachfärbung nach JENNER-MAY an. Von LÖWENSTEIN und ASSMANN wird ein schmaler Lichthof um die Bacillen als charakteristisch für die intracelluläre Lagerung angegeben, COHN bestreitet dies. Auch außerhalb der Zellen sehe man häufig einen Lichthof, der durch Zurückziehen des Schleimes bei der Fixierung entsteht. Ebensowenig finde stärkere Segmentierung innerhalb des Zellleibes statt, die von anderen Untersuchern gesehen wurde.

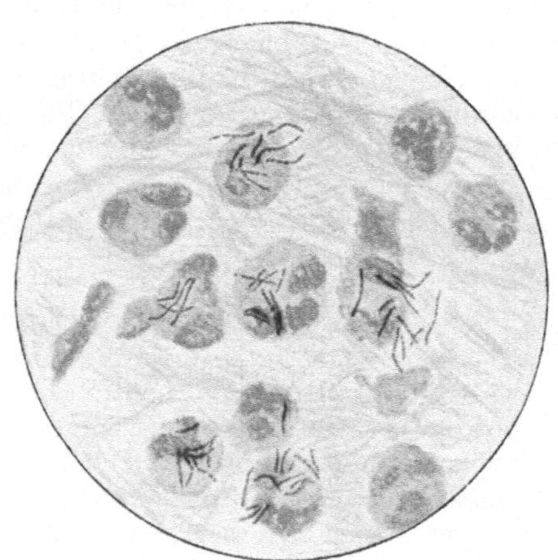

Abb. 109. Tuberkelbacillen, zum Teil in polymorphkernigen Zellen eingeschlossen, granuläre Form. Öl-Imm. $^1/_{12}$, Ok. 6.

LÖWENSTEIN fand bei allen Fällen mit ausgesprochen chronischem Verlauf Bacillen in ein- bis vierkernigen Leukocyten eingeschlossen, besonders zahlreich bei Patienten, die bereits 10—20 Jahre an der Erkrankung litten. Bei frischen Fällen mit günstiger Heilungstendenz sah er sie vorwiegend oft 10—12 Individuen in Zellen mit einem großen gelappten Kern (als Makrophagen bezeichnet) eingelagert, seltener in polymorphkernigen; auch eingelagerte Splitter kamen ihm zu Gesicht. Besonders häufig wurde Phagocytose bei Patienten beobachtet, die einer spezifischen Behandlung mit günstigem Erfolge unterworfen waren. Aus der Lagerung der Bacillen konnte LÖWENSTEIN oft „den Eindruck gewinnen, als ob sie sich innerhalb der Zellen vermehrten, auf der anderen Seite aber auch wieder, als ob „die Kernteilung gerade unter dem Einfluß der Tuberkelbacillen vor sich gehe". Die Erscheinung der vermehrten Aufnahme in Zellen bei spezifischer Behandlung steht nach LÖWENSTEIN in Zusammenhang mit den immunisatorischen Vorgängen, also mit der Resorption von tuberkulinhaltigem Material. Dem entsprachen auch die Erfahrungen ROTSCHILDS. In 70% seiner Fälle, die intra- und extracellulär gelagerte Bacillen aufwiesen, trat nach Jodkalibehandlung eine Verschiebung zugunsten der ersteren ein, ja manchmal sollen schließlich sämtliche Bacillen von Zellen aufgenommen gewesen sein. PFEIFFER und ADLER fanden unter 844 Sputis (von 40 Kranken) 48 mal intracelluläre Lagerung, hauptsächlich bei fortgeschrittener Erkrankung; jedenfalls erlaubte ihr Vorkommen keinen Rückschluß auf den Verlauf. Zu ähnlichen Ergebnissen kam LIEBMANN, der die Freßtätigkeit im Auswurf von 92 Kranken nur dreimal vermißte. Meist lagen die Stäbchen in polynucleären Zellen, in eosinophilen kamen sie nie vor. Auch die Makrophagen hatten keine aufgenommen (bis auf einen einzigen Fall). Die Zahl der phagocytierenden Zellen stieg im allgemeinen mit der Menge der Tuberkelbacillen; zuweilen waren fast alle vorhandenen Tuberkelbacillen intracellulär gelagert, außerhalb der Zellen fast keine. Bemerkenswert ist, daß die Erscheinung bei ein und demselben Patienten an verschiedenen Tagen, ja in verschiedenen Sputumteilchen ganz außerordentlich wechselte, so daß nach LIEBMANN wahrscheinlich ganz unberechenbare Faktoren mit hereinspielen (Kontaktzeit der Bacillen mit den Leukocyten in der Lunge). Die Bacillen wiesen ferner nicht selten verschiedene Färbbarkeit auf. Bemerkenswert ist ihre häufige parallele Lagerung sowie ihre Anpassung an den Zellraum. Nach MORLAND soll Aufnahme in Zellen nur in der positiven Phase der Immunisierung vor sich gehen.

In seltenen Fällen hat man Bacillen auch in Riesenzellen eingeschlossen gefunden, doch sind diese außerordentlich selten. Ihre Bedeutung ist hier der der Riesenzelle entsprechend jedenfalls eine andere. — CZAPLEWSKI erwähnt ihr Vorkommen in glasigen Schollen; ob es sich um die als „Myelinschollen" bezeichneten Gebilde hierbei gehandelt hat, ist fraglich; die Entfärbung der Präparate müßte jedenfalls ohne Alkohol erfolgt sein, denn in diesem löst sich Myelin rasch. Der Befund von Tuberkelbacillen in Myelinschollen wäre insofern von Interesse, als daraus hervorginge, daß die Myelinschollen durch Zellzerfall entstehen und das Myelin nicht erst nachträglich von Zellen aufgenommen wird.

Nach einem Teil der vorliegenden Untersuchungen — und diese decken sich mit den bekannten experimentellen Tatsachen — wäre also in der intracellulären Lagerung der Bacillen ein günstiger Vorgang zu erblicken, dem einige Bedeutung für die Prognose zukommt. Von anderer Seite wird der Erscheinung dagegen jeder größere Wert in bezug auf Beurteilung des Krankheitsbildes abgesprochen. Der Unterschied in der Zahl der aufgenommenen Bacillen in den einzelnen Fällen ist jedenfalls auffallend, besonders auch, daß man gelegentlich Sputa mit fast nur phagocytierten Bacillen zu Gesicht bekommt. Der Vergleich mit dem klinischen Bilde lehrt aber, daß in den meisten Fällen ein Parallelismus nicht besteht und auch bei dem einzelnen Kranken läßt sich Zu- oder Abnahme der Phagozytose nicht in dem gewünschten Maße verwerten. Schon die Tatsache, daß die Phagocytierung im allgemeinen mit der Zahl der Bacillen zunimmt, gibt zu bedenken. TURBAN warnt daher mit Recht vor allzu weit gehenden prognostischen Schlüssen.

Auch ihr Auftreten in prognostisch günstig bewerteten lymphocytenreichen Sputis hat sich nicht bestätigt (EISEN und HATZFELD).

i) Infektion mit Bacillen vom Typus bovinus.

Die strenge Unterscheidung des Typus humanus und des Typus bovinus der Tuberkelbacillen wird heute von den meisten Untersuchern durchgeführt, obwohl die Unterschiede, wenn man von den Tierversuchen absieht, eigentlich recht geringfügig sind und bei anderen Bakterienarten vermutlich nicht zu einer Trennung geführt hätten. Bei der verschiedenen Wirkungsweise der beiden Typen für den Menschen ist die Unterscheidung jedoch von so weittragender Bedeutung, daß sie unbedingt aufrecht erhalten werden muß. Es haben sich auch alle Einwände, die gegen die Trennung erhoben wurden, nicht als haltbar erwiesen; vor allem ist Umzüchtung aus dem einen in den anderen Typ bisher nicht gelungen.

An den Nachweis des bovinen Typus in der menschlichen Lunge bzw. in ihrem Sekret müssen die strengsten Forderungen geknüpft werden und diesen haben die meisten Untersucher, welche ihn bei Lungentuberkulose gefunden haben wollten, nach KOSSEL nicht entsprochen. Nach KOSSEL ist unter ungefähr 800 genau untersuchten Fällen der Typus bovinus im Sputum nur fünfmal einwandfrei nachgewiesen worden, also in 0,6% (während bei spontan erkrankten Rindern bisher noch nie der Typus humanus gefunden wurde). In einigen Fällen wurde er allein, in einem mit dem Typus humanus vermischt angetroffen. CALMETTE gibt für Erwachsene über 16 Jahren 1,4% an. Das ist eine außerordentlich geringe Anzahl und praktisch wird man im Auswurf kaum mit ihm zu rechnen haben, während er bei Tuberkulose der Drüsen, der Haut und Schleimhäute, besonders im Kindesalter eine wesentlich wichtigere Rolle spielt, in 25% nach CALMETTE. Eine Umwandlung aus dem einen in den anderen Typ im menschlichen Körper ist nicht anzunehmen, wie auch der Übergang aus dem humanen Typ in den bovinen im Tierkörper bestritten wird. Damit werden auch die Behauptungen von SPENGLER, es käme bei ungefähr 60—70% der menschlichen Tuberkulosen der bovine Typ vor, in 5% sogar ausschließlich, widerlegt. Die Anwendung von Färbemethoden allein für die Differentialdiagnose, wie es SPENGLER tut, ist unzulässig (SCHRÖDER).

k) Allgemeine pathognomonische und diagnostische Bedeutung.

Über die pathognomonische Bedeutung der Tuberkelbacillen im Auswurf ist man seit den Forschungen von KOCH im klaren. Wo sie vorhanden sind, besteht eine Tuberkulose; es ist bisher nicht bekannt, daß einwandfreie Tuberkelbacillen durch längere Zeit hindurch im Auswurf ohne das Vorhandensein anatomischer Veränderungen im Bereiche der Luftwege gefunden worden sind. Es mögen gelegentlich bei Personen, die viel mit Tuberkulösen zu tun haben, auf Nasen- und Mundschleimhaut Bacillen gefunden werden, stets handelt es sich hier um vorübergehende Erscheinungen. Wenn man auch annimmt, daß dem Organismus dem Tuberkelbacillus gegenüber eine beträchtliche bactericide Kraft zukommt, so mahnt solches gelegentliches Vorkommen doch zur äußersten Vorsicht.

Bei der Beurteilung des Bacillenbefundes fällt unangenehm ins Gewicht, daß wir eigentlich recht schlecht darüber orientiert sind, inwieweit wir es mit lebenden oder mit abgestorbenen Keimen zu tun haben. KITASATO und RÖMER geben zwar an, daß die im Auswurf vorhandenen Bacillen zum großen Teil abgestorben seien, SPENGLER und HESSE widersprechen dem. Bestimmt sind aber in *jedem* säurefeste Stäbchen enthaltenden Auswurf virulente Formen vorhanden, nachdem alle Übertragungsversuche auf das Tier positiv ausfallen. Sicher nicht gleichgültig ist es, aus welchem Stadium der Erkrankung wir Bacillen vor uns haben, ob aus rasch entstandenen Infiltrationsgebieten und frischen Zerfallshöhlen oder aus alten Herden, deren Sekret lange stagnierte. Es wäre daher sehr wünschenswert, wenn wir mehr über das Verhältnis von toten zu lebenden Bacillen sowie ihre Virulenz wüßten.

Über die Entwicklungsfähigkeit können wir uns nach SPENGLER rasch orientieren, indem wir ein bohnengroßes Sputumteilchen so an die Glaswand eines Kulturröhrchens kleben, daß nur eine schmale Verbindungsbrücke mit dem Nährboden bleibt und so die Austrocknung verhindert wird. Nach 24—48 Stunden kann man eine eventuelle Zunahme und damit die Entwicklungsfähigkeit der Bacillen im Mikroskop feststellen.

Die Untersuchungen von MUCH und seiner Schule scheinen über die Bedeutung der Granula des Tuberkulosevirus Fortschritte gebracht, indem sie uns zeigten, daß auch diese Involutionsformen sich wieder zu vollwertigen Bacillen entwickeln könnten, also ihre Lebensfähigkeit bewahrt hätten. Neue Untersuchungen von L. LANGE zeigen indes, daß die Granula für eine Infektion nicht in Betracht kommen.

Das Vorkommen von Tuberkelbacillen im Sputum klärt uns noch nicht über alle Eigenschaften des in der Lunge sich abspielenden Prozesses auf; es müssen hier schon andere Eigenschaften des Auswurfs mit herangezogen werden, wie der Gehalt an weißen Blutkörperchen, das Vorkommen von elastischen Fasern, Blutbeimengung. Eines läßt sich aber mit Sicherheit behaupten: wo Tuberkelbacillen sind, da besteht eine offene Tuberkulose, da ist es zum Durchbruch eines wenn auch noch so kleinen Herdes in das Bronchiallumen gekommen; es muß also der Theorie nach wenigstens eine Kaverne vorhanden sein. Ob es auch rein bronchitische Veränderungen, nur eine oberflächliche Erkrankung der Schleimhaut durch die Tuberkelbacillen gibt, ist nach den bisherigen Erfahrungen zum mindestens fraglich; nur in der Umgebung tuberkulöser Herde bestehende Schleimhautveränderungen sind auf ihre Wirkung zurückzuführen. Die anatomischen Untersuchungen haben gelehrt, daß der Beginn der Tuberkulose stets in den Lymphknötchen unter der Epithelbedeckung erfolgt und erst mit der raschen Zerstörung eines solchen Tuberkels und der bedeckenden Epithelschicht die Bacillen nach außen gelangen. A priori wäre eine primäre Ansiedelung auf der Schleimhaut und in ihren obersten Schichten wohl möglich. Es muß ja zu Beginn auch einmal eine Durchwanderung erfolgt sein, oder es könnte eine Rückwanderung aus dem follikulären Herde erfolgen, zumal die Schleimhaut in der Umgebung des Knötchens sich im Entzündungszustande befindet; der Nachweis ist nur außerordentlich schwer zu führen. In praxi wird man also stets einen destruierenden Prozeß annehmen müssen.

Finden wir keine Tuberkelbacillen im Auswurf, während die übrigen klinischen Symptome uns den Gedanken an eine tuberkulöse Infektion nahelegen, so ist dies noch kein Beweis gegen das Vorhandensein einer solchen. Das ist der dritte Hauptsatz für die Beurteilung des Bacillennachweises. Nach ROEPKE muß in 90% aller Fälle einwandfreier beginnender Lungentuberkulose die Sputumuntersuchung aus anatomischen Gründen negativ ausfallen. Wir dürfen ein Fehlen von Bacillen nicht annehmen, solange wir nicht den Nachweis mittels der Färbeverfahren und ganz besonders durch den negativen Ausfall des Tierversuches geliefert haben. So stellte WANKEL in 50% der als bacillenfrei angesehenen Erkrankten durch den Tierversuch Tuberkelbacillen fest. Auch dann bedeutet das Fehlen von Bacillen im Auswurf noch nicht ein Freisein von dieser Erkrankung. Die Bacillen können bereits im Organismus der Auflösung verfallen sein, es kann ihnen infolge Abkapselung des Herdes unmöglich gemacht sein, das Bronchiallumen zu erreichen — geschlossene Tuberkulosen — und endlich gibt es produktiv-cirrhotische Formen, die vornehmlich mit Entwicklung spezifischer Veränderungen im interstitiellen Bindegewebe verlaufen und wenig Neigung zum Zerfall zeigen. Endlich ist noch daran zu denken — HANSEMANN hat eine Reihe solcher Fälle zusammengestellt —, daß die Tuberkulose als Sekundärinfektion sich an verschiedene Erkrankungen, wie croupöse Pneumonien, zumal bei abweichendem Verlaufe, Bronchopneumonien, Bronchiektasien, anschließt und auf ihrem Boden fortentwickelt. In der Regel dürfte aber, wohl auch bei den meisten als Beispiel angeführten Fällen, der Verlauf der als primär angesehenen Erkrankung durch eine schon vorhandene, wenn auch latente oder inaktive Tuberkulose beeinflußt sein, jedenfalls ein tuberkulöser Primäraffekt vorgelegen haben, der die abnorme Reaktionsweise bestimmte und von dem die Weiterverbreitung des tuberkulösen Prozesses unter dem Verschwinden der typischen Schutzstoffe infolge der akuten Infektion ausging. Gelegentlich mag vielleicht auch sekundäre tuberkulöse Infektion hinzutreten. Damit sind wohl die wichtigsten Punkte, was die pathognomonische und diagnostische Bedeutung des Tuberkelbacillus angeht, in Kürze zusammengefaßt.

l) Mischinfektion.

Wann sollen wir eine Mischinfektion diagnostizieren? Genügt der Nachweis anderer Bakterien als des Tuberkelbacillus allein im Auswurf zur Stellung dieser Diagnose? Sind bestimmte klinische Symptome auf die Anwesenheit solcher Misch- oder Begleitbakterien zurückzuführen? Trotz der Wichtigkeit dieser Fragen in der Pathologie der Tuberkulose sind wir nicht in der Lage, eine befriedigende Antwort darauf zu geben.

Untersuchen wir das Sputum Tuberkulöser, so werden wir in der Regel, man kann ruhig sagen immer, außer dem Tuberkelbacillus noch andere Keime in größerer oder geringerer Anzahl antreffen, den Streptokokkus, Staphylokokkus, Pneumokokkus, Tetragonus, Micrococcus catarrhalis, Pseudodiphtheriebacillen, zu Zeiten auch Influenzabacillen, sowie eine ganze Reihe gewöhnlich als nicht pathogen bezeichneter Keime, Sarcinearten, Schimmelpilze, endlich Fäulnisbakterien. Es kann sich um vereinzelte Keime handeln; ihre Menge braucht aber auch gar nicht groß zu sein, um die Tuberkelbacillen in angelegten Kulturen vollkommen zu überwuchern.

Über die Häufigkeit ihres Vorkommens gibt folgende Tabelle Auskunft; sie ließe sich beliebig vergrößern.

	In $^0/_0$ der untersuchten Sputa wurden gefunden von			
	KERSCHENSTEINER	KÖGEL	SPENGLER	EHRHARDT
Streptokokken	74,3	52,7	82,0	76,7
Staphylokokken	51,4	83,3	12,0	40,0
Tetragenes	48,6	5,6	2,0	20,0
Diphtherieähnliche Stäbchen	40,0	11,1	—	3,3
Mikrokokken	37,1	8,3	—	—
Influenzabacillen	14,3	—	16,0	—
Andersartige Bacillen	14,3	16,7	—	6,6 (Pyocyaneus)
Pneumokokken	11,4	5,6	2,0	3,3
Streptotricheen	11,4	5,6	—	—
Blastomyceten	5,7	—	—	—
Friedländerbacillen	2,8	—	6,0	3,3

Die Unterschiede in den Zahlen sind ohne prinzipielle Bedeutung; manche mögen an der Methodik gelegen haben. Besondere Epidemien herrschten zur Zeit der Untersuchungen nicht (z. B. Grippe).

Die nächste Frage ist naturgemäß die: Stammen alle diese Bakterien aus dem tuberkulösen Herd selbst, oder haben sie sich in den Luftwegen erst nach und nach beigesellt? Der Versuch zu ihrer Lösung schien durch Anwendung der KOCHschen bzw. PFEIFFERschen Methode Erfolg zu haben; die in den innersten Teilen eines gewaschenen Sputumballens zusammen mit den Tuberkelbacillen befindlichen Keime sollten aus dem Erkrankungsherd selber stammen. Waren in dem ,,Kern“ nun die genannten Bakterien in überwiegender Zahl oder sogar in Reinkultur vorhanden, so stellte man die Diagnose ,,Mischinfektion“ oder ,,Sekundärinfektion“. Das Kriterium derselben sollte also in der Untrennbarkeit der Tuberkelbacillen von den Sekundärbakterien liegen. Im Gegensatz dazu sei bei der ,,Begleitinfektion“, der chronischen Bronchitis der Phthisiker eine Trennung von Sekundärbakterien und Tuberkelbacillen möglich (C. SPENGLER). Die Mängel einer solchen schematischen Einteilung liegen auf der Hand. Einmal gelingt es bei der Untersuchung einer größeren Anzahl von Sputumballen wohl regelmäßig, außer den Tuberkelbacillen noch andere Keime in ihrem Innern nachzuweisen. Das ,,Waschen“ des Sputums gewährt doch nur eine relative Sicherheit. Auf der anderen Seite muß damit gerechnet werden, daß eine größere Bakterienflora zwar vorhanden war, aber zugrunde gegangen ist. Wie käme es sonst, daß man Sputum und große Kavernen in Fällen, wo man klinisch Mischinfektion annehmen mußte, bakterienarm oder überhaupt ganz frei von ihnen gefunden hat. Trifft man in Kavernen zahlreiche Bakterien an, ist nicht auszuschließen, daß sie erst sub finem dort hingelangt sind und sich stark entwickelt haben (SORGO). Es wäre ferner denkbar, daß auch vorhandene hinzugekommene Keime keine besonders starke deletäre Wirkung entfalteten, da sie sich in Züchtungsversuchen häufig verhältnismäßig wenig virulent erwiesen haben, wenn dies auch nicht als vollgültiger Beweis angesehen werden darf.

Eher geben uns die pathologisch-anatomischen Prozesse Aufschluß. Manche Untersucher nehmen eine weitgehende Fähigkeit des Tuberkelbacillus an, destruktive Prozesse im Gewebe zu erzeugen. So äußert sich FRIEDRICH MEÜLLR mit allem Recht, daß die der Höhlenbildung zugrunde liegende käsige Gewebsdegeneration durch die Tuberkelbacillen und nicht durch andere Organismen bedingt sei. Ebenso führt A. FRÄNKEL die Kavernenbildung in erster Linie auf die Tuberkelbacillen zurück, erst in zweiter Linie auf die Sekundärbakterien. Ähnlich sei es mit der tuberkulösen Pneumonie. Nach SORGO können auch bronchitische Veränderungen allein durch den Tuberkelbacillus hervorgerufen werden, besonders in der Umgebung der Herde. Der Begriff „Tuberkulose" und „Phthise" fällt also nach den genannten Untersuchern für viele Fälle zusammen. — Sicher ist wohl, daß die exsudative Form, also in ihrer extremsten Form auch die käsige Pneumonie, auf die Einwirkung des Tuberkelbacillus allein zurückzuführen ist. In den frischen Exsudatmassen sind keine anderen Keime vorhanden. Auch das destruierende produktive Knötchen ist alleiniges Produkt des Tuberkelbacillus, für das in der Regel erst mit Herstellung der Verbindung zum Bronchiolus die Gelegenheit zum Eindringen anderer Keime gegeben ist. Ob man erst von diesem Augenblicke an die Bezeichnung „Phthise" anzuwenden berechtigt ist, mag verschieden beurteilt werden.

HANSEMANN ist dagegen der Ansicht, daß der Tuberkelbacillus nicht hinreicht, um eine Phthise zu erzeugen, sondern es stehe ihr die Mischinfektion neben anderen disponierenden Momenten zur Seite; auch nach Vernichtung der Tuberkelbacillen schreite der Prozeß oft fort, lediglich infolge der Mischinfektion. Auch andere nehmen bei jeder tuberkulösen Erkrankung, sowie sie manifest geworden ist, d. h. infolge Einschmelzung von Gewebe Bacillen im Auswurf erscheinen, eine Mischinfektion an, wie es z. B. STRÜMPELL tut. Man kann sich hier immer auf die Anwesenheit anderer Bakterien im Auswurf stützen, und nimmt besonders auf ihr Mengeverhältnis gar keine Rücksicht. Manche sind sogar der Ansicht, daß der Tuberkelbacillus überhaupt erst auf dem Boden einer Mischinfektion haftet, und daß von Anfang an ein gemeinsames Wirken stattfinde (MENZER). Die Ansichten gehen also weit auseinander. Soviel kann man aber sagen, aus dem Vorhandensein verschiedener Bakterien im Auswurf allein das Vorhandensein einer Mischinfektion zu begründen, ist nicht wohl angängig; nicht einmal das Vorkommen als besonders pathogen angesehener Arten, wie der häufigen Streptokokken, bildet eine genügende Unterlage hierfür, zum mindesten müßten sie in großer Menge und konstant zu finden sein. Auch nach den Beobachtungen von LANGE und KERSTEN an chronisch erkrankten Meerschweinchen ist an der Fähigkeit der Tuberkelbacillen, ohne jede Begleitinfektion Gewebe einzuschmelzen, nicht zu zweifeln.

Auch die übrige klinische Untersuchung bietet nicht immer eine genügende Handhabe zur Diagnose einer Mischinfektion, d. h. einer aktiven Mitwirkung anderer Keime; es wird hier vor allem das intermittierende Fieber der Wirkung von Mischbakterien zugeschrieben (das sog. Eiterfieber), während der Tuberkelbacillus allein nur verhältnismäßig geringe Temperatursteigerungen oder, bei plötzlicher Aussaat, mehr kontinuierliches hohes Fieber erzeugen soll. Einen positiven Beweis für die Richtigkeit solcher Anschauungen zu liefern, ist aber auch kaum möglich. Man denke z. B. an das hohe intermittierende, oft mit Schüttelfrösten einsetzende Fieber bei der sog. interstitiellen Tuberkulose, bei tuberkulösen Drüsenprozessen, wo man doch eine Mischinfektion so gut wie ausschließen kann. KERSCHENSTEINER fand bei fieberlosen Anfangsphthisen, um nur ein Beispiel herauszugreifen, in 78% Streptokokken, bei fiebernden Phthisen in 67%, bei Moribunden in 100%, also keine durchgreifenden Unterschiede. Es hängt also mehr oder weniger von der subjektiven Auffassung jedes Untersuchers ab, ob er eine Mischinfektion annehmen will oder nicht und welche Rolle er ihr in dem ganzen Krankheitsbilde zuschreibt. Zweifellos ist sie außerordentlich häufig vorhanden, es ist aber ebenso schwierig, ihr Vorhandensein und ihren Einfluß auf den Lauf der Erkrankung wirklich zu beweisen.

Die Frage, ob die gefundenen Mischbakterien als pathogen anzusehen sind, versuchte WIRTHS durch die Bestimmung des opsonischen Index des Blutes zu lösen. In größeren Untersuchungsreihen erhielt er positiven Ausschlag für Streptokokken und Influenzabacillen, einen negativen für den Diplococcus capsulatus, Tetragenes, Meningokokkus, Micrococcus catarrhalis und Pseudodiphtheriebacillen; bei den erstgenannten erfolgte aber auch nicht in allen Fällen positiver Ausschlag, auf der anderen Seite war auch für den Pneumokokkus der Ausfall häufig positiv. Hohes Fieber wurde auch bei normalem Index für Eiterstreptokokken festgestellt. Demnach haben also auch diese Untersuchungen, so interessant sie sind, zu keinem Ergebnis geführt.

Anatomische Veränderungen der Lungen, die eine Mischinfektion beweisen, sind nach EPPINGER bisher nicht festgestellt worden.

Von diesen Mischinfektionen ist zu unterscheiden das plötzliche Auftreten bestimmter Bakterienarten im Laufe einer tuberkulösen Erkrankung, vor allem des Influenzabacillus, auch des Pneumokokkus. Es handelt sich in solchen Fällen dann nicht um eine dauernde Nebeneinanderwirkung beider Arten, sondern um eine interkurrierende akute Infektion durch das neu hinzugekommene Bacterium, die mit der Grundkrankheit im Prinzip nichts zu tun hat, für deren Entstehung höchstens durch den erst-angesiedelten Keim eine Prädisposition geschaffen war (aber sicher oft auch nicht bestand). Dadurch kann das ursprüngliche Krankheitsbild eine Zeitlang völlig überdeckt werden. Mit dem Ablauf der Symptome verschwinden in der Regel auch wieder die Erreger, können sich aber auch, wie das besonders für Influenzabacillen angegeben wird, noch längere Zeit erhalten. Ob sie auch dann noch ihre Wirksamkeit entfalten, läßt sich schwer entscheiden; stets müssen wir aber an die Möglichkeit einer Verschlechterung der Grundkrankheit, also der Tuberkulose, durch eine solche superponierte Infektion denken, schon durch die Verminderung der Widerstandsfähigkeit des Organismus. Mit Notwendigkeit erfolgt sie aber nicht. Gelegentlich will man auch den umgekehrten Erfolg gesehen haben, er beschränkt sich aber wohl nur auf einzelne Fälle. Es sei hier auf den mehrfach beobachteten leichteren Verlauf der Grippe bei Tuberkulösen hingewiesen.

17. Smegmabacillen und andere säurefeste Stäbchen.

Die Smegmabacillen ähneln in gefärbten Ausstrichen morphologisch den Tuberkelbacillen außerordentlich, sie sollen nur meist etwas dunkler und kürzer sein, können aber auch längere und leicht gekrümmte Formen annehmen. Auch die übrigen Unterschiede gegenüber dem Tuberkelbacillus sind gering: mit der MUCHschen Färbung sollen sie keine Granula aufweisen; es sind aber andere Körnchen in ihnen gefunden worden, welche die Anilinfarben leicht annehmen. Gegen 15%iges Antiformin seien sie nicht resistent; nach GOERRES werden sie indes nicht zerstört.

Zur färberischen Unterscheidung gibt WEBER an, daß sie wohl 6%ige Schwefelsäure, dagegen nicht 3%igen Salzsäurealkohol vertragen könnten. Die Resistenz der einzelnen Stämme scheint indes sehr verschieden zu sein.

PAPPENHEIM verwendet folgende Differentialfärbung:

1. Carbolfuchsin bis zum Sieden.
2. Ablaufenlassen des überschüssigen Carbolfuchsins.
3. Ohne Abwaschen Entfärbung und Gegenfärbung durch 3—5 maliges Eintauchen und langsames Abfließenlassen der Farblösung, die auf folgende Weise bereitet wird: In 100 Teilen absoluten Alkohols wird 1 Teil Korallin gelöst, dann Methylenblau bis zur völligen Sättigung hinzugefügt, wozu recht beträchtliche Mengen erforderlich sind; diese Lösung wird mit 20 Teilen Glycerin versetzt.
4. Kurzes Abspülen in Wasser, Trocknen, Einbetten.

Die Tuberkelbacillen werden hierbei glänzend rot auf blauem Grund, die Smegmabacillen blau gefärbt.

HONSELL gibt folgende Methode zur Unterscheidung von Tuberkelbacillen an:

1. Färben mit Carbolfuchsin in der üblichen Weise.

2. 10 Minuten lange Entfärbung in 3%iger Lösung von Salzsäure in absolutem Alkohol.
3. Gegenfärbung mit schwacher alkoholischer Methylenblaulösung.

Verschwinden die vorher roten Stäbchen, so handelt es sich aller Wahrscheinlichkeit nach um Smegmabacillen.

Nach TRAUTENROTH führt folgendes Verfahren zum Ziele:

1. Vorbehandlung mit absolutem Alkohol, nicht unter 3 Stunden; dann 5% Chromsäure, nicht unter 15 Minuten.
2. Färben mit Carbolfuchsin in der üblichen Weise.
3. Entfärben mit verdünnter Schwefelsäure (ac. sulf. dil.) 2—3 Minuten. Abspülen.
4. Gegenfärbung mit konzentrierter alkoholischer Methylenblaulösung.

Gute Resultate wurden von BENDER durch Anwendung alkoholischer Pikrinsäure (gesättigte wässerige Pikrinsäure und Alkohol abs. zu gleichen Teilen), eine Minute lang, erzielt, nachdem mit Carbolfuchsin gefärbt und mit 3% Salzsäurealkohol gefärbt worden war. Nur die Tuberkelbacillen entfärben sich nicht. Da mit Antiformin angereichertes Material sowie ausgehebertes Sputum von Kindern die Gelbfärbung mit Pikrinsäure schlecht annimmt, so wird hier Gegenfärbung mit dünnem wässerigen Methylenblau empfohlen.

Nach BETEGH sollen die meisten saprophytischen säurefesten Stäbchen auf Glycerintraubenzuckeragar einen Rasen von mehr gelber oder roter Farbe bilden, z. B. der Smegmabacillus eine ockergelbe, zum Unterschied von den weißlichen Kulturen der verschiedenen Tuberkelbacillenvarietäten. F. KLEMPERER weist mit Recht vor allem auf ihr schnelleres Wachstum und ihre geringeren Temperaturansprüche hin.

Vorkommen. PAPPENHEIM fand im Auswurf einer unter dem Zeichen einer hochgradigen Botriocephalus-Anämie verstorbenen Patientin reichliche säurefeste Stäbchen. Bei der Sektion boten die Lungen das Bild einer abscedierenden Bronchopneumonie, einen jauchigen, mit stinkenden, eitrigen und sulzigen Massen erfüllten Absceßherd, Bronchiektasien verschiedenen Grades, in deren Abstrich sich die gleichen säurefesten Stäbchen wie im Auswurf fanden, und zwar an gewissen circumscripten Stellen; die Bacillen lagen nie einzeln oder diffus zerstreut, sondern in kleineren und größeren verfilzten Haufen zusammen, hatten ungefähr die Größe von Tuberkelbacillen, waren nur in ihrer Form starrer und derber, höchstens einmal im ganzen gebogen, aber nie so geschlängelt wie jene, obwohl perlschnurartige Lücken sich auch in ihren Leibern, wennschon ziemlich selten, fanden. Sie waren auch in den Alveolen zwischen den zelligen Exsudatmassen zu sehen.

Eine besondere Rolle schreibt PAPPENHEIM den Smegmabacillen nicht zu, sondern führt die Bildung des Absceßherdes und der pneumonischen Infiltration auf die Anwesenheit reichlicher Staphylokokken zurück; „immerhin könnten die Parasiten eine gewöhnliche katarrhalische Pneumonie veranlaßt haben“.

Ähnliche Bacillen sind ferner von A. FRÄNKEL bei Bronchiektasie, putrider Bronchitis, Gangrän wiederholt im Auswurf gefunden worden; ob es sich um Smegmabacillen handelte, läßt sich nicht mit Sicherheit feststellen, sie scheinen gegen Alkohol resistenter als jene gewesen zu sein. In dem einen Falle BENDERS lag Gangrän mit kleineren und größeren grauweißlichen Herden von zundriger Konsistenz und Höhlenbildung vor, die klinisch als Tuberkulose angesprochen worden war; in dem anderen ein Absceß. Bei Bronchitis traf MÖLLER säure- und alkalifeste Stäbchen an, die in kleinen grauweißen Knöpfchen wuchsen, sich aber in Reinkultur nicht weiter züchten ließen. Aus typischem gangränösem Sputum erhielt RABINOWITSCH säurefeste Stäbchen mit leicht keulenförmiger Anschwellung, mitunter kürzer und etwas dicker, zuweilen aber auch länger wie Tuberkelbacillen, ohne Sporenbildung; sie wuchsen nach 24 Stunden in grauweißen glänzenden Kolonien, die allmählich zu einem weißen rahmähnlichen Belag konfluierten, später runzelig wurden und orangegelbe Farbe annahmen. Meerschweinchen blieben gesund, doch wurden die Bacillen tierpathogen, wenn sie zusammen mit steriler Butter eingespritzt wurden.

COURMONT isolierte aus der Lunge eines unter den Erscheinungen typischer Tuberkulose Gestorbenen einen Streptobacillus, der bei Meerschweinchen und Kaninchen tuberkulöse Veränderungen hervorgerufen haben soll. Da er Tuberkelbacillen nicht vorfand, sieht er ihn als neue Form des menschlichen Streptobacillus tuberculosis an.

Aus Mund, Zunge und Zahnbelag züchtete ferner LABS säurefeste Stäbchen, aus der Nase Gesunder und Luetiker KARLINSKI, aus Ozaenasekret ALEXANDER. Besonders sei noch darauf hingewiesen, daß dem Tuberkelbacillus ähnliche Keime im Leitungswasser vorkommen.

Die Bedeutung aller dieser säurefesten Stäbchen ist für den Menschen anscheinend sehr gering, außerdem ist ihr Vorkommen sehr selten. Etwas anderes wäre es, wenn sie nach und nach im Körper den humanen Typ annähmen und pathogen würden, doch wird ein solcher Übergang heute von der Mehrzahl der Forscher abgelehnt, da die einzelnen Arten, einmal gezüchtet, ihre Eigenschaften außerordentlich hartnäckig beibehalten. Es wäre höchstens daran zu denken, daß manche Bakterien infolge Fettaufnahme größere Virulenz erlangen, wofür die Versuche von RABINOWITSCH sprechen; bei der Autolyse von Lungensubstanz ist diese Möglichkeit gegeben; gleichzeitig erlangen sie dadurch Säurefestigkeit. FRIEDRICH MÜLLER erklärt ihr Auftreten in einer in Fäulnis übergegangenen hepatisierten pneumonischen Lunge auf diese Weise.

Alle diese Bacillen, die sich von dem Tuberkelbacillus verhältnismäßig wenig unterscheiden, vor allem das Gemeinsame der Säurebeständigkeit mit ihm haben, kann man nun als Pseudotuberkelbacillen bezeichnen; die Krankheitserscheinungen, bei denen sie gefunden wurden, wenn überhaupt solche vorhanden waren, entsprechen aber keineswegs denen der Tuberkulose. Vielfach handelt es sich um vorübergehende katarrhalische oder lobulär-pneumonische Erscheinungen mit schleimigem, eitrigem oder auch blutigem Auswurf, die in Bälde wieder zurückgehen.

Bemerkenswert ist in dieser Hinsicht eine von LICHTENSTEIN mitgeteilte Krankengeschichte. Der Patient erkrankte in größeren Intervallen an einer lokalisierten Bronchopneumonie unter leichten Allgemeinerscheinungen. Der Auswurf war anfangs jedesmal zäh, weißlich, dann mehr grau, später rötlich und schließlich wurde er rein blutig; einmal wurde ein Fibringerinnsel entleert, elastische Fasern waren nie vorhanden. Die säurefesten Stäbchen hielten sich unverändert, auch nachdem der Lungenbefund zurückgegangen war. Im blutigen Auswurf fiel die Vermehrung von Begleitbakterien auf.

Es fehlt die typische Knötchenbildung und Verkäsung, wenn auch gelegentlich im Tierkörper ähnliche Veränderungen gefunden worden sind. Vielfach kann man sie nicht einmal als Ursache der Erkrankung, sondern höchstens als Begleitbakterien ansehen.

Als Pseudotuberkulose sind dagegen Erkrankungen zu bezeichnen, die in klinischem und auch pathologisch-anatomischem Sinn in ähnlicher Weise wie die Tuberkulose verlaufen, aber nicht durch den Tuberkelbacillus, sondern durch andere Keime verursacht werden, also vor allem Aktinomykosen, Aspergillosen, Streptobacillosen. Mit Tuberkulose haben diese nichts zu tun, nur muß mit Kombination beider gerechnet werden. Nicht ausgeschlossen ist es auch, daß in solchen Fällen gelegentlich Tuberkelbacillen lange Zeit dem Nachweis entgehen.

18. Leprabacillen.

Morphologie. Der Leprabacillus ist ein feines, geradegestrecktes, seltener leicht gebogenes oder geknicktes Stäbchen, dem Tuberkelbacillus sehr ähnlich, nur gedrungener. Beweglichkeit fehlt.

Färbung. Da die Leprabacillen säurefest sind, so färben sie sich nach allen für die Tuberkelbacillen angegebenen Methoden; sie nehmen die Farbe leichter an als diese, geben sie auch leichter wieder ab. Die diagnostische Verwertung dieser Differenzierung beider Bakterien hat aber mit großer Vorsicht zu geschehen, da die Färbungsresultate zu unsicher sind und die einzelnen

Individuen die Färbung auch nicht gleichmäßig annehmen; sie sind bald mehr homogen gefärbt, bald mehr körnig, was von Alter und Färbemethode abhängen soll.

Auffallend sind in den Leprabacillen die sog. BABES-ERNSTchen Körper, endständige etwas stärker lichtbrechende Körnchen, die sich mit Methylenblau, Bismarckbraun usw. darstellen lassen. — Außerdem enthalten die Bacillen Vakuolen, durch deren Vorhandensein Diplobakterien vorgetäuscht werden können; ihre Deutung ist noch unsicher.

Mit GRAM färben sie sich positiv. Die MUCHsche Granulafärbung soll in manchen Fällen zur Auffindung von Bacillen gedient haben, die mit den gewöhnlichen Methoden nicht entdeckt worden waren.

Zur Unterscheidung von gleichzeitig im Auswurf vorhandenen Tuberkelbacillen ist von BAUMGARTEN folgende Methode angegeben worden: Färbung mit verdünnter Fuchsinlösung 12—15 Minuten, Verbringen in Salpetersäurealkohol 1:10 eine halbe Minute, Nachfärben mit Methylenblau. Die Tuberkelbacillen sollen dabei ungefärbt bleiben; die Färbung kann aber im Stich lassen.

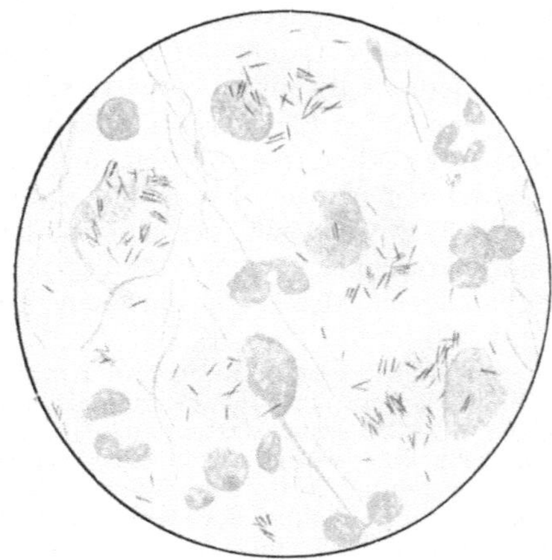

Abb. 110. Leprabacillen, zum Teil intracellulär, in großen einkernigen Zellen. Öl-Imm. 1/12, Ok. 3.

YAMAMOTO gab eine Methode an, die auf Versilberung der Bakterien beruht, wobei die Tuberkelbacillen schwarz, die Leprabacillen hell seien. Ausführung: Erwärmen in 5%iger Argentum-nitricum-Lösung 10 Minuten, Reduktion in einer Lösung von 2%igem Pyrogallol und 1%igem Tannin 5 Minuten, Abtupfen, Trocknen.

Andere Differenzierungsmethoden siehe bei JADASSOHN.

UHLENHUTH und STEFFENHAGEN empfehlen Anreicherung des Auswurfs mit 5%iger Antiforminlösung.

Die Züchtung des Leprabacillus ist noch nicht gelungen.

Überimpfungsversuche an Tieren, die eine Fortpflanzung des Leprabacillus im Tierkörper beweisen, sind bisher nicht eindeutig ausgefallen, da er sich sehr lange im fremden Gewebe lebend erhält.

Vorkommen. Leprabacillen kommen bekanntermaßen sehr regelmäßig in dem schleimigen, eitrig-schleimigen oder auch eigentümlich leim- oder gallertartigen Nasenschleim Lepröser vor; bei der letzterwähnten Beschaffenheit sollen sie am zahlreichsten sein. Nicht so konstant und auch nicht immer in so großer Menge werden sie in den aus den tieferen Lungenabschnitten stammenden Sputis gefunden, in dem eitrig-schleimigen der Bronchitis Lepröser und in dem rein eitrigen oder käsigen bei Einschmelzung des Lungengewebes. STICKER fand im Sputum von 23 Patienten mit Symptomen von seiten der Bronchien oder Lungen 10 mal Leprabacillen in wechselnder Menge, DOUTRELEPONT, CORNIL und BABES wiesen sie gleichfalls im Auswurf nach. Bemerkenswert ist, daß sie im Nasenschleim wiederholt angetroffen wurden, während gleichzeitig entleertes Sputum oder abgestrichener Rachenschleim frei waren; es kann auch aus den Lungen stammender Auswurf bacillenhaltig sein, der Rachenschleim dagegen nicht.

Die Leprabacillen sollen sich von gleichzeitig im Auswurf vorhandenen Tuberkelbacillen außer durch die oben erwähnten Differenzen in der Färbung dadurch unterscheiden, daß sie häufig, besonders im käsigen Eiter oder in grauen Linsen (STICKER), massenhaft vorkommen, zu zigarrenbündelähnlichen Haufen vereinigt, oft in körniger Degeneration begriffen und vielfach von

Zellen aufgenommen; endlich sollen sie durch ihre mehr stäbchenartige gerade plumpe Form und eckigen Knickungsstellen von den mehr fadenförmig gebogenen und mehr rundliche Biegungsstellen aufweisenden Tuberkelbacillen zu trennen sein (SPIEGEL).

Pathognomonische und diagnostische Bedeutung. Da auffallenderweise im Rachenschleim verhältnismäßig selten Bacillen gefunden werden, obwohl man denken sollte, daß sie durch zurückfließenden Nasenschleim leicht dorthin transportiert werden könnten, so ist ihr Vorkommen im Auswurf wohl eindeutig auf ihre Herkunft aus den Lungen oder Bronchien zu beziehen. Nach den pathologisch-anatomischen Untersuchungen sind sie imstande, dort die verschiedensten Veränderungen, die als spezifische Wirkung angesehen werden müssen, zu erzeugen; Bronchitiden, gangränöse Bronchialkavernen, käsige Erweichungsherde im Lungenparenchym und ganz besonders auch knotige, später verkäsende Herde im interalveolären, interlobulären und peribronchialen Bindegewebe. Wichtig ist für die Beurteilung ihres Vorkommens, daß in den Lungen auch ohne erkennbare makroskopische Veränderungen Bacillen gefunden worden sind.

In einer Reihe von Fällen sind neben Leprabacillen auch Tuberkelbacillen im Auswurf nachgewiesen worden; es handelt sich hier um eine einfache Kombination beider Erkrankungen, wie durch anatomische Untersuchungen festgestellt worden ist; allerdings scheint sie nicht so häufig zu sein, als man früher glaubte, wo irrigerweise spezifisch lepröse Knötchen für Produkte des Tuberkelbacillus gehalten wurden. Mehrfach wird angenommen, daß ein vorhandener tuberkulöser Prozeß begünstigend auf die Ansiedelung von Leprakeimen in den Lungen wirken sollte; ob umgekehrt die Infektion mit dem Tuberkelbacillus durch lepröse Veränderungen gefördert wird, ist noch nicht festgestellt.

Die diagnostische Bedeutung des Nachweises von Leprabacillen im Auswurf liegt bei der Unsicherheit des klinischen Lungenbefundes auf der Hand, besonders wenn gleichzeitige Tuberkulose in Frage kommt; es sei nochmals darauf hingewiesen, daß gröbere pathologische Veränderungen trotz Vorhandenseins von Bacillen in den Lungen fehlen können.

19. Rotzbacillen.

Morphologie. Die Rotzbacillen sind schlanke, unbewegliche, nur lebhafte Molekularbewegung zeigende Stäbchen von sehr wechselnder Größe und Form, etwa 5—8 mal so lang als dick, im ganzen etwas kürzer und dicker als Tuberkelbacillen; sie sind entweder gerade oder auch leicht gebogen, ihre Enden häufig abgerundet, auch kolbig aufgetrieben oder zugespitzt.

In Kulturen ändern sie ihr Aussehen häufig; manche Exemplare sehen etwas ausgebaucht aus, andere erscheinen bei Methylenblaufärbung als Körnchen, die jedoch nur die blaugefärbten Teile des Bacillus darstellen und durch ungefärbte Zwischensubstanz verbunden sind; wieder andere stellen sich als lange ungeteilte Fäden dar. Die Körnung wird auf ungleichmäßige Beschaffenheit des Protoplasmas zurückgeführt. In alten Kulturen werden feinste, zum Teil freiliegende Körnchen als besondere Dauerformen angesehen. Sporenbildung fehlt.

Färbung. Eine spezifische Färbung existiert nicht; sie gelingt mit allen üblichen Anilinfarbstoffen, doch werden diese nur schwer aufgenommen und wieder sehr leicht an entfärbende Mittel abgegeben. Es empfiehlt sich daher die Anwendung einer Beize (Zusatz von 1 Teil 0,01%iger Kalilauge zu 3 Teilen konzentrierter alkoholischer Methylenblaulösung, oder ZIEHLsches Carbolfuchsin). Die Bakterien sind gramnegativ.

Am meisten wird die Färbung mit Methylenblau nach LÖFFLER empfohlen: Man läßt das Sputum in feiner Verteilung auf dem Deckglas antrocknen, fixiert durch dreimaliges Hindurchziehen durch die nicht leuchtende Flamme und läßt dann die Deckgläschen mit der Schichtseite nach unten etwa 5 Minuten auf der alkalischen Lösung schwimmen; dann taucht man sie 1 Sekunde lang in eine $1^0/_0$ige Essigsäure, welcher man durch Zusatz von Tropäolin 00 in wässeriger Lösung eine etwa reinweingelbe Farbe gegeben hat und wäscht mit dem destillierten Wasser nach. Der Zusatz von Tropäolin 00 hat die Wirkung, daß das gefärbte Zellplasma gänzlich, die Kerne etwas entfärbt werden, während die Bacillen ihre Farbe behalten.

Die Züchtung erfolgt auf den gebräuchlichen Nährböden bei 30—40° Optimum. In Bouillon stellt sich zunächst eine Trübung ein, später ein weißlich-schleimiger Bodensatz und ein schleimiges Deckhäutchen.

Auf mit Glycerin versetzter Gelatine erscheint langsam eine transparente weißliche bis graue oder bräunliche Auflagerung.

Agar: Flacher, weißlich-grauer bis strohgelber konfluierender, zäh-schleimiger Rasen.

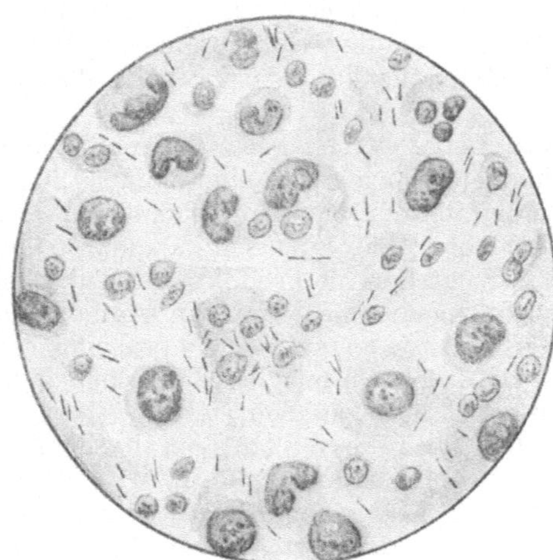

Abb. 111. Rotzbacillen (1:500).
(Nach GOTTSCHLICH - SCHÜRMANN.)

Blutserum: Gelblich durchscheinende Tröpfchen von zäh-schleimiger Konsistenz, die mit der Zeit infolge Ausscheidung von kleinen Krystallen an die Oberfläche eine milchweißliche Farbe annehmen.

Kartoffel: Zunächst gelbliche, dann bernsteinfarbene, später einen rötlichen Farbton annehmende, durchscheinende Kultur; noch später bei Verlust der Transparenz kupferoxydul- bis braunrote Farbe in dicker Schicht, in der Umgebung grünlicher Farbton.

Milch wird langsam zur Gerinnung gebracht, Lackmusmolke gerötet.

Tierversuch. Impfung rotzverdächtigen Materials in die Bauchhöhle eines männlichen Meerschweinchens; zunächst Rötung und Schwellung des Hodensacks, dann des Hodens; multiple Absceßbildung.

Vorkommen. Rotzbacillenhaltiges Sputum erhält man infolge des meist raschen Verlaufes, den die Erkrankung nach Übergreifen auf die Lungen nimmt, nur sehr selten; wenn ja, dann ist es nicht charakteristisch, zäh-schleimig, eitrig oder schmutzigbraun gefärbt (SOMMERBRODT), auch himbeerfarben, von üblem Geruch. Häufiger wird man aus der Nase stammendes Sekret erhalten, das je nach dem Grade der Erkrankung die verschiedenartigste, schleimige bis blutigjauchige Beschaffenheit zeigen kann. Nach STICKER findet man darin die Rotzbakterien in großer Anzahl, aber stets einzeln liegend, während in Kulturen und auch im Eiter von Rotzgeschwüren häufig zwei Stäbchen aneinandergereiht oder in Parallellagerung, zuweilen auch Kettenverbände oder größere Häufchen vorkommen.

Pathognomonische und diagnostische Bedeutung. In der Mehrzahl der Fälle stammen die Rotzbacillen aus der Nase, doch ist nach der Angabe verschiedener Autoren eine Beteiligung der Nase an der Erkrankung nicht unbedingt nötig. Der Sitz ist dann tiefer bis in die Lungen hinein zu suchen, in denen der anatomische Prozeß mit Bildung von Knötchen und lobulär pneumonischen Infiltraten verläuft; nach WEICHSELBAUM ist die Zahl der dort gefundenen Bacillen gewöhnlich eine geringe.

20. Streptothricheen.

Die Streptothricheen werden heute zu den Trichomyceten gerechnet, während man ihnen bisher entweder eine Mittelstellung zwischen Hyphomyceten und

Schizomyceten zuerkannt oder sie, da sie Mycel, Sporen und echte Verzweigungen bilden, den ersteren zugezählt hatte. Zu ihnen gehören der Strahlenpilz sowie andere Streptothrix-, ferner Leptothrix- und Cladothrixarten.

a) Aktinomyces.

Der Strahlenpilz stellt sich in der Regel als ein im Zentrum dünneres, an der Peripherie dickeres Geflecht radiär angeordneter, sich verzweigenden Fasern dar, an deren Enden einzelne kolbenförmige, schon bei schwacher Vergrößerung erkennbare Anschwellungen bemerkt werden; oder sie laufen in Fäden aus, die sich in spitzen oder rechten Winkeln dichotomisch verästeln (echte Verzweigung). Die Fäden teilen sich durch fortgesetzte Querteilung in Fadenstücke, welche durch weitere Querteilung in kleine rundliche, mikrokokkenähnliche

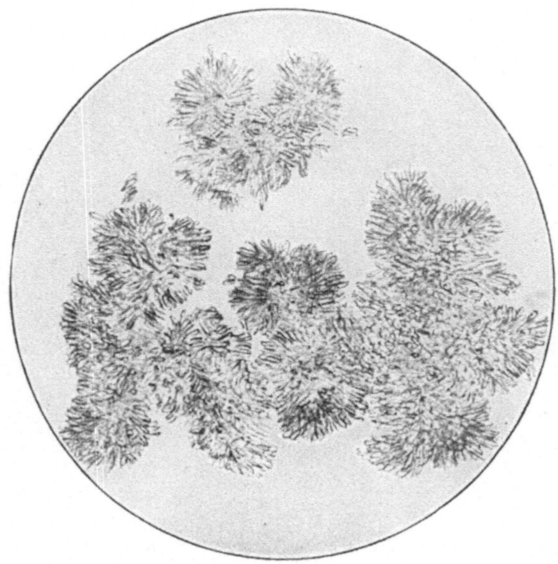

Abb. 112. Aktinomycesdrusen im Sputum. (Nach LENHARTZ-MEYER.) Vergr. 1:350.

Formen übergehen. Die einzelnen Fadenteile sind stets mehr oder weniger wellig gebogen, einzelne zeigen auch spirochätenartige Windungen (SCHLEGL). Bei stärkerer Vergrößerung kann man einen Mantel und einen fadenförmigen Inhalt unterscheiden. Daneben finden sich auch breitere Fäden mit dickerer Membran oder auch leere oder mit Kügelchen gefüllte Schläuche. Die mikrokokkenähnlichen Gebilde inner- und außerhalb der Scheide spricht man als Sporen an.

Die breiteren, mit Stäbchen und Sporen gefüllten Hohlfäden wachsen an der Peripherie häufig in eine kolben- oder knopfartige Anschwellung aus, wobei sich der Faden in das Innere des Kolbens verfolgen läßt; die die Kolben bildende Masse liegt nicht außen auf der Oberfläche des Pilzfadens, sondern innerhalb dessen Membran. Der Kolben selbst ist von starrer geschichteter Struktur, erscheint häufig in zwei bis drei Abschnitte quergeteilt, die nur durch den unversehrten Zentralfaden zusammengehalten werden, doch geht dieser allmählich zugrunde. Gelegentlich fallen auch fingerförmige Fortsätze an den Kolben auf. Die Kolben sind nicht als Fruktifikationsprodukte (Conidien) aufzufassen, sondern als Involutionsformen des Pilzrasens, welche durch gallertige Umwandlung des Endes der Pilzscheide entstehen. Nach LUBARSCH besitzen sie die Bedeutung einer „Hemmungsmißbildung“.

Die Kolben fehlen an einer Stelle der Peripherie der Druse; hier tritt das Fadengeflecht mit der Unterlage in Berührung. Die Druse stellt also eine Hohlkugel aus spärlichen Fäden dar, die von einem Mantel aus dichtem Pilzgeflecht und Sporen (Keimlager) umschlossen werden, von welchem die Kolben ausgehen. Der Keulenbelag kann zuweilen ganz fehlen.

Färbung. 1. Angetrocknete Deckglaspräparate lassen sich auf folgende Weise gut färben: reines Carbolfuchsin 30—40 Minuten
LUGOLsche Lösung 10—15 „
Entfärben mit Alkohol, Abspülen in Wasser, Trocknen, Einbetten.
Die Kolben färben sich hierbei schön rot.

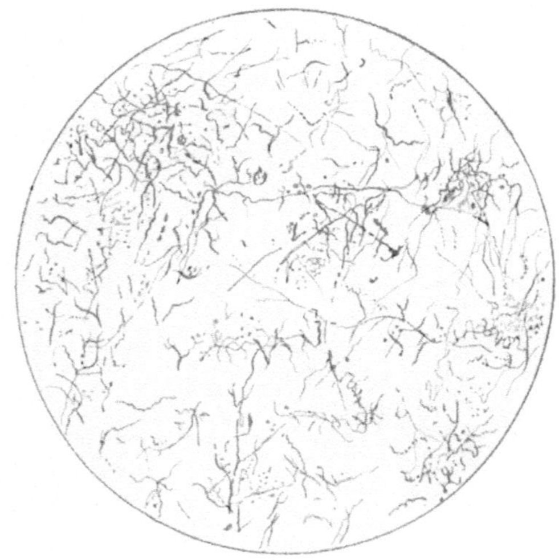

Abb. 113. Aktinomyces, Reinkultur, Gramfärbung. Vergr. 1:500. (Nach GOTTSCHLICH-SCHÜRMANN.)

2. Zur Färbung des Mycels und der Kolben kann man nach BABES folgende Methode anwenden:

Färben in gesättigtem Anilinwasser-Gentianaviolett 5—10 Minuten.
Abspülen in physiologischer Kochsalzlösung.
Trocknen mit Fließpapier.
Jodjodkalilösung (1:2:100) 2—3 Minuten.
Trocknen mit Fließpapier.
Entfärben mit Xylolanilinöl (1:2).
Konzentrierte wässerige, 2% Anilinöl enthaltende Safraninlösung 24 Stunden.
Jodjodkaliumlösung 1 Minute.
Auswaschen in Alkohol, Trocknen, Einbetten.
Bei dieser Färbung erscheinen die Fäden blau, die Kolben gelbrot.

3. Vielfach wird die GRAMsche Methode mit Vorfärbung empfohlen (GÜNTHER). Vorfärbung mit Pikrocarmin (1 g Carmin in 50 ccm Wasser + 1 ccm Ammoniak gelöst, dazu soviel wässerige gesättigte Pikrinsäurelösung, bis der entstehende Niederschlag beim Umrühren nicht mehr gelöst wird; eine Spur Ammoniakzusatz löst den Niederschlag wieder auf; Filtration der Lösung zur Entfernung der stets darin vorhandenen Bakterien); auch Vorfärbung mit gesättigter wässeriger Bismarckbraunlösung gibt gute Kernbilder.

Färbung mit Anilinwasser-Gentianaviolettlösung $^1/_2$ Minute.

Abgießen der Farblösung.

Jodjodkaliumlösung 1 Minute lang darüberfließen lassen.

Jodjodkaliumlösung abgießen, Präparat mit absolutem Alkohol unter mehrmaliger Ersetzung durch frischen Alkohol bis zur maximalen Entfärbung abspülen.

Nachfärben mit alkoholischer Eosinlösung.

Kräftiges Abspülen mit Wasser, Trocknen, Einbetten.

Bei dieser Färbung werden die Zellkerne rot, das Fadengeflecht blauviolett, die Kolben rötlich gefärbt.

RÜTIMEYER empfiehlt die von LINDT angegebene Nachbehandlung mit alkoholischer dünner Pikrinsäurelösung, wobei sich die Fäden blaugrün auf gelbem Grunde abheben; bei Vorfärbung mit Carmin werden die Zellkerne rot, die Fäden blau, die fingerförmigen Kolben gelb.

Züchtung. Der Aktinomycespilz ist ein fakultativer Anaerobier, er gedeiht auch gut unter Luftabschluß. In Kulturen findet niemals Kolbenbildung statt.

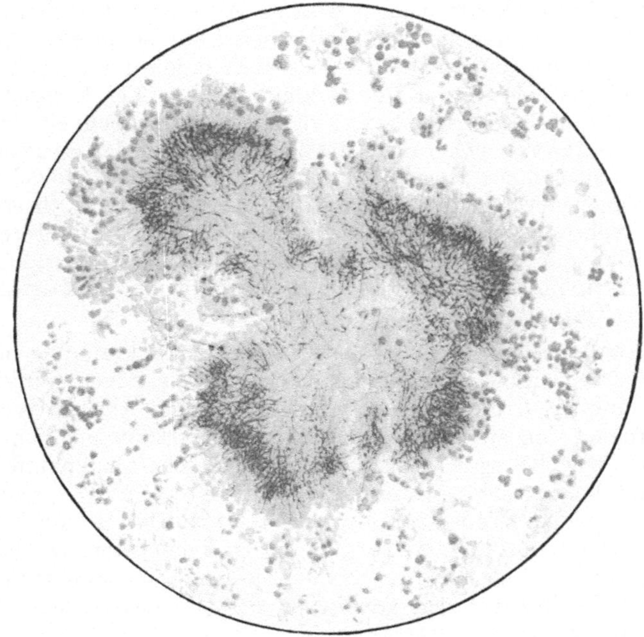

Abb. 114. Aktinomycesdruse. (Nach LENHARTZ.)

In der klar bleibenden Bouillon entwickeln sich kleine graue Körnchen, die zu einem gefalteten membranösen Rasen auswachsen.

Gelatine: Graue Pünktchen, später in deren Mitte gelbliche Trübung.

Agar: Langsam wachsende, stecknadelkopfgroße, tropfenähnliche Körnchen.

Blutserum: Nach 24 Stunden grauer, feuchtgallertiger Belag mit knopfförmigen weißlichen Pünktchen; die älteren Kulturen entwickeln sich zu knorpelharten Körnchen, so daß das Ganze ein höckerig gerunzeltes Aussehen darbietet.

Tierversuch. Bei Verimpfung in die Bauchhöhle von Kaninchen oder Meerschweinchen entwickeln sich typische Aktinomycesdrusen, die ihren Sitz in tumorartigen Neubildungen haben.

Vorkommen. Die typischen Wuchsformen sind wiederholt in dem rein eitrigen oder eitrig-schleimigen, auch gallertartigem rubiginösen, seltener rein hämoptoischem Sputum gefunden worden, das von Kranken mit Lungenaktinomykose entleert wird; breitet man den Auswurf auf einen schwarzen Teller aus, so stellen sie sich als feinste, makroskopisch eben zu unterscheidende, bis hirsekorngroße, gelbliche oder grünliche Körner dar, die zuweilen von feinen

Gerinnselbildungen eingeschlossen werden (ISRAEL, THIERSCH und BAHRDT, ASCHOFF u. a.). Die Körner können, wie in dem Falle von CANALI, auch im Bodensatz des zuweilen dreischichtigen Auswurfs zu finden sein. Sie sind fast ausschließlich durch Aktinomycesmassen gebildet und für diese Erkrankung charakteristisch. Zur besseren Sichtbarmachung empfiehlt es sich, das Sputum durch Glycerin oder verdünnte Kalilauge aufzuhellen. Durch längeres Stehen werden keine Veränderungen der Kolben erzeugt; eine Abnahme erfolgt nicht. — CANALI gibt auch an, Sporen gefunden zu haben. Nach LENHARTZ ist der Gehalt des Auswurfs an verfetteten Zellen oft auffallend groß. Auch myelinähnliche Gebilde wurden beobachtet.

Pathognomonische Bedeutung. Daß der Aktinomycespilz als solcher pathologische Prozesse schwerster Art erzeugen kann, ist durch vielfältige Beobachtungen und Obduktionen bewiesen. Abgesehen von den ausgedehnten Knochen- und Unterhautzellgewebszerstörungen, die er im Bereich des Mundes und Rachens verursacht und die, falls sie nach innen durchbrechen, auch zum Auswurf der typischen Körner führen können, ist er der Erreger einer durchaus spezifischen Lungenerkrankung, deren Eigentümlichkeit in schwersten reaktiven Bindegewebswucherungen in der Umgebung der eitrigen Einschmelzungsherde zu suchen ist. Regelmäßig besteht eine in die Tiefe gehende Erkrankung des Lungengewebes mit Ausbreitung auf Pleura und Brustwand. Eine einzige Beobachtung von CANALI hat diesen und andere Autoren veranlaßt, auch eine sich nur auf die Bronchialschleimhaut erstreckende Erkrankung durch den Aktinomycespilz anzunehmen, doch bleibt die Bestätigung dieses Befundes erst abzuwarten.

Bei dem außerordentlich langsamen Verlauf der Erkrankung muß natürlich die Rolle einer Mischinfektion für die Eiterbildung erwogen werden. Während ISRAEL annimmt, daß die Eiterung allein durch den Aktinomycespilz hervorgerufen werden kann, stellen sich PONFIK und BOSTRÖM auf den Standpunkt, daß ihm hauptsächlich geschwulstbildende Eigenschaft zukommt. Auch nach PARTSCH und BABES ist die Eiterung stets die Folge einer Mischinfektion mit Streptococcus pyogenes oder Staphylococcus aureus; in anderen Fällen fehlen diese auch wieder und BOLLINGER gibt an, daß die Eiterung überhaupt ganz ausbleiben könne. — Ist das Sputum übelriechend, so kann man stets Mischinfektion mit Fäulnisbakterien annehmen, da dem eigentlichen Aktinomycessputum ein übler Geruch nicht zukommt.

Ein Zusammentreffen von Tuberkelbacillen mit Aktinomycesdrusen im Auswurf hat wohl nur zufällige Bedeutung und ist auch nicht häufig beobachtet worden (BRIDGE, HABEL). Eine Prädisposition Tuberkulöser für Infektion mit Aktinomykose kann jedenfalls nicht daraus geschlossen werden. — Leptothrix scheint gelegentlich sekundär in Absceßhöhlen einzuwandern (ISRAEL).

Der diagnostische Wert des Auffindens von Aktinomycesdrusen im Auswurf ist selbstverständlich außerordentlich hoch einzuschätzen, zumal die Diagnose in vielen Fällen erst durch sie gestellt werden kann; für gewöhnlich gehen solche Fälle lange Zeit zuerst als Tuberkulose-Erkrankungen, was bei dem häufig gleichartigen Verlauf beider Infektionen nicht wunderzunehmen ist. Es müssen aber nicht alle Erkrankungen der Luftwege an Aktinomykose zum Auswurf der typischen Bestandteilchen führen, wie die Untersuchungen verschiedener Forscher ergeben haben; LENHARTZ fand unter 27 Fällen nur 12 mal die typischen Körner, FINCKH unter 46 Fällen 22 mal, HODENPYL unter 36 Erkrankungen nur 9 mal.

b) Streptothrixarten.

Morphologie. Der Streptothrixpilz bildet ein verzweigtes Netzwerk feinster in einer Scheide verlaufender, an den Enden zuweilen, aber nicht regelmäßig, kolbig verdickter welliger Fäden, also ein richtiges Mycel; von diesem steigen kurze Lufthyphen auf, deren trockene Enden in Conidienketten zerfallen; Sporenbildung findet demnach bei den meisten Arten statt. Beweglichkeit fehlt. Die Verzweigung ist eine echte, indem in der Regel ein annähernd rechtwinkeliger Abgang der Nebenäste von den Stammfäden stattfindet (falsche Dichotomie). Bei den Cladothrixarten wird eine scheinbare Verzweigung dadurch hervorgerufen, daß der Faden an verschiedenen Stellen aus der zu eng gewordenen Scheide hervorbricht; außerdem zeichnen sie sich durch rasche Fragmentation aus (Pseudobacillen). Die Zahl der Verzweigungen scheint eine wechselnde zu sein.

Die die Fäden zusammensetzenden Stäbchen zeigen im allgemeinen ein mehr oder minder tuberkelbacillenähnliches Aussehen.

Die Färbung gelingt mit allen Anilinfarben, doch erfolgt sie nicht immer gleichmäßig, sondern oft nur an einzelnen Stellen der Fäden, so daß kokkenähnliche Gebilde entstehen können. Von Rullmann und Perutz wird die Kernfärbung nach Nakanishi empfohlen. — Die Gramfärbung ist positiv.

Die Züchtung gelingt auf den üblichen Nährböden. Wachstum verschieden, aerob und anaerob. Die Kulturen auf Agar zeigen mit der Zeit runzelige, samt- oder kreideartige, festhaftende Kolonien, oder auch faltige Häutchen von verschiedener, weißer, grauer, bis orangegelber und roter Farbe. Man erwarte nicht zu ungeduldig das Resultat der Züchtung. Die Kulturen haben oft einen kennzeichnenden stechenden Geruch.

Gelatine wird von manchen Stämmen verflüssigt; in Bouillon erzeugen die meisten Arten einen krümeligen Bodensatz bei klarbleibender Flüssigkeit. Kolonien auf Blutserum sind häufig nicht von Diphtheriekulturen zu unterscheiden.

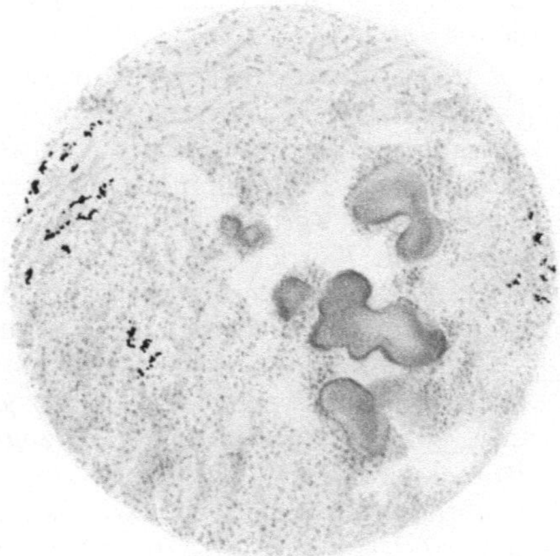

Abb. 115. Streptothrixdruse in der Lunge. Zeiß Obj. A, Ok. R 8.

Von Sanfelice intratracheal geimpfte Kaninchen starben nach 10—25 Tagen unter Erscheinungen, die einer Tuberkulose ähnlich waren.

Zahlreiche Variationen von Streptothrix lassen sich durch kleinere morphologische und kulturelle Unterschiede voneinander differenzieren; eine Anzahl dieser Arten ist von Petruschky zusammengestellt worden.

Vorkommen. Einen sehr typischen Befund stellen die von Rullmann und Perutz im Auswurf entdeckten kleinen bis erbsengroßen Knöllchen von gelblich grüner Farbe und von ziemlich zäher und harter Konsistenz dar, die den Pilz fast in Reinkultur enthalten; im frischen Präparat erwies sich der Pilz als ein Gewirr von feinen Fäden, die Diphtheriebacillen sehr ähnlich sehen. — Nicht ganz selten wird das Pilzgeflecht auch in einem indifferenten schleimigen oder eitrigen, auch sanguinolenten oder schokoladebraunen gangränösen Sputum gefunden, in dem bei sorgfältiger Ausbreitung kleine stecknadelkopfgroße weiße Körnchen auffallen (Freymuth, Liek, Glaser und Hart) besonders bei gleichzeitiger Tuberkulose (Aoyama und Miyamoto, Kerschensteiner, Birk und Leishmann, Petruschky, Foulerton, Lenhartz, W. Neumann u. a.), seltener im rein blutigen Auswurf (Buchholtz, Ziemssen); gelegentlich kann auch eine initiale Blutung durch sie ausgelöst werden (Freymuth). Der gleichzeitige Befund von elastischen Fasern spricht nicht gegen sie. — DE GRAZIA entdeckte sie zufällig in einem Herzfehlersputum. — In größeren Belägen kann sich gelegentlich der Pilz auch bei Stomatitis vorfinden; ROGER, BORY und SARTORY züchteten verschiedene Arten.

Unter den vielen Variationen sei besonders eine von EPPINGER als Cladothrix asteroides beschriebene, die bei einer unter den Zeichen einer Tuberkulose gestorbenen Patientin gefunden wurde, erwähnt. Es handelt sich aber auch hier um eine Streptothrix (Str. asteroides). Auch GALLI-VALERIO züchtete aus Sputum eine Cladothrix mit Pseudoverzweigungen. Auch in der Mundhöhle ist aus dem Zahnbelag eine Streptothrixart (Str. buccalis) gezüchtet worden (siehe bei KÜSTER); BAJARDI beschreibt ausführlicher eine Streptothrix lingualis im Munde Gesunder und Diphtherischer.

Eine eigentümliche, Agar verflüssigende Streptothrixart beschrieb RODELLA bei einem Falle von Speiseröhrenkrebs mit Lungenbrand. Das Sputumbild wurde beherrscht von verzweigten Fäden von unregelmäßigem Umfang und verschiedener Form, oft spindelförmig aufgetrieben; die Art der Verzweigung erinnerte häufig an Hirschgeweihe.

Nach RODELLA kann der Pilz nicht zu den Hyphomyceten eingereiht, auch nicht mit den Streptothricheen identifiziert werden; von den Aktinomyceten unterscheidet er sich wegen Fehlens von Drüsenbildung im tierischen Organismus. Er gehört aber noch in die Familie der Streptothricheen im weitesten Sinne des Wortes.

Der stinkende Auswurf, in dem der beschriebene Mikroorganismus gefunden wurde, war schmutziggrau, stellenweise etwas rot subfundiert, schaumig, nicht ausgesprochen dreischichtig.

Pathognomonische Bedeutung. Zweifellos sind Streptothrixarten als Ursachen einer schweren chronischen, meist zum Tode führenden Lungenerkrankung anzusehen, die vor allem der Aktinomykose weitgehend gleicht, in manchen Punkten und zu manchen Zeiten klinisch auch mit Tuberkulose verwechselt werden kann. Die ausgehusteten in Eiter eingebetteten feinen weißlichen Körnchen, die charakteristischen Pilzdrusen lassen keinen Zweifel über die Natur der Erkrankung und neuere pathologisch-anatomische Untersuchungen ergeben auch ein gut umschriebenes Krankheitsbild.

LÖHLEIN stellt hierfür drei Stadien auf: I. Eitrige Bronchitis, Bronchopneumonie, zuweilen mit Bildung tuberkelähnlicher Knötchen; II. Nekrose und eitriger Zerfall des Lungengewebes unter Bildung von Kavernen und Bronchiektasien; III. Ausheilung unter Bronchiektasienbildung in größerem Umfange. Zu jeder Zeit kann es zu Einbruch in die Blutbahn, falls nicht rechtzeitiger Verschluß erfolgt, oder Übergreifen auf die Nachbarorgane kommen. E. FRÄNKEL, GLASER und HART weisen noch auf die Fibrinausscheidung in die Alveolen in der Umgebung der Einschmelzungsherde hin; nebenher läuft eine in den Alveolarsepten sich abspielende entzündliche Infiltration und Wucherung, die zu einer starken Induration des Lungengewebes führen. Durch Einbruch in die Blutbahn ist wiederholt Einbruch in die Blutbahn erfolgt.

Fälle, wie die von RULLMANN und PERUTZ, PETRUSCHKY und SCHEELE, LICK, GLASER und HART u. a. beschriebenen zeigen also klinisch und anatomisch eine primäre Streptothrichosis der Lungen; BUCHHOLTZ nimmt für die Entstehung der lobären Pneumonie in dem seinigen gleichfalls die Streptothrixinfektion an.

Wesentlich häufiger ist die Streptothrix als zufälliger Befund bei anderen Erkrankungen nachgewiesen worden, so ganz besonders bei Tuberkulose (KERSCHENSTEINER unter 35 Fällen 5 mal, KARWACKI, KOEGEL); bei anderen mit Eiterung einhergehenden Erkrankungen vermißte sie KERSCHENSTEINER regelmäßig. Es ist hier nicht ohne weiteres erlaubt, die Streptothrixinfektion als Grundkrankheit anzunehmen, sondern es wird sich um ein späteres Einwandern in die meist tuberkulös veränderte Lunge handeln, dem eine wesentliche Bedeutung nicht beizumessen ist. Ob bei manchen Erkrankungen, in denen wohl konstant Streptothrixarten, aber nicht Tuberkelbacillen gefunden wurden, wie besonders von den französischen Autoren berichtet wird, eine primäre Infektion von Streptothricheen anzunehmen ist, darüber kann man noch im unklaren sein, solange noch nicht mehr genaue anatomische Befunde vorliegen; es ist aber fast anzunehmen, daß man bei besserer Kenntnis der ganzen Krankheit zu der Erkenntnis einer häufigeren primären Infektion mit Streptothricheen kommen wird. Die von ROGER und BORY auf das Vorhandensein von Tuberkelbacillen angestellten Impfversuche am Meerschweinchen hatten gleichfalls keinen Erfolg. Schließlich ist auch möglich, daß es auf Grund einer Tuberkulose zu einer so schweren Sekundärinfektion mit Streptothricheen kommt, daß diese die Tuberkulose ausschaltet und allein das Krankheitsbild beherrscht. Erkrankungen, bei denen wohl anfangs, später aber nie mehr Tuberkelbacillen gefunden wurden, sind vielleicht so zu deuten,

Die diagnostische Bewertung des Befundes von Streptothricheen im Auswurf richtet sich nach dem eben Gesagten; sie mahnt auf alle Fälle zur Vorsicht, auch wenn man nach dem ganzen Krankheitsverlaufe das Bestehen einer primären Streptothrixerkrankung ausschließen zu können glaubt. Die Prognose ist in einem wie im anderen Falle ernst. Nur falls die Streptothrix im Munde gesunder Personen angetroffen wird (KÜSTER, BAJARDI), ist ihr wohl keine größere Bedeutung beizulegen.

c) Leptothrixarten.

Morphologie. Der Leptothrixpilz stellt ein mehr oder minder dickes Geflecht wirr durcheinander liegender, langer, sehr feiner, nur wenig gekrümmter

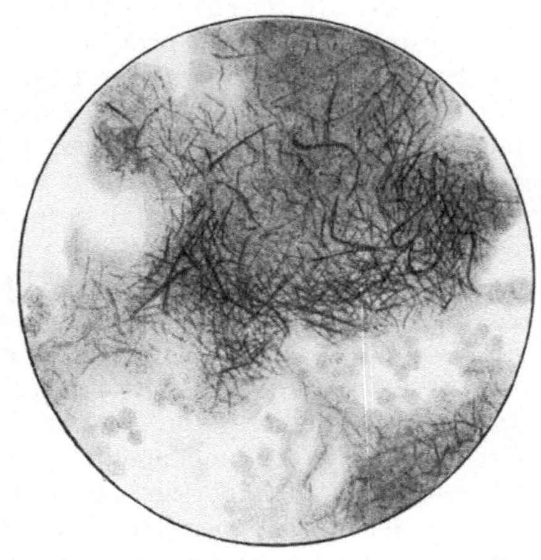

Abb. 116. Leptothrix aus bronchiektatischem Auswurf. Jodfärbung. Obj. 6, Ok. 1.

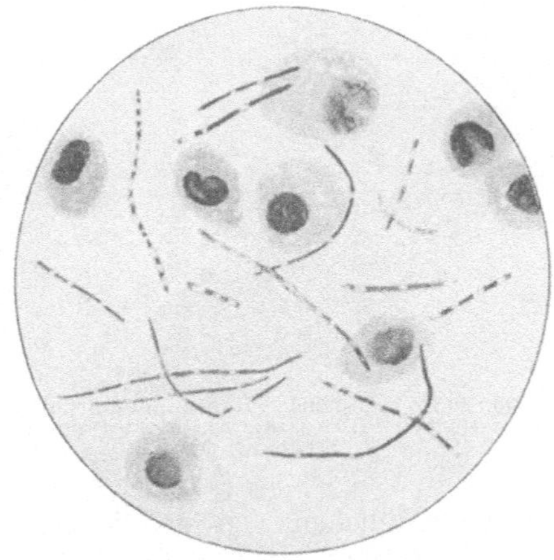

Abb. 117. Leptothrix. Öl-Imm. $^1/_{12}$, Ok. 3.

und sich nicht verästelnder Fäden dar (wenigstens wird die Nichtverästelung von vielen Untersuchern als Unterscheidungsmerkmal angenommen, findet sich aber doch gelegentlich, z. B. bei RUGE). Ein Teilungsvorgang ist fast niemals zu erkennen. Zwischen den Fäden und um sie herum sind, aber nicht immer in gleicher Menge, feine Körnchen gelagert, die bei stärkerer Vergrößerung auch innerhalb der Fäden zu erkennen sind. Infolge sehr rascher Fragmentation kann es gelegentlich auch dazu kommen, daß die Fäden „Bacillencharakter“ annehmen.

Die Färbung erfolgt mit allen Anilinfarben, vor allem aber zeichnen sich die Fäden dadurch aus, daß sie mit LUGOLscher Lösung eine schön violette Farbreaktion geben; zuweilen ist vorher ein Zusatz von 2,5$^0/_0$iger Milchsäure oder sehr verdünnten Mineralsäuren dazu nötig. Genuß stärkehaltiger Nahrung soll die Jodreaktion verstärken. Es geben aber nicht alle Leptothrixarten diese Reaktion. Überhaupt ist unter „Leptothrix“

ein Gattungsbegriff zu verstehen, in welchem eine Menge verschiedener Formen zusammengefaßt sind, die sich alle dadurch auszeichnen, daß es lange, starre Gebilde sind, sich mehr oder weniger mit Jod färben und sich in der Regel nicht züchten lassen.

Vorkommen. Zum ersten Male wurden Leptothrixfäden von LEYDEN und JAFFÉ in den zu Boden sinkenden Pfröpfen bei putrider Bronchitis in großen Massen gefunden. Sie sind dort bei Jodfärbung sofort als solche zu erkennen. Einzelne Fäden findet man gelegentlich auch verstreut im Auswurf und muß sich dann hüten, sie mit Fettsäurenadeln zu verwechseln. Ihr Vorkommen ist im großen ganzen auf die putride Bronchitis bzw. die Bronchiektasien beschränkt, doch sind sie gelegentlich auch bei Gangrän und Abscessen, von CANALI auch bei einer aktinomycesähnlichen Erkrankung angetroffen worden. Leptothrixähnliche Gebilde, die sich aber durch welliges Wachstum unterschieden und vor allem nicht schwer gezüchtet werden konnten, fand SCHIRWINDT bei einer großen Zahl tuberkulöser Sputis in kleinen Pfröpfen (s. a. S. 114).

Die Leptothrix ist ferner ein Bewohner der normalen Mundhöhle und könnte auch so gelegentlich einmal dem Auswurf beigemischt werden; besonders im Zungenbelag oder in cariösen Zähnen hält sie sich sehr häufig auf und wird dann nach ihrer Form in verschiedene Arten unterschieden: als Leptothrix innominata, 0,5—0,8 μ breite und 20 μ lange, gewundene, unbewegliche Fäden, als Leptothrix placoides alba buccalis, eine Form, die sich züchten läßt, endlich als eine Leptothrix buccalis (= Jodococcus vaginatus) und ein der Leptothrix sehr nahestehendes, mit ihr vielleicht sogar identisches Gebilde, Bacillus maximus buccalis. In seltenen Fällen sind Leptothrixformen auch bei eitrigen Prozessen im Rachen gefunden worden, so von LENHARTZ bei Tonsillarabscessen, von STOOSS u. a. bei verschiedenen Anginen. Zuweilen kann sie sich in den Lacunen der Rachengebilde festsetzen und harte, sagoartige, bis erbsengroße Knöllchen von gelblichgrüner Farbe bilden, die gelegentlich ausgehustet werden. In anderen Fällen (DUBLAR, FÜRBRINGER) sind es weichere, soorartig auftretende Pilzrasen, die von F. KRAUS als Leptothrixanginen von der durch hochgradige Epithelwucherung und -Verhornung ausgezeichneten Pharyngomycosis leptothricia (Hyperkeratosis lacunaris) unterschieden werden. In der Trachea wurden sie bei Sektionen gefunden (DUBLER).

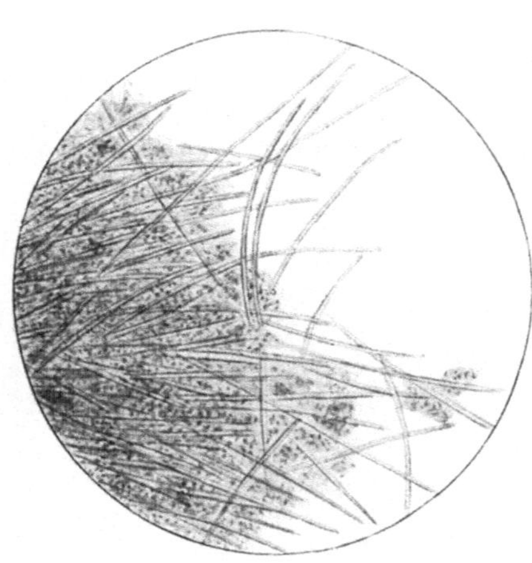

Abb. 118. Leptothrix - Rasen (Membran) aus dem Rachen. (Präparat von P. FÜRBRINGER.) $^1/_{12}$ Öl-Imm., Ok. 1.

Eine pathognomonische Bedeutung wird wohl keiner der Leptothrixformen zukommen, höchstens ist sie für manche der erwähnten Rachenerkrankungen verantwortlich zu machen; es ist nicht unwahrscheinlich, daß sie sich hier gelegentlich, ohne erkennbare Ursache als primärer Erreger ansiedelt. In den Lungen sind sie zwar keine regelmäßigen, aber doch häufige unschuldige Saprophyten in vorgebildeten Höhlen, die mit der Besserung der Symptome wieder verschwinden; in das Lungengewebe selbst dringen sie nicht ein. Ihr Vorkommen gerade bei derartigen Prozessen, während sie bei den übrigen Lungenerkrankungen stets fehlen, berechtigt auch, ihnen einige diagnostische Bedeutung zuzuerkennen.

21. Bacillus pyocyaneus.

Morphologie. Der Bacillus pyocyaneus ist ein kleines schlankes Stäbchen von sehr wechselnder Gestalt und äußerst lebhafter Eigenbewegung, die vermittels einer einzigen Geißel ausgeführt wird; Sporen werden nicht gebildet.

Die Färbung erfolgt mit den gewöhnlichen Farbstoffen; er ist gramnegativ.

Züchtung. Der Pyocyaneus ist fakultativ anaerob und wächst auf den gewöhnlichen Nährböden; das hervorstechendste Merkmal ist hierbei die Farbstoffbildung. Die Bouillon wird getrübt und zeigt zuerst an der Oberfläche unter der zarten Kahmhaut gelbgrüne Färbung; die Verfärbung der unteren Schichten erfolgt erst später. Auf Agar bildet er einen weißen dicken Rasen, unter welchem der Nährboden hellgrün bis grünlich-braun, auch bläulich gefärbt und aufgehellt, in alten Kulturen braunschwarz wird. Die Farbstoffbildung kann sehr wechseln, ist von der Eigenart der Stämme und auch von den Lebensbedingungen abhängig. Gelatine wird rasch und unter starker Fluorescenz des Nährbodens verflüssigt, Milch wird zur Gerinnung gebracht, das ausgefällte Casein dann peptonisiert.

Den Pyocyaneuskulturen kommen stark verdauende Eigenschaften zu; es wird ein proteolytisches, elastinlösendes, lipolytisches und diastatisches Ferment gebildet, außerdem liefern sie ein Hämolysin und ein Bakteriolysin, die Pyocyanase.

Tierversuch. Meerschweinchen gehen nach intraperitonealer Einverleibung rasch an Vergiftung zugrunde, etwas weniger empfänglich sind Kaninchen; bei Anwendung kleinerer subcutaner Dosen erzeugt der Pyocyaneus zum Tod führende Eiterungen mit der charakteristischen Farbstoffbildung.

Charrin gibt an, es sei ihm gelungen, bei Meerschweinchen durch Inhalation des Pyocyaneus Bronchopneumonien zu erzeugen.

Vorkommen. Der Pyocyaneus ist wiederholt bei Lungenerkrankungen im Auswurf wie in den Lungen selbst gefunden worden. E. Fränkel züchtete ihn in mehreren Fällen einer hämorrhagischen Bronchopneumonie, die sich makroskopisch nicht besonders charakterisierte, bei der mikroskopischen Untersuchung aber durch die pathognomonische Lokalisation der Bacillen wie der Entzündungserscheinungen in den Gefäßwänden und deren unmittelbarer Umgebung auffiel; die Bacillen fanden sich daneben auch im übrigen Gewebe und in dem zellreichen Exsudat; in einem Falle traf Fränkel außerdem Nekroseherde in der Luftröhrenschleimhaut an. — Soltmann konnte ihn kulturell in den Lungen eines an Pneumonie verstorbenen Kindes nachweisen. Glaser züchtete Reinkulturen aus dem blutigen Auswurf eines an Typhus erkrankten Patienten.

Außerdem wurde der Pyocyaneus nicht selten zusammen mit zahlreichen anderen Bakterien bei verschiedenen Erkrankungen des Respirationstractus angetroffen, so von Beyer im Sputum eines Patienten, der an einer chronischen diphtherischen Erkrankung der Lungen litt, von Neumann bei pneumoniekranken Kindern (ohne daß der Prozeß in Verjauchung übergegangen gewesen wäre); gleichfalls bei einem Broncho-Pneumoniekranken konnte ihn Monnier aus dem aspirierten Lungensafte züchten; bei Gangrän sahen ihn Hirschler und Terray, bei Tuberkulose Cornet, Ehrhardt, Pansini, der ihn auch sonst wiederholt fand.

Pathognomonische Bedeutung. Nachdem der Pyocyaneus zweifellos für eine Reihe von Erkrankungen anderer Organe, besonders septischer Prozesse, mit Einbeziehung der Herzklappen (vgl. die durch Wassermann beschriebene Epidemie von Nabelschnurinfektionen) verantwortlich zu machen ist und auch wiederholt im Blute gefunden wurde, muß man wohl annehmen, daß er gelegentlich auch Veränderungen in den Lungen zu erzeugen vermag; jedenfalls sieht Fränkel ihn als Urheber der oben genannten Veränderungen bei seinen Patienten an. Auch bei dem Kinde Soltmanns ist er wohl als Erreger der Pneumonie anzusprechen, nachdem er allein in dem fibrinreichen Alveolarexsudat gefunden wurde. Weitere Untersuchungen müssen zeigen, ob er tatsächlich als primärer Erreger in Betracht kommt, ob die von E. FRÄNKEL gefundenen Veränderungen spezifischer Art sind, oder ob er hier ein sekundär gewuchertes Bacterium ist, das den ursprünglichen Krankheitserreger verdrängt hat.

In einer Reihe von anderen Fällen, in denen er neben anderen Bakterien gefunden wurde, ist seine Bedeutung noch zweifelhaft; es handelte sich zum Teil um harmlosere Erkrankungen, häufiger jedoch um stärkere Einschmelzungsprozesse und es ist wohl möglich, daß er hierbei als Eitererreger eine nicht zu unterschätzende Rolle spielt.

22. Bacillus proteus.

Morphologie. Der zu den Fäulnisbakterien gehörende Proteus ist ein Stäbchen von 0,6 μ Breite und sehr wechselnder Länge, das auch zu Scheinfäden auswachsen kann. Die Eigenbewegung ist infolge zahlreicher Geißeln sehr lebhaft. Sporenbildung fehlt. Er ist gramnegativ.

Züchtung. Auf Agar bildet er einen grauen, rasch die ganze Oberfläche überwuchernden feuchtglänzenden Überzug, auf Kartoffeln einen schmierigen Belag. Gelatine wird rasch verflüssigt; auf der Oberfläche der verflüssigten Teile bilden sich oft die merkwürdigsten schlingen-, zopf-, korkzieherartigen Figuren. Infolge der großen Beweglichkeit schwärmen oft Bacillenhaufen aus, so daß von einer Einzelansiedlung große Gelatinebezirke überwuchert werden, die mit der Mutterkultur nicht in Zusammenhang stehen. Von dem gewöhnlichen Proteus vulgaris unterscheidet sich der Proteus mirabilis nur durch die langsamere Verflüssigung der Gelatine und die Bildung besonders schöner Formationen.

Auf künstlichen Nährböden wird ein giftiges Alkaloid, das Sepsin, gebildet. — Aminosäuren werden in verschiedener Weise aufgebaut; aus organischen Schwefelverbindungen des Nährbodens wird Schwefelwasserstoff gebildet. Hiermit hängt der charakteristische Geruch der Kulturen zusammen.

Vorkommen. Der Proteus ist gelegentlich im Sputum nachgewiesen oder aus erkrankten Lungen gezüchtet worden. BABES und GUILLEMOT fanden ihn im gangränösen Lungengewebe, SETH EVANS beide Arten in tuberkulösen Kavernen, HÄDKE zusammen mit Streptokokken bei einer lobulären, sogenannten zelligen Pneumonie schweren Charakters. — Auch bei diphtherischen Halserkrankungen wurde er gezüchtet (STÖCKLIN, KÜHNAU). KÜHNAU gibt an, daß es sich bei seinen Kindern regelmäßig um einen sehr schweren Prozeß mit Ausgang in Gangrän und schwere Prostation gehandelt habe. Über Proteussepsis bei Influenza berichtet DOERING.

Die pathognomonische Bedeutung des Proteus kann einmal darin liegen, daß er als Mischbacterium an der Entstehung von Fäulnisprozessen dort mitbeteiligt ist, wo schon Veränderungen vorhanden waren. Diese Mischinfektion kann einen schweren Verlauf der Erkrankung herbeiführen, so wie ihn KÜHNAU beobachtet hat. Auch HÄDKE ist der Ansicht, daß die Kombination beider Bakterienarten Streptokokken und Pyocyaneus in seinem Falle den schweren Verlauf verursachte. Daß eine derartige Kombination tatsächlich schwere Veränderungen hervorrufen kann, kann vielleicht aus den Versuchen von KÜHNAU gefolgert werden. Mit den aus seinen Fällen gezüchteten Diphtheriebacillen allein konnte er bei Meerschweinchen nur ein geringes subcutanes Infiltrat erzeugen, durch Kombination beider ein wesentlich stärkeres. — Ob der Proteus bei Ansiedelung in den Lungen als einziges Bacterium infolge seiner starken Giftwirkung Krankheitserscheinungen auszulösen vermag, ist nicht bekannt; bei Infektion von anderer Stelle aus sind gelegentlich schwere septische Erkrankungen durch ihn beobachtet worden.

Gasbrandbacillen. Gasbrandbacillen und ihnem nahestehende Keime sind einige Male nach Lungenschüssen beobachtet worden. Es sind unbewegliche, verschieden lange, plumpe, gramnegative oder auch grampositive Stäbchen, die auch als Diplobacillen oder in kurzen Ketten auftreten. Sporenbildung erfolgt nur schwer und undeutlich. Die Bacillen wachsen nur anaerob. Auf Traubenzuckeragar wachsen sie gut unter lebhafter Gasbildung. Milch gerinnt innerhalb 12—24 Stunden unter starker Gasbildung.

Bisher wurden sie nur in den Lungen selbst gefunden (Harzer), in nekrotischen Herden und im interstitiellen Ödem in der Umgebung der Verletzung. Gasbildung erfolgte hier nicht.

23. Verschiedene Bakterien von zweifelhafter Pathogenität. Fäulnisbakterien.

Im Sputum oder direkt aus den Lungen wurden noch eine ganze Reihe von Stäbchen und Kokken gezüchtet, deren Bedeutung nicht näher bekannt ist, und denen nach unserem Wissen jede Spezifität für eine bestimmte Erkrankung mangelt. Die Befunde sind zum großen Teil in einer Zeit erhoben, in der Züchtungsverfahren und Einordnung gegenüber den heutigen Anforderungen noch sehr zurückstanden; sicher handelt es sich häufig nur um geringfügige Varietäten, denen heute niemand mehr eine besondere Stellung zuweisen würde.

So fand Babes ein dem Bacillus des malignen Ödems ähnliches Stäbchen, von Besser einen Bacillus striatus, Kühnau bei Diphtherie einen Bacillus curtus, Babes in einem Fall von Bronchiektasie einen Bacillus pyogenes foetidus, ein kurzes, Gelatine nicht verflüssigendes Stäbchen, Pansini den Bacillus vaccineus, ein bewegliches, rotes, pigmentbildendes Stäbchen, ferner einen Bacillus aurantiacus; Renard erhielt aus aspiriertem Lungensaft eines bronchopneumonischen Kindes das Bacterium termo, Guillemont bei Gangrän den Weekschen Bacillus und noch verschiedene nicht näher bestimmte Arten.

Von Kokken seien hier genannt: ein Coccus albus non liquefaciens von Tschistowitsch, ein kleiner unbeweglicher, paarweise, auch in Ketten oder Häufchen erscheinender, dem Staphylokokkus sehr ähnlicher Kokkus, der sich auf Gelatine schlecht und ohne Verflüssigung entwickelt, auf den übrigen Nährböden gut gedeiht und apathogen ist; ein Micrococcus albus liquefaciens, von Pansini bei verschiedenen Erkrankungen nachgewiesen, ebenso ein Micrococcus versicolor; ein Coccus conglomeratus bei Anginen (Stooss), ein Micrococcus γ (Barbier), ein Diplococcus γ bei Diphtherie (Kühnau); verschiedene Mikrokokken, oft als Diplokokken erscheinend, weiß oder goldgelb wachsend und Gelatine verflüssigend bei Angina lacunaris (B. Fränkel).

Mikrokokkus bei Gangrän von Hirschler und Terray. Es sind dies einzelne Kokken, die auf den gewöhnlichen Nährböden in grauweißen, flächenhaften Auflagerungen wuchsen, Gelatine langsam verflüssigten, sowie Indol und Skatol bildeten; ihr Geruch ähnelte also dem des gangränösen Sputums. Die gewöhnlichen Anilinfarben nahmen sie an, nach Gram färbten sie sich schlecht. Bei subcutaner Impfung entstand eine Eiterung, bei Injektion in die Blutbahn oder in die Pleura sind nekrotisierende Herde in den Lungen beobachtet worden.

Kokken der Sputumseptikämie. Als Kokkus der Sputumseptikämie ist ein von Pasteur und Sternberg ziemlich gleichzeitig beschriebener Diplokokkus bezeichnet worden, der nach C. Fränkel aber als identisch mit dem Fränkel-Weichselbaumschen Diplokokkus anzusehen ist. Auch A. Fränkel war aufgefallen, daß er sich im Auswurf von Pneumonikern erheblich öfter vorfand als im Speichel Gesunder. Gelegentliche Züchtungs- und Virulenzunterschiede dürften an der Identität nichts ändern.

Sowohl durch Injektion von Speichel wie von reingezüchteten Kolonien unter die Haut starben Meerschweinchen und Kaninchen in 16—20 Stunden unter septischen Erscheinungen; die Milz war geschwollen, im Blut fanden sich die nämlichen Kokken. Auch Katzen gingen daran zugrunde, während Hunde und Tauben sich völlig refraktär verhielten. 1—2mal 24stündiges Wachstum bei 42^0 in flüssigen Nährmedien reichte aus, um die pathogenen Eigenschaften dieser Kokken völlig zu vernichten. Bei Anwendung abgeschwächter Kulturen beobachtete Fränkel wiederholt fibrinös-lobäre Infiltration der Lungen.

Die von Gaffky bei der Kaninchenseptikämie gefundenen Keime sollen mit obigen identisch sein.

Von Miller ist außerdem ein in der Mundhöhle vorkommender Jodococcus magnus, der sich mit Jod tiefblau färbt, beschrieben worden, dann eine kleinere Art, der Jodococcus parvus, endlich ein sich mit Jod rosa färbender Micrococcus rosaceus. Außerdem existieren in der Mundhöhle noch Kokken, die zu 6—10 in einer gemeinsamen Scheide liegen und Leptothrixformen ähnlich sind, der sog. Coccus vaginatus (= Bacterium iogenum von Baumgarten), sowie eine Reihe nicht näher bekannter Keime.

Von Biondi wurde, allerdings nur ein einziges Mal, im Speichel einer Kranken mit schwerer puerperaler Sepsis ein vollkommen runder Kokkus gefunden, den er als Coccus salivarius septicus bezeichnete. Er befand sich im Zustand sehr lebhafter

Teilung und ließ leichte seitliche Ausbuchtungen erkennen, hatte oft auch ovale Form angenommen. Meist lag er in großen Haufen vereint. Das Wachstum erfolgte auf allen Nährböden, am charakteristischsten auf Gelatine, in deren Tiefe sich kreisrunde weißliche, bisweilen leicht ins Schwärzliche gehende Kolonien bildeten. Mäuse, Meerschweinchen, Kaninchen gingen nach 4—6 Tagen zugrunde, anatomische Veränderungen fanden sich nicht, dagegen in großen Mengen die beschriebenen Kokken im Blut.

Einen Speichelstreptokokkus mit unregelmäßigen Gliedern, oft mehr Bacillenform, sah GUILLEMONT sehr häufig bei Gangrän. Ob er mit dem BIONDIschen Kokkus identisch ist, läßt sich schwer beurteilen.

Neben dem Bacillus mesentericus, Staphylokokken, Streptokokken und dem Micrococcus catarrhalis wurde der Bacillus prodigiosus von WOODWARD und CLARKE in dem dunklen, übelriechenden Sputum eines an einer chronischen Bronchialerkrankung leidenden Patienten gefunden. Er stellt ein sehr kleines, geißeltragendes bewegliches Stäbchen dar, das auf den gewöhnlichen Nährböden wächst und bei Zimmertemperatur einen mehr oder weniger intensiven roten Farbstoff produziert. Bei Bruttemperatur wächst er farblos; auch WOODWARD und CLARKE konnten bei dieser Temperatur eine Abschwächung der Farbstoffbildung beobachten. Besonders schön geschieht die Farbstoffbildung auf Kartoffeln. Die Farbe wird hervorgerufen durch Pigmentkörnchen, die außerhalb der Bacillenleiber liegen. Auch Fluorescenzerscheinungen werden beobachtet. Gelatine wird verflüssigt, Milch zur Gerinnung gebracht. Bei Entwicklung der Kulturen macht sich lebhafter Trimethylamingeruch bemerkbar.

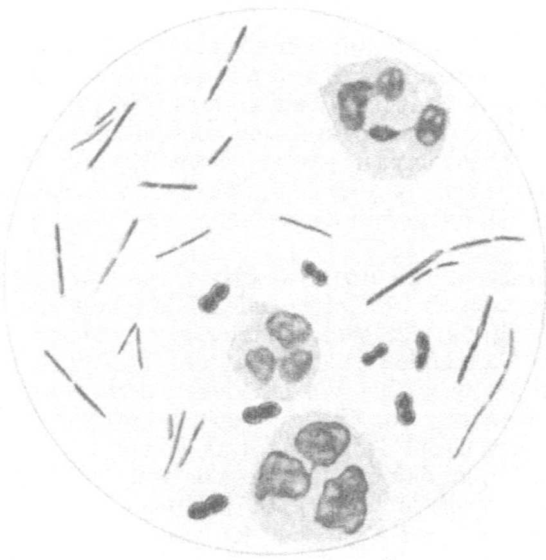

Abb. 119. Streptobacillus der Mundhöhle und Diplococcus crassus. Zeiß Öl-Imm. Ok. R 8.

Intraperitoneal geimpfte Meerschweinchen gehen unter Vergiftungserscheinungen zugrunde; in der Muskulatur von Fröschen ruft der Prodigiosus eine tödliche Phlegmone hervor.

WOODWARD und CLARKE haben in dem betreffenden Sputum den Prodigiosus dauernd und in großen Mengen gefunden, so daß eine Mitbeteiligung an der Erzeugung des Krankheitsbildes nicht unmöglich erscheint, wie auch die beiden Autoren annehmen; bei dem geringen physikalischen Befunde, den der Kranke bot, läßt sich indes nicht sagen, ob und wieweit er tatsächlich anatomische Veränderungen verursachte. Zweifellos ist dagegen wohl, daß die Farbstoffbildung im Auswurf, in welchem — wie ausdrücklich bemerkt wird — keine roten Blutkörperchen zu finden waren, und dessen spezifischer Geruch auf ihn zurückzuführen ist.

Der Bacillus mesentericus vulgatus wurde von WOODWARD und CLARKE mit dem Bacillus prodigiosus zusammen gefunden. Die gewöhnlich als Kartoffelbakterien bezeichneten, ziemlich großen Stäbchen treten einzeln, zu zweien oder in größeren Verbänden auf, tragen Geißeln und sind beweglich. Sporen werden gebildet.

Sie wachsen auf Agar in runden, weißlichen, dicken, später faltigen Kolonien, und verflüssigen Gelatine, wandeln Stärke zu Zucker um; Milch koagulieren sie zuerst und verflüssigen dann das ausgefällte Casein durch Peptonisierung.

Soviel man bisher weiß, ist der Bacillus mesentericus ein harmloser Saprophyt, kann aber gewöhnt werden, auch im Tierkörper zu wachsen.

Bei Lungengangrän sind weiterhin von verschiedenen Untersuchern eine ganze Reihe von Anaerobiern gezüchtet worden, die hier kurz Erwähnung finden sollen.

Ein Bacillus serpens, der Traubenzuckergelatine von oben herunter verflüssigt, Bouillon zunächst trübt und fötiden Geruch entwickelt, beschreibt GUILLEMOT. Er ist leicht färbbar, gramnegativ, für Meerschweinchen pathogen, wie GUILLEMOT angibt.

Ebenfalls GUILLEMOT züchtete ein großes, unbewegliches, grampositives Stäbchen mit deutlich abgekanteten Enden, das im Eiter von einer gut sichtbaren Kapsel umgeben war und das er als Bacillus perfringens (Aërogenes capsulatus) bezeichnet. Gasbildung erfolgt sehr rasch in zuckerhaltigen Nährböden, die Kolonien gehen in linsenförmigen weißen Scheiben, die sich später leicht bräunlich verfärben, an. Gelatine wird verflüssigt. Rasches Absterben. Der Bacillus ist für Meerschweinchen sehr pathogen. GUILLEMOT nimmt seine Identität mit dem Bacillus der Gasgangrän von E. FRÄNKEL an.

Weiter fand GUILLEMOT ein sehr großes unbewegliches Stäbchen von länglich ovoider Form, das sich bald im Zentrum besser wie an der Peripherie, bald abwechselnd stärker und schwächer in seinen einzelnen Partien färbte (Ziehl, Gentianaviolett, gramnegativ). Auffallend war der starke Polymorphismus. Dieses von Guillemot als Bacillus thetoides bezeichnete Stäbchen wächst langsam in Traubenzuckeragar unter geringer Gasbildung in hellbraunen, durchsichtigen Kolonien. Bei Meerschweinchen bildet sich an der Injektionsstelle ein Absceß, dem die Tiere nach einer Reihe von Tagen erlagen.

Einen Streptobacillus mit zentraler Ausbauchung und von verschiedener Form, der sich in Zuckeragar und Bouillon langsam entwickelt, schildert gleichfalls Guillemot.

Babes fand bei Bronchiektasien einen „Bacillus pyogenes foetidus" und einen „Streptococcus septicus liquefaciens".

Kreibohm beschrieb einen „Bacillus sputigenes crassus", Miller einen „Bacillus buccalis muciferens".

Courmont fand bei einem Patienten, der unter den Erscheinungen einer Tuberkulose gestorben war und bei dessen Sektion auch anscheinend typische tuberkulöse Veränderungen festgestellt wurden, einen Streptobacillus, dessen Injektion bei Meerschweinchen und Kaninchen typische tuberkulöse Veränderungen hervorrief. Courmont sieht den Fall als Streptobacillosis tuberculosa an, man kann sich aber des Gedankens nicht erwehren, daß es hier doch um echte Tuberkelbacillen sich gehandelt hat.

Als Bacillus racemosus beschreibt er ein kurzes, unbewegliches Stäbchen, oft zu zweien oder in Haufen zusammen oder in Ketten und von wechselnder Form. Er wächst in feinen gezacktrandigen, grauen Kolonien auf Agar, später werden die Kolonien mehr graubraun. Bouillon trübt sich unter Bildung eines weißen Niederschlages. Für Meerschweinchen soll er pathogen sein, besonders mit anderen Keimen zusammen.

Ebenfalls bei Gangrän züchtete Guillemot ein kleines unbewegliches Stäbchen, oft vom Aussehen eines Diplokokkus, da die beiden Enden stärker lichtbrechend sind als die Mitte. Auf Agar sehr langsames Wachstum in rundlichen, tröpfchenförmigen, orangefarbigen Kolonien, die fötiden Geruch entwickeln. Gasbildung erfolgt nicht. Auf Gelatine kein Wachstum. Ungleichmäßige Färbung, nach Gram Entfärbung. Mäßige Tierpathogenität.

Nicht sehr verschieden hiervon scheint ein kurzer, oft als Diplokokkus erscheinender, schlecht wachsender Bacillus zu sein, als B. fragilis bezeichnet.

Ferner ein kleines, gerades, grampositives Stäbchen, das in weißen, feuchten, wenig adhärierenden, Gelatine langsam verflüssigenden Kolonien wuchs. Charakteristisch war der fötide Geruch der Kulturen. Für Kaninchen erwiesen sie sich in größeren Dosen pathogen.

Gleichfalls bei Gangrän züchtete Guillemot einen gramnegativen, nicht näher benannten Kokkobacillus, der sich zunächst nur im Kondenswasser entwickelte, dann aber auch in bläulichen, feuchten, die Gelatine verflüssigenden Kolonien wuchs. Geringe Pathogenität.

Den Bacillus fluorescens putridus (liquefaciens), kurze, zu zweien verbundene bewegliche Stäbchen, die Gelatine verflüssigen und in den noch nicht verflüssigten Teilen grünlich-gelbe Fluorescenz erzeugen, fand Pansini dreimal im Auswurf verschiedener Kranker, Seth Evans in tuberkulösen Kavernen.

Ein dem Bacillus fluorescens non liquefaciens ähnliches Stäbchen, das sich von diesem aber durch Mangel an Eigenbewegung unterschied, ist von Pansini bei verschiedenen Erkrankungen, von Hastings und Böhm bei Pneumoniefällen isoliert worden. Pathogenität unbekannt.

Von Frick wurde im bronchiektatischen Sputum ein Stäbchen, nur wenig länger als der Typhusbacillus, ungefähr 6—7 mal so lang wie breit, ohne Beweglichkeit gefunden, das die Eigenschaft hat, das Sputum grün zu färben; jedenfalls gedieh es, auf andere Sputa überimpft, gut unter Bildung eines grünen Farbstoffes. Er bezeichnete es daher als Bacillus virescens.

Ein ziemlich dünnes Stäbchen mit abgerundeten Enden, 1—4,8 μ lang, oft zu zweien vereint, fand Tschistowitsch in einer tuberkulösen Lungenfistel. Es ist gramnegativ, wächst aerob und anaerob und bildet auf Agar graugelbliche Tropfen, auf Gelatine gelbliche oder weißliche Kolonien, die bei schwacher Vergrößerung grau bis dunkelbraun erscheinen, auf Kartoffeln glänzende Häutchen, wie aus zusammengeflossenen Bläschen einer dicken Flüssigkeit bestehend (charakteristisch). Bouillon wird nicht getrübt. Allein war das Stäbchen nicht sehr virulent, dagegen mit dem Bacillus agilis und dem Coccus albus non liquefaciens soll es raschen Tod der geimpften Kaninchen unter septischen Erscheinungen hervorgerufen haben. Mäuse verhielten sich refraktär. Tschistowitsch bezeichnet es als Bacillus fungoides.

Bacillus agilis. Tschistowitsch züchtete aus dem Eiter einer tuberkulösen Lungenfistel ein sehr bewegliches, 4—5 μ langes, manchmal zu zweien gepaartes, manchmal auch zu kurzen Fäden vereinigtes gramnegatives Stäbchen, das sich rasch entwickelte. Auf Agar bildete es wenig haftende graugelbe Scheiben mit faserigen Rändern, auf Kartoffeln ein graugelbes Häutchen, von einem feucht zerfließenden Belag umgeben. Bouillon trübte sich unter Bildung eines Häutchens. Für Tiere waren die Bacillen wenig virulent. Auffallend war der unangenehme Geruch der Kulturen.

LUMNICZER züchtete aus typischen bronchiektatischem Sputum ein koliähnliches Stäbchen, etwa 1,5—2 μ lang, etwas gebogen, an seinen beiden Enden abgerundet und in der Mitte verdickt. Es bewegte sich lebhaft, vermehrte sich durch Endosporenbildung, färbte sich mit allen Anilinfarben. Auf Agar entwickelten sich bei Bruttemperatur innerhalb drei Tagen mehr in der Tiefe sitzende, stecknadelkopfgroße Kolonien, die nach 6—7 Tagen einen Geruch verbreiteten, der dem des putriden Auswurfs völlig glich und lange Zeit hindurch bewahrt wurde. Auf Blutserum entstanden nach 2—3 Tagen graulichweiße, glänzende Oberflächenkolonien, die zuerst isoliert wuchsen, später zusammenflossen. Auf Gelatine kein Wachstum.

Nach LUMNICZER erzeugt dieser Bacillus bei Meerschweinchen und Kaninchen sowohl durch die Trachea eingeblasen als intrapleural injiziert, eitrige Entzündung der Bronchien, größere und kleinere, zum Teil gleichfalls eitrige pneumonische Infiltrate, die nekrotisieren können. Wieweit der Bacillus für den Menschen pathogen ist, insbesondere inwieweit er an der Erzeugung putrider Prozesse beteiligt ist, läßt sich schwer sagen, da er stets mit anderen Keimen zusammen gefunden wurde. Ebenso ist es mit der Erzeugung des putriden Geruches. LUMNICZER fand zwar, daß mit dem Verschwinden des Bacillus aus dem Auswurf dieser auch seinen Geruch verlor, doch konnte dies auch mit dem Rückgang der Fäulniserscheinungen zusammenhängen. Da bei der gleichen Erkrankung von verschiedenen Untersuchern eine ganze Anzahl von Keimen mit Fäulnisgeruch gezüchtet worden ist, so darf man wohl kaum annehmen, daß dem LUMNICZERschen Bacillus eine spezifische Bedeutung zukommt.

Ähnlich mit diesem scheint das Streptobacterium foetidum von JACQUE und MASAY zu sein, ein kleines kurzes Stäbchen mit abgerundeten Ecken, genauer ein Kokkobacillus, sehr beweglich, ohne Sporenbildung, oft lange Ketten bildend. Nach GRAM entfärbt es sich. In Kulturen entwickelt sich bald fötider Geruch unter Gasbildung. Bouillon wird getrübt, Milch nicht koaguliert, auf festen Nährböden starker weißlicher Belag. — Tiere gehen nach Impfung meist rasch ein. Starke Toxinbildung.

SHIGA beschrieb einen fast regelmäßig bei Ozaena anzutreffenden, polymorphen, gramnegativen Kokkobacillus mit erheblicher Tierpathogenität, der dem von HOFER-PEREZ gezüchteten nahesteht.

Der Bacillus putrificus BIENSTOCK wurde von RODELLA bei Gangrän gefunden.

Als Staphylococcus parvulus bezeichnet GUILLEMOT einen sehr kleinen Kokkus in Diplokokken- oder Haufenform, der sich nach GRAM färbt, in Gelatine in kleinen opaken Kolonien ohne Verflüssigung wächst, in zuckerhaltigen Nährböden sich rasch in bräunlichen Kolonien mit geringer Gasbildung entwickelt, Bouillon trübt. Bei Kaninchen und Meerschweinchen rief er, subcutan einverleibt, Abscedierung hervor.

Unter verschiedenen ähnlichen Kokken isolierte GUILLEMOT bei Gangrän endlich noch einen Micrococcus foetidus, der einzeln oder in Doppelform, gelegentlich auch in Ketten, sehr langsam wuchs und sich nach GRAM färben ließ. Auf Gelatine entwickelte er sich überhaupt nicht. In Bouillon rief er leichte Trübung hervor. Die Gasbildung war gering, dagegen machte sich ein starker fötider Geruch der Kulturen bemerkbar. Meerschweinchen gingen nach Injektion rasch zugrunde.

Der Coccobacillus foetidus (PEREZ-HOFER) wurde von SHIGA bei Ozaena häufig isoliert; insbesondere in flüssigen Kulturen entwickelt er fötiden Geruch, er läßt sich aber nur sehr schwer züchten.

RODELLA züchtete bei Gangrän eine aerob wachsende, stark verflüssigende Diplostreptokokkenart.

REPACI gibt an, einen in langen Ketten, deren Glieder meist aus zwei Stäbchen bestanden, wachsenden Streptobacillus gezüchtet zu haben, den er als Streptobacillus niger gangraenae pulmonis bezeichnet. Das Stäbchen ist 1—2 μ lang, unbeweglich, bildet keine Sporen, färbt sich nach GRAM. Die anfänglich hellen Kolonien werden nach ungefähr zwei Wochen schwarz, besonders im Zentrum. Gelatine wird nicht verflüssigt, Zucker nicht vergoren, Indol nicht gebildet. Sehr unangenehm fiel der starke Fäulnisgeruch auf. Für Meerschweinchen war er bei Subcutaninfektion stark pathogen, rief gangränöse Abscesse an der Impfstelle hervor; nach intraperitonealer Injektion starben die Tiere langsam unter Intoxikationserscheinungen. REPACI spricht ihm eine ursächliche Bedeutung für die Entstehung der Lungengangrän zu, BAUMGARTEN bemerkt indes, daß diese Bedeutung nicht erwiesen sei.

REPACI fand ferner noch einen kleinen kettenbildenden grampositiven Kokkus (Streptococcus parvulus non liquefaciens), der anfangs in hellen, später in mehr schwärzlichen Kulturen wuchs, Gelatine nicht verflüssigte, kein Gas bildete, intensiven Fäulnisgeruch verbreitete. Geringe Tierpathogenität.

Der (grampositive) Milchsäurebacillus ist von BEYER im Auswurf einer an einem chronischen fibrinös diphtherischen Prozeß der lungenleidenden Patientin gefunden worden. Er ist ein kleines, an den Enden meist lanzettförmig zugespitztes Stäbchen ohne Eigenbewegung, meist zu zweien, oft auch in Ketten wachsend. In Bouillon erzeugt er mäßige

Trübung. Bei Zusatz von Milchzucker wird die Trübung unter Säuerung der Bouillon stärker. Auf Agar bildet er durchsichtige, aus feinen Tröpfchen bestehende Beläge. Gelatine wird nicht verflüssigt, er wächst auf ihr in punktförmigen Kolonien. In zuckerhaltigen Nährböden wird kein Gas gebildet.

KREIBOHM isolierte aus einer bronchopneumonischen Lunge ein dem Milchsäurebacillus nahestehendes Bacterium.

Sonst ist nichts über sein Vorkommen berichtet; es ist auch nicht bekannt, ob ihm irgendwelche Bedeutung zukommt.

Invisibles Virus.

Zu erwähnen ist noch, daß das Herpesvirus nach verschiedenen Untersuchern (DOERR und SCHNABEL, GILDEMEISTER und HERZBERG u. a.) außerordentlich häufig in der Mundhöhle anzutreffen ist, wie die erfolgreichen Überimpfungsversuche auf die Hornhaut und die Planta des Meerschweinchens gezeigt haben.

Die Angaben über das Vorkommen von Pockenvirus in der Lunge (von Kaninchen) widersprechen sich noch.

24. Vibrionen, Spirillen.

Unter Spirillen versteht man im allgemeinen in sich starre, korkzieherähnliche, bewegliche Gebilde mit flacheren oder steileren Windungen und kurzen hakenförmigen gebogenen Geißeln, welche nicht mehr als eine Biegung zeigen und wohl immer in größerer Zahl seitenständig vorhanden sind. Sie sind mehrfach bei Lungenprozessen gesehen worden, insbesondere bei Gangrän, zuerst wohl von FISCHER. KIESSLING traf zwei nicht näher bezeichnete Spirillenarten bei der gleichen Erkrankung an, GUILLEMOT züchtete anaerob ein dem Spirillium nigrum ähnliches, sehr bewegliches, grampositives Gebilde, das aber kein schwarzes Pigment trug. Bei Bronchiektasen stieß LUMNICZER auf Spirillen, die wohl noch wiederholt gefunden, aber in der Regel nicht genauer identifiziert worden sind.

Auch sie scheinen ein regelmäßiger Bewohner der Mundhöhle bzw. cariöser Zähne zu sein, wenigstens fand MÜHLENS dort sehr häufig das sog. Spirillum sputigeneum, einen halbmondförmigen Vibrio mit ein bis zwei seitenständigen Geißeln. Ferner stellte STOOSS bei manchen Anginen vorwiegend Spirillen fest. Früher hatte schon WEIBEL aus Nasenschleim und Zungenbelag Spirillen gezüchtet. Ob ihnen eine pathologische Bedeutung zukommt, ist unbekannt.

BRIX züchtete aus dem Sputum eines Pneumonikers einen Vibrio von fast genau der gleichen Länge und Dicke wie der Choleravibrio; er trug endständige Geißeln, zeigte lebhafte Eigenbewegung, gedieh gut auf allen Nährböden in feingekörnten, glattwandigen Scheibchen, verflüssigte Gelatine und bildete in Bouillon zuweilen eine Andeutung einer Kahmhaut; Milch wurde zur Gerinnung gebracht. Für Mäuse und Meerschweinchen war er nicht pathogen.

Recurrensspirillen sind wiederholt im Auswurf Recurrenskranker mit interkurrenten croupösen Pneumonien gefunden worden, ganz besonders im Stadium der blutigen Anschoppung, seltener im rostfarbenen oder gelatinösen Auswurf des zweiten Stadiums. Hier herrschten Diplokokken vor.

Ob die Recurrensspirille für sich eine Lungenentzündung hervorzurufen imstande ist, erscheint zum mindesten fraglich; dagegen disponiert das Rückfallfieber zu croupösen Pneumonien, die in etwa 3—4% aller Fälle einsetzen und eine hohe Mortalität aufweisen (etwa 65% nach HÖDLMOSER). Die begleitenden Bronchopneumonien und Bronchitiden sind stets sekundärer Natur.

25. Spirochäten.

Spirochäten sind sowohl gelegentlich im Auswurf entdeckt worden, wie auch als normale Bewohner der Mundhöhle zu betrachten. Unter der außerordentlich großen Anzahl von Formen, die zum Teil sicher nur kleine Varietäten darstellen, seien nur einige erwähnt. Im Gegensatz zu den Spirillen ist ihr Leib flexibel und zeigt sowohl primäre wie sekundäre Windungen.

Man sucht sie am besten im frischen Präparat bei Dunkelfeldbeleuchtung, wobei sie sich lebhaft bewegen und dabei sich hell von der dunklen Umgebung abheben. Für Trockenpräparate empfiehlt sich die Tuschemethode, wobei etwas vom Auswurf oder Abstrich mit einem Tropfen Tusche auf dem Objektträger verrieben und dann gleichmäßig dünn ausgestrichen wird. Die Spirochäten nehmen die Tusche nicht an und heben sich dadurch als helle Gebilde von der dunklen Umgebung ab. Im übrigen kann man sehr gut die May-Grünwaldsche oder Pappenheimsche Färbung oder Carbolfuchsin allein (nach dem Erwärmen doppelt soviel Wasser zusetzen und einige Minuten oben belassen, dann erst abspülen) anwenden, nur muß man für gewöhnlich längere Zeit (bis einige Stunden), als für die Darstellung der übrigen Teile des Sputums nötig ist oder unter gelinder Erwärmung färben. Die Präparate müssen **sehr gründlich** durchgesehen werden, da vorhandene Spirochäten leicht übersehen werden.

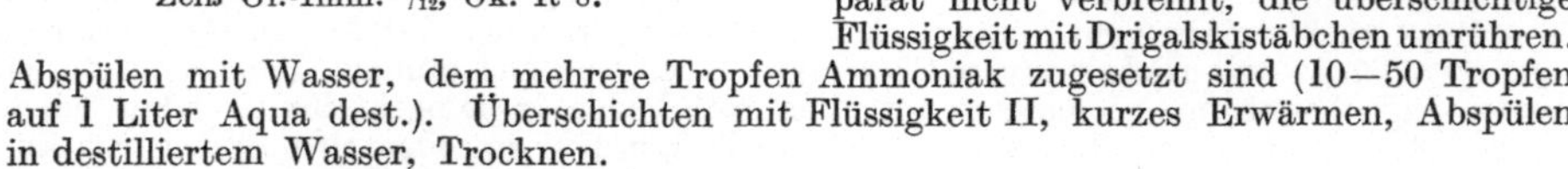

Abb. 120. Spirochaeta buccalis und Spirochaeta dentium. Fusiforme Stäbchen aus Zahnbelag. Zeiß Öl.-Imm. $^1/_{12}$, Ok. R 8.

Für gewöhnlich wird die Färbung nach Giemsa oder auch das Tuscheverfahren angewendet.

Von Renç wird folgende Methode angegeben:

I. Tannin 5 g,
Acidum aceticum 2,
4% Formalin 5,
Aqua dest. 40,
96% Alkohol 60.

II. Argentum nitricum 5 g,
Aqua dest. 100.
Dazu tropfenweise Ammoniak, bis die braunen Wolken verschwinden.

Herstellung dünner Präparate, Lufttrocknen, dann mit I überschichten, kurz über der Flamme erwärmen und dann den Alkohol ausbrennen lassen. Damit das Präparat nicht verbrennt, die überschichtige Flüssigkeit mit Drigalskistäbchen umrühren. Abspülen mit Wasser, dem mehrere Tropfen Ammoniak zugesetzt sind (10—50 Tropfen auf 1 Liter Aqua dest.). Überschichten mit Flüssigkeit II, kurzes Erwärmen, Abspülen in destilliertem Wasser, Trocknen.

1. **Saprophytische Mundspirochäten.**

Im Zahnbelag, sonderlich in cariösen Höhlen, sehr viel spärlicher auf der Mundschleimhaut, nur bei Munderkrankungen der verschiedensten Art vermehrt, finden wir Spirochäten, die sich in manchen Eigenschaften voneinander unterscheiden, so daß man ihnen besondere Bezeichnungen gegeben hat.

a) Die **Spirochaeta buccalis**, 10—20 μ lang und 0,5—1 μ dick (im gefärbten Präparat), mit 3—10 flachen und unregelmäßigen Windungen und runden oder zugespitzten, zuweilen Geißeln tragenden Enden. Eine undulierende Membran ist mehrfach festgestellt worden. Die Vermehrung erfolgt nicht durch Längsspaltung, wie man früher angenommen hatte, sondern durch Querteilung. In der Ruhelage verändern lebende Individuen ihre Gestalt erheblich, sie strecken sich und schnellen zusammen, meist von einem Ende beginnend; Zahl und Form der Windungen unterliegt dabei beträchtlichem Wechsel; bei Ortsveränderung treten noch drehende Bewegungen um die Körperachse hinzu.

b) Die **Spirochaeta dentium** ist sehr viel zarter und gleicht mehr der Sp. pallida. Ihre Länge beträgt 4—12 μ, ihre Dicke 0,25 μ, die Zahl der flachen

Windungen 4—20. Sie ist sehr viel formbeständiger und führt nur langsame Bewegungen nach einer Seite aus; die Ortsveränderung geschieht durch Längsrotation. Ein undulierendes Membran ist bisher nicht mit Sicherheit nachgewiesen.

Von diesen beiden wird noch eine Spirochaeta media abgetrennt, außerdem sind eine Reihe anderer beschrieben und mit besonderen Namen belegt worden, so Sp. undulata, tenuis, denticulata, recta, doch dürfte es sich wohl um verschiedene Erscheinungsformen der gleichen Art handeln (GERBER). Nicht einmal für die zwei erstgenannten ist sichergestellt, ob es sich wirklich um verschiedene Arten handelt. Das gleiche gilt für die Spirochaeta Vincenti, die ihrer besonderen nosologischen Stellung halber eigens besprochen werden soll. Über die Züchtung siehe bei MÜHLENS und HARTMANN. Von einer pathogenen Wirkung der Mundspirochäten ist nichts bekannt.

2. Spirochäten bei pathologischen Prozessen.

a) Spirochaeta Vincenti. PLAUT fand bei den nach ihm und VINCENT benannten ulcerösen Anginen, die auch klinisch ein eigenes Bild zeigen, sehr häufig neben dem Bacillus fusiformis (s. S. 323) eine Spirochäte von 8—20 μ Länge und 3—4 meist flachen Windungen. Die Stellung zu den vorgenannten Mundspirochäten ist noch unklar; auffallend ist, daß diese anscheinend niemals mit dem Bacillus fusiformis zusammen gefunden werden, wenigstens nicht im Zahnbelag.

Außer bei den erwähnten Anginen hat man die Spirochaeta Vincenti noch bei aphthösen und eitrigen Mundschleimhautentzündungen sowie bei gewöhnlichen eitrigen und skorbutischen Zahnfleischentzündungen nebst ihrem Begleitbacterium gefunden. Ferner macht PLAUT auf Mischinfektionen mit luetischen Anginen aufmerksam. Man kann dann im Dunkelfeld (nicht im gefärbten Präparat) die Sp. pallida von den anderen unterscheiden, die fusiformen Bacillen fehlen nicht. Bei spezifischen sekundären, der PLAUT-VINCENTschen zuweilen sehr ähnlichen Anginen ist die fusospirilläre Symbiose nicht vorhanden. Auch der Primäraffekt der Tonsille kann unter dem Bild der ulcero-membranösen Angina verlaufen und ausnahmsweise können auch hier neben der Sp. pallida massenhaft VINCENTsche Spirochäten und fusiformen Bacillen vorhanden sein. — Das Material zur Untersuchung darf hier nicht vom schmierigen Belag, sondern muß vom belagfreien Rande aus Reizserum gewonnen werden. Der Auswurf selbst, auch Membranstücke sind hier also auch nicht zu verwerten. Salvarsanbehandlung beseitigt beide. — Auch Mischinfektionen mit Diphtherie ereignen sich gelegentlich.

b) Ferner hat man bei Lungengangrän auch bei Neubildungen tuberkulösen Kavernen und Bronchiektasien nicht ganz selten im Auswurf Spirochäten zusammen mit Fusiforme nachgewiesen. Sie sind nicht die Erreger der Gangrän, sie vermögen für sich allein auch keine Fäulnis hervorzurufen, sondern es handelt sich stets um eine Mischinfektion mit ihnen. Als Erreger ist nach SCHOTTMÜLLER und KISSLING mit größerem Rechte der Streptococcus putrifidus zu betrachten[1]). Salvarsan wirkt nur in den Fällen, wo eine fusospirilläre Symbiose besteht oder wo auch Spirochäten oder Fusiforme allein neben den anderen Bakterien vorhanden sind. PLAUT ist der Ansicht, daß das Salvarsan nicht auf die Spirochäten selbst einwirkt, sondern durch eine Gewebsreaktion ihren Untergang herbeiführt. Der Nachweis der Spirochäten bzw. des Fusiforme ist auch deshalb wichtig, weil die durch Fremdkörper oder

[1]) ROSENTHAL unterscheidet 1. Formen ohne Anaerobier (Enterokokkus, Micrococcus catarrhalis, PFEIFFERscher Kokkus, Pneumokokken, Staphylokokken usw.; 2. Formen mit Anaerobiern (Typ. Bac. racemosus, Typ perfringens; 3. Fusospirilläre Formen.

infektiöse Emboli hervorgerufenen Gangränformen — bei der letzteren werden nie Spirillen und Fusiforme gefunden — nicht auf Salvarsan reagieren.

ARNHEIM stellte fest, und andere bestätigten es, daß die Spirochäten (er sprach sie als Sp. dentium an) am weitesten von allen Mikroorganismen in dem erkrankten Gewebe vorgedrungen waren und spricht ihnen daher für manche Fälle eine gewisse Bedeutung zu. Nach dem Erfolg des Salvarsans zu urteilen, kann sie auch nicht in Abrede gestellt werden. FELDMANN sah übrigens Spirochäten innerhalb der Alveolen in große Rundzellen aufgenommen. Fusiforme Stäbchen sind dagegen mehr in der mittleren Schicht. — Um welche Spirochäten es sich bei der Gangrän handelt, ist wohl schwer zu klären. KLINE und BLANKENHORN halten sie für die VINCENTschen, die sie bei den gleichen Fällen stets auch in cariösen Zähnen angetroffen haben.

WOLF hat bei einer akuten Infektion, die unter dem Bilde einer schweren eitrig-putriden Bronchitis bzw. Bronchopneumonie mit Entleerung eines fauligen Auswurfs in einer Reihe von Fällen verlief, Spirochäten gefunden, die er weder mit der CASTELLANIschen noch mit anderen für identisch hielt. GOVAERTS nimmt für seine Fälle eine Abwanderung von Mundspirochäten an.

ARNHEIM hat sie einmal auch bei Keuchhusten vorgefunden.

SPENGLER gibt ferner an, aus Sputum bei syphilitisch-tuberkulöser Mischphthise, das sich durch ungewöhnlich zahlreiche zellige Elemente und schollig degenerierte Kerne, die öfters „wie mit kleinen, perlgleichen Fetttröpfchen — vielleicht vakuoläre Bildungen — erfüllt" schienen, auszeichnen soll, ein alkoholfestes und in vollkommen entwickeltem Zustande auch säurefestes ovoides Kurzstäbchen gezüchtet zu haben, dessen Überimpfung auf Kaninchen fortschreitende Ulceration mit Reinkultur von Spirochäten hervorrief; in dem Sekret sollen auch vielfach Individuen vom Refringenstypus angetroffen werden. Bei den Rückzüchtungsversuchen wuchsen keine Spirochäten, sondern Reinkulturen von Körnern, die in die ovoiden Kurzstäbchen übergehen. Die Spirochaeta pallida soll nun der hüllenlose, protoplasmatische Zentralfaden dieses „Syphilisovoidbacillus" sein, die Spirochaeta refringens der Zentralfaden mit mehr oder weniger dicker Hülle. Im frischen Abstrich gibt SPENGLER an, oft massenhafte Spirochäten gefunden zu haben. An der Richtigkeit dieses eigentümlichen Befundes muß nach den neueren Untersuchungen über das Wachstum der Spirochäten gezweifelt werden; sicher hat es sich um Mischkulturen gehandelt.

THOMSON fand ebenfalls bei Fiebernden in 50% zahlreiche Spirochäten. Die Ursache des Fiebers war nicht klargestellt (Tuberkulose?).

c) CASTELLANI stellte zuerst in Ceylon teils bei akuten, häufiger mehr chronisch verlaufenden, zeitweilig von Blutungen unterbrochenen Bronchitiden mit gelatinösem, meist eitrigen Auswurf mit großer Regelmäßigkeit große Mengen von Spirochäten fest. Er unterschied hierbei vier Formen: 1. sehr dicke, 15—30 μ lange Exemplare mit unregelmäßigen Windungen und spitzen Enden. 2. Der Sp. refringens ähnliche Formen mit spärlichen feinen Windungen. 3. Sehr feine Formen, aber noch dicker wie die Sp. pallida. 4. Feine Formen mit regelmäßigen Windungen. — Der Befund ist später oft bestätigt worden, wenn zum Teil auch die Spirochäten andere Formen zeigten, meist in kleinen Epidemien. So stellte ETCHEYON in 14 von 15 Erkrankungen Spirochäten wechselnden Aussehens fest, regelmäßig fand sie auch HUIZENGA in dem schaumigen, oft blutigen und kopiösen Auswurf. Mit der Heilung verschwanden sie wieder. Ihr Vorhandensein war zuweilen mit ausgesprochen asthmatischen Beschwerden verknüpft, öfter mit Tuberkulose. GALLI-VALERIO beobachtete in der Schweiz einige Fälle mit solchen Massen von Spirochäten in dem meist eitrigen Auswurf, daß die übrigen Bakterien davon ganz verdeckt waren. Ihre Länge maß 5—30 μ, die Dicke 0,2—0,6, die Zahl der Windungen betrug 5—12; eine undulierende Membran war zuweilen sichtbar, außerdem waren manche Exemplare körnig zerfallen, andere wieder gegabelt, auch Coccidienformen kamen vor (Ruheformen, aus denen sich neue Individuen entwickeln). Zuweilen waren sie mit Fusiforme vergesellschaftet. CHATNERS und O'FARREL (zit. GALLI-VALERIO) gelang es, die Bronchialspirochäten auf Affen zu übertragen; diese erkrankten unter den Zeichen einer Bronchitis, erholten sich aber ziemlich rasch wieder unter Verschwinden der Spirochäten.

Die Stellung der Lungenspirochätose ist, nach den verschiedenen Veröffentlichungen zu urteilen, noch nicht genügend geklärt; manche sehen sie als eigene Krankheit an, andere fassen den Spirochätenbefund nur als Zeichen einer Mischinfektion auf. Das gehäufte Auftreten mancherorts ist entschieden auffallend; es wird auch immer wieder betont, daß Tuberkulose nicht vorgelegen habe, während anderseits Spirochäten bei Tuberkulose gelegentlich gefunden werden und eine Tuberkulose auch die Bronchialspirochätose komplizieren kann. — Eigentümlich ist ferner, daß die Erkrankung, die anfangs nur in den Tropen festgestellt wurde, später in kleinen Epidemien auch in Europa zur Beobachtung kam; allerdings ist es bei der Unsicherheit in der Identifizierung der Spirochäten auch möglich, daß die Erreger nicht ganz die gleichen waren; schon CASTELLANI gab die verschiedensten Formen an. Nach ROBERT ist die Spirochäte nicht von der Sp. Vincenti zu unterscheiden, nach ETCHEYON ähnelte sie mehr den Mundformen; nach LURIE handelt es sich um eine einzige Art mit wechselnden Formen.

Falls die Spirochätose wirklich nur als Mischinfektion auftritt, so ist noch immer nicht ihr Einfluß auf die Grundkrankheit nachgewiesen. Möglich, daß sie einfach mit dieser verschwindet. MÜHLENS erkennt vorläufig das Krankheitsbild der Lungenspirochätose nicht als eigenes an, die Mehrzahl der Untersucher tut dies indes.

d) Recurrensspirillen gehen aus dem Blut bei den oft schweren hämorrhagischen oder croupösen Pneumonien, die das Rückfallfieber komplizieren, in den Auswurf über.

e) Über das Vorkommen der Spirochaeta pallida im eigentlichen Auswurf wird nichts berichtet; es ist immerhin möglich, daß mit dem Sekret spezifisch erkrankter Tonsillen oder von Kehlkopfgeschwüren einzelne entleert werden. Im übrigen hat man sie im Reizserum zu suchen. Auch bei syphilitischen Lungenerkrankungen (soweit es sich tatsächlich um solche handelte) ist sie im Auswurf bisher anscheinend nicht nachgewiesen worden.

26. Schimmelpilze.

In einer Reihe von Fällen hat man Schimmelpilze verschiedener Art im Auswurf gefunden. Die Sektionsbefunde haben bestätigt, daß es sich nicht um zufällig bei längerem Stehen an der Luft hinzugekommene Bestandteile handelte, sondern um Pilzwucherungen, die aus den Lungen stammten.

Die Schimmelpilze werden am besten im frischen ungefärbten Präparat unter entsprechender Abblendung untersucht.

a) Aspergillus fumigatus. Am häufigsten von den Schimmelpilzarten wurde der Aspergillus fumigatus (Kolbenschimmel) angetroffen; er bildet ein bläuliches, später graugrünes Mycellager mit körniger Oberfläche, aus welchem die Hyphen, die Fruktifikationsorgane, aufsteigen, die mit einer Anschwellung (Endblase) endigen, aus der unverzweigte Fortsätze, die Sterigmen, sprossen, an deren äußersten Enden sich wieder die runden farblosen Conidien abschnüren. Mit der Zeit nehmen die Sterigmen eine bräunliche bis dunkelgraugrüne Farbe an. Gelegentlich bilden sich im Mycel Dauerformen (Perithecien). In ihm finden sich auch zuweilen keulenförmige, durch Sprossung entstandene Gebilde. Das Mycel kann einer Beobachtung FÜRBRINGERS zufolge auch mit Kalk inkrustiert sein.

Die Züchtung kann auf allen gebräuchlichen Nährböden geschehen, besonders eignet sich Brot oder eingedickte Pflaumenbrühe dazu. Die Schimmelpilze erscheinen ja schon häufig als unliebsame Verunreinigungen unserer Nährböden. Um sie zur Fruktifikation zu bringen, muß man besondere Methoden anwenden; auch die Züchtung auf dem Nährboden, auf welchem man sie gefunden hat, wird hierzu empfohlen. Zu erwähnen ist hier vielleicht noch, daß sich im Aspergillus niger eine Amylase und Saccharase nachweisen läßt. — Die Färbung erfolgt gewöhnlich mit Methylenblau.

Aspergilluskulturen kommt eine erhebliche verdauende Fähigkeit zu. Der Pilz bildet Protein, Inulase, Invertase, Maltase, Amylase, Emulsion, vielleicht auch Labenzym.

In dem zuweilen muffig riechenden Auswurf findet man den Aspergilluspilz entweder in grauweißlichen derben Körnchen oder auch in weichen flaumigen Massen, die sofort durch ihre Farbe auffallen (Fürbringer, u. a. bei einem Diabeteskranken, Herterich, Castellani, Tramontano); auch glatte rundliche schwarzbraune, fötid riechende Klumpen von beträchtlicher Größe wurden gefunden (Falkenheim). Gelegentlich wird das Pilzgeflecht auch in dicken Platten, die die Größe eines Zehnpfennigstückes erreichen können, und zuweilen

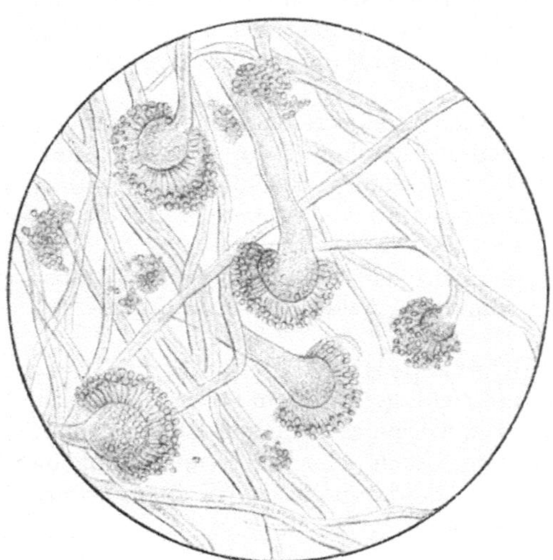

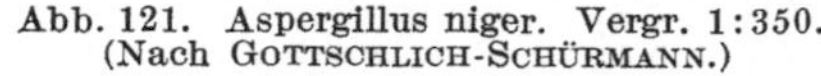

Abb. 121. Aspergillus niger. Vergr. 1:350. (Nach Gottschlich-Schürmann.)

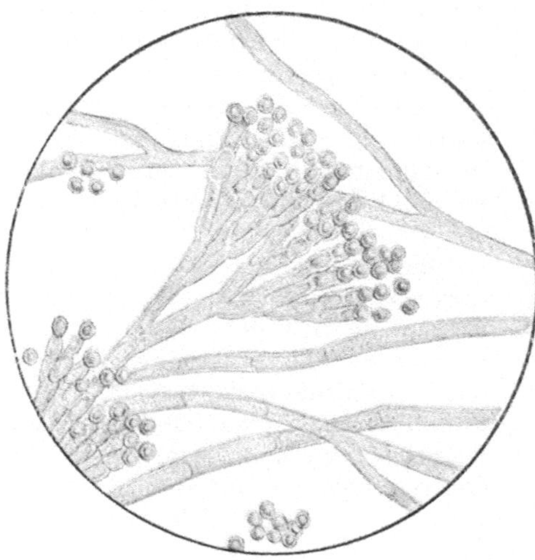

Abb. 122. Penicillium glaucum. Vergr. 1:500. (Nach Gottschlich-Schürmann.)

noch die Form des Grundlagers erkennen lassen, entleert; so erhielt z. B. Schubert einen deutlichen Abguß der einen Nasenhöhle. Diese Gebilde bestehen zum größten Teil aus dem Pilzgeflecht, dem noch Blut und Eiter beigemischt sein können. Bei der mikroskopischen Untersuchung fällt das Mycel am meisten auf, daneben kann man auch abgebrochene Fruchtstiele, schwarze Fruchtköpfchen, zuweilen auch Sporen, erkennen. In selteneren Fällen gelangen die Pilzfäden einzeln in den Auswurf. Eine sehr merkwürdige Angabe über das Vorkommen von Mycel und Fruchtträgern in einem Bronchialgerinnsel bei typischer Bronchitis fibrinosa macht Popoff. —

b) Der Aspergillus glaucus unterscheidet sich von dem vorgenannten Pilz durch eine graue bis olivengrüne Färbung des Conidienrasens; die Conidien selbst sind von ellipsoider Form. Osler gibt an, ihn in bohnengroßen flaumigen Massen gefunden zu haben, die von einem Patienten mit diffusen Lungenerscheinungen in einem Hustenanfall entleert wurden. Es wird bezweifelt, daß es sich tatsächlich um Aspergillus glaucus gehandelt hat. Auch andere Abarten sind gelegentlich gefunden worden (z. B. von Sartory und Flament).

c) Der Pinselschimmel, Penicillium glaucum, zeichnet sich durch Gliederung seines Mycels aus, die für ihn charakteristisch ist; die Hyphen gehen an ihrer Spitze in Büschel auseinander, auf welchen die flaschenförmigen Sterigmen sitzen, die die Conidien in Ketten abschnüren. Die Conidien selbst bilden einen anfangs weißen Rasen, der später von der Mitte aus sich blaugrün verfärbt. CASTELLANI hat dunkelgefärbte Körnchen dieses Pilzes im Auswurf tropischer Bronchomykosen gefunden. GREEBY und BREXTON wiesen ihn 14 mal unter 31 Fällen chronischer nichttuberkulöser Erkrankungen nach.

d) Von dem gleichen Beobachter wurden in ähnlichen Fällen auch Endomycesarten angetroffen.

e) Mucor corymbifer. Die Mucorarten (Blasenschimmel) sind durch das am Ende der Hyphen aufsitzende Köpfchen zu erkennen; die Pilzhaut wölbt sich hier sackartig vor, in ihrem Innern werden Sporen gebildet; der sporenhaltige Teil schnürt sich von dem übrigen Teil durch eine Scheidewand

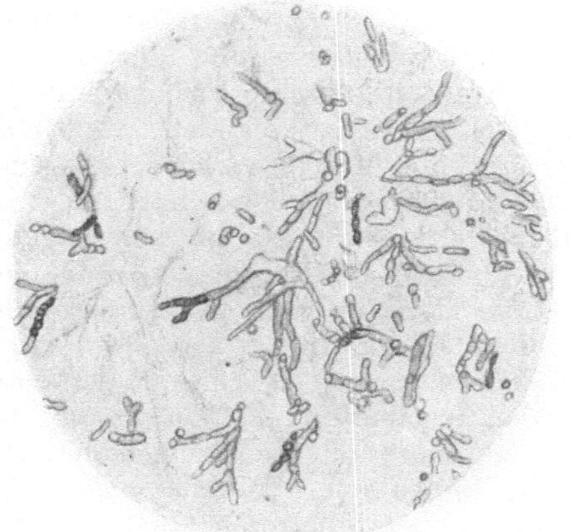

Abb. 123. Aspergillusansiedelung in der Lunge (Inhalation). Lungengewebe selbst zerstört. Zeiß Obj. D, Ok. 2.

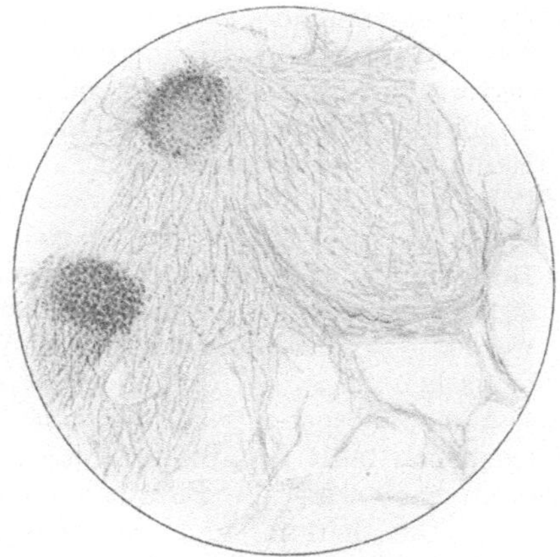

Abb. 124. Pneumomycosis aspergillina bei Diabetes, Einwuchern des Pilzrasens in eine kleine Arterie mit Zerstörung der Wand. Links zwei Sporenhaufen. (Nach einem Präparat von HART.) Zeiß Obj. A, Ok. 2.

ab, nach Zerstörung der Hülle treten die Sporen aus. Die Farbe des Mycels ist schneeweiß, die Sporangienträger sind doldenförmig verzweigt.

Im Sputum ist der Mucor corymbifer von GREEBY und BREXTON zweimal gefunden worden; das eine Mal bot der Patient das Bild eines chronischen Bronchialasthmas. FÜRBRINGER und PALTAUF geben an, ihn bei Autopsien in auffallend harten, nur im Zentrum nekrotischen Lungenherden gesehen zu haben. LANG und GRUBAUER fanden ihn in Zerfallshöhlen und erweiterten Bronchien als sekundären Eindringling bei Tuberkulose. Zuweilen sitzt er mehr im hämorrhagischen indurierten Lungengewebe.

Mucor niger scheint in manchen Fällen Ursache der „schwarzen Zunge“ zu sein (CIAGLINSKI und HEWELKE).

f) Hier sei noch der Rostpilz, die Puccinia graminis erwähnt, der von VIRCHOW in der Nase eines an hämorrhagischer Pneumonie verstorbenen Mannes, bei welchem ausgebreitete Aktinomyceswucherungen vorhanden waren, gefunden wurde.

g) Eine Tilletiaart (Tilletia caries Tul.), die zu den Brandpilzen gehört, wurde als Nebenbefund im Auswurf eines an Aspergillose erkrankten Getreidearbeiters von FALKENHEIM entdeckt. In diesem Auswurf befanden sich auch Pflanzenhaare. Es ist bisher nicht erwiesen, daß diesen Pilzen, die den

Schmier- oder Steinbrand des Getreides erzeugen, eine menschenpathogene Wirkung zukommt.

Pathognomonische Bedeutung. Der Befund von Schimmelpilzen im frischen Sputum, besonders wenn es sich um größere Mycelgeflechte in derben Körnern oder membranartigen Gebilden handelt, ist für die Beurteilung des Krankheitsbildes von recht weittragender Bedeutung. Diese Pilze siedeln sich besonders in den oberen Luftwegen und noch mehr im Lungengewebe selbst an und erzeugen dort erhebliche Veränderungen. Daß sie die Erreger eines eigentümlichen Prozesses, dessen Hauptmerkmal die Bildung samtartiger, grauweißer Massen mit hervortretenden Knöllchen und Leisten in Nase, Mund und Rachen sowie Kehlkopf und Trachea, gelegentlich auch im Oesophagus sind, geht aus den mitgeteilten Krankengeschichten mit Sicherheit hervor. Schwieriger ist die Entscheidung, ob die in den Lungen vorgefundenen Veränderungen einer anderen Erkrankung, am häufigsten einer tuberkulösen, seltener aktinomykotischen oder sonstigen, zu Gewebszerstörung führenden Infektion, zuzuschreiben sind, oder ob es sich um spezifische Wirkungen des in gesundes Lungengewebe eingedrungenen Schimmelpilzes handelt. Aus einer Reihe von Sektionsberichten, angefangen von den VIRCHOWschen, ist ersichtlich, daß der Pilz ganz bestimmte Veränderungen, nämlich scharf umschriebene braune, mit einem harten Wall umgebene Herde, die bei längerem Bestehen in eine nicht fötide Nekrose übergehen, auch im gesunden Lungengewebe zu erzeugen vermag, wie sie von keinem anderen Erreger hervorgerufen werden. Der Pilz selbst ist in der Wand dieser Herde, die bei Zerfall von einem typischen grauweißen schmierigen oft auch derben mörtelartigen mit der Wand fest verwachsenen Belag ausgekleidet werden, regelmäßig gefunden worden. Gelegentlich fehlt der Wall auch und die gangränöse Einschmelzung dehnt sich dann weiter als die Pilzwucherung in der Lunge aus. Fäulnis schließt ihn aus. Die Meinung von einer Zweitinfektion auf präformiertem Boden (tuberkulöse Kavernen, Absceß, Gangrän, nekrotische Herde bei Grippe, Bronchiektasien, LANG und GRUBAUER) ist wohl daduch begründet gewesen, daß man Pilzelemente nur verhältnismäßig spärlich und nur an einzelnen Stellen gefunden hatte. Neuerdings wird indes häufiger von ihnen berichtet. Nach den Beobachtungen von SAXER liegt dies vielleicht daran, daß in manchen Fällen die Pilzelemente in ähnlicher Weise wie das elastische Gewebe in den Lungenherden einer Auflösung unterliegen können, jedenfalls fand SAXER Aspergillusfäden nur in einer verhältnismäßig kleinen Zahl der ausgehusteten Lungenfetzen und nur in den größten Stücken. So ist es auch zu erklären, daß man gelegentlich in Fällen, in denen die Autopsie eine unzweifelhafte Pilzmykose aufdeckte, das Sputum frei von Pilzelementen angetroffen hat.

Wenn also Schimmelpilze sicher als Sekundärerreger häufiger in Betracht kommen, so vermögen sie doch unzweifelhaft auch primäre Veränderungen im Lungengewebe hervorzurufen; jedenfalls sind die vorgefundenen pathologischen Veränderungen spezifischer Natur. Klinisch äußern diese sich als chronische, hartnäckige Bronchitiden, auch mit asthmatischen Beschwerden, als exsudative Destruktion und als scirrhotische Veränderungen mit den entsprechenden, auch zum Tode führenden Erscheinungen. Die Abgrenzung von der Lungentuberkulose, mit der die Schimmelpilzinfektion auffallend häufig zusammentrifft, kann nur durch den bakteriologischen Befund im Auswurf geschehen.

Nach französischen Autoren soll die Aspergillose bei Taubenmästern und Haarkämmern, die mit aspergillushaltigem Material in Berührung kommen, sich als eine Erkrankung ganz analog der Tuberkulose entwickeln. Zum Teil hat es sich vielleicht um reine Aspergillusmykosen gehandelt, zum Teil jedenfalls auch um mit Tuberkulose vermischte Prozesse, denn bei manchen Patienten wurden im Laufe der Erkrankung Tuberkelbacillen im Auswurf nachgewiesen. Dieses Zusammentreffen ist auffallend, man darf daraus, soweit die heutigen Erfahrungen reichen, aber noch nicht auf ein generelles Zusammengehen von tuberkulösen mit mykotischen Prozessen schließen; es berechtigt also auch nicht die Anwesenheit von Pilzrasen im Auswurf zur Annahme einer Tuberkulose. Auch von einer Pseudotuberculosis aspergillina wird man hiernach nicht sprechen können (EPPINGER).

Die diagnostische Bedeutung der Schimmelpilze ergibt sich aus dem eben Gesagten. Ihre Menge im Auswurf ist nicht immer maßgebend; kommen sie in größeren Verbänden vor, so läßt sich besonders für den oberen Teil der Atmungswege gelegentlich der Sitz der Erkrankung aus ihrer Form erkennen. Ausgeschlossen muß natürlich werden, daß eine Ansiedelung erst nach Entleerung des Sputums erfolgt ist. — Ferner denke man bei der Vorliebe der Schimmelpilze, auf zuckerhaltigen Nährböden zu wachsen, stets daran, ob nicht bei dem Kranken ein Diabetes vorliegt.

Oidium albicans.

Morphologie. Das Oidium albicans (der Soorpilz), das gewöhnlich den Schimmelpilzen, von manchen Untersuchern wegen zuweilen erfolgender Sprossung auch den Sproßpilzen zugezählt wird, bildet ein dichtes weißes Mycelgeflecht, das sich dadurch auszeichnet, daß sich in ihm walzenförmige Körper mit Vakuolen und auf Methylenblau metachromatisch wirkende Substanzen bilden, ohne daß endogene Sporen entstehen; die Dicke des Mycelgeflechtes ist nicht gleichmäßig, sondern seine Fäden werden von Zeit zu Zeit von Einkerbungen unterbrochen. Häufig sieht man auch reihenweise aneinander gelagerte Zellen, die oft winkelig zueinander gestellt sind und Sprossungen aufweisen (s. Abb 126, S. 397).

Züchtung und Färbung erfolgen mit den gewöhnlichen Methoden. Für erstere eignen sich jedoch manche Nährböden besonders, wie bierwürze, glycerin-, kohlenhydrathaltige schwach saure Nährböden (siehe bei PLAUT und FISCHL). Nach M. B. SCHMIDT leistet die WEIGERTsche Fibrinfärbung gute Dienste. Nach GRAM färben sich die Conidien sehr gut, weniger das Mycel.

Vorkommen. Das Oidium hat man früher schon in einem Auswurf gefunden, der entweder aller spezifischer Merkmale entbehrte, der zuweilen aber auch als „brandig und nach Hefe riechend“ geschildert wurde. Es bildet zusammenhängende grauweißliche samtartige Membranen, bei geringerer Entwicklung kleinere weißliche, mehr pfropfenähnliche Lager von Hirsekorn- bis Linsengröße, die den Eindruck geronnener Milchkügelchen bieten (FREUDENBERG), oder sich nur wenig differenzierende Geflechte und einzelne Fäden. Vielfach sind auch geronnene Exsudatmassen an der Entstehung des Belages beteiligt.

In der Mehrzahl der Fälle, in welchen das Oidium dem Sputum beigemischt ist, stammt es aus Mundhöhle, Rachen, gelegentlich auch Kehlkopf und Trachea. Es kommt hierbei nur selten zu größeren zusammenhängenden Membranen. Als erster stellte es wohl EPSTEIN im Mundsekret gesunder Kinder fest; nach BERNSTEIN kommt es überhaupt in 50% aller untersuchter Mundhöhlen vor, so daß man sich bei der Sputumuntersuchung stets vergewissern muß, ob es nicht erst in der Mundrachenhöhle diesem beigemischt ist. Bei verschiedenen Erkrankungen des Halses kann es reichlicher wuchern, so nach STOOSS bei Anginen, so daß man geradezu von einer Soorangina sprechen kann (s. a. LEVY).

Auch tief hinunter in Kehlkopf und Luftröhre kann es wuchern und oberflächliche wie tiefergehende Beläge bilden (Lit. bei FISCHL).

Was sein Vorkommen in den tieferen Luftwegen betrifft, so wurde es am häufigsten bei putrider Bronchitis beobachtet; ROSENSTEIN und FREYHAN trafen es dort in den grauweißen zu Boden sinkenden hirse- und sagokorngroßen Pfröpfen eines typischen, grünlichgelben, stinkenden Auswurfs. Auch JAFFÉ und LEYDEN erwähnen sein Vorkommen bei dieser Erkrankung. Gelegentlich scheint es auch bei Tuberkulose reichlicher zu gedeihen (PANSINI, LEGAY und LEGRAIN). KERSCHENSTEINER fand es verhältnismäßig selten.

In neuerer Zeit hat CASTELLANI in Ceylon, später auch in anderen tropischen Ländern auf kleinere Epidemien und einzelne Fälle von akuter Bronchitis mit asthmatischen Beschwerden sowie von Bronchopneumonien mit eitrigem, zuweilen auch blutigem Auswurf hingewiesen, der dem Oidium nahestehende Arten enthielt. Seine Befunde sind von anderer Seite mehrfach bestätigt worden (JOEKES und SIMPSON, FARAH, JOHNS). Es handelt sich nach ihm hauptsächlich um drei Arten, die zu einer Infektion der Luftwege führen, die Monilia candida, das Oidium albicans (die von CASTELLANI getrennt werden, nach PLAUT aber identisch sind) und Hemispora rugosa. Meist findet man im Auswurf nur die Zellen, und zwar in großer Menge, nicht die Mycelfäden. CASTELLANI ist der Ansicht, daß es sich hierbei um eine eigene, primäre Infektion handelt, die außer zu den akuten Erkrankungen zu chronischen, der Tuberkulose ähnlichen Zuständen mit gelegentlich tödlichem Ausgang führt. Auch anatomisch soll der Prozeß in vielem an Tuberkulose erinnern (JOEKES und SIMPSON). Es kommen übrigens auch Mischinfektionen mit Tuberkulose vor.

Pathognomonische Bedeutung. Das Auffinden des Oidium im Sputum muß natürlich sehr verschiedene Beurteilung erfahren. Zunächst ist die Möglichkeit einer Verunreinigung des schon entleerten Auswurfs oder einer Beimengung aus der Mundhöhle auszuschalten. Die im oberen Teil des Respirationstractus sich ansiedelnden Kulturen tragen wohl stets saprophytischen Charakter, haben aber insofern eine große Bedeutung, als sie uns einen schweren Allgemeinzustand des Patienten, bei Kindern ganz besonders Ernährungsstörungen, anzeigen. Nach allem scheint die saure Reaktion des Substrates, die zum Teil auf die verminderte Blutalkalescenz solcher Individuen zurückzuführen ist, eine Vorbedingung für die Ansiedelung zu sein. Die Schleimhaut Gesunder, auch von Säuglingen ist nicht sehr empfindlich gegen die Infektion. Schon vorhandene Keime, bzw. Mischinfektionen mit pathogenen und nicht pathogenen Keimen erhöhen wahrscheinlich die Fähigkeit des Haftens und tieferen Eindringens in das Gewebe. Zuweilen ist eine Wirkung auch in der Weise möglich, daß sie infolge übermäßiger Wucherung schon mechanisch die Atmung behindern können.

Stammt das Oidium dagegen mit Sicherheit aus den Lungen selbst, so spricht sein Auftreten mit größter Wahrscheinlichkeit für das Vorhandensein von Zerfallshöhlen. Die Disposition zu einer Infektion ist zweifellos vorhanden, wie besonders deutlich der Kranke von ROSENSTEIN beweist, der von einem gegenüber liegenden mit Soor behafteten Patienten infiziert wurde. In der Regel wird man in solchen Fällen das Oidium nur als ziemlich harmlosen Saprophyten bezeichnen können, es liegen aber auch Sektionsbefunde vor, die eine pathogene Wirkung des Oidiums sicherstellen. BOYCE fand gelegentlich einer Sektion kleine Kavernen nichttuberkulöser Natur, deren Bildung er auf Ansiedelung des Soorpilzes zurückzuführen geneigt ist, SLAVIANSKY und PARROT trafen ähnliches an. Die Untersuchung von M. B. SCHMIDT hat ferner ergeben, daß zuweilen der Pilzbelag mit der Bronchialschleimhaut in sehr innige Beziehung treten kann (besonders da, wo an Stelle des Cylinderepithels Plattenepithel getreten war), diese durchsetzt, bis in die Submucosa dringt und sogar die Gefäßwände durchbohrt. Besonders das letztere ist charakteristisch; schon HELLER hat es beobachtet. Auch zahlreiche Alveolen waren ganz von Pilzmassen ausgefüllt, so daß M. B. SCHMIDT den Eindruck einer primären Infektion der Bronchien und Lungen gewann. Ebenso ist CASTELLANI der Ansicht, daß bei seinen Patienten eine primäre Infektion vorlag; er spricht direkt von einer Oidiumbronchitis. Natürlich ist die Entscheidung außerordentlich schwer, ob es sich tatsächlich um eine primäre Infektion oder erst nachträgliche Überwucherung, die dann das ganze anatomische Bild beherrscht, handelt.

Auch der Tierversuch ist in diesem Sinne zu verwerten; bei Meerschweinchen lassen sich peribronchiale Knötchen und kleine Absceßhöhlen durch Oidiuminfektion erzeugen (SANFELICE).

Die Angabe von JANNIN, daß das Blut eines Phthisikers, in dessen Auswurf ein „Mycoderma pulmonum Vuill.“ gefunden wurde, dieses agglutinierte, ist nur dahin zu verwenden, daß dieser Pilz die Bildung von Antikörpern veranlaßte, also mit dem Körper in innigere Beziehungen trat. Wieweit der Pilz in seiner Tätigkeit durch vorhandene Fäulnisbakterien unterstützt wird, läßt sich schwer beurteilen. Von verschiedenen Untersuchern (zit. bei FISCHL) wurde Agglutination schon bei leichteren Infektionen des Mundes und Rachens festgestellt.

Die diagnostische Bedeutung richtet sich nach dem Gesagten.

Bei der Neigung des Soorpilzes, sobald er tiefer in das Gewebe eingedrungen ist, auch in die Gefäße einzubrechen, sollte man Allgemeininfektionen häufiger erwarten als sie sich tatsächlich ereignen. Es scheint dies mit dem Festhaften des Mycels und der geringen Neigung zur Sprossung im Blute wie mit der raschen Thrombosierung der Gefäße zusammenzuhängen.

27. Hefezellen.

Eigenschaften. Die Hefezellen stellen verschieden große, meist nicht ganz die Größe eines roten Blutkörperchens erreichende ovale, einzeln liegende

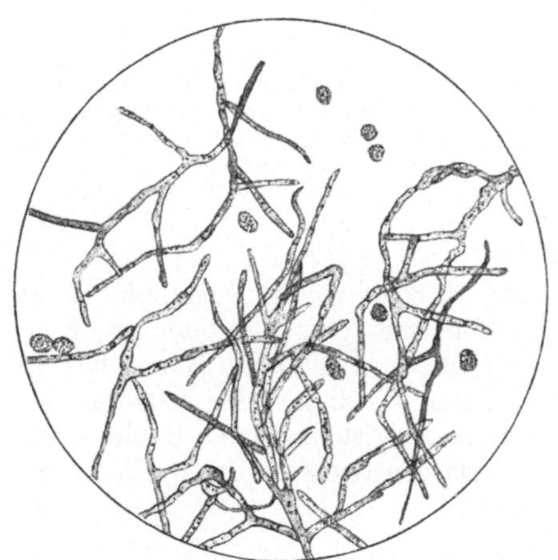

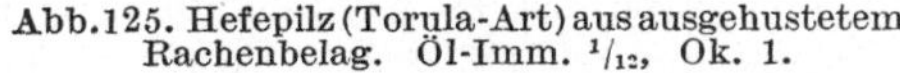

Abb. 125. Hefepilz (Torula-Art) aus ausgehustetem Rachenbelag. Öl-Imm. $^1/_{12}$, Ok. 1.

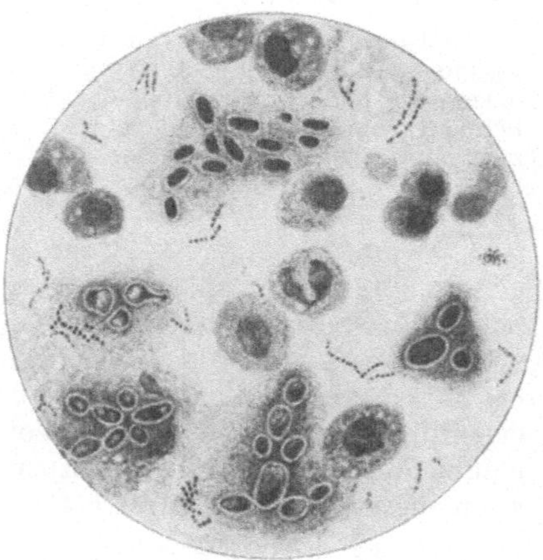

Abb. 126. Hefezellen (unten), Soorpilze (oben), daneben Streptokokken bei putrider Bronchitis. Öl-Imm. $^1/_{12}$, Ok. 2.

oder zu kurzen Ketten oder Sproßverbänden zusammengeschlossene Gebilde mit deutlicher Membran und meist nur wenig sichtbarem Kern dar; Körnchen (die sich mit Methylenblau oft rot färben), Fettkügelchen, Vakuolen sind bei stärkerer Vergrößerung häufig in ihnen sichtbar. Für gewöhnlich sind sie farblos oder fallen durch einen leicht grünlichen Schimmer auf (letzter vielleicht hauptsächlich die aus dem Magen stammenden Zellen).

Die Kultivierung erfolgt auf den gewöhnlichen Nährböden, besonders gut auf Bierwürze und Kartoffelgelatine, wo sie weiße, bröckelige und zapfenartig hervorragende Kolonien von charakteristischem Geruch bilden, deren feinere Struktur nur am Rande erkennbar ist. Gelatine wird nicht verflüssigt.

Vorkommen. Hefezellen finden sich in jeder normalen Mundrachenhöhle, von wo aus sie sich im Sputum in vereinzelten Exemplaren beimengen können. Auch die Nase ist gelegentlich ihr Aufenthaltsort (NEUMAUN). Im Auswurf werden sie häufig bei Absceß, Gangrän, bronchiektatischen und tuberkulösen Kavernen gefunden, in denen sie sich angesiedelt haben. In zusammenhängendem Rasen sind sie im Auswurf aus den Lungen wohl noch kaum beobachtet worden, solche hat man nur im Rachen gesehen. EPPINGER erwähnt die Bildung eines sooähnlichen Überzuges im Munde durch massenhafte Hefeansiedelung bei einem Typhuskranken und TROISSIER und ACHALME konstatierten sie bei einem Patienten, der an ,,parasitärer Angina“ litt. Bei genauerer Untersuchung würde man vielleicht noch häufiger auf solche Beläge von Hefezellen stoßen. Erwähnt sei auch noch eine Beobachtung von STÖCKLIN, der sie in reichlicher Menge bei Diphtherie antraf.

Für gewöhnlich kommt dem Saccharomyces albicans keine besondere Bedeutung zu, er ist als harmloser Höhlenbewohner zu betrachten. Da er jedoch nachgewiesenermaßen in manchen, wenn auch seltenen Fällen, durch Eindringen in die Blutbahn zu schwerer septischer Allgemeinerkrankung führen und auch im Tierversuch pathogen wirken kann, so wäre es nicht unmöglich, daß eine derartige Invasion einmal auch von der Lunge aus stattfindet. Ob ihr reichliches Vorkommen in Höhlen für den Zerstörungsprozeß eine Bedeutung hat, ist nicht bekannt. Ihre Ansiedelung in Mund und Rachen als zusammenhängender Belag ist vielleicht nicht bedeutungslos; nach STÖCKLIN soll dadurch die Prognose der Diphtherie verschlechtert werden. Es fragt sich hier nur, ob nicht Ursache und Wirkung verwechselt worden ist.

AILLARD berichtet, im Auswurf bei Bronchitis chronica und Tuberkulose einen Pilz gefunden zu haben, ungefähr zweimal so groß wie ein weißes Blutkörperchen, der bläuliche Massen aus deformierten, doppelkonturierten Sporen von hyaliner Beschaffenheit, gelegentlich auch ein Mycelgeflecht bildete. Eine nähere Identifizierung hat anscheinend nicht stattgefunden.

Algen.

SALISBURY gibt an, im Auswurf bzw. Mundsekret von Wechselfieberkranken neben Pilzsporen, Diatomeen, Desmidien konstant einzelne oder in Haufen zusammengelagerte Algenzellen gefunden zu haben. Ähnliche Exemplare habe er in Wassertümpeln angetroffen. Des Abends sollen diese Gebilde einen eigentümlichen Reiz im Munde erzeugt haben, unter gleichzeitigem Beklemmungsgefühl und Schmerz auf der Brust; nach Verlassen der sumpfigen Niederungen seien diese Beschwerden sofort geschwunden.

Um was es sich hier wirklich gehandelt hat, ist unklar. Da es nicht eine einzelne sondern wiederholte Beobachtungen waren, ist es wohl möglich, daß hier nicht atmosphärische Einflüsse die Ursache der asthmatischen Beschwerden waren, sondern die Algenzellen. Auffallend ist nur, daß es so verhältnismäßig große Gebilde gewesen sein sollen, die in die Atmungswege gelangten; bei den uns bekannten Erscheinungen handelt es sich sonst stets um minimale Teilchen (z. B. Pollen).

28. Protozoen.

Gelegentlich wird das Vorkommen von einzelligen Lebewesen im Auswurf erwähnt, es ist dies aber immer ein verhältnismäßig seltenes Ereignis.

a) Amöben. 1. Entamoeba buccalis (gingivalis, dentalis), eine kleine, ziemlich lebhafte Amöbe, 6—32 μ im Durchmesser messend. Ihr Protoplasma ist auch bei Ruhe in ein mehr oder minder ausgebildetes, helles, stark lichtbrechendes Ektoplasma gesondert; letzteres enthält eine größere Zahl von Nahrungsvakuolen, eine contractile Vakuole fehlt dagegen. Der Kern ist klein, rundlich, bläschenförmig, besitzt eine deutliche Membran, sowie Binnenkörper mit Chromatinkörnern. Die Bewegungen der Amöbe sind mannigfach; HARTMANN vergleicht sie plötzlich hervorbrechenden bruchsackartigen Vorwölbungen von verschiedener Größe, in welche das übrige Plasma nachströmt. Häufig kann man in ihnen auch Leukocyten sehen, deren unverdaute Reste (Kernsubstanzen) ganz plötzlich ausgestoßen werden.

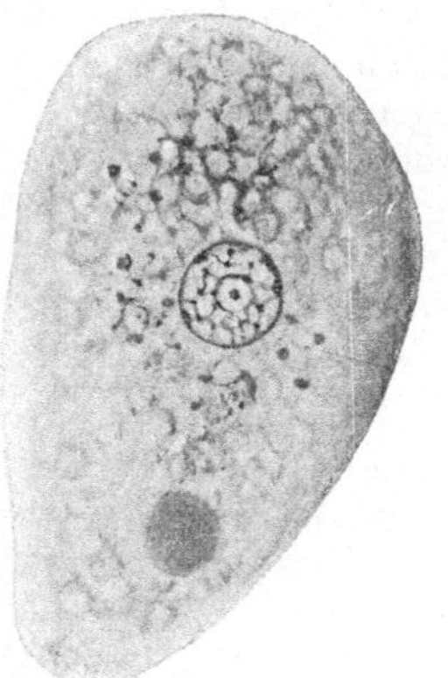

Abb. 127. Entamoeba histolytica. Vergr. 1:1300, Hämatoxylinfärbung. (Nach HARTMANN-SCHILLING.)

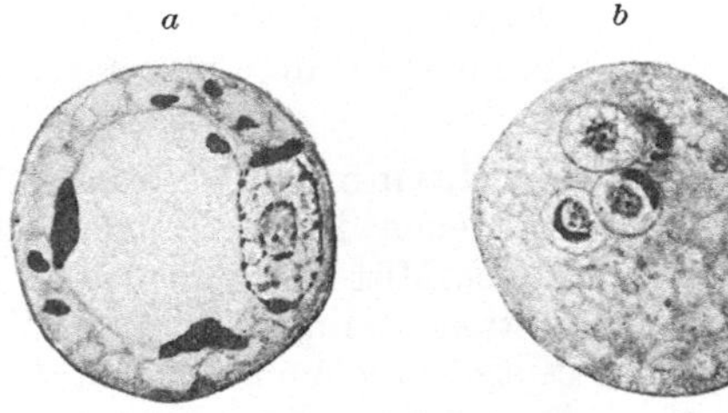

Abb. 128. Entamoeba histolytica; ein- und vierkernige Cyste. Vergr. ca. 1950. (Nach KLIMMER: Bakteriologie.)

Die Amöbe wurde im Zahnbelag und cariösen Zähnen gefunden, wo sie verschieden häufig vorkommt; man hat sie ferner bei einem Carcinom des Mundbodens sowie bei Schleimhautulcerationen angetroffen. Nach DOFLEIN gehört auch die im Auswurf aus Lungenkavernen von ARTAULT gefundene Amoeba pulmonalis hierher, ebenso die von BEHLA bei Keuchhusten angetroffene; KISSLING berichtet von dem Vorkommen von Amöben bei Lungenbrand, ohne sie näher zu beschreiben. Nachdem das Überwandern verschiedener Parasiten aus dem Magendarmkanal in die Lungen bekannt ist, wäre es nicht ausgeschlossen, daß es sich gelegentlich auch um die Entamoeba coli handelte, die sich von der vorgenannten durch den Mangel einer Sonderung in Exo- und Entoplasma im Ruhezustand auszeichnet.

2. Entamoeba tetragena (histolytica). Diese zeichnet sich ebenso wie die Amoeba buccalis durch die Trennung in Ekto- und Entoplasma schon in der Ruhe aus. Das Ektoplasma ist stark lichtbrechend, zähflüssig und allein an der Pseudopodienbildung beteiligt. In dem feingekörnten Entoplasma sind oft Bakterien, Zelltrümmer oder rote Blutkörperchen in solcher Menge vorhanden, daß der Kern ganz verdeckt wird. Dieser ist rundlich, von einer derben Membran umgeben, reich an Chromatin und fällt durch periphere Chromatinanhäufung auf. Das Karyosom ist als rundes von einem hellen Hof umgebenes Chromatinkorn erkennbar. Die charakteristische vierkernige Cyste ist im Auswurf bisher anscheinend noch nicht beobachtet worden.

Von den Leukocyten unterscheiden sich die Amöben durch ihre Größe, ihre Bewegungen und ihr starkes Lichtbrechungsvermögen schon bei schwacher

Vergrößerung. Man untersucht am besten ganz frischen Auswurf; bei der Anfertigung des Präparates vermeide man jeden stärkeren Druck; ein geheizter Objekttisch ist angenehm, für frische Sputa aber nicht unbedingt nötig.

Zur Herstellung von Dauerpräparaten fixiert man die dünnen Deckglasausstriche, indem man die Deckgläser mit der Schichtseite nach unten in eine 60—70° heiße Lösung von 1%igem Sublimat oder Jodalkohol fallen läßt, sie einige Minuten darin hält, dann in 60%igen Jodalkohol für eine halbe Stunde und endlich in 70%igen Alkohol überführt. Nach erfolgter Beizung in $3^1/_2$%iger Eisenalaunlösung durch 10 Minuten und Abspülen in Wasser erfolgt die Färbung mit folgender Lösung: Hämatoxylin 5,0, Wasser 95,0, gesättigte Lithiumcarbonatlösung 6 Tropfen (Mischung alt werden lassen) $^1/_2$—1 Stunde lang, dann Abspülen mit Wasser und endlich Differenzieren mit $2^1/_2$%iger Eisenalaunlösung unter steter Kontrolle mit dem Mikroskop. Das Protoplasma soll hellblaugrau, das Kernchromatin dunkelschwarzblau erscheinen (MURsche Modifikation der HEIDENHAINschen Färbung).

Das Vorkommen der Dysenterieamöbe im Auswurf wird von POWELL und HARTLEY erwähnt, die sie beim Durchbruch tropischer, durch die Dysenterieamöbe verursachter Leberabscesse fast regelmäßig gefunden haben. TUFFIEN stellte sie sowohl im Auswurf wie in dem Eiterherd selbst fest. Bei längerdauernden Erkrankungen scheinen sie häufig zugrunde zu gehen; bei Infektionen auf dem Blutwege wurden sie von MANSON-BAHR nicht gefunden, dagegen von KOWITZ und zwar lebend in dem massenhaft entleerten Sputum eines Lungenabscesses, der als Metastase der schweren Darmruhr anzusehen war.

b) Malariaplasmodien. Nach STICKER sind im blutigen Sputum, das bei verschiedenen Erkrankungen der Lunge, besonders bei Tuberkulose, nach einer anderen Mitteilung aber auch zur Zeit der Menstruation vikariierend infolge Kongestionen im Malariaanfall auftreten kann, Malariaplasmodien in den roten Blutkörperchen zu finden. BOECKH stellte sie sowohl im rostfarbenen Auswurf bei Pneumonie, wie in dem grauschwarzen, elastische Fasern enthaltenden Auswurf eines rasch fortschreitenden Lungenabscesses fest.

Bei den im Verlaufe einer Malaria auftretenden Lungenentzündungen hat man nach ZIEMANN zwischen Mischinfektionen und „Malariapneumonien", hervorgerufen durch besondere Lokalisation der Erkrankung in den Lungen zu unterscheiden. Hier wird auch rein blutiger oder pneumonischer Auswurf entleert, sonst nur schleimig-eitriger. Bei rein blutigem Auswurf wird die Entscheidung, ob es sich nur um eine Hyperämie bei stark durchlässigen Gefäßen handelt oder um eine beginnende Entzündung, nicht immer leicht fallen.

Bei der Seltenheit dieses Vorkommens kann hier auf eine Wiedergabe der Schilderung von Malariaparasiten wohl verzichtet werden. Es ist leicht verständlich, daß auf analoge Weise gelegentlich auch Trypanosomen, hier ganz besonders im Stadium der blutigen Anschoppung, seltener in dem mehr rostfarbenen Auswurf der croupösen oder mehr gelatinösen Pneumonie im Auswurf erscheinen können.

c) Flagellaten. KANNENBERG beschrieb ursprünglich im Auswurf bei Lungengangrän ein Geißelinfusorium mit einer einzigen Geißel als Monas lens; es ist aber fraglich, ob wirklich nur eine Geißel vorhanden war, denn neueren Forschungen zufolge tragen auch die Monaden neben der Schwanzgeißel drei weitere Geißeln an der Mundöffnung. DOFLEIN faßt alle ähnlichen Gebilde unter dem Namen Trichomonas zusammen, deren einzelne Formen etwas variieren können, prinzipiell aber nicht verschieden sind; andere Untersucher trennen wieder die Trichomonas hominis, um die es sich hier in den meisten Fällen handeln dürfte, von der Chliomastix Mesnil (s. Monocercomonas hominis). Die Trichomonas hominis ist ein 5—10 μ langes und 2—3 μ breites Protozoon von birnenförmiger Gestalt; das ausgezogene hintere Ende endigt in einen geißelförmigen Fortsatz, der als Fortsatz des Randfadens der undulierenden Membran anzusehen ist; drei weitere Geißeln entspringen von dem sog. Basalkorn an der Mundöffnung; von dem gleichen Punkt aus zieht ein Achsenstab durch die ganze Länge des Körpers. Nahe dem vorderen Ende, etwas seitlich vom Achsenstab, liegt der Kern mit deutlichem Karyosom und Kernmembran. Im Innern des Leibes trifft man häufig Nahrungsvakuolen mit Kokken und Verdauungsprodukten. Unter dem Mikroskop erkennt man die Trichomonas sofort an ihren ziemlich lebhaften schlängelnden Bewegungen. Die drei vorderen Geißeln befinden sich in lebhaftem Flimmern.

Für die vitale Färbung können nach Doflein verschiedene Farbstoffe verwendet werden, Methylenblau, Bismarckbraun, Brillantkresylblau, für den Vakuoleninhalt und die Kernsubstanz auch Neutralrot oder Hämatoxylin oder Neutralviolett in einer Verdünnung von 1:10 000. Die Herstellung von Dauerpräparaten erfolgt wie bei den Amöben.

Vorkommen. Trichomonas ist am häufigsten im Auswurf bei Lungengangrän gefunden worden, ferner bei Bronchiektasen, atypischen Pneumonien, so von Kannenberg, Litten, Honigmann, Streng u. a. Auch die von Grimm beschriebene Flagellate bei einem Lungenleberabsceß dürfte hierher gehören. Die Menge wechselt von einzelnen bis zu zahlreichen Exemplaren; es sind auch kleine, aus ihnen zusammengesetzte Pfröpfe gefunden worden. Gelegentlich kommt Trichomonas auch in cariösen Zähnen oder im Tonsillareiter vor. Alkalische Reaktion des Nährbodens soll ihrer Entwicklung günstig sein.

Cysten sind anscheinend im Auswurf noch nicht angetroffen worden; sie werden leicht mit weißen Blutkörperchen verwechselt.

Über das Vorkommen von Lamblia intestinalis im Auswurf ist nichts bekannt.

Stockvis hat in einem Falle, den er für Leberabsceß ansprach und bei welchem anscheinend die Zerstörung auf das Lungengewebe übergegriffen hatte, lebende und abgestorbene Exemplare von Balantidium coli angetroffen, ich selbst sah das gleiche Protozoon einmal zufällig bei einer Bronchitis. Das Balantidium coli ist ein Wimperinfusorium von ovaler Gestalt, das 60—100 μ in der Länge und 50—70 μ in der Breite mißt. Der Körper fällt durch Längsstreifung des Ektoplasmas und die durchgehende feine Bewimperung auf, mittels deren äußerst lebhafte wälzende Bewegungen ausgeführt werden. Am vorderen Ende läßt sich eine bewimperte Mundöffnung unterscheiden, durch welche Nahrungsstoffe eingeführt werden, die man dann im Innern des Protoplasmas angehäuft sieht. Im Körper sieht man endlich noch einen großen, längsovalen, meist nierenförmigen Kern, daneben einen zweiten kleineren.

Die Bedeutung dieser Protozoen im Auswurf scheint eine geringe zu sein; sie siedeln sich in der Regel erst in präformierten Höhlen der Lungen an, gelegentlich gelangen sie auch vom Darm durch die Leber direkt in jene hinein. Man fand aber in anderen Fällen auch nur Bronchitiden. Ob eine Prädisposition bestimmter Erkrankungen für ihre Einwanderung besteht, läßt sich schwer sagen. Auffallend ist, daß Kannenberg sie häufiger in gangränösen Herden, dagegen nie in Absceßhöhlen angetroffen hat. Ihr Vorkommen in der Mundhöhle ist ohne jegliche Bedeutung.

29. Höhere Parasiten.

a) Echinokokken. Vom Echinokokkus, der Jugendform der Taenia echinococcus, können verschiedene Bestandteile im Auswurf vorgefunden werden, der entweder dem plötzlich entleerten, ganz dünnen und wasserklaren Blaseninhalte entspricht, in anderen Fällen eitrig ist, oder durch Beimengung von Blut und Galle die verschiedenartigsten Farbtöne annimmt.

Entweder werden noch ganze Blasen von wechselnder, meist Kirsch- bis Walnußgröße, ausgehustet oder es zeigen sich einzelne Blasenfetzen, die von größeren Cysten stammen. Je nachdem es sich um frischere oder ältere Membranen handelt, sind sie mehr glasig durchscheinend oder mehr gelbweiß, so daß sie mit fibrinösen Membranen verwechselt werden können. Auch verkalkte Blasen können gelegentlich vorkommen, wie Verfasser beobachtet hat.

Die Dicke der Blase beträgt ungefähr $^1/_2$—1 mm, je nach dem Alter. Die mikroskopische Untersuchung läßt auf dem Querschnitt deutliche Querstreifung der Chitinhaut erkennen; die einzelnen Linien folgen in unregelmäßigem Abstande und sind auch nicht immer ganz scharf strichförmig, sondern erscheinen zuweilen wie aus dicht aneinanderstehenden Pünktchen zusammengesetzt. Das dazwischenliegende Gewebe ist strukturlos, zeigt höchstens vereinzelte feine Pünktchen. Die Innenfläche der Membran ist von einer zarten parenchymatösen Schicht ausgekleidet.

Selten werden auch ganze Skolices ausgeworfen, ungefähr 3 mm lange, mit 4 Saugnäpfen, Rostellum und 2 Hakenkränzen versehene, den Kopf des Tieres darstellende Brutknospen; zuweilen stehen sie noch mit der Mutterblase in Zusammenhang, in die sie gewöhnlich hineingewachsen waren, seltener sich an deren Außenseite entwickelt haben. Wesentlich häufiger findet man vom Hakenkranz losgelöste Häkchen, kleine, ungefähr zwei Millimeter große Gebilde, die zu Verwechslungen kaum Anlaß geben können (s. Abb. 83, S. 205); höchstens mit manchen Pflanzenhaaren wäre sie möglich.

Wie der Echinokokkus sich in der Lunge ansiedelt, ist bekannt. Der ausgebildete Bandwurm lebt im Hundedarm, seine Eier gelangen aus diesem in den menschlichen Magendarmkanal, wo durch Verdauung der Eihülle der Embryo frei wird und die Darmwand durchbohrt. Vom Darm wandert er teils durch Eigenbewegung, teils durch den Blutstrom in die verschiedensten Organe, er muß also stets zuerst — wie FRÄNKEL betont — die Leber passieren und wird erst von dort aus durch das rechte Herz nach der Lunge verschleppt; durchbohrt er den untersten Teil des Darms, so gelangt er zunächst in die unteren Hämorrhoidalvenen und durch die Cava inferior in das rechte Herz. Schließlich wäre es auch noch möglich, daß er aus dem Darmkanal rückwärts in den Bronchialbaum einwandert und dort die Bronchien durchbohrt. Infolge des langsamen Wachstums bilden sich entweder eine große Blase oder durch Sprossung mehr oder minder zahlreiche Tochterblasen aus, an denen die Brutkapseln knospen.

Was die Bedeutung des Echinokokkus für die Pathologie der Lungen betrifft, so ist es zunächst nicht nötig, daß er unbedingt Reaktionserscheinungen von seiten der Lungen erzeugen muß, ganz besonders dann nicht, wenn die Blasen klein bleiben oder verkalken. In der Mehrzahl der Fälle wird jedoch durch Sekundärinfektion Abscedierung des umgebenden Lungengewebes hervorgerufen, wodurch die Bestandteile dann an den Tag befördert werden.

Die Diagnose ist mit dem Nachweis von Bestandteilen im Auswurf klargestellt; es handelt sich nur um die Frage, ob der Parasit aus der Lunge selbst stammt oder erst durch Durchbruch aus der Leber in diese gekommen ist. Nachweis von Gallenfarbstoff, eventuell auch von Leberzellen erleichtert die Entscheidung. Prognostisch müssen Echinokokkenbestandteile im Sputum mit Vorsicht gewertet werden; der schlechte Ausgang vieler Fälle ist bekannt. Das Auftreten bereits verkalkter Membranen läßt die Prognose etwa günstiger gestalten. Mit Komplikationen, Hämoptoen, Abscedierung, Aspiration von Flüssigkeit in andere Lungenteile und deren Folgen ist stets zu rechnen.

b) Askariden. In seltenen Fällen mögen Askariden aus dem Darm bis zum Oesophagus aufwärts wandern und von dort in die Trachea gelangen, aus der sie infolge des entstehenden heftigen Hustenreizes wieder ausgehustet werden. SMYLY traf wenigstens gelegentlich einer Autopsie ein Exemplar in der Trachea.

Neueren Untersuchungen von FÜLLEBORN zufolge besteht die Möglichkeit, daß Askarislarven, ähnlich wie Strongyluslarven, durch Haut und Darmwand in die Capillaren einwandern und sich, so in den Kreislauf gelangt, auch wieder in die Lungenalveolen durchbohren. Versuchstiere (Meerschweinchen, Kaninchen, Ferkel) gehen dabei an schweren hämorrhagischen Bronchopneumonien zugrunde. Nach experimenteller Fütterung sind auch beim Menschen Bronchitiden beobachtet worden (MOSLER). STEINER beschreibt kurze Fieberanfälle mit Atembeschwerden bei einem Patienten; nach einigen Wochen erfolgte jedesmal Askaridenabgang durch den Darm. FÜLLEBORN weist aber darauf hin, daß es falsch wäre, jede Bronchitis bei Wurmträgern gleich damit in Zusammenhang zu bringen, da bis zur Ausreifung der Würmer Monate vergehen. — NETTESHEIM bildet eine Larve in einem tierischen Bronchus ab. Im Auswurf hat man sie anscheinend noch nicht gefunden. Eine toxische Einwirkung auf die Lungen ist unsicher.

c) Distomen. Bei der tropischen Distomiasis werden gelegentlich ganze Tiere in dem dicken, zäh-schleimigen, mit hell- oder dunkel- oder braunroten Punkten und Streifen durchsetzten, zuweilen hämoptoischen oder eitrigen Auswurf entleert, in welchem besonders rotes und gelbes Blutpigment und CHARCOT-LEYDENsche Krystalle auffallen.

Die ausgewachsenen Exemplare von Distomum pulmonale stellen dicke plumpe, 8—10 mm lange und 4—5 mm breite Würmer von bräunlichroter Farbe dar; sie sind von spitz eiförmiger Gestalt, an den Enden etwas abgerundet, ihr Querschnitt ist kreisrund; sie sind mit zwei kleinen Saugnäpfen versehen, einem vorderen fast bauchständigen und einem hinteren größeren gegen die Körpermitte zu gelegenen, hinter welchem die für männliche und weibliche Organe gemeinsame Geschlechtsöffnung liegt. Ferner läßt sich an den Tieren eine Mundöffnung und der gabelig gespaltene, blind endigende Darm erkennen.

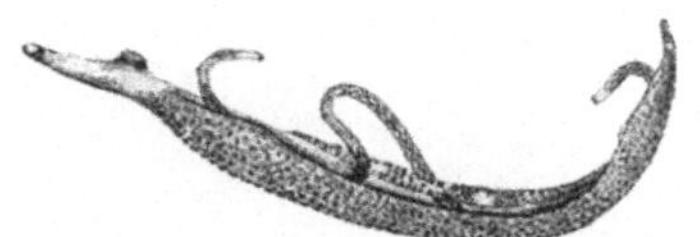

Abb. 129. Distomum haematobium (Bilharzia). Männchen und Weibchen. (Nach NEUMANN-MAYER.)

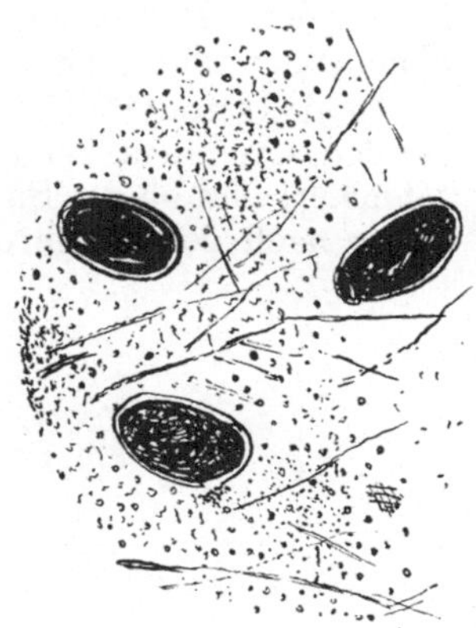

Abb. 130. Eier von Distomum pulmonale im Auswurf. (Nach MANSON.)

Die Eier sind kleine, 0,08—0,1 mm lange und 0,05 mm breite Gebilde von ovaler Form, hinten etwas zugespitzt; ihre gelbrote Schale ist doppelt konturiert, verhältnismäßig dünn und an dem einen Ende häufig mit einem kaum ausgebuchteten Deckel versehen. Das Innere wird entweder von einer homogenen gelbroten Masse ausgefüllt, in der kleine punktförmige Gebilde sichtbar sind, oder es sieht wie von größeren und kleineren Leukocyten erfüllt aus, die an der Peripherie zu beiden Seiten des Deckels hier und da eine kleine knopfförmige Anschwellung zeigen.

Der Werdegang dieser Parasiten ist noch nicht ganz klargestellt: die Embryonen entwickeln sich im Wasser aus dem Ei, encystieren sich dort und gelangen in den Magen, oder es gelangen die Eier in im Wasser lebenden Zwischenwirten zur Entwicklung, suchen vielleicht noch einen zweiten Zwischenwirt auf und gelangen von diesem aus encystiert in den Menschen. Hier wandern sie, nachdem sie im Magen frei geworden sind, durch den Oesophagus in Trachea und Bronchien oder sie perforieren die Darmwand und gelangen zur Leber und von da in die Lungen. Während des Wachstums werden im Körpergewebe Cysten gebildet, die durch feine Öffnungen mit dem Lumen der Bronchien kommunizieren.

Vorkommen. Im Sputum erscheinen die Tiere als kleine runde Stücke, wie Leber aussehend und auch wie diese schmeckend (TAYLOR, MINACHI). Die Eier lassen sich nach NAKAHAMA häufig als gelbe Flecke oder bräunliche Punkte erkennen, falls der Auswurf nicht zu stark blutig tingiert ist, besonders gut, wenn man das Sputum zwischen zwei aufeinandergedrückten Objektträgern im durchfallenden Lichte betrachtet. Ihre Zahl kann sehr groß sein. BÄLZ schätzte sie in einem Falle auf täglich ungefähr 12 000.

Embryonen des Distomum hepaticum fand DOERING zufällig im Bronchialsekret eines obduzierten Beri-Beri-Kranken. SCHEUBE erwähnt sein Auftreten (Fall von GOUVEA) im Sputum. — Etwas anders geartete wie die oben beschriebenen Eier sind bei einem Patienten, der an parasitärer Hämoptysis litt, von MAXWELL gefunden worden.

Die pathologische Bedeutung des Lungenegels besteht darin, daß er, falls er sich nicht völlig encystiert, Abscesse erzeugen kann. Er ist aber auch frei in den Bronchien gefunden worden. Die Prognose ist nach SCHEUBE im allgemeinen eine gute.

In diagnostischer Beziehung ist vor allem wichtig, festzustellen, ob es sich um einen Lungen- oder Leberegel handelt (letzterer ist länger und schmäler) und ob der Sitz primär in der Lunge ist oder ob die Parasiten aus der Leber nach der Lunge durchgebrochen sind.

Literaturverzeichnis.

ABE: Der Nachweis des Tuberkelbacillus im Sputum. Arch. f. Hyg. Bd. 67, S. 372. 1908.

ABEL: Zur Bakteriologie der Stomatitis und Angina ulcerosa. Zentralbl. f. Bakteriol., Parasitenk. u. Infektionskrankh. Bd. 24, S. 1. 1898.

— Zur Kenntnis des Diphtheriebacillus. Dtsch. med. Wochenschr. 1894. Nr. 35, S. 692.

— Friedländerbacillus in Kolle-Wassermanns Handb.

— Zur Ätiologie der Rhinitis fibrinosa. Zentralbl. f. Bakteriol., Parasitenk. u. Infektionskrankh. Bd. 12, S. 841. 1892.

— und HALLWACHS: Die Kapselbacillen in Kolle-Wassermanns Handb. Bd. 6. 2. Aufl.

ABELOUS et SOULA: Cholestérin du sang du coeur droit et du coeur gauche. Action cholestérolytique du poumon. Cpt. rend. des séances de la soc. de biol. Tom. 85, p. 6. 1921.

ABEND: Über Haemoptysis parasitaria. Dtsch. Arch. f. klin. Med. Bd. 100, S. 501. 1910.

ABRAHAM: Untersuchungen über das Verhalten des proteolytischen Fermentes im Sputum und Urin im Verlaufe der Grippepneumonie. Zeitschr. f. klin. Med. Bd. 96, S. 245. 1923.

ACS-NAGY: Das Sputumeiweiß und sein praktischer Wert in der Diagnose bei Erkrankungen der Atmungsorgane. Wien. klin. Wochenschr. 1912. S. 1904.

ACKERMANN: Über Pharyngomycosis leptothricica. Dtsch. med. Wochenschr. 1894. Nr. 17. Ver.-Beitr. S. 133.

ADAM: Chole-pulmonary fistula. Brit. med. journ. 1890. I. p. 836.

ADKINSON and CHANDLER WALKER: Further studies on the types of streptococci found in the sputum of bronchial asthmatics. Journ. of med. research. Vol. 41, p. 457. 1920.

ADSERSON: Et Tilfaelde af Kronisk Bronchialkroup. Hospitalstidende 3. R. Bd. 1, S. 49. 1883. Ref. Schmidts Jahrb. Bd. 204, S. 162. 1884.

AFANASSIEW: Die Ätiologie und klinische Bakteriologie des Keuchhustens. Petersb. med. Wochenschr. 1887. Nr. 39. Ref. Baumgartens Jahresber. Bd. 3, S. 264. 1887.

AHLFELD: Gonorrhoische Entzündung der Mundschleimhaut. Ärztl. Verein zu Marburg 9. Juli 1896. Berlin. klin. Wochenschr. 1896. Nr. 42, S. 941.

AILLARD: Note sur les pneumomycosis. Lyon méd. 1885. Nr. 2. Ref. Virchow-Hirschs Jahresber. 1885. II. S. 136.

ALBRECHT und GHON: Über die Ätiologie und pathologische Anatomie der Meningitis cerebrospinalis epidemica. Wien. klin. Wochenschr. 1901. Nr. 41, S. 984.

D'ALESSANDRO: Über die Eiweißreaktion in den Auswürfen. Il Tommasi 1911. Nr. 22. Ref. Malys Jahresber. Bd. 41, S. 609. 1911.

ALEXANDER: Über säurefeste Bacillen im Ozaenasekret. Berlin. klin. Wochenschr. 1903. Nr. 22, S. 508.

ALLEN: Phagocytosis in Sputum. As a measure of resistance in Tuberculosis. Nat. Assoc. for the Study and Prevention of Tuberculosis. 3. a. M. Washington 1907. Zit. LOSE: Beitr. z. Klin. d. Tuberkul. Bd. 31, S. 1. 1914.

AMANN: Die mikroskopische Sputumuntersuchung. Davos 1891.

— Der Nachweis der Tuberkelbacillen im Sputum. Zentralbl. f. Bakteriol., Parasitenk. u. Infektionskrankh. Bd. 17, S. 513. 1895.

— Der Einfluß der KOCHschen Impfungen auf die Tuberkelbacillen im Sputum. Zentralbl. f. Bakteriol., Parasitenk. u. Infektionskrankh. Bd. 9, S. 1. 1891.

AMBURGER: Vorkommen und Bedeutung des Alveolarepithels im Sputum. Petersb. med. Wochenschr. 1876. Nr. 12. Ref. Schmidts Jahrb. Bd. 178, S. 143. 1878.

— Über Vorkommen und Bedeutung des Alveolarepithels im Sputum. Petersb. med. Wochenschr. 1876. Nr. 12.

ANDRAL: Clinique médicale Tom. 3, p. 225.

— Observations p. 251. Paris 1834. Zit. TRAUBE: Dtsch. Arch. f. klin. Med. Bd. 6, S. 74. 1869.

ANTHON und M. KUCZYNSKI: Untersuchungen über die tonsillären Infektionen Erwachsener. Zeitschr. f. Hals-, Nasen- u. Ohrenheilk. Bd. 6, S. 9. 1923.

AOYAMA und MIYAMOTO: Über Streptothrix. Mitt. d. med. Fakultät d. kais. japan. Univers. in Tokio Bd. 4, S. 221. 1901. Ref. Zentralbl. f. Bakteriol., Parasitenk. u. Infektionskrankh. 1901.
APANCIO: La albumino-reaccion en las esputos. Rev. méd. del Rosario de Santa Fé. Tom. 2, p. 180. 1912. Ref. Zentralbl. f. d. ges. inn. Med. Bd. 4, S. 402. 1913.
APELT: Über die durch den Bacillus pneumoniae Friedländer hervorgerufene Pneumonie. Münch. med. Wochenschr. 1908. Nr. 16, S. 833.
ARAI: Über den bakteriellen Abbau des L-Leucins. Biochem. Zeitschr. Bd. 122, S. 251. 1921.
ARNING und LEWANDOWSKY: Über den Nachweis sich nicht färbbarer Leprabacillen durch Anwendung der prolongierten Gramfärbung nach MUCH. Dtsch. med. Wochenschrift 1909. Nr. 28, S. 1225.
ARNHEIM: Über den gegenwärtigen Stand der Keuchhustenfrage. Berlin. klin. Wochenschr. 1908. Nr. 31, S. 1453.
— Die Spirochäten bei Lungengangrän und ulcerierendem Carcinom. Zentralbl. f. Bakteriol., Parasitenk. u. Infektionskrankh., Abt. I, Orig. Bd. 59, S. 20. 1911.
ARNOLD: Untersuchungen über Staubinhalation und Staubmetastasen. Leipzig 1885.
— Über lentikuläre Lungennekrose und die Bildung von Lungensteinen. Münch. med. Wochenschr. 1897. Nr. 47, S. 1317.
ARNSTEIN: CHARCOT-LEYDENsche Krystalle im Pleuraexsudat. Klin. Wochenschr. 1923. Nr. 21, S. 976.
ARONSON und PHILIP: Über die Anfertigung von Sputumschnitten und die Darstellung der eosinophilen Zellen in denselben. Dtsch. med. Wochenschr. 1892. Nr. 3, S. 48.
— Zur Biologie der Tuberkelbacillen. Berlin. klin. Wochenschr. 1898. Nr. 22, S. 484.
— Ibid. 1910. Nr. 35, S. 1617.
ARUSTAMOW: Zur Frage über die Entstehung der typhösen Pneumonie. Zentralbl. f. Bakteriol., Parasitenk. u. Infektionskrankh. Bd. 6, S. 75. 1889.
— Ibid. Bd. 7, S. 119. 1890.
ARTAULT: Flore et faune des cavernes pulmonales. Arch. de paras. Tom. 1, p. 27. 1898. Zit. DOFLEIN: Lehrb. d. Protozoenkunde 1911. S. 585.
ASCHER: Weitere Ergebnisse über die Ausscheidung von Rhodan im Speichel Syphilitischer. Dermatol. Zentralbl. 1910. Nr. 6. Ref. Malys Jahresber. Bd. 40, S. 317. 1910.
ASCHOFF: Ein Fall von primärer Lungenaktinomykose. Berlin. klin. Wochenschr. 1895. Nr. 34, S. 738.
ASCOLI: Ergebnisse und Ausblicke der Thermopräcipitinreaktion. Virchows Arch. Bd. 213, S. 181. 1913.
ASHER und CUTTER: Beiträge zur Physiologie der Drüsen. Zeitschr. f. Biol. Bd. 40, S. 535. 1900.
ASHTON: The employment of centrifugal force as an eid to the examination of Sputum. Med. news 6. Dec. 1894. Ref. Zentralbl. f. inn. Med. Bd. 16, S. 496, 513.
ASPARICIO: Die Albuminoreaktion im Sputum. Rev. méd. del Rosario de Santa Fé. Tom. 2, p. 180, 192. Ref. Zentralbl. f. d. ges. inn. Med. Bd. 4, S. 402. 1913.
ASSMANN: Über eine neue Kontrastfärbung zur Darstellung intracellulärer Tuberkelbacillen im Auswurf. Münch. med. Wochenschr. 1909. Nr. 13, S. 658.
AUERBACH: Zur Diagnose des Lungenechinokokkus. Dtsch. Ärztezeit. 1901. Nr. 23, S. 533.
— Über den Befund von Influenzabacillen in Tonsillen und Larynx. Zeitschr. f. Hyg. u. Infektionskrankh. Bd. 47, S. 259. 1904.
AUFRECHT: Die chronische Bronchopneumonie und die Granulie. Magdeburg 1873.
— Pathologie und Therapie der Lungenschwindsucht. 2. Aufl. Wien u. Leipzig 1913.
— Die käsige Bronchopneumonie. Berlin. klin. Wochenschr. 1870. Nr. 9.
AULD: The pathological histology of bronchial affections, Pneumonia and fibroid pneumonia. London 1891.
AVELLIS: Über eine Art trachealer Hämoptoe. Münch. med. Wochenschr. 1901. Nr. 34 S. 1351.
BABES: Über einige pathologisch-histologische Methoden und die durch dieselben erzielte Resultate. Virchows Arch. Bd. 105, S. 511. 1886.
— Sur la pathogénie des gangrènes pulmonaires. Semaine méd. 1895. p. 518.
— Sklerombacillus. Kolle-Wassermanns Handb. d. pathog. Mikroorganismen.
— Bakteriologische Untersuchungen über septische Prozesse. Leipzig 1889.
— und BALDIMANN: Über die Ätiologie gewisser Formen von Bronchitis. Ann. de l'ins de pathol. et bacteriol. de Bukarest. 4. Jahrg. Ref. EPPINGER: Lubarsch-Os Bd. 3, Teil 2, S. 74. 1896.
BÄCHER und MENSCHIKOFF: Über die ätiologische Bedeutung des BORDETschen hustenbacillus. Zentralbl. f. Bakteriol., Parasitenk. u. Infektionskrankh., Abt. Bd. 61, S. 218. 1911.

BADUEL und GARGANO: Über eine Hautepidemie durch FRÄNKELschen Diplokokkus. Riv. crit. di clin. med. 1903. Nr. 1, p. 71. Ref. Baumgartens Jahresber. Bd. 19, S. 71. 1903.
BAJARDI: Streptothrix lingualis. Zentralbl. f. Bakteriol., Parasitenk. u. Infektionskrankh., Abt. I, Orig. Bd. 35, S. 124. 1904.
BALLIN: Ein Beitrag zur Differentialdiagnose der tuberkulösen und käsig-pneumonischen Lungenphthise. Berlin. klin. Wochenschr. 1920. Nr. 31, S. 733.
BÄLZ: Über einige neue Parasiten des Menschen. Berlin. klin. Wochenschr. 1883. Nr. 16. S. 234.
BALZ et VEC: Lungensteine. Zit. GILBERT: Über Lungensteine. Dissert. Heidelberg 1897.
BAMBERGER: Speichel. Virchows Handb. d. spez. Pathol. u. Therapie Bd. 6, S. 524.
— Gallenfarbstoff im Speichel. Virchows Handb. d. spez. Pathol. u. Therapie Bd. 6, I., S. 524.
— Beiträge zur Lehre vom Auswurf. Würzburger med. Zeitschr. Bd. 2, S. 333. 1861.
BANCEL: Bacille d'Eberth et poumon des typhiques. Journ. de physiol. et de pathol. gén. Tom. 5, p. 875. 1903.
BANNING: Zur Kenntnis der Oxalsäurebildung durch Bakterien. Zentralbl. f. Bakteriol., Parasitenk. u. Infektionskrankh., Abt. I, Orig. Bd. 8, S. 395. 1903.
BANTI: De la pneumonie infectieuse. Arch. générale de méd. Juillet 1880. Ref. Zentralbl. f. inn. Med. Bd. 1, S. 309. 1880.
— Sull etiologia delle pneumoniti acute. Sperimentale Vol. 44. 1890. Zit. FAWITZKI: Dtsch. Arch. f. klin. Med. Bd. 50, S. 151. 1892.
— Über die Ätiologie der äußeren Pneumonie. Ref. Zentralbl. f. allg. Pathol. u. pathol. Anat. Bd. 2, S. 106. 1890.
BARBANO: Die lokale Eosinophilie. Virchows Arch. f. pathol. Anat. u. Physiol. Bd. 217, S. 402. 1914.
BARD: Précis des examens de laboratoire. Paris 1908.
BARRINGTON-WARD: Pneumokokken bei Lungenabsceß. Lancet. Vol. 91, I., p. 1090. 1906.
BARTHEL: Über den Bakteriengehalt der Luftwege. Zentralbl. f. Bakteriol., Parasitenk. u. Infektionskrankh. Bd. 24, S. 401. 1898 und Bd. 26, Nr. 26. 1898.
BAUER: Ein bemerkenswerter Fall von Bronchiektasie. Beitr. z. Klin. d. Tuberkul. Bd. 18, S. 303. 1911.
BAUMGARTEN: Lehrbuch der pathogenen Mykologie. Braunschweig 1890. Leipzig 1911.
BÄUMLER: Über eine besondere, durch Aspiration von Kaverneninhalt hervorgerufene Form akuter Bronchopneumonie bei Lungentuberkulose. Dtsch. med. Wochenschr. 1893. Nr. 1, S. 1.
BAYER: Über spezifische Behandlung der Grippe. Münch. med. Wochenschr. 1920. Nr. 52, S. 1493.
BAYLE: Rechers sur la phthise pulmonaire. Paris 1810.
BEALE: Chemische Untersuchungen bei Pneumonie. Med. chirurg. transact. Vol. 35, p. 325. 1852. Zit. BIERMER.
BECK: Über die Influenzapneumonie. Charité-Annalen Bd. 17, S. 857. 1892.
— Der Influenzabacillus in Kolle-Wassermanns Handb. III.
— Über die Bedeutung der MUCHschen Granula für die Prognose der Lungentuberkulose. Beitr. z. Klin. d. Tuberkul. Bd. 39, S. 37. 1918.
BEHLA: Die Amöben, insbesondere vom parasitären und kulturellen Standpunkt. Berlin: August Hirschwald 1897. Zit. DOFLEIN: Lehrb. d. Protozoenkunde 1911. S. 692.
BEHRENROTH: Beiträge zur Klinik des Lungenechinokokkus. Dtsch. Arch. f. klin. Med. Bd. 107, S. 480. 1912.
— Der Lungenechinokokkus. Ergebn. d. inn. Med. u. Kinderheilk. Bd. 10, S. 499. 1912. Ausführliche Literaturangaben.
BEITZKE: Die Anreicherungsverfahren zum Nachweis der Tuberkelbacillen im Sputum. Hyg. Rundschau. Bd. 12, S. 1. 1902.
— Über Anginen mit fusiformen Bacillen. Münch. med. Wochenschr. 1901. Nr. 25, S. 1036.
BELFANTI: Sulle broncopolmoniti difteriche. Sperimentale 1895. Ref. Zentralbl. f. inn. Med. 1896. S. 531.
— Über diphtherische Bronchopneumonien. Sperimentale Orig. 1895. Ref. Baumgartens Jahresber. Bd. 11, S. 265. 1895.
BENDER: Zur Tuberkelbacillenfärbung, insbesondere zur Unterscheidung der tuberkelbacillenähnlichen Stäbchen. Dtsch. med. Wochenschr. 1922. Nr. 12, S. 381.
BENEKE: Die Fettresorption bei natürlicher und künstlicher Fettembolie und verwandten Zuständen. Beitr. z. pathol. Anat. u. z. allg. Pathol. Bd. 22, S. 347. 1897.
— F. W.: Zur Frage über die Entstehung der Myelinformen. Arch. f. wissensch. Heilk. Bd. 2, S. 379. 1866.
BENNECKE: Über Rußinhalationen bei Tieren. Beitr. z. Klin. d. Tuberkul. Bd. 6, S. 139. 1906.

BERG: Die Alkalescenz des Speichels. Zeitschr. f. physiol. Chem. Bd. 64, S. 67. 1910.
BERGEL: Der Bau der Tuberkelbacillen und sein Abbau im Organismus. Zeitschr. f. Tuberkul. Bd. 38, S. 94. 1917.
BERGELL: Darstellung des Lecithins. Ber. d. Dtsch. Chem. Ges. Bd. 33, S. 2584. 1900.
BERGER: Vergleichende färberische Nachprüfungen der von ZIEHL-NEELSEN, MUCH und GASIS empfohlenen Färbemethoden für Tuberkelbacillen. Zentralbl. f. Bakteriol., Parasitenk. u. Infektionskrankh., Abt. I, Orig. Bd. 53, S. 174. 1910.
BERGMANN, E. v.: Ein Fall tödlicher Fettembolie. Berlin. klin. Wochenschr. 1873. Nr. 33, S. 385.
BERKA: Über das Verhältnis der zur Darstellung gelangenden Tuberkelbacillen bei Sputumfärbemethoden. Zentralbl. f. Bakteriol., Parasitenk. u. Infektionskrankh., Abt. I, Orig. Bd. 51, S. 456. 1909.
BERKART: On bronchial Asthma, its pathologic and treatement. II. Ed. London 1889.
BERNABES: Sull' esistenca di una Bronchite fetida primaria per microbismo patogeno omcofetide. Bull. Soc. Lancis degli osp. di Roma 1913. Ref. Zentralbl. f. Bakteriol., Parasitenk. u. Infektionskrankh. Bd. 17, S. 469. 1895.
BERNABERI: Stomatitis aftosa da pneumobacillo di Friedländer. Società lancis. degli osp. di Roma 1892. Ref. Baumgartens Jahresber. Bd. 8, S. 67. 1892.
BERNBLUM: Vergleichende Untersuchungen zum Nachweis von Tuberkelbacillen. Zentralbl. f. Bakteriol., Parasitenk. u. Infektionskrankh., Abt. I, Orig. Bd. 87, S. 23. 1921.
BERNHARD, CLAUDE: Leçons de physiol. esp. 1856. Leçons sur les propriétés physiol. et les alterations pathol. de liquides de l'organisme 1859.
BERNHARDT: Über die Verwendung von Antiformin und Ligroin für den Nachweis von Tuberkelbacillen im Sputum. Dtsch. med. Wochenschr. 1909. Nr. 33, S. 1428.
— Zur Ätiologie der Grippe von 1918. Med. Klinik 1918. Nr. 28.
BERNHEIM: Über einen bakteriologischen Befund bei Stomatitis ulcerosa. Zentralbl. f. Bakteriol., Parasitenk. u. Infektionskrankh. Bd. 23, S. 177. 1898.
— Über meningokokkenähnliche Pneumonieerreger. Dtsch. med. Wochenschr. 1900. Nr. 40, S. 643.
— Über die Mischinfektion bei Diphtherie. Zeitschr. f. Hyg. u. Infektionskrankh. Bd. 18, S. 529. 1894.
BERNOULLI: Zur Kasuistik und zur Therapie der Bronchitis crouposa. Dtsch. Arch. f. klin. Med. Bd. 20, S. 263. 1877.
BERTOLINI: Physikalisch-chemische Untersuchungen des Auswurfs mit besonderer Berücksichtigung des pneumonischen Auswurfs. La clinica med. ital. 1913. Nr. 1. Ref. Zentralbl. f. inn. Med. Bd. 34, S. 1236. 1913.
BERZELIUS: Fördassninger i. Diurkemica. Stockholm 1808. Zit. LEHMANN: Zoochemie.
BESANÇON: Grippe, Fehlen des PFEIFFERschen Bacillus. Soc. méd. hôp. Fevr. 1905. Ref. Dtsch. med. Wochenschr. 1905. Nr. 12, S. 488.
— FERNAND, NATHIEN et PHILIBERT: Augmentation apparente de nombre des bacilles tuberculeux dans les crachats en voie de pertréfaction. Cpt. rend. des séances de la soc. de biol. Tom. 86, p. 680. 1922.
— et GRIFFON: Le pneumocoque dans les angines. Presse méd. 1900. p. 294.
— et DE JONG: Traité de l'examen des crachats. Paris: Masson & Co. 1913.
— — La congestion pulmonaire. Ann. de méd. Tom. 11, p. 177. 1922.
— — La trachéo-bronchite spasmodique, équivalent de l'asthme. Paris méd. Tom. 12, p. 56. 1922.
BESCHORNER: Über chronische essentielle Bronchitis. Volkmanns klin. Vortr. N. F. Inn. Med. 1894. Nr. 25.
v. BESSER: Über die Bakterien der normalen Luftwege. Beitr. z. pathol. Anat. u. z. allg. Pathol. Bd. 6, S. 331. 1889.
v. BETHEG: Der Tuberkelbacillus und die chromogenen säurefesten Bakterien vom Standpunkte der Differentialdiagnose. Zentralbl. f. Bakteriol., Parasitenk. u. Infektionskrankh. Bd. 49, S. 463. 1912.
— Über eine neue Methode zur Darstellung der Tuberkelbacillensporen. Ibid. Orig. Bd. 49, S. 461. 1909.
BETSCHART: Über die Diagnose maligner Lungentumoren aus dem Sputum. Virchows Arch. f. pathol. Anat. u. Physiol. Bd. 142, S. 86. 1895.
BETTELHEIM: Beitrag zur Lehre von der Pneumonia biliosa. Dtsch. Arch. f. klin. Med. Bd. 32, S. 591. 1883.
BETTMANN: Die praktische Bedeutung der eosinophilen Zellen. Volkmanns Samml. klin. Vortr. 1900. Nr. 266.
BEYER: Über einen Fall von chronisch-fibrinöser Entzündung der Trachea, verursacht durch avirulente Diphtheriebacillen. Berlin. klin. Wochenschr. 1912. Nr. 44, S. 2090.
BICKEL und GRUMNACH: Über einen seltenen Fall von Steinhusten. Berlin. klin. Wochenschr. 1908. Nr. 41, S. 11.

BIEDERT: Sichere Methode zum Nachweis vereinzelter Tuberkelbacillen im Sputum. Berlin. klin. Wochenschr. 1886. Nr. 42.
— Zur Diagnose und Behandlung der Tuberkulose. Ibid. 1891. Nr. 2, S. 31.
— Die Behandlung der Tuberkulose nach R. KOCH. Dtsch. med. Wochenschr. 1891. Nr. 28, S. 337.
BIFFI: Tuberkelbacillenfärbung. Pathologica 1923. Nr. 24. Ref. Ann. d'ig. Vol. 34, p. 103. 1924.
BINGOLD: Putride embolische Lungeninfektionen. Virchows Arch. f. pathol. Anat. u. Physiol. Bd. 232, S. 22. 1921.
BIERMER: Die Lehre vom Auswurf. Würzburg 1855.
— Erkrankungen der Bronchienlungen in Virchows Spez. Pathol. u. Therapie Bd. 5, I, S. 714.
— Cholesterinkrystalle im Auswurf. Verhandl. d. physik.-med. Ges. zu Würzburg. Bd. 10, S. 25. 1860.
— Über cholesterinreichen Auswurf als Zeichen von Perforation eines alten Empyems in die Bronchien. Virchows Arch. f. pathol. Anat. u. Physiol. Bd. 16, S. 545. 1859.
BIERNACKI: Über den Eiweißgehalt des Auswurfs in verschiedenen Krankheiten. Gaz. lekarska. Bd. 45, S. 709. 1910. Ref. Malys Jahresber. Bd. 40, S. 828. 1910.
BINET: Étude sur la sucus et la salive dans leur rapport avec l'élimination. Thèse de Paris 1884.
BIRCH-HIRSCHFELD: Über den Sitz und die Entwicklung der primären Lungentuberkulose. Dtsch. Arch. f. klin. Med. Bd. 64, S. 58. 1899.
BIONDI: Die pathogenen Mikroorganismen des Speichels. Zeitschr. f. Hyg. u. Infektionskrankh. Bd. 2, S. 194. 1887.
BIRNSTIEL, G.: Über die eosinophilen Zellen im Auswurf der Asthmatiker und der Tuberkulösen. Fol. haematol. Vol. 28, p. 7. 1922.
BITTORF: Über die Verteilung des proteolytischen Leukocytenfermentes in Harn, Blut und Auswurf im Verlaufe der croupösen Pneumonie. Dtsch. Arch. f. klin. Med. Bd. 91, S. 212. 1907.
BITTROLFF und MOMOSE: Zur Frage des granulären Tuberkulosevirus. Dtsch. med. Wochenschrift 1912. Nr. 1, S. 16.
BIZZOZERO: Über die diagnostische Bedeutung der Lungenalveolarepithelien im Sputum. Zentralbl. f. inn. Med. Bd. 2, S. 529. 1881.
BLACK: Staphylokokken und Streptokokken im Auswurf. Independent Pract. Aug. 1887. Zit. MILLER.
— The pathology of the bronchopulmonal mucons membrane. Vol. 2. Edinbourgh 1855.
— Cholesterin im Auswurf. Monthly journ. of med. science. Vol. 16, p. 298. 1853. Ref. Schmidts Jahrb. Bd. 105, S. 305. 1860.
BLAKE, FR. and CECIL RUSEL: Studies on experimental pneumonia. Journ. of exp. med. Vol. 31, p. 403 and 445. 1920.
BLASIUS: Bericht über die Tätigkeit des Untersuchungsamtes Halle im Jahre 1909. Hyg. Rundschau. Bd. 20, S. 345. 1910.
BLOOMFIELD: The mechanism of the carrier state, with special reference to carriers of Friedländers bacillus. Bull. of Johns Hopkins hosp. Vol. 32, p. 10. 1921.
— Bacteriologie observations on acute tonsillitis. Arch. of internal med. Vol. 32, p. 483. 1923.
BOASSON: Zur Ätiologie der Bronchopneumonie bei Diphtherie. Dissert. Freiburg 1895.
BOECKER: Zur Kenntnis der Chininverteilung im Organismus. Dtsch. med. Wochenschr. 1921. Nr. 40, S. 1201.
BOECKH: Beitrag zur Epidemiologie und Klinik der Malaria. Arch. f. Schiffs- u. Tropenhyg. Bd. 29, S. 305. 1925.
BÖHM, G.: Nachweis von Histidin, Arginin und Lysin im Autolysat pneumonischer Lungen. Dtsch. Arch. f. klin. Med. Bd. 98, S. 583. 1910.
— Über die verschiedenen Färbemethoden der Tuberkelbacillen und deren kritische Rezension. Zentralbl. f. Bakteriol., Parasitenk. u. Infektionskrankh., Abt. I, Orig. Bd. 62, S. 497. 1912.
BÖHME: Über Sputa in den croupösen Pneumonien. Dtsch. Klinik 1888. Nr. 22, S. 197.
BOER: Vergleichende Untersuchungen des Bakteriengehaltes im Auswurf, Blut und Kot bei tuberkulöser Lungenschwindsucht und tuberkulöser Darmerkrankung. Med. Klinik 1911. Nr. 26, S. 1007.
BOFINGER: Zur Desinfektion tuberkulösen Auswurfs. Arb. a. d. Reichs-Gesundheitsamte Bd. 20, S. 114. 1903.
BOHLAND: Intravenöse Anwendung des Trypaflavins bei Infektionskrankheiten. Dtsch. med. Wochenschr. 1919. Nr. 29.
BOIT: Über Färbung und Gegenfärbung der Tuberkelbacillen. Beitr. z. Klin. d. Tuberkul. Bd. 36, S. 227. 1916.

Boit: Über Färbung und Gegenfärbung der Tuberkelbacillen. Münch. med. Wochenschr. 1916. Nr. 23, S. 852.
Bollinger: Über primäre Aktinomykose des Gehirns beim Menschen. Münch. med. Wochenschr. 1887. Nr. 41, S. 788.
Boni: Untersuchungen über den Keimgehalt der normalen Lungen. Ein experimenteller Beitrag zur Ätiologie der Lungeninfektion. Dtsch. Arch. f. klin. Med. Bd. 69, S. 542. 1901.
Bonnemoar et Barsotti: Nouvelle methode de recherche des fibres élastiques dans les crachats. Cpt. rend. des séances de la soc. de biol. Tome 90, p. 1247. 1924.
Bonome: Beitrag zum Studium des Lungenbrandes. Arch. per le science med. Vol. 10. 1886. Ref. Virchow-Hirschs Jahresber. 1886. II, S. 122.
Borel: Tuberculose pulmonaire expérimentale. Ann. de l'inst. Pasteur Tom. 7, p. 593. 1893.
Bordet et Gengou: Le Microbe de la Coqueluche. Ann. de l'inst. Pasteur Tom. 20, p. 731. 1906 et Tom. 21, p. 720. 1907.
Bose et Galavielle: Recherches sur le micrococcus tetragenes à l'occasion d'un tetragène virulent chez l'homme. Arch. de méd. exp. Tom. 11, p. 70. 1899.
Bostock: Speichel. Gehlens Journ. Bd. 4, S. 368. Zit. Fleckseder.
Boström: Untersuchungen über die Aktinomykose des Menschen. Beitr. z. pathol. Anat. u. z. allg. Pathol. Bd. 9, S. 1. 1891.
Boucheron: Über die Harnsäure im Speichel, sowie im Nasen-, Pharynx-, Bronchial- und Uterovaginalschleim. Cpt. rend. des séances de la soc. de biol. Tom. 100, p. 1308 1885. Ref. Malys Jahresber. Bd. 15, S. 256. 1885.
— Ausscheidung von Harnsäure durch den Speichel bei Urikämischen. Cpt. rend. des séances de la soc. de biol. Tom. 48, p. 454. 1896.
Bourla: Giftigkeit der Pneumokokken bei manchen Formen der Lungenentzündung. Thèse de Paris 1901/02. Ref. Baumgartens Jahresber. Bd. 19, S. 64. 1903.
Boyce: Remarks upon a case of aspergillar pneumonomykosis. Proc. of the roy. soc. Vol. 53. 1893. Ref. Zentralbl. f. Bakteriol., Parasitenk. u. Infektionskrankh. Bd. 16, S. 751. 1894.
Bozzolo et Graziadei: Alveolarepithelien. Soc. per le science méd. Tom. 2, p. 357. 1878. Ref. Zentralbl. f. inn. Med. Bd. 2, S. 530. 1881.
Brandenburg: Beiträge zur Lungensyphilis. Beitr. z. Klin. d. Tuberkul. Bd. 10, S. 183. 1908.
Brauer, L.: Ein neues Verfahren zur Anreicherung der Tuberkelbacillen im Sputum. Dtsch. med. Wochenschr. 1918. Nr. 10.
— und Geckler: Ein Beitrag zur Differentialdiagnose zwischen extrem großen Kavernen und Pneumothorax. Beitr. z. Klin. d. Tuberkul. Bd. 14, S. 395. 1909.
Braun, H.: Über Speichelsteine. Dissert. Leipzig 1903.
Brecke: Handbuch der Tuberkulose von Bauer, Schröder und Blumenfeld. Bd. 1, S. 618, 646.
Bressel: Ein Fall von Gonokokkenpneumonie. Münch. med. Wochenschr. 1903. Nr. 13, S. 562.
Brett: Chemie des Sputums. Verhandl. d. brit. Naturforsch. zu Dublin 1837. Zit. Bierxer.
Brieger: Über die diagnostische und therapeutische Bedeutung der Tuberkelbacillen und anderen Bakterien im Auswurf. Berlin. klin. Wochenschr. 1900. Nr. 13, S. 272.
— und Neufeld: Zur Diagnose beginnender Tuberkulose aus dem Sputum. Dtsch. med. Wochenschr. 1900. Nr. 6, S. 93.
Brügelmann: Das Asthma, sein Wesen und seine Bedeutung. 1901. 4. Aufl.
Brunacci: Über die physiologischen Schwankungen des osmotischen Drucks des menschlichen Speichels. Arch. di fisiol. Vol. 6, p. 153. 1909. Ref. Malys Jahresber. Bd. 39, S. 328. 1909.
Buchholz: Über menschenpathogene Streptothrix. Ein Beitrag zur Ätiologie des akuten Lungenzerfalls. Zeitschr. f. Hyg. u. Infektionskrankh. Bd. 24, S. 470. 1897.
Buchner: Untersuchungen über den Durchtritt von Infektionserregern durch die intakte Lungenoberfläche. Arch. f. Hyg. Bd. 8, S. 145. 1888.
— Über den experimentellen Nachweis der Aufnahme von Infektionserregern aus der Atemluft. Verhandl. d. 7. Kongr. f. inn. Med. 1888.
Bueck: Über den Fettgehalt des Sputums. Dissert. Würzburg 1888.
Buday: Histologische Untersuchungen über die Entstehungsweise der Lungengangrän. Beitr. z. pathol. Anat. u. z. allg. Pathol. Bd. 48, S. 70. 1910.
Buhl: Über die Bildung der Eiterkörperchen. Virchows Arch. f. pathol. Anat. u. Physiol. Bd. 16. 1859.
— Zwölf Briefe an einen Freund. München 1871.
— Lungenentzündung, Tuberkulose und Schwindsucht. 2. Aufl. München 1873.

Buhlmann: Beiträge zur Kenntnis der kranken Schleimhaut und ihrer Produkte. Bern 1843. Ref. Schmidts Jahrb. Bd. 47, S. 245. 1845.

Bunge und Trautenroth: Smegma- und Tuberkelbacillen. Fortschr. d. Med. Bd. 14, S. 929. 1896.

Burckhardt: Untersuchungen über eine menschenpathogene Sarcina tetragena. Zeitschr. f. Hyg. u. Infektionskrankh. Bd. 70, S. 417. 1912.

Burdick, Ward and Gauss: Studies on the albumin reaction in sputum. Americ. revue of tubercul. Vol. 4, p. 889. 1921.

Bürger: Ein Beitrag zur Chemie der Tuberkelbacillenfette. Biochem. Zeitschr. Bd. 78, S. 155. 1916.

Burger: Der Keuchhustenpilz. Berlin. klin. Wochenschr. 1883. Nr. 1, S. 7.

Burkhart: Charcot-Leydensche Krystalle aus der Ascitesflüssigkeit eines Leukämischen. Dtsch. med. Wochenschr. 1899. Nr. 2, Beil. S. 9.

Burnam: An experimental investigation of the valour of hexamethylentetramin and allied compounds. Arch. of internal med. 1912 and 1919. Ref. Zentralbl. f. inn. Med. Bd. 34, S. 130. 1913.

Buschka: Soor. In Kolle-Wassermanns Handb. d. pathogenen Mikroorganismen. Bd. 5, S. 164. 1913.

Bussenius: Fibrinöse Pneumonie als Komplikation des Diabetes mellitus. Berlin. klin. Wochenschr. 1896. Nr. 14, S. 293.

Buttermilch: Über den Erreger des Keuchhustens. Berlin. klin. Wochenschr. 1899. Nr. 17, S. 367.

Caan: Vergleichende Untersuchungen über neuere Methoden der Tuberkelpilzfärbung. Zentralbl. f. Bakteriol., Parasitenk. u. Infektionskrankh. Bd. 49, S. 637. 1909.

Calmette: Importance relative des bacilles tuberculeux d'origine humaine au bovine dans la contumination de l'homme. Tuberculosis Tom. 11, p. 11. 1912.

Camy, de la: Fortschritte in der Diagnostik der Lungentuberkulose. Tuberculosis Tom. 5, p. 24. 1906.

Campani und Urtoler: Die Albuminreaktion im Auswurf. Corr. sanit. Tom. 31, p. 83. 1910. Ref. Malys Jahresber. Bd. 40, S. 828. 1910.

Canali: Bronchialgerinnsel bei Lungengangrän. Riv. clinica di Bologna 1883. Nr. 10. Ref. Virchow-Hirschs Jahresber. Bd. 18, II, S. 180. 1883.

— Bronchialaktinomykose beim Menschen. Ref. Zentralbl. f. inn. Med. 1883. S. 86.

Cantani: Sopra una forma speciale di bronco-pneumonite acuta contagiosa. Giorn. int. delle science med. 1888. Ref. Zentralbl. f. inn. Med. 1888. S. 508.

— Streptokokkeninfektion. 7. Kongr. f. inn. Med. 1888. S. 428.

Cannstatt: Geschmack des bronchiektatischen Sputums. Dtsch. Klinik 1850. Nr. 2, S. 20.

Carbone und Perrero: Tetanusbacillen im Auswurf. 1896. Zit. Sticker: Erkältungskrankheiten und Kälteschäden. Berlin 1915. S. 296.

— — Über die Ätiologie des rheumatischen Tetanus. Zentralbl. f. Bakteriol., Parasitenk. u. Infektionskrankh. Bd. 18. 1896.

Carlson und Mitarbeiter: Die Verhältnisse der Blut- und Speicheldiastasen zur Diät. 2. Kongr. intern. d'hyg. alimentaire, Brüssel 1910. Ref. Malys Jahresber. Bd. 40, S. 316. 1910.

Carpani: Ein Fall von Fremdkörpern in den Luftwegen (Knochen). Il. Morgagni. Ref. Virchow-Hirschs Jahresber. 1888. II, S. 229.

Cary and Lyons: Pseudo-membranous Inflammation of the Mucosis Membranes caused by the pneumococcus. Americ. journ. of the med. sciences. Vol. 122, p. 298. 1901.

Casali: Die Rivaltasche Reaktion bei der Prüfung des Auswurfes; ihr diagnostischer Wert. Rif. med. 1912. p. 817. Ref. Malys Jahresber. Bd. 42, S. 663. 1912.

Castellani: Note on peculiar form of haemoptysis with presence of numerous spirochaetae in the expectoration. Lancet 1906. I, p. 1384.

— Bronchial spirochaetosis. 77. Versamml. d. British Medical Assoc. in Belfast 1909. Ref. Zentralbl. f. Bakteriol., Parasitenk. u. Infektionskrankh. Bd. 45, S. 396. 1909.

— The etiology of thrush. Journ. of trop. med. a. hyg. Vol. 23, p. 17. 1920.

— Bronchomykosis. Presse méd. 1917. Lancet Vol. 198, p. 847, 895. 1920.

— Observations on „tropical bronchooidiosis. Brit. med. journ. 1910. II, p. 868.

— Observations on the fungi found in tropical bronchomycosis. Lancet 1912. Jan. 6.

— Note sur la „Bronchospirochétose" et les bronchites mycosiques. Presse méd. 1917. Nr. 37, p. 377.

— Mac Kénsie Douglas and Thomson: Notes on certain forms of bronchitis clinically ressembling tuberculosis: Bronchohemisporosis, Bronchomoniliasis, Bronchoanaeromycosis.

Caussade et Joltraier: Des hémorrhagies an cours de la gangrène pulmonaire. Bull. méd. 1908. Nr. 65.

CAUSSADE et MILHIT: Formes cliniques des oedemes pulmonaires pneumococciques. Gaz. des hôp. civ. et milit. 1911. Nr. 78, p. 195.
CHALMERS and O'FARELL: Bronchial spirochaetosis. Journ. of trop. med. a. hyg. Vol. 16, p. 329. 1913.
CHANTEMESSE: Eine mykotische Pseudotuberkulose. 10. Intern. med. Kongr. Berlin 1890. Ref. Zentralbl. f. Bakteriol., Parasitenk. u. Infektionskrankh. Bd. 9, S. 775. 1891.
— et WIDAL: Recherches sur le bacille typhique et l'étiologie de la fievre typhoide. Arch. de physiol. norm. et pathol. Tom. 9, p. 217. 1887.
CHARCOT: CHARCOT-LEYDENsche Krystalle. Cpt. rend. des séances de la soc. de biol. 1853. p. 45.
— et VULPIAN: Gaz. hebd. de méd. et de chirurg. 1860. p. 756.
CHARRIN: La maladie pyocyanique. Paris 1889. Zit. SOLTMANN.
CHEADLE: A case of pleural and pericardial effusion following enteric fever and attended with the expectoration of a fibrinous east of the bronchus. Lancet. July 1895. II, p. 150.
CHELKOWSKI: Ein Fall von circumscripter Lungengangrän. Gaz. lekarska 1885. Nr. 37. Ref. Virchow-Hirschs Jahresber. Bd. 20, S. 156. 1885.
CHELMONSKI: Zur Pathogenese des Asthma bronchiale. Dtsch. Arch. f. klin. Med. Bd. 105, S. 522. 1912.
CHRIST: Staubmetastasen und Staubtransport bei Steinhauern. Frankf. Zeitschr. f. Pathol. Bd. 29, S. 398, 418.
CHVOSTEK: Ein dritter Fall eines primären und selbständigen Bronchialcroups. Wien. med. Presse 1875. Nr. 50, S. 1189.
CIAGLINSKI und HEWELKE: Über die sog. schwarze Zunge. Zeitschr. f. klin. Med. Bd. 22, S. 627. 1893.
CIONINI: Ein Fall von Angina mit FRIEDLÄNDERschen Pneumobacillen. Rif. med. 1903. Nr. 24. Ref. Baumgartens Jahresber. 1903. S. 536.
CLAISSE: Les infections bronchitiques. Thèse de Paris 1893.
— Bronchite membraneuse chronique. Cpt. rend. des séances de la soc. de biol. Tom. 30, p. 378. 1896.
CLEMENS: Die diesjährige Influenzaepidemie in Freiburg i. Br. Münch. med. Wochenschr. 1900. Nr. 27, S. 925.
COGGIA: Über den Wert der Eiweißreaktion im Auswurf. Gazz. Osp. Vol. 31, p. 955. 1910. Ref. Malys Jahresber. Bd. 40, S. 827. 1910.
COHN, M.: Über die Bedeutung der intracellulären Lage der Tuberkelbacillen im Auswurf. Eine mikroskopisch-klinische Untersuchung. Beitr. z. Klin. d. Tuberkul. Bd. 31, S. 1. 1914.
— Beitrag zur Kenntnis der CHARCOTschen und BÖTTCHERschen Krystalle. Dtsch. Arch. f. klin. Med. Bd. 54, S. 515. 1895.
— Über Herzfehlerzellen. Dissert. Würzburg 1890.
COHNHEIM: Zwei Fälle von Mykosis der Lungen. Virchows Arch. f. pathol. Anat. u. Physiol. Bd. 33, S. 157. 1865.
— und LICHTHEIM: Über Hydrämie und hydrämisches Ödem. Virchows Arch. f. pathol. Anat. u. Physiol. Bd. 69, S. 106. 1877.
COLIN: Die Leptothrixmykose des Rachens. Thèse de Paris 1893. Ref. SUCHAÚNEK: Lubarsch-Ostertag. Bd. 1, III, S. 114. 1896.
COLVEE: Sur un cas de Fistule biliobronchique avec exspectoration de calculs biliaires. Méd. mod. Paris 1889/90. p. 405.
CONRADI und TROCH: Ein Verfahren zum Nachweis von Diphtheriebacillen. 6. Tagung d. fr. Mikrobiologie 1912.
COPPEN, JONES: Über einen neuen, bei Tuberkulose häufigen Fadenpilz. Zentralbl. f. Bakteriol., Parasitenk. u. Infektionskrankh. Bd. 13, S. 697. 1893.
— — Über die Morphologie und systematische Stellung des Tuberkelpilzes und über die Kolbenbildung bei Aktinomykose und Tuberkulose. Zentralbl. f. Bakteriol., Parasitenk. u. Infektionskrankh. Bd. 17, S. 1. 1895.
CORNET: Lungentuberkulose. Nothnagels Handb. Bd. 14, II, S. 320.
— Über Mischinfektion bei Lungentuberkulose. Wien. med. Wochenschr. 1892. Nr. 19, 20.
CORNIL et BABES: Les bactéries et leur rôle dans l'anatomie et l'histologie pathol. des maladies infectieuses. Paris 1886. p. 392.
CORONINI und PRIESEL: Ein Bacillus aus der Gruppe der hämorrhagischen Septikämie bei einem Fall von Influenzapleuritis. Med. Klinik 1920. Nr. 5, S. 127.
CORPER, KRETSCHMER and LUCIE: An experimental study on behavier of extravasated blood in the lungs. Americ. revue of tubercul. Vol. 6, p. 1100. 1923.
DA COSTA: Fremdkörper in den Luftwegen. Ref. Virchow-Hirschs Jahresber. 1888, II, S. 229.

COURMONT: Sur une forme nouvelle de tuberculose strepto-bacillaire d'origine humaine. Arch. de méd. exp. Tom. 10, p. 42. 1898.
— und POTET: Die säurefesten Bacillen der Butter und Milch, verglichen mit dem KOCHschen Bacillus. Arch. de méd. exp. Tom. 15, p. 495. 1903. Zit. VOGT: Fortschr. d. dtsch. Klin. III. Baumgartens Jahresber. Bd. 19, S. 495. 1903.
CRAIG: The branched form of the bacillus tuberculosis in Sputum. Journ. of exp. med. Vol. 3, p. 363. 1899.
CROCQ: Lungenanthrakose. Schmidts Jahrb. Bd. 126, S. 98. 1865.
v. CUBE: Zit. SCHECH: Ärztl. Intelligenzbl. 1881. Nr. 43, S. 403.
CURRY: The bacillus capsulatus, with special reference to its connection with acute lobar pneumonia. Journ. of Boston soc. Vol. 2, p. 137. 1898. Ref. Baumgartens Jahresber. Bd. 14, S. 82. 1898.
CURSCHMANN: Einige Bemerkungen über die im Bronchialsekret vorkommenden Spiralen. Dtsch. Arch. f. klin. Med. Bd. 36, S. 578. 1885.
— Über Bronchiolitis exsudativa und ihr Verhältnis zum Asthma nervosum. Dtsch. Arch. f. klin. Med. Bd. 32, S. 1. 1883.
— Pneumokokkeninfluenza. Münch. med. Wochenschr. 1909. Nr. 8, S. 377.
CYBULSKI: Über eine eigentümliche Komplikation der Lungenblutung. Münch. med. Wochenschr. 1902. Nr. 29, S. 1613.
CZAPLEWSKI und HENSEL: Bakteriologische Untersuchungen bei Keuchhusten. Dtsch. med. Wochenschr. 1897. Nr. 37, S. 586.
— Die Untersuchung des Auswurfs auf Tuberkelbacillen. Jena 1891.
— Zum Nachweis der Tuberkelbacillen im Sputum. Zeitschr. f. Tuberkul. u. Heilstättenwesen 1900. Nr. 5, S. 387.
CZERMAK: Über Fädchenkeratitis. Wien. klin. Wochenschr. 1891. Nr. 20, S. 378.
DAHM: Eine Verbesserung des mikroskopischen Nachweises der Tuberkelbacillen im Sputum mittels Leuchtbildmethode von E. HOFFMANN. Med. Klinik 1921. Nr. 49, S. 1487.
DAHMEN: Neues Verfahren zur Auffindung der Tuberkelbacillen im Sputum. Münch. med. Wochenschr. 1891. Nr. 38, S. 667.
DAROLLIS: Du cancer pleuro-pulmonalis au point de vue clinique. Paris 1877. p. 21. Zit. GEORGI: Berlin. klin. Wochenschr. 1899. Nr. 21.
DAIBER: Mikroskopie des Auswurfs. Wiesbaden 1905.
DAVID: Akute primäre diphtherische Lungenentzündung. Münch. med. Wochenschr. 1913. Nr. 42, S. 2341.
DEGEN: Zur Kasuistik der Bronchitis fibrinosa. Württemb. Korrespondenzbl. Bd. 48. 1878.
DÉJÉRINE: Lungensteine. Zit. POULATION: Pierres des poulmons. Thèse de Paris 1891.
DELORE: Elimination de l'urée dans les crachats de la grippe. Progrès méd. 1901. Nr. 27, S. 5.
DETTLING: Fièvre typhoide compliquée de pneumothorax. Gaz. des hôp. civ. et milit. Tom. 73, p. 472. 1900.
DETTWEILER und SETZER: Zur Statistik der Zerstörungsprozesse im chronisch-entzündeten Lungengewebe. Dtsch. med. Wochenschr. 1878. Nr. 11, S. 121.
DEUSSING: Zur Kenntnis der Mischinfektion bei Diphtherie. Zeitschr. f. Hyg. u. Infektionskrankh. Bd. 88, S. 346. 1919.
DEYKE: Zur Biochemie der Tuberkelbacillen. Münch. med. Wochenschr. 1910. Nr. 12, S. 633.
DICKSON: Eingeklemmter Anilinstift. Pathol. Society of London. April 1885. Zit. MACKENZIE.
— Pathol. Society of London. April 1885. Zit. MACKENZIE: Sputum.
DIEUDONNÉ: Albuminoréaction des crachats tuberculeux. Rev. méd. de la Suisse romande 1910.
— Zur Bakteriologie der Typhuspneumonien. Zentralbl. f. Bakteriol., Parasitenk. u. Infektionskrankh. Bd. 30, S. 481. 1901.
— und OTTO: Pest. In Kolle-Wassermanns Handb. Bd. 4, S. 155. 2. Aufl. Jena 1912.
DIEULAFOY: Echinokokken. Ann. de méd. scientif. et pratique 1893. Nr. 50—52 et 1894. Nr. 1. Zit. AUERBACH.
DIKANOW: Henle-Wagners Allgemeine Pathologie. 7. Aufl. S. 453.
DILG: Untersuchungen über die verschiedenen Sedimentierungsverfahren zum Nachweis von Tuberkelbacillen. Zentralbl. f. Bakteriol., Parasitenk. u. Infektionskrankh., Abt. I, Orig. Bd. 35, S. 389. 1903.
DITTRICH: Über Lungenbrand infolge von Bronchialerweiterung. Erlangen 1850.
DOCTOR: Bedeutung der alveolaren Epithelzellen bei der Untersuchung des Sputums. Orvosck Lapja 1904. S. 727. Ref. Virchow-Hirschs Jahresber. 1904. II, S. 301.
DÖRING: Über Infektion mit Influenzabacillen und mit Bact. proteus. Münch. med. Wochenschr. 1900. Nr. 44, S. 1530.

Dold: Die bactericide Wirkung des Blutes, Plasmas und Serums auf Pneumokokken und ihre Bedeutung für die Immunität. Arb. a. d. Reichs-Gesundheitsamte Bd. 36, S. 419. 1911.
— Ein neues Verfahren zur Homogenisierung von Sputum, Anreicherung und Reinzüchtung von Tuberkelbacillen. Beitr. z. Klin. d. Tuberkul. Bd. 58, S. 335. 1924.
Donné: Histoire physiol. et pathol. de la salive. Paris 1836.
Doutrelepont: Zit. Pappenheim: Berlin. klin. Wochenschr. 1898. Nr. 37, S. 809.
Dressler: Zit. Hirth: Staubinhalationskrankheiten. Breslau 1871.
Delacour: Bronchiektasie chez les enfants. Thèse de Paris 1914. Ref. Eppinger: Lubarsch-Ostertag Bd. 3, II, S. 74. 1896.
v. Drigalski: Über Ergebnisse bei der Bekämpfung des Typhus nach Robert Koch. Zentralbl. f. Bakteriol., Parasitenk. u. Infektionskrankh. Bd. 35, S. 776. 1904.
— Beobachtungen bei Genickstarre. Dtsch. med. Wochenschr. 1905. Nr. 25, S. 982.
Drivon: Espectoration albuminease consécutive à la thoracocentèse; analyse clinique. Lyon méd. 1874. Nr. 9. Ref. Virchow-Hirschs Jahrb. Bd. 9, II, S. 214. 1874.
Drozda: Zwei Fälle von innerem Milzbrand bei Menschen. Wien. klin. Wochenschr. 1894. Nr. 40, S. 754.
Drygas: Über Pneumonie im Puerperium. Dissert. Gießen 1901. Ref. Baumgartens Jahresber. Bd. 17, S. 205. 1901.
Dubler: Zwei Fälle von akuter infektiöser Phlegmone des Pharynx. Virchows Arch. f. pathol. Anat. u. Physiol. Bd. 126, S. 438. 1891.
Duflocy et Ménétrier: Des déterminations pneumococques pulmonaires. Arch. gen. de méd. Tom. 1, p. 658 et Tom. 2, p. 87. 1890.
Duhannel: Bronchialstein. Gaz. des hôp. civ. et milit. 1847. Zit. Sander: Dtsch. Arch. f. klin. Med. Bd. 16, S. 371. 1875.
Dumarest et Murard: Étude comparative des procêdés de coloration de Ziehl et de Much. Province méd. 1911. Nr. 51, p. 507.
Dunn and Gordon: Clinical and bact. aspects of an epidemie simulating influenza. Brit. med. journ. 1905. II, p. 421.
Dupony: Über die angebliche Existenz von Wasserstoffsuperoxyd im Speichel. Cpt. rend. des séances de la soc. be biol. Tom. 56, p. 260. 1904.
Dürck: Studien über die Ätiologie und Histologie der Pneumonie im Kindesalter und der Pneumonie im allgemeinen. Dtsch. Arch. f. klin. Med. Bd. 58, S. 368. 1897.
Dujardin-Beaumetz: Note sur un cas d'hydropneumothorax avec espectoration albumineuse. L'union méd. Tom. 1873. N. 73. Ref. Virchow-Hirschs Jahresber. Bd. 8, II, S. 101. 1873.
Dusch und Pagenstecher: Fall von Pneumomykosis (Aspergillus pulmonum hominis). Virchows Arch. f. pathol. Anat. u. Physiol. Bd. 11, S. 561. 1857.
Duval: De l'espectoration dans la phthise pulmonaire par le Dr. Darmberg. Paris 1876. Zit. Sokolowski: Klinik der Brustkrankheiten.
Eber: Die Umwandlung vom Menschen stammender Tuberkelbacillen des Typus humanus in solche des Typus bovinus. Münch. med. Wochenschr. 1910. Nr. 3, S. 115.
Ebner: In Köllikers Handb. der Gewebelehre Bd. 3. 1901.
Ebstein: Zur Lehre vom Krebs der Bronchien und der Lungen. Dtsch. med. Wochenschr. 1890. Nr. 42, S. 921.
Edel: Typhusbacillen im Sputum. Fortschr. d. Med. Bd. 19, S. 201. 1901.
Edgren: Fall von Bronchitis, Tracheitis und Laryngitis crouposa (diphtherica). Svenska läkaresällskapets handl. 1892. S. 169. Ref. Zentralbl. f. inn. Med. Bd. 14, S. 662. 1893.
Eichhorst: Zur Diagnose durchbrechender Leberechinokokken. Zeitschr. f. klin. Med. Bd. 17 (Suppl.), S. 27. 1890.
Ehrich: Über das primäre Bronchial- und Lungencarcinom. Dissert. Marburg 1891.
Eiselt: Ein Beitrag zu den biochemischen und chemischen Eigenschaften des tuberkulösen Sputums. Zeitschr. f. klin. Med. Bd. 75, S. 71. 1912.
Eisen und Hatzfeld: Ist die cytodiagnostische Untersuchung des Sputums als Mittel zur Frühdiagnose der Lungentuberkulose verwendbar? Beitr. z. Klin. d. Tuberkul. Bd. 11, S. 339. 1908.
Eisenhart: Ein Fall von Typhus abdominalis mit Lungengangrän, Parotitis und Necrosis mandibulae. Heilung. Münch. med. Wochenschr. 1886. Nr. 10, S. 163.
Eisenlohr: Ein Fall von akutem Bronchialcroup bei Typhus. Berlin. klin. Wochenschr. 1876. Nr. 31, S. 447.
Elkeles: Über die Beziehungen der croupösen Lobärpneumonie zur Influenza. Klin. Wochenschr. 1922. Nr. 49, S. 2421 (Literatur).
Ellermann-Erlandsen: Nachweis von Tuberkelbacillen im Sputum. Zeitschr. f. Hyg. u. Infektionskrankh. Bd. 61, S. 219. 1908.

ELLIS: The pathological anatomy of bronchialasthma. Americ. journ. of the med. sciences. Vol. 136, p. 407. 1908.

ELLIOT: Primary cancer of the lung. Brit. med. journ. 1875. p. 541.

— A.: Broncholithiasis. Journ. of the Americ. med. assoc. Vol. 79, p. 1311. 1922.

ELMASSIAN: Mitteilung über einen Bacillus der Luftwege. Cpt. rend. des séances de la soc. de biol. Vol. 51, p. 486. 1899.

ENGEL: Über Fettorganisation im tuberkulosen Sputum. Zeitschr. f. Tuberkul. u. Heilstättenwesen. Bd. 2, S. 120. 1901.

ENGELSMANN: Über die Leistungsfähigkeit und Grenzen der Anreicherungsmethoden für den Nachweis von Tuberkelbacillen. Dtsch. med. Wochenschr. 1918. Nr. 1, S. 11.

EPHRAIM: Periodische Hämoptoe. Dtsch. med. Wochenschr. 1911. Nr. 34, S. 1580.

EPPINGER: Allgemeine Pathologie und pathologische Anatomie der Lungen und Bronchien. Lubarsch-Ostertag Bd. 3, II, S. 203. 1896.

— Hadernkrankheit. Jena 1894.

EPSTEIN, A.: Über Soor bei Kindern. Prager med. Wochenschr. 1880. Nr. 5.

ERNST: Die Pathologie der Zelle in Krehl-Marchands Handbuch der allgemeinen Pathologie. Bd. 3, S. 317.

ESCHERICH: Zur Kasuistik der Bronchitis fibrinosa. Dtsch. med. Wochenschr. 1883. Nr. 8, S. 108.

— Über Sputumferment. Dtsch. Arch. f. klin. Med. Bd. 37, S. 196. 1885.

ESSER: Ein Fall primärer Aspergillusgangrän der menschlichen Lunge. Virchows Arch. f. pathol. Anat. u. Physiol. Bd. 257, S. 4. 1925.

ETCHEGON: Das Vorkommen von Spirochäten im Auswurf bei Bluthusten. Cpt. rend. des séances de la soc. de biol. Tom. 89, p. 1150. 1923.

EVERSON: Over Echinococcus der longen. Nederlandsch tijdschr. v. geneesk. 1897. Zit. BEHRENROTH: Ergebn. d. inn. Med. u. Kinderheilk. Bd. 10, S. 499. 1913.

EWALD: Zur operativen Behandlung pleuritischer Exsudate. Charité-Annal. Bd. 1, S. 139. 1876.

FABIAN: Echte Blutgerinnsel als Ausgüsse der Trachea und der Bronchien in einem Falle von allgemeiner hämorrhagischer Diathese bei chronischem Ikterus. Zugleich ein Beitrag zur Lehre von den Bronchialgerinnseln. Dtsch. Arch. f. klin. Med. Bd. 77, S. 194. 1903.

FAGGS, HILTON: Fibrinöse Bronchitis. Transact. of the pathol. soc. of London Vol. 16, p. 48. Zit. LEBERT: Dtsch. Arch. f. klin. Med. Bd. 6, S. 74. 1869.

FALK: Beiträge zur Chemie des Sputums. Med. Klinik 1909. Nr. 18, S. 672.

— Zur Chemie des Sputums. Ergebn. d. Physiol. Bd. 9, S. 406. 1910.

— und TEDESKO: Neue Untersuchungen zur Sputumdiagnose. Wien. klin. Wochenschr. 1909. Nr. 27.

FALKENHEIM: Aspergillusmycelgeflecht bei croupöser Pneumonie. Berlin. klin. Wochenschr. 1882. Nr. 49, S. 754.

FARAH: La moniliase bronchique en Egypte. Presse méd. Tom. 29, p. 713. 1921.

FARRONI: Analytische Versuche über den Nachweis der Eiweißkörper im Speichel. Boll. soc. Eustachiana Vol. 10. 1912. Ref. Malys Jahresber. Bd. 42, S. 320. 1912.

FASCHING: Über einen neuen Kapselbacillus. Sitzungsber. d. Akad. Wien, Mathem.-naturw. Kl. III, IIb, I Bd. 100, Abt. 3.

FAURÉ-FREMIET: A propos des cellules „à graisse“ de l'alvéole pulmonaire. Cpt. rend. des séances de la soc. de biol. Tom. 83, p. 11. 1920.

FAUST: Umfangreiches Magengeschwür mit abgesackter Peritonitis und Perforation in die Lunge. Dissert. München 1891.

FAVRE: De l'homogénéisation des crachats tuberculeux par autodigestion. Cpt. rend. des séances de la soc. de biol. Tom. 87, p. 535. 1922.

FAWITZKY: Über Farbstoffproduktion durch den Pneumokokkus (Fränkel). Dtsch. Arch. f. klin. Med. Bd. 50, S. 151. 1891.

FEJER und v. SCHULZ: Untersuchung tuberkulöser Sputa mittels des Zinkfällungsverfahrens. Wien. klin. Wochenschr. 1920. Nr. 2.

FELDBAUSCH: Über das Vorkommen von eosinophilen Leukocyten in Tumoren. Virchows Arch. f. pathol. Anat. u. Physiol. Bd. 161, S. 1. 1900.

FELDMANN: Beiträge zu den durch Bacterium fusiforme und Spirochaete dentium hervorgerufenen Infektionen mit besonderer Berücksichtigung der Eiterungen. Wien. klin. Wochenschr. 1906. Nr. 23, S. 695.

FELDT: Zur Diagnose maligner Brusthöhlengeschwülste intra vitam. Dtsch. med. Wochenschrift 1903. Nr. 28, S. 497.

FELSANI: Albumina e albuminose negli espettorati ricerche sperimentali. Rif. med. Vol. 36, p. 1051. 1920.

— La ricerca chimica dell' acido urico negli espettorati. Rif. med. Vol. 36, p. 858. 1920.

FENWICK: On the detection of lung tissue in the expectorations of persons affected with phthisis. Lancet 1868. II. Dec. 5.
FÉRÉOL: Expectoration album. L'union méd. 1873.
FERRANIRINI: Die Albuminreaktion des Auswurfs bei einigen Formen von einfacher Bronchitis. Pathologica Vol. 4, p. 224. 1912. Ref. Malys Jahresber. Bd. 42, S. 664. 1912.
FERREIRA: Eiweißgehalt des Sputums. Presse méd. Tom. 19, IV. 1911.
FERRY et MANDOUL: Le bacille fluorescent liquéfiant dans diverses affections de l'appareil bronchio-pulmonaire. Presse méd. 1906. Nr. 12.
FILEHNE: Über die Vorgänge bei dem Lungenbrande. Sitzungsber. d. physik.-med. Sozietät zu Erlangen Bd. 9, S. 169. 1877 und Bd. 10, S. 72. 1878.
FINCKH: Über aktinomykotische fibrinöse Bronchitis. Ein neues Symptom der Lungenaktinomykose. Bruns' Beitr. z. klin. Chirurg. Bd. 41, S. 676. 1904.
FINK: Beiträge zur Kenntnis eosinophiler Zellen im Eiter und Sputum. Dissert. Bonn 1890.
FINKLER: Die verschiedenen Formen der croupösen Pneumonie. Verhandl. d. dtsch. Kongr. f. inn. Med. Bd. 7, S. 420. 1888.
— Über Streptokokkenpneumonie. Ibid. Bd. 8, S. 141. 1899.
— Die Infektion der Lungen durch Streptokokken und Influenzabacillen. Bonn 1895.
— Die akuten Lungenentzündungen als Infektionskrankheiten. Wiesbaden 1891.
— SELTER, BACHEM: Der heutige Stand der Psittakosisfrage. Klin. Jahrb. Bd. 23, S. 539. 1910.
FISCHER: Ein Beitrag zur Lehre von der putriden Bronchitis. Berlin. klin. Wochenschr. 1864. Nr. 17, S. 169.
— R.: Über Leucin im Auswurf eines an Lungengangrän leidenden Kranken. Sitzungsber. d. physikal.-med. Sozietät zu Erlangen, 20. Jan. 1879. Ref. Malys Jahresber. Bd. 9, S. 361. 1879.
— Über das Vorkommen von Sarcine in Mund und Lungen. Dtsch. Arch. f. klin. Med. Bd. 36, S. 344. 1885.
— und LEVY: Zwei Fälle von incarcerierter gangränöser Hernie mit komplizierter Bronchopneumonie. Dtsch. Zeitschr. f. Chirurg. Bd. 32, S. 252. 1891.
— Diagnose der Lungenphthise in den ersten Stadien der Erkrankung. Vierteljahresschr. f. prakt. Heilk. Bd. 4, S. 81. 1876.
— Über chronische rezidivierende exsudative Anginen im Kindesalter. Jahrb. f. Kinderheilk. Bd. 51, S. 321. 1900.
FISCHL, R.: Hygienische Rundschau Bd. 11, S. 68. 1901.
— Entwicklung und gegenwärtiger Stand unserer Kenntnisse über die Soorkrankheit. Ergebn. d. inn. Med. u. Kinderheilk. Bd. 16, S. 107. 1919.
FLECK: Periodical haematemesis and menstruation. Brit. med. journ. 1911. Dec. 23. Ref. Zentralbl. f. inn. Med. Bd. 33, S. 378. 1912.
— Zur Histologie der akuten Entzündung. Die akute Entzündung der Lunge. Dissert. Bonn 1886.
FLECKSEDER: Einige Beobachtungen am gemischten Speichel von Gesunden und von Kranken. Zentralbl. f. inn. Med. Bd. 26, S. 41. 1905.
— Der gemischte Speichel des Menschen, sein normales Verhalten und seine Veränderungen in Krankheiten. Zeitschr. f. Heilk., Abt. f. inn. Med. Bd. 27, S. 231. 1908.
FLEINER: Über die Resorption corpusculärer Elemente durch Lungen und Pleura. Virchows Arch. f. pathol. Anat. u. Physiol. Bd. 112, S. 97. 1888.
FLEISCHER: Über das Vorkommen von Harnstoff im Sputum bei Nephritis interstitialis. Sitzungsber. d. physikal.-med. Sozietät zu Erlangen Bd. 10, S. 52. 1878. Ref. Malys Jahresber. Bd. 9, S. 361. 1879. 2. Kongr. f. inn. Med. 1883. S. 119.
FLESCH-THEBESIUS: Lebensbedrohende, operativ gestillte Lungenblutung nach Probepunktion. Münch. med. Wochenschr. 1920. Nr. 4, S. 99.
FLEXNER: Pseudotuberculosis hominis streptothricha. Journ. of exp. med. Vol. 3, p. 435. 1898.
— und ANDERSON: Die Resultate der intratrachealen Impfung von Diphtheriebacillen bei Kaninchen. John Hopkins hosp. bull. April 1898. Ref. Baumgartens Jahresber. Bd. 14, S. 260. 1898.
FLINT: Casts of bronchial tabes. New York med. journ. a. med. record 1874. Virchow-Hirschs Jahresber. 1874. II, S. 210.
FLORA: Dissert. Bukarest 1912. Ref. Zentralbl. f. inn. Med. 1913.
FLÖSSNER: Neue Untersuchungen über die Echinokokkusflüssigkeit. Zeitschr. f. Biol. Bd. 80, S. 255. 1924 und Bd. 82, S. 297. 1925.
FÖRSTER: Atlas der mikroskopisch-pathologischen Anatomie. Tafel 33, Abb. 6.
FOA und BORDONE-UFFREDUZZI: Über Bakterienbefunde bei Meningitis cerebrospinalis und die Beziehungen derselben zur Pneumonie. Dtsch. med. Wochenschr. 1886. Nr. 15 u. 33. Rif. med. 1887. Ref. Zentralbl. f. Bakteriol., Parasitenk. u. Infektionskrankh. 1887.

FONTES: Untersuchungen über die chemische Natur der den Tuberkelbacillen eigenen Fett- und Wachsarten. Zentralbl. f. Bakteriol., Parasitenk. u. Infektionskrankh., Abt. I, Orig. Bd. 49, S. 317. 1909.

FOULERTON: On streptothrix infections. Lancet Vol. 77, II, p. 779. 1899.

FOUREST: Procédé simple et rapide de recherche des bac. de Koch dans les expectorations, par homogénéisation et enrichissement. Cpt. rend. des séances de la soc. de biol. Tom. 88, p. 516. 1923.

FRANK: Zur pathologischen Anatomie der Infektion mit Streptococcus mucosus. Frankfurt. Zeitschr. f. Pathol. 24. Erg.-H., S. 636. 1921.

FRÄNKEL, A.: Sekundäre Infektion mit Tuberkelbacillen. Berlin. klin. Wochenschr. 1898. Nr. 11, S. 245.

— Spezielle Pathologie und Therapie der Lungenkrankheiten. S. 200 u. 562. Berlin 1904.

— Zur pathologischen Anatomie des Bronchialasthmas. Zeitschr. f. klin. Med. Bd. 35, S. 559. 1889.

— Zur Pathologie des Bonchialasthma, über den asthmatischen Katarrh und über die Entstehung der CURSCHMANNschen Spiralen. Dtsch. med. Wochenschr. 1900. Nr. 17.

— Über Bronchiolitis fibrosa obliterans nebst Bemerkungen. Dtsch. Arch. f. klin. Med. Bd. 73, S. 484. 1902.

— Die Mikrokokken der Pneumonie. Zeitschr. f. klin. Med. Bd. 11, S. 417. 1886.

— Bakteriologische Mitteilungen. Zeitschr. f. klin. Med. Bd. 10, S. 426. 1886.

— Über Lungengeschwülste. Berlin. med. Ges. 3. Febr. 1892. Dtsch. med. Wochenschr. 1892. Nr. 6, S. 121.

— Über Komplikationen und besondere klinische Verlaufsweisen der Lungengeschwülste. Med. Klinik 1913. Nr. 15, S. 572.

— Über einige Komplikationen und Ausgänge der Influenza. Berlin. klin. Wochenschr. 1897. Nr. 15, S. 309.

— Klinische und anatomische Mitteilungen über indurative Lungenentzündung. Dtsch. med. Wochenschr. 1895. Nr. 10.

— und TROJE: Über die pneumonische Form der akuten Lungentuberkulose. Zeitschr. f. klin. Med. Bd. 24, S. 30. 1894.

— B.: Angina lacunaris und diphtherica. Berlin. klin. Wochenschr. 1886. Nr. 17, S. 265.

— Über die Färbung des KOCHschen Bacillus und seine semiotische Bedeutung für die Krankheiten der Respirationsorgane. Berlin. klin. Wochenschr. 1884. Nr. 13, S. 193.

— C.: Zur Unterscheidung des echten und des falschen Diphtheriebacillus. Hyg. Rundschau. Bd. 6, S. 977. 1896.

— Untersuchungen zur Entstehung des Keuchhustens. Münch. med. Wochenschr. 1908. S. 1683.

— E.: Über die Menschenpathogenität des Bacillus pyocyaneus. Zeitschr. f. Hyg. u. Infektionskrankh. Bd. 72, S. 486. 1912.

— Über menschenpathogene Streptokokken. Münch. med. Wochenschr. 1905. Nr. 39, S. 1868.

— Über Streptothrichosis hominis. Münch. med. Wochenschr. 1912. Nr. 25, S. 1406.

FRÄNTZEL: Ein Fall von akut verlaufener tuberkulöser (käsiger) Pneumonie mit rasch tödlichem Ausgang. Berlin. klin. Wochenschr. 1867. Nr. 46, S. 475.

— Krankheiten der Pleura 1875. (Seröses Sputum.)

— Beobachtungen über das Vorkommen großer Lungenblutungen, ihre Ursachen und Verlauf. Charité-Annal. Bd. 2, S. 365. 1875.

— Ein eigentümlicher Fall von Bronchitis crouposa. Charité-Annal. Bd. 5, S. 295. 1878.

FREI: Über einige Anreicherungs- und Färbemethoden der Tuberkelbacillen im Sputum. Zentralbl. f. Bakteriol., Parasitenk. u. Infektionskrankh. Bd. 61, S. 411. 1912.

FRERICHS: In Wagners Wörterbuch der Physiologie Bd. 3, Abt. 1, S. 761. Braunschweig 1846.

— Klinik der Leberkrankheiten.

FREUDENBERG: Über Soor beim gesunden Erwachsenen. Zentralbl. f. klin. Med. Bd. 7, S. 833. 1886.

FREUDENTHAL: Spontanes Entweichen von cerebrospinaler Flüssigkeit aus der Nase. Virchows Arch. f. pathol. Anat. u. Physiol. Bd. 161, S. 328. 1900. Siehe hier auch Literatur.

FREYHAN: Über Pneumomykosis. Berlin. klin. Wochenschr. 1891. Nr. 51, S. 1192.

FREYMUTH: Streptothrixerkrankung der Lungen. Dtsch. med. Wochenschr. 1907. Nr. 19, S. 780.

FRICK: Bakteriologische Mitteilungen über das grüne Sputum und über die grünen Farbstoff produzierenden Bacillen. Virchows Arch. f. pathol. Anat. u. Physiol. Bd. 116, S. 266. 1889.

FRIEDBERGER: Über die anaphylaktische Reaktion der Lunge. Münch. med. Wochenschr. 1912. Nr. 32, S. 1766.

FRIEDLÄNDER: Die Mikrokokken der Pneumonie. Fortschr. d. Med. Bd. 1, S. 471. 1883.
— Über die Schizomyceten bei der akuten fibrinösen Pneumonie. Virchows Arch. f. pathol. Anat. u. Physiol. Bd. 87. 1882.
— Untersuchungen über Lungenentzündung. Berlin 1873.
FRIEDREICH: Beiträge zur Kenntnis der Sputa. 1. Knochen. 2. Hämatoidinkrystalle. 3. Tyrosinkrystalle. 4. Corpora amylacea. 5. Schwarze Sputa. Virchows Arch. f. pathol. Anat. u. Physiol. Bd. 30, S. 377. 1864.
— Fall von Pneumomycosis aspergillina. Virchows Arch. f. pathol. Anat. u. Physiol. Bd. 10, S. 510. 1856.
v. FRISCH: Zur Ätiologie des Rhinoskleroms. Wien. med. Wochenschr. 1882. Nr. 32, S. 969.
FRITZSCHE: Über Bronchitis fibrinosa, verbunden mit Morbus Basedowii. Med. Gesellsch. Leipzig 13. Nov. 1892. Ref. Schmidts Jahrb. Bd. 237, S. 219. 1893.
FRMOENT et ROCHAIX: Oedèmes aigus du poumon, comparaison du taux de l'urée et des chlorures dans le sérum sanguin et dans l'expectoration. Bull. et mém. de la soc. méd. des hôp. de Paris 19 nov. 1909. p. 568.
FRONIN: Über den Einfluß des Speichels auf die Sekretion und Verdauung des Magens. Cpt. rend. des séances de la soc. de biol. Tom. 62, p. 80. 1907. Ref. Malys Jahrb. Bd. 37, S. 365. 1907.
FRONZ: Beitrag zur Lehre von der Bronchialdrüsentuberkulose. Jahrb. f. Kinderheilk. Bd. 44, S. 1. 1897.
FROSCH: Die Verbreitung des Diphtheriebacillus im Körper des Menschen. Zeitschr. f. Hyg. u. Infektionskrankh. Bd. 13, S. 49. 1893.
FRÜHWALD: Tödliche Blutung aus den Luftwegen 16 Tage nach ausgeführter Tracheotomie. Jahrb. f. Kinderheilk. Bd. 23, S. 414. 1885.
FUCHS: Beiträge zur Kenntnis der Entstehung des Vorkommens und der Bedeutung der eosinophilen Zellen mit besonderer Berücksichtigung des Sputums. Dtsch. Arch. f. klin. Med. Bd. 63, S. 427. 1899.
— Über eosinophile Zellen mit besonderer Berücksichtigung des Sputums. Zentralbl. f. inn. Med. Bd. 20, S. 513. 1899.
— WOLFRING: Die MUCHschen Granula und die CARL SPENGLERschen Splitter. Beitr. z. Klin. d. Tuberkul. Bd. 10, S. 175. 1908.
FÜLLEBORN: Über den Infektionsweg bei Ascaris. Klin. Wochenschr. 1922. Nr. 20, S. 984.
FUNK: Experimentelle Studien über die Frage der Mischinfektion bei Diphtherie. Zeitschr. f. Hyg. u. Infektionskrankh. Bd. 17, S. 464. 1894.
FUNKE: Beobachtungen bei Grippe. Ref. Münch. med. Wochenschr. 1919. Nr. 52, S. 505.
FÜRBRINGER: Untersuchungen über die Herkunft und klinische Bedeutung der sog. Spermakrystalle. Zeitschr. f. klin. Med. Bd. 3, S. 286. 1881.
— Zur Lehre vom Diabetes mellitus. Beobachtungen über einen mit hochgradiger Oxalurie und Oxaloptyse komplizierten Fall. Dtsch. Arch. f. klin. Med. Bd. 16, S. 499. 1875.
— Zur Kenntnis der Leptothrixangina. Berlin. klin. Wochenschr. 1921. Nr. 18, S. 437.
FUTTER: Hygiene der Berg- und Tunnelarbeiter. Weils Handb. d. Hygiene Bd. 2, S. 329.
GABBET: The diagnostic value of the discorery of Kochs bacilli in Sputum. Brit. med. journ. 1884. April 26.
GABRITSCHEWSKY: Über die Untersuchung des Sputums in Schnitten und über das Vorkommen von Riesenzellen in demselben. Dtsch. med. Wochenschr. 1891. Nr. 43, S. 1198.
— Klinisch-anatomische Notizen (Eosinophilie). Arch. f. exp. Pathol. u. Pharmakol. Bd. 28. 1890.
GADE: Knochen im Auswurf. Norsk magaz. f. laegevidenskaben Bd. 13, S. 207. 1882. Ref. Virchow-Hirschs Jahresber. Bd. 18, II, S. 165. 1883.
GAFFKY: Ein Beitrag zum Verhalten der Tuberkelbacillen im Sputum. Arb. a. d. Reichs-Gesundheitsamte Bd. 2, S. 126. 1884.
GALI: Die klinische und prophylaktische Bedeutung der MUCHschen Formen des Tuberkelbacillus. Beitr. z. Klin. d. Tuberkul. Bd. 39. 1918.
GAISBÖCK: Die Radix primulae als Expektorans und Diureticum. Klin. Wochenschr. 1924. Nr. 12, S. 474.
GALIPPE: Über Prüfung auf Harnsäure im Speichelstein bei der alveolären Pyorrhöe. Cpt. rend. des séances de la soc. de biol. Tom. 48, p. 418, 881. 1896.
GALLI-VALERIO: Parasitologische Untersuchungen und parasitologische Technik. Zentralbl. f. Bakteriol., Parasitenk. u. Infektionskrankh., Abt. I, Orig. Bd. 76, S. 511. 1915.
— La bronchite à spirochètes on Spirochaetiasis bronchialis. Korresp.-Blatt f. Schweizer Ärzte 1917. Nr. 6, S. 169.
GAMALECH: Sur l'étiologie de la pneumonie fibrineuse de l'homme. Ann. de l'inst. Pasteur 1888. Nr. 4. Ref. Baumgartens Jahresber. Bd. 4, S. 445. 1888.
GAMGEE: Anorganische Bestandteile. Edinburgh med. journ. 1865. Ref. Allg. med. Zentral-Zeit. Bd. 34, S. 608. 1865.

GANTZ und HERTZ: Eiweißgehalt des Sputums. Presse méd. Tom. 18. Jan. 1911.
— Über die Eiweißreaktion im Sputum und ihre praktische Bedeutung. Berlin. klin. Wochenschr. 1911. Nr. 7, S. 285.
GARRÉ und QUINCKE: Lungenchirurgie. 2. Aufl. Jena 1912.
GATÉ et PAPACOSTAS: Récherçhes expérimentales sur les antagonismes microbiens (Di-Bacillen und Staphylokokken). Cpt. rend. des séances de la soc. de biol. Tom. 88, p. 795. 1923 et Tom. 89, p. 524. 1923.
GAZIS: Über eine neue Reaktion der Tuberkelbacillen und eine darauf begründete differentialdiagnostische Färbungsmethode. Zentralbl. f. Bakteriol., Parasitenk. u. Infektionskrankh. Bd. 50, S. 111. 1909.
— Ein weiterer Beitrag zu meiner neuen Differentialfärbungsmethode der Tuberkelbacillen. Berlin. klin. Wochenschr. 1909. Nr. 18, S. 836.
GAUCHER et SERGEN: Aspergillusmykose. Bull. et mém. de la soc. méd. des hôp. de Paris 1894. Ref. EPPINGER in LUBARSCH-OSTERTAG Bd. 1, III. 1897.
GEERAERD: Die Albuminreaktion im Auswurfe der Tuberkulösen. Journ. de méd. de Bruxelles Tom. 15, p. 505. 1910.
GEIGEL: Krankheiten mit labilem Dispersionsgrad der Säfte. Virchows Arch. f. pathol. Anat. u. Physiol. Bd. 238, S. 441. 1922.
GELDERBLOM: Über den Eiweißgehalt im Sputum Tuberkulöser. Dtsch. med. Wochenschr. 1913. Nr. 41, S. 1987.
GENERSICH: Bakteriologische Untersuchungen über die sog. septische Diphtherie. Jahrb. f. Kinderheilk. Bd. 38, S. 233. 1894.
GEORGI: Ein Fall von primärem Lungencarcinom ohne Metastasen. Berlin. klin. Wochenschr. 1879. Nr. 28, S. 413.
GÉRARD: Analyse des Speichels in einem Fall von Speichelfluß bei einem Epileptiker. Cpt. rend. des séances de la soc. de biol. 1897. p. 1017.
GERBER: Weitere Mitteilungen über die Spirochäten der Mundrachenhöhle und ihr Verhalten zu Ehrlich-Hata 606. Dtsch. med. Wochenschr. 1910. Nr. 51, S. 2383.
— Über Spirochäten in den oberen Luft- und Verdauungswegen. Zentralbl. f. Bakteriol., Parasitenk. u. Infektionskrankh., Abt. I, Orig. Bd. 56, S. 508. 1913. Virchows Arch. f. pathol. Anat. u. Physiol. Bd. 207, S. 148. 1912.
— und PODACK: Über die Beziehungen der sog. primären Rhinitis fibrinosa und des sog. Pseudodiphtheriebacillus zum KREBS-LÖFFLERschen Diphtheriebacillus. Dtsch. Arch. f. klin. Med. Bd. 54, S. 262. 1889. Siehe dort auch ausführliche Literatur.
GERHARDT, C.: Über syphilitische Erkrankungen der Lungenröhre. Dtsch. Arch. f. klin. Med. Bd. 2, S. 535. 1867.
— Die intermittierende nächtliche Hämoptoe der Phthisiker. Dtsch. Zeitschr. f. prakt. Med. 1874. Nr. 43.
— Über Durchbruch eines Empyems in die Lunge. Verhandl. d. phys.-med. Gesellsch. Würzburg 1881. S. 27.
— Über den Nachweis der Speise- und Luftröhrenfistel. Charité-Ann. Bd. 1, S. 156. 1890.
— Über Verkleisterung der Luftröhrenäste. Zentralbl. f. inn. Med. Bd. 17, S. 521. 1896.
— Über Blutspeien Tuberkulöser. Berlin. klin. Wochenschr. 1899. Nr. 21, S. 457.
— D.: Über das Auftreten von albuminöser Expektoration nach Pleurapunktionen. Korresp.-Blatt f. Schweiz. Ärzte 1908. Nr. 10, S. 320.
— Über eine eigenartige Form von Kehlkopferkrankung im Anschluß an Masern. Virchows Arch. f. pathol. Anat. u. Physiol. Bd. 125, S. 198. 1891.
GERLACH: Über die Beziehungen der N. vagi zu den glatten Muskelfasern der Lunge. Pflügers Arch. f. d. ges. Physiol. Bd. 13, S. 491. 1876.
— Über die künstliche Darstellbarkeit CURSCHMANNscher Spiralen. Dtsch. Arch. f. klin. Med. Bd. 50, S. 450. 1892.
GESCHKE: Über Tuberkelbacillenfärbung. Zeitschr. f. Tuberkul. Bd. 36, S. 351. 1922.
GHON, PFEIFFER und SEDERL: Der Micrococcus catarrhalis als Krankheitserreger. Zeitschrift f. klin. Med. Bd. 44, S. 263. 1902.
GIBB: Diseases of the throat. Zit. MADER: Wien. med. Blätter 1884. Nr. 4.
GIDIONSEN: Ein bemerkenswerter Fall von Tuberkulose der Trachea und gleichzeitiger Varixbildung daselbst mit letalem Ausgang. Münch. med. Wochenschr. 1901. Nr. 42, S. 1651.
GIESE: Untersuchungen über den BORDETschen Bacillus und sein Vorkommen beim Keuchhusten. Hab.-Schrift Kopenhagen 1916.
GIGON: Eisen- und Alkaliimprägnation des Lungengewebes. Beitr. z. pathol. Anat. u. z. allg. Pathol. Bd. 55, S. 46. 1913.
GILBERT: Über die Differentialdiagnose zwischen ausgehusteten nekrotischen Massen einer Steinhauerlunge einerseits, Bronchial- und Lungensteinen anderseits. Dissert. Heidelberg 1897.

Gilbert und Lippmann: Der normale Mikrobismus des Speichels. Cpt. rend. des séances de la soc. de biol. Tom. 56, p. 374. 1904.
Gildemeister und Herzberg: Experimentelle Untersuchungen über Herpes. Dtsch. med. Wochenschr. 1925. Nr. 3.
Gins: Bacillus fusiformis. In: Kolle-Wassermann. Bd. 5, S. 1003. 1912. 2. Aufl.
Ginsberg: Kasuistische Beiträge zur Kenntnis des Aktinomycespilzes. Berlin 1890.
Glaser: Die Bedeutung des Typhusbacillus bei Erkrankungen des Respirationsapparates im Gefolge des Ileotyphus und sein Auftreten im Auswurf. Dtsch. med. Wochenschr. 1902. Nr. 43, S. 772.
— und Hart: Über Lungenstreptotrichose. Zeitschr. f. klin. Med. Bd. 90, S. 294, 1921. Dort auch ausführliche Literaturangabe.
Gluzinski: Ein Beitrag zur Frage über Lungenblutungen. Dtsch. Arch. f. klin. Med. Bd. 54, S. 178. 1895.
Goebell: Über die Infektion der Lungen von den Luftwegen aus. Dissert. Marburg 1897.
Goerres: Über den Nachweis der Tuberkelbacillen im Sputum mittels der Antiforminmethode. Zeitschr. f. klin. Med. Bd. 70, S. 86. 1910.
Goett: Die Speichelkörperchen. Internat. Monatsschr. f. Anat. u. Physiol. Bd. 23, S. 1. 1906.
Goggia: Über den Wert der Albuminreaktion im Auswurf. Ann. dell' istit. Maragliano. Bd. 5, S. 22. 1911. Ref. Malys Jahresber. Bd. 41, S. 609. 1911.
Goglia: Sulle cellule pigmentifere dello espettorato. Rif. med. 1923. Nr. 22, p. 505. Ref. Kongreßzentralbl. Bd. 30, S. 109. 1924.
Goldstein: Zur Diagnose maligner durch ausgedehnte Einschmelzungsprozesse komplizierte Lungentumoren. Fortschr. a. d. Geb. d. Röntgenstr. Bd. 31, S. 623. 1924.
Golinelli: Über die Millonsche Reaktion für Auswürfe und eiterige Exsudate. Gazz. Osp. Vol. 31, p. 345. 1910. Ref. Malys Jahresber. Bd. 40, S. 859. 1910.
Gollasch: Zur Kenntnis des asthmatischen Sputums. Fortschr. d. Med. Bd. 7, S. 361. 1889.
Gorescu: Nouveau procédé d'enrichissement des bacilles tuberculeux dans les crachats. Cpt. rend. des séances de la soc. de biol. Tom. 86, p. 889. 1922.
Goris: Sur la composition chimique du bacille tuberculeux. Cpt. rend. hebdom. des séances de l'acad. des sciences Tom. 170, p. 1525. 1920.
Gottschlich: Über wochenlange Fortexistenz lebender virulenter Pestbacillen im Sputum geheilter Fälle von Pestpneumonie. Zeitschr. f. Hyg. u. Infektionskrankh. Bd. 32, S. 402. 1899.
Gottstein: Über Bronchitis fibrinosa bei einem Tuberkulösen. Dtsch. Arch. f. klin. Med. Bd. 88, S. 585. 1907.
v. Goumoens: Observations de croup chez l'adulte. Thèse de Paris 1828. Zit. Lebert: Dtsch. Arch. f. klin. Med. Bd. 6, S. 74. 1869.
Gouvéa: La distomatose pulmonaire par la douve du foie. Thèse de Paris 1895.
Govaerts: Un cas de pseudo „spirochétose bronchique". Ann. et bull. de la soc. roy. des sciences méd. et natur. de Bruxelles. 1920. Nr. 2/3, p. 88.
Graham: Observations on bronchobiliary Fistula (Literatur). Brit. med. journ. 1897. I, p. 1397.
Grammatschikoff: Bedeutung der Lungen als Eingangspforten von Infektionskrankheiten. Arb. a. d. pathol.-anat. Institut Tübingen Bd. 1, S. 1892.
Grandy: Influenzabacillen. Journ. of the Americ. med. assoc. Vol. 56. 1911. Zit. Scheller in Kolle-Wassermann.
— Über sog. chronischen Bronchialcroup. Zentralbl. f. allg. Pathol. u. pathol. Anat. Bd. 8, S. 513. 1897.
Gratia: Action fibrinolytique du staphylocoque. Arch. internat. de physiol. Tom. 18, p. 355. 1921.
Grawitz und Steffen: Die Bedeutung des Speichels und Auswurfs für die Biologie einiger Bakterien. Berlin. klin. Wochenschr. 1894. Nr. 18, S. 419.
De Grazia: I microorganismi dei polmoni dei cardiaci. Rif. med. 1903. Nr. 26. Ref. Zentralblatt f. Bakteriol., Parasitenk. u. Infektionskrankh. 1904.
Gredy and Mac Brereton: The bacteriology of chronic non tuberculous lung disease. Journ. of laborat. a. clin. med. Vol. 6, p. 349. 1921. Ref. Kongreßzentralbl. Bd. 18, S. 343. 1921.
Gribout: Bronchialsteine. Bull. et mém. de la soc. méd. des hôp. de Paris. 12 jan. 1865. Ref. Schmidts Jahrb. Bd. 138, S. 86. 1868.
Grifi: Über das Vorkommen von Aceton im Speichel. Boll. soc. Eustachiana Vol. 10, p. 1. 1912. Ref. Malys Jahresber. Bd. 42, S. 300. 1912.
Griffon: Fibringerinnsel. Bull. et mém. de la soc. anat. de Paris. 24 mars 1899.
Grigant: La lipase du poumon. Rev. de la tubercul. Tom. 2, p. 208. 1921.

GRIMBERT und CHOYNES: Der Bacillus coli im Munde des gesunden Menschen. Soc. de thérapeutique Paris 25 oct. 1895. Ref. Münch. med. Wochenschr. 1895. Nr. 46, S. 1095.
GRIMM: Über einen Leberabsceß und einen Lungenabsceß mit Protozoen. Arch. f. klin. Chirurg. Bd. 48, S. 478. 1894.
GROBER: Über den wechselnden Rhodangehalt des Speichels und seine Ursachen beim gesunden und kranken Menschen. Dtsch. Arch. f. klin. Med. Bd. 69, S. 243. 1900.
GROSS: Zur Funktionsprüfung des Pankreas. Dtsch. med. Wochenschr. 1909. Nr. 16, S. 706.
— Über die putride Bronchitis. Dissert. Breslau 1869.
GROUVEN: Über die eosinophilen Zellen der Schleimhaut des Respirationstractus. Dissert. Bonn 1895.
GRUBY: Corpora amylacea. Observationes micr. ad morph. pathol. Vindobonae 1840.
GRÜN: The use of acetanilide in the treatment of acute and chronic bronchitis. Lancet 1889. I, p. 1424.
GRÜNWALD: Studien über die Zellen im Auswurf und in entzündlichen Abscheidungen des Menschen. Virchows Arch. f. pathol. Anat. u. Physiol. Bd. 158, S. 297. 1899.
GRUND: Über Hämatoporphyrie mit Polyneuritis. Zentralbl. f. inn. Med. 1919. Nr. 44, S. 810.
— Zit. F. MÜLLER: Die Erkrankungen der Bronchien. S. 275.
GUARNERI: Streptokokken bei Bronchopneumonie morbillosa. Zentralbl. f. Bakteriol., Parasitenk. u. Infektionskrankh., Bd. 3, S. 205. 1888. Zentralbl. f. klin. Med. Bd. 9, S. 60. 1888.
GUERRA-COPPIOLI und MANSUINO: Über einige neuere Methoden zur Untersuchung des Auswurfes hinsichtlich der Diagnose auf Lungentuberkulose. Riv. crit. clinica medica 1912. p. 336. Ref. Malys Jahresber. Bd. 42, S. 663. 1912.
GUIBOUT: Bronchialsteine. Bull. et mém. de la soc. méd. des hôp. de Paris. 11 janvier 1865. Ref. Schmidts Jahrb. Bd. 138, S. 86. 1868.
GUILLEMOT: Recherches sur la gangrène pulmonaire. Thèse de Paris 1899.
GUINON: La pratique des mal des enfants. Tom. 4, p. 1. Paris 1891. Zit. VOGT.
GULLAND: On the granular leucocytes. Journ. of physiol. Vol. 19, p. 384. 1896.
GUMPRECHT: Die Eiweißnatur der CHARCOTschen Krystalle. Verhandl. d. 20. Kongr. f. inn. Med. 1902. S. 210.
GURAND: L'albumino-réaction de l'espectoration chez les tuberculeux Tom. 9, p. 372. Tuberculosis 1910.
GUTTMANN: Sperminphosphatkrystalle. Dtsch. med. Wochenschr. 1892. Nr. 3, S. 102.
— Lehrbuch der klinischen Untersuchungsmethoden. 6. Aufl. Berlin 1886.
— und SMIDT: Über Vorkommen und Bedeutung der Lungenalveolarepithelien in den Sputis. Zeitschr. f. klin. Med. Bd. 3, S. 124. 1881.
HABEL: Über Aktinomykose. Virchows Arch. f. pathol. Anat. u. Physiol. Bd. 146, S. 1. 1896.
— Ein Fall von chronischer fibrinöser Bronchitis. Zentralbl. f. inn. Med. Bd. 19, S. 9. 1898.
HAEDKE: Über endemische Pneumonie. Dtsch. med. Wochenschr. 1898. Nr. 14, S. 220.
HÄRTING und HESSE: Der Lungenkrebs, die Bergkrankheit in den Schneeberger Gruben. Vierteljahresschr. f. gerichtl. Med. u. öffentl. San.-Wesen. Bd. 30, S. 296. 1879 und Bd. 31, S. 102, 313. 1880.
HALBRON: Tuberculose et l'infections associées. Paris 1906. Zit. KOEGEL.
HALL, HAVILLAND: Bronchitis fibrinosa. St. Bartholomew's hosp. reports. Vol. 13. 1877.
HALLIER: Über eine pseudodiphtherische Membran. Virchows Arch. f. pathol. Anat. u. Physiol. Bd. 36, S. 160. 1866.
HAMILTON: Über Lungenmelanose. Schmidts Jahrb. Bd. 116, S. 51. 1862.
HAMMERL: Ein Beitrag zur Homogenisierung des Sputums. Münch. med. Wochenschr. 1909. Nr. 38, S. 1955.
HAMMERSCHLAG: Bakteriologisch-chemische Untersuchungen über Tuberkelbacillen. Zentralbl. f. klin. Med. Bd. 12, S. 9. 1881.
HAMMARSTEN: Lehrbuch der physiologischen Chemie. 7. Aufl. 1910. S. 592.
HAMMERBACHER: Quantitative Verhältnisse der organischen und anorganischen Bestandteile des gemischten Speichels. Zeitschr. f. physiol. Chem. Bd. 5, S. 302. 1881.
HAMPELN: Sarkom der Lunge. Petersburger med. Wochenschr. 1876. Nr. 40.
— Über einen Fall von primärem Lungen-Pleuracarcinom. Petersb. med. Wochenschr. 1887. Nr. 17, S. 135.
— Petersb. med. Wochenschr. 1892. Nr. 172.
— Über das Brustaneurysma und seine Beziehungen zu Lungenblutungen. Berlin. klin. Wochenschr. 1892. Nr. 40, S. 1000.
— Über habituelle, prämonitorische Lungenblutungen im Verlaufe des Aortenaneurysmas. Berlin. klin. Wochenschr. 1894. Nr. 52.

HAMPELN: Über den Auswurf beim Lungencarcinom. Zeitschr. f. klin. Med. Bd. 32, S. 247. 1897.
— Zur Frage der serösen Expektoration. Dtsch. med. Wochenschr. Bd. 69, Nr. 2. 1910.
— Über Lungenblutung bei perforierten Aortenaneurysmen. Dtsch. med. Wochenschr. 1913. Nr. 18, S. 831.
— Zur Symptomatologie und Diagnose der primären malignen Lungentumoren. Mitt. a. d. Grenzgeb. d. Med. u. Chirurg. Bd. 31, S. 672. 1919.
HANNA: Über den Kohlegehalt menschlicher Lungen. Arch. f. Hyg. Bd. 30, S. 335. 1897.
HANSEMANN: Mitteilungen über Diphtherie und das Diphtherieheilserum. Berlin. klin. Wochenschr. 1894. Nr. 50, S. 1127.
— Die sekundäre Infektion mit Tuberkelbacillen. Berlin. klin. Wochenschr. 1898. Nr. 11, S. 233.
HANSSEN: Ein Beitrag zur Chemie der amyloiden Entartung. Biochem. Zeitschr. Bd. 13, S. 185. 1908.
HARNSEN: Diagnostische und therapeutische Bemerkungen zu einem Fall von Aneurysma aortae. Dtsch. Arch. f. klin. Med. Bd. 72, S. 391. 1902.
HART: Über die Beziehungen der Bronchitis mucosa plastica bzw. essentiellen fibrinösen Bronchitis zur tuberkulösen Lungenphthise. Zeitschr. f. Tuberkul. Bd. 28, S. 305. 1917.
HARRIS: On the significance of blood-spitting. St. Bartholomew's hosp. reports. Vol. 22. Ref. Virchow-Hirschs Jahresber. Bd. 22, S. 237. 1887.
HARTING: Das Mikroskop. 1859. S. 458.
HARTLEY: Eiweißhaltiger Auswurf als Folge einer Parazentese der Brust. St. Bartholomew's hosp. news. Vol. 41, p. 77. 1906. Ref. Malys Jahresber. Bd. 37, S. 789. 1907.
HARZER: Über die Infektion von Lungenschüssen mit anaeroben Keimen. Münch. med. Wochenschr. 1917. Nr. 40, S. 1311.
HASERODT: Neue Methoden zum Nachweis von Tuberkelbacillen im Sputum. Hyg. Rundschau Bd. 19, S. 699. 1909.
HASSLAUER: Die Bakterienflora der gesunden und kranken Nasenschleimhaut. Zentralbl. f. Bakteriol., Parasitenk. u. Infektionskrankh., Abt. I, Orig. Bd. 33, S. 47. 1903.
HASTINGS and BÖHM: A study of cultures from sputum and blood in lobar pneumonia. Journ. of exp. med. Vol. 17, p. 239. 1913.
HATANO: Über kombinierte Färbungsmethoden für Tuberkelbacillen. Beitr. z. Klin. d. Tuberkul. Bd. 16, S. 55. 1910. Berlin. klin. Wochenschr. 1909. Nr. 37, S. 1694.
— Versuche über die zuverlässigste Färbung der Tuberkelbacillen. Diss. Marburg 1910.
HAUSER: Über die Entstehung des fibrinösen Exsudates bei der croupösen Pneumonie. Beitr. z. pathol. Anat. u. z. allg. Pathol. Bd. 15, S. 527. 1894.
HAUSMANN: Über typische und atypische Lungenphthise. Berlin. klin. Wochenschr. 1911. Nr. 1, S. 1.
HAYN: Königsberger med. Zeitschr. 1844. Zit. LEBERT: Dtsch. Arch. f. klin. Med. Bd. 6, S. 74. 1869.
HEBERT: Über den Ozaenabacillus. Cpt. rend. des séances de la soc. de biol. Tom. 51, p. 794. 1899.
HEBEWERTH: Die mikroskopische Zählungsmethode der Bakterien von ALEX. KLEIN und einige Anwendungen derselben. Arch. f. Hyg. Bd. 39, S. 321. 1901.
HECHT: Beitr. z. pathol. Anat. u. z. allg. Pathol. Bd. 45. 1909.
HEIDENHAIN: Über sekretorische und trophische Drüsennerven. Pflügers Arch. f. d. ges. Physiol. Bd. 17, S. 1. 1878.
HEIMER: Pneumomycosis sarcinica. Dtsch. Arch. f. klin. Med. Bd. 19, S. 344. 1877. Dissert. München 1877.
HEIN: Über das Vorkommen eosinophiler Zellen im Sputum. Dissert. Erlangen 1894.
HEINEKE und DEUTSCHMANN: Das Verhalten der weißen Blutzellen während des Asthmaanfalles. Münch. med. Wochenschr. 1906. Nr. 17.
HEINRICH: Mikroskopische und chemische Beiträge zur praktischen Medizin. Haesers Arch. Bd. 6. 1844. Ref. Schmidts Jahrb. Bd. 44, S. 150. 1844.
— Fettgehalt. Zeitschr. f. rat. Med. Bd. 4, S. 71. 1846.
— Lungenstückchen bei Gangrän. Zeitschr. f. rat. Med. Bd. 4, S. 71. 1846.
HEITLER: Histologische Studien über genuine croupöse Pneumonie. Med. Jahrbücher 1874.
— Über den diagnostischen Wert der Epithelien in den Sputis. Wien. med. Wochenschr. 1877. Nr. 49, S. 1815. Ref. Schmidts Jahrb. Bd. 176, S. 233. 1877.
HELBIG: Ein Fall von Steinhusten. Münch. med. Wochenschr. 1916. Nr. 42, S. 1483.
HELLER: Über initiale Hämoptoe und ihre Beziehung zur Tuberkulose. Zeitschr. f. klin. Med. Bd. 5, S. 638. 1882.
— Beitrag zur Lehre vom Soor. Dtsch. Arch. f. klin. Med. Bd. 55, S. 123. 1895.
— und LEPÈRE: Bacillus pyocyaneus. KOLLE-WASSERMANN. Bd. 5, S. 1185. 1912. 2. Aufl.

HEMMETER: Die Wirkung der Totalexstirpation sämtlicher Speicheldrüsen auf die sekretorische Funktion des Magens beim Hunde. Biochem. Zeitschr. Bd. 11, S. 238. 1908.
HEMPEL: Untersuchungen über den Nachweis von Tuberkelbacillen im Sputum. Dissert. Leipzig 1902.
HEMPEL-JÖRGENSEN: Über die Eiweißreaktion im Sputum. Beitr. z. Klin. d. Tuberkul. Bd. 26, S. 391. 1913.
HENLE: Zeitschr. f. rat. Med. Bd. 7, S. 411. Zit. VIRCHOW: Virchows Arch. f. pathol. Anat. u. Physiol. Bd. 6, S. 562. 1854.
HERFORD: Bakteriologische und epidemiologische Beobachtungen bei einer Genickstarreepidemie in Altona. Klin. Jahrb. Bd. 19, S. 265. 1908.
L'HÉRITIER: Chimie pathologique p. 290. Paris 1842. Zit. LEHMANN: Zoochemie.
HERMANN: Procédé rapide de colorativa du bacille tuberculeux. Ann. de l'inst. Pasteur. Tom. 3, p. 161. 1889.
— Zur Symptomatologie und klinischen Diagnose des primären Lungenkrebses. Dtsch. Arch. f. klin. Med. Bd. 63, S. 583. 1899.
HERTEL: Allgemeine Tuberkulose mit Rotzerkrankung. Charité-Annal. Bd. 16, S. 267. 1891.
— Trachealstenose, Usur der Trachea infolge Aortenaneurysma. Charité-Annal. Bd. 16, S. 282. 1891.
HERTERICH: Ein Fall von Mycosis tracheae. Ärztl. Intelligenzbl. 1880. Nr. 43, S. 465.
HERZFELD: Vergleichende Untersuchungen mit der Antiformin-Ligroin- und ELLERMANN-ERLANDSENschen Methode zum Nachweis von Tuberkelbacillen im Sputum. Zeitschr. f. Hyg. u. Infektionskrankh. Bd. 66, S. 336. 1910.
— und STEIGER: Über das Vorkommen von Gallenfarbstoffen im Sputum, Urin und Blutserum des Pneumonikers. Med. Klinik 1911. Nr. 36, S. 1415.
HERZOG: Exsudatuntersuchungen in zwei Fällen von echter Bronchitis fibrinosa. Zentralbl. f. allg. Pathol. u. pathol. Anat. Bd. 8, S. 1008. 1897.
HESSE: Ein neues Verfahren zur Züchtung von Tuberkelbacillen. Zeitschr. f. Hyg. u. Infektionskrankh. Bd. 31, S. 302. 1899.
— Zur Frage der beschleunigten Züchtung des Tuberkelbacillus. Zentralbl. f. Bakteriol., Parasitenk. u. Infektionskrankh. Bd. 28, S. 255. 1900.
— Ein neuer elektiver Nährboden für Auswurf. Tuberkelbacillen. Ibid. Bd. 35, S. 384. 1904.
HIEROCLÉS: Befund von Tuberkelbacillen in einem vor 6 Jahren expektorierten Lungensteinchen eines Phthisikers. Hyg. Rundschau Bd. 8, S. 67. 1898.
HILDEBRANDT: Experimentelle Untersuchungen über das Eindringen pathogener Mikroorganismen von den Luftwegen und den Lungen aus. Beitr. z. pathol. Anat. u. z. allg. Pathol. Bd. 2, S. 411. 1888.
— Über eosinophile Zellen im Sputum. Münch. med. Wochenschr. 1904. Nr. 3, S. 100.
HILGERMANN und ZITEK: Konzentration der Tuberkelbacillen im Auswurf nebst gleichzeitiger Abtötung. Med. Klinik 1920. Nr. 37, S. 959.
HINTS: Über die Ätiologie der croupösen Bronchitis. Wien. med. Wochenschr. 1898. Nr. 42. Ungar. med. Presse. Bd. 3, S. 48. 1898.
HINZ: Über profuse Hämoptoe im frühen Kindesalter bei der Lungentuberkulose. Dissert. Leipzig 1903.
HIRATA: Über die diastatische Kraft des menschlichen Mundspeichels. Biochem. Zeitschr. Bd. 47, S. 167. 1912.
HIRSCH, R.: Klinische Fragmente und Abhandlungen. Königsberg 1858. S. 165. Zit. LEBERT: Dtsch. Arch. f. klin. Med. Bd. 6, S. 74. 1869.
— Über das Vorkommen von Stärkekörnern im Blut und im Urin. Zeitschr. f. experim. Pathol. u. Therapie 1906. S. 390.
HIRSCHKOWITZ: Natur der Grundsubstanz der Exsudate bei Bronchitis fibrinosa und deren Beziehungen zur Lungentuberkulose. Beitr. z. Klin. d. Tuberkul. Bd. 2, S. 323. 1904.
HIRSCHLER und TERRAY: Untersuchungen über die Ätiologie des Lungenbrandes. Wien. med. Presse 1890. Nr. 18, S. 697.
HIRT: Staubinhalationskrankheiten. Breslau 1871.
HIRTZ et BEAUFUMÉ: Les vomiques nummulaires simulant la tuberculose. Bull. méd. 18 mars 1910.
HITZIG: Beiträge zur Ätiologie der putriden Bronchitis. Virchows Arch. f. pathol. Anat. u. Physiol. Bd. 141, S. 28. 1895.
— Influenzabacillen bei Lungenabsceß. Münch. med. Wochenschr. 1895. Nr. 25, S. 813.
HOBBEL: Nachweis von Tuberkelbacillen im Sputum. Nederlandsch tijdschr. v. geneesk. 1910. Nr. 11, S. 1746. Ref. Malys Jahresber. Bd. 40, S. 829. 1910.
HOCHHAUS: Zur Pathologie der Bronchitis fibrinosa. Dtsch. Arch. f. klin. Med. Bd. 74, S. 11. 1902.
HOCHSEIN: Ein Beitrag zur Kasuistik der Pneumonomykosis-Aspergillina. Virchows Arch. f. pathol. Anat. u. Physiol. Bd. 169. 1902.

HOCHSEIN: Über einige Befunde in den Lungen von Neugeborenen und die Beziehungen derselben zur Aspiration von Fruchtwasser. Festschr. f. Orthop. 1903. S. 421.
HODENPYL: Lungenaktinomykose. New York med. reports 1890.
HOEFLE: Chemie und Mikroskopie am Krankenbett. Erlangen 1848.
v. HOESSLIN, H.: Über den Zusammenhang von Asthma bronchiale und Lungenödem. Münch. med. Wochenschr. 1907. Nr. 44, S. 2183.
— Über den Kochsalzstoffwechsel bei Pneumonie. Dtsch. Arch. f. klin. Med. Bd. 93, S. 404. 1908.
HOFBAUER: Tägliche Schwankungen der Eigenschaften des Speichels. Pflügers Arch. f. d. ges. Physiol. Bd. 65, S. 503. 1897.
HOFFMANN, F. A.: Über putride Bronchitis. Dissert. Berlin 1862.
— Über Empyem und über fremde Körper in den Luftwegen. Berlin. klin. Wochenschr. 1869. Nr. 49, S. 525.
— Die Bedeutung der Herzfehlerzellen. Dtsch. Arch. f. klin. Med. Bd. 45, S. 252. 1889.
— Beitrag zur Sputumuntersuchung. Zentralbl. f. inn. Med. Bd. 19, S. 497. 1898.
— Die Krankheiten der Bronchien. In Nothnagels spez. Pathol. u. Therapie. 2. Aufl. 1912.
— Zur Kenntnis der E-Körper in den Tuberkelbacillen. Wien. klin. Wochenschr. 1894. Nr. 38, S. 712.
— E.: Die Bedeutung des Dunkelfeldes für die Untersuchung der Gelbfieber-, Syphilis- und anderer Spirochäten sowie sonstiger Mikroorganismen. Berlin. klin. Wochenschr. 1921. Nr. 4, S. 73.
HOFFNUNG: Über Hämoptoe bei Kindern. Dissert. Berlin 1885.
v. HOFMANN: Über Aneurysmen der Basilararterien und deren Ruptur als Ursache des plötzlichen Todes. Wien. klin. Wochenschr. 1894. Nr. 44, S. 823.
HOFMEISTER: Zur Lehre vom Pepton. Zeitschr. f. physiol. Chemie Bd. 5, S. 127. 1881.
HOHLFELD: Zur tuberkulösen Lungenphthise im Säuglingsalter. Münch. med. Wochenschr. 1902. Nr. 47, S. 1955. Monatsschr. f. Kinderheilk., Orig. 1903.
HOLT: Mischinfektion mit Influenzabacillen. Arch. of internal med. 1908. Zit. VOGT, GAETHGENS und BRÜCKNER.
HONIGMANN: Parasitäre Flagellaten in der menschlichen Lunge. Med. Klinik 1921. Nr. 22, S. 651.
HONL: Spaltpilze bei Pneumonie. LUBARSCH-OSTERTAG. Bd. 1, I, S. 648. 1896.
HONSELL: Über Differentialfärbung zwischen Tuberkelbacillen und Bacillen des Smegmas. Arb. a. d. pathol. Inst. Tübingen Bd. 2, S. 317. 1896. Ref. Baumgartens Jahresber. 1896. S. 397.
HORTSCHANSKY: Bronchopneumonien bei Grippeerkrankungen. Dissert. Kiel 1893.
HOWARD: Die Bedeutung des Bac. mucosus capsulatus. Philadelphia med. journ. Vol. 1. 1898. Ref. Baumgartens Jahresber. Bd. 14, S. 83. 1898.
HOYER: Über den Nachweis des Mucins in Geweben mittels der Färbemethode. Arch. f. mikroskop. Anat. Bd. 36, S. 310. 1890.
HOXIE and LANOR: Fungous tracheobronchitis (aspergillus?). Journ. of the Americ. med. assoc. 1912. Ref. Zentralbl. f. inn. Med. Bd. 33, S. 310. 1912.
HUBER: Nochmals die CHARCOTschen Krystalle. Arch. f. Heilk. Bd. 19, S. 510. 1878.
— Über das Lungensarkom. Zeitschr. f. klin. Med. Bd. 17, S. 341. 1890.
HUDSON: The incidence and classification of staphylococci in the throats. Journ. of infect. dis. Vol. 32, p. 297. 1923.
HÜFNER: Untersuchungen über ungeformte Fermente und ihre Wirkungen. Journ. f. prakt. Chem. Bd. 113, S. 372. 1872.
HUIZENGA: Bronchial spirochetosis. Americ. journ. of trop. med. Vol. 3, p. 143. 1923.
HUMBERT: Eiweißreaktion im Sputum. Ref. Dtsch. med. Wochenschr. 1914. Nr. 11, S. 574.
HÜNE: Die Tuberkelbacillen-Anreicherung mittels Antiformins. Dtsch. med. Wochenschr. 1909. Nr. 41, S. 1791.
— Antiformin zur Anreicherung der Tuberkelbacillen in Auswurf, Stuhl, Urin. Hyg. Rundschau Bd. 20, S. 1090. 1909.
HUNDESHAGEN: Ein Bacillus aus der Gruppe der hämorrhagischen Septikämie bei einem Fall von Influenzapleuritis. Med. Klinik 1919. Nr. 40, S. 1008.
— Das Antiforminanreicherungsverfahren und die neuesten Verbesserungsvorschläge. Zentralbl. f. Bakteriol., Parasitenk. u. Infektionskrankh. Bd. 82, S. 14. 1919.
HUTCHINSON: Chloridstoffwechsel bei Pneumonie und akuten Fiebern. Journ. of pathol. a. bacteriol. Vol. 5, p. 406. 1899. Ref. Maly. Bd. 29, S. 726. 1899.
HUXHAM: Galle im Speichel. Zit. FRERICHS: Klinik der Leberkrankheiten. S. 109.
ILJISCH: Über Tag- und Nachtharnabsonderung, Haut und Lungenausscheidung bei Ödemen verschiedenen Ursprungs. Münch. med. Wochenschr. 1896. Nr. 52, S. 1299.
ILKEWITSCH: Ein Verfahren zum Nachweis der Tuberkelbacillen im Sputum. Wratsch 1892. Ref. Baumgartens Jahresber. Bd. 8, S. 664. 1892.

IMMERWAHR: Fehlerquellen bei der Untersuchung auf Tuberkelbacillen. Dtsch. med. Wochenschr. 1891. Nr. 13, S. 484.
IMMISCH: Die Speichelsteinkrankheit. Dtsch. Klinik 1861. Nr. 44, S. 432. Hier ältere Literatur.
INABA: Über den BORDET-GENGOUschen Keuchhustenbacillus. Zeitschr. f. Kinderheilk. Bd. 4, S. 252. 1912.
INOUYE: Über das Distomum RINGERS. Zeitschr. f. klin. Med. Bd. 50, S. 120. 1903.
v. INS: Experimentelle Untersuchungen über Kieselstaubinhalation. Arch. f. exp. Pathol. u. Pharmakol. Bd. 5, S. 169. 1876.
— Einige Bemerkungen über das Verhalten des inhalierten Staubes in den Lungen. Virchows Arch. f. pathol. Anat. u. Physiol. Bd. 73, S. 151. 1878.
ISRAEL: Klinische Beiträge zur Kenntnis der Aktinomykose des Menschen. Berlin 1885.
— Ein Beitrag zur Pathogenese der Lungenaktinomykose. Arch. f. klin. Chirurg. Bd. 34, S. 160. 1888.
ISRAELS DE JONG: Histochemisches und cytologisches Studium des Sputums. Thèse de Paris 1907.
JACOBITZ: Der Diplococcus meningitidis cerebrospinalis als Erreger von Erkrankungen der Lunge und Bronchien. Zeitschr. f. Hyg. u. Infektionskrankh. Bd. 56, S. 175. 1907.
JACOBSOHN: Beiträge zur Chemie des Sputums und des Eiters. Dissert. Berlin 1889.
— Fettkörnchenzellen bei Lungentumoren. Festschr. f. LAZARUS. S. 156.
— Der Nachweis des KOCHschen Bacillus mit Antiforminligroin. Cpt. rend. des séances de la soc. de biol. Tom. 67, p. 507. 1909. Ref. Baumgartens Jahresber. Bd. 25, S. 327. 1909.
JACQUE et MASAY: Streptobacterium foetidum, agent pathogéne nouveau de l'homme. Zentralbl. f. Bakteriol., Parasitenk. u. Infektionskrankh., Abt. I, Orig. Bd. 62, S. 180. 1912.
JADASSOHN: Über Stomatitis aphthosa (fibrinosa, pyogenes und impetiginosa). Schles. Ges. f. vaterl. Kunde, 21. Juni 1895. Ref. Baumgartens Jahresber. Bd. 11, S. 48. 1895.
— Lepra. In KOLLE-WASSERMANN. Bd. 5, S. 791. 1912. 2. Aufl.
JAFFÉ: Lungengangrän, durch einen verschluckten Kirschkern erzeugt. Allg. med. Zentralzeit. 4. April 1866.
— und LEYDEN: Über putride Sputa nebst einigen Bemerkungen über Lungenbrand und putride Bronchitis. Dtsch. Arch. f. klin. Med. Bd. 2, S. 488. 1866.
JAKOWSKI: Die epidemische croupöse Pneumonie. Gaz. lekarska 1888. Ref. Baumgartens Jahresber. Bd. 5, S. 90. 1889.
v. JAKSCH: Diagnostik. 1901. 5. Aufl.
— Über das Vorkommen von Spiralen im Sputum von Pneumonikern. Zentralbl. f. klin. Med. Bd. 4, S. 497. 1883.
— Über pseudoinfluenzaartige Erkrankungen. Berlin. klin. Wochenschr. 1899. S. 425.
JANNIN: Sensibilisation de l'organisme pars un champignon du poumon. Rev. de méd. 1913. Nr. 7, p. 578. Ref. Zentralbl. f. d. ges. inn. Med. Bd. 7, S. 559. 1913.
JANSSEN: Ein Fall von Lungensarkom mit grasgrünem Auswurf. Dissert. Berlin 1879.
JANZEN: Der Pseudo-Di-Bacillus ist kein avirulenter Di-Bacillus. Nederlandsch tijdschr. v. geneesk. 1921. Nr. 15, S. 1847. Ref. Kongreßzentralbl. Bd. 21, S. 64. 1922.
JAPHA: Über primären Lungenkrebs. Dissert. Berlin 1892.
JAWEIN: Zur klinischen Pathologie des Speichels. Wien. med. Presse 1892. Nr. 15.
JEHLE: Über den Nachweis von Typhusbacillen im Sputum Typhuskranker. Wien. klin. Wochenschr. 1902. Nr. 9, S. 232.
JESSEN: Über prolongierte Diphtherie. Zentralbl. f. inn. Med. Bd. 18, S. 449. 1897.
v. JEZIERSKI: Zur Pathologie des Asthma bronchiale. Dtsch. Arch. f. klin. Med. Bd. 85, S. 342. 1904.
JOCHMANN: Über neuere Nährböden zur Züchtung des Tuberkuloseerregers, sowie über ein neues Anreicherungsverfahren bei der Untersuchung auf Tuberkelbacillen. Hyg. Rundschau Bd. 10, S. 909. 1900 und Bd. 12, S. 524. 1912.
— Über das fast konstante Vorkommen influenzaähnlicher Bacillen im Keuchhustensputum. Zeitschr. f. Hyg. u. Infektionskrankh. Bd. 44. 1903.
— Beiträge zur Kenntnis der Influenza und Influenzabacillen. Dtsch. Arch. f. klin. Med. Bd. 84, S. 470. 1906.
— und KRAUSE: Zur Ätiologie des Keuchhustens. Zeitschr. f. Hyg. u. Infektionskrankh. Bd. 36, S. 193. 1901.
— und MOLTRECHT: 20 Fälle von Bronchopneumonie bei Keuchhustenkindern, hervorgerufen durch ein influenzaähnliches Stäbchen: Bacillus pertussis Eppendorf. Zentralblatt f. Bakteriol., Parasitenk. u. Infektionskrankh., Abt. I, Orig. Bd. 34, S. 15. 1903.
JOEKES and SIMPSON: Bronchomoniliasis. Lancet Vol. 205, p. 108. 1923.

JOERGENSEN: Über den Wert verschiedener Homogenisierungs- und Sedimentierungsmethoden behufs des Nachweises von Tuberkelbacillen im Sputum. Zeitschr. f. Hyg. u. Infektionskrankh. Bd. 66, S. 315. 1910.
JÖTTEN und HAARMANN: Neuere Färbungsverfahren für Tuberkelbacillen. Münch. med. Wochenschr. 1920. Nr. 24, S. 692.
JOHNS, FOSTER: Five cases of pneumonia in wich monilia pulm. were demonstrated in the fresh sputum. New Orleans med. and surg. journal. Vol. 77, p. 8. 1924. Ref.: Zentralbl. f. d. ges. Hygiene. Bd. 10, S. 509. 1925.
JONA: Anpassung des Speichels. Proc. physiol. soc. journ. of physiol. Vol. 40. 1910. Ref. Malys Jahresber. Bd. 40, S. 317. 1910.
JOSEPH: Über die Rhodanausscheidung im Speichel Syphilitischer. Arch. f. Dermatol. u. Syphilis. Bd. 70, S. 49. 1904.
JOSEFSON: Nachweis von Geschwulstzellen in Exsudaten, Harn und Lymphdrüsen. Zeitschr. f. klin. Med. Bd. 82, S. 321. 1916.
JORES: Über experimentelles, neurotisches Lungenödem. Dtsch. Arch. f. klin. Med. Bd. 87, S. 389. 1906.
JUNDELL: Klinisch-bakteriologische Studien über die Bronchitiden. Ref. Baumgartens Jahresber. Bd. 19, S. 857. 1893.
JÜRGENS: Die diagnostische Bedeutung der Rhodanreaktion des Mundspeichels. Monatsschr. f. Ohrenheilk. 1901. Ref. Malys Jahresber. Bd. 31, S. 466. 1901.
v. JÜRGENSEN: Zur Diagnose der akuten Miliartuberkulose. Berlin. klin. Wochenschr. 1872. Nr. 4, S. 53.
JUSTIN-BESANÇON et MONCEAUX: Le pouvoir réducteur et oxydant des crachats. Cpt. rend. des séances de la soc. de biol. Tom. 88, p. 1024. 1923.
JÜTTE: Über den Nachweis von Tyrosin im Auswurf und seine klinische Bedeutung. Beitr. z. Klin. d. Tuberkul. Bd. 56, S. 17. 1923.
KAATZER: Das Sputum und die Technik seiner Untersuchung. Wiesbaden 1891.
KÄMMERER: Bakterien und Blutfarbstoff. Arch. f. exp. Pathol. u. Pharmakol. Bd. 88, S. 247. 1920.
— Über Porphyrinbildung bei Lungengangrän und putrider Bronchitis. Münch. med. Wochenschr. 1923. Nr. 36, S. 1144.
— und E. MEYER: Über morphologische Veränderungen von Leukocyten außerhalb des Tierkörpers. Fol. haematol. Bd. 9, S. 91. 1909.
KAMEN: Beitrag zum klinisch-bakteriologischem Studium der Influenza. Wien. med. Wochenschr. 1896. Nr. 1, S. 13. Ref. Zentralbl. f. Bakteriol., Parasitenk. u. Infektionskrankh. Bd. 39, S. 339. 1896.
KANNENBERG: Über Lungenabscesse. Charité-Annal. Bd. 4, S. 214. 1877.
— Über Tyrosin im Sputum. Charité-Annal. Bd. 5, S. 247. 1878.
— Über Infusorien im Sputum. Virchows Arch. f. pathol. Anat. u. Physiol. Bd. 75, S. 471. 1879.
— Über die Infusorien in den Sputis bei Lungengangrän. Zeitschr. f. klin. Med. Bd. 1, S. 228. 1880.
— Über das Sputum bei Lungenquetschung. Zeitschr. f. klin. Med. Bd. 3, S. 533. 1881.
KARCZAG: Über die Differenzierung der Tuberkelbacillen im gefärbten Präparat mit der katalytischen Oxydationsmethode und über Homogenisierung des Sputums und Anreicherung der Tuberkelbacillen mit hydrotopischen Mitteln. Wien. klin. Wochenschrift 1921. Nr. 36, S. 439.
KARLINSKI: Zur Frage über die Entstehung der typhösen Pneumonie. Fortschr. d. Med. Bd. 7, S. 681. 1889.
KARWACKI: Fréquence des streptothrichées dans les crachats tuberculeux. Bull. de la soc. de biol. 10 fevrier 1911. Ref. Zentralbl. f. Tuberkul. Bd. 5, S. 365. 1911.
— Über das Vorkommen von Agglutinen im tuberkulösen Sputum. Cpt. rend. des séances de la soc. de biol. Tom. 70, p. 272, 924. 1911. Ref. Malys Jahresber. Bd. 41, S. 1108. 1911.
KASTEN: Zur Lehre der Hämoptoe im Säuglingsalter. Beitr. z. Klin. d. Tuberkul. Bd. 5, S. 431. 1906.
KATHE: Die bakteriologische Typhusdiagnose. Zentralbl. f. Bakteriol., Parasitenk. u. Infektionskrankh. Bd. 55, S. 402. 1910.
KAUFMANN: Lehrbuch der speziellen pathologischen Anatomie. 3. Aufl.
KAUSCH: Die Infusion mit Invertzucker. Dtsch. med. Wochenschr. 1917. Nr. 23, S. 712.
KAWAI: Neuere Methoden zum Nachweis von Tuberkelbacillen im Sputum und in pathologischen Sekreten und Gewebe. Med. Klinik 1911. Nr. 4, S. 142.
KEINING: Über die Benutzung des HOFFMANNschen Leuchtbildverfahrens zum Studium von Mikroorganismen, insbesondere zum Nachweis von Tuberkelbacillen in fixierten, gefärbten Präparaten. Münch. med. Wochenschr. 1921. Nr. 5, S. 131.

KERSCHENSTEINER: Studien zur Bakteriologie der Lungen und Bronchialeiterungen. Dtsch. Arch. f. klin. Med. Bd. 75, S. 132. 1903. Siehe dort ausführliche Literatur.

KERSTING und STRAUSS: Beitrag zur Anwendung des UHLENHUTHschen Sedimentierungsverfahrens mit Antiformin beim Tuberkelbacillennachweis. Zeitschr. f. Tuberkulose. Bd. 2, S. 389. 1925.

v. KETEL: Beitrag zur Untersuchung auf Tuberkelbacillen. Arch. f. Hyg. Bd. 15, S. 109. 1892.

KIEFER: Zur Differentialdiagnose des Erregers der epidemischen Cerebrospinalmeningitis und der Gonorrhöe. Berlin. klin. Wochenschr. 1896. Nr. 28, S. 628.

KIRCHENSTEIN: Einige Richtigstellungen zu der Arbeit BÖHMS über die verschiedenen Färbemethoden der Tuberkelbacillen. Zentralbl. f. Bakteriol., Parasitenk. u. Infektionskrankh., Abt. I, Orig. Bd. 65, S. 404. 1912.

— Über die Leistungsfähigkeit der Pikrinmethode SPENGLERS für die Färbung der Tuberkelbacillen. Zeitschr. f. Tuberkul. Bd. 19, S. 313. 1912.

KIRCHNER: Bakteriologische Untersuchungen über Influenza. Zeitschr. f. Hyg. u. Infektionskrankh. Bd. 9, S. 528. 1890.

KISCH: Zur Kasuistik der chronischen fibrinösen Bronchitis. Wien. med. Presse 1888. Nr. 33, S. 1193.

KISSLING: Über Lungenbrand mit besonderer Berücksichtigung der Röntgenuntersuchung und operativen Behandlung. Mitt. a. d. Hamburg. Staatskrankenanst. Bd. 6, S. 1. 1906.

— Über Lungenbrand. Ergebn. d. inn. Med. u. Kinderheilk. Bd. 5, S. 38. 1910.

— Über Lungenbrand. Münch. med. Wochenschr. 1924. Nr. 42, S. 1457.

KISTER: Gegenwärtiger Stand der Bakteriophagenfrage. Zentralbl. f. d. ges. Hygiene u. ihre Grenzgeb. Bd. 8, S. 1. 1924.

KITASATO: Gewinnung von Reinkulturen der Tuberkelbacillen und anderer pathogener Bakterien aus Sputum. Zeitschr. f. Hyg. u. Infektionskrankh. Bd. 11, S. 441. 1892.

KLEBS: Über Diphtherie. Verhandl. d. 2. Kongr. f. inn. Med. 1883. S. 146.

— Über heilende und immunisierende Substanzen aus Tuberkelbacillenkulturen. Zentralbl. f. Bakteriol., Parasitenk. u. Infektionskrankh. Bd. 20, S. 488. 1896.

KLEEBERGER, KURT: Pneumomycosis aspergillina bei Grippe. Dtsch. med. Wochenschr. 1921. Nr. 42, S. 1170.

KLEIN: Ein Beitrag zur Ätiologie der croupösen Pneumonie. Zentralbl. f. Bakteriol., Parasitenk. u. Infektionskrankh. Bd. 5, S. 625. 1889.

— Zur Kenntnis der Ausscheidung von Fibrin und fibrinartigen Gerinnseln. Wien. klin. Wcohenschr. 1896. Nr. 31, S. 709.

KLEINER und MELTZER: Über das Vorkommen von Dextrose im Exsudat bei Lungenödem. Proc. of the soc. f. exp. biol. a. med. Vol. 8, p. 99. 1911. Ref. Malys Jahresber. Bd. 41, S. 611. 1911.

KLEMPERER, G.: Über die Natur des Soorpilzes. Zentralbl. f. klin. Med. Bd. 6, S. 849. 1885.

— G. und F.: Versuche über Immunisierung und Heilung bei der Pneumokokkeninfektion. Berlin. klin. Wochenschr. 1891. Nr. 35, S. 873.

— F.: Über die Beziehungen der säurefesten Saprophyten (Pseudotuberkelbacillen) zu den Tuberkelbacillen. Zeitschr. f. klin. Med. Bd. 48, S. 250. 1903.

KLEWITZ und EVA KRIEGER: Über die Ninhydrinreaktion der eosinophilen Granula. Klin. Wochenschr. 1923. Nr. 29, S. 1366.

KLIENEBERGER: Über hämophile Bacillen. Dtsch. med. Wochenschr. 1905. Nr. 15, S. 575.

— Über hämoglobinophile Bacillen bei Lungenkrankheiten. Dtsch. Arch. f. klin. Med. Bd. 87, S. 111. 1905.

KLINE and BLANKENHORN: Spirochetal pulmonary gangrene. Journ. of the Americ. med. assoc. Vol. 81, p. 719. 1923. Ref. Kongreßzentralbl. Bd. 34, S. 314. 1924.

KLIPSTEIN: Experimentelle Beiträge zur Frage der Beziehungen zwischen Bakterien und Erkrankungen der Atmungsorgane. Zeitschr. f. klin. Med. Bd. 34, S. 190. 1898.

KNAUFF: Das Pigment der Respirationsorgane. Virchows Arch. f. pathol. Anat. u. Physiol. Bd. 39, S. 442. 1867.

KNOLL: Morphologische Beiträge zu den Beziehungen zwischen Organismus und Tuberkuloseerreger. Dtsch. Arch. f. klin. Med. Bd. 109, S. 31. 1912.

— Morphologisches und Biologisches über mit Methylviolett-Fuchsin gefärbtes Tuberkulosevirus. Beitr. z. Klin. d. Tuberkul. Bd. 15, S. 211. 1909.

KOCH, R.: Zur Kasuistik der Bronchitis fibrinosa. Petersb. med. Wochenschr. 1892. Nr. 9, S. 81 und 83.

KOCKEL: Über die Kalkinkrustation des Lungengewebes. Dtsch. Arch. f. klin. Med. Bd. 64, S. 332. 1899.

KÖGEL: Über die Frage der chronischen Mischinfektion bei Lungentuberkulose. Dtsch. med. Wochenschr. 1911. Nr. 45, S. 2078. Beitr. z. Klin. d. Tuberkul. Bd. 23, S. 95. 1912.

KÖHLER: Über chemische Zusammensetzung und Bedeutung des sog. Myelin. Virchows Arch. f. pathol. Anat. u. Physiol. Bd. 41, S. 265. 1867.
KÖLLIKER: Zur Kenntnis des Baues der Lunge des Menschen. Verhandl. d. phys.-med. Ges. zu Würzburg Bd. 16, S. 1. 1881.
KÖRBER: Beitrag zur klinischen Bedeutung der MUCHschen Granula. Dtsch. med. Wochenschrift 1912. Nr. 32, S. 1494.
KÖRNER: Mundbakterien in: LUBARSCH-OSTERTAG. 1. März 1896. S. 227.
KOHLS: Über intracelluläre Lagerung der Tuberkelbacillen im Sputum. Dissert. Leipzig 1908.
KOHN: Ein Fall von Pneumonomycosis aspergillina. Dtsch. med. Wochenschr. 1893. Nr. 45, S. 1332.
— Zur Entwicklung der Corpora amylacea in der Lunge. Dtsch. Arch. f. klin. Med. Bd. 55, S. 453. 1895.
KOLLE und WASSERMANN: Untersuchungen über Meningokokken. Klin. Jahrb. Bd. 15, S. 507. 1906.
KONDO: Über das Vorkommen und die pathogene Bedeutung von Meningokokken. Tohoku journ. of exp. med. Vol. 4, p. 307. 1923. Ref. Zentralbl. f. d. ges. inn. Med. Bd. 34, S. 78. 1924.
KONRICH: Eine neue Färbung für Tuberkelbacillen. Dtsch. med. Wochenschr. 1920. Nr. 27, S. 741.
— Zum färberischen Nachweis der Tuberkelbacillen. Dtsch. med. Wochenschr. 1923. Nr. 26, S. 852.
KORBSCH: Über die Vermehrungsfähigkeit der Tuberkelbacillen im Sputum. Zeitschr. f. Tuberkul. u. Heilstättenw. Bd. 33. 1921.
KOSER: Zur Kasuistik der Speichelsteine der Glandula submaxillaris. Dissert. Rostock 1907.
KOSLOW: Äther-acetonische Kombination der Antiforminmethode. Berlin. klin. Wochenschrift 1910. Nr. 25, S. 1181.
KOSSEL, A.: Tierische Tuberkulose und menschliche Lungenschwindsucht. Dtsch. med. Wochenschr. 1911. Nr. 43, S. 1972.
— Die Beziehungen zwischen menschlicher und tierischer Tuberkulose. Ibid. 1912. Nr. 16, S. 740.
— H.: Beiträge zur Lehre vom Auswurf. Zeitschr. f. klin. Med. Bd. 13, S. 149. 1888.
— Über Schleim und schleimbildende Stoffe. Dtsch. med. Wochenschr. 1891. Nr. 48, S. 1297.
KORACH: Über seroalbuminöse Expektoration bei Punktion pleuritischer Exsudate. Berlin. klin. Wochenschr. 1919. Nr. 18, S. 412.
v. KORANYI: Zoonosen. In Nothnagels Handb. Bd. 5, Teil 1.
KORCZYNSKI: Genuine seröse Pneumonie. Ref. Zentralbl. f. inn. Med. Bd. 3, S. 599. 1882.
KOVACS: Über einen Fall von akutem Lungenödem nach Thorakocentese mit dem Befunde CURSCHMANNscher Spiralen im Sputum. Wien. klin. Wochenschr. 1891. Nr. 3, S. 41.
KOWITZ: Lungenabsceß durch Ruhramöben. Ärztl. Verein Hamburg 4. Juli 1922. Ref. Klin. Wochenschr. 1922. Nr. 36, S. 1813.
v. KRANNHALS: Zur Kasuistik und Ätiologie der Hadernkrankheit. Zeitschr. f. Hyg. u. Infektionskrankh. Bd. 2, S. 297. 1887.
KRAUS, F.: Die Erkennung der Tuberkulose. Jahreskurse f. ärztl. Fortbild. 1904. Nr. 3.
— Die Erkrankungen der Mundhöhle und der Speiseröhre. In Nothnagels Handb. Bd. 16, I, S. 1.
— und HOFER: Über Auflösung von Tuberkelbacillen im tuberkulösen Organismus. 6. Tagg. d. fr. Vereinig. f. Mikrobiologie. 1912. S. 191.
KRÄUTEL: Über die Beziehung der Streptokokkenvirulenz zum septischen Fieber Phthisiker. Württemb. med. Korrespondenzbl. 1897. Nr. 15.
KRAWKOW: Beiträge zur Chemie der Amyloidentartung. Arch. f. exp. Pathol. u. Pharmakol. Bd. 40, S. 195. 1897.
KREDEL: Lungenödem und Exitus nach Thorakocentese. Berlin. klin. Wochenschr. 1882. S. 673.
KREIBICH: Ätiologie und pathologische Anatomie der Lobulärpneumonie, insbesondere der Aspirationspneumonie. Beitr. z. klin. Med. u. Chirurg. 1896. Schmidts Jahrb. Bd. 250, S. 239. 1896.
KREIBOHM: Bacillus sputigenes crassus. Dissert. Göttingen 1890.
KREISSEL: Der praktische und diagnostische Wert der chemischen Untersuchung des Sputums. Wien. med. Wochenschr. 1912. S. 1345.
KRESLING: Über die Fettsubstanz der Tuberkelbacillen. Zentralbl. f. Bakteriol., Parasitenk. u. Infektionskrankh. Bd. 30, S. 897. 1901.
KRESS: Über die Beziehung der Speichelsekretion zur Verdünnung des Mageninhalts. Arch. f. exp. Pathol. u. Pharmakol. Bd. 54, S. 122. 1905.
KRETSCHY: Zur Bronchitis crouposa acuta. Wien. med. Wochenschr. 1873. Nr. 14, S. 315.

KRETZ: Influenzabeobachtungen im Jahre 1897. Wien. klin. Wochenschr. 1897. Nr. 40.
— Gedanken und Erfahrungen zur Ätiologie, Symptomatologie und Therapie des Asthmas. Würzburger Abhandl. a. d. Gesamtgeb. d. prakt. Med. 1914.
KRISTENSON: Ein Beitrag zur Kenntnis der tödlichen Lungenblutungen. Upsala läkareförenings forhandl. Bd. 27, S. 279. 1922. Ref. Kongreßzentralbl. Bd. 26, S. 496. 1923.
KRÖNIG: Zur Kenntnis und Würdigung der E. WAGNERschen Herzfehlerzellen. Charité-Annal. Bd. 15, S. 227. 1890.
— Beiträge zur bakteriologischen und klinisch-mikroskopischen Technik. Verhandl. d. 10. dtsch. Kongr. f. inn. Med. 1891. S. 407.
KROHMEYER: Über die sog. Katarrhalpneumonie nach Masern und Keuchhusten. Virchows Arch. f. pathol. Anat. u. Physiol. Bd. 117, S. 452.
KRONBERGER: Eine neue einfache Strukturfärbung für die echten Säurefesten, speziell für die Tuberkuloseerreger. Beitr. z. Klin. d. Tuberkul. Bd. 16, S. 157. 1910.
— Ein Fall von Lungenmilzbrand mit günstigem Ausgang. Beitr. z. Klin. d. Tuberkul. Bd. 38, S. 125. 1918.
KRÜCKMANN: Über Fremdkörpertuberkulose und Fremdkörperzellen. Virchows Arch. f. pathol. Anat. u. Physiol. 138. Suppl.
KRUMBHOLZ: Blutungen bei Bronchialdrüsentuberkulose. Dissert. Jena 1889.
KRUSE: Zur Ätiologie und Diagnose der Influenza. Dtsch. med. Wochenschr. 1894. Nr. 24, S. 513.
— und PANSINI: Untersuchungen über den Diplococcus pneumoniae und verwandte Streptokokken. Zeitschr. f. Hyg. u. Infektionskrankh. Bd. 11, S. 279. 1892.
— — und PASQUALE: Influenzastudien. Zentralbl. f. Bakteriol., Parasitenk. u. Infektionskrankh. Bd. 7, S. 757. 1890.
KRYLOW: Über die Bedeutung und das Vorkommen der MUCHschen Granula. Zeitschr. f. Hyg. u. Infektionskrankh. Bd. 20, S. 135. 1911.
KUCZYNSKI-WOLFF: Pathomorphologie und Pathogenese der Grippe. LUBARSCH-OSTERTAG. Bd. 19, II, S. 1947. 1921.
KÜHNAU: Über Mischinfektion mit Proteus bei Diphtherie der Halsorgane. Zeitschr. f. klin. Med. Bd. 31, S. 567. 1897.
KÜHNE: Die Untersuchung von Sputum auf Tuberkelbacillen. Zentralbl. f. Bakteriol., Parasitenk. u. Infektionskrankh. Bd. 8, S. 293. 1890.
— Über das Vorkommen zuckerbildender Substanzen in pathologischen Neubildungen. Virchows Arch. f. pathol. Anat. u. Physiol. Bd. 32, S. 536. 1865.
KÜHNT: Bronchialdrüsentuberkulose. Dissert. Jena 1889.
KURAJEFF: Über die koagulierende Wirkung des Papayobins auf Peptonlösungen. Zentralbl. d. med. Wissensch. 1901. Nr. 9, S. 145. Zit. SIMON.
KÜRTHI: Die Differentialfärbemethoden der Tuberkuloseerreger. Wien. klin. Wochenschr. 1907. Nr. 49.
KUSSMAUL: Die Aschenbestandteile der Lungen und Bronchialdrüsen. Zentralbl. f. d. med. Wissensch. Bd. 4, S. 629. 1866. Dtsch. Arch. f. klin. Med. Bd. 2, S. 89. 1867.
KÜSTER: Die Bakterien der normalen Mundhöhle. — Nasenflora. In Kolle-Wassermanns Handb. Bd. 6. 2. Aufl. 1913.
KUTSCHER: Meningokokken. In Kolle-Wassermanns Handb. Bd. 4, S. 589. 1912.
— Der Nachweis der Diphtheriebacillen in den Lungen mehrerer an Diphtherie verstorbener Kinder durch gefärbte Schnittpräparate. Zeitschr. f. Hyg. u. Infektionskrankh. Bd. 18, S. 167. 1894.
KÜTTNER: Studien über das Lungenepithel. Virchows Arch. f. pathol. Anat. u. Physiol. Bd. 66, S. 16. 1876.
LABOULBAINE: Note sur l'examen comparatif du liquide expectoré et du iquide-extrait de la cavité pleurale. Gaz. hebd. 1874. Nr. 71. Ref. Virchow-Hirschs Jahresber. Bd. 9, II, S. 214. 1874.
LADENDORFF: Über die Steigerung der Giftwirkung klinisch avirulenter Diphtheriebacillen durch die Symbiosa mit Streptokokken bei Meerschweinchen. Zeitschr. f. Infektionskrankh., parasitäre Krankh. u. Hyg. d. Haustiere Bd. 22, S. 151. 1921.
LÄHR: Über den Untergang des Staphylococcus pyogenes aureus in den durch ihn hervorgerufenen Entzündungsprozessen der Lunge. Dissert. Bonn 1887.
LAMAR and MELTZER: Experimental pneumonia by intrabronchial insufflation. Journ. of exp. med. Vol. 15, p. 133. 1912.
LANDAU: Über diphtherieähnliche Bacillen bei chronischer Bronchitis. Berlin. klin. Wochenschrift 1917. Nr. 19, S. 457.
LANG und GRUBAUER: Über Mukor und Aspergillusmykose der Lunge. Virchows Arch. f. pathol. Anat. u. Physiol. Bd. 245, S. 480. 1923.
LANGE: Mandelstein. Zit. A. SCHMIDT.
— W.: Über eine eigentümliche Erkrankung der kleinen Bronchien und Bronchiolen. Dtsch. Arch. f. klin. Med. Bd. 70, S. 342. 1901.

LANGE, L.: Über die MUCHsche granuläre Form des Tuberkelbacillus. Zentralbl. f. Bakteriol., Parasitenk. u. Infektionskrankh., Abt. I, Orig.-Bd. 97 und Abt. I. Ref. Bd. 79, S. 381. 1925.
— L. und NITSCHE: Eine neue Methode des Tuberkelbacillennachweises. Dtsch. med. Wochenschrift 1909. Nr. 10, S. 435.
— — Die Ligroinausschüttelung der Tuberkelbacillen. Zeitschr. f. Hyg. u. Infektionskrankh. Bd. 67, S. 151. 1910.
— L. und KERSTEN: Über einige Beobachtungen bei chronischer Meerschweinchentuberkulose. Zentralbl. f. Bakteriol., Parasitenk. u. Infektionskrankh. Bd. 85, S. 32, 1921.
— WAHL und LINDEMANN: Über Tuberkelbacillen im strömenden Blut. Zentralbl. f. Bakteriol., Parasitenk. u. Infektionskrankh., Abt. I. Ref. Bd. 57, S. 285. 1917.
LANGENBUCH: Leberchirurgie. Stuttgart 1895.
LANGER und KRÜGER: Die Gramfestigkeit der Diphtheriebacillen und der Pseudodiphtheriebacillen als differentialdiagnostisches Merkmal. Dtsch. med. Wochenschr. 1916. Nr. 24, S. 722.
LANGERHANS: Ein Fall von Phthisis syphilitica. Virchows Arch. f. pathol. Anat. u. Physiol. Bd. 75, S. 184. 1879.
LANGGUTH: Über die Siderosis pulmonum. Dtsch. Arch. f. klin. Med. Bd. 55, S. 255. 1895.
LANGHANS: Über Krebs und Cancroid der Lunge nebst einem Anhang über Corpora amylacea in der Lunge. Virchows Arch. f. pathol. Anat. u. Physiol. Bd. 38, S. 497. 1867.
LANGIER: Zit. GORUP BESANEZ: Lehrbuch der physiologischen Chemie.
LANGSTEIN: Die Bildung von Kohlehydraten aus Eiweiß. ASHER-SPIRO. Bd. 1, S. 63. 1902.
LANZ: Über den Stickstoff- bzw. Eiweißgehalt der Sputa bei verschiedenen Lungenerkrankungen und den dadurch bedingten Stickstoffverlust für den Organismus. Dtsch. Arch. f. klin. Med. Bd. 66, S. 619. 1898.
LATRUFFE: Des hémorragies dans la gangrène pulmonaire. Thèse de Paris 1847.
LAVERAN: Observations pour service à l'histoire des kystes hydatiques des poumons. Ref. Virchow-Hirschs Jahresber. Bd. 20, II, S. 135. 1885.
LAWRENCE: Bronchial ceasts in connesion with Mitral-regurgitation. Lancet 1893. II, p. 247.
LAYCOCK: Über fötide Bronchitis. Med. times a. gaz. 1857. May 16. Zit. Schmidts Jahrb. Bd. 96, S. 37. 1857.
— Über fötide Bronchitis und andere Lungenkrankheiten mit übelriechendem Atem. Allg. med. Zentral-Zeit. 1865. Nr. 71, S. 638.
LEBER: Ein Fall von Hydrocephalus mit kontinuierlichem Abträufeln wässeriger Flüssigkeit aus der Nase. v. Graefes Arch. f. Ophth. Bd. 29, S. 273. 1883.
LEBERT: Über das Vorkommen fibrinöser Entzündungsprodukte in den Bronchien und Lungenalveolen. Dtsch. Arch. f. klin. Med. Bd. 6, S. 74. 1869. Siehe dort auch ältere Literatur.
— Handbuch der praktischen Medizin. 4. Aufl. 1871. S. 196.
LECAPLAIN: Notes sur quelques cas d'albuminoréaction des expectorations. Presse méd. 1911. Nr. 20, S. 190.
LEDERER: Chronische Bronchitis, Bronchialasthma und Bronchotetanie. Ergebn. d. inn. Med. u. Kinderheilk. Bd. 19, S. 564. 1921.
LEGAY et LEGRAIN: Tuberculose pulmonaire et muguet. Arch. gén. de méd. 1893. Ref. Zentralbl. f. Bakteriol., Parasitenk. u. Infektionskrankh. Bd. 14, S. 701. 1893.
LEHMANN: Lehrbuch der physiologischen Chemie. Bd. 2, S. 1850.
LEICHTENSTERN: Die plötzlichen Todesfälle bei pleuritischen Exsudaten. Dtsch. Arch. f. klin. Med. Bd. 25, S. 324, 325. 1880. Hier auch ältere Literatur.
— Über die CHARCOT-ROBINschen Krystalle in den Faeces nebst einigen Bemerkungen. Dtsch. med. Wochenschr. 1892. Nr. 25, S. 582.
— Influenza. In Notnagels Handb. Bd. 4, S. 83. 1896.
LEINER: Über Influenza als Mischinfektion bei Diphtherie. Wien. klin. Wochenschr. 1901. Nr. 41, S. 1001.
— Erkrankungen der Bronchien. Ebstein-Schwalbes Handbuch der praktischen Medizin Bd. 1. Stuttgart 1899.
LEMIERRE, LÉON-KINDBERG et LÉVESQUE: Asthma et bronchite mucomembraneuse. Presse méd. Tom. 31, p. 613. 1923.
LEMMENS: Anreicherung der Tuberkelbacillen im Sputum. Med. Klinik 1923. Nr. 22, S. 764.
LEMOINE: Sur une forme particulière d'angine diphtheroide. Sémaine méd. 1898. p. 109.
LENHARTZ: Über Herzfehlerzellen. Dtsch. med. Wcohenschr. 1889. Nr. 51, S. 1039.
— Über Lungengangrän. In die Lunge durchgebrochener Leberechinokokkus. Berlin. klin. Wochenschr. 1899. Nr. 25, S. 555.
— H.: Über Lungenstreptotrichose. Dtsch. Arch. f. klin. Med. Bd. 136, S. 129. 1921.

Lépine: Deux cas d'anéurysme de l'aorte. (Durchbruch in Trachea.) Rev. de méd. 1898. Nr. 1.
— Les bronchitis pseudomembraneuses. Gaz. hebdom. 1897. Nr. 103, p. 1225.
— Bronchite pseudo-membraneuse chronique. Rev. de méd. Tom. 18, p. 835. 1898.
Lermoyez, Hehne und Darbier: Ein Fall von chronischer Mandelentzündung durch Bact. coli commune. Bull. et mém. de la soc. méd. des hôp. de Paris Tom. 6. Zit. Suchannek in Lubarsch-Ostertag Bd. 1, III, S. 114.
Lesieur: Eiweißgehalt des Sputums. Soc. méd. des hôp. de Lyon. 7 juin 1911.
Letellier: Contribution à l'étude de la broncho-alveolite fibrineuse hémorrhagique. Thèse de Bordeaux 1888.
Letulle: Traité de médecine von Charcot, Bouchard, Brissand. Tom. 4, p. 413.
Letzerich: Der Bacillus der Influenza. Zeitschr. f. klin. Med. Bd. 20, S. 274. 1890.
Leuthold: Ein neuer Fall, welcher das Eindringen von Kohlenteilchen in das Lungenparenchym beweist. Berlin. klin. Wochenschr. 1866. Nr. 1 u. 3, S. 21.
Leuw: Über Broncholithiasis. Schweizer med. Wochenschr. 1923. Nr. 21, S. 519.
Levinthal: Bakteriologie und Epidemiologie der Influenzapandemie von 1918. Lubarsch-Ostertag. Bd. 19, II, S. 848. 1921 (Literatur).
Levy: Soor-Angina. Berlin. klin. Wochenschr. 1916. Nr. 41, S. 1129.
Lewy, B.: Über die Beziehungen der sog. Spiralfäden und Asthmakrystalle zum Asthma. Zeitschr. f. klin. Med. Bd. 9, S. 522. 1885.
— Über das Vorkommen der Charcot-Leydenschen Krystalle in Nasentumoren. Berlin. klin. Wochenschr. 1891. Nr. 33, S. 816.
— Festschr. f. Lazarus. S. 12. Berlin 1899.
v. Leyden: Zur Kenntnis des Bronchialasthma. Virchows Arch. f. pathol. Anat. u. Physiol. Bd. 54, S. 324. 1872.
— Tyrosin im Sputum. Virchows Arch. f. pathol. Anat. u. Physiol. Bd. 55, S. 239. 1872 und Bd. 74, S. 414. 1878.
— Über infektiöse Pneumonie. Zeitschr. f. klin. Med. Bd. 6, S. 267. 1883.
— Über eosinophile Zellen im Sputum von Bronchialasthma. Dtsch. med. Wochenschr. 1891. Nr. 38, S. 1085.
— Durchbruch von Leberechinokokken in die Lunge. Verhandl. d. Vereins f. inn. Med. S. 184. Berlin 1884/85.
— Über Bronchialasthma. Berlin. militärärztl. Ges. 21. Juli 1886.
— und Guttmann: Die Influenzapneumonie 1889/90. Wiesbaden 1892.
— und Jaffé: Über putride Sputa nebst einigen Bemerkungen über Lungenbrand und putride Bronchitis. Dtsch. Arch. f. klin. Med. Bd. 2, S. 488. 1867.
Lichtenstein: Über das Vorkommen von Pseudotuberkelbacillen im menschlichen Sputum. Zeitschr. f. Tuberkul. Bd. 3, S. 193. 1902.
Lichtheim: Zur diagnostischen Verwertung der Tuberkelbacillen. Fortschr. d. Med. 1883. S. 4.
— Über pathogene Mucorineen und die durch sie erzeugten Mykosen des Kaninchens. Zeitschr. f. klin. Med. Bd. 7, S. 140. 1884.
Lichtwitz und Bock: Der Kalkgehalt der Galle und seine Bedeutung für die Bildung der Gallensteine. Dtsch. med. Wochenschr. 1915. Nr. 41, S. 1215.
Liebermeister, G.: Über Bronchitis fibrinosa. Dtsch. Arch. f. klin. Med. Bd. 80, S. 550. 1904. Dort ausführliche Literatur.
— Über die nach Ziehl nicht darstellbare Form des Tuberkelbacillus. Dtsch. med. Wochenschrift 1909. Nr. 28, S. 1224.
Lieblein und Hilgenreiner: Magen-Lungenfisteln. Dtsch. Chirurg. 1905.
Liebmann: Über das Verhalten des Auswurfs bei der nekrotisierenden Influenzapneumonie. Schweizer med. Wochenschr. 1922. Nr. 29, S. 727.
— Zur Methodik der mikroskopischen Untersuchung des Auswurfs. Berlin. klin. Wochenschrift 1918. Nr. 41, S. 975.
— Untersuchungen über die Morphologie des Auswurfs bei Lungentuberkulose. Zeitschr. f. Tuberkul. Bd. 32, S. 341. 1920.
Liebreich: Über die Entstehung der Myelinformen. Virchows Arch. f. pathol. Anat. u. Physiol. Bd. 32, S. 387. 1865.
— A.: In-vitro-Versuche über Eosinophilie. Klin. Wochenschr. 1923. Nr. 5, S. 194.
Liebscher: Über Influenzabacillenbefunde bei Masern- und Scharlacherkrankungen. Prag. med. Wochenschr. 1903. Nr. 8, S. 84.
Liek: Beitrag zur Kenntnis der Streptothrixmykose der Lunge. Mitt. a. d. Grenzgeb. d. Med. u. Chirurg. Bd. 23, S. 531. 1911 (Literatur).
Lieven: Zur Ätiologie der Rhinitis fibrinosa. Münch. med. Wochenschr. 1891. Nr. 48, S. 830.
Limousin: L'isolement des bacilles de Koch à pastir des crachats tuberculeux après la méthode de Petrof. Ann. de l'inst. Pasteur. Tom. 35, p. 558. 1921.

LINDEMANN: Zur Diagnose der Speichelsteine. Dtsch. med. Wochenschr. 1895. Nr. 41.
v. LINGELSHEIM: Berichte über epidemische Genickstarre. Dtsch. med. Wochenschr. 1905. Nr. 26, S. 1017.
LIPARI: Experimenteller Beitrag über die infektiöse Natur der fibrinösen Pneumonie. Morgagni 1889. Ref. Baumgartens Jahresber. Bd. 5, S. 59. 1889.
LIPPMANN, H.: Über Diphtheriebacillen im Auswurf. Münch. med. Wochenschr. 1921. Nr. 25, S. 772.
LISBONNE: Invertase des Speichels. Cpt. rend. des séances de la soc. de biol. Tom. 68, p. 983. 1910. Ref. Malys Jahresber. Bd. 40, S. 317. 1910.
LITMANOWICZ und E. MÜLLER: Über das Verhalten des Ptyalins unter normalen und krankhaften Bedingungen. Zentralbl. f. d. ges. Physiol. u. Pathol. d. Stoffw. Bd. 10, S. 81. 1909.
LITTEN: Über die durch Kontusion erzeugten Erkrankungen der Brustorgane, mit besonderer Berücksichtigung der Kontusionspneumonie. Zeitschr. f. klin. Med. Bd. 5, S. 26. 1882.
— Über Hydropneumothorax und das Auftreten von Cercomonaden im lebenden Lungengewebe. Verhandl. d. 5. dtsch. Kongr. f. inn. Med. 1886. S. 417.
LOBSTEIN: Lungensteine. Zit. PONLALION: Thèse de Paris 1891.
LOEB: Durchbruch einer käsig entarteten Bronchialdrüse in den rechten Bronchus. Jahrb. f. Kinderheilk. Bd. 24, S. 353. 1886.
— Ein Fall von Magen-Lungenfistel. Münch. med. Wochenschr. 1906. Nr. 5, S. 214.
LOEBISCH und ROKITANSKY: Zur Chemie der bronchiektatischen Sputa. Zentralbl. f. inn. Med. Bd. 11, S. 1. 1890.
LÖFFLER: Die Ätiologie der Rotzkrankheit. Arb. a. d. Reichs-Gesundheitsamte. Bd. 1, S. 141. 1886.
— Ein neues Anreicherungsverfahren zum färberischen Nachweis spärlicher Tuberkelbacillen. Dtsch. med. Wochenschr. 1910. Nr. 43, S. 1987.
LÖHLEIN: Streptothrixpyämie nach primärer Bronchopneumonie. Zeitschr. f. Hyg. u. Infektionskrankh. Bd. 63. 1909.
LOEPER et BÉCHAMP: L'oxalémie. Bull. et mém. de la soc. méd. des hôp. de Paris 21 juilet 1911.
LOEVENHART und HOOKER: Bemerkung über die angebliche Anwesenheit eines Magenhormons in den Speicheldrüsen. Proc. of the soc. f. exp. biol. a. med. Vol. 5, p. 114. 1908. Ref. Malys Jahresber. Bd. 38, S. 360. 1908.
LÖWENBREIN: Zur Eiweißreaktion des Sputums bei Lungentuberkulose. Zeitschr. f. Tuberkulose. Bd. 23, S. 122. 1915 (Literatur).
LOEWENHARDT: Bakteriologische Befunde bei Influenza. Dtsch. med. Wochenschr. 1920. Nr. 29, S. 794.
LÖWENSTEIN: Ein Beitrag zur Histologie des tuberkulösen Auswurfs. Zeitschr. f. Tuberkul. Bd. 10, S. 47. 1907.
— Über die intracelluläre Lagerung der Tuberkelbacillen im Sputum und ihre prognostische Bedeutung. Dtsch. med. Wochenschr. 1907. Nr. 43, S. 1778.
— Über das Verhalten der Eiterzellen gegenüber den Tuberkelbacillen. Zeitschr. f. Hyg. u. Infektionskrankh. Bd. 55, S. 429. 1906.
— Beitrag zur Leistungsfähigkeit der direkten Züchtung der Tuberkelbacillen aus dem infektiösen Materiale. Wien. klin. Wochenschr. 1924. Nr. 10, S. 231.
LOEWENTHAL: Über Haemoptoe intermittens bei Phthisikern. Zentralbl. f. klin. Med. 1888. Nr. 39, S. 705.
LÖWER: Untersuchungen über das eigelbe Sputum. Berlin. klin. Wochenschr. 1864. Nr. 34, S. 335.
LOGAN: A study of the pneumococcus and streptococcus groups in their relation to influenza. Brit. med. journ. 1921. p. 189.
LOMMATZSCH: Zur Färbung des Tuberkelbacillus mit Fettfarbstoffen. Zeitschr. f. Tuberkul. Bd. 37, S. 112. 1922.
LORD and NYE: Studies on the pneumonic exudate (Fermente). Journ. of exp. med. Vol. 34, p. 199 u. 201. 1921.
LORENZ: Ergänzung der Antiforminmethode zur Anreicherung der Tuberkelbacillen. Berlin. klin. Wochenschr. 1911. Nr. 3, S. 118.
LOTZ: Gewebsverflüssigende Eigenschaften der Bakterien. Zit. FRIEDRICH MÜLLER: Verhandl. d. 20. dtsch. Kongr. f. inn. Med. 1902. S. 196.
LUBENAU: Experimentelle Staubinhalationserkrankungen der Lungen. Arch. f. Hyg. Bd. 63, S. 791. 1907.
LUBLINSKI: Über Verkleisterung der oberen Wege. Zentralbl. f. inn. Med. Bd. 17, S. 716. 1896.
LUBOWSKI: Über einen atoxischen und avirulenten Diphtheriestamm und über die Agglutination der Diphtheriebacillen. Zeitschr. f. Hyg. u. Infektionskrankh. Bd. 35, S. 88. 1900.

LUCAS-CHAMPONNIÈRE: De la bronchite pseudomembraneuse chronique. Thèse de Paris 1876.
LUDWIG: Lehrbuch der Physiologie. Bd. 2, S. 338, 623. 2. Aufl.
LUMNICZER: Beiträge zur Ätiologie und Symptomatologie der putriden Bronchitis. Wien. med. Presse 1888. Nr. 19—24, S. 666, 791.
LURIE: Bronchialspirochätose. Journ. of trop. med. a. hyg. 1915.
LÜTHI: Cholesterinkrystalle. Müllers Arch. 1839.
LÜTSCHEN: Bakteriologische und klinische Untersuchungen der nichttuberkulösen Infektionen des Respirationsapparates, mit besonderer Berücksichtigung der Sputumkulturen. Arch. of internal med. Oct. 1915. Ref. Berlin. klin. Wochenschr. 1916. Nr. 1, S. 16.
LUTZ: Lungen- und Rückenmarkssyphilis. Ärztl. Intelligenzbl. 1881. Nr. 50, S. 543.
LUZATTO: Über Pneumokokkengrippe im Kindesalter. Jahrb. f. Kinderheilk. Bd. 52. 1900. Erg.-Bd.
LYON, A. B.: Bacteriologie studies of pneumonia. Americ. journ. of dis. of childr. Vol. 23, p. 72. 1922. Ref. Kongreßzentralbl. Bd. 23, S. 109. 1922.
MACDONALD: Three cases of hepatic disease (Echinokokken). Lancet 1890, II, S. 973.
MADER: Ein Fall von intermittierender Diplokokkenpneumonie. Wien. klin. Wochenschr. 1895. Nr. 22, S. 397.
— Wien. med. Blätter 1884. Nr. 4.
— Zur Lehre und Kasuistik des Bronchialcroups (Bronchitis fibrinosa) und über seine Beziehung zum Schleimhautpemphigus. Wien. med. Wochenschr. 1882. Nr. 32, S. 303.
MAFFEO: La prova dell' alizarina sull' espettorato per la diagnosi della tuberculosi. Fol. med. Vol. 7, p. 417. 1921. Ref. Kongreßzentralbl. Bd. 20, S. 438. 1921.
MAGEN: Ein Fall von Broncholithiasis. Wien. klin. Wochenschr. 1898. Nr. 11, S. 269.
MAGENAU: Lungenödem und fibrinöse Bronchitis nach Thorakocentese. Münch. med. Wochenschr. 1902. Nr. 41, S. 1697.
MAGER: Über Schutzkörpermangel bei Grippe nach Beobachtungen über Grippe unter den deutschen Truppenteilen in Konstantinopel. Münch. med. Wochenschr. 1919. Nr. 17, S. 461.
MAGGIORANO: Zur Chemie der Sputa (Reaktion). Lo Sperimentale e l'ippokratico 1862. Ref. Schmidts Jahrb. Bd. 123, S. 278. 1864.
MAGNIAUX: Recherches sur l'étiologie et pathogénie de la bronchite membraneuse primitive. Thèse de Paris 1895.
MAGNUS, R.: Über die Undurchgängigkeit der Lunge für Ammoniak. Arch. f. exp. Pathol. u. Pharmakol. Bd. 48, S. 100. 1902.
— ALSLEBEN: Über Ungerinnbarkeit des Blutes bei der Hämoptoe der Phthisiker. Zeitschr. f. klin. Med. Bd. 81.
— — Über die Beziehungen zwischen Temperaturerhöhung und Stoffwechselstörung im Fieber. Verhandl. d. 26. dtsch. Kongr. f. inn. Med. 1909. S. 516.
MALENCHINI: Ricerche sopra ma epidemia di pneumoniti maligne (Psittacosi?). Sperimentale 1895. Ref. Zentralbl. f. inn. Med. 1896. S. 530.
— Ricerchi sopra una epidemia di pneumoniti maligne (psittacosi?). Sperimentale Vol. 2. 1895. Ref. Virchow-Hirschs Jahresber. Bd. 30, S. 174. 1895.
MALIWA: Ein seltener Sputumbefund bei einem in die Lunge durchgebrochenen Leberechinokokkus. Münch. med. Wochenschr. 1914. Nr. 50, S. 2367.
MANDRY: Zur Kenntnis des FRIEDLÄNDERschen Bacillus und einer Abart desselben. Fortschritte d. Med. Bd. 8, S. 205. 1890.
MANDYBUR: Vorkommen und Bedeutung der oxyphilen und basophilen Zellen im Sputum. Wien. med. Wochenschr. 1892. Nr. 7.
MANFREDI: Über einen neuen Mikrokokkus als pathogenes Agens bei infektiösen Tumoren. Fortschr. d. Med. Bd. 4, S. 712. 1886.
MANICATIDE: Sur la recherche du bacille typhique dans le pharynx des malades de la fièvre typhoide. Zentralbl. f. Bakteriol., Parasitenk. u. Infektionskrankh. Bd. 35, S. 776. 1904.
MANN: Die Influenzaepidemie im Frühjahre 1900 in der k. Heil- und Pflegeanstalt Schussenried. Württemb. Korrespondenzbl. 1901. Nr. 21.
MANNKOPFF: Holzkohlepigment im Auswurf bzw. Lungen. Berlin. klin. Wochenschr. 1864. Nr. 8, S. 78.
MANSON-BAHR: Pulmonary amoebiasis. Lancet. Vol. 205, p. 599. 1923.
MANTEUFEL: Weitere Ergebnisse der Pestepidemiologie. Seuchenbekämpfung 1925. H. 1/2.
MARCHAND: Über einen noch nicht näher bekannten Kapselbacillus. Sitzungsber. d. Ges. z. Förderung d. ges. Naturwissensch. in Marburg 1893. Nr. 3.
— Beitrag zur Pathologie und pathologischen Anatomie des Bronchialasthma. Beitr. z. pathol. Anat. u. z. allg. Pathol. Bd. 61, S. 251. 1915.
— Über eigentümliche Pigmentkrystalle in den Lungen. Verhandl. d. dtsch. pathol. Ges. Bd. 10, S. 223. 1906.

MARCONNET: Echinokokken der Lunge. Progrès méd. 1891. p. 517.
MARFEN: Traité de médecine. Tom. 4, p. 296. v. ACHARD, BOUCHARD und BRISSAND.
MARMANN: Beiträge zur Bedeutung der MUCHschen Granula im Sputum Tuberkulöser. Arch. f. Hyg. Bd. 76, S. 245. 1912.
MARTIN: Eine einfache ziffernmäßige Bestimmung des Bacillengehaltes des Sputums. Med. Klinik 1915. Nr. 52, S. 1424.
MASSEI: Sul chronico catarrho tracheale emorragico 1898. Zit. AVELLIS: Münch. med. Wochenschr. 1901. Nr. 34, S. 351.
MATSON: Der Vergleichungswert einiger neuerer Methoden der Sputumuntersuchung auf Tuberkelbacillen des ZIEHLschen und MUCHschen Typus. Beitr. z. Klin. d. Tuberkul. Bd. 24, S. 193. 1912.
MATTHES: Albumosen und Pepton aus tuberkulösen Drüsen. Verhandl. d. 20. dtsch. Kongr. f. inn. Med. 1902. S. 204.
MAY: Orcëin zum Nachweis elastischer Fasern im Sputum. Dtsch. Arch. f. klin. Med. Bd. 68, S. 427. 1900.
— Ein Fall von Broncholithiasis. Wien. klin. Wochenschr. 1898. Nr. 11, S. 268.
— ARTH.: Über die Menge des Rhodans im menschlichen Speichel und Harn bei Gesunden und in einigen Krankheitszuständen. Dtsch. Arch. f. klin. Med. Bd. 79, S. 209. 1904.
— K.: Zum Nachweis von Tuberkelbacillen im Sputum mittels Antiformin. Tuberculosis 1909. Nr. 2.
— G., FÜRST, WALDMANN, GRUBER: Über Genickstarre, besonders die Keimträgerfrage. Münch. med. Wochenschr. 1910. Nr. 30, S. 1584.
MAZZOTTI: Boll. delle science méd. di Bologna. Giugno 1884. Ref. Zentralbl. f. klin. Med. Bd. 6, S. 264. 1884.
MERSCHEIM: Ein Fall von Fremdkörper in den Luftwegen. Dtsch. med. Wochenschr. 1878. Nr. 47, S. 582.
MEINEL: Aschebestandteile der Lunge. Zit. HIRT: Staubinhalationskrankh. Breslau 1871.
MEISSEN: Über das Vorkommen der LEYDENschen Asthmakrystalle. Berlin. klin. Wochenschrift 1882. Nr. 22, S. 332.
MEISSNER: Zit. VIRCHOW: Über das ausgebreitete Vorkommen einer dem Nervenmark analogen Substanz in den tierischen Geweben. Virchows Arch. f. pathol. Anat. u. Physiol. Bd. 6, S. 562. 1854.
MELTZER: Über die mechanischen Verhältnisse bei der Entstehung der Pneumonie. Med. Monatsschr. 1889. Ref. Baumgartens Jahresber. Bd. 5, S. 87. 1889.
MENDEL, LAF. und Mitarbeiter: Über Anpassung des menschlichen Speichels an die Diät. Med. Record Tom. 78, p. 349. 1910. Ref. Malys Jahresber. Bd. 40, S. 316. 1910.
MÉNÉTRIER: Pneumococcie pseudo-membraneuse bronchopulmonaire. Bull. et mém. de la soc. méd. des hôp. de Paris 9 déc. 1904.
MENZING: Anorganische Bestandteile. Dissert. Erlangen 1878.
MERKEL, G.: Tuberkelbacillen bei diabetischer Lungenphthise. Zentralbl. f. inn. Med. Bd. 4, S. 193. 1883.
— Zwei Fälle von Siderosis pulmonum. Dtsch. Arch. f. klin. Med. Bd. 6, S. 616. 1869.
— Zur Kasuistik der Staubinhalationskrankheiten. Dtsch. Arch. f. klin. Med. Bd. 8, S. 206. 1871.
— H.: Der Tuberkelbacillennachweis mittels Antiformin und seine Verwendung für die histologische Diagnose der Tuberkulose. Münch. med. Wochenschr. 1910. Nr. 13, S. 680.
MERTENS: Über einen Fall von Pemphigus chronicus der äußeren Haut und der Schleimhäute mit Horncystenbildung. Münch. med. Wochenschr. 1901. Nr. 4, S. 141.
MESTREZAT: Ursprung des sacharifizierenden Vermögens des Speichels beim Menschen. Bull. soc. clinique de France Tom. 3, p. 711. 1908. Ref. Malys Jahresber. Bd. 38, S. 359. 1908.
METTENHEIMER: Über die Ablagerung des schwarzen Pigmentes in den Lungen. Virchows Arch. f. pathol. Anat. u. Physiol. Bd. 3, S. 300. 1866.
METZNER: Die Beziehungen zwischen Rhodanausscheidung im Speichel und der Syphilisinfektion. Dissert. Leipzig 1903.
MEYER: Über stenosierende pseudomembranöse Entzündung der Luftwege bei epidemischer Grippe. Dtsch. med. Wochenschr. 1919. Nr. 2, S. 38.
— A.: Mitteilungen über Keuchhustenuntersuchungen. Ugeskrift f. laeger 1921. Nr. 16, S. 523. Ref. Zentralbl. f. d. ges. inn. Med. Bd. 20, S. 88. 1921.
— E.: Fett- und Cholesterineghalt. Zit. F. MÜLLER: Verhandl. d. 20. dtsch. Kongr. f. inn. Med. 1902. S. 193.
— KARL: Die klinische Bedeutung der Eosinophilie. Berlin 1905.
— KURT: Über das Vorkommen von Diphtheriebacillen im Auswurf. Med. Klinik 1921. Nr. 50, S. 1520.

MEYER, SELMA: Ein experimenteller Beitrag zur Frage der Pathogenität klinisch virulenter und klinisch avirulenter Diphtheriebacillen. Zeitschr. f. Hyg. u. Infektionskrankh. Bd. 94, S. 172. 1921.

MEYERSOHN: Bronchitis fibrinosa nach Ammoniakeinatmung. 65. Vers. dtsch. Naturforsch. u. Ärzte 1893. Med. Abt. S. 272.

MICHAELIDES: Über eine durch die Ziehlfärbung nicht darstellbare Form des Tuberkelbacillus. Beitr. z. Klin. d. Tuberkul. Bd. 8, S. 79. 1907.

MILLER: The human mouth as a focus of infections. Dental Cosmos. Vol. 32. 1891. Zit. SCHABAD.

MINNIGERODE und GOTTSTEIN: Durchbruch einer tuberkulösen Bronchialdrüse in den rechten Hauptbronchus. Klin. Wochenschr. 1924. Nr. 52, S. 2390.

MIRCOLI: Das Virus der granulären Form des Tuberkelbacillus. Pathologien. Bd. 4, S. 315. 1912. Ref. Zentralbl. f. d. des. inn. Med. Bd. 4, S. 172. 1913.

MODEL: Über Bronchitis fibrinosa. Dissert. Freiburg 1890.

MÖLLER: Zur Verbreitungsweise der Tuberkelpilze. Zeitschr. f. Hyg. u. Infektionskrankh. Bd. 32, S. 205. 1899.

— Tre Tilfälde of Bronchicalkroups for Börn. Hospitalstidende. Bd. 2, S. 285. 1884. Ref. Virchow-Hirschs Jahresber. Bd. 19, II, S. 150. 1884.

— Bronchialcroup bei Kindern. Hospitalstidende. Bd. 2, S. 12. 1884. Ref. Schmidts Jahrb. Bd. 204, S. 162. 1884.

MÖLLERS: Über den Typus der Tuberkelbacillen im Auswurf der Phthisiker. Dtsch. med. Wochenschr. 1911. Nr. 8, S. 341.

MÖNCKEBERG: Über Bronchialasthma. Verhandl. d. dtsch. pathol. Ges. 1913.

— Zur pathologischen Anatomie des Bronchialasthmas. Verhandl. d. dtsch. pathol. Ges. 13. Tagung 1909. S. 173.

MONNIER: Des infections bronchiques chez le veillard: Bronchopneumonies et pyohémies à streptocoques et à bacilles pyocyaniques. Gaz. méd. de Nantes 1894. Zit. SOLTMANN: Dtsch. Arch. f. klin. Med. Bd. 73, S. 650. 1902.

MONTEVERDI: Un caso di bronchite da tetrageno. Gaz. degli ospedali 1898. Nr. 129. Ref. Zentralbl. f. inn. Med. Bd. 20, S. 1272. 1899.

MONTI: Croup und Diphtherie im Kindesalter.

— Sur l'étiologie de la pneumonie fibrineuse. Rif. med. 1888. Ref. Baumgartens Jahresber. Bd. 4, S. 44. 1888.

MOORBRUGGER: Über die Aktinomykose des Menschen. Diss. Kiel 1885. Bruns Beitr. z. klin. Chirurg. 1885.

MOORE: Acute pneumococcal lober pneumonia. Dublin journ. of med. science 1920. Nr. 5, p. 217. Ref. Kongreßzentralbl. Bd. 14, S. 442. 1920.

MORGENROTH, SCHNITZER und BERGER: Über die Einheit der Streptokokken und Pneumokokken. Zeitschr. f. Immunitätsforsch. u. exp. Therapie. Bd. 43, S. 169. 1925.

MORLAND: Über die klinische Bedeutung der Opsonine. Dissert. Bern 1908.

— Über die klinische Bedeutung der Opsonine. Dissert. Samaden 1908. Zit. TURBAN-BÄR: Beitr. z. Klin. d. Tuberkul. Bd. 10, S. 1. 1908.

MOSCATI: Glykogen in den Auswürfen, dessen diagnostische und prognostische Bedeutung. Rif. med. Vol. 23, p. 703. 1908. Ref. Malys Jahresber. Bd. 38, S. 800. 1908.

MOSLER: Über ansteckende Formen von Lungenentzündung. Dtsch. med. Wochenschr. 1889. Nr. 13, S. 245.

MOSNY: Sekundärinfektionen bei Diphtherie. Americ. journ. of the med. sciences 1889. p. 562. Ref. Baumgartens Jahresber. Bd. 7, S. 80. 1891.

MOSS, GUTHRIE and MARSHALL: Experimental inoculation of human throats with avirulent diphtheria bacilli. Bull. of Johns Hopkins hosp. Vol. 32, p. 37. 1921.

MOURO: Galle. Edinburgh med. journ. 1805. Zit. BIERMER: Lehre vom Auswurf. S. 73.

MUCH: Über die granulare, nach ZIEHL nicht färbbare Form des Tuberkulosevirus. Beitr. z. Klin. d. Tuberkul. Bd. 8, S. 85. 1907.

— Über die nicht säurefesten Formen des KOCHschen Tuberkelbacillus. Beitr. z. Klin. d. Tuberkul. Bd. 8, S. 317. 1907.

— Granula und Splitter. Ibid. Bd. 11, S. 67. 1908.

— Die nach ZIEHL nicht darstellbaren Formen des Tuberkelbacillus. Berlin. klin. Wochenschrift 1908. Nr. 14, S. 691.

— Der Tuberkelbacillus im Handbuch der Tuberkulose. Leipzig 1914.

MUCK: Über das Vorkommen von Rhodan im Nasen- und Conjunctivalsekret. Münch. med. Wochenschr. 1900. Nr. 34, S. 1168.

MÜHLENS: Bronchialspirochätosis (Literatur). Arch. f. Schiffs- u. Tropenhyg. Bd. 24, S. 139. 1920.

— Spirochäten. KOLLE-WASSERMANN. Bd. 7, S. 937.

— und HARTMANN: Über Bacillus fusiformis und Spirochaeta dentium. Zeitschr. f. Hyg. u. Infektionskrankh. Bd. 55, S. 81. 1906.

MÜHLHÄUSER: Über das BIEDERTsche Verfahren zum Nachweis von Tuberkelbacillen. Dtsch. med. Wochenschr. 1891. Nr. 7, S. 282.
MÜLLER, E. F.: Über eine Beobachtung von Lungenverschimmelung bei Grippe. Dtsch. med. Wochenschr. 1920. Nr. 42, S. 1169.
— F.: Untersuchungen über die physiologische Bedeutung und Chemie des Schleims der Respirationsorgane. Sitzungsber. d. Ges. z. Beförderung d. ges. Naturwissenschaften. Marburg 1896. Nr. 6.
— Der Keimgehalt der Luftwege bei gesunden Tieren. Münch. med. Wochenschr. 1897. Nr. 49, S. 1382.
— Mucin. Verhandl. d. naturforschenden Ges. in Basel. Bd. 12, S. 252. 1901.
— Über die Bedeutung der Selbstverdauung bei einigen krankhaften Zuständen. Verhandl. d. 20. dtsch. Kongr. f. inn. Med. 1902. S. 448.
— Die Erkrankungen der Bronchien. Dtsch. Klinik 1904.
— Hämoptoe als Frühsymptom der Lungentuberkulose. Beitr. z. Klin. d. Tuberkul. Bd. 13, S. 133. 1909.
— Beiträge zur Kenntnis des Mucins und einiger damit verbundener Eiweißstoffe. Zeitschr. f. Biol. Bd. 42, S. 468. 1901.
— Beschreibung eines höchst merkwürdigen Falles von wahren Fleischpolypen in den Bronchien usw. Dissert. Gießen 1818.
— H. F.: Zur Lehre vom Asthma bronchiale. Zentralbl. f. allg. Pathol. u. pathol. Anat. Bd. 4, Nr. 14.
— J.: Schwefelwasserstoff bildender Bacillus als Erreger von Pneumonia crouposa. Zentralblatt f. inn. Med. 1896. S. 665.
— W.: Experimentelle und klinische Studien über Pneumonie. Dtsch. Arch. f. klin. Med. Bd. 71, S. 513. 1901.
— und JOCHMANN: Über das Verhalten des proteolytischen Leukocytenfermentes und seines Antifermentes in den normalen und krankhaften Ausscheidungen des menschlichen Körpers. Dtsch. Arch. f. klin. Med. Bd. 92, S. 204. 1888.
MUNK: Über die diagnostische Bedeutung der im Urin und Sputum ausgeschiedenen, mikroskopisch sichtbaren Lipoide. Dtsch. med. Wochenschr. 1910. Nr. 36, S. 1598.
— Fall von geheiltem Lungenabsceß. Dtsch. Klinik 1860. Nr. 2, S. 18.
MUNRO: Membranous Soor. Throat and perforation of the faucial pillar resulting from infection by the pneumococcus. Glasgow med. journ. Vol. 56, p. 274. 1901.
MUSKATBLUT: Neue Versuche über Infektion von den Lungen aus. Zentralbl. f. Bakteriol., Parasitenk. u. Infektionskrankh. Bd. 1, S. 321. 1887.
MUTTALL: Eine Methode zur Bestimmung der absoluten Anzahl der Tuberkelbacillen im tuberkulösen Sputum. Zeitschr. f. klin. Med. Bd. 21, S. 241. 1892.
MYA: Über die Pathologie der Diphtherieinfektion. 11. Internat. Kongr. zu Rom 1894. Zentralbl. f. Bakteriol., Parasitenk. u. Infektionskrankh. Bd. 15, S. 682. 1894.
NACHOD: Zur Kasuistik der akuten fibrinösen Bronchitis im Kindesalter. Prag. med. Wochenschr. 1897. Nr. 3, S. 25.
NASSE: Über die Bestandteile des normalen Schleimes der Luftwege. Journ. f. prakt. Chem. Bd. 29, S. 59. 1843.
NAUNYN: Über die Chemie der Transsudate und des Eiters. Dubois Arch. 1865. S. 166.
NAUWERCK: Über Pneumomykosis und Pharyngomycosis sarcinica. Korresp.-Blatt f. Schweiz. Ärzte 1881. Nr. 8, S. 225.
— Zur Kenntnis der Broncholithiasis. Ref. Münch. med. Wochenschr. 1916. Nr. 32, S. 1161.
— Lungenvarix und Hämoptoe. Münch. med. Wochenschr. 1923. Nr. 33, S. 1084.
NEBELTHAU: Zit. LAXER. S. 17. Pneumomycosis aspergillina. Jena 1900.
NEILSON und LEWIS: Über den Einfluß der Nahrung auf die amylolytische Wirksamkeit des Speichels. Journ. of biol. chem. Vol. 4, p. 501. 1908.
— — und SCHEELE: Über den Einfluß der Nahrung auf die Wirkung des Speichels. Ibid. Vol. 5, p. 331. 1908. Ref. Malys Jahrb. Bd. 38, S. 359. 1908.
— und FERRY: Der Einfluß von Jodkalium auf die Wirksamkeit des Speichels. Americ. journ. of physiol. Vol. 22, p. 43. 1908. Ref. Malys Jahresber. Bd. 38, S. 151. 1908.
NEISSER und GINS: Diphtheriebacillen. In: KOLLE-WASSERMANN. Bd. 5, S. 931. 1912. 2. Aufl.
— und CAHNERT: Über eine Gruppe klinisch und ätiologisch zusammengehöriger Fälle von chronischer Erkrankung der oberen Luftwege. Dtsch. med. Wochenschr. 1900. Nr. 33, S. 521.
— Die Echinokokkenkrankheit. Berlin 1887.
NETTER: Du microbe de la pneumonie dans la sative. Cpt. rend. des séances de la soc. de biol. 24 déc. 1887. Ref. Baumgartens Jahresber. Bd. 4, S. 62. 1888.
— Utilité des recherches bact. pour le prognostic et le traitement des pleurésies purulentes. Bull. de la soc. méd. 1890. Ref. Baumgartens Jahresber. Bd. 6, S. 67. 1890.
— Le pneumocoque. Arch. de méd. exper. 1890. p. 677.

NETTER: Etude bacteriologique de la bronchopneumonie chez l'adulto et chez l'enfant. Arch. de méd. exp. et d'anat. pathol. 1892. Nr. 1, p. 28.
NETTESHEIM: Das Wandern der Spulwurmlarven in inneren Organen. Münch. med. Wochenschrift 1922. Nr. 36, S. 1304.
NEUBAUER: Über Myelinformen. Virchows Arch. f. pathol. Anat. u. Physiol. Bd. 36, S. 203. 1866.
NEUBERG: Über Entstehung des Amyloids. Verhandl. d. dtsch. pathol. Ges. 1904.
NEUDA: Bronchopneumonie mit Milztumor und Bradykardie und Miliaria. Med. Klinik 1918. Nr. 43, S. 1107.
NEUFELD: Zum heutigen Stande der Influenzafrage. Med. Klinik 1921. Nr. 19, S. 551.
— Neue Forschungsergebnisse über Pneumonie. Dtsch. med. Wochenschr. 1922. Nr. 2, S. 51.
— und BRIEGER: Zur Diagnose beginnender Tuberkulose aus dem Sputum. Dtsch. med. Wochenschr. 1900. Nr. 6, S. 93.
— und HÄNDEL: Pneumokokken. In: KOLLE-WASSERMANN. Bd. 4. 1912. 2. Aufl.
— und UNGERMANN: Weitere Heilversuche mit Antipneumokokkenserum bei experimenteller Pneumonie. Berlin. klin. Wochenschr. 1912. Nr. 21, S. 1000.
NEUMANN, A.: Die Methodik von E. LIEBREICH zur Darstellung der Erythrophagocytose, der Eosinophilie in vitro und der CHARCOT-LEYDENschen Krystalle aus dem menschlichen Blute. Münch. med. Wochenschr. 1923. Nr. 14, S. 437.
— R. O.: Streptokokkus bei Pneumonie nach Typhus. Berlin. klin. Wochenschr. 1886. Nr. 26, S. 420.
— Virulente Diphtheriebacillen bei einfacher Rhinitis. Zentralbl. f. Bakteriol., Parasitenk. u. Infektionskrankh. Bd. 31, S. 33. 1902.
— Bakteriologische Untersuchungen gesunder und kranker Nasen, mit besonderer Berücksichtigung des Pseudodiphtheriebacillus. Zeitschr. f. Hyg. u. Infektionskrankh. Bd. 40, S. 33. 1902.
— Über den Verbleib der in den tierischen Organismus eingeführten Bariumsalze. Pflügers Arch. f. d. ges. Physiol. Bd. 36, S. 576. 1885.
— Bakteriologischer Beitrag zur Ätiologie der Pneumonien im Kindesalter. Jahrb. f. Kinderheilk. Bd. 30, S. 233. 1889.
— Untersuchungen über die Viscosität des Sputums und ihre Beziehung zum Husten. insbesondere zur Pertussis. Arch. f. Kinderheilk. Bd. 35, S. 1. 1903.
— und ZIMONJIĆ: Die LIEBREICHsche „Eosinophilie in vitro" ein Schichtungsphänomen. Klin. Wochenschr. 1920. Nr. 37/38, S. 1756.
— und MATSON: Über Lungentuberkuloseformen mit ausschließlichem Vorkommen MUCHscher Granula. Beitr. z. Klin. d. Tuberkul. Bd. 24, S. 79. 1912.
— W.: Zur Klinik und Therapie nichttuberkulöser, chronischer, infiltrativer Lungenprozesse, Lungensyphilis und Fadenpilzerkrankung der Lunge. Wien. klin. Wochenschrift 1923. Nr. 14/15, S. 268.
NEUSSER: Klinisch-hämatologische Mitteilungen (Eosinophilie). Wien. med. Presse 1892. Nr. 4, S. 134.
— Über ätiologisch-bakteriologische Diagnostik. Wien. klin. Wochenschr. 1901. Nr. 14, S. 335.
NICOLA: Beitrag zur Diagnose des tuberkulösen Auswurfs mittels der Eiweißreaktion. Riv. d'Igiene e Sanità Pubbl. Vol. 22, p. 233. 1911., Ref. Malys Jahresber. Bd. 41, S. 609. 1911.
NICOLLE et HEBERT: Les angines a bacille de Friedlaender. Ann. de l'inst. Pasteur. Tom. 11, p. 67. 1897.
NIEMEYER: Zur Kasuistik der Aneurysmen. Schmidts Jahrb. Bd. 110. 1861.
NIKIFOROFF: Über einen dem Pneumoniekokkus sehr ähnlichen Mikroorganismus. Zeitschr. f. Hyg. u. Infektionskrankh. Bd. 8, S. 535. 1890.
NOICA: Über eine Beobachtung von fötider Bronchitis mit Colibacillen. Cpt. rend. des séances de la soc. de biol. Tom. 51, p. 545. 1899.
— Contribution à l'étude de la fitichité dans les maladies de l'appareil respiratoire. Thèse de Paris 1899.
NOLF: Fetid spirillar bronchitis and pulmonary gangrene. Arch. of internal med. Vol. 25, p. 429. 1920.
v. NOORDEN: Beiträge zur Pathologie des Asthma bronchiale. Zeitschr. f. klin. Med. Bd. 20, S. 98. 1892.
— und FISCHER: Über eine Harnsäurereaktion im Speichel. Berlin. klin. Wochenschr. 1916. Nr. 39, S. 1076.
NOTHNAGEL: Über grüne Sputa. Berlin. klin. Wochenschr. 1864. Nr. 27, S. 273.
— Zur Resorption des Blutes aus dem Bronchialbaum. Virchows Arch. f. pathol. Anat. u. Physiol. Bd. 71, S. 414. 1877.
NOVI: Über die Scheidekraft der Unterkieferdrüsen. Dubois Arch. 1888. S. 403.

NUSSBAUM: Zur Diagnose des Lungenkrebses. Münch. med. Wochenschr. 1922. Nr. 14. S. 507.
NÜSSEL: Über den Befund von elastischen Fasern bei Lungentuberkulose. Beitr. z. Klin. d. Tuberkul. Bd. 54, S. 219. 1923.
NYE: Studies on the pneumonic exudate (protease). Journ. of exp. med. Vol. 35, p. 153. 1922.
OBERMAYER und POPPER: Über den Bilirubingehalt des menschlichen Sputums. Wien. klin. Wochenschr. 1908. Nr. 25, S. 895.
— — Über den Bilirubingehalt des pneumonischen Sputums. Wien. klin. Wochenschr. 1908. Nr. 28, S. 1024.
OBICI: Über die pathogenen Eigenschaften des Aspergillus fumigatus. Beitr. z. pathol. Anat. u. z. allg. Pathol. Bd. 23, S. 197. 1898.
ODAIRA: Beiträge zur Kenntnis der hämoglobinophilen Bacillen, mit besonderer Berücksichtigung des BORDETschen Bacillus. Zentralbl. f. Bakteriol., Parasitenk. u. Infektionskrankh., Abt. I, Orig. Bd. 61, S. 289. 1911.
ODDI: Über das Vorkommen von Chondroitinschwefelsäure in der Amyloidleber. Arch. f. exp. Pathol. u. Pharmakol. Bd. 33, S. 376. 1894.
ODDO und GACHET: Eiweißgehalt des Sputums. Marseile-méd. 15 janvier 1910.
OEFELE: Die chemische Analyse des Sputums. Petersb. med. Wochenschr. 1905. S. 415.
— Vorschlag zu einem Analysengang einer chemischen Sputumuntersuchung. Pharmazeut. Zentralbl. Bd. 46, S. 770. 1905.
OKUNEW: Fermente. Dissert. Petersburg 1895. Zit. SIMON: Dtsch. Arch. f. klin. Med. Bd. 70, S. 606. 1901.
ONODI: Ein Fall von Pharyngitis fibrinosa. Pester med. chirurg. Presse 1890. Nr. 11. Zit. SUCHANNEK: LUBARSCH-OSTERTAG. Bd. 1, III, S. 105.
OPPENHEIM: Über das Auftreten von Quecksilber im Mundspeichel. Arch. f. Dermatol. u. Syphilis. Bd. 56, S. 339. 1903.
OPPOLZER: Chylöse Sputa. Allg. Wien. med. Zeit. 1861.
ORTH: Zur Kenntnis der braunen Induration der Lunge. Virchows Arch. f. pathol. Anat. u. Physiol. Bd. 58, S. 126. 1873.
ORTNER: Zur Entstehung des akuten Lungenödems nach Thorakocentese. Wien. klin. Wochenschr. 1899. Nr. 44.
— Vorlesungen über spezielle Therapie innerer Krankheiten. 2. Aufl.
ORSZÁG: Über den Stickstoffgehalt des Sputums bei Lungengangrän. Zeitschr. f. klin. Med. Bd. 67, S. 204. 1909.
OSLER: Aspergillus from the lung. Transact. of the soc. of Philad. Vol. 12—13, p. 41. 1887. Ref. Baumgartens Jahresber. Bd. 3, S. 317. 1887.
OTT: Zur Bedeutung der eosinophilen Zellen im Phthisikersputum. Dtsch. Arch. f. klin. Med. Bd. 68, S. 169. 1900.
— Zur Ätiologie der fibrinösen Bronchitis. Münch. med. Wochenschr. 1900. Nr. 28, S. 965.
— Zur Kenntnis des Kalk- und Magnesiastoffwechsels beim Phthisiker. Dtsch. Arch. f. klin. Med. Bd. 70, S. 582. 1901.
OTTO: Zit. FRIEDREICH: Spezielle Pathologie und Therapie von VIRCHOW. Bd. 5, 1, S. 486. Erlangen 1858.
PALTAUF: Influenzapneumonien. Wien. klin. Wochenschr. 1899. Nr. 21, S. 576.
— Mycosis mucorina. Virchows Arch. f. pathol. Anat. u. Physiol. Bd. 102, S. 543. 1885.
PANCRITIUS: Zit. SCHECH: Ärztl. Intelligenzbl. Bd. 28, S. 463. 1881.
— Bakteriologische Studien über den Auswurf. Virchows Arch. f. pathol. Anat. u. Physiol. Bd. 122, S. 424. 1890.
PANIZZA: Über Myelin, Pigment und Epithelien im Sputum. Dtsch. Arch. f. klin. Med. Bd. 28, S. 343. 1881.
PANOR: Über den Gehalt des Auswurfes an Stickstoff. Dissert. Petersburg 1888. Ref. Malys Jahresber. Bd. 19, S. 426. 1889.
PANSINI: Einige neue Fälle von Geflügeltuberkulose bei Menschen und Säugetieren. Dtsch. med. Wochenschr. 1894. Nr. 35, S. 694.
PANZER: Über die chemische Zusammensetzung der Tuberkelbacillen. Zeitschr. f. physiol. Chem. Bd. 78, S. 414. 1912.
PAPASOTIRIU: Über den Einfluß der Kohle auf den Tuberkelbacillus. Münch. med. Wochenschrift 1901. Nr. 13, S. 497.
PAPPENHEIM: Befund von Smegmabacillen im menschlichen Auswurf. Berlin. klin. Wochenschrift 1898. Nr. 37, S. 809.
PARADI: Beiträge zur Kenntnis des spezifischen Gewichtes und der Aschenbestandteile des Auswurfes. Med.-naturwissensch. Mitteil. Klausenburg 1899. Ref. Malys Jahresber. Bd. 31, S. 864. 1901.
PARROT: L'Athrépsie. Paris 1877. Zit. FISCHL.

PARTSCH: Die Aktinomykose des Menschen. Volkmanns Vorträge. Chirurg. Reihe 1886. Nr. 95.
PASQUALE: Die Streptokokken bei der tuberkulösen Infektion. Zentralbl. f. Bakteriol., Parasitenk. u. Infektionskrankh. Bd. 16, S. 114. 1894.
PASQUIN: Etude expérimentelle sur la pathogénése de la pneumonie chez le lapin. Arch. de méd. exper. Tom. 22, p. 804. 1910.
PASTEUR: Note sur une maladie nouvelle provoque par la salivè. Bull. de l'acad. de méd. 1881.
PASTOR: Eine Methode zur Gewinnung von Reinkulturen der Tuberkelbacillen aus dem Sputum. Zentralbl. f. Bakteriol., Parasitenk. u. Infektionskrankh. Bd. 11, S. 233. 1892.
PAUL: Über die Bedingungen des Eindringens der Bakterien der Inspirationsluft in die Lungen. Zeitschr. f. Hyg. u. Infektionskrankh. Bd. 40, S. 468. 1902.
PAULIAN: Die Eiweißreaktion im Sputum. Untersuchungen bei Keuchhusten. Revista Stintzelor med. 1911. Ref. Zentralbl. f. inn. Med. Bd. 53, S. 88. 1912.
PAULUS: Über Homogenisierung und Sedimentierung des Sputums durch Verdauung. Korresp.-Blatt f. Schweiz. Ärzte 1895. Nr. 8.
PAUNZ, MARK: Über die Verwendung der direkten Laryngoskopie und Tracheo-Bronchoskopie bei Kindern. Jahrb. f. Kinderheilk. Bd. 76, S. 131. 1912.
PAWLOW: Psychische Erregung der Speicheldrüsen. ASHER-SPIRO: Ergebn. d. Physiol. Bd. 3, I, S. 177. 1904.
PEACOCK: Fibrinöse Bronchitis. Transact. of the pathol. society. Vol. 24, p. 20. 1873. Zit. LEBERT: Dtsch. Arch. f. klin. Med. Bd. 6, S. 134. 1869.
PEEMÖLLER: Zur Behandlung der Lungengangrän mit besonderer Berücksichtigung der Salvarsantherapie. Dtsch. med. Wochenschr. 1922. Nr. 21, S. 690.
— Über Lungenstreptotrichosen. Beitr. z. Klin. d. Tuberkul. Bd. 50, S. 523. 1922 (Literatur).
PEL: Echinokokkus der Lungen unter dem klinischen Bilde der akuten Pleuropneumonie. Berlin. klin. Wochenschr. 1901. Nr. 34, S. 874.
— Zur Deutung der sog. Spiral- und Zentralfäden im Sputum. Zeitschr. f. klin. Med. Bd. 9, S. 29. 1885.
PENNEL: Ref. Zentralbl. f. inn. Med. Bd. 4, S. 495.
PENNETTA: Les cellules éosinophiles dans l'expectoration des asthmatiques. Policlinico 1911. Nr. 14, p. 421.
PERL und LIPPMANN: Experimenteller Beitrag zur Lehre von der Lungenblutung. Virchows Arch. f. pathol. Anat. u. Physiol. Bd. 51, S. 532. 1885.
PETERS: Untersuchungen des Auswurfs auf Tuberkelbacillen. Leipzig 1886.
— Zum Auswurf-Sedimentierungsverfahren mit Wasserstoffsuperoxyd nach SACHS-MÜKE. Münch. med. Wochenschr. 1907. Nr. 9, S. 418.
PETERSEN: Verstopfung der Trachea durch eine verkäste und gelöste Bronchialdrüse. Heilung nach Tracheotomie. Dtsch. med. Wochenschr. 1885. Nr. 10, S. 145.
— Jahresber. d. dänischen Nationalvereins z. Bekämpfung der Tuberkulose 1906. Zit. MUCH: Handbuch der Tuberkulose.
PETERSON: Pneumonoconiosis. Americ. med. news. 1885. Aug. 1. Ref. Virchow-Hirschs Jahresber. 1888, II, S. 164.
PETIT: Pneumokokken bei traumatischer Pneumonie. Gaz. hebd. 1886. Nr. 7.
PETRENZ: Erfahrungen über die sog. Steinbrecherkrankheit. Journ. d. prakt. Arzneikunde Bd. 14, S. 109. 1884.
PETROFF: Ein Beitrag zur Lehre von der Aktinomykose. Berlin. klin. Wochenschr. 1888. Nr. 27, S. 541.
PETRUSCHKY: Tuberkulose und Septikämie. Dtsch. med. Wochenschr. 1893. Nr. 14, S. 317.
— Demonstration von Präparaten und Kulturen von einem zweiten Falle von Streptothrichosis hominis. Verhandl. d. 16. dtsch. Kongr. f. inn. Med. 1898. S. 557.
— Krankheitserreger und Krankheitsbild. Zeitschr. f. Hyg. u. Infektionskrankh. Bd. 36, S. 151. 1901.
— Diphtheriebacillen. Gesundheit 1912. Nr. 1.
— und SCHEELE: Kulturen und Präparate einer menschenpathogenen Streptothrixart. Verhandl. d. 15. dtsch. Kongr. f. inn. Med. 1897. S. 550.
PETTERS: Chemie des bronchoblennorrhoischen Sputums. Prag. med. Wochenschr. 1864. Nr. 4. Ref. Schmidts Jahrb. Bd. 123, S. 277. 1864.
PETTERUTTI und FERRO: Veränderungen der Menge der Diastase im Speichel bei verschiedenen Krankheiten. Giorn. internat. delle science med. Vol. 14, p. 921. 1894. Ref. Malys Jahresber. Bd. 24, S. 329. 1894.
PEUSNER: Bakteriologische Untersuchung eines Falles von fibrinöser Laryngo-Tracheobronchitis diphtherischen Ursprungs. Wratsch 1893. Ref. Zentralbl. f. Bakteriol., Parasitenk. u. Infektionskrankh. Bd. 17, S. 260. 1895.
PEYER: Atlas der Mikroskopie am Krankenbett 1887.

PFANNENSTIEL: Über die Pseudomucine der cystischen Ovariengeschwülste. Arch. f. Gynäkol. Bd. 38, S. 467. 1890.
PFEIFFER, R.: Influenzabacillen. In FLÜGGE: Lehrbuch der Mikroorganismen. S. 344. 3. Aufl.
— Vorläufige Mitteilung über den Erreger der Influenza. Dtsch. med. Wochenschr. 1892. Nr. 2. u. 28.
— Die Ätiologie der Influenza. Zeitschr. f. Hyg. u. Infektionskrankh. Bd. 14.
— und BECK: Weitere Mitteilungen über den Erreger der Influenza. Dtsch. med.Wochenschrift 1892. Nr. 21, S. 465. Ibid. 1893. Nr. 34. 1895.
— ROB. und ROBITSCHEK: Ein neues Tuberkelbacillen-Anreicherungsverfahren mit Mastixemulsion. Zentralbl. f. Bakteriol., Parasitenk. u. Infektionskrankh., Abt. I, Orig. Bd. 87, S. 27. 1921.
— TH. und ADLER: Über die Bedeutung intracellulärer Lagerung von Tuberkelbacillen im Sputum. Zeitschr. f. Tuberkul. Bd. 12, S. 89. 1908.
PHILIP: On an improved method for the eletection of the tubercle bacillus in sputum. Edinburgh med. journ. 1886. Ref. Virchow-Hirschs Jahrb. Bd. 21, S. 111. 1886.
PHILIPPI: Ein Fall von croupöser Pneumonie und Sepsis, hervorgerufen durch den Pneumobacillus Friedländer. Münch. med. Wochenschr. 1902. Nr. 45, S. 1884.
PICHINI: Beitrag zur Kenntnis der fibrinösen Bronchitis. Riv. ital. di clin. med. Vol. 1, p. 105. 1884. Ref. Schmidts Jahrb. Bd. 224, S. 16. 1889.
PIÉRY et MANDOUL: Les variations morphologiques et numériques du bacille de Koch et la seméiologie de la tuberculose pulmonaire. Arch. gén. de méd. Tom. 81, p. 1173. 1905. Cpt. rend. des séances de la soc. de biol. 17 et 24 déc. 1905.
PILOT, DAVIS and SHAPIRO: Studies on fusiform bacilli and spirochetes. Americ. revue of tubercul. Vol. 8, p. 249. 1923. Ref. Kongreßzentralbl. Bd. 34, S. 432. 1924.
PIMIAZER: Beitrag zur Kasuistik der Fremdkörper in den Luftwegen. Wien. med. Blätter.
PINAULT: Considerations cliniques sur la Thoracocenthèse. Thèse de Paris 1859. 1888. Nr. 1. Ref. Virchow-Hirschs Jahresber. 1888, II, S. 228.
PINKUS: Über die Untersuchungsmethoden des Sputums in den ersten Perioden der Tuberkulose. Petersb. med. Wochenschr. 1904. Nr. 33, S. 351.
PISSAVY et MONCEAUX: La tirosine dans l'expectoration tuberculeuse. Bull. et mém. de la soc. méd. des hôp. de Paris Tom. 38, p. 376. 1922.
PIZENTI: Iworo a due casi di catarro tracheale emorragico. Zit. AVELLISS: Münch. med. Wochenschr. 1901. Nr. 34, S. 1351.
PIZNATTI-MORANO und BONARINI: Über die Toxizität des menschlichen Speichels. Journ. d'Hygiene 1909. Ref. Malys Jahresber. Bd. 31, S. 467. 1901.
PLANTA: Die exsudative Diathese und das hochalpine Gebirgsklima. Korresp.-Blatt f. Schweiz. Ärzte 1911. Nr. 13, S. 448.
PLAUT: Studien zur bakteriellen Diagnostik der Diphtherie und Anginen. Dtsch. med. Wochenschr. 1894. Nr. 49, S. 920.
— Die Bedeutung der fusospirillären Symbiose bei anderen Erkrankungen. Dtsch. med. Wochenschr. 1914. Nr. 3, S. 115.
— Lungengangrän und fusospirilläre Symbiose. Dtsch. med. Wochenschr. 1920. Nr. 50, S. 1384.
PLESCH und LIPPMANN: Experimentelle und klinische Untersuchungen über die Entstehung und Bedeutung der Exsudatlymphocyten. Dtsch. Arch. f. klin. Med. Bd. 118, S. 283. 1915.
— Über den Stoffwechsel bei Tuberkulose mit besonderer Berücksichtigung des Sputums. Zeitschr. f. exper. Pathol. u. Therapie. Bd. 3, S. 446. 1906.
PODACK: Zur Kenntnis der Aspergillusmykosen im menschlichen Respirationsapparat. Virchows Arch. f. pathol. Anat. u. Physiol. Bd. 139, S. 260. Hier ältere Literatur 1895.
POHLE und STREBINGER: Über die Wasserstoffionenkonzentration der menschlichen Mundflüssigkeit. Dtsch. Monatsschr. f. Zahnheilk. Bd. 40, S. 306. 1922.
POLLACI und CERAULO: Die Speichelreaktion bei der Diagnose des Mittelmeerfiebers. Gazz. sicil. di med. e chirurg. Vol. 7. 1908. Ref. Malys Jahresber. Bd. 38, S. 977. 1908.
POLLACK, K.: Über Knochenbildungen in der Lunge. Virchows Arch. f. pathol. Anat. u. Physiol. Bd. 165, S. 129. 1901.
POLLAK: Bronchiolithen. Verhandl. d. Ges. d. Ärzte in Wien. 4. März 1896. Ref. EPPINGER: LUBARSCH-OSTERTAG. Bd. 3, II, S. 74. 1896.
— Über den Farbstoff des pneumonischen Sputums. Wien. klin. Wochenschr. 1908. Nr. 27, S. 989.
POLUGORODNIK: Die Vorzüge der Pikrin- und der Antiforminmethode in der mikroskopischen Sputumuntersuchung. Beitr. z. Klin. d. Tuberkul. Bd. 18, S. 169. 1911.
POPOFF: Mycosis aspergillina bronchopneumonica. Warschau 1887. Baumgartens Jahresbericht. Bd. 3, S. 316. 1887.
— Über das Vorkommen der CURSCHMANNschen Spiralfäden im Sputum. Warschau 1885. Ref. Berlin. klin. Wochenschr. 1866. S. 634.

PORGES: Eine neue Methode der Färbung von Tuberkelbacillen. K. k. Ges. d. Ärzte Wien 23. Juni 1916. Ref. Münch. med. Wochenschr. 1916. Nr. 32, S. 1164.
PORT: Über die Beziehung zwischen Hämoptoe und Fibringerinnsel im Auswurf. Beitr. z. Klin. d. Tuberkul. Bd. 6, S. 319. 1906.
— Über diphtherieähnliche Bacillen im Auswurf. Berlin. klin. Wochenschr. 1918. Nr. 111, S. 262.
— Über Diphtheriebacillen im Auswurf. Münch. med. Wochenschr. 1921. Nr. 30, S. 949.
POSNER: Über Prostatakonkretionen. Zeitschr. f. klin. Med. Bd. 16, S. 144. 189.
POSPISCHILL: Streptokokkencroup der Trachea bei septischem Scharlach. Jahrb. f. Kinderheilk. Bd. 44, S. 231. 1897.
POSSELT: Zur vergleichenden Pathologie der Bronchitis fibrinosa und des Asthma bronchiale. Prag. med. Wochenschr. 1899. Nr. 14, S. 181.
POUCHET: Über eine zuckerartige Substanz aus den Lungen und dem Sputum der Phthisiker. Cpt. rend. des séances de la soc. de biol. Tom. 96. 1883. Ref. Malys Jahresber. Bd. 13, S. 402. 1882.
POULAILON: Pierres des poumons. Thèse de Paris 1891.
POWELL: Tödliche Blutung aus tuberkulöser Lunge bei einem 7jährigen Kind. Brit. med. journ. 1874. I, p. 711.
— and HARTLEY: On diseases of the lungs and pleurae. 5. Ed. London 1911.
PRAMBERGER: Fibringerinnsel. Zit. LENHARTZ in EBSTEIN-SCHWALBE: Die Erkrankungen der Trachea und der Bronchien.
PREDTATSCHENSKY: Über die Struktur und die diagnostische Bedeutung der CURSCHMANNschen Spiralen bei Asthma. Zeitschr. f. klin. Med. Bd. 59, S. 29. 1906.
PREOBRASCHENSKY: Über Fremdkörper in den Atmungswegen. Wien. Klinik. Bd. 19, S. 191. 1893.
PRESTING: Zur Unterscheidung der Streptokokken und Pneumokokken. Zentralbl. f. Bakteriol., Parasitenk. u. Infektionskrankh., Abt. I, Orig. Bd. 90, S. 424. 1923.
PREVOST: De l'expectoration albuminease consécutive à la thoracocenthèse. Gaz. méd. de Paris 1875. Nr. 20. Ref. Virchow-Hirschs Jahresber. 1875. II, S. 190.
PRIKRYL: Die eosinophilen Zellen im Sputum bei Bronchitis. Ref. Zentralbl. f. inn. Med. Bd. 34, S. 331. 1913.
PRIVEY: Eiweißgehalt des Sputums. Thèse de Lyon 1911.
PROCHASKA: Über Pneumokokkensepsis. Dtsch. med. Wochenschr. 1902. Nr. 211, S. 372.
PRONT: Philos. mag. and ann. Vol. 4, p. 122. Zit. FRERICHS.
PROROK: Zur Chemie des Sputums. Verhandl. d. dtsch. Kongr. f. inn. Med. Bd. 29, S. 688. 1912.
— Zur Chemie des Sputums Tuberkulöser. Münch. med. Wochenschr. 1909. Nr. 40, S. 2013.
PRUDDEN and NOTHRUP: Concurrent infection and the formation of cavitres in acute pulmonary tuberculosis. New York med. journ. a. med. record 1894. July 7. Ref. Virchow-Hirschs Jahresber. Bd. 30, S. 171. 1895.
— — Studies on the Etiologie of the pneumonia complicating diphtherica in children. Americ. journ. of the med. sciences 1889. p. 566.
PUCHELT: Über Bronchitis mit Bildung von Bronchialgerinnseln. Heidelberger med. Annal. Bd. 13, S. 479. 1848.
PUGLIESE: Das amylolytische Vermögen des gemischten Speichels bei verschiedenen pathologischen Zuständen und namentlich bei Magenkrankheiten. Riv. crit. di clinica medica 1910. p. 341. Ref. Malys Jahresber. Bd. 40, S. 316. 1910.
PULAY: Über Typhusbacillenbefunde im Sputum. Münch. med. Wochenschr. 1918. Nr. 52, S. 1456.
QUEISSER: Zur Ätiologie und pathologischen Anatomie der Kinderpneumonie. Jahrb. f. Kinderheilk. Bd. 30, S. 277. 1890.
QUENSEL: Untersuchungen über das Vorkommen von Bakterien in den Lungen und bronchialen Lymphdrüsen gesunder Tiere. Zeitschr. f. Hyg. u. Infektionskrankh. Bd. 40, S. 505. 1902.
QUEYRAT: Mikroorganismen bei der einfachen Tracheobronchitis. Cpt. rend. des séances de la soc. de biol. 1893. p. 211. Ref. Baumgartens Jahresber. Bd. 9, S. 22. 1893.
QUIRIN: Beitrag zur Kenntnis der Lungenphthise im Säuglingsalter. Münch. med. Wochenschrift 1902. Nr. 6, S. 223.
RABÉ: Les bronchites pseudo-membraneuses. Gaz. des hôp. civ. et milit. 1906. 30 juin.
RABINOWITSCH: Befund von säurefesten tuberkelbacillenähnlichen Bakterien bei Lungengangrän. Dtsch. med. Wochenschr. 1900. Nr. 16, S. 257.
— Die Geflügeltuberkulose und ihre Beziehungen zur Säugetiertuberkulose. Ibid. 1904. Nr. 46, S. 1675.
RACKEMANN: The relation of sputum bacteria to asthma. Journ. of immunol. Vol. 5, p. 373. 1920.

RAMDOHR: Zwei ätiologisch bemerkenswerte Fälle von Lungengangrän. Dtsch. med. Wochenschr. 1878. Nr. 7, S. 78.

RAU: Über das Auftreten von Typhusbacillen im Sputum und über einen typischen Fall von „Pneumotyphus“ ohne Darmerscheinungen. Zeitschr. f. Heilk. Bd. 25, S. 384. 1904.

— Vergleichende Untersuchungen über einige neuere Methoden des Nachweises von Tuberkelbacillen im Sputum. Hyg. Rundschau Bd. 19, S. 1333. 1909.

REGARD: Pneumokokken in Fibringerinnsel. Dissert. Genf 1887. Zit. STRAUSS.

REICHE: Über Bluthusten als Initialsymptom der Lungenschwindsucht. Zeitschr. f. Tuberkul. u. Heilstättenwesen Bd. 3, S. 222. 1902.

REINBACH: Zur Ätiologie der Lungengangrän. Zentralbl. f. allg. Pathol. u. pathol. Anat. Bd. 5, S. 649. 1894.

REIS, VAN DER: Die künstliche Ansiedelung von Bakterien in Mund- und Rachenhöhle. Münch. med. Wochenschr. 1921. Nr. 11, S. 325.

REMAK: Diagnostische und pathogenetische Untersuchungen. 75, S. 135. Berlin 1845.

REMLINGER: Méningite cérébro-spinale aseptique. Cpt. rend. des séances de la soc. de biol. Tom. 70, p. 358. 1911.

RENARD: Contributions à l'étude des bronchopneumonies infectieuses d'origine intestinale chez l'enfant. Thèse de Paris 1892.

RENK: Die Mengen des Auswurfs bei verschiedenen Erkrankungen der Respirationsorgane. Zeitschr. f. Biol. Bd. 11, S. 102. 1875.

RENON: Etude sur l'aspergillose chez les aurimaux et chez l'homme. Paris 1897. Dort auch Literatur.

RENZ: Ein Fall von Lungentuberkulose mit exzessivem Hämatoidinauswurf. Württemb. Korresp.-Blatt Bd. 34, S. 23. 1864.

REPAZI: Beitrag zum Studium der Anaerobier bei Lungengangrän. Cpt. rend. des séances de la soc. de biol. Tom. 68, p. 216. 1910. Ref. Baumgartens Jahresber. Bd. 26, S. 1135. 1910.

RÉTHI: Disseminierte Fibrininfiltration des Rachens infolge von Influenza. Wien. klin. Wochenschr. 1894. Nr. 48, S. 903.

REYEN: Zur Ätiologie und Pathogenese des Keuchhustens. Jahrb. f. Kinderheilk. Bd. 58, S. 605. 1903.

REYN: Über das Vorkommen von Diphtheriebacillen in den Lungen. Münch. med. Wochenschrift 1912. Nr. 44, S. 2383.

RIBBERT: Der Untergang pathogener Schimmelpilze im Körper. Bonn 1887.

— Über Fettembolie. Korresp.-Blatt f. Schweiz. Ärzte 1894. Nr. 15, S. 457.

— Zur Anatomie der Lungenentzündungen. Fortschr. d. Med. Bd. 12, S. 371. 1874.

RIBEIRO DA SILVA: Sur l'homogénéisation des crachats tuberculeux par la bite. Cpt. rend. des séances de la soc. de biol. Tom. 88, p. 315. 1923.

RICCIARDI: Influenzabacillen. Giorn. intern. de science med. Vol. 26. 1904. Zit. SCHELLER: In: KOLLE-WASSERMANN, Influenza. 2. Aufl. 1912.

RICHARDSON: Recent bacteriological studies in typhoid fever. Boston med. a. surg. journ. Vol. 138, p. 148. 1898. Ref. Schmidts Jahrb. Bd. 274, S. 25. 1902.

RIEBOLD: Über die Wechselbeziehungen zwischen dem Ovulationsvorgang inkl. der Menstruation und inneren Krankheiten. Münch. med. Wochenschr. 1907. Nr. 38, S. 1870.

— Der gegenwärtige Stand der Diphtheriefrage. Münch. med. Wochenschr. 1923. Nr. 38/39, S. 1204.

RIESELL: Untersuchungen über den N-Umsatz in einem Falle von Pneumonie. Dissert. Leipzig 1869.

RIEGEL: Die Krankheiten der Bronchien in v. ZIEMSSENS Handb. d. spez. Pathol. u. Therapie. Bd. 4, H. 1, S. 1875.

RIEHL: Makroskopische Asthmaspiralen. Münch. med. Wochenschr. 1906. Nr. 46, S. 2240.

RIEKE: Ein Fall von primärer Lungenaktinomykose mit tödlicher Blutung. Dissert. Kiel 1903.

RIEKHOFF: Asthma und Lungenödem. Dissert. München 1904.

RIES, J. und M.: Die spezifische Ausscheidung gewisser Arzneimittel durch die Luftwege. Korresp.-Blatt f. Schweiz. Ärzte 1919. Nr. 16, S. 543.

RITCHIE: The bacteriology of the bronchitis. Journ. of pathol. a. bacteriol. 1900. Ref. Zentralbl. f. inn. Med. Bd. 22, S. 653. 1901.

RITTER: Die Ätiologie des Keuchhustens. Berlin. klin. Wochenschr. 1892. Nr. 50, S. 1276.

RIVET: Bronchopneumonie hémoptoique à bacille de Friedländer. Arch. gén. de méd. 1906.

ROBERT: Sur once cas de bronchite sanglante (Castellani) à association fusospirillaire de Vincent. Cpt. rend. des séances de la soc. de biol. Tom. 85, p. 230. 1921.

ROBIN: Konkremente. Traité de chimie anatomique 1853. Zit. GILBERT.

RODELLA: Krebs der Speiseröhre mit Lungenbrand und eigenartiger bakteriologischer Befund derselben. Med. Klinik 1919. Nr. 44, S. 1115.
ROGER: Über den Einfluß von Hühnereiern auf das saccharifizierende Vermögen des Speichels. Cpt. rend. des séances de la soc. de biol. Tom. 64, p. 16. 1908.
— Über die Rolle der Phosphate bei der Saccharifizierung durch Speichel. Ibid. Tom. 65, p. 374. 1908.
— Wirksamkeit des erhitzten Speichels. Cpt. rend. des séances de la soc. de biol. Tom. 62, p. 833. 1907. Ref. Malys Jahresber. Bd. 37, S. 365. 1907.
— und SIMON: Über die gegenseitige Einwirkung von Speichel und Pankreassaft. Ibid. Tom. 62, p. 1070. 1907.
— und BINET: Neue Untersuchungen über Fettbindung und Fettabbau in der Lunge. Cpt. rend. des séances de la soc. de biol. Tom. 87, p. 24. 1922.
— et BORY: Les Oosporoses. Arch. de méd. exp. Tom. 21, p. 229. 1909. Ref. Zentralbl. f. Bakteriol., Parasitenk. u. Infektionskrankh. Bd. 45, S. 134. 1910.
— und LEVY-VALENSI: Die Albuminreaktion des Auswurfes. Presse méd. 1910. p. 289.
— — L'albumino-réaction dans la tuberculose pulmonaire. Presse méd. 1909. Nr. 60, p. 541. 1911. Nr. 40, p. 409. 1912. Nr. 32.
ROHDAN: Die Bedeutung der Kieselsäure im menschlichen Organismus und ihre Beziehungen zum Lungengewebe. Verhandl. d. 20. dtsch. Kongr. f. inn. Med. 1902. S. 448.
RÖHMANN: Biochemie. S. 643. Berlin 1910.
ROLLET: Über den Croup der Bronchien. Wien. med. Wochenschr. 1866. Nr. 20, S. 315.
RÖMER: Ein Beitrag zur Frage der Wachstumsgeschwindigkeit des Tuberkelbacillus. Zentralbl. f. Bakteriol., Parasitenk. u. Infektionskrankh., Abt. I, Orig. Bd. 27, S. 705. 1900.
ROEPKE: Der gegenwärtige Stand der Tuberkulosediagnostik. Dtsch. med. Wochenschr. 1911. Nr. 42, S. 1937.
RONZANI: Über das Verhalten des bactericiden Vermögens der Lungen gegenüber einigen Ursachen, die dasselbe zu indifferenzieren vermögen. Arch. f. Hyg. Bd. 63, S. 339. 1907.
ROSENBACH: Über einige Farbenreaktionen des Mundspeichels. Zentralbl. f. inn. Med. Bd. 12, S. 145. 1891.
ROSENBERG und ZIELASKOWSKI: Beitrag zum Vorkommen von Diphtheriebacillen in der Lunge und im pleuritischen Exsudat. Klin. Wochenschr. 1922. Nr. 23, S. 1149.
ROSENBLATT: Vergleichende Untersuchungen über die verschiedenen Methoden zum Nachweis der Tuberkelbacillen im Sputum. Hyg. Rundschau. Bd. 14, S. 670. 1904.
ROSEBLÜTH: Über die ARENAsche Methode zur Homogenisierung des Sputums zwecks Nachweises von Tuberkelbacillen. Wien. klin. Wochenschr. 1923. Nr. 6, S. 111.
ROSENFELD: Kalk und Kohlengehalt der Lungen bei Tuberkulose. Biochem. Zeitschr. Bd. 142, S. 239. 1923.
ROSENKRANZ, E.: Ist zur Anreicherung von tuberkulösem Sputum Antiformin nötig? Münch. med. Wochenschr. 1922. Nr. 12, S. 434.
ROSENOW: Blutkulturen bei löbärer Pneumonie. Med. news Vol. 83, p. 74. 1903. Ref. Baumgartens Jahresber. Bd. 19, S. 62. 1903.
ROSENSTEIN: Zur putriden Bronchitis. Berlin. klin. Wochenschr. 1867. Nr. 1, S. 5.
ROSENTHAL, M.: Untersuchungen und Beobachtungen über Einwirkung pulverförmiger Substanzen auf den menschlichen Organismus. Wien. Zeitschr. 1866. S. 197. Ref. Schmidts Jahrb. Bd. 132, S. 160. 1866.
— E.: Über die proteolytische Aktivität von Streptokokken-, Staphylokokken- und Colikulturen. Zentralbl. f. Bakteriol., Parasitenk. u. Infektionskrankh., Abt. I, Orig. Bd. 73, S. 406. 1914.
— G.: Die Formen der Lungengangrän. Paris méd. Tom. 13, p. 467. 1923.
— J.: Über Farbenreaktionen des Mundspeichels. Berlin. klin. Wochenschr. 1892. Nr. 15, S. 353.
— Recherches sur quelques cas de Bronchopneumonie aigué. Thèse de Paris 1900. Ref. Baumgartens Jahresber. Bd. 21, S. 1135. 1910.
ROSSBACH: Über die Behandlung des Hustens und Schleimauswurfs. Berlin. klin. Wochenschrift 1892. Nr. 19, S. 281 u. Nr. 20, 27,
ROTH: Kompendium der Gewerbekrankheiten. Berlin 1904.
ROTHE: Über die Verwendung verschiedener Zuckernährböden zur Differentialdiagnose der Gonokokken. Zentralbl. f. Bakteriol., Parasitenk. u. Infektionskrankh., Ab. I, Orig. Bd. 46, S. 645. 1908.
ROTHSCHILD: Der Einfluß der Jodmedikation auf die Sputumphagocytose der Tuberkelbacillen. Dtsch. med. Wochenschr. 1913. Nr. 9, S. 404.
ROULET: Recherches de l'albumine dans les expectorations des tuberculeux. Soc. de méd. de Lyon 24 mars 1910. Presse méd. 1910. Nr. 34.
ROUX und JERSIN: Beitrag zum Studium der Diphtherie. Ann. de l'inst. Pasteur 1890. Ref. Baumgartens Jahresber. Bd. 6, S. 332. 1890.

RUGE: Über die Zentralfäden in den CURSCHMANNschen Spiralen. Virchows Arch. f. pathol. Anat. u. Physiol. Bd. 136, S. 336. 1894.
— Über aktinomycesähnliche Gebilde in den Tonsillen. Zeitschr. f. klin. Med. Bd. 30, S. 529. 1896.
RUHEMANN: Die endemische Influenza in epidemiologischer, klinischer und bakteriologischer Beziehung. Wien. klin. Wochenschr. 1904.
— Zur epidemiologischen Bedeutung der Influenzabacillen. Berlin. klin. Wochenschr. 1907. Nr. 37, S. 1173.
RULLMANN: Münch. med. Wochenschr. 1898. S. 919.
— Über eine aus Sputum isolierte pathogene Streptothrix. Ibid. 1902. S. 925.
— und PERUTZ: Über eine aus Sputum isolierte pathogene Streptothrix. II. Mitteil. Münch. med. Wochenschr. 1899. S. 407.
RUPPEL: Zur Chemie der Tuberkelbacillen. Zeitschr. f. physiol. Chem. Bd. 26, S. 218. 1898.
RUPPERT: Experimentelle Untersuchungen über Kohlenstaubinhalation. Virchows Arch. f. pathol. Anat. u. Physiol. Bd. 72, S. 14. 1878.
RUSCA: Über die Methoden zur Unterscheidung des tuberkulösen Eiters von dem der gewöhnlichen pyogenen Bakterien. Gazz. med. ital. Vol. 62, p. 481. 1911. Ref. Malys Jahresber. Bd. 41, S. 611. 1911.
RUSSOW: Über eine neue Kontrastfärbung zur Darstellung intracellulärer Tuberkelbacillen im Auswurf. Münch. med. Wochenschr. 1909. Nr. 18, S. 920.
RÜTIMEYER: Zur diagnostischen Bedeutung der Tuberkelbacillen. Korresp.-Blatt f. Schweiz. Ärzte 1883. Nr. 16, S. 389.
— Ein Fall von primärer Lungenaktinomykose. Berlin. klin. Wochenschr. 1889. Nr. 3, S. 45.
SABOURIN: Les hémoptysies à moules bronchiques chez. les tuberculeux. Rev. de méd. 1910. p. 900. Ref. Zentralbl. f. inn. Med. 1911. S. 884.
SABRAZES et MATHIS: Cryoscopie des expectorations. Cpt. rend. des séances de la soc. de biol. Tom. 53, p. 644. 1901. Ref. Malys Jahresber. 1901. S. 837.
SACHS-MÜCKE: Ein Sedimentierungsverfahren des Auswurfs mit Wasserstoffsuperoxyd. Münch. med. Wochenschr. 1906. Nr. 34, S. 1660.
— — Kryoskopie der Expektorationen. Cpt. rend. des séances de la soc. de biol. Tom. 53, p. 644. 1901.
SACHS: Ein Beitrag zur Ätiologie der Pneumonie. Münch. med. Abhandl. 1. Reihe. 6. Heft. Zit. F. MÜLLER: Münch. med. Wochenschr. 1897. Nr. 49, S. 1384.
SACQUÉPÉE: Les types de pneumocoques dans les complications pulmonaires de la grippe. Cpt. rend. des séances de la soc. de biol. Tom. 85, p. 770. 1921.
SÄNGER: Über die Fibringerinnsel und CURSCHMANNschen Spiralen im Sputum der Pneumoniker. Festschr. f. d. Eppendorfer Krankenhaus 1889. S. 160.
— Zur Ätiologie der Staubinhalationskrankheiten. Ref. Münch. med. Wochenschr. 1901. Nr. 10, S. 409. Zit. Virchows Arch. f. pathol. Anat. u. Physiol. Bd. 164, S. 367. 1901.
SALISBURY: Über Wechselfieber. Americ. journ. of the med. sciences N. F. Vol. 51. 1866. Ref. Schmidts Jahrb. Bd. 131, S. 183. 1866.
SALKOWSKI: Untersuchungen über die Ausscheidung der Alkalisalze. Virchows Arch. f. pathol. Anat. u. Physiol. Bd. 53, S. 209. 1871.
— Kenntnis des pathologischen Speichels. Virchows Arch. f. pathol. Anat. u. Physiol. Bd. 109, S. 358. 1887.
— Auswurf bei Gichtikern. Virchows Arch. f. pathol. Anat. u. Physiol. Bd. 54, S. 344. 1902.
— Über die diagnostische Bedeutung der rostfarbenen Sputa. Gaz. lekarska 1883. Nr. 49. Ref. Virchow-Hirschs Jahresber. 1883. I, S. 253.
SALMONI: Differentialdiagnose zwischen tuberkulösen und andersartigen Auswürfen mittels des MILLONschen Reagens. Gazz. osp. 1909. Nr. 128. Ref. Malys Jahresber. Bd. 39, S. 817. 1909.
SALOMON: Ein Fall von aufsteigendem Croup. Dtsch. Klinik 1864. Nr. 31, S. 299.
— H.: Über das Vorkommen von Glykogen im Eiter. Dtsch. med. Wochenschr. 1899. Nr. 19, S. 297.
— Weitere Mitteilungen über Spirochätenbacillenangina. Ibid. 1901. Nr. 34.
SAMMARTINO: Über die Chemie der Lunge. Biochem. Zeitschr. Bd. 124, S. 234. 1921.
SANDER: Über Fremdkörper in den Luftwegen. Dtsch. Arch. f. klin. Med. Bd. 16, S. 330. 1875. Hier ältere Literatur.
SANDERS: Kohleteilchen im Sputum. Edinburgh med. journ. Vol. 9, p. 274. 1864. Ref. Schmidts Jahrb. Bd. 124, S. 150. 1864.
— Chemische Untersuchung der Krystalle. Virchows Arch. f. pathol. Anat. u. Physiol. Bd. 54, S. 344. 1872.
SANFELICE: Über die pathogene Wirkung der in die Trachea geimpften Blastomyceten. Zentralbl. f. Bakteriol., Parasitenk. u. Infektionskrankh., Abt. I, Orig. Bd. 41, S. 61. 1906.

SARTORY et FLAMENT: Etude morphologique et biologique d'un aspergillus. Cpt. rend. des séances de la soc. de biol. Tom. 83, p. 1114. 1920.
— et MOINSON: Sur un cas de moniliase bronchique. Cpt. rend. hebdom. des séances de l'acad. des sciences. Tom. 174, p. 77. 1922.
— PICHAUD et RUDEON: Angine chronique due a un Oospora et a une lavure. Cpt. rend. des séances de la soc. de biol. Tome 89, p. 43. 1923.
SARVONAT: Kalkgehalt des Auswurfs Tuberkulöser. Proviane med. 31. Dec. 1910. Ref. Malys Jahresber. Bd. 42, S. 640. 1912.
SATA: Über die Bedeutung der Mischinfektion bei Lungenschwindsucht. 3. Suppl. zu Beitr. z. pathol. Anat. u. z. allg. Pathol. 1899.
SAX: Zur Kasuistik der Bronchitis crouposa. Wien. med. Presse 1886. Nr. 1, 12, S. 8. Ref. Zentralbl. f. inn. Med. Bd. 7, S. 614. 1886.
SAXER: Experimentelle Untersuchungen über Aspergillusmykosen. Verhandl. d. dtsch. pathol. Ges. Bd. 1, S. 149. 1899.
— Pneumonomycosis aspergillina. Jena 1900.
SCHABAD: Mischinfektion bei Lungentuberkulose. Zeitschr. f. klin. Med. Bd. 33, S. 476. 1897.
— Die klinische Bakteriologie der Diphtherie. Jahrb. f. Kinderheilk. Bd. 54, S. 381. 1901.
SCHÄDEL: Eine einfache Tuberkelbacillenfärbung. Münch. med. Wochenschr. 1920. Nr. 14, S. 693.
SCHAFFNER: Kalkkrystalle. Zeitschr. f. rat. Med. Bd. 5, S. 411. 1846.
SCHECH: Über Lungensyphilis. Ärztl. Intelligenzbl. 1881. Nr. 43, S. 463.
SCHEDL und PETRUSCHKY: Kulturen und Präparate einer menschen-pathogenen Streptothrixart. Verhandl. d. 15. dtsch. Kongr. f. inn. Med. 1897. S. 550.
SCHELLER: Über die Verbreitung der Influenzabacillen. Zentralbl. f. Bakteriol., Parasitenk. u. Infektionskrankh. Bd. 50, S. 503. 1909.
— Kritische Studien zur Frage der hämoglobinophilen Bakterien. Dtsch. med. Wochenschr. 1912. Nr. 39, S. 1825.
— Influenzabacillus. In: Kolle-Wassermanns Handb. Bd. 5. 2. Aufl. 1913.
— Zur Influenzafrage. Berlin. klin. Wochenschr. 1921. Nr. 22, S. 575 und 1042.
— Zur Diagnose der Angina und Stomatitis ulcerosa. Berlin. klin. Wochenschr. 1921. Nr. 35, S. 1042.
SCHEPEGRELL: Case of recurrent head achere lieved by the discharge of a fluid from cranial avity. Journ. of the Americ. med. assoc. Vol. 30. 1898.
SCHERER: Ein Fall von regelmäßig wiederkehrenden prämenstruellen Lungenblutungen. Beitr. z. Klin. d. Tuberkul. Bd. 6, S. 287. 1906.
— Lungenstein. Zit. GILBERT: Dissert. Heidelberg 1897.
SCHESTOPOL: Über die Durchlässigkeit der Froschlunge für gelöste und körnige Farbstoffe. Virchows Arch. f. pathol. Anat. u. Physiol. Bd. 95, S. 199. 1879.
SCHEUBE: Die Krankheiten der warmen Länder. Jena 1903.
v. SCHEVEN: Nachweis spärlicher Tuberkelbacillen im Sputum. Dtsch. med. Wochenschr. 1909. Nr. 37, S. 1617.
SCHIRWINDT: Beitrag zur Kenntnis des phthisischen Sputums und zur Frage nach der Kombination von Tuberkulose und Bronchiektasie. Dissert. Basel 1909.
SCHITTENHELM: Über Bronchitis fibrinosa mit besonderer Berücksichtigung der pathologischen Verhältnisse der Lunge. Dtsch. Arch. f. klin. Med. Bd. 67, S. 376. 1900.
SCHLAGENHAUFER: Über Knochenbildung in den Lungen. Zentralbl. f. Pathol. u. pathol. Anat. Bd. 29, S. 470. 1918.
SCHLECHT und SCHWENKER: Über lokale Eosinophilie in den Bronchien. Arch. f. exp. Pathlol. u. Pharmakol. Bd. 68, S. 163. 1912.
— — Über den Einfluß sympathiko- und autonomotroper Substanzen auf die eosinophilen Zellen. Zeitschr. f. klin. Med. Bd. 76, S. 77. 1912.
SCHLEGEL: Aktinomykose. In: Kolle-Wassermanns Handb. Bd. 5, S. 301. 1913. 2. Aufl.
SCHLESINGER: Zur Kenntnis der diastatischen Wirkung des menschlichen Speichels. Virchows Arch. f. pathol. Anat. u. Physiol. Bd. 125, S. 146. 1891.
— Zur Kenntnis der Gallenblasen-Bronchusfisteln infolge von Cholelithiasis. Mitt. a. d. Grenzgeb. d. Med. u. Chirurg. Bd. 16, S. 240. 1906.
SCHLIPPE: Über periodisch auftretende Hämoptoe. Beitr. z. Klin. d. Tuberkul. Bd. 8, S. 277. 1907.
SCHMEY: Über die Frühdiagnose der Lungentuberkulose. Tuberculosis. Vol. 10, p. 457. 1911.
SCHMIDT, A.: Zur Kenntnis des Asthma bronchiale. Zentralbl. f. klin. Med. 1891. Nr. 25, S. 472.
— Beitrag zur Kenntnis des Sputums, insbesondere des asthmatischen und zur Pathologie des Asthma bronchiale. Zeitschr. f. klin. Med. Bd. 20, S. 476. 1892.
— Über die Benutzung verschiedener Sputa als Nährböden und das Wachstum der Pneumokokken auf denselben. Zentralbl. f. klin. Med. Bd. 14, S. 625. 1893.

Schmidt, A.: Über Farbenreaktionen des Sputums. Berlin. klin. Wochenschr. 1893. Nr. 10, S. 225. Berlin. physiol. Ges. 5. Mai 1893.
— Über Herkunft und chemische Natur der Myelinformen des Sputums. Berlin. klin. Wochenschr. 1898. Nr. 4, S. 73.
— Über die Perforation anthrakotisch erweichter Bronchialdrüsen in den Bronchialbaum und ihre klinische Diagnose. Dtsch. Arch. f. klin. Med. Bd. 90, S. 142. 1907.
— Chronische diphtherische Infektion der Lungen. Münch. med. Wochenschr. 1913. Nr. 1, S. 20.
— R.: Über ein eigenartiges serodiagnostisches Phänomen (amorphe Agglutination) in Friedländers Rekonvaleszentenserum. Wien. klin. Wochenschr. 1903. Nr. 30, S. 873.
— Über einen Fall von Bronchitis fibrinosa chronica mit besonderer Rücksichtnahme auf das mikroskopische Sputumbild. Zentralbl. f. allg. Pathol. u. pathol. Anat. Bd. 10, S. 425. 1899.
— M. B.: Über die Lokalisation des Soorpilzes in den Luftwegen und sein Eindringen in das Bindegewebe der Oesophagusschleimhaut. Beitr. z. pathol. Anat. u. z. allg. Pathol. Bd. 8, S. 173. 1890.
— Über die Verwandtschaft der hämatogenen und autochthonen Pigmente und deren Stellung zum sog. Hämosiderin. Virchows Arch. f. pathol. Anat. u. Physiol. Bd. 115, S. 397. 1889.
— und Aschoff: Pyelonephritis. Jena 1893.
Schmidt-Strasburger: Die Faeces des Menschen. 3. Aufl. Berlin 1910. S. 1886.
Schmidtmann: Über eine ungewöhnliche Ursache eines Blutsturzes. Zentralbl. f. allg. Pathol. u. pathol. Anat. Bd. 29, S. 201. 1918.
Schmolka: Ein Fall von Speichelstein im Ductus Whartonianus. — Zur Kasuistik der Fremdkörperverschluckung. Prag. med. Wochenschr. 1891. Nr. 52, S. 606.
Schmorl: Über die Beziehungen anthrakotischer bronchialer Lymphknoten zur Bronchialerkrankung und über die Bronchitis defoımans. Münch. med. Wochenschr. 1925. Nr. 19. S. 757.
Schneider: Bronchitis plastica. Jahrb. f. Kinderheilk. Bd. 75, S. 34. 1911.
— Vergleichende Untersuchungen mit den neueren Verfahren zum Nachweis von Tuberkelbacillen im Sputum. Zeitschr. f. Tuberkul. Bd. 18, S. 320. 1912.
— E. C.: Über Veränderungen des Gehaltes an Rhodankalium im menschlichen Speichel. Americ. journ. of physiol. Vol. 5, p. 274. 1901. Ref. Malys Jahresber. Bd. 31, S. 466. 1901.
Schnitzler: Über Lungensyphilis und ihr Verhältnis zur Lungenschwindsucht. Wien. med. Presse 1879. Nr. 11.
Schödel: Diphtheriebacillen in der Nase des Neugeborenen und älteren Säuglings. Jahrb. f. Kinderheilk. Bd. 96, S. 273. 1921.
Schönbrod: Über den gegenwärtigen Stand der Beurteilung der eosinophilen Zellen im Blute und Sputum. Dissert. München 1895.
Schottelius: Experimentelle Untersuchungen über die Wirkung inhalierter Substanzen. Virchows Arch. f. pathol. Anat. u. Physiol. Bd. 73, S. 524. 1878.
Schottmüller: Über Lungenmilzbrand. Münch. med. Wochenschr. 1898. Nr. 39, S. 1231.
— Die Artuntersuchung der für den Menschen pathogenen Streptokokken durch Blutagar. Münch. med. Wochenschr. 1903. Nr. 21, S. 849.
— Über die klinische Bedeutung der nicht nach Ziehl, sondern nach Gram färbbaren Wuchsform des Tuberkulosevirus. Münch. med. Wochenschr. 1908. Nr. 49, S. 2564.
Schridde: Über die Wanderungsfähigkeit der Plasmazellen. Verhandl. d. dtsch. pathol. Ges. 10. Tagung. Stuttgart 1906. S. 110.
Schröder: Über Lungensyphilis. Münch. med. Wochenschr. 1919. Nr. 49, S. 1401.
— Über das Vorkommen von Perlsuchtbacillen im Sputum der Phthisiker und ihre Bedeutung für die Therapie der chronischen Lungentuberkulose. Beitr. z. Klin. d. Tuberkul. Bd. 11, S. 219. 1908.
— Über die Beziehungen der Bronchitis fibrinosa oder mucinosa plastica und des Asthmas zur chronischen Lungentuberkulose. Brauers Beiträge. Bd. 46, S. 125. 1921.
— und Mennes: Über die Mischinfektion bei der chronischen Lungentuberkulose. Bonn 1898.
v. Schroetter, H.: Zur Präzisionsdiagnose der Lungentumoren. Zeitschr. f. klin. Med. Bd. 62, S. 508. 1907.
v. Schrötter und Weinberger: Zur Kenntnis der Colibacillose der Respirationsorgane. Wien. klin. Wochenschr. 1908. Nr. 14, S. 505.
Schubert: Zur Kasuistik der Aspergillusmykosen. Dtsch. Arch. f. klin. Med. Bd. 36, S. 162. 1885. Hier ältere Literatur.
Schütz: Über Tonsillensteine. Caspers Wochenschr. 1838. Nr. 45.
— Eindringen von Pilzsporen in die Atmungswege und die dadurch bedingten Erkrankungen der Lungen. Mitt. a. d. Reichs-Gesundheitsamte. Bd. 2, S. 208. 1884.

SCHÜTZ: Über akutes Lungenödem nach Thorakocentese. Prag. med. Wochenschr. 1884. Nr. 26, S. 254.
— Zur Frage der Mischinfektion bei Lungentuberkulose (Di- und Di-ähnliche Bacillen in tuberkulösen Lungen). Berlin. klin. Wochenschr. 1898. Nr. 14, S. 297.
SCHULD: Die Sputumuntersuchung auf Tuberkelbacillen. Nederlandsch tijdschr. v. geneesk. 1912. II, S. 1046. Ref. Malys Jahresber. Bd. 42, S. 695. 1912.
SCHULTE: Methodik und Technik der neueren Verfahren zum Nachweis von Tuberkelbacillen im Sputum mit besonderer Berücksichtigung des UHLENHUTHschen Antiforminverfahrens. Med. Klinik 1910. Nr. 5, S. 172.
SCHULTE-TIGGES: Zur Tuberkelbacillenfärbung. Dtsch. med. Wochenschr. 1920. Nr. 44, S. 1225.
SCHULTZE: Über das Vorkommen reichlicher Mengen von Hämatoidinkrystallen in den Sputis. Virchows Arch. f. pathol. Anat. u. Physiol. Bd. 61, S. 130. 1874.
— W. H.: Über das Vorkommen von Myelin im normalen und kranken Organismus. LUBARSCH-OSTERTAG. Bd. 13, 2, S. 253. 1909.
SCHULZ: Über die granuläre Form des Tuberkulosevirus im Auswurf. Dtsch. med. Wochenschrift 1909. Nr. 36, S. 1569.
SCHWARZ: Über den Phosphorsäure-Stoffwechsel bei der Pneumonie. Wien. med. Blätter 1895. Nr. 49, S. 771.
— Zur Pathologie der fibrinösen Bronchitis. Wien. med. Wochenschr. 1908. Nr. 21.
— E.: Die Lehre von der allgemeinen und örtlichen Eosinophilie. LUBARSCH-OSTERTAG. Bd. 17, S. 137. 1914. Hier die gesamte diesbezügliche Literatur.
SCHWARTZKOPFF: Ein Fall von Bronchitis fibrinosa chronica mit nachweisbarer Lokalisation und überwiegend aus Schleim bestehenden Bronchialausgüssen. Münch. med. Wochenschr. 1904. Nr. 8, S. 343.
DE SCHWEINITZ et DORSET: The mineral constituends of the tubercle bacilli. Zentralbl. f. Bakteriol., Parasitenk. u. Infektionskrankh. Bd. 23, S. 993. 1898.
SCIALLERO E MARZAGALLI: Sul valore diagnostico della presensa di granuli acido resistenti nell' espettorato. Estratto da Bolletino della R. Academia Medica di Genova. Zit. COHN: Beitr. z. Klin. d. Tuberkul. 31. Jan. 1914. Ann. dell' istit. Maragliano 1904.
SCRIBA: Über seröse Expektoration nach Thorakocentese. Dtsch. Arch. f. klin. Med. Bd. 36, S. 328. 1885.
SEDLMEYR: Untersuchung des tuberkulösen Sputums. Zeitschr. f. Tuberkul. Beih. 11. 1923.
SÉE, GERMAIN: Diagnostic du cancer pulmonaire. L'union méd. 1881. Nr. 11. Ref. Zentralbl. f. inn. Med. Bd. 2, S. 28. 1882.
— Maladies du poulmon. Deutsche Ausgabe. Berlin 1886.
SEEMANN: Die Brauchbarkeit des Antiformins zum Nachweis von Tuberkelbacillen. Berlin. klin. Wochenschr. 1909. Nr. 14, S. 628.
— Über die reduzierenden Substanzen, welche sich aus Hühnereiweiß abspalten lassen. Arch. f. Verdauungskrankh. Bd. 4, S. 275. 1898.
SEIFERT: Über Rhinitis fibrinosa. Verhandl. d. dtsch. Kongr. f. inn. Med. Bd. 8, S. 414. 1889.
SEIFFERT: Über den BORDETschen Keuchhustenbacillus. Münch. med. Wochenschr. 1909. Nr. 3, S. 131.
SEITZ: Colidiphtherie. Korresp.-Blatt f. Schweiz. Ärzte 1901. Nr. 7, S. 209.
— Die Alveolarpyorrhöe. Med. Klinik 1919. Nr. 50, S. 1283.
— Die Differenzierung der Streptokokken der Mundhöhle. Zentralbl. f. Bakteriol., Parasitenk. u. Infektionskrankh., Abt. I, Orig. Bd. 89, S. 135. 1922.
SELTER: Über Druckgeschwüre in Rachen und Bronchus, hervorgerufen durch Aneurysmen. Virchows Archiv f. pathol. Anatomie und Physiologie. Bd. 133, S, 51. 1893.
SELTMANN: Die Anthrakosis der Lungen bei den Kohlenbergarbeitern. Dtsch. Arch. f. klin. Med. Bd. 2, S. 300. 1866.
SENATOR: Ein Fall von Lungenabsceß mit allgemeinem Hautemphysem. Virchows Archiv f. pathol. Anat. u. Physiol. Bd. 54, S. 278. 1872.
SENDLER: Alveolarepithelien. Berlin. med. Ges. 9. Febr. 1881. Berlin. klin. Wochenschr. 1881. Nr. 25.
— Fall von Leber-Bronchialfistelbildung. Dissert. Jena 1910.
SERKOWSKI: Americ. Revue of bacteriol. Vol. 8, p. 85. 1923. Ref. Bull. Inst. Pasteur. 1924. p. 969.
SETH, EVANS: Über in Lungenkavernen vorkommende Mikroorganismen. Virchows Arch. f. pathol. Anat. u. Physiol. Bd. 115, S. 185. 1889.
VAN SETTEN: De saliva ciusque vi et utilitate. Gröningen 1847.
SHIGA: Zur Frage der Ätiologie der Ozaena. Zentralbl. f. Bakteriol., Parasitenk. u. Infektionskrankh., Abt. I, Orig. Bd. 88, S. 521. 1922.
SICARD: Über den Ozaenabacillus. Cpt. rend. des séances de la soc. de biol. Tom. 51, p. 813. 1899.

SICARD und DOPTER: Cytologie der Parotisflüssigkeit im Verlaufe der infektiösen Parotis. Cpt. rend. des séances de la soc. de biol. Tom. 58, p. 317. 1906. Ref. Malys Jahresber. Bd. 36, S. 789. 1906.

SIEBER: Die Fettspaltung durch Lungengewebe. Zeitschr. f. physiol. Chem. Bd. 55, S. 176. 1908.

SIEGEL: Das Asthma. Jena 1913.

SIEGERT: Untersuchungen über die Corpora amylacea sive amyloidea. Virchows Arch. f. pathol. Anat. u. Physiol. Bd. 129, S. 513. 1892.

SILFVAST: Die Wirkung der Streptokokken und ihrer Toxine auf die Lungen. Beitr. z. pathol. Anat. u. z. allg. Pathol. Bd. 25, S. 120. 1899.

SIMON: Handbuch der medizinischen Chemie 1842. S. 11, 311.

— Zucker im Auswurf. Med. Chemie. Bd. 1, S. 365. 1892. Zit. BIERMER.

— Die diastatische Wirksamkeit des gemischten Speichels beim normalen und kranken Menschen. Journ. de physiol. et de pathol. gén. Tom. 9, p. 261. 1907. Ref. Malys Jahresber. Bd. 37, S. 366. 1907.

— O.: Untersuchungen über die Lösungsvorgänge bei der croupösen Pneumonie. Dtsch. Arch. f. klin. Med. Bd. 70, S. 604. 1901.

SIMMONDS: Bakteriologische Befunde bei Influenza. Ärztl. Verein Hamburg 7. Jan. 1919. Ref. Dtsch. med. Wochenschr. 1919. Nr. 14, S. 390.

SINGER: Diphtheriebacillen im Auswurf. Med. Klinik. 1921. Nr. 47, S. 1416.

SINIGAR: The variability in virulence of the pneumococcus. Lancet 1903. I, p. 169.

SITTMANN: Spirillenbefund im Liquor und Auswurf bei Encephalitis lethargica. Münch. med. Wochenschr. 1920. Nr. 16, S. 447.

SKAJAA: Über Influenza und Influenzapneumonie. Med. rev. Beilageh. Mai 1921. Ref. Zentralbl. f. d. ges. inn. Med. Bd. 19, S. 431. 1921.

SKLAREK: Ein Fall von Bronchitis crouposa. Dtsch. Klinik. 1865. S. 310.

SLAVIANSKY: Experimentelle Beiträge zur Pneumokoniosislehre. Virchows Arch. f. pathol. Anat. u. Physiol. Bd. 48, S. 326. 1875.

— Über die pflanzlichen Parasiten der Lunge. Ref. Virchow-Hirschs Jahresber. 1867. I, S. 307.

SLAVYK: Zit. HEUBNER: Über den Meningokokkus. Dtsch. med. Wochenschr. 1897. Nr. 16. V.-Beil. S. 109.

SMITH: A case of lobular pneumonia due to the Bacillus mucosus capsulatus. Journ. of the Boston soc. of med. sc. 1898. p. 174. Ref. Baumgartens Jahresber. 1898. S. 82.

— LEWIS: Case of hepato-broncho-biliary fistula due to impactet gall stones. Brit. med. journ. 1903. I, p. 313.

SMOLIZANSKI: Eiweißgehalt des Sputums. Thèse de Paris 1911.

SMYLY: Spulwurm im Kehlkopf. Dublin. journ. Vol. 41, p. 284. 1866. Ref. Schmidts Jahrb. Bd. 134, S. 48. 1867.

SNEL: Der Untergang von Milzbrandpapillen in der normalen Lunge. Zeitschr. f. Hyg. u. Infektionskrankh. Bd. 40, S. 103. 1902.

SNESS: Über die differentialdiagnostischen Färbemethoden der Perlsuchtbacillen nach SPENGLER. Wien. klin. Wochenschr. 1907. Nr. 34.

SOBERNHEIM: Milzbrand. In: Kolle-Wassermanns Handb. 1912. 2. Aufl.

SOKOLOWSKI: Über die idiopathische fibrinöse Bronchitis. Dtsch. Arch. f. klin. Med. Bd. 56, S. 470. 1876.

— Über die Infektiosität der Lungenschwindsucht. Gaz. lekarska 1883. Nr. 49. Ref. Virchow-Hirschs Jahresber. 1883.

— Klinik der Brustkrankheiten. 1906.

— und GREIFF: Über das Vorkommen von elastischen Fasern im Auswurf der Lungenschwindsüchtigen. Dtsch. med. Wochenschr. 1878. Nr. 6, S. 66.

SOLTMANN: Zur Lehre von der Pathogenität des Bacillus pyocyaneus. Dtsch. Arch. f. klin. Med. Bd. 73, S. 650. 1902.

SOMMERBRODT: Ein Fall von Rotzkrankheit beim Menschen. Virchows Arch. f. pathol. Anat. u. Physiol. Bd. 21, S. 463. 1864.

— Über Genese und Bedeutung der sog. Herzfehlerzellen. Berlin. klin. Wochenschr. 1889. Nr. 47, S. 1025.

— Hat das in die Luftwege ergossene Blut ätiologische Bedeutung für die Lungenschwindsucht? Virchows Arch. f. pathol. Anat. u. Physiol. Bd. 55, S. 165. 1872.

SORGO: Zum Nachweis der Tuberkelbacillen im Sputum. Wien. klin. Wochenschr. 1903. Nr. 32, S. 1447.

— Über die Mischinfektion bei Lungentuberkulose. Zeitschr. f. klin. Med. Bd. 61, S. 250. 1907.

SOTNIDSCHEWSKY: Über die Zusammensetzung des Lungengewebes bei croupöser Pneumonie. Zeitschr. f. physiol. Chem. Bd. 4, S. 217. 1880.

SPAET: Über epidemische Lungenentzündungen. Münch. med. Wochenschr. 1903. Nr. 39, S. 1670.

SPEHL: Homogénisation des crachats par l'eau de chaux. Cpt. rend. des séances de la soc. de biol. Tom. 81, p. 250. 1918.

SPENGLER: Über Lungentuberkulose und bei ihr vorkommende Mischinfektionen. Zeitschr. f. Hyg. u. Infektionskrankh. Bd. 18, S. 343. 1894.

— Pankreatinverdauung des Sputums zum Sedimentieren der Tuberkelbacillen. Dtsch. med. Wochenschr. 1895. Nr. 15, S. 244.

— Zur Diagnose geschlossener Lungentuberkulose, der Sekundärinfektion, tuberkulöser und syphilitischer Phthise. Davos 1900.

— Zur Diagnose und Prognose der Misch- und Begleitinfektion bei Lungentuberkulose. Zentralbl. f. Bakteriol., Parasitenk. u. Infektionskrankh. Bd. 30, S. 765. 1901.

— Über das KOCHsche TR und Tuberkelbacillensplitter. Wien. med. Wochenschr. 1902. Nr. 14, S. 658.

— Tuberkelbacillenzüchtung aus Bakteriengemischen und Formaldehydinfektion. Zeitschr. f. Hyg. u. Infektionskrankh. Bd. 42, S. 91. 1903.

— Über Splittersputa Tuberkulöser. Ibid. Bd. 49, S. 541. 1904.

— Zur Formaldehydabtötung und -züchtung der Tuberkel und anderer säurefester Bacillen. Ibid. Bd. 51, S. 335. 1905.

— Artverschiedenheit menschlicher und tierischer Tuberkelbacillen. Zeitschr. f. exper. Pathol. u. Therapie Bd. 6, S. 748. 1909.

— Arbeiten über gesammelte Tuberkulose und Syphilis. Davos 1911.

SPIEGEL: Differentialdiagnose von Lepra- und Tuberkelbacillen. Monatsh. f. prakt. Derm. Bd. 23, S. 221. 1896.

SPINAK: Über das Verhalten der Leukocyten im Blut und Sputum bei akuten Zuständen. Dissert. Leipzig 1908.

SPOLPERINI: Über die Resistenz der Diplokokken im pneumonischen Sputum. Ann. d'ig. sperim. Vol. 1. 1899. Ref. Münch. med. Wochenschr. 1899. Nr. 22, S. 740.

SPRONCK: Über die vermeintlichen schwachvirulenten Diphtheriebacillen. Dtsch. med. Wochenschr. 1896. Nr. 36. S. 571.

STADE: Jahresbericht über die Ergebnisse der Untersuchungsfähigkeit des hygienisch-bakteriologischen Instituts der Stadt Dortmund auf dem Gebiete der ansteckenden Krankheiten für das Jahr 1907 (1. Jan. bis 31. Dez 1907). Hyg. Rundschau Bd. 18, S. 519. 1908.

STADELMANN: Untersuchungen über den Fermentgehalt der Sputa. Zeitschr. f. klin. Med. Bd. 16, S. 128. 1889.

— Beiträge zur Chemie des Sputums. Dtsch. Arch. f. klin. Med. Bd. 75, S. 585. 1903.

v. STARCK: Zur Kasuistik der Bronchitis fibrinosa. Berlin. klin. Wochenschr. 1886. Nr. 14, S. 221.

STARKOW: Dissert. Petersburg. Zit. A. SCHMIDT.

STÄUBLI: Über Eosinophilie. Volkmanns Samml. klin. Vortr. N. F. Inn. Med. Nr. 169.

— Experimentelle Untersuchungen über die Ausscheidung der Typhusagglutinine. Zentralbl. f. Bakteriol., Parasitenk. u. Infektionskrankh. Bd. 33, S. 375. 1903.

STEICH und PIETSCH: Über eine für den praktischen Arzt verwendbare Anreicherungsmethode der KOCHschen Bacillen im Sputum. Med. Klinik 1922. Nr. 39, S. 1256.

STEINER, G.: Neuere Forschungsergebnisse über die Lebensgeschichte der Ascaris lumbricoides und ihre medizinische Bedeutung, namentlich als Ursache von Pneumonie. Schweizer med. Wochenschr. 1920. Nr. 17, S. 334.

STEINFIELD: A study of the yests found in the sputum of patients with asthma and chronic bronchitis. Journ. of laborat. a. clin. med. Vol. 8, p. 744. 1923.

— Bronchomycosis associated with certain types of bronchial asthma. Journ. of the Americ. med. assoc. Vol. 82, p. 83. 1924.

STEMMLER: Tetanus im Anschluß an eine Angina follicularis. Zit. STICKER: Die Erkältung. Berlin 1915. S. 296.

STERLING: Ein Beitrag zum Nachweis des Tuberkelbacillus im Sputum. Zentralbl. f. Bakteriol., Parasitenk. u. Infektionskrankh. Bd. 17, S. 874. 1895.

STERN: Traumatische Entstehung innerer Krankheiten. S. 197. 2. Aufl.

— Über Lungensteine. Dtsch. med. Wochenschr. 1904. Nr. 39, S. 1414.

— and LEDERER: Changes in the salivary secretion affected by systemie disease. Journ. of the Americ. med. assoc. 1904.

STERNBERG: Der Mikrokokkus der Sputumseptikämie. Dtsch. med. Wochenschr. 1887. Nr. 44.

STEUDENER: Zur Histologie des Croup im Larynx und der Trachea. Virchows Arch. f. pathol. Anat. u. Physiol. Bd. 54, S. 500. 1872.

STICH: Über den Spinnenhusten. Dissert. Berlin 1845. Zit. BIERMER.

STICKER, G.: Die Bedeutung des Mundspeichels in physiologischen und pathologischen Zuständen. Dtsch. Medizinal-Zeit. 1889. Nr. 1—18. Sep.-Abdr. Berlin 1889.
— Ammoniak im Mageninhalt und im Speichel. Münch. med. Wochenschr. 1896. Nr. 42, S. 1010.
— Neue Beiträge zur Bedeutung der Mundverdauung (Schwefelwasserstoff). Münch. med. Wochenschr. 1896. S. 561.
— Mitteilungen über Lepra nach Erfahrungen in Indien und Ägypten. Münch. med. Wochenschr. 1897. Nr. 39, S. 1065.
— Untersuchungen über die Lepra. Arb. a. d. Reichs-Gesundheitsamte. Bd. 16. 1899. Anl. S. 1.
— Lungenödem. In Nothnagels Handb. Bd. 14, S. 2. 1900.
— und LEICHTENSTERN: Influenza. Wien und Leipzig 1912.
— Auswurf in Eulenburgs Realenzyklopädie Bd. 13, S. 797. 1913. 4. Aufl.
STILLMANN: The presence of bacteria in the lungs of mice following inhalation. Journ. of exp. med. Vol. 38, p. 117, 126.
STOCKVIS: Paramecium in Sputa.
STÖHR: Zur Physiologie der Tonsillen. Biol. Zentralbl. Bd. 2, S. 368. 1882.
— Über Mandeln und Balgdrüsen. Virchows Arch. f. pathol. Anat. u. Physiol. Bd. 97, S. 211. 1884.
STOLNIKOW: Über das Ferment in den Sputis. Petersb. med. Wochenschr. 1878. Nr. 9. Ref. Virchow-Hirschs Jahresber. 1878. I, S. 95, 214.
STOOSS: Zur Ätiologie und Pathologie der Anginen, der Stomatitis aphthosa und des Soors. Mitt. a. d. klin. u. med. Instituten d. Schweiz. 3. Reihe 1895. Ref. Zentralbl. f. Bakteriol., Parasitenk. u. Infektionskrankh. Bd. 19, S. 237. 1896.
STORM VAN LEEUWEN und MYK: Über die Natur der Krystalle im Asthmasputum. Klin. Wochenschr. 1923. Nr. 27, S. 1268.
STRAUSS: Über das Vorkommen von Tuberkelbacillen in der Nasenhöhle Gesunder. Acad. de méd. 3. Juli 1894. Zit. SUCHANNEK: LUBARSCH-OSTERTAG. Bd. 1, III, S. 58.
— H.: Zur Pathologie der Bronchitis fibrinosa chronica. Berlin. klin. Wochenschr. 1900. Nr. 19, S. 407.
STRAUS: Sur la présence des bacilles de tuberculosis. Rev. de la tubercul. Tom. 2, p. 198. 1894.
STREETS: Zur Kasuistik und Therapie der Bronchitis crouposa. Amer. journ. Vol. 157, p. 148. 1180. Ref. Schmidts Jahrb. Bd. 188, S. 254. 1880.
STRELITZ: Zur Kenntnis der im Verlaufe der Diphtherie auftretenden Pneumonien. Arch. f. Kinderheilk. Bd. 13, S. 468. 1891.
STRENG: Infusorien im Sputum bei Lungengangrän. Fortschr. d. Med. Bd. 10, S. 757. 1892.
STRICKER: Handbuch der Lehre von den Geweben. Bd. 1, S. 126. 1871.
STRÖBEL: Über die anaphylaktische Reaktion der Lunge. Münch. med. Wochenschr. 1912. Nr. 28, S. 1538.
STROHSCHEIN: Tuberkelbacillennachweis. Mitt. a. d. Bremerschen Heilanstalten (Görbersdorf) 1889. S. 289.
STRONG: Über die Kapselbacillen. Zentralbl. f. Bakteriol., Parasitenk. u. Infektionskrankh. Bd. 25, S. 49. 1899.
v. STRÜMPELL: Über das Fieber bei der Lungentuberkulose und seine prognostische Bedeutung. Münch. med. Wochenschr. 1892. Nr. 50, S. 905.
— Spezielle Pathologie und Therapie. Bd. 2, S. 244. 1899. 12. Aufl.
— Zur Pathologie und Behandlung des Asthma bronchiale. Med. Klinik 1906. Nr. 1, S. 6.
STÜHLERN: Beitrag zur Bakteriologie der lobären Typhuspneumonien. Zentralbl. f. Bakteriol., Parasitenk. u. Infektionskrankh., Abt. I, Orig. Bd. 27, S. 353. 1900.
SURANY und PUTUOKY: Über die Leistungsfähigkeit des direkten Züchtungsverfahrens der Tuberkelbacillen nach LÖWENSTEIN-SUMYOSHI. Zentralbl. f. Bakteriol., Bd. 94, S. 401. 1925.
VAN SWIETEN: Commentaria in Boerhave aphorismus do cognoscendis et curendis hominum morbis. Tom. 4, p. 31. 1764. Zit. FORBIAN.
TALAMON: Note sur le coccus lanceolé de la pneumonie lobaire fibrineuse. Progr. méd. 1883. Nr. 51.
TAMURA: Zur Chemie der Bakterien. Zeitschr. f. physiol. Chem. Bd. 87, S. 85. 1913.
TANGL und WEISER: Über den Glyceringehalt des Blutes nach Untersuchungen mit dem ZEISELschen Jodidverfahren. Pflügers Arch. f. d. ges. Physiol. Bd. 175, S. 152. 1906.
TARATYNOW: Zur Frage über die Beziehungen zwischen lokaler Eosinophilie und CHARCOTschen Krystallen. Frankf. Zeitschr. f. Pathol. Bd. 15, S. 284. 1914.
TATEWOSSIANZ: Tuberkelbacillus, boviner Typus. Dissert. Tübingen 1906. Zit. SCHRÖDER: Beitr. z. Klin. d. Tuberkul. Bd. 11, S. 219. 1908.
TAYLOR: Distomata hominis. Arina. Customs reports Vol. 27, p. 44. 1884. Zit. SCHEUBE.

TEICHMÜLLER: Das Verhalten und die Bedeutung der eosinophilen Zellen im Sputum. Zentralbl. f. inn. Med. Bd. 19, S. 305. 1898. Dtsch. Arch. f. klin. Med. Bd. 60, S. 572. 1898.
— Die eosinophile Bronchitis. Ibid. Bd. 63, S. 444. 1899.
TELEMANN: Tuberkelbacillennachweis. Dtsch. med. Wochenschr. 1910. Nr. 19, S. 891.
TELLYMANN: Leucin und Tyrosin im Sputum bei Bronchial- und Pleuracarcinom. Dtsch. med. Wochenschr. 1923. Nr. 50, S. 1521.
TERILLON: De l'expectoration albumineuse après la thoracocentese. Paris 1873. Ref. Schmidts Jahrb. Bd. 171, S. 156. 1876.
v. TERRAY: Über die Veränderung des Chlorstoffwechsels bei akuten febrilen Erkrankungen. Zeitschr. f. klin. Med. Bd. 26, S. 346. 1894.
TERRY: Sore throat in influenca the longue as as aid to diagnosis. Lancet 1895. II, S. 906.
THALMANN: Streptokokkenerkrankungen in der Armee. Zentralbl. f. Bakteriol., Parasitenk. u. Infektionskrankh. Bd. 56, S. 248. 1910.
THENEN: Broncho-alveolitis fibrinosa haemorrhagica. Wien. med. Presse 1901. Nr. 39, S. 1769.
THIERFELDER: Bronchitis crouposa. Arch. f. physiol. Heilk. Bd. 13, S. 1854.
THIESSEN: Beobachtungen über Bronchiektasie. Dissert. Würzburg 1879.
THILENIUS: Über den Nachweis von Mikroparasiten in Sekreten und Exkreten mittels der Antiforminmethode. Berlin. klin. Wochenschr. 1909. Nr. 25, S. 1169.
THOMSON: Pulmonary spirochaetosis. Brit. med. journ. 1918. I, S. 709.
— and HEWLETT: The fate of microorganismus in inspired air. Brit. med. journ. 1896. I, S. 137.
THOREL: Die Specksteinlunge. Beitr. z. pathol. Anat. u. z. allg. Pathol. Bd. 20, S. 85. 1896.
TIEDEMANN und GMELIN: Verdauung nach Versuchen (Rhodan). Bd. 1, S. 9. 1831.
TOMA: Über das Eindringen feiner Kohlenteilchen in das Innere des Respirationsapparates. Dtsch. Klin. 1860. Nr. 48.
DE TOMA: Sulla virulenza delle sputo tuberculare. Arch. per le science méd. 1888. Ref. Virchow-Hirschs Jahresber. Bd. 23, S. 244. 1888.
TOMFORDE: Eine Endemie von croupöser Pneumonie. Dtsch. med. Wochenschr. 1902. Nr. 32, S. 577.
TRAMONTANO, VINCENSO E PICCININO: Bronco-pneumomicosi aspergillinica. Gazz. internaz. med.-chirurg. Vol. 27, p. 97. 1922. Ref. Kongreßzentralbl. Bd. 27, S. 297. 1923.
TRAUBE: Bemerkungen über Lungenbrand. Dtsch. Klinik 1853. Nr. 37, S. 409.
— Über das Eindringen feiner Kohlenteilchen in das Innere des Respirationsapparates. Dtsch. Klinik 1860. Nr. 49, S. 475.
— Über putride Bronchitis. Ibid. 1861. Nr. 50, S. 491, 507. 1862. Nr. 2, S. 13; Nr. 5, S. 41.
— Über grüne Sputa. Berlin. klin. Wochenschr. 1864. Nr. 27. Gesammelte Beitr. Bd. 2, S. 699. 1871.
— Ein Fall von Gangraena pulmonum mit Bemerkungen. Dtsch. Klinik 1859. Nr. 46. Ges. Beitr. Bd. 2, S. 451. 1871.
— Zwei Fälle von geheiltem Lungenabsceß. Dtsch. Klinik 1860. Nr. 2. Ges. Beitr. Bd. 2, S. 466. 1871.
— Über einen natürlichen Heilungsvorgang bei eitrigem pleuritischem Exsudat. Berlin. klin. Wochenschr. 1872. Nr. 7. Ges. Beitr. Bd. 3, S. 44. 1878.
TREUPEL und KAYSER-PETERSEN: Einige Erfahrungen über Grippepneumonien. Münch. med. Wochenschr. 1920. Nr. 24, S. 687.
TREVIRANUS: Rhodan. Biol. Bd. 4, S. 339. 1814. Zit. FRERICHS.
TROISIER et ACHALINE: Eine parasitäre Angina, verursacht durch Hefe. Paris 1893. Zit. SUCHANNEK: LUBARSCH-OSTERTAG. Bd. 1, III, S. 114.
TRONA: Die Eiweißreaktion im tuberkulösen Auswurf. Gazz. osp. Vol. 31, p. 849. 1910. Ref. Malys Jahresber. Bd. 40, S. 828. 1910.
TRONO: Die Wirkung des tuberkulösen Auswurfs auf die proteolytischen Enzyme. Giorn. intern. scienze med. 1911. Nr. 7. Ref. Malys Jahresber. Bd. 41, S. 627. 1911.
TROUP: Sputum, its Microscopie and Diagnostic and prognostic significations. Edinburgh 1886.
TSCHISTOVITCH: Les phénomènes de phagocytose dans les poumons. Ann. de l'inst. Pasteur. Tom. 3, p. 337. 1889.
TSCHISTOWITSCH: Tuberkulöse, nach außen durchgebrochene Kaverne. Berlin. klin. Wochenschr. 1892. Nr. 20, S. 476.
TUCKWELL: Arborescent cast of the bronchi expect rated by a boy, the subject of chronic bronchitis. Transact. of the pathol. soc. Vol. 21, p. 64. 1870.
TUCZEK: Speichelmenge. Dissert. München 1879.
TUFFIER: Abscès dysentérique du poumon droit. Progr. méd. 1908. p. 81.

TURBAN: Über beginnende Lungentuberkulose. S. 15. Wiesbaden 1899.
— und BÄR: Opsonischer Index und Tuberkulose. Beitr. z. Klin. d. Tuberkul. Bd. 10, S. 1. 1908.
UCKE: Zit. KOBERT: Görbersdorfer Veröffentlichungen Bd. 2. 1898.
UHLENHUTH: Berlin. klin. Wochenschr. 1908. Nr. 29, S. 1346.
— Neuere Methoden der Sputumuntersuchung. Bericht über die 6. Verhandl. d. Tuberkulose-Ärzte, Berlin 1909. S. 40. Med. Klinik 1909. Nr. 35.
— und KERSTEN: Eine neue Methode zum kulturellen und mikroskopischen Nachweis von Tuberkelbacillen im Sputum und anderem tuberkulösen Material. Zeitschr. f. exper. Pathol. u. Therapie. Bd. 6, S. 759. 1909.
— und STEFFENHAGEN: Zur Anreicherung der Leprabacillen. Lepra. Bd. 9, S. 94. 1910. Siehe dort auch Literatur. Berlin. klin. Wochenschr. 1910. Nr. 10.
— und XYLANDER: Antiformin, ein bakterienauflösendes Desinfektionsmittel. Arb. a. d. Reichs-Gesundheitsamte Bd. 32, S. 158. 1909.
ULRICHS: Färbung der Tuberkelbacillen mit Carbolfuchsin-Chromsäure. Dtsch. med. Wochenschr. 1919. Nr. 17, S. 468.
UNGAR: Zur Kenntnis des Bronchialasthma. Zentralbl. f. klin. Med. Bd. 1, S. 49. 1880.
— Über die Bedeutung der LEYDENschen Krystalle für die Lehre vom Asthma bronchiale. Verhandl. d. dtsch. Kongr. f. inn. Med. Bd. 1, S. 162. 1882.
— Krystalle von oxalsaurem Kalk neben den LEYDENschen Krystallen im Sputum eines an Bronchialasthma Leidenden. Dtsch. Arch. f. klin. Med. Bd. 21, S. 435. 1878.
VAGEDES: Über die Pest in Oporto. Klin. Jahrb. Bd. 7, S. 537. 1900.
VALTIS: Sur la recherche des anticorps tuberculeux dans les crachats. Cpt. rend. des séances de la soc. de biol. Tom. 88, p. 1067. 1923.
VANDINI und PARISI: Die Eiweißreaktion im Auswurf. Morgagni 1912. p. 15. Ref. Malys Jahresber. Bd. 42, S. 629. 1912.
VERAGUTH: Über Veränderungen des Lungenepithels bei künstlich hervorgerufenen pneumonischen Prozessen. Virchows Arch. f. pathol. Anat. u. Physiol. Bd. 82, S. 238. 1880.
VERCESI: Das Vorhandensein von Eiweiß im Auswurf und dessen diagnostischer Wert. Gazz. med. ital. 1911. p. 271. Ref. Malys Jahresber. Bd. 41, S. 610. 1911.
VERZÁR: Aufsaugung und Ausscheidung von Stärkekörnern. Biochem. Zeitschr. Bd. 34, S. 86. 1911.
VIALE: Bildung von Hämatin in den Lungen bei akuter Phosgenvergiftung. Arch. di antropol. crim. Vol. 41, p. 676. 1921. Ref. Kongreßzentralbl. Bd. 24, S. 311. 1922.
VIERLING: Über das Verhalten der Tuberkelbacillen und des Sputums nach Injektionen mit KOCHscher Lymphe. Wien. klin. Wochenschr. 1891. Nr. 9, S. 164.
VIERORDT: Zur Kenntnis des Vorkommens von Spiralenbildung im Bronchialsekret. Berlin. klin. Wochenschr. 1883. Nr. 29, S. 437.
— Diagnostik der inneren Krankheiten. 5. Aufl. Leipzig 1897.
VILLAIN: Über das Vorkommen und den Nachweis des Rhodans im Menschen und Tierkörper und seine toxikologische und pharmakologische Bedeutung. Dissert. Freiburg 1903.
VILLE und MESTREZAT: Die Nitrite des Speichels und ihr Ursprung. Bull. soc. clin. de France. Tom. 3, p. 212. 1908. Ref. Malys Jahresber. Bd. 38, S. 359. 1908.
VINCENSI: Zur Ätiologie der Tussis convulsiva. Dtsch. med. Wochenschr. 1898. Nr. 40, S. 635.
VINCENT: Sur une forme particulière d'angine diphtheroide. Sémaine méd. Tom. 18, p. 109. 1898.
VINCENZO: Delle spirali di Curschmann nell' espettorato degli Astmatici et de Pneumonici. Annali univers. di méd. Vol. 267. 1884.
VIOLLE: Spirillen bei Gangrän. Rev. génèrale de clin. et ther. Tome 32, p. 114. 1918.
VIQUERAT: Der Micrococcus tetragenes als Eitererreger beim Menschen. Zeitschr. f. Hyg. u. Infektionskrankh. Bd. 18, S. 415. 1894.
VIRCHOW: Sarcine in den Lungen. Frorieps N. Notizen. 1846. Nr. 825.
— Die pathologischen Pigmente. Virchows Arch. f. pathol. Anat. u. Physiol. Bd. 1, S. 379. 1847.
— Über das ausgebreitete Vorkommen einer dem Nervenschock analogen Substanz in den tierischen Geweben. Virchows Arch. f. pathol. Anat. u. Pathol. Bd. 6, S. 562. 1854.
— Beiträge zur Lehre von den beim Menschen vorkommenden pflanzlichen Parasiten. Virchows Arch. f. pathol. Anat. u. Physiol. Bd. 9, S. 557. 1856.
— Ein neuer Fall von Pneumomycosis sarcinica. Ibid. Bd. 10, S. 401. 1856.
— Über das Lungenschwarz. Virchows Arch. f. pathol. Anat. u. Physiol. Bd. 35, S. 186. 1866.
— Berlin. klin. Wochenschr. 1883. Nr. 29.

VISSERING: Ein Fall von Thorax-Gallenfistel mit Entleerung eines Gallensteines per vias naturales und nicht tödlichem Ausgange. Münch. med. Wochenschr. 1896. Nr. 24, S. 567.

VOGELBACH: Vergleichende Untersuchungen über das Antiforminverfahren. Zentralbl. f. Bakteriol., Parasitenk. u. Infektionskrankh. Bd. 83, S. 9.

VOGT: Mischinfektion bei Pneumonien. Jahrb. d. Hamburger Staatskrankenanstalten 1908.

— Zur Bakteriologie der Respirationserkrankungen im Kindesalter. Jahrb. f. Kinderheilk. Bd. 73, S. 142. 1911.

— GAETHGENS und BRÜCKNER: Zur Bakteriologie der Respirationserkrankungen im Kindesalter. Jahrb. f. Kinderheilk. Bd. 76, S. 417. 1912.

WAGNER: Über ein eigentümliches Sputum bei Hysterischen. Dtsch. Arch. f. klin. Med. Bd. 38, S. 193. 1886.

WAKULENKO: Über den Rhodangehalt im Speichel von Kindern. Arb. a. d. med.-chem. Lab. d. Univ. Tomsk. Bd. 1, S. 259. 1910. Ref. Malys Jahresber. Bd. 40, S. 317. 1910.

WALDENBURG: Ein Fall von chronischem Croup der Bronchien, Heilung. Berlin. klin. Wochenschr. 1869. Nr. 20, S. 208.

WÄLCHLI: Über Fäulnis von Elastin und Mucin. Journ. f. prakt. Chem. N. F. Bd. 17, S. 71. 1879. Ref. Malys Jahresber. Bd. 8, S. 379. 1879.

WALDVOGEL: Zwischenfälle bei der Thorakocentese, speziell über das Wesen der albuminösen Expektoration. Dtsch. Arch. f. klin. Med. Bd. 89, S. 322. 1906.

WALKER: Two cases of fibrinous bronchitis. Americ. journ. of the med. sciences. Vol. 159, p. 825. 1920 (Literatur).

WANDEL: Über Pneumokokkenlokalisationen. Dtsch. Arch. f. klin. Med. Bd. 78, S. 1. 1903. Literatur, besonders auch über Pneumokokken, Anginen.

WANKEL: Über Meerschweinchenimpfungen mit Auswurfproben zwecks Trennung offener und geschlossener Lungentuberkulose. Dtsch. med. Wochenschr. 1923. Nr. 20, S. 637.

WANNER: Beiträge zur Chemie des Sputums. Dtsch. Arch. f. klin. Med. Bd. 75, S. 347. 1903.

WARBURG: Über Bakteriurie. Münch. med. Wochenschr. 1899. Nr. 29, S. 955.

WARNECKE: Zur Auswurfuntersuchung. Dtsch. med. Wochenschr. 1920. Nr. 52, S. 1439.

WASSERMANN: Über differentielle Diagnostik entzündlicher Lungenaffektionen. Dtsch. med. Wochenschr. 1893. Nr. 47, S. 1201.

WASSMUTH: Zur Frage der serösen Expektoration nach Pleurapunktion. Therapie d. Gegenw. 1909. Nr. 8, S. 376.

WEBEL: Über den Nachweis der Tuberkelbacillen im Sputum. Arch. f. Hyg. u. Infektionskrankh. Bd. 47, S. 57. 1903.

WEBER: Über die tuberkelbacillenähnlichen Stäbchen und die Bacillen des Smegmas. Arb. a. d. Reichs-Gesundheitsamte Bd. 19, S. 251. 1903.

WEDERHAKE: Über das Vorkommen echter Amylumkörper in den menschlichen Sekreten und Exkreten. Zentralbl. f. allg. Pathol. u. pathol. Anat. Bd. 16, S. 517. 1905.

WEGMANN: Der Staub in den Gewerben, mit besonderer Berücksichtigung seiner Formen und der mechanischen Wirkung auf die Arbeiter. (Abbildungen der verschiedenen Staubarten.) Arch. f. Hyg. u. Infektionskrank. Bd. 21, S. 359. 1894.

WEHRLI und KNOLL: Über die nach MUCH färbbare granuläre Form des Tuberkulosevirus. Beitr. z. Klin. d. Tuberkul. Bd. 14, S. 135. 1909.

WEIBEL: Untersuchungen über Vibrionen. Zentralbl. f. Bakteriol., Parasitenk. u. Infektionskrankh. Bd. 2, S. 465. 1887.

— Ibid. Bd. 4, S. 225. 1888.

WEICHSELBAUM: Über die Ätiologie der akuten Lungen- und Rippenfellentzündungen. Wien. med. Jahrb. Bd. 8, S. 483. 1886. Wien. med. Wochenschr. 1886. Nr. 39—41.

WEIDENREICH: Über Speichelkörperchen. Fol. haematol. Bd. 5, S. 1. 1908.

WEIDLICH: Über akute nekrotisierende Tracheallaryngitis mit abscedierender Lobulärpneumonie. Dissert. Leipzig 1912.

WEIHRAUCH: Beitrag zur Färbung der Tuberkelbacillen und Granula im Sputum. Zeitschr. f. Tuberkul. Bd. 14. 1909.

WEIN: Über die fetten Säuren der Butter. Sitzungsber. d. physik.-med. Sozietät Erlangen. Bd. 9, S. 90. 1877.

WEINBERG: De l'angine à pneumocoques. Thèse de Paris 1895.

WEINBERGER: Beitrag zur Klinik der malignen Lungengeschwülste. Zeitschr. f. Heilk., med. Abt. Bd. 22, S. 78. 1901.

v. WEISMAYR: Zum Verlaufe der croupösen Pneumonie. Zeitschr. f. klin. Med. Bd. 32, Suppl., S. 291. 1897.

— Zur Frage der Mischinfektion bei der Lungentuberkulose. Zeitschr. f. Heilk. (inn. Med.) Bd. 22, S. 105. 1901.

— Die Pleomorphie des Tuberkelbacillus. Zeitschr. f. klin. Med. Bd. 62, S. 411. 1907.

WEISS, J.: Das Vorkommen und die Bedeutung der eosinophilen Zellen. Wien. med. Presse 1891. Nr. 41—44, S. 1617.
— Zur Morphologie des Tuberkulosevirus unter besonderer Berücksichtigung einer Doppelfärbung. Berlin. klin. Wochenschr. 1909. Nr. 40, S. 1797.
— M.: Über die Verwendung des Kaliumpermanganats bei der Harn- und Sputumuntersuchung. Dtsch. med. Wochenschr. 1920. Nr. 16, S. 429.
— Über ein neues Verfahren der Nachfärbung von Tuberkelbacillenpräparaten. Zeitschr. f. Tuberkul. Bd. 30, S. 313. 1919.
WENDRINER: Zur mikroskopischen Untersuchung des Harns auf organisierte Sedimentbestandteile. Allg. med. Zentral-Zeit. 1889. Nr. 8, S. 161.
WERTHER: Einige Beobachtungen über die Absonderung der Salze im Speichel. Pflügers Arch. f. d. ges. Physiol. Bd. 38, S. 297. 1886.
WEST: Blood-casts in phthisis. St. Bartholomews hosp. rep. Vol. 30. 1895. Ref. Virchow-Hirschs Jahresber. Bd. 30, II, S. 172. 1895.
WESTHUES: Herkunft der Phagocyten in der Lunge. Beitr. z. pathol. Anat. u. z. allg. Pathol. Bd. 70, S. 223. 1922.
WEYL: Zur Kenntnis der Staphylokokkenpneumonien. Dissert. Leipzig 1898. Ref. Baumgartens Jahresber. Bd. 15, S. 42. 1899.
WICHERN: Über einen Fall von Bronchiolitis diffusa acuta bei einem Erwachsenen. Dtsch. med. Wochenschr. 1906. Nr. 46, S. 1856.
WIEDEMANN: De la Bronchite fibrineuse et de ses rapports avec la pneumonie. Dissert. Straßburg 1854. Zit. LEBERT: Dtsch. Arch. f. klin. Med. Bd. 6, S. 74. 1869.
WIDERHOFER: In: C. Gerhardts Handb. d. Kinderkrankh. Bd. 3, II.
WILLIAMS: Lectures on Bronchiektasis. Brit. med. journ. 1881. I, p. 837.
— Eiweißreaktion im Auswurf. New York med. journ. Vol. 96, p. 373. 1912.
WILSON: A case of bleeding of the trachea simulating pulmonary haemorrhage. Brit. med. journ. 1884. May 24. S. 992.
WINTERBERG: Zur Methodik der Bakterienzählung. Zeitschr. f. Hyg. u. Infektionskrankh. Bd. 29, S. 75. 1898.
WINTERMANTEL: Aortenaneurysma. Korresp.-Blatt f. Schweizer Ärzte 1893. S. 430.
WINTRICH: Krankheiten der Respirationsorgane (seröses Sputum). 1854.
WIRTHS: Über die MUCHsche granuläre Form des Tuberkulosevirus. Münch. med. Wochenschrift 1908. Nr. 32.
— Die MUCHschen Granula und die CARL SPENGLERschen Splitter. Beitr. z. Klin. d. Tuberkul. Bd. 11, S. 73. 1908.
— Opsoninuntersuchungen, betreffend die Bedeutung der Mischinfektion bei der chronischen Lungentuberkulose. Beitr. z. Klin. d. Tuberkul. Bd. 12, S. 159. 1909.
WINTERNITZ and HIRSCHFELDER: Studies upon experimental pneumonia in ratbids. Journ. of exp. med. Vol. 17, p. 657. 1913.
WISSEL: Über den Speichel bei Diabetes mellitus. Dissert. Leiden 1897. Ref. Malys Jahresbericht 1897. S. 386.
WLADIMIROFF: Rotz. In: Kolle-Wassermanns Handb. Bd. 5, S. 1063. 1913. 2. Aufl.
WOHLWILL: Über Influenzabacillenbefunde im Bronchialbaum. Münch. med. Wochenschr. 1908. Nr. 7, S. 328.
WOLF: Der Nachweis der Pneumoniebakterien im Sputum. Wien. med. Blätter 1887. Nr. 10. Ref. Baumgartens Jahresber. Bd. 3, S. 13. 1887.
— Der primäre Lungenkrebs. Fortschr. d. Med. Bd. 13, S. 725. 1895.
WOLFES: In die Lungen durchbrochener Leberabsceß. Dtsch. Klinik 1864. Nr. 1, S. 11.
WOLFF-EISNER: Die cytodiagnostische Untersuchung des Sputums als Mittel zur Frühdiagnose der Lungentuberkulose. Ver. f. inn. Med. 4. Nov. 1907. Dtsch. med. Wochenschrift 1907. Nr. 48, S. 2018.
WOLLSTEIN and MELTZER: The reaction of the lungs to the intrabronchial insufflation of Rilled virulent pneumococci. Journ. of exp. med. Vol. 17, p. 424. 1913.
WOODWARD und CLARKE: Über einen Fall von Infektion durch den Bac. prodigiosus. Guy's hosp. gaz. Vol. 26, p. 369. 1912. Ref. Zentralbl. f. d. ges. inn. Med. Bd. 3, S. 611. 1912.
WORDLEY: A new method for the isolation of organisms from faeces and sputum. Journ. of hyg. Vol. 20, p. 60. 1921.
WOURMANN: La recherche d'albumine dans les expectorations. La valeur clinique. Thèse de Paris 1909.
WRIGHT: Med. Times Vol. 11, p. 200. 1845. Zit. BEALE.
— On the physiologie and pathology of Salive. London 1842.
— Ecksteins Bibliothek des Auslands. Wien 1844.
— und MALLORY: Über einen pathogenen Kapselbacillus bei Bronchopneumonie. Zeitschr. f. Hyg. u. Infektionskrankh. Bd. 20, S. 220. 1895.
WYNN: General Gonococcal-Infection. Lancet 1905. I, p. 352.

YAMAMOTO: Eine Silberimprägnationsmethode zur Unterscheidung von Lepra und Tuberkelbacillen. Zentralbl. f. Bakteriol., Parasitenk. u. Infektionskrankh., Abt. I, Orig. Bd. 47, S. 570. 1908.

ZAHN: Über Corpora amyloidea der Lungen. Virchows Arch. f. pathol. Anat. u. Physiol. Bd. 72, S. 17. 1878.

— Über einen Fall von ulceröser Entzündung der Trachea und des linken Bronchus infolge eines Aneurysmas des Aortenbogens mit Durchbruch in die Trachea. Virchows Arch. f. pathol. Anat. u. Physiol. Bd. 123, S. 220. 1891.

— Ein neues einfaches Anreicherungsverfahren für Tuberkelbacillen. Münch. med. Wochenschrift 1910. Nr. 16, S. 840.

ZAK: Über neue Anwendungsgebiete des Hexamethylentetramins auf Grund seiner Ausscheidung. Wien. klin. Wochenschr. 1912. Nr. 4, S. 151.

ZÄNGERLA: Zur Kenntnis des Pseudomucins aus den Eierstockscysten. Münch. med. Wochenschr. 1900. Nr. 13, S. 414.

ZANDA: Pathologisch-anatomische Beobachtungen über Bindegewebsbildung durch den Pneumokokkus. Rif. med. 1881. Ref. Baumgartens Jahresber. Bd. 4, S. 61. 1888.

ZANDER: Ausgedehnte Endemie von Lungenentzündungen durch Infektion mit FRIEDLÄNDERschen Pneumobacillen. Dtsch. med. Wochenschr. 1919. Nr. 43, S. 1180.

v. ZEBROWSKI: Zur Frage der sekretorischen Funktion der Parotis beim Menschen. Pflügers Arch. f. d. ges. Physiol. Bd. 110, S. 105. 1905.

ZENKER: Vorkommen von Sarcine in den Lungen. Zeitschr. f. rat. Med. Bd. 3, S. 117. 1853.

— Über Staubinhalationskrankheiten der Lungen (Eisen). Dtsch. Arch. f. klin. Med. Bd. 2, S. 116. 1867. Hier ältere Literatur.

— Über die CHARCOTschen Krystalle in Blut und Geweben Leukämischer und in den Sputis. Ibid. Bd. 18, S. 125. 1876.

— CURSCHMANNsche Spiralen im Sputum bei Bronchialasthma. Ibid. Bd. 32, S. 180. 1883.

ZENONI: Über Farbenreaktionen des Sputums. Zentralbl. f. inn. Med. Bd. 15, S. 257. 1894.

ZERVOS: Sechs Fälle von Leberechinokokken mit Durchbruch in die Lunge. Münch. med. Wochenschr. 1901. Nr. 4, S. 147.

ZICKGRAF: Über den Gehalt des Speichels an Rhodankalium bei Tuberkulösen. Beitr. z. Klin. d. Tuberkul. Bd. 8, S. 249. 1907.

— Über die therapeutische Verwertung des kieselsauren Natriums und über die Beteiligung der Kieselsäure an der Bildung von Lungensteinen. Beitr. z. Klin. d. Tuberkul. Bd. 5, S. 399. 1906.

— Über die Rhodanreaktion des Parotisspeichels bei Ohrenerkrankungen. Zeitschr. f. Hals-, Nasen- u. Ohrenheilk. Bd. 61, S. 280. 1910. Ref. Malys Jahresber. Bd. 40, S. 317. 1910.

ZIEHL: Zur Färbung der Tuberkelbacillen. Dtsch. med. Wochenschr. 1882. Nr. 33, S. 451.

ZIMMERMANN: Zur pathologischen Physiologie der epidemischen Cholera. Dtsch. Klinik 1858. Nr. 10, S. 326.

ZLOCISTI: Über Skorbut. Med. Klinik 1917. Nr. 24, S. 661; Nr. 45, S. 1200.

ZOJA: Über Lecithin in den Alveolarzellen der Lungen und über die diagnostische Bedeutung der Myelintropfen im Sputum. Gaz. med. di Torino 1894. Ref. Malys Jahresber. Bd. 24, S. 694. 1894.

ZUNTZ: Über den quantitativen Verlauf der peptischen Eiweißspaltung. Zeitschr. f. physiol. Chem. Bd. 28, S. 133. 1899.

ZUPPA: Sul significato clinico dei corpuscoli fuesinofili nello espettorato. Rif. med. Vol. 39, p. 850. 1923.

Sachverzeichnis.